Luxus
Privatgeburt

Eh' man auf diese Welt gekommen
und noch so still Vorlieb genommen,
da hat man noch bei nichts was bei;
man schwebt herum, ist schuldenfrei,
hat keine Uhr und keine Eile
und äußerst selten Langeweile.
Allein man nimmt sich nicht in Acht,
und schlupp! Ist man zur Welt gebracht.

Wilhelm Busch

Diesen Wandspruch von Wilhelm Busch (1832 – 1908) fotografierte die
Hausgeburtshebamme bei Teilnehmerin T014 (siehe Seite 78).

Bibliografische Information der Deutschen Nationalbibliothek

Die Deutsche Nationalbibliothek verzeichnet diese Publikation in der Deutschen Nationalbibliografie; detaillierte bibliografische Daten sind im Internet über http://dnb.d-nb.de abrufbar.

2. Auflage, Juni 2012
© 2009 – 2012   edition riedenburg
Anschrift   edition riedenburg, Anton-Hochmuth-Straße 8, 5020 Salzburg, Österreich
E-Mail   verlag@editionriedenburg.at
Internet   editionriedenburg.at

Fachliche Beratung Hebamme & Ärztin Anna Rockel-Loenhoff
Lektorat   Dr. Heike Wolter

Buchumschlag: Caroline Oblasser mit ihren Töchtern Carla und Carmen; Carolines Urgroßvater erschuf die Nachahmung des Gemäldes von Tizian, „Himmlische und irdische Liebe" (1515). Das Original hängt in der Galleria Borghese, Rom.
Fotograf Coverfoto: Peter Moody Meyer, www.moodymeyer.com
Fotonachweis Wandtapete Cover: © Eky Chan – Fotolia.com

Umschlaggestaltung, Satz und Layout: edition riedenburg
Herstellung: Books on Demand GmbH, Norderstedt

ISBN 978-3-902647-15-3

Martina Eirich
Caroline Oblasser

Luxus Privatgeburt

Hausgeburten in Wort und Bild

edition
riedenburg

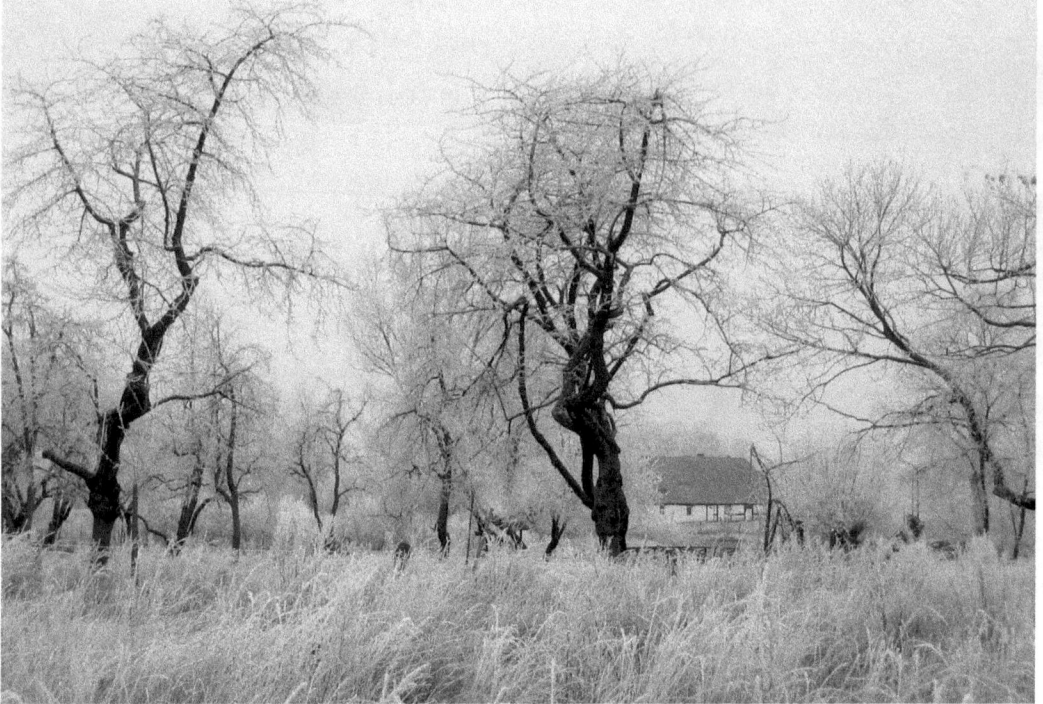

DER SCHREI

Kurz nach meiner eigenen Hausgeburt erwachte ich eines Nachts davon, dass ein Auto den Feldweg vom Dorf heraufkam. Es war die Hebamme. Nun ist es also auch bei meiner Nachbarin so weit, lächelte ich und schlief selig noch ein paar Stunden, mein Baby an der Brust.

Gegen sechs Uhr morgens dann erwischte mich auf dem Trampelpfad zwischen unseren Häusern ein fast unerträglicher, erst tiefer, dann kreiselnd höher werdender endloser Schrei, ein brüllender Urschrei, der durch drei Backsteinmauern drang.

Dieser eine, gewaltige Schrei umfasste die ganze Wildheit und Kraft, den Schmerz und die Trauer, die Schönheit und die Liebe einer Geburt. In einer Hand den Kohleneimer, in der anderen die Stiege mit Holz fing ich an zu weinen und zu lachen, dachte: Au! Gleich hat sie's geschafft!

Da kam mir der siebenjährige Sohn der Nachbarin durch Matsch und Eis entgegen gestapft. „Ich mag nicht mehr warten! Ich komm jetzt mit zu Dir!" Schnell (und heimlich) trocknete ich mir die Tränen, schniefte noch ein wenig und nahm ihn mit zum Einheizen.

Wir hatten kaum Tee gekocht und die Becher in der Hand, da trat die Hebamme in unsere Küche und holte ihn, seine Schwester zu begrüßen.

Mo (T193) erinnert sich. Siehe auch Seite 170.

Allen teilnehmenden Frauen und
Familien danken wir für ihre Offenheit,
uns an den berührendsten Momenten
ihres Menschseins teilhaben zu lassen!

Luxus
Privatgeburt

Luxus
Privatgeburt

Inhalt

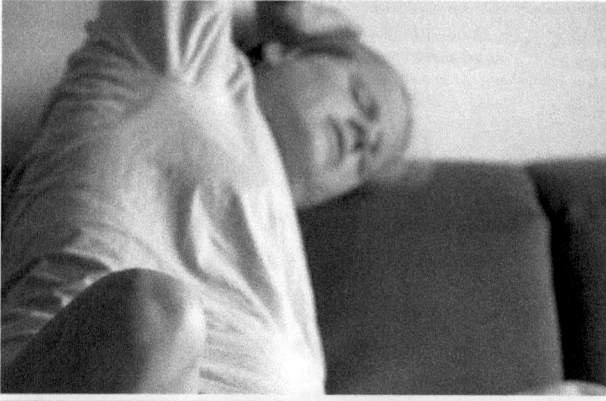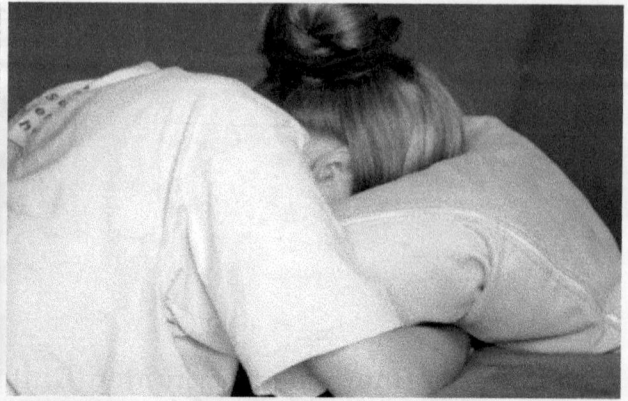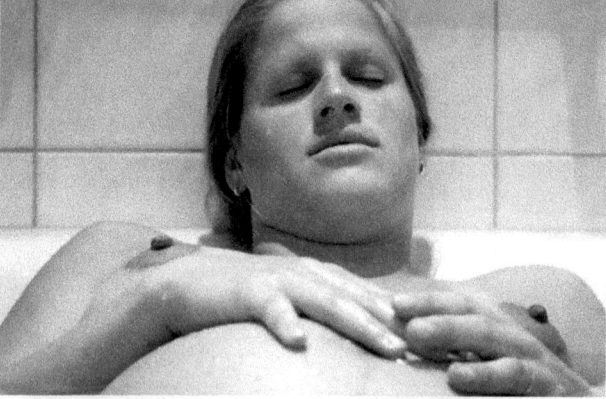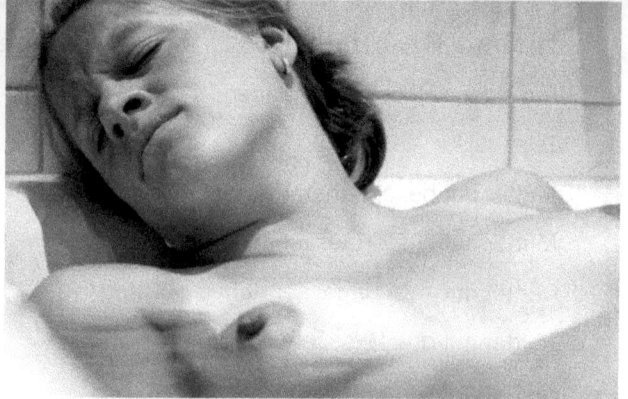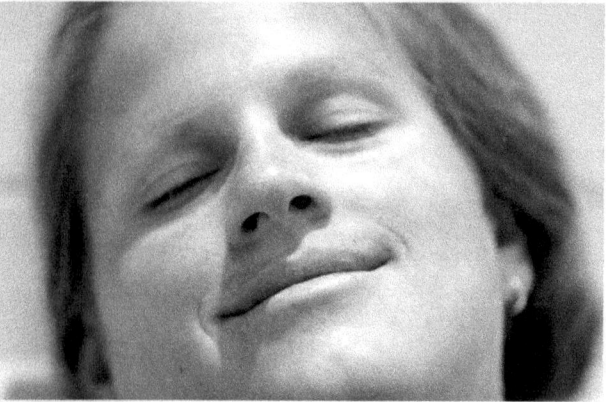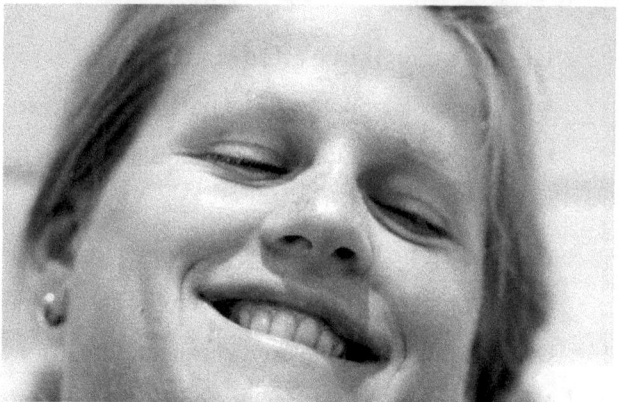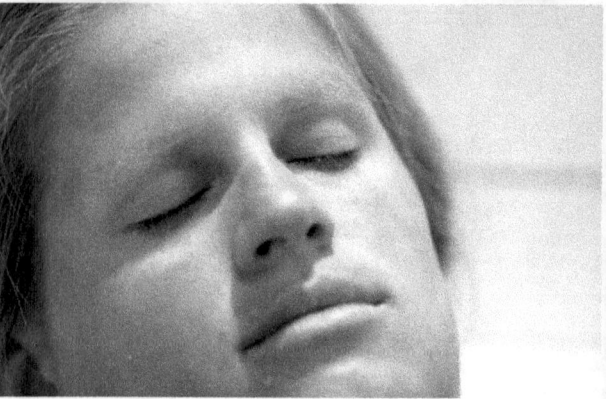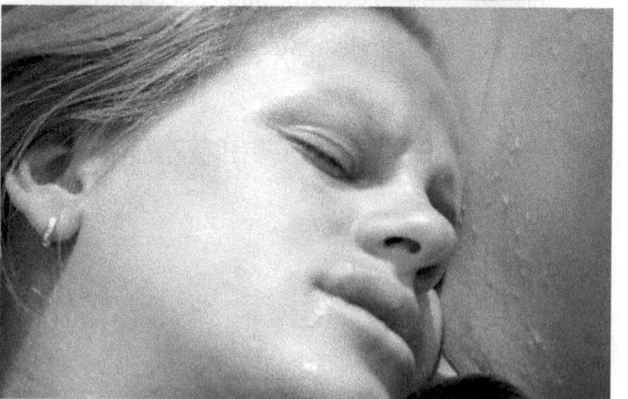

Luxus Privatgeburt

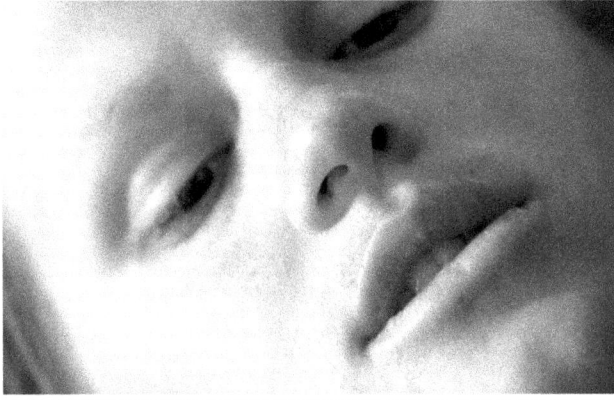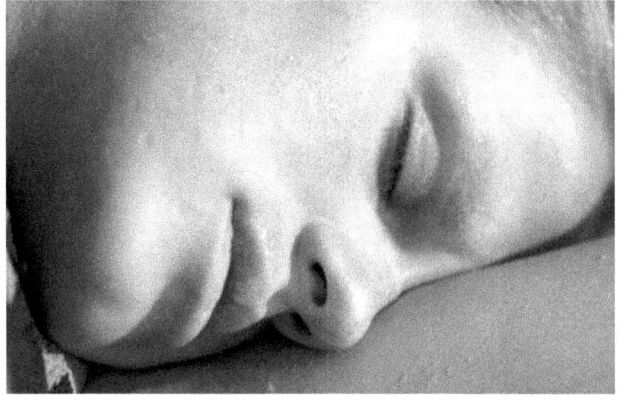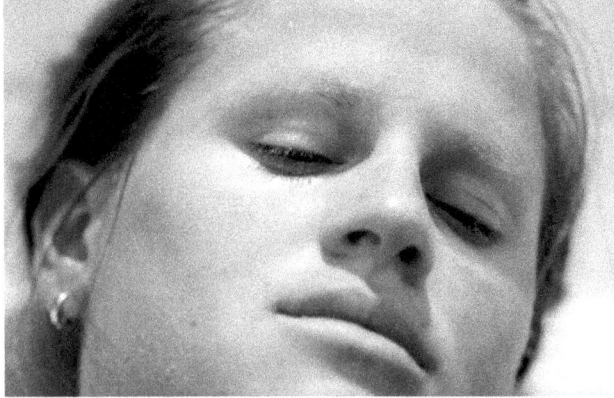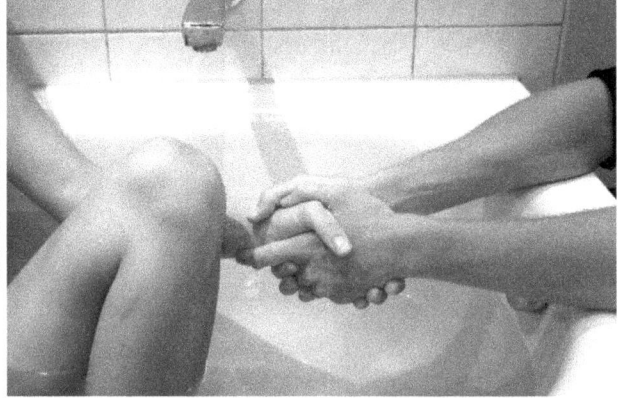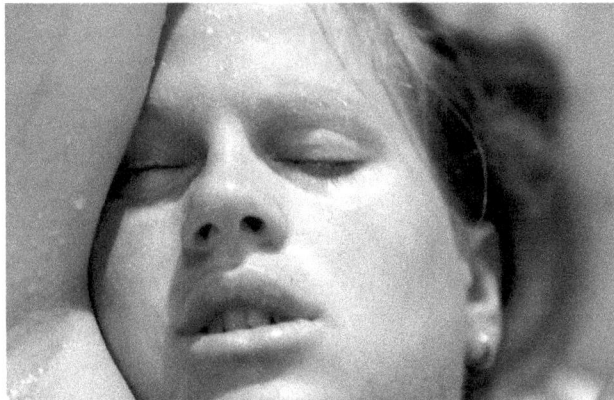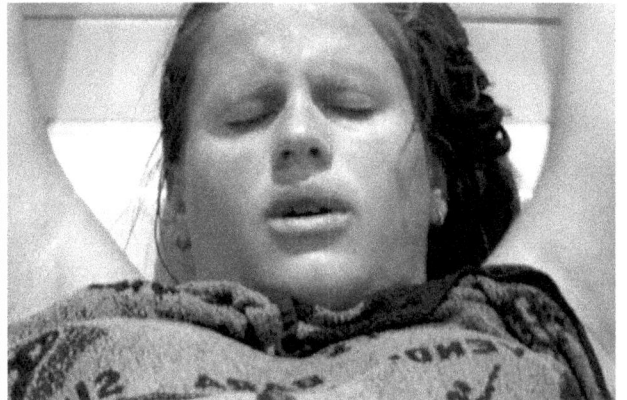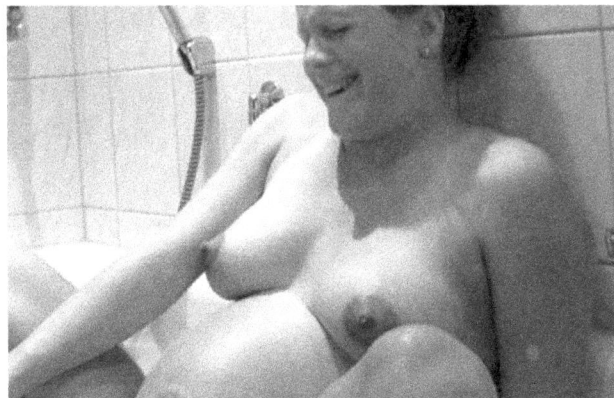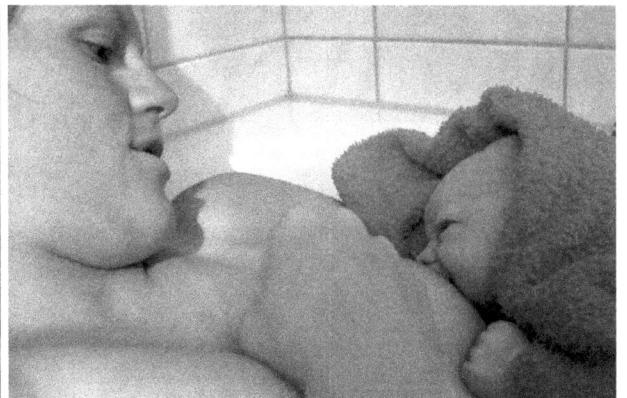

Grit (T134, S. 46) unter der Geburt.

Anstelle einer
sachlich kühlen Einleitung

Luxus
Privatgeburt

Auch Hebammen werden schwanger. Und welchen Platz suchen sie sich für ihre Geburt aus? Vermehrt das eigene Zuhause, wie die hohe Hebammendichte von „Luxus Privatgeburt" zeigt. Rund 15 Prozent aller Teilnehmerinnen an diesem Buch sind von Beruf (unter anderem) Hebamme – und somit mit den physiologischen Abläufen der Geburt bestens vertraut.

Die speziellen Beweggründe der teilnehmenden Hebammen, wie Müttern insgesamt, finden sich in den nachfolgenden Interviews. Doch auch ich als Autorin hatte Grund, zuhause zu gebären. Gleich beim ersten Mal und bei allen vier Kindern.

Als ich mich während meiner Hebammenausbildung am ersten Kreißsaaltag in die begleitete Gebärende einfühlte, war mir klar, dass ich niemals ohne Notwendigkeit in solchen Umständen mein Kind zur Welt bringen wollte: Aufbruch und Abschied von zu Hause, Fahrt mit Wehen in eine Klinik, fremde Menschen, ungewohnte Umgebung, beständige Ansprache durch das stetig wechselnde Personal, stete Neueinstellung der Gebärenden auf deren unterschiedliche Charaktere, demzufolge unterschiedliche Mitsprache, was ihre eigene Geburt anbelangte, teilweise gestresste Mitarbeiter, die dem Arbeitsanfall gar nicht gerecht werden konnten und ihre Nervosität von Kreißsaal zu Kreißsaal, von der einen Gebärenden zur anderen trugen.

Später erlebte ich Infoabende, bei denen vor allem der uterusfarbene Kreißsaal gerne gezeigt wurde. Es wurde mit Sicherheitsversprechungen gearbeitet, die nirgends in diesem Ausmaß eingehalten werden können.

Mir als Hebamme behagte auch der rosa gestrichene Kreißsaal nicht, weil er den Umstand lediglich überstrich, dass eine gesunde Frau mit unauffälliger Schwangerschaft und guter Hebammenbegleitung im Vorfeld diese ganze Aktion gar nicht braucht und selbst während der Geburt nur selten medizinische Intervention benötigt.

Ganz im Gegenteil: Wie oft dachte ich mir und raunte meinen Mitschülerinnen zu: „Wäre sie doch nur zuhause geblieben!", wenn der noch vor einer Stunde an der Kreißsaaltür von daheim kommenden und kräftig wehenden Frau mit jeder Minute Klinikluft die Wehenstärke immer mehr abhanden kam und schließlich in einer Kaskade aus Aromaölen, Homöopathie, stundenlangem Treppenlaufen, Wehentropf, Schmerzmitteln, PDA, Wehenhemmung und nicht selten dem Kaiserschnitt endeten. Dies ist auch statistisch belegt.

Wir sind, wissenschaftlich gesehen, gar nicht unwissend, was in solchen Momenten vor sich geht.

So wie viele Tiere nicht oder nur schwer in einer für sie fremden Umgebung gebären, da durch den Anfall an Stresshormonen die Ausschüttung an Geburtshormonen stark beeinflusst wird, sollten wir als Menschen dies auch nicht tun.

Für eine Hausgeburt muss eine Frau stark sein! Stark in der Schwangerschaft verankert, in den Bedürfnissen sicher und in den Wünschen klar. Stark im Bewusstsein, die Hebamme gefunden zu haben, bei der sie ihre wundesten und empfindsamsten Seiten ausleben darf, um als starke Frau und Mutter aus der Geburt hervorzugehen.

Die Interviews zeigen, dass gerade die Hebammenauswahl eines der allerwichtigsten Kriterien für eine gute Geburt ist: Ist die Hebamme kompetent, steht sie in ihrer Einstellung und ihrer Verpflichtung voll hinter der Frau?

Oder hat sie aufgrund eines Belegvertrages mit einer Klinik noch andere Verbindlichkeiten, die eine Hausgeburt mit ihr zu einem Lotteriespiel machen und die Frau verunsichern und nicht entspannt ihrer Geburt entgegensehen lassen können?

Auch medizinische Interventionen ohne Not entbinden die Frauen von ihrem Kind, wie etwa der Möglichkeit, tief in die vielschichtigen Aspekte ihrer Weiblichkeit vorzudringen.

Was gelungene Hausgeburten, in die die allermeisten angestrebten Hausgeburten schließlich münden, uns Frauen schenken können, wurde öffentlich bislang noch gar nicht diskutiert. Ebenso das Potenzial, das in einer begonnenen Hausgeburt steckt.

Der Bedarf an Informationen zur Hausgeburt ist groß, und „Luxus Privatgeburt" stillt ihn über weite Strecken bereits seit der Ersterscheinung des Buches im Jahr 2009.

Viel Freude beim Lesen wünscht

Martina Eirich

... sagt ein altes Sprichwort, und genau das trifft leider auch manchmal auf die eigene Geburtserfahrung zu. Denn hätte ich vor der Geburt meiner ersten Tochter gewusst, dass die Privatklinik, in die ich mit eigener Beleghebamme und eigenem Arzt „einzog", eine Kaiserschnitt-Quote von rund 40 % hat, ich wäre wohl nicht dorthin gegangen.

Erst im Zuge der Recherche für „Luxus Privatgeburt" durchforste ich die Statistik für die außerklinische Geburtshilfe[1] und stelle fest, dass in den Jahren 2000 bis 2004 durchschnittlich nur rund 9,1% der Erstgebärenden mit begonnenen Haus- oder Geburtshausgeburten und nur rund 1,6% der Mehrgebärenden nach der Verlegung in die Klinik eine Sectio erhalten haben. Wenn man bedenkt, dass in Deutschland, Österreich und der Schweiz die Sectio-Frequenz in Kliniken mit der niedrigsten Kaiserschnitt-Quote immer noch bei rund 15% liegt und durchschnittlich rund 25% aller Klinikgeburten in einer Sectio enden (Ausschläge vor allem in Privatkliniken nach oben „offen"), so spricht allein die Sicherheit vor dem Schnitt für eine Hausgeburt.

Viele kennen mein Buch „Der Kaiserschnitt hat kein Gesicht", und als ich damals wenige Wochen nach Erscheinen der Erstausgabe die E-Mail einer Hebamme namens Martina Eirich bekam, staunte ich nicht schlecht. Die erwähnte Hebamme sprach nämlich tatsächlich davon, dass es schade sei, dass in meinem Buch auf die Hausgeburt und insbesondere auch auf die Möglichkeit der Hausgeburt bei Status post sectionem nicht näher eingegangen wurde.

Hausgeburt? Was meinte sie damit? So dachte ich damals und legte ihr Schreiben innerlich ad acta. Doch ich war inzwischen selber zum zweiten Mal schwanger geworden, und als Martina mir eines Tages per E-Mail überschwänglich von der phantastischen Hausgeburt ihres vierten Kindes erzählte (und zwar am Tag nach der Geburt, was auf einen guten Allgemeinzustand der Mutter hindeutete!), als sie in aller Ausführlichkeit ausbreitete, wie die heimische Atmosphäre zum Rundum-Gelingen ihrer vollkommen verletzungsfreien Geburt beigetragen hatte – da war ich, ganz ehrlich, neidisch auf sie. So eine Geburt, das wäre schon was. Eine richtige Geburt eben, nicht eine Operation, bei der mir im Dämmerzustand mein Kind entrissen würde.

Der Neid ging sogar so weit, dass ich versuchte, Martinas Berichte aus meinen Gedanken zu verbannen. Denn eigentlich hatte ich mir auch schon für meine erste, verpfuschte Krankenhaus-Bauchschnitt-Geburt in Wirklichkeit eine Geburt in unserem dunklen Badezimmer gewünscht. Doch die Hausgeburtshebamme, die ich damals anrief, ging mehrfach nicht ans Telefon, und so traf ich eben jene verpasste Hausgeburtshebamme das erste Mal erst Monate später auf dem Podium, als sie als Vertreterin der Hebammenzunft bei einer Diskussion über den Kaiserschnitt neben mir Platz nahm.

Mein Bäuchlein war zu dieser Zeit schon recht proper – und ich habe es wohl dem Neid auf Martina zu verdanken, dass ich mich kurz nach Martinas Traumgeburt auf die Suche nach einer Hebamme machte, die mich auch in meinem misslichen Zustand nach Kaiserschnitt zuhause begleiten würde.

Als in Österreich lebende Schwangere stellte sich die Suche nach einer kompetenten Hausgeburtshebamme nicht gerade einfach dar, und da ich in Salzburg und Umgebung nicht fündig wurde, engagierte ich nach genauen Recherchen zwei Hebammen aus Deutschland, die für mich da sein würden. Eine aus dem grenznahen Raum – und meine „Hebammenschwester" Anna aus der Nähe von Dortmund. Anna, die übrigens die Mehrzahl der Zwillingsmütter aus „Luxus Privatgeburt" zuhause begleitet hat, durfte ich im Rahmen der Korrekturarbeiten am Kaiserschnitt-Fotobuch kennenlernen. Bereits recht früh in der Schwangerschaft vereinbarten wir, dass sie etwa zwei Wochen vor dem errechneten Termin bei mir einziehen würde und wir so das Baby in Ruhe gemeinsam ausbrüten könnten.

Als die Geburt zur Weihnachtszeit dann bevorstand und Anna längst bei mir war, konnte auch im Zustand nach Kaiserschnitt alles nur noch bestens laufen. Und nun, etliche Zeit danach, bin ich noch immer erfüllt von Dankbarkeit und Demut – und habe gemeinsam mit einer gewissen Martina Eirich dieses wundervolle Buch gestaltet...

Caroline Oblasser

---

1   Christine Loytved, Paul Wenzlaff: Außerklinische Geburt in Deutschland, German Out-Of-Hospital Birth Study 2000–2004. Verlag Hans Huber, 2007.

Intime Einblicke in
„Luxus Privatgeburt"

Luxus
Privatgeburt

Aller Anfang

Als wir im November 2008 kurzerhand beschlossen, ein Buch zum Thema Hausgeburt zu machen, schrieben wir in unser Konzept die Zielvereinbarung erst mit 30, dann mit 50 Müttern, die (unter anderem) zuhause geboren haben. Wir konnten ja nicht ahnen, dass ein halbes Jahr später rund neun Mal so viele, nämlich 268 überwiegend begeisterte Mütter ein Teil dieses Werkes sein würden.

Unser Buch sollte etwas sein, das aller Welt zeigt, wie mannigfaltig und unverwechselbar jede einzelne der individuell begangenen Hausgeburten ist.

Es sollte sich aber auch gezielt abgrenzen vom Glauben daran, die Hausgeburt wäre lediglich für „Ökos", die in Zeltstädten hausen und zwischen dem Holzhacken und dem Schweinehüten ihre Kinder auf schmutzigen Lammfellen zwischen Schutt und Asche gebären.

Der Aufruf

Über das Internet, über Zeitschriften, Zeitungen und natürlich über intensive Mundpropaganda riefen wir unser Vorhaben in die Welt hinaus. Die Teilnahmebedingungen, die von jeder Teilnehmerin unterschrieben wurden, enthielten folgende Projektbeschreibung:

Heutzutage werden Mütter von den Massenmedien oftmals als regelrechte Klinikgeburt- bzw. Kaiserschnitt-Konsumentinnen dargestellt. Doch fernab der klinischen Geburtshilfe gibt es auch Frauen, die aus Überzeugung zu Hause in den eigenen vier Wänden gebären. Gemeinsam mit ihrer Hebamme, dem Partner, den Kindern, Freunden, Verwandten, ...

Leider erfährt man von diesen Geburtserlebnissen nur sehr selten über die Medien. Dies liegt vor allem auch daran, dass Hausgeburten meist ungestört verlaufen, in intimer Atmosphäre – und gar nicht erst an die Öffentlichkeit gelangen. Daher scheint es für den uninformierten Beobachter so, als gäbe es die private Geburt zu Hause gar nicht mehr.

Doch wir wissen, dass dem nicht so ist! Gemeinsam mit ca. 50 Müttern, die sich an unserem Buchprojekt beteiligen, wollen wir der Geburt im vertrauten Heim bildhaft Ausdruck verleihen. Die uns zur Verfügung gestellten Fotos (Schwangerschaft, Geburt, Wochenbett, Zeit danach) werden ergänzt durch die individuellen Geburtsberichte / Geburtserinnerungen der Frauen bzw. durch Interviews der Teilnehmerinnen mit Hebamme und Journalistin Martina Eirich.

Schon bald quollen bei uns das E-Mail-Programm und auch der Verlagspostkasten über und wir merkten, dass jede Geschichte einzigartig war.[1]

Die vielen aussagekräftigen Foto-Doppelseiten, die wir in reger Absprache mit den Müttern für dieses Buch angefertigt haben, enthalten demnach auch zumeist Bildmaterial, das nicht von Profis gemacht wurde. Es stammt teils sogar aus Handy-Fotos (T026, S. 306) oder vergilbten Urwald-Bildern (T201, S. 202). Doch genau die ungeschönte Abbildung der Realität macht dieses Buch so authentisch.

In privato – zu Hause

Auf dem Weg zur gesellschaftlich anerkannten Geburtsform, die nicht nur eine günstige und gesunde Alternative zur artifiziellen Krankenhausgeburt ist, sondern viel mehr als das, nämlich die einzig ursprüngliche Form der Geburt, berieten wir über den geeigneten Namen für unser wichtiges Buch.

Und sehr rasch war uns klar, dass wir unserem besonderen Werk auch einen besonderen Titel geben würden. Einen, den man sich merkt, weil er außergewöhnlich ist. Einen, der gewissermaßen die Lichtgestalt der Hausgeburt aktiv unterstreichen und ein kurzes und doch so wichtiges Wort wieder in seine Ursprünglichkeit überführen würde.

Wir nannten unser Buch deshalb nicht etwa „Wundervolle Hausgeburt" oder „Wie man zuhause Kinder bekommt", sondern wir gaben ihm den Namen

Luxus Privatgeburt

Das lateinische Wörterbuch vermerkt unter dem Stichwort „in privato" die Übersetzung „zu Hause".[2] Die „Privatgeburt" ist also die wörtliche Rückübersetzung der „Hausgeburt", einer Geburt, die im vertrauten Umfeld stattfindet und nicht durch die Beliebigkeit fremder Besucher und an der Tagesordnung stehender Interventionen aus dem Takt gebracht wird.

---

1 Einige Teilnehmerinnen-Nummern wurden im Vorfeld vergeben, obwohl dann keine unterschriebene Anmeldung eintraf, daher reichen die T-Nummern über T268 hinaus.

2 Stowasser, lateinisch-deutsches Schulwörterbuch, Verlag Hölder-Pichler-Tempsky, Wien 1998.

Nur dort und nirgendwo sonst

Die Gründe, warum Frauen zuhause und nirgendwo sonst gebären wollen, sind vielfältig. Teils sind es schlechte Erfahrungen aus vorangegangenen Krankenhausgeburten, die eine Mutter zum Umschwenken veranlassen.

Teils ist es eine gewisse Geburtstradition innerhalb der Familie (was jedoch leider viel zu selten vorkommt).

Häufig ist es das Gefühl, zuhause selber den Ton angeben zu können und sich niemandem unterstellen zu müssen – zumal die Geburt eine Grenzerfahrung für jede Frau ist und die Wehen in ihrer Heftigkeit den Stolz und somit auch die Entscheidungsfreudigkeit seitens der Frau brechen können.

Kerstin etwa beschreibt es wie folgt:

Ich hatte bereits Erfahrungen mit dem Krankenhaus. Man hat mir zu wenig Zeit gelassen, alles musste streng nach Plan laufen, ich war dort nur Gast und musste mich dem dortigen Alltag unterwerfen. Ich hörte, dies sei bei einer Hausgeburt anders. Klar, dort ist die Hebamme Gast. Ich wollte selbstbestimmt gebären. (T194, S. 74)

Wer zur falschen Zeit am falschen Ort ist, bei dem ist es mit der Selbstbestimmtheit eventuell rasch vorbei. Vor allem dann, wenn der vielerorts als Allheilmittel geglaubte Operationssaal nur ein paar Schritte entfernt ist und eine Sectio derzeit auch aus forensischer Sicht die Geburt für den Geburtshelfer „sanft" ausklingen lässt.

Ein Geburtsverlauf mit sehr guten Folgen

Ob in der Regentonne (wie etwa T171 auf S. 197), auf der Matte oder im Stehen, ob im Hocken, über dem Gymnastikball hängend oder an den Partner geklammert: Hausgeburten sind so unterschiedlich wie ihre Mütter und lassen sich nicht über einen Kamm scheren.

Deshalb reicht es auch nicht aus, einige wenige Geburten stellvertretend für das Phänomen der Hausgeburt zu zeigen, sondern es braucht schon eine Übersicht wie in „Luxus Privatgeburt", um den Nichtwissenden das Wunder der heimischen Geburt schmackhaft zu machen.

Obgleich etliche der in diesem Buch vorgestellten Geburten alles andere als einfach und schon gar nicht schmerzfrei waren, ist sich die überwältigende Mehrheit unserer Mütter darin einig, dass die Geburtserfahrung in den eigenen vier Wänden eine

„sehr gute"

Erfahrung war.

Rund 95 % (!) der von uns befragten Mütter geben die Bestnote „sehr gut" auf ihre Hausgeburt(en).[3]

Jene Mütter, die nicht ganz so zufrieden sind, haben meist einen triftigen Grund dafür. Zum Beispiel, weil die Hausgeburt zwar mit Hebammenbeistand, aber „versehentlich" stattfand und eigentlich nicht als solche geplant war, weil das Kind sehr schwer war, weil die Hebamme zu spät kam und die Geburt in einer ungewollten Alleingeburt endete – oder aber weil die Hausgeburt verlegt werden musste und im Krankenhaus in einer Sectio endete.

Berufe unserer Hausgeburtsmütter

Etliche der von uns befragten Mütter hatten das ein oder andere mangelhafte Geburtserlebnis durchschritten, bevor sie sich an die Planung ihrer Hausgeburt machten und im Anschluss zu unserem Projekt dazustießen.

Mit 40 Teilnehmerinnen (14,9 %) waren es zuallererst die Hebammen, die – obwohl oft selbst im Krankenhaus angestellt – als „Profis" genau wissen, wo man seine Kinder am besten ungestört bekommt.

Nach Auswertung aller Anmeldungen haben wir die zehn häufigsten Berufe unserer Hausgeburtsmütter vorliegen. Diese sind (Häufigkeit absteigend):

1. Hebamme (40; 14,9 %)
2. Hausfrau (16; 6,0 %)
3. Angestellte (12; 4,5 %)
4. Krankenschwester (11; 4,1 %)
5. Mutter (10; 3,7 %)
6. Doula (9; 3,4 %)
7. Lehrerin (8; 3,0 %)
8. Physiotherapeutin (8; 3,0 %)
9. Studentin (8; 3,0 %)
10. Ärztin (6; 2,2 %)

---

3   Die Antwortmöglichkeiten waren „sehr schlecht", „eher schlecht", „eher gut" und „sehr gut".

Die „Hausfrau" nur an zweiter, die „Mutter" nur an fünfter Stelle? Ja, wenn es nach den wörtlichen Nennungen unserer Teilnehmerinnen geht. Denn auch Hausgeburtsfrauen gehen neben ihrer vollen Verantwortung als Hausfrau und Mutter den verschiedensten Berufen nach und sehen die Hausfrau und Mutter in sich als so selbstverständlich an, dass sie keiner besonderen Erwähnung bedarf.

Um sich einen umfassenden Eindruck davon zu verschaffen, welchen teils außergewöhnlichen Tätigkeiten unsere 268 Mütter zum Zeitpunkt der Befragung nachgehen, möchten wir nachfolgend sämtliche der von den Teilnehmerinnen genannten Berufe abdrucken. Diese alphabetisch sortierte Liste zeigt, dass die Hausgeburt prinzipiell für jede Frau geeignet ist. Von der AHS-Lehrerin bis zur Zahntechnikerin sind über 150 unterschiedliche Berufsgruppen in „Luxus Privatgeburt" vertreten:

AHS-Lehrerin
Altenpflegerin
Anästhesistin
Angestellte
Apothekerin
Arzthelferin
Ärztin
Assistentin
Astrologin
Astrophysikerin
Auszubildende
Babymassagekursleiterin
Bäckerin
Bankkauffrau
Bauzeichnerin
Beamtin
Bild-/Filmnachbearbeiterin
Biologie-Studentin
Biomedical Scientist
Buchbinderin
Buchhalterin
Bürogehilfin
Bürokauffrau
Coach
Comedian
Counselorin
Cutterin
Damenschneiderin
Designerin

Diplom-Betriebswirtin
Diplom-Designer
Diplom-Finanzwirtin
Diplom-Gebärdensprachendolmetscherin
Diplomkrankenschwester
Diplom-Pädagogin
Diplom-Pflegepädagogin
Dolmetscherin
Doula
Druckerei
Einzelhandelskauffrau
Elternbildnerin
Elternzeit
Englischlehrerin
Entwicklungsberaterin
Ergotherapeutin
Erzieherin
Ethnologie
Familienbegleiterin
Familiencoach
Familienfrau
Familienunternehmen
Fernuni-Dozentin
Filmemacherin
Finanzwirtin
Floristin
Flugbegleiterin
Fotografin
Fotolaborantin
Freelancer
Freiberuflerin
Freies Unternehmertum
Friseurin
Frühförderin
Geburtsvorbereiterin
Geographin
Geschäftsführerin
GfG-Geburtsvorbereiterin
Grafikerin
Gutachterin
Hausfrau
Hausgeburtshebamme
Hauswirtschafterin
Hebamme
Hebammenschülerin
Heilerin
Heilpraktikerin
Heimerzieherin

Hôtelière-Restauratrice
Immobilienkauffrau
Industriefachwirtin
Industriekauffrau
Informatikerin
Innenarchitektin
Journalistin
Kauffrau
Kindergartenpädagogin
Kindergärtnerin
Kinderkrankenschwester
Kinderpflegerin
Kinesiologin
Klangtherapeutin
Köchin
Kommunikationstrainerin
Körpertherapeutin
Kosmetikerin
Krankengymnastin
Krankenschwester
Kräuterpädagogin
Künstlerin
Kunstpädagogin
Lacklaborantin
Landschaftsökologie
Landschaftsplanerin
Landwirtin
Lehrerin
Leiterin einer Beratungsstelle
Leiterin eines Eltern-Kind-Zentrum Lebensraums
Lernbetreuerin
LLL-Stillberaterin
Mama
Marketing
Marktforschung
Medienwissenschaft
Medizinstudium
Montessoripädagogin
MTF (Medizinisch-technische Fachkraft)
Musikerin
Mutter
Notärztin
Online-Händlerin
Pädagogin
Pensionistin
Personal-Recruiterin
Personal-Sachbearbeiterin
Pflegedienstleitung

Pflegefachfrau
Phonetikerin
Physiotherapeutin
Pilatestrainerin
Polizeibeamtin
Postangestellte
Praxisassistentin
Pressereferentin
Primarlehrerin
Professorin
Psychologin
Rechtsanwaltsfachangestellte
Reiseverkehrsfrau
Relocation Consultant
Rentnerin
Restauratorin
Sachbearbeiterin
Sängerin
Säuglingspflegerin
Schauspielerin
Schwangerschaftsberatungsstelle
Sekretärin
Selbstständig
Shiatsupraktikerin
Sonderschullehrerin
Sozialarbeiterin
Sozialberaterin
Sozialpädagogin
Sozialwirtschafterin
Soziologin
Sparkassenangestellte
Spielgruppenleiterin
Sprachwissenschaftlerin
Steuerfachangestellte
Stewardess
Stillberaterin
Stimmpädagogin
Studentin
Tagesmutter
Tanzlehrerin
Teamassistentin
Technische Übersetzerin
Technische Zeichnerin
Textilmustergestalterin
Theaterpädagogin
Therapeutin
Trageberaterin
Trainerin

Übersetzerin
Unternehmensanwältin
Veranstaltungskauffrau
Verkehrsfachwirt
Versicherungsfachwirt
Versicherungskauffrau
Veterinärmedizin-Studentin
Volksschul-Lehrerin
Vollzeitmutter
Werbedesignerin
Werbeassistentin
Werbebranche
Wissensvermittlung
Yogalehrerin
Zahnarztassistentin
Zahntechnikerin

Statistik unserer Mütter: Alter

An „Luxus Privatgeburt" haben sich im Zeitraum Anfang November 2008 bis Ende April 2009 insgesamt 268 Mütter im Alter von 19 bis 89 Jahren beteiligt. Das mittlere Alter lag bei 34 Jahren.

Bei der Hausgeburt des ersten Kindes war die jüngste Mutter 19 Jahre (T277, S. 40) und die älteste Mutter 48 Jahre alt (T184, S. 208).

Familienstand

Die meisten unserer Mütter, nämlich 200 (74,6 %), sind zum Zeitpunkt der Projektteilnahme verheiratet, 49 (18,3 %) leben in fester Partnerschaft, 9 (3,4 %) sind ledig, 7 (2,6 %) sind geschieden und 1 (0,4 %) ist verwitwet. 2 Teilnehmerinnen (0,7 %) gaben bei der Frage nach der Partnerschaft „sonstiges" an.

Herkunft

153 und somit über die Hälfte unserer Mütter (57,1 %) wohnen in Deutschland, am zweitstärksten sind Frauen aus Österreich (68 bzw. 25,4 %) vertreten, auf dem dritten Platz Mütter, die in der Schweiz ihren Lebensmittelpunkt haben (29 bzw. 10,8 %).

Außerdem haben wir 8 Teilnehmerinnen (3,0 %) aus Spanien, je 2 (0,7 %) aus Großbritannien bzw. Kanada sowie je 1 Teilnehmerin (0,4 %) aus Italien, den Niederlanden, den USA, China, Südafrika und Brasilien.

Schulbildung

Was die Schulbildung der Mütter aus „Luxus Privatgeburt" angeht, so besitzen fast zwei Drittel der Teilnehmerinnen (171 bzw. 63,8 %) mindestens Matura-Niveau (Abitur) und mit 105 Teilnehmerinnen (39,2 %) ist die Gruppe der studierten Frauen am stärksten vertreten.

41 Frauen (15,3 %) haben eine berufsbildende mittlere Schule abgeschlossen, 37 Frauen (13,8 %) eine Lehre. Nur 7 Frauen (2,6 %) haben lediglich einen Pflichtschulabschluss. Es sind dies teils ältere Teilnehmerinnen und teils Mütter, die Kreativberufe (z.B. Schauspielerin) ausüben, also nicht den klassischen Ausbildungsweg gewählt haben.

Anzahl der Kinder

Unsere 268 Mütter haben insgesamt 648 Kinder geboren, wovon 443 und somit über zwei Drittel (68,4 %) zuhause zur Welt kamen. 130 Frauen (48,5 %) haben bislang nur zuhause geboren und kein klinisches Geburtserlebnis.

Im Durchschnitt haben unsere Hausgeburtsmütter je **2,4 Kinder** geboren (Median: 2). Dies liegt deutlich über dem allgemeinen Schnitt, der in Deutschland im Jahr 2007 bei rund 1,33 Kindern pro Frau (Quelle: destatis.de), in Österreich bei rund 1,40 Kindern pro Frau (Quelle: statistik.at) und in der Schweiz bei rund 1,46 Kindern pro Frau (Quelle: statistik.admin. ch) lag.[4] 3 unserer Mütter haben sogar 7 Kinder, eine davon Zwillinge. Eine weitere Mutter ist gerade mit dem 7. Kind schwanger.

Anzahl der Hausgeburten

Die Mehrheit, nämlich 150 Mütter (56,0 %), hatte zum Zeitpunkt der Projektteilnahme genau 1 Hausgeburt, 69 Mütter (25,7 %) hatten 2 Hausgeburten, 25 Mütter (9,3 %) hatten 3 Hausgeburten, 9 Mütter (3,4 %) hatten 4 Hausgeburten, 6 Mütter (2,2 %) hatten 5 Hausgeburten und 2 Mütter (0,7 %) hatten 6 Hausgeburten.

---

4   Der Geburtenziffer liegen alle gebärfähigen, also auch kinderlose, Frauen im Alter von 16 bis 49 Jahren zu Grunde. Laut einer Erhebung des Statistischen Bundesamtes aus dem Jahr 2008, Titel „Geburten und Kinderlosigkeit in Deutschland", liegt das Niveau jener Frauen, die Kinder haben, in Deutschland derzeit bei rund 1,6 bis 1,7 Kindern pro Frau.

Im Durchschnitt hatten unsere Mütter je 1,6 Hausgeburten. Bei durchschnittlich 2,4 Kindern pro Mutter bedeutet dies, dass viele Frauen auch außerheimische Gebärerlebnisse vorweisen können. Zumeist ging in diesem Fall einer gelungenen Hausgeburt eine eher unglückliche Klinikgeburt voraus. Nur in wenigen Fällen gingen Frauen mit Hausgeburtserfahrung bei weiteren Kindern zum Gebären (zurück) in die Klinik, zum Beispiel, weil das Kind in Beckenendlage lag (T228, S. 342) oder weil die Mutter Zwillinge erwartete (T227, S. 88).

Zwillingsgeburten

7 unserer Mütter (2,6 %) haben Zwillinge geboren. Bis auf ein Zwillingspaar (ambulante Klinikgeburt) kamen alle Zwillinge zuhause zur Welt. Alle Zwillingsmütter haben ihr Geburtserlebnis mit „sehr gut" bewertet.

Operative Geburten („Kaiserschnitt")

23 unserer Mütter (8,6 %) hatten eine oder zwei operative Geburten („Kaiserschnitt") zum Zeitpunkt der Teilnahme an „Luxus Privatgeburt" hinter sich.

17 Frauen (6,3 %) hatten eine Sectio, 6 Frauen (2,2 %) hatten zwei Sectiones, teils nach verlegten Hausgeburten.

Gesamt wurden somit 29 Kinder durch Sectio entbunden. Dies ergibt bei der Grundgesamtheit von 648 Kindern für dieses Buch eine rechnerische Quote von lediglich 4,5 % Sectio-Kindern.

Begonnene Hausgeburten

7 unserer 268 Mütter (2,6 %) haben am Buch teilgenommen, obwohl sie bislang keine Geburt zu Hause vollendet haben. Die Hausgeburt war zwar geplant gewesen, wurde jedoch aus verschiedenen Gründen verlegt. 3 dieser Mütter konnten nach dem Transfer ins Krankenhaus spontan gebären, 4 Mütter wurden operativ entbunden („Kaiserschnitt").

Verletzungen der Mutter

Manchmal kam im Interview die Sprache auf eine Schürfwunde oder eine leichtere Blessur des Dammes. Wirklich große, versorgungspflichtige Dammverletzungen gab es wenige, und wenn ja, dann haben unsere Mütter diese fast immer in der Klinik bzw. im Geburtshaus erlitten.

Warum die eine Frau komplett unversehrt aus der Geburt geht und eine andere relativ leicht „reißt", ist im Vorfeld schwer zu sagen. Generell gilt wohl, dass während der Schwangerschaft die Massage des Dammes und die Beschäftigung damit keinesfalls schaden kann.

Allerdings haben uns die zahlreichen Berichte unserer Mütter, die keinerlei Vorbereitungen durchlaufen haben, auch gezeigt, dass der weibliche Körper prinzipiell auf eine verletzungsfreie Geburt eingestellt ist, auch wenn vor der Geburt nichts massiert, kein Himbeerblättertee getrunken und keine Akupunktur betrieben wird.

Das Wichtigste ist für die Frau eine entspannte und sichere Atmosphäre, dann nimmt sie zur Geburt automatisch eine Position ein, die geburtserleichternd und dammschonend wirkt.

Gesundheit der Kinder zuhause und Gefahrenpool Krankenhaus

Eine Hausgeburt bereitet das Kind optimal auf sein späteres Leben außerhalb des mütterlichen Körpers vor. Denn nicht nur der natürliche Geburtsstress ist von der Natur so gewollt und hat durchaus seinen Sinn (z. B. werden hierbei die Lungen gequetscht, um überflüssiges Fruchtwasser herauszupressen), auch die Landeposition des Kindes im heimischen Keim-Milieu bedeutet pure Sicherheit und Schutz vor heimtückischen Ansteckungen.

Besonders gefährlich sind in der Klinik die sogenannten „Superbakterien" wie der multiresistente Staphylococcus aureus (MRSA). Was kaum eine Schwangere weiß, die sich für eine Klinikgeburt entscheidet: Etliche der Krankenhauskeime sind mit herkömmlichen Antibiotika nicht mehr zu bekämpfen. Laut einer Meldung der Deutschen Presseagentur litten darüber hinaus „rund vier Prozent der Patienten in Kliniken an dort erworbenen Infektionen." (Quelle: stern.de, 20. September 2007)

Weil besonders für Kinder die multiresistenten Keime eine Bedrohung darstellen, hat Dr. Klaus-Dieter Zastrow von der Deutschen Gesellschaft für Krankenhaushygiene in der Zeitschrift „Eltern" (Ausgabe 2/2009) explizit darauf hingewiesen, dass MRSA-Bakterien auf der Haut oder in der Nase zwar ungefährlich sind,

„eingedrungen in eine Wunde oder die Lunge aber können sie schwere Infektionen auslösen, gerade auch bei kleinen Kindern, deren Immunsystem noch nicht so gut entwickelt ist". Kinder sollten daher zum Beispiel beim Besuch der Oma im Krankenhaus „lieber zu Hause gelassen werden", so Dr. Zastrow.

Auch Neugeborene sind Kinder, sogar sehr kleine und schutzbedürftige. Diverse Meldungen über Keime in Neugeborenen-Intensivstationen (teils mit Todesfolge für die dort stationierten Säuglinge) lassen aufhorchen, dass ein Krankenhaus eben kein Ort mit häuslichem Keimspektrum ist, sondern ein Ort, wo sich gefährliche Keime eventuell unbemerkt versteckt halten und in denkbar ungünstigen Lebenssituationen ihre schädigende Wirkung entfalten.

Angeblich schmerzfreier Kaiserschnitt und tatsächlich gute Geburt

Während Medien(vertreter) sich manchmal dazu hinreißen lassen, gefährliche Marketingfloskeln zum Kaiserschnitt zu propagieren und diese schwere Bauchoperation dann auch noch als „möglichst ähnlich einer Vaginalentbindung" beschreiben (FORMAT, Nr. 18/09, Seite 59), wissen Hausgeburtsmütter ganz klar um die Vorzüge der interventionsfreien heimischen Geburt.

Zuhause sind Mutter und Kind von Anfang an gut aufgehoben, und zur intimen Atmosphäre kommt der Luxus der privaten Betreuung durch die eigene Hebamme.

Ein Traum von einer Geburt, könnte man sagen, den manche jedoch nur durch schicksalhaften Zufall erleben, wie etwa Katrin (T278, S. 56). Wenig überraschend ist hingegen, dass sie sich – wie fast alle unserer Hausgeburtsmütter – bei einem weiteren Kind wieder eine Hausgeburt vorstellen kann. Dann allerdings von vornherein gut geplant und nicht „aus Versehen" in Form einer Notfallhausgeburt, wie dies bei ihrer ersten Geburt der Fall war.

Traditionelle Hausgeburt: Wer mit wem?

Im Buch „Luxus Privatgeburt" gibt es einige Familien, in denen die Hausgeburt Tradition hat. Hier wird nicht nur der leckere Kuchen nach Omas Überlieferung gebacken, sondern es wird auch das wertvolle Rezept zur heimeligen Geburt als Familienschatz bewahrt.

Folgende Verwandtschaftsverhältnisse tauchen auf:

- Unsere jüngste Teilnehmerin Salome (T277, S. 40) und ihre Mutter Rebekka (T239, S. 290)
- Grit (T134, S. 46) und ihre Mutter Heike (T276, S. 210)
- Elisabeth (T080, S. 294) und ihre Mutter Hedwig (T259, S. 352)
- Die Schwestern Corinna (T222, S.216) und Nicole (T213, S. 60) und ihre Mutter Maria-Anna (T078, S. 324) sowie Corinnas Schwiegermutter Renate (T104, S. 296)
- Nina (T032, S. 76) und ihre Großmutter Anna (T202, S. 326)
- Corina (T020, S. 142) und ihre beiden Großmütter Anna (T021, S. 328) und Theresia (T022, S. 350; leider kurz nach der Teilnahme verstorben)

Vielleicht wird „Luxus Privatgeburt" auch dazu beitragen, dass Großmütter, Mütter, Töchter und alle anderen Familienmitglieder wieder über die Geburt in den eigenen vier Wänden sprechen und dass diese ursprünglichste Form des Kinderkriegens langfristig gesehen eine wahre Renaissance erfährt.

Luxus Privatgeburt – Selbstbestimmte Geburt in Geborgenheit und Würde

Unsere Teilnehmerinnen und Teilnehmer bestätigen das, was wir in der Tiefe unseres Herzens immer schon geahnt haben: Eine Geburt zuhause ist durch nichts zu übertreffen. Denn kein wie auch immer gearteter High-Tech-Apparat mit einer vermeintlich noch so hohen Sicherheit kann das eigene Bett, das eigene Wohnzimmer und das Gefühl, wirklich daheim zu sein, ersetzen. Jenes Gefühl, das uns Frauen die für eine Geburt erforderliche Ursprünglichkeit gibt und uns anleitet, unsere Kinder voller Freude aus eigener Kraft zu gebären.

„Selbstbestimmte Geburt, Geborgenheit, Würde, Intimität, Ruhe" – das sind einige Begriffe aus „Luxus Privatgeburt", die von unseren Müttern bei der Frage nach der spontanen Erinnerung an die Hausgeburt immer wieder genannt wurden. So häufig, dass man fast glauben könnte, die Mütter hätten voneinander abgeschrieben – was natürlich nicht der Fall war.

Rezept für die perfekte Hausgeburt

Was aber kennzeichnet die „perfekte" Hausgeburt, wenn es nun darum gehen würde, quasi den Prototyp dafür zu entwickeln und ein für alle Frauen dieser Welt anwendbares Rezept zu stricken?

Die Antwort ist: Der Königsweg existiert nicht, jede Frau wird ihr eigenes Muster finden, ihren eigenen Rhythmus. Jede wird ihre eigenen Vorlieben entwickeln und was der einen gefällt, muss der anderen noch lange nicht recht sein.

Während einige unserer Mütter die Geschwisterkinder unter der Geburt mit dabei haben und diese teils sogar die Ankunft des neuen Geschwisterchens kritisch inspizieren (siehe z.B. T151, S. 304), verwenden andere Teilnehmerinnen an „Luxus Privatgeburt" viel Sorgfalt darauf, einen Babysitter zu organisieren, um bei der Hausgeburt nur ja nicht gestört zu werden.

Ein anderes Beispiel ist neben der Anwesenheit der Kinder das Beisein des Partners unter der Geburt. Nicht jede Frau fühlt sich automatisch wohl dabei, wenn sie der Partner während der Wehen im Geburtspool mit warmem Wasser übergießt und ein aktiver Teil bei der Geburtsbewältigung ist (siehe z.B. T254, S. 48).

Eine andere Teilnehmerin beschreibt die Situation zu Hause mit dem Partner bzw. die Hausgeburt kurz und knapp wie folgt: „Männerfreundlich, da sie ‚Fluchtmöglichkeiten' haben." (T042, S. 64).

Hebamme ist nicht gleich Hebamme

Auch die richtige Hausgeburtshebamme will erst einmal gefunden sein, und auch hier gilt: Die universell einsetzbare Super-Hebamme existiert schlichtweg nicht. Und zwar nicht deshalb, weil es keine exzellenten Meisterinnen ihrer Kunst gäbe. Nein, vielmehr aus dem Grund, weil nicht jede mit jeder kann – und andersrum.

Bei der Hebammensuche sollte sich eine Frau ganz auf ihre Intuition und ihr „erstes Gefühl" verlassen. Wer sich schon zu Beginn eigentlich unwohl fühlt mit einer bestimmten Person, der sollte sich nicht dazu zwingen, diese Person in einer der exponiertesten Phasen des weiblichen Seins, nämlich unter der Geburt, als Beschützerin dabei zu haben.

Natürlich ist zum Beispiel die Empfehlung der besten Freundin bei der Suche nach der Hausgeburtshebamme eventuell von Vorteil – aber, ganz ehrlich: Hatte die beste Freundin überhaupt eine Hausgeburt

oder war sie nicht vielleicht in der Klinik und bekam dort einen ungewollten Kaiserschnitt?

Die Hausgeburtshebamme

Wirklich gute Hausgeburtshebammen sind rar. Man findet sie nicht an jeder Ecke und sie sind, im Gegensatz zu beispielsweise den Gynäkologen, Frauen in der Regel weniger geläufig, weil erst nach Eintritt einer Schwangerschaft nach einer Hebamme gesucht wird.

Eine Hausgeburtshebamme ist, wenn sie Schwangere betreut, immer im Dienst und daher oftmals unabkömmlich. Sie arbeitet – bis auf wenige Sprechstundentermine ausgenommen – dort, wo wir Frauen zuhause sind. Egal, ob Mittwochnachmittag um drei oder Sonntagfrüh um 2 Uhr nachts – die Hausgeburtshebamme ist für die von ihr betreuten Frauen da und wächst im Idealfall in die Familie hinein.

Einige unserer Mütter haben uns bei der Erinnerung an „ihre" Hausgeburtshebamme von einem Gefühl berichtet, das an Verliebtheit grenzt. Und das ist wenig verwunderlich, denn die Hausgeburtshebamme ist ja schon Monate vor der Geburt und Wochen danach in einer Zeit starker hormoneller Schwankungen für die Frau und den Rest der Hausgeburtsfamilie da, um mit all ihrer Fürsorglichkeit, Herzlichkeit und ganz und gar nicht aufdringlich vermitteltem Fachwissen den perfekten „All-in-One-Geburtsservice" zu bieten.

Die Rolle der Ärzte

Natürlich hat uns interessiert, wie die Ärztinnen und Ärzte bzw. Gynäkologinnen und Gynäkologen unserer Teilnehmerinnen auf das Vorhaben der Frau, die Geburt in den eigenen vier Wänden zu gestalten, reagiert haben.

Neben einigen vernünftigen Reaktionen – zum Beispiel, weil der betreuende Gynäkologe gut informiert war und wusste, wie in Holland Geburten üblicherweise ablaufen (siehe T096, S. 116) – kamen auch kuriose Antworten, die teils einen recht beleidigenden Unterton aufweisen:

„Wir sind doch nicht im Urwald!" (Hausarzt). Mein Frauenarzt zeigte sich neutral. (T057, S. 270)

Mein Arzt wollte kurz vor der Geburt noch ein Ultraschallbild machen, das im Mutter-Kind-Pass nicht vorgesehen ist. Ich fragte ihn, wozu das nötig sei. Er meinte, um zu sehen, ob genug Fruchtwasser da ist. Das Kind war bereits in der richtigen Lage und mir ging es bestens. Ich verweigerte den Ultraschall. Der Arzt meinte: „Aber die Herztöne hören wir schon ab." Ich: „Gut." – Als das Ungeborene dem Druck immer auswich, sagte der Arzt: „Das Kind ist schon genauso eigenwillig wie die Mutter!" Ich fand diese Aussage eine ziemliche Frechheit. (T102, S. 262)

Was kann der Weg sein, wenn der Gynäkologe des Vertrauens einer Hausgeburt massiven Widerstand entgegensetzt?

Der Wechsel des Arztes bietet hier in den meisten Fällen eine rasche und sorgenfreie Lösung. Oftmals berichten unsere Frauen auch darüber, dass sie die ärztliche Betreuung während der Schwangerschaft und unter der Geburt gänzlich in die Hände der Hausgeburtshebamme gelegt haben und sehr gute Erfahrungen damit gemacht haben:

„... Sie sind verrückt!" Ab dem dritten Kind hat die Hebamme die gesamte Vorsorge übernommen und so musste ich mich mit keinem Arzt auseinandersetzen. (T114, S. 320)

Was tun bei Angst vor der Geburt?

Die „Angst vor der Geburt" ist laut einer im Buch „Der Kaiserschnitt hat kein Gesicht" (edition riedenburg 2008) veröffentlichten Expertenumfrage unter GeburtshelferInnen der Hauptgrund für eine medizinisch nicht indizierte Sectio. Mit anderen Worten: Das frühe Eingeständnis der Angst und die Aufarbeitung angstspezifischer Blockaden können unnötige Kaiserschnitte verhindern.

Sofern es eine Gebärtradition innerhalb der Familie gibt, werden eventuell die Großmutter oder die Mutter an die schwangere Tochter einschlägiges Wissen weitergeben, das zur Vermeidung von angsthysterischen Zuständen beiträgt. Sollte sich die Schwangere jedoch – wie übrigens die meisten Schwangeren in heutiger Zeit – in einem hausgeburtsfremden Umfeld bewegen, das selber zu Unsicherheit und Geburtspanik neigt, so ist es wenig sinnvoll, genau hier die Unterstützer des Vorhabens „Hausgeburt" zu suchen.

Eine erfahrene Hausgeburtshebamme kann, das wissen wir aus den vielen Aussagen der von uns für dieses Buch befragten Frauen, nicht nur die Angst von der Schwangeren nehmen, sondern auch die des Partners bzw. des begleitenden Umfelds auf ein Minimum reduzieren. Oftmals reicht bereits das erste Kennenlerngespräch mit der Hebamme aus, um die bislang geäußerten Vorbehalte des Mannes in den Wind zu schießen und sich mit vereinter Kraft auf die große Herausforderung zu konzentrieren, die da Geburt lautet.

Eine angstvolle Geburt mündet häufiger in Komplikationen als eine Geburt, die mit dem ganzen Wissen um die natürlichen Kräfte der Frau vonstatten geht. Blockaden gleich welcher Art können Hausgeburtsfrauen nicht gebrauchen, und nachdem der ängstlich-skeptische Frauenarzt gewechselt wurde, kann es sogar sinnvoll sein, den eigenen Mann für die Dauer der Geburt bei den (manchmal ebenfalls ängstlichen) Schwiegereltern unterzustellen.

Nicht selten jedoch ist der Partner ebenso fest davon überzeugt, dass die Hausgeburt die beste aller möglichen Geburtsformen ist, und absolut felsenfest in seiner Entscheidung. Gemeinsam mit seiner Partnerin mutiert er nach der perfekt vorbereiteten und zuhause unspektakulär reibungslos verlaufenden Geburt bisweilen zum Geburts-Gladiatoren:

Es war für meinen Mann und mich von Anbeginn klar, dass wir unser Kind zu Hause in unserer eigenen, uns vertrauten, ganz persönlichen und intimen Atmosphäre empfangen. Fast das gesamte Umfeld reagierte mit Angst: „Und wenn etwas passiert?". Später, nachdem „alles gut ging", waren wir die Helden... (T049, S. 206)

Malerfolie und Abdeckplane

Wenn es darum gehen würde, ein typisches Utensil der geplanten Hausgeburt zu zeigen, so wäre dies wohl die Malerabdeckfolie aus dem Baumarkt.

Es gibt glitschige und weniger glitschige Folien am Markt, besonders knittrig-dünne und etwas stabilweichere. Kuschelig ist jedoch keine von ihnen. Wer unsere Fotos genau betrachtet, wird hie und dort ein Stückchen Plastik hervorblitzen sehen, bisweilen unter einer Wolldecke versteckt, bisweilen als hauptsächliches Stil-Element auf dem Bild erkennbar (T105, S. 224) – es könnte ja Flecken geben!!!

Diese Sorge ist bei einem nagelneuen Designer-Sofa um 15.000 Euro sicherlich nicht ganz von der Hand zu weisen. Wer jedoch seine Hausgeburt in einem normalen Umfeld mit kinderfreundlicher Atmosphäre haben wird, für den reichen gewöhnlich auch ein paar Einmalunterlagen aus – oder eben relativ wenig Abdeckplane.

Durst und Liebe stillen

„Ich habe mein Baby gestillt", lautete ein Abschnitt unseres Fragebogens, und wir waren überwältigt von der Stillbegeisterung, die unsere Hausgeburtsmütter an den Tag legen.

Keine einzige unserer Mütter beantwortete die Frage nach dem Stillen abschlägig, und es ist natürlich und sonnenklar, dass eine Frau, die zuhause geboren hat, nicht mit unnötigen Gerätschaften hantieren möchte, um dem Wertvollsten in ihrem Leben aufgewärmte Fertignahrung aufzutischen.

Das Stillen nach einer Hausgeburt ist die direkte Fortsetzung der Liebesgeburt. Es ist in vielen Fällen problemlos möglich und erfüllt Mutter und Kind teils über Jahre mit ganz besonderer Freude und Zuneigung. Etliche unserer Mütter haben ihre größeren Kinder „tandemgestillt" oder tun dies teils unmittelbar nach der Geburt, was auf wundervoll stimmungsvollen Fotos festgehalten ist.

Mitunter gibt es beim Stillen aber auch manche Herausforderungen zu meistern. Etwa dann, wenn die empfindlichen Brustwarzen schmerzhaft reagieren (Neugeborene saugen unglaublich stark an der Brust!), sich ein Milchstau bildet oder aber wenn zum Beispiel ein Kind mit einer Lippen-Kiefer-Gaumenspalte gestillt wird. Dass es auch hier auf die richtige, liebevolle Stillberatung und den natürlichen Start ins Leben ankommt, zeigt die berührende Geschichte von Inge (T143, S. 198).

Das Wochenbett

Das Wochenbett bezeichnet die ersten 6 bis 8 Wochen nach der Geburt und ist inhaltlich in unserer schnelllebigen Zeit der Spaß- und Event-Gesellschaft weitgehend in Vergessenheit geraten. Immer öfter sieht man in den Massenmedien scheinbar supererfolgreiche Geschäftsfrauen, die (womöglich nach einer Sectio) schon wenige Tage nach der Geburt wieder „ihren Mann" stehen und – freilich ohne Neugeborenes im Gepäck – diversen „Pflichten" nachkommen.

Hausgeburtsfrauen wissen über die Annehmlichkeiten des Wochenbettes sehr viel besser Bescheid als Mütter, die im klinischen Umfeld geboren haben, aus dem sie entweder nach wenigen Stunden („ambulante Entbindung") oder Tagen nach Hause „entlassen" werden. Nachdem der Klinikkoffer für die Reise in das fremde Terrain gepackt worden und die eigene Leibesfrucht in keimbesiedelter Umgebung hervorgebracht wurde (übrigens bei Klinikgeburten in sehr vielen Fällen nach unterschiedlich massiven Interventionen), geht es zurück in ein Zuhause, das den neuen Erdenbürger erst als fremden Gast entdecken muss. „Bringen Sie Ihrem Hund aus der Klinik eine volle Windel mit, damit er sich an den Geruch des Babys gewöhnen kann", liest man immer wieder bei den „Tipps und Tricks für neue Eltern".

Hausgeburtsmütter haben das Privileg, dass sich keines der zwei- oder mehrbeinigen Familienmitglieder anhand von Ausscheidungen an die veränderte Situation anpassen muss. Hausgeburten finden nämlich dort statt, wo die ganze Familie daheim ist. Und in diesem familiären Kokon kann sich die Mutter auf das Neugeborene, kann sich die Familie ganz sachte auf die insgesamt veränderte Situation einstellen.

So bringt Christine (T148, S. 94) ihr heimisches Wochenbett auf den Punkt, wenn sie schreibt:

Entspannt, leckere Hühnersuppe von meinem Mann gekocht, kein Besuch, Ruhe.

Luxus Privatgeburt: Authentische Informationen aus erster Hand

So gut wie alle unsere Hausgeburtsmütter würden wieder zuhause gebären wollen. (Einige unverrückbare Umstände wie zum Beispiel die Menopause halten jedoch manche davon ab.) Viele unserer Mütter kommen aus klinischen Geburtserfahrungen, die sie ehemals nicht zufrieden gestellt haben. Die sie vielmehr oftmals unnötig verletzt, verunsichert und geschwächt haben.

Eine Hausgeburt, die glücklich verläuft, ist das Nonplusultra. Es geht nicht besser, und dieser Tatsache sollten sich alle Frauen bewusst sein, die eine Klinikgeburt anpeilen.

Auf den zahlreichen Foto-Doppelseiten offenbaren unsere Mütter, wie sie „das mit der Hausgeburt" angestellt haben. Und sie geben vielerorts ein Testurteil ab über die anderen, von ihnen – teils unfreiwillig – probierten Geburtsvarianten (wie etwa Dagmar, T175, auf S. 144).

Unsere Mütter werden von uns nicht bewertet nach ihren Gebärerlebnissen, sondern sie reihen sich nach der Anzahl ihrer Hausgeburten und nach dem Alter – also rein zufällig, von der Jüngsten bis zur Ältesten. Alle Foto-Doppelseiten wurden von unseren Müttern vor der Drucklegung dieses Buches schriftlich freigegeben, keine der Aussagen wird ohne Erlaubnis von uns verwendet.

Dies ist wichtig für unsere Leserinnen und Leser, um die Authentizität der Beiträge zu bewerten.

Natürlich erfolgte auch die Auswahl der – übrigens unretuschierten! – Fotos in Absprache mit den jeweiligen Müttern und Familien. Hierbei war uns wichtig, dass „Luxus Privatgeburt" ein Buch für alle Altersgruppen ist. Die zurückhaltende Schwarzweiß-Darstellung unterstützt uns in dem Ziel, das große Ereignis der menschlichen Geburt auf das Wesentliche zu reduzieren.

Die eigene Hausgeburt planen

Wenn Sie – sei es durch die Lektüre dieses Buches bedingt oder aus anderen Gründen – Lust haben, Ihre eigene Hausgeburt zu planen, möchten wir Ihnen im Folgenden einige Überlegungspunkte an die Hand geben, die dabei helfen können, das geplante Vorhaben erfolgreich in die Tat umzusetzen.

Die passende Hebamme finden

Neben der Mund-zu-Mund-Propaganda, dem Internet und den Hebammenlisten fanden manche unserer Teilnehmerinnen ihre Hebamme durch Abtelefonieren. Nehmen Sie sich auf jeden Fall Zeit für die Hebammensuche. Hören Sie sich um.

Welche Ansprüche hatte Ihre Freundin, die kürzlich Mutter geworden ist? Was war ihr wichtig bei der Hebamme? Geht es Ihnen auch so? Wenn es sich gut anhört, vereinbaren Sie einen Termin.

Bedenken Sie jedoch, die Geschmäcker können vollkommen verschieden sein. Selbst, wenn es sich um

Ihre beste Freundin handelt. Lassen Sie bei der Auswahl Ihrer Hebamme Ihrem Bauchgefühl freien Lauf.

Zuvor haben Sie sich am besten überlegt, was Sie von der Hebamme an Informationen brauchen.

Generell

- Wie ist die Einstellung der Hebamme zu Schwangerschaft, Geburt, Wochenbett, Kindeserziehung, Umgang mit Krankheiten?
- Wenn die Hebamme selbst schon Kinder geboren hat: Wie hat sie ihre Schwangerschaft(en) empfunden, wie ihre Geburt(en), wo und wie hat sie geboren, hat sie gestillt?

Organisation

- Wie organisiert die Hebamme ihren Alltag als Hausgeburtshebamme? Lässt sie sich vertreten, hat sie eventuell einen Belegvertrag mit einer Klinik, der sie verpflichtet, einer Schwangeren mit Wehen den Vortritt zu lassen? In diesem Fall müssten Sie eventuell mit in die Klinik zur Geburt fahren oder eine Kollegin springt ein.
- Wie ist die Hebamme erreichbar? Hat sie feste Telefonsprechstunden für Organisatorisches, nicht Dringliches?
- Wie hoch ist die Bereitschaftspauschale der Hebamme für die fünf Wochen um den Geburtstermin herum?
- Tipp: Bei längerer Wegstrecke der Hebamme unbedingt mit ihr und der Kasse über die Kostenübernahme sprechen und von der Kasse schriftlich die Kostenübernahme bestätigen lassen.

Rund um Geburt und Wochenbett

- Wie ist die Einstellung der Hebamme zum Beisein größerer Geschwisterkinder unter der Geburt?
- Wie hoch sind die Verlegungsraten der Hebamme, wie viele der verlegten Frauen bekamen einen Kaiserschnitt?
- Für den seltenen Fall der Verlegung ins Krankenhaus: Wohin verlegt die Hebamme? Wie gestaltet sich die Verlegung? PKW der Hebamme/des Paares, Krankenwagen? Übergabe in der Klinik?
- Was kann die Hebamme aufgrund ihrer Ausbildung und Erfahrung abdecken: Gesamte Schwangerenvorsorge oder wechselnd mit dem Gynäkologen?

- Falls nach der Geburt Dammmuskulatur eingerissen ist: Kann sie selbst nähen, holt sie eine Kollegin oder verlegt sie in die Klinik?

Lassen Sie die Hebamme auf sich wirken, erfühlen Sie Kompetenz, Einfühlungsvermögen, Standfestigkeit, Gemüt – und natürlich Humor. Wenn Sie sehr schnell ein gutes Gefühl haben, lassen Sie sich davon leiten! Wenn nicht, suchen Sie, bis Sie die Richtige gefunden haben. Wenn Sie „Ihre" Hausgeburtshebamme wirklich finden wollen, werden Sie auch fündig!

Die eigene Familie vorbereiten

Es sei denn, Sie erleben eine Geburt, wie es Katrin [T278, S. 56] und ihrem Partner passiert ist, so haben Sie etliche Monate Zeit, sich während der Schwangerschaft – oder idealerweise bereits davor – mit dem Gedanken an eine Hausgeburt anzufreunden.

Wenn Ihr Umfeld skeptisch reagiert, seien Sie nicht überrascht. Dies ist eher die Regel als die Ausnahme. Sollte Ihr Partner zurückhaltend reagieren, so hat es sich „bewährt", ihn bei den Gesprächen mit der Hausgeburtshebamme mit dabei zu haben.

Meist verlieren unerfahrene Hausgeburtsmänner dabei ihre Scheu vor der heimischen Geburt sehr rasch.

Weihen Sie auch ältere Geschwisterkinder in Ihre Hausgeburtspläne mit ein! Kinder sind neugierig und offen für alles. Ob Ihr(e) Kind(er) dann bei der Geburt dabei sein werden oder nicht, werden Sie eventuell ganz spontan entscheiden. Die durchgehende organisierte Betreuung kleinerer Kinder für die Zeit der Geburt kann aber nicht schaden – selbst wenn sie dann nicht in Anspruch genommen wird, etwa weil die Geburt zu nachtschlafender Zeit stattfindet.

Einkaufsliste

Wer bei seiner geplanten Hausgeburt nichts dem Zufall überlassen möchte, der kann sich, was das Inventar angeht, sehr rasch und unkompliziert darauf vorbereiten.

Anstatt die Kliniktasche zu packen, richten werdende Hausgeburtsmütter ihren Geburtsort im Handumdrehen zum perfekten „Nest" her. Im modernen Mütternest können folgende Dinge aus der „Hebammen-Besorgungsliste" nützliche Dienste erweisen – aber es lässt sich auch hervorragend ohne Plastikplane, Badewanne und Co gebären.

Zu besorgen sind:

- 2 Plastikplanen (reißfest, jeweils Lakengröße)
- Bett: Laken – Plastik – Laken
- Boden: Plastik, 2–3 Laken
- 2 große Müllsäcke
- 50 Vlies- (oder Flocken-)windeln
- einige große Unterhosen

Bereits vorhanden (evtl. ausleihen):

- 1 selbststehende, in der Höhe verstellbare Lampe (mind. 60 Watt oder Halogen)
- Verlängerungskabel
- Metall- oder Plastikschüssel (Rührschüsselformat)
- 1 Wärmflasche (keine Babywärmflasche)
- 3 Kühlakkus (3,5 Wochen vor ET im Kühlfach aufbewahren)
- Thermoskanne – starker Kaffee
- Traubenzucker, frisches Obst, Fruchtsäfte
- 2 frische Geschirrtücher
- evtl. Radiator (Raum sollte bis ca. 25°C aufgeheizt werden können)

Für das Baby:

- 4 Moltontücher (bzw. Mullwindeln), ca. 80 x 80cm
- Babydecke
- Erstlingsgarnitur + Windeln + Baumwollmützchen + Babysocken

Wassergeburt?

Ob in der Badewanne, im Gebärpool oder in der Regentonne: Eine Wassergeburt ist in den meisten Wohnungen möglich und viele Hebammen haben Erfahrung bei der Begleitung von Wassergeburten.

Es sollte jedoch mit der Hebamme aus organisatorischen Gründen im Vorfeld abgesprochen werden, ob eine Haus-Wassergeburt geplant ist und wer sich um ausreichend Warmwasser sowie – im Falle des Aufstellens eines Gebärpools – um Aufbau und Befüllung kümmert. Für den Abbau ist dann meist keine Eile angesagt. Informationen – und auch Gebärbecken – liefert zum Beispiel die Website www.geburtspool.de

Übrigens kann ein Test der Badewanne sowie des Beckens bzw. der Tonne zu geburtsvorbereitenden Zwecken nicht schaden.

Telefonliste

Bei der geplanten Hausgeburt empfiehlt es sich, folgende Telefonnummern bereit zu halten:

Hausgeburtshebamme   Praxis   _____

                                      Handy   _____

Ggf. zweite Hebamme   _____

Geburtsbegleitung   _____

Haushaltshilfe   _____

nächste erreichbare Klinik (Kreißsaal-Durchwahl)   _____

Wunschklinik (Kreißsaal-Durchwahl)   _____

Kinderklinik (Durchwahl)   _____

Rettungsleitstelle   _____

Sonstige wichtige Telefonnummern und Kontaktpersonen:

_____

_____

_____

_____

_____

_____

_____

Mütter mit
begonnenen Hausgeburten

Luxus
Privatgeburt

Ida, 23
Wohnort: Bühlerzimmern (D)
Beruf: Krankenschwester

„Ich fühlte mich wie high, war gar nicht gestresst."

1. Kind: Mädchen (3 Monate), begonnene Hausgeburt

Wenn ich das Wort „Hausgeburt" höre, kommen mir spontan folgende Gedanken in den Sinn: Absolute Intimsphäre. Es sind nur die Menschen dabei, die ich dabei haben will. Natürliche Geburt.

Ich hatte Angst vor der Geburt: Nein, ich war eher angespannt, weil ich nicht wusste, was auf mich zukommt.

Deshalb wollte ich zu Hause gebären: Vertrautes Umfeld, vertraute Hebamme. Keine ständig wechselnden Begleitpersonen.

So hat mein Umfeld / mein Partner auf mein Vorhaben reagiert: Mein Mann war zuerst skeptisch, aber nach dem Informationsgespräch mit der Hebamme war auch er einverstanden. Je näher die Geburt rückte, umso sicherer wurde auch er, weil er die Kompetenz der Hebamme schätzte. Unser Umfeld reagierte sehr tolerant und akzeptierte unsere Entscheidung.

So hat mein Arzt/Ärztin auf meinen Wunsch, zu Hause zu gebären, reagiert: Mein Arzt sagte: „Ich muss Ihnen als Krankenschwester ja nicht sagen, was das für Risiken mit sich bringt", und ich antwortete: „Nein".

Auf meine Hausgeburt habe ich mich wie folgt vorbereitet: 3x wöchentlich 45 Minuten Ergometer gefahren, Pezziball gekauft, Haken in der Decke befestigt, Dammvorbereitung, Sachen auf der Liste der Hebamme besorgt, Bücher, Internet/Geburtsberichte gelesen.

So habe ich meine Hausgeburtshebamme gefunden: Über die Hebammenliste. Ich habe meine Hausgeburtshebamme als kompetent, sehr zuverlässig und verantwortungsbewusst erlebt. Sie hat sich immer sehr viel Zeit bei den Hausbesuchen genommen und hat uns immer das Gefühl gegeben, dass sie nur für uns da ist.

Die Geburt zu Hause verlief wie folgt: Blasensprung, langsame Eröffnung des Muttermunds, bei fast vollständig eröffnetem Muttermund Verlegung wegen abfallender Herztöne während der Wehen. In der Klinik Saugglocke wegen noch auffälligerer Herztöne. Wenige Stunden später sind wir alle wieder nach Hause gegangen. Ich wollte zunächst nicht in die Klinik, aber die Hebamme hat sich durchgesetzt und ich bin im Nachhinein total froh darüber, weil ich so sicher dem Kaiserschnitt entkommen bin und die Saugglocke aufgrund des Zustandes unserer Tochter die absolut richtige Entscheidung war.

Ich habe mein Baby gestillt: Ich stille noch voll.

Das Wochenbett und die Zeit danach habe ich so in Erinnerung: Sehr schön. Am nächsten Morgen hat uns meine Schwiegermutter Brötchen gebracht und wir haben zusammen gefrühstückt, während unser Baby neben uns geschlafen hat. Als meine Eltern und Geschwister kamen, haben wir Sekt getrunken. Ich fühlte mich wie „high" und war überhaupt nicht gestresst. Wir haben unseren Besuch sehr begrenzt. Ich habe mich viel ausgeruht, während mein Mann mit dem Baby spazieren ging.

Ich würde wieder zu Hause gebären wollen: Ja, und dann klappt es ganz zuhause.

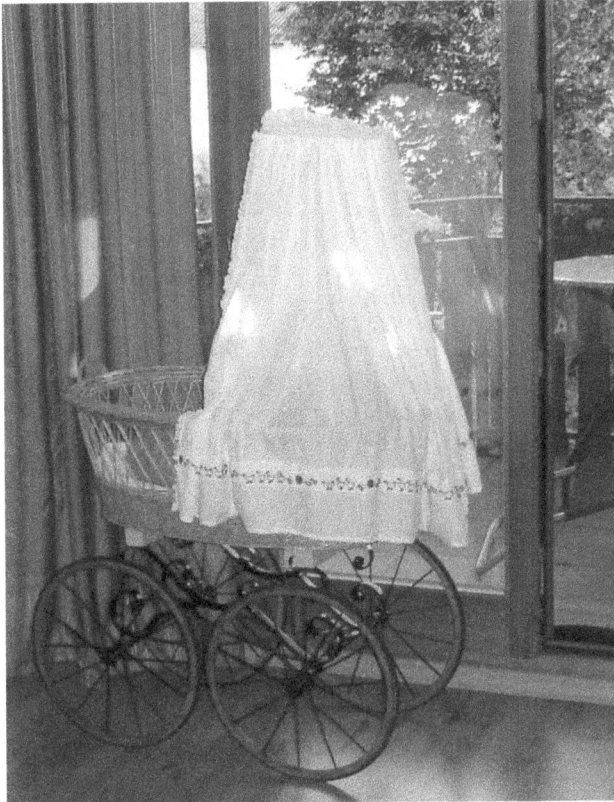
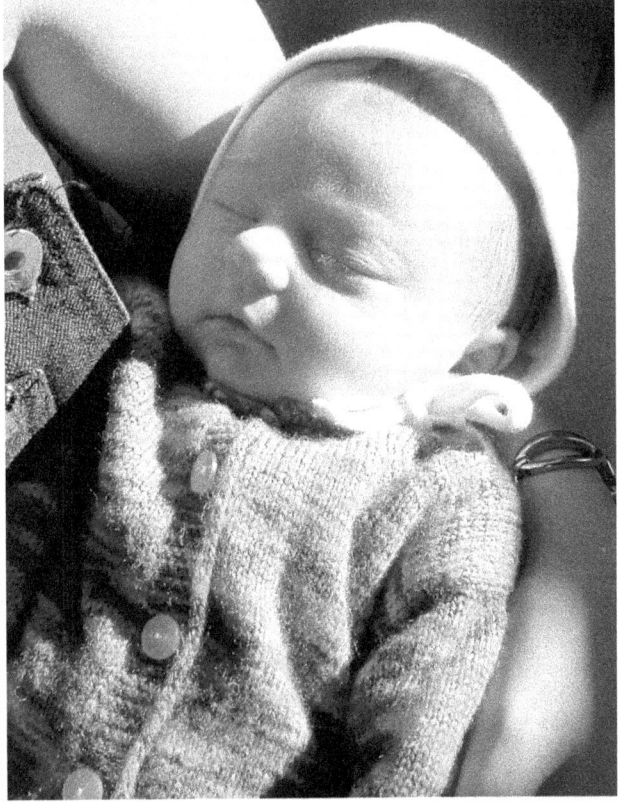
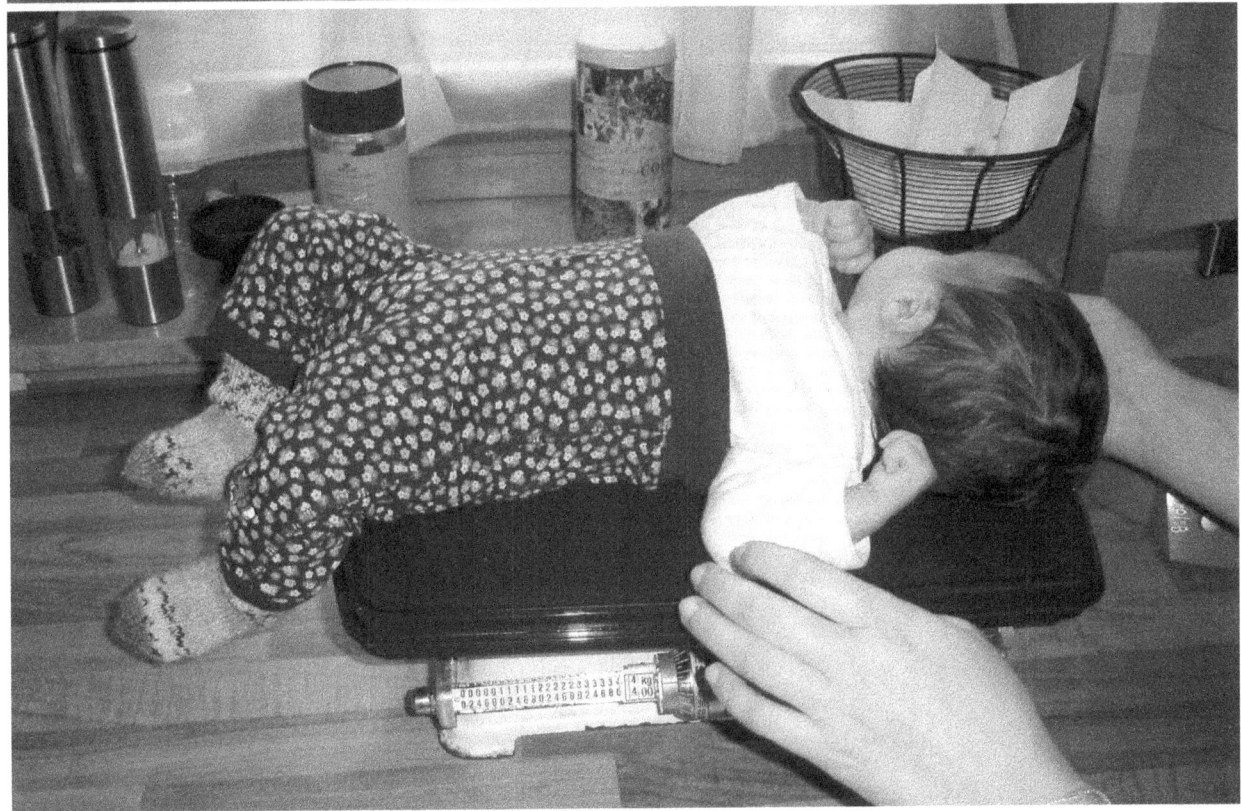

Luxus Privatgeburt

Sabrina, 25
Wohnort: Wien (A)
Beruf: Schauspielerin

„Da ich einen Steißbeinunfall hatte, kam mir leider ein unangenehmer Schmerz dazwischen."

1. Kind: Junge (1 Jahr), begonnene Hausgeburt

Wenn ich das Wort „Hausgeburt" höre, kommen mir spontan folgende Gedanken in den Sinn: Ich würde es jeder Frau empfehlen, weil es eine einzigartige Erfahrung ist. Es gibt nichts Schöneres als eine Geburt zuhause.

Ich hatte Angst vor der Geburt: Ich hatte eine wunderbare Hebamme, mit der ich mich auf die Geburt vorbereitet habe. Ich habe auf mich und meinen Körper vertraut! Somit hatte ich auch keine Angst.

Deshalb wollte ich zu Hause gebären: Weil ich es als schöner empfand, ein Kind in den eigenen vier Wänden zu gebären. Es ist viel intimer.

So hat mein Umfeld / mein Partner auf mein Vorhaben reagiert: Mein Partner hat mich in jeder Hinsicht unterstützt. Mein Umfeld hat leider sehr skeptisch reagiert. Ich habe die Hausgeburt trotzdem vorgezogen und möchte nur noch auf diesem Wege gebären!

So hat mein Arzt auf meinen Wunsch, zu Hause zu gebären, reagiert: Sehr gut. Er unterstützt die Hebammen vom Geburtshaus Nussdorf.

Auf meine Hausgeburt habe ich mich wie folgt vorbereitet: Ich habe einen Geburtsvorbereitungskurs gemacht, mich wöchentlich mit meiner Hebamme getroffen und alles für zuhause eingekauft, das man für die Geburt benötigt!

So habe ich meine Hausgeburtshebamme gefunden: Über das Geburtshaus in Nussdorf.

Die Geburt zu Hause verlief wie folgt: Eine Stunde nach dem Blasensprung kam die erste Wehe. Wir hatten überall in der Wohnung Kerzen aufgestellt. Meine Wehenabstände wurden immer kürzer und wir sind in die Badewanne gewechselt. Dort wurden meine Wehen dann auch stärker und auch mein Muttermund war mittlerweile schon auf 4 – 5 cm eröffnet. Da ich mit 12 Jahren einen Steißbeinunfall hatte, kam mir leider ein unangenehmer Schmerz dazwischen. Ich hatte keine Wehenpausen mehr. Wir haben einiges versucht, haben uns jedoch um 23:45 Uhr entschieden, ins Krankenhaus zu wechseln. Als wir dort um 0:30 Uhr ankamen, hatte ich leider schon meine letzten Kräfte verbraucht und wusste den Schmerz nicht mehr auszuhalten. Obwohl mein Muttermund schon ziemlich weit offen war, haben wir uns dann für eine PDA entschieden. Unser Sohn wurde vier Stunden später geboren.

Ich habe mein Baby gestillt: Ich hatte das Glück, dass alles reibungslos funktioniert hat. Meine Stillzeit war eine wunderbare Zeit.

Das Wochenbett und die Zeit danach habe ich so in Erinnerung: Ich habe mein Wochenbett aufgrund meines Steißbeines auf 5 Wochen verlängert. Ich konnte ja leider nicht sitzen. Mein Partner und meine Schwiegermutter haben mich jeden Tag mit Hühnerkraftsuppe, Energiebällchen und vielen weiteren Köstlichkeiten versorgt. Auch der Haushalt wurde von den beiden übernommen. Wir hatten eine wunderbare, entspannte Zeit, die ich niemals missen möchte! Wir hatten alle genügend Zeit, uns kennenzulernen und ich konnte mich sehr gut erholen.

Ich würde wieder zu Hause gebären wollen: Auf jeden Fall!

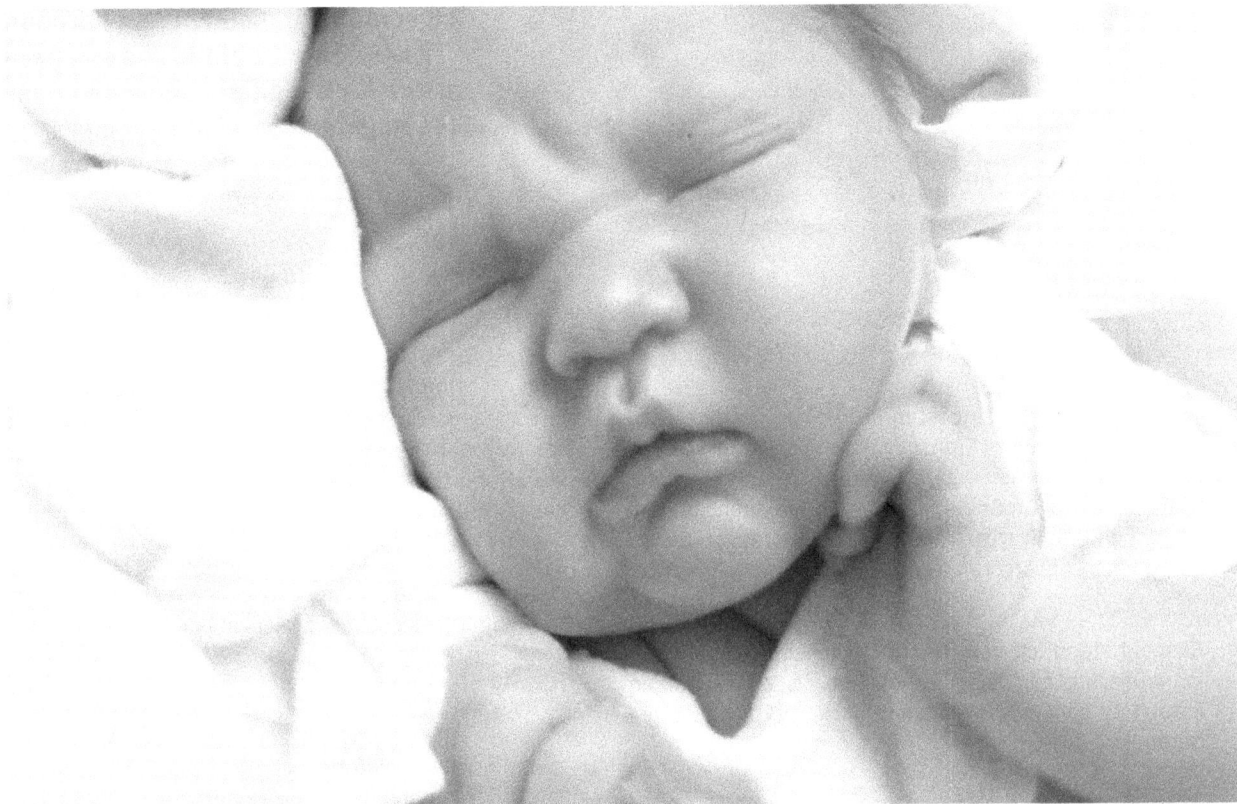

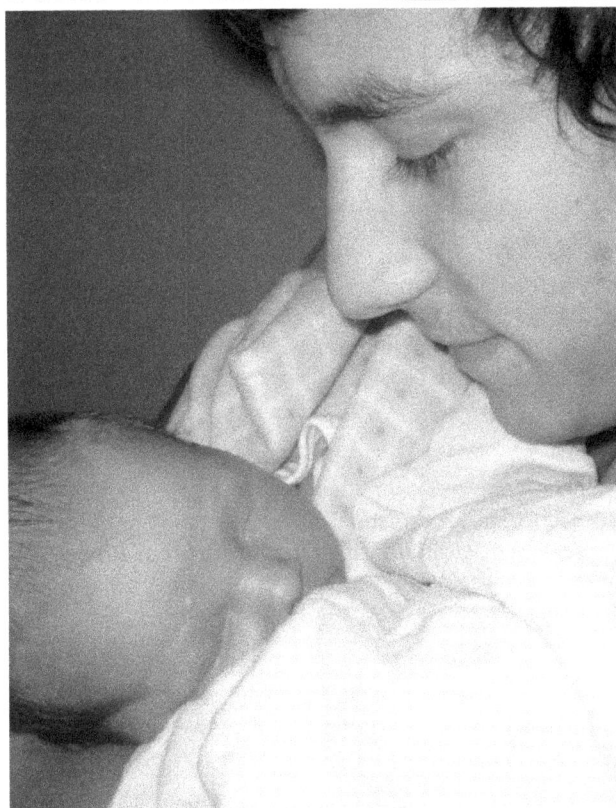

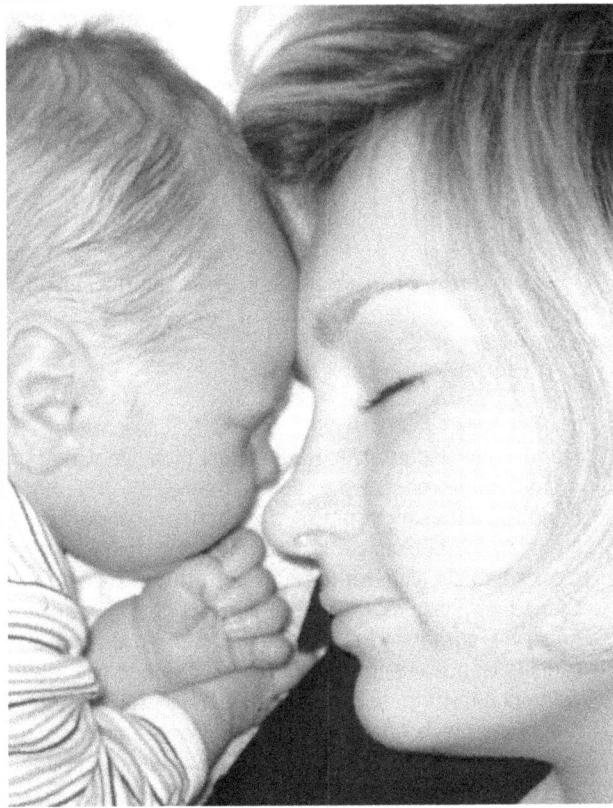

Cornelia, 36
Wohnort: Würzburg (D)
Beruf: Diplom-Pädagogin;
Leiterin einer Beratungsstelle

„Ich sprach mit meinem Arzt darüber, wie unwahrscheinlich es sei, dass meine Narbe reißen könne und dass diese Angstmacherei mit Fachlichkeit nichts mehr zu tun habe."

1. Kind: Mädchen (6 Jahre), Klinikgeburt, sekundärer
   Kaiserschnitt wegen hohem Geradstand
2. Kind: Junge (8 Monate), Klinikgeburt nach begonnener Hausgeburt, sekundärer
   Kaiserschnitt wegen Geburtsstillstand in der Austreibungsphase

Wenn ich das Wort „Hausgeburt" höre, kommen mir spontan folgende Gedanken in den Sinn: Selbstbestimmt in einer für eine Frau doch so prägenden (Grenz-)Erfahrung sein zu können und Vertrauen in den eigenen Körper und in die eigene Kraft zu haben. Große Sehnsucht und Melancholie, weil ich so nah dran war zu Hause und es mir letzten Endes nun doch nicht vergönnt war...

Ich hatte Angst vor der Geburt: Mit großem Respekt stand ich dem Geburtsgeschehen gegenüber. Ich wünschte mir nichts sehnlicher, als zu den vielen Frauen zu gehören, die nach einer Sectio zuhause gebären können.

Deshalb wollte ich zu Hause gebären: Meine erste Geburt im Krankenhaus verlief für mich traumatisch. Nach 36 Stunden – Kaiserschnitt. Ich wollte mich dieser Krankenhausmaschinerie nicht noch einmal ausliefern, wollte aus der Innenperspektive erleben, nicht fremdgesteuert werden, mit dem Luxus meiner eigenen Hebamme. Klinik nur im Notfall.

So hat mein Umfeld / mein Partner auf mein Vorhaben reagiert: Mein Partner fand die Idee großartig. Mein Freundeskreis reagierte sehr positiv. Meiner Mutter war meine Entscheidung suspekt, doch sie unterstützte mich.

So hat mein Arzt auf meinen Wunsch, zu Hause zu gebären, reagiert: Er schrieb „Zustand nach Sectio – für Hausgeburt nicht geeignet" in meinen Mutterpass. Ich finde das übergriffig und anmaßend, zumal er nicht die medizinischen Gründe dargelegt hat. Ich diskutierte länger mit ihm, warum gerade die Klinik kein sicherer Ort für mich ist und belegte mit Statistiken, dass ein weiterer Kaiserschnitt im Krankenhaus von vornherein wahrscheinlicher ist als eine natürliche Geburt. Weiterhin sprach ich darüber, wie (un!!!)wahrscheinlich es sei, dass meine Narbe reißen könne und dass diese Angstmacherei mit Fachlichkeit nichts mehr zu tun habe, sondern nur dazu beitrage, Frauen von ihrem eigenen Erleben zu entfremden.

Auf meine Hausgeburt habe ich mich wie folgt vorbereitet: Mit intensiven Gesprächen mit meiner wunderbaren und kompetenten Hebamme, mit einer Narbenbehandlung und der Aufarbeitung meiner ersten Geburt durch meine Hebamme, wo nochmals viel Trauer hochkam.

So habe ich meine Hausgeburtshebamme gefunden: Ich las in ihrer Broschüre über Hausgeburt, war sehr interessiert, meldete mich bei ihr. Volltreffer!

Die Geburt zu Hause verlief wie folgt: Nachts vorzeitiger BS. 1 h Stunde später saßen wir alle bei Kerzenschein im Wohnzimmer und die Wehen waren schon ordentlich fortgeschritten. Die Eröffnung ging zügig, frühmorgens sagte die Hebamme, sie sähe das Köpfchen... nun der Endspurt, Presswehen. Nach zwei Stunden dann Ernüchterung: Stillstand, mein Kind kam in der Wehe, ging dann wieder zurück. Wir fuhren in die Klinik, dort Stunden weitere Presswehen (PDA, Wehentropf, Seitenlagerungen, der OA drückte das Kind nach unten) – nichts half. Mittags wurde mein Sohn per KS geboren.

Ich habe mein Baby gestillt: Meine Tochter nach anfänglichen Problemen 7 Monate voll, insgesamt 21 Monate. Meinen Sohn stille ich sehr gerne und oft, dank der homöopathischen Hebammen(Wochenbett)-Betreuung gab es diesmal weniger Schwierigkeiten.

Das Wochenbett und die Zeit danach habe ich so in Erinnerung: Ich habe die ersten Wochen sehr genossen. Allerdings fand ich die erste Zeit nach dem Kaiserschnitt sehr unangenehm, die Narbe schmerzt, die Haut fühlt sich taub an, der Körper und die Seele müssen sich von der Operation erholen, das dauert.

Ich würde wieder zu Hause gebären wollen: Ja! Wenn noch ein Kind kommt, dann wäre es die Erfüllung, wenn es zu Hause auf die Welt kommt.

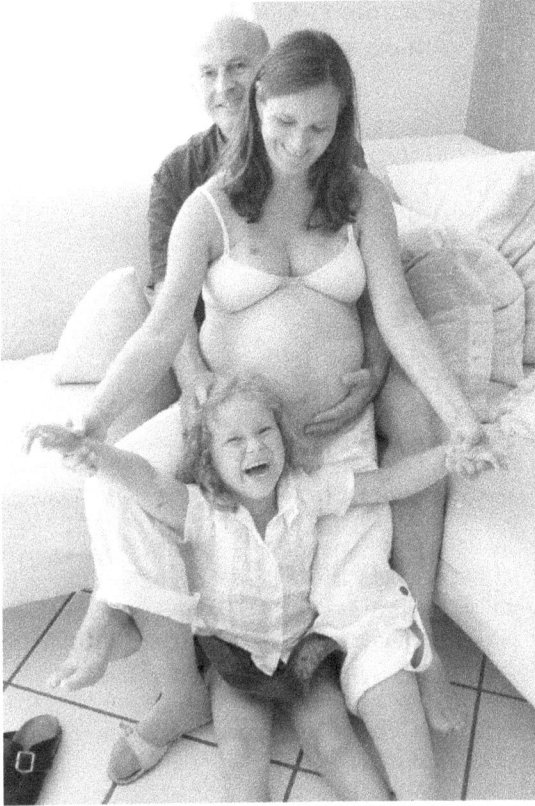
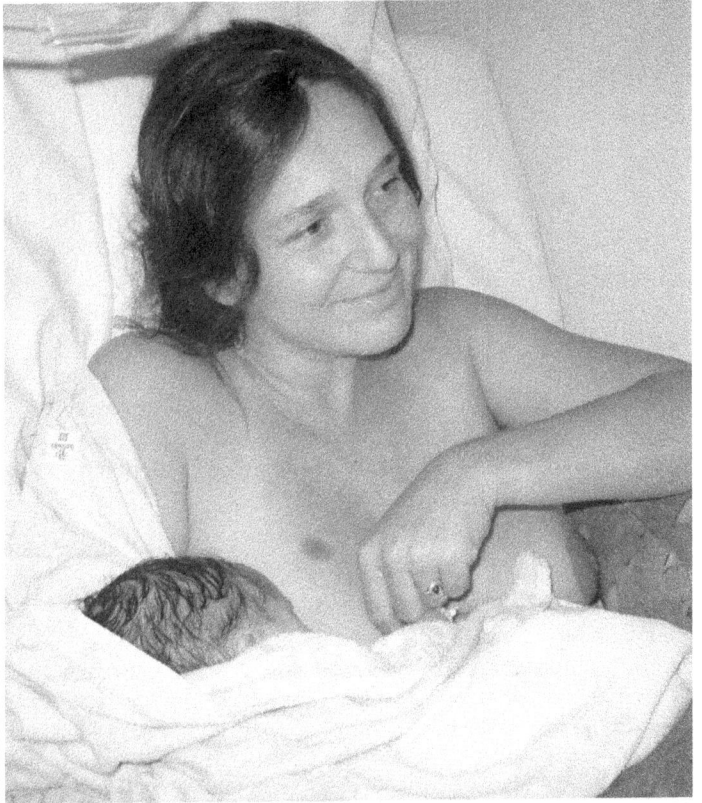
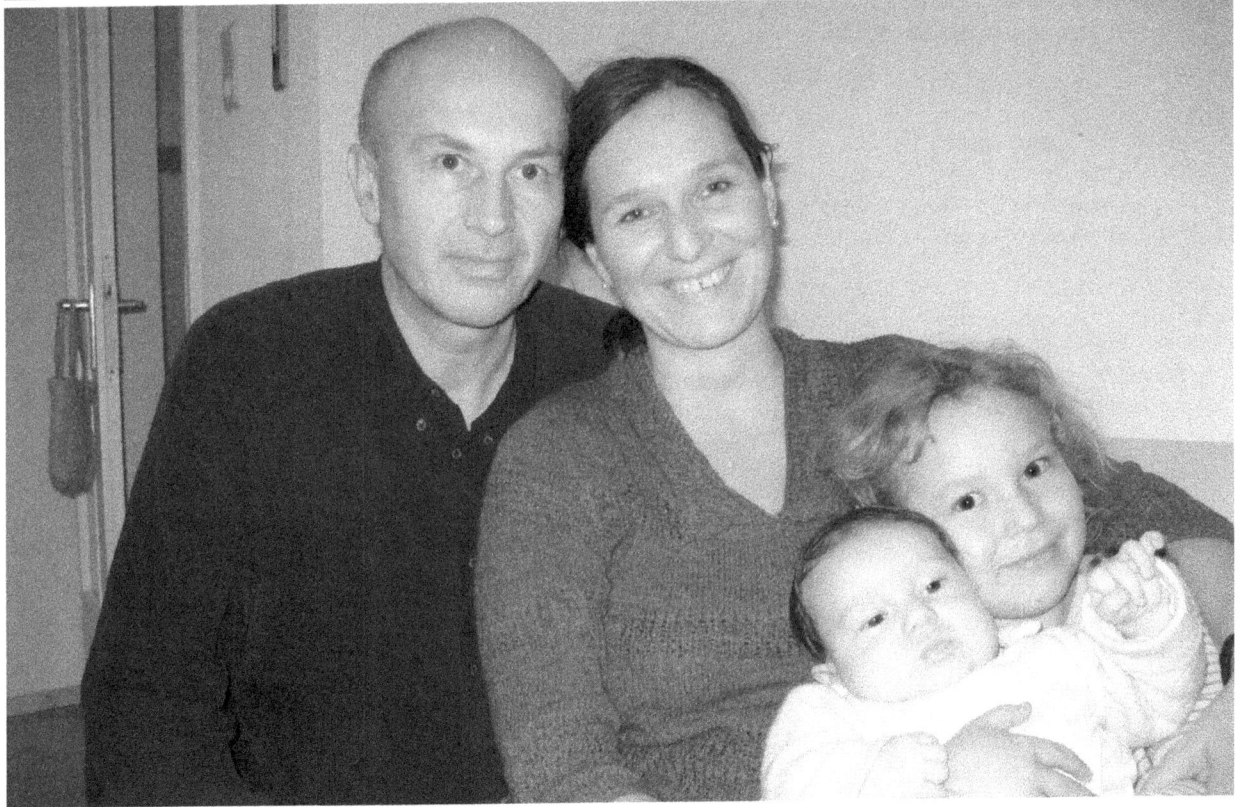

Kathrin, 39
Wohnort: Trappenkamp (D)
Beruf: Hebamme

„Trotz der zwei Kaiserschnitte würde ich es wieder zu Hause versuchen."

1. Kind: Junge (14 Jahre), Klinikgeburt nach begonnener Geburtshausgeburt, Kaiserschnitt wegen vermeintlichem Geburtsstillstand
2. Kind: Junge (1 Jahr), Klinikgeburt nach begonnener Hausgeburt, Kaiserschnitt, vermutlich konnte sich der Muttermund aufgrund der ersten Sectio nicht öffnen

Wenn ich das Wort „Hausgeburt" höre, kommen mir spontan folgende Gedanken in den Sinn: Geschützt sein, meine eigene Höhle haben.

Ich hatte Angst vor der Geburt: ... und den gewaltigen Gefühlen dabei, vor dem Unbekannten: der sogenannten „Schwelle", die jede Frau übertritt, wenn sie ein Kind zur Welt bringt, und davor, dass es zu Hause nicht gehen könnte, ich in die Klinik muss und dort fremden Menschen ausgeliefert bin, die nicht so einfühlsam sind wie meine Hebamme.

Deshalb wollte ich zu Hause gebären: Um dies in meiner Zeit, ohne Eingriffe und nur mit von mir gewählten Menschen tun zu können.

So hat mein Umfeld / mein Partner auf mein Vorhaben reagiert: Auf Diskussionen habe ich mich nicht eingelassen. Für mich gab es nur die Möglichkeit: Hausgeburt oder Kaiserschnitt. Warum sollte eine normale Geburt im Krankenhaus stattfinden? Mein Mann sah dies genau so.

So hat mein Arzt auf meinen Wunsch, zu Hause zu gebären, reagiert: Ich war nur einmal zum Ultraschall bei ihm. Er unterstützt Hausgeburten und bot telefonische Hilfe und einen Hausbesuch nach der Geburt für die U2 an.

Auf meine Hausgeburt habe ich mich wie folgt vorbereitet: Erste Schwangerschaft: Geburtsvorbereitungskurs und Hebammenbetreuung; zweite Schwangerschaft: Haptonomie.

So habe ich meine Hausgeburtshebamme gefunden: Erste Hebamme: Über das Geburtshaus; Zweite Hebamme: Durch Empfehlung.

Die Geburt zu Hause verlief wie folgt: Ich hatte bei beiden Geburten jeweils eine Nacht und einen Tag lang Wehen; als sich bei der ersten Geburt der Muttermund bei 7 cm nicht weiter öffnete und die Wehen nachließen, empfahl die Hebamme die Klinik. Ich hätte am liebsten einfach nur eine Pause gehabt, geschlafen und dann später weiter gemacht. Heute vermute ich, dass es sich damals um eine Latenzphase gehandelt hat, die ich zur Erholung brauchte. In der Klinik kam es nach PDA und Wehentropf zum ersten Kaiserschnitt. Die zweite Geburt begann mit einem Blasensprung, meine Hebamme und mein Mann begleiteten mich wunderbar haptonomisch. Als sich der Muttermund ca. 24 Stunden später trotz sehr schmerzhafter Wehen nicht öffnete, beschlossen wir, in die Klinik zu fahren. Dort entschied ich mich für einen Kaiserschnitt.

Ich habe mein Baby gestillt: Erstes Baby: 5 Monate voll und dann hat er sich mit 9 Monaten selbst abgestillt; Zweites Baby: 5 Monate voll und zurzeit immer noch; ein Ende ist nicht in Sicht (das ist Ausgleich und Versöhnung mit dem Kaiserschnitt!).

Das Wochenbett und die Zeit danach habe ich so in Erinnerung: Erstes Kind: Ich war ganz schnell wieder fit, aber mir fehlte das ständige Zusammenseinkönnen mit meinem Kind (Familienzimmer gab es nicht); Zweites Kind. Wir hatten ein Familienzimmer – war super – aber ich habe immer noch viele Schmerzen.

Ich würde wieder zu Hause gebären wollen: Ja! Und trotz der zwei Kaiserschnitte würde ich es wieder zu Hause versuchen!

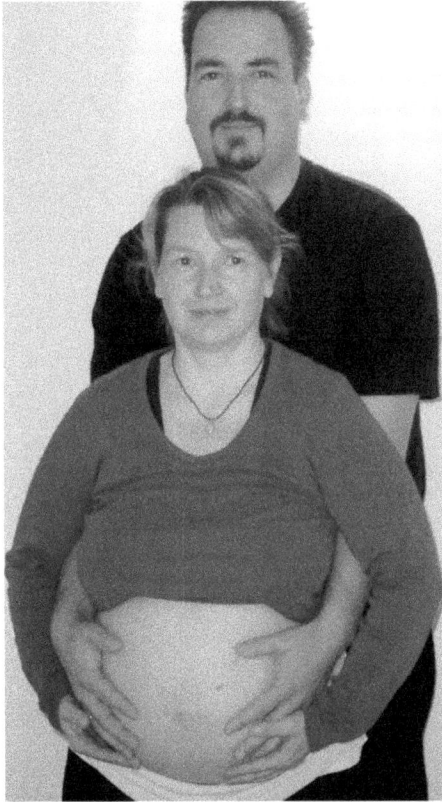
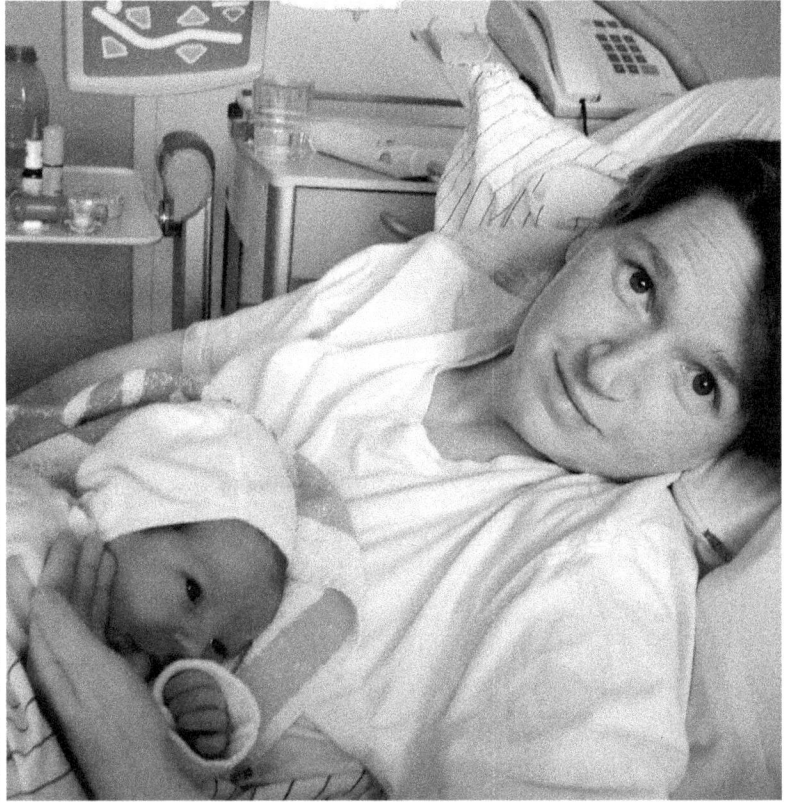
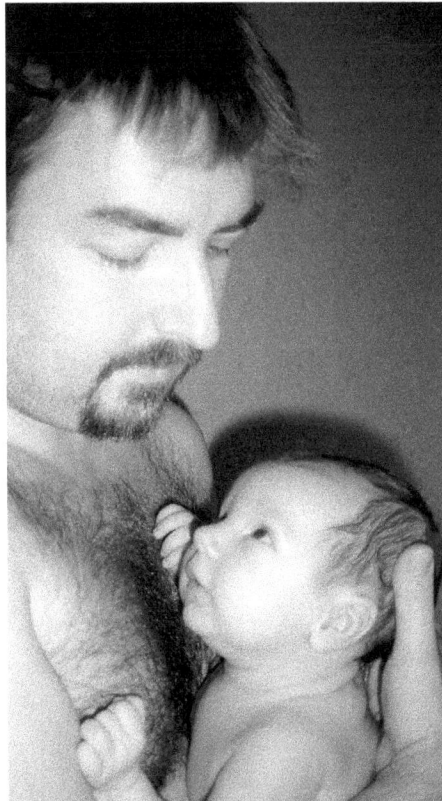
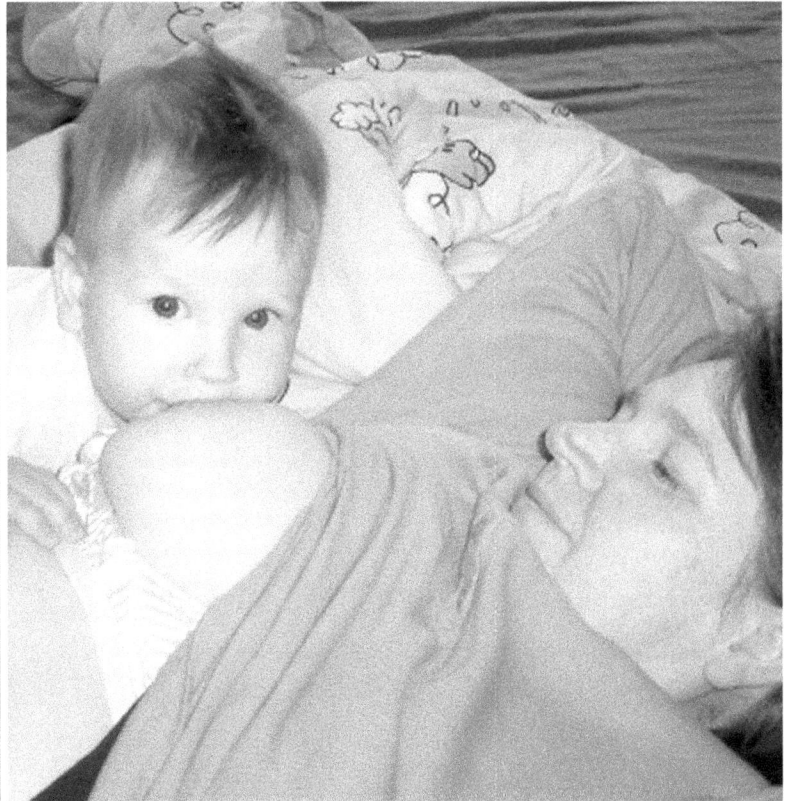

Mütter mit
einer Hausgeburt

Luxus
Privatgeburt

Salome, 19
Wohnort: Graz (A)
Beruf: Studentin, derzeit Hausfrau

„Ich habe meinen Sohn auf der Couch im Wohnzimmer geboren, auf der ich 19 Jahre zuvor selbst geboren wurde."

1. Kind: Junge (1 Jahr), Hausgeburt in meinem Elternhaus

Wenn ich das Wort „Hausgeburt" höre, kommen mir spontan folgende Gedanken in den Sinn: Dass es etwas ganz Natürliches ist, aber in der heutigen Gesellschaft perverserweise verdrängt wird zugunsten des Aufenthalts im Spital.

Ich hatte Angst vor der Geburt: Ja, aber nicht weil es eine Hausgeburt werden sollte, sondern weil ich Schmerzen gegenüber prinzipiell abgeneigt bin.

Deshalb wollte ich zu Hause gebären: Ich wollte ein vertrautes Umfeld haben. Außerdem war mir schon sehr viel Negatives über Geburten im Landeskrankenhaus und auch in Privatkliniken zu Ohren gekommen. Ich wollte mich währenddessen so wohl wie möglich fühlen und konnte deshalb auf neugierige Medizinstudenten, junge Ärzte, die Dammschnitte durchführen, um sie auf ihrer Liste abzuhaken, einen verfrühten Kaiserschnitt und jemanden, der mein Kind nach der Geburt irgendwo hinträgt, um es ohne mein Beisein zu untersuchen, recht gut verzichten.

So hat mein Umfeld / mein Partner auf mein Vorhaben reagiert: Mein Partner war anfangs etwas nervös, aber das legte sich bald, als er sich näher über das Thema informiert hatte. Seine Eltern waren nicht dafür. Da ich selbst, genauso wie meine Schwester, zuhause geboren wurde, war es für meine Eltern natürlich kein Problem. Sie freuten sich sehr darüber.

So hat meine Ärztin auf meinen Wunsch, zu Hause zu gebären, reagiert: Meine Gynäkologin hat mir leider ziemlichen Stress gemacht, um mich davon abzubringen.

Auf meine Hausgeburt habe ich mich wie folgt vorbereitet: Durch Gespräche. Und wir besorgten alles, was wir für das Baby brauchen würden und außerdem einen Gebärpool.

So habe ich meine Hausgeburtshebamme gefunden: Über das Eltern-Kind-Zentrum. Sie war sehr angenehm und ich kann mir keine bessere Hebamme vorstellen.

Die Geburt zu Hause verlief wie folgt: In der sechsten Nacht nach meinem „Termin" fingen die Wehen an. Das Baby kam aber erst 32 Stunden später! Ich entspannte mich am Anfang im Pool, später ging ich noch mit meinem Partner und meinen Eltern im Wald spazieren. Da das warme Wasser die Wehen abgeschwächt hat, wurde mein Sohn schließlich auf unserer Wohnzimmercouch (auf eben jener, auf der auch ich 18 Jahre zuvor zur Welt gekommen bin) geboren. Mein Partner und meine Eltern waren die ganze Zeit bei mir und unterstützten mich.

Ich habe mein Baby gestillt: Ja, von Anfang an und ich tue es noch immer.

Das Wochenbett und die Zeit danach habe ich so in Erinnerung: Teils angenehm, teils furchtbar. Einerseits war es im Kreise meiner Familie sehr erholsam, weil mich meine Eltern sehr liebevoll umsorgten, auch meine Schwestern kamen oft und freuten sich mit uns an dem Baby. Andrerseits saßen mir aber leider etwas aufdringliche Anverwandte meines Partners im Nacken, mit denen ich dann in dieser Zeit Unannehmlichkeiten und unnötigen Stress hatte, unglücklicherweise infolgedessen auch mit meinem Partner. Ich finde es schade, dass es nicht so erholsam war, wie es hätte sein können, aber ich habe fürs nächste Mal (sollte es ein solches geben) dazugelernt, dass ich mich nicht von Leuten stressen lassen werde, die der Zeit des Wochenbetts keinen Respekt und kein Verständnis entgegenbringen und überdies der Meinung sind, es ende nach zwei Tagen!

Ich würde wieder zu Hause gebären wollen: Ja, auf jeden Fall.

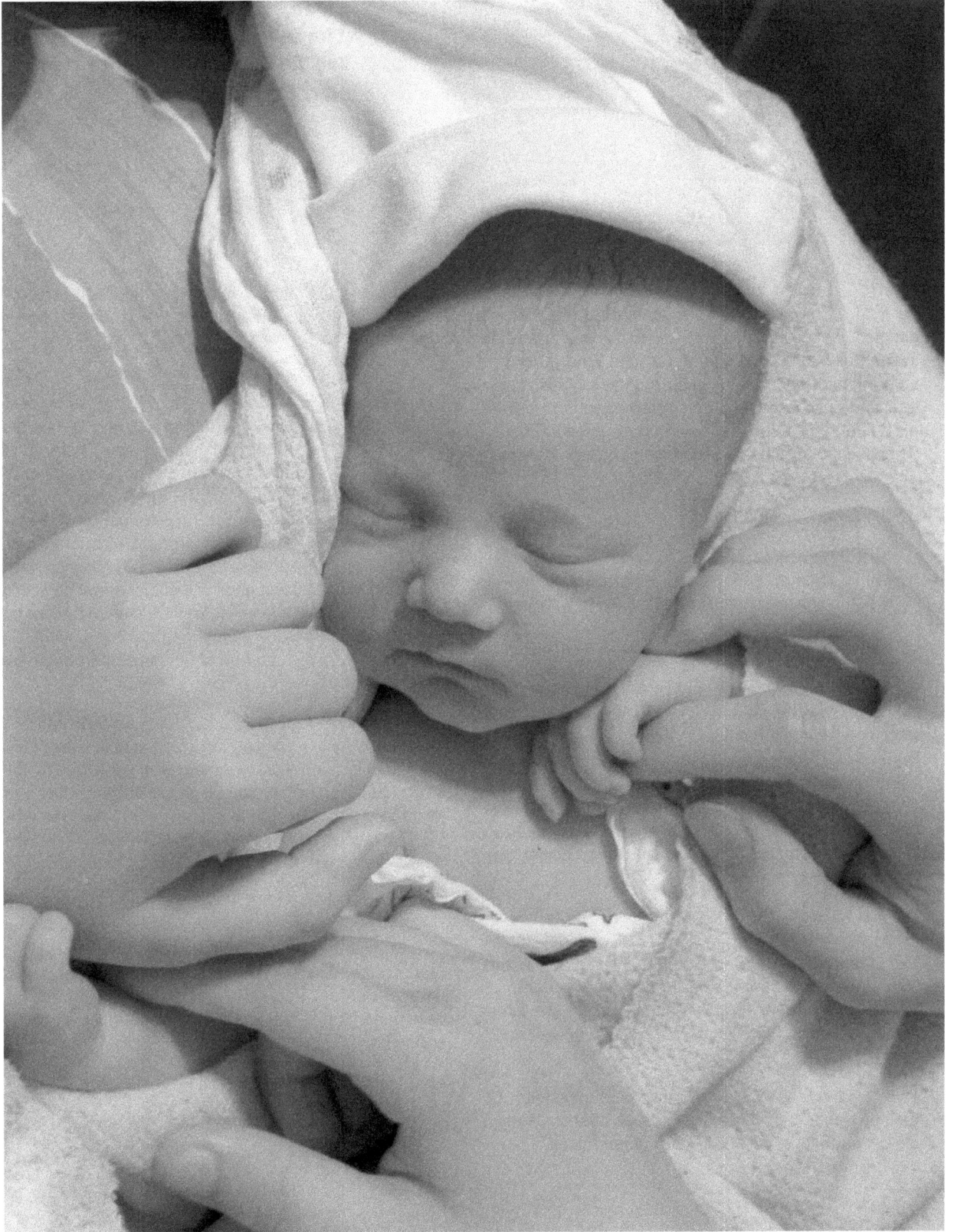

Luxus Privatgeburt

Marion, 22
Wohnort: Mödling (A)
Beruf: Momentan „im Umbruch"

„Man erkennt, was wirklich wichtig ist im Leben, alles ist in Liebe gehüllt und die Zeit scheint still zu stehen!"

1. Kind: Junge (28.–30.1.09), Hausgeburt

Wenn ich das Wort „Hausgeburt" höre, kommen mir spontan folgende Gedanken in den Sinn: Das wunderschöne, friedvolle Erlebnis der Geburt meines Sohnes. Eine Hausgeburt stärkt die innige Beziehung zwischen Mutter und Kind durch ihre tiefe Intimität und Natürlichkeit – ohne technische Geräte und Zuschauer. Alle Beteiligten haben den Raum, die Zeit und die Ruhe, die sie brauchen, man kann ganz Selbst sein und sich fallen- und damit besser loslassen.

Ich hatte Angst vor der Geburt: Überhaupt nicht, ich hatte mich darauf gefreut.

Deshalb wollte ich zu Hause gebären: Ich bin selber zuhause geboren und wollte auch mein Kind ohne technischen Schnickschnack in Ruhe willkommen heißen.

So hat mein Umfeld / mein Partner auf mein Vorhaben reagiert: Mein Mann (damals 19 Jahre alt) stand nach Aufzeigen der Vor- und Nachteile bald hinter mir und kann sich auch für die nächsten Geburten keine Krankenhausgeburt mehr vorstellen (wenn keine Dringlichkeit besteht). Für mein Umfeld war es in Ordnung, dass wir uns für diesen Weg entschieden haben, auch wenn niemand von ihnen „sich das zugetraut hätte" (bis auf meine Eltern, die vor Jahren selbst zweimal eine Hausgeburt hatten).

So hat meine Ärztin auf meinen Wunsch, zu Hause zu gebären, reagiert: Vor der Geburt: „Na, das werden wir ja noch sehen..." Nach der Geburt: „Sie haben WIRKLICH eine Hausgeburt gehabt, ich dachte, das wäre Spaß? Na, Gott sei Dank habe ich es vergessen, sonst hätte ich es Ihnen schon ausgeredet."

Auf meine Hausgeburt habe ich mich wie folgt vorbereitet: Geburtsvorbereitungskurs bei meiner Hebamme, Kinesiologie, viele Bücher gelesen, die die natürliche, positive Geburt unterstützen.

So habe ich meine Hausgeburtshebamme gefunden: Sie hat bereits mich auf die Welt begleitet und sofort zugestimmt, mich auch als Gebärende zu unterstützen.

Die Geburt zu Hause verlief wie folgt: Es war eine intensive, aber wunderschöne und komplikationslose 10,5 Stunden-Geburt. Ich spürte die Wehen am stärksten an der Oberschenkelaußenseite, habe öfter über eine PDA nachgedacht. Ich wusste, dass ich mich blockiere, aber das war mir total egal. Meine Hebamme hat immer wieder gesagt, ich schöpfe mein Potential nicht aus. Erst als der Muttermund 7 cm offen war, konnte ich mich fallen lassen. Das Gefühl, das ich spürte, als ich meinen Sohn endlich hielt, ist das schönste in meinem Leben. Man erkennt, was wirklich wichtig ist im Leben, alles ist in Liebe gehüllt und die Zeit scheint still zu stehen! – Zwei Tage später verstarb mein Sohn am plötzlichen Kindstod.

Ich habe mein Baby gestillt: Ich verzichtete auf Abstilltabletten. Am vierten Tag kam der Milcheinschuss, allerdings ist die Milch innerhalb weniger Stunden versiegt. Mein Körper hat schnell gemerkt, dass Milch das letzte ist, was ich in dem Moment „gebrauchen" konnte. Wenige Tage später war meine Brust wieder wie vor der Schwangerschaft.

Das Wochenbett und die Zeit danach habe ich so in Erinnerung: Mein Wochenbett war eine Zeit der Extreme: zuerst die Freude, dann die Trauer. Statt trauter Dreisamkeit musste das Begräbnis vorbereitet werden. Trotz des Schmerzes bin ich dankbar, dass unser Sohn – wenn auch nur so kurz – bei uns gewesen ist.

Ich würde wieder zu Hause gebären wollen: Ja, sofort!

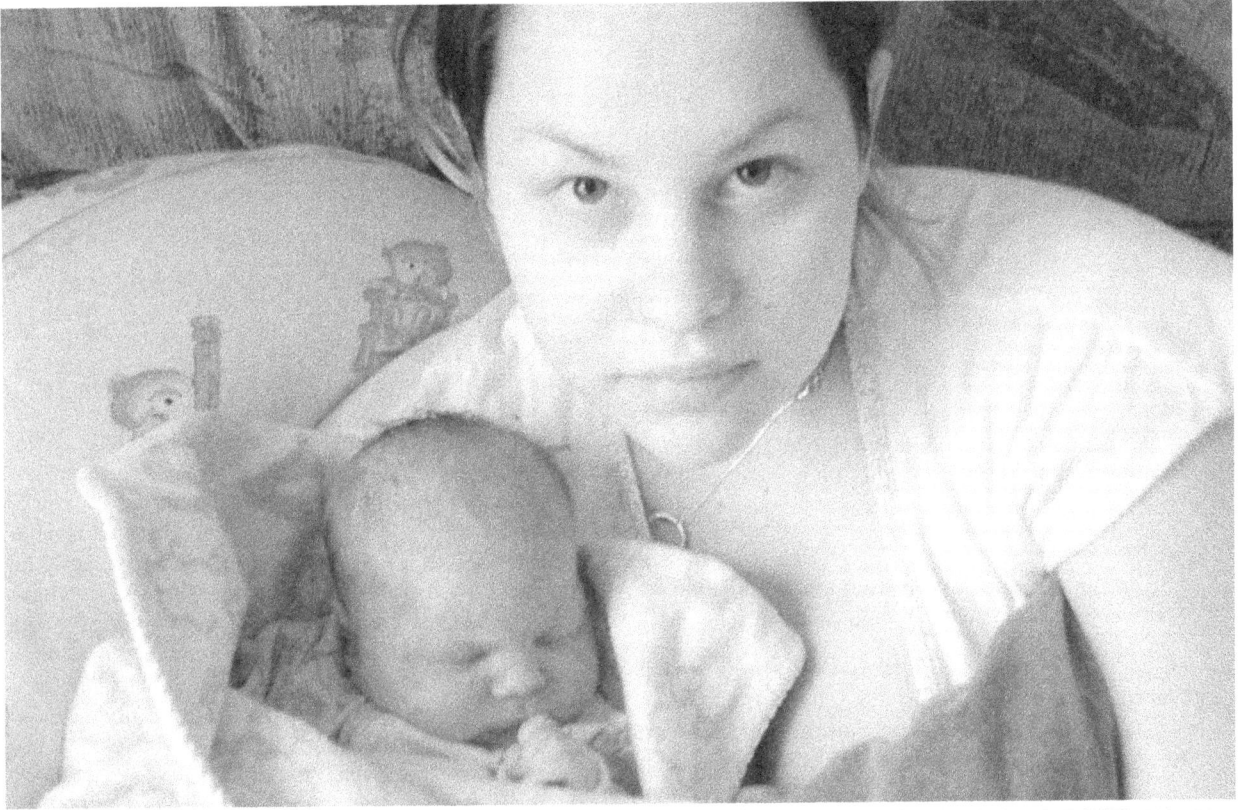

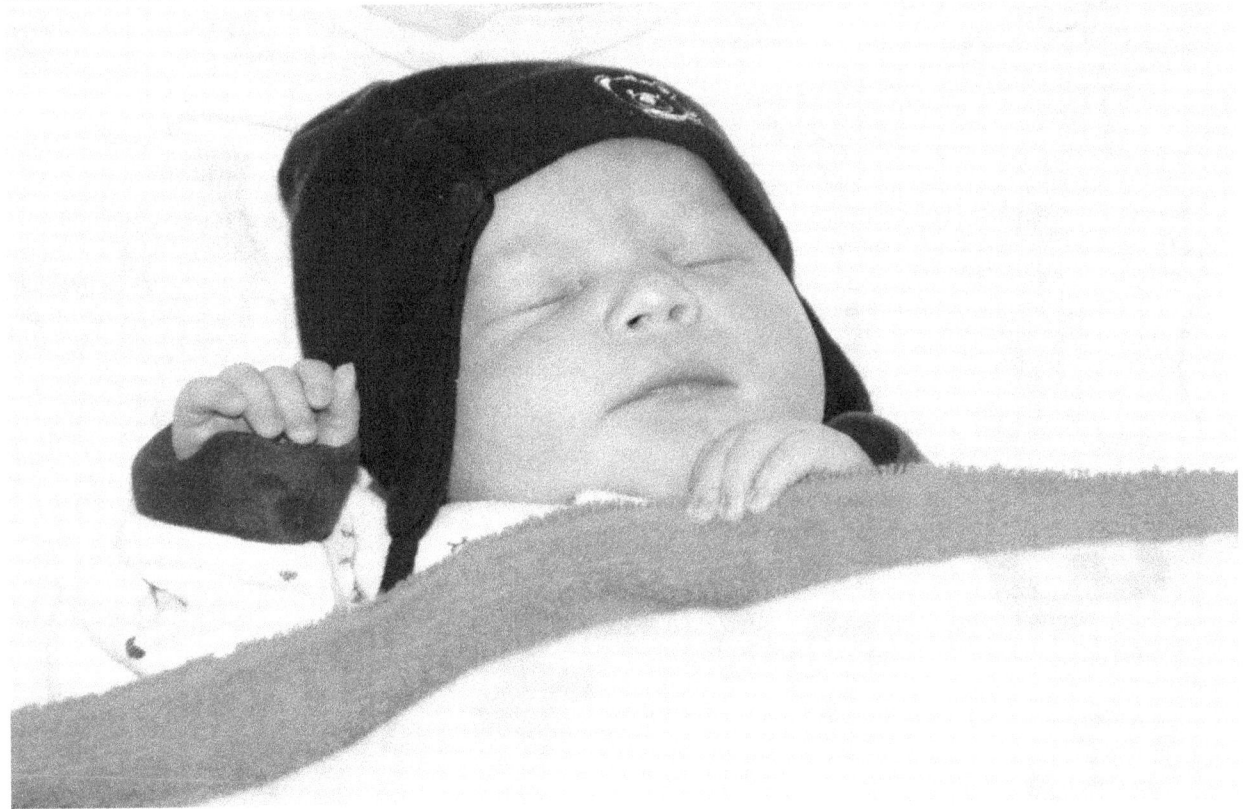

Daniela, 24
Wohnort: Ranshofen (A)
Beruf: Krankenschwester

„Wir gingen spazieren und verbrachten den Tag gemütlich als unseren letzten zu zweit."

1. Kind: Mädchen (5 Wochen), Hausgeburt

Wenn ich das Wort „Hausgeburt" höre, kommen mir spontan folgende Gedanken in den Sinn: Ich finde, eine Hausgeburt ist das Beste, was werdenden Eltern und einem Baby passieren kann. Mehr Harmonie und Achtung vor den wundervollen Vorgängen der Natur geht gar nicht.

Ich hatte Angst vor der Geburt: Am meisten hatte ich Angst davor, dass die Geburt abgebrochen werden muss und ich ins Krankenhaus komme.

Deshalb wollte ich zu Hause gebären: Ich arbeitete als Krankenschwester in der Geburtshilfe. Wenn man sich dann mit Hausgeburt befasst, sieht man, wie viele routinierte und selbstverständliche Tätigkeiten im Krankenhausablauf eigentlich viel sanfter und schonender für Mutter und Kind gemacht werden könnten. Der Krankenhausalltag lässt aber leider vieles nicht zu.

So hat mein Umfeld / mein Partner auf mein Vorhaben reagiert: Mein Mann war zu Anfang etwas skeptisch, er wuchs nach dem Gespräch mit unserer Hebamme - so wie ich - mehr und mehr in das Thema hinein. Am Ende konnten wir uns keine Klinikgeburt mehr vorstellen. Unser Umfeld fand die Entscheidung gar fahrlässig dem Kind gegenüber. Bei solch harten Aussagen braucht es schon eine große Überzeugung von dem, was man tut, sonst wären wir sicher wieder umgestimmt worden.

So hat mein Arzt auf meinen Wunsch, zu Hause zu gebären, reagiert: Mein Gynäkologe fasste es sehr positiv auf.

Auf meine Hausgeburt habe ich mich wie folgt vorbereitet: Die letzten Wochen vor der Geburt habe ich doppelte Portionen gekocht und eingefroren. Im Internet habe ich mich mit anderen Hausgeburtsmüttern unterhalten.

So habe ich meine Hausgeburtshebamme gefunden: Internet.

Die Geburt zu Hause verlief wie folgt: Morgens Blasensprung mit leichten Wehen. Wir gingen spazieren und verbrachten den Tag gemütlich als unseren letzten zu zweit. Meine Hebamme gab mir abends einen Wehencocktail, da die Wehen nicht richtig in Gang kamen, ich einen positiven ß-Streptokokkenabstrich hatte und der Blasensprung schon 12 Stunden zurück lag. Wegen dieser Fakten fand ich die Einnahme des Wehencocktails absolut angebracht, zudem wollte ich unbedingt eine Hausgeburt. Innerhalb einer Stunde bekam ich starke Wehen. Zu dem Zeitpunkt war der Muttermund gerade mal 3 cm offen. Danach bekam ich einen Wehensturm mit fast keinen Pausen zwischendurch. Dann ging alles ganz schnell und nach 4 Presswehen kam unsere Tochter in Seitenlage in unserem Wasserbett zur Welt.

Ich habe mein Baby gestillt: Ich stille noch immer voll und so lange es uns beiden gefällt .

Das Wochenbett und die Zeit danach habe ich so in Erinnerung: Heftiger Milcheinschuss. Aber nach einer Woche hatte sich auch das eingespielt. Wir hatten ein sehr schönes, ruhiges Wochenbett. Besuche nur nach Absprache. Ich hatte keine „Heultage" oder Traurigkeit.

Ich würde wieder zu Hause gebären wollen: Ja. Es bringt so viel Freude, wenn man sieht, wie vertraut und zu Hause sich das Kind von Anfang an fühlt!

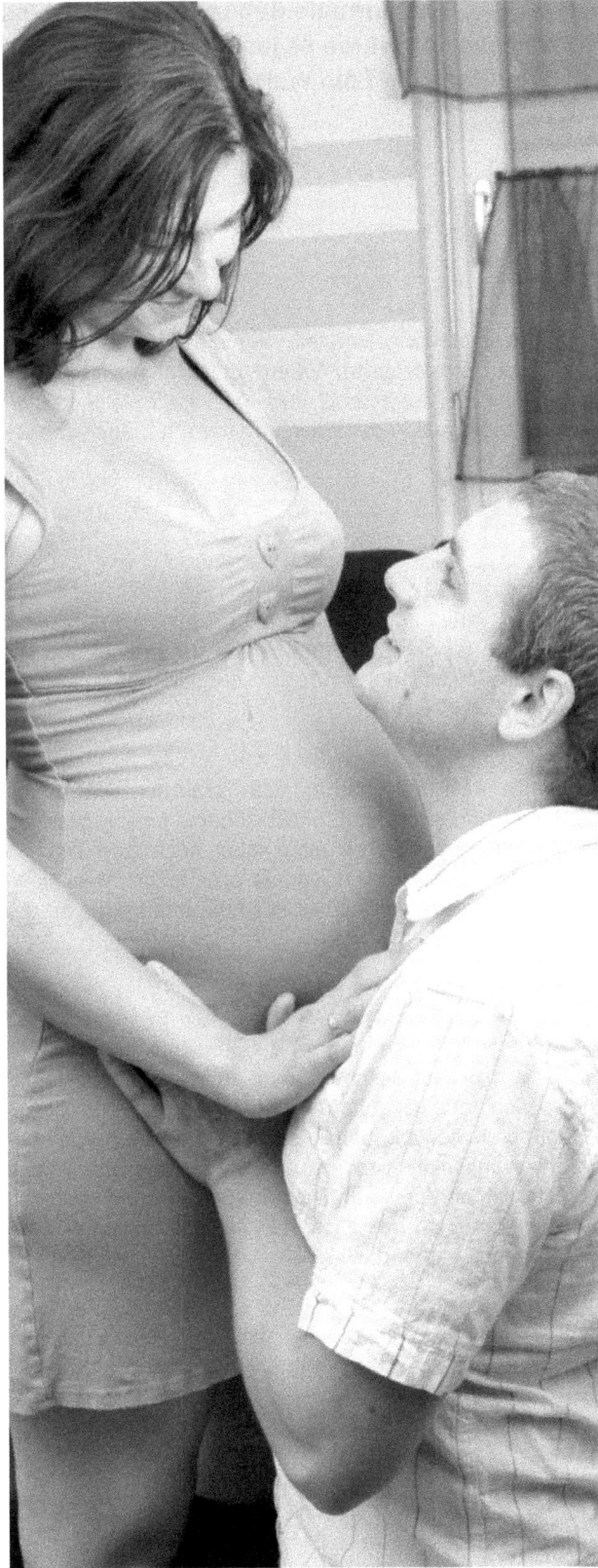

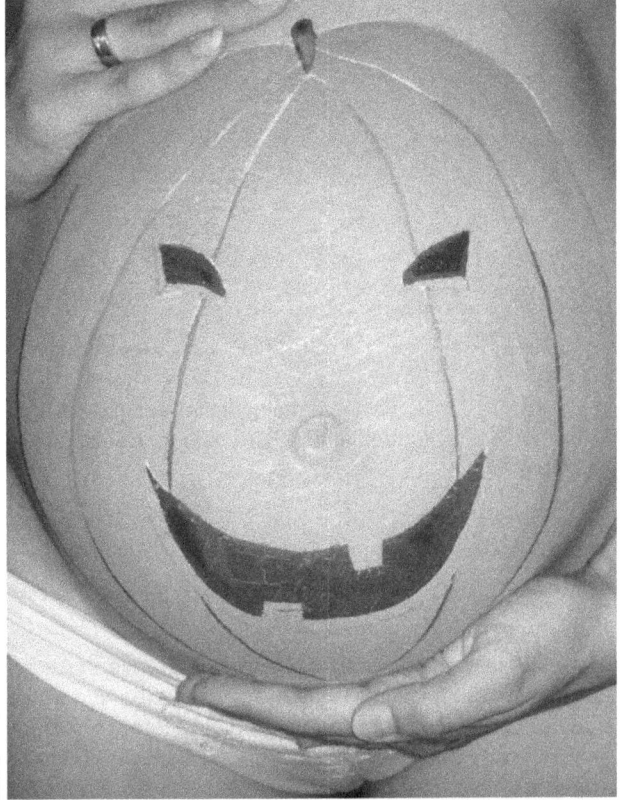

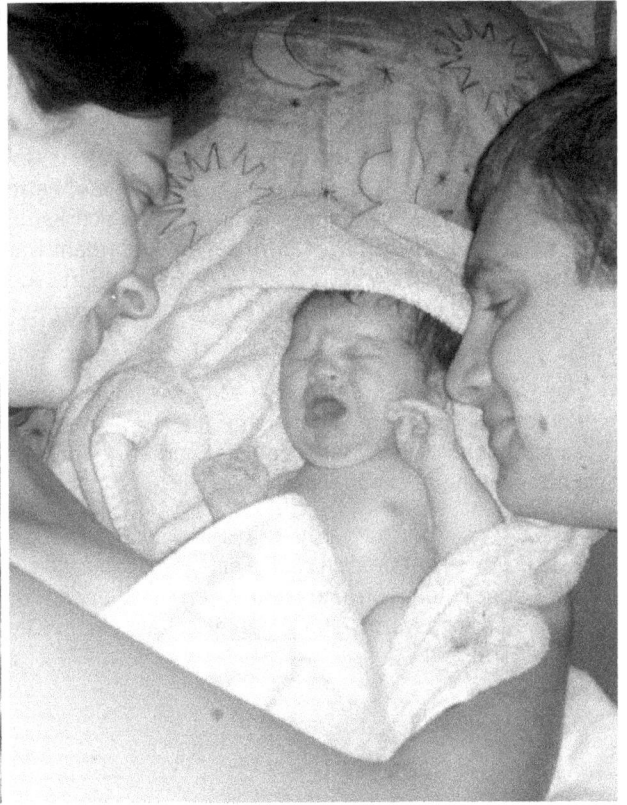

Grit, 24
Wohnort: Ober-Ramstadt (D)
Beruf: Hebamme

„Eine normale Geburt gehört nicht ins Krankenhaus. Ich würde es jedem Kind wünschen, zu Hause auf die Welt kommen zu dürfen."

1. Kind: Junge (5 Monate), Hausgeburt

Wenn ich das Wort „Hausgeburt" höre, kommen mir spontan folgende Gedanken in den Sinn: Geborgenheit, Sicherheit, Liebe, Vertrauen, kein stundenlanges CTG, leider viel zu wenig verbreitet.

Ich hatte Angst vor der Geburt: Nein, ich habe mich darauf gefreut und war gespannt, wie sich Wehen anfühlen würden.

Deshalb wollte ich zu Hause gebären: Ich hätte Angst vor den vielen Eingriffen im Krankenhaus gehabt. Ich fühlte mich zu Hause am sichersten und wollte eine natürliche Geburt ohne irgendwelche Schmerzmittel oder andere Medikamente. Eine normale Geburt gehört nicht ins Krankenhaus. Sie sollte an einem Ort stattfinden, an dem man sich wohl und geborgen fühlt.

So hat mein Umfeld / mein Partner auf mein Vorhaben reagiert: Mein Partner war wunderbar. Er hat mir vollkommen vertraut und wusste, dass ich das Richtige mache. Er hat Geburt nie als etwas Gefährliches gesehen. Da ich selbst Hebamme bin, hatte ich mit blöden Bemerkungen Glück. Es hat sich kaum einer getraut, etwas dagegen zu sagen. Außerdem war meine kleinste Schwester auch eine Hausgeburt, von daher war es in unserer Familie nichts Neues.

So hat mein Arzt auf meinen Wunsch, zu Hause zu gebären, reagiert: Ich hatte keinen Kontakt mit meinem Frauenarzt in meiner Schwangerschaft. Mein Hausarzt ist mein Vater und er hat mir die Entscheidung selbst überlassen.

Auf meine Hausgeburt habe ich mich wie folgt vorbereitet: Ich packte eine Hausgeburtskiste mit Geburtsutensilien und wartete auf die Wehen. Für die psychische Vorbereitung nahm ich an einem Geburtsvorbereitungskurs teil, der meine Vorfreude auf die Geburt noch steigerte. Außerdem betreibe ich Schwimmen als Leistungssport und habe in der Schwangerschaft zweimal in der Woche trainiert, bis einen Tag vor der Geburt.

So habe ich meine Hausgeburtshebamme gefunden: Im Internet.

Die Geburt zu Hause verlief wie folgt: Die Geburt verlief gut und komplikationslos, nur länger als ich erwartet hatte. Ich fühlte mich stets sicher und gut betreut. Ich war meinem Mann sehr dankbar, da er mich super unterstützt hat.

Ich habe mein Baby gestillt: Ja, und ich stille immer noch und finde es super praktisch. Am Anfang hatte ich mit wunden Brustwarzen und einem massiven Milcheinschuss zu kämpfen, aber nach zwei Wochen war das vorbei und es klappte alles super. Mein Sohn hat aber auch von Anfang an prima und kräftig an der Brust gesaugt.

Das Wochenbett und die Zeit danach habe ich so in Erinnerung: Die ersten Tage waren wunderschön. Wir lagen nur im Bett, haben gekuschelt und Besuch, bis auf Geschwister und Großeltern, abgelehnt. Danach hatte ich gehofft, wieder fit zu sein, und wie zuvor durch die Wohnung zu sausen. Ich hatte viel zu viele Erwartungen an mich und unser Kind. Nach einer Woche hatte ich dann einen Milchstau. Bei unserem nächsten Kind werde ich das alles etwas anders angehen. Man lernt eben immer dazu.

Ich würde wieder zu Hause gebären wollen: Auf jeden Fall. Ich würde es jedem Kind wünschen, zu Hause auf die Welt kommen zu dürfen.

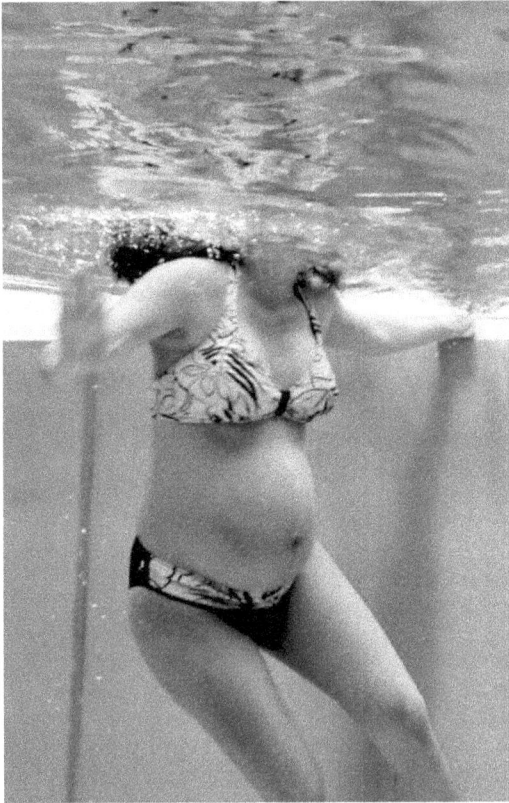
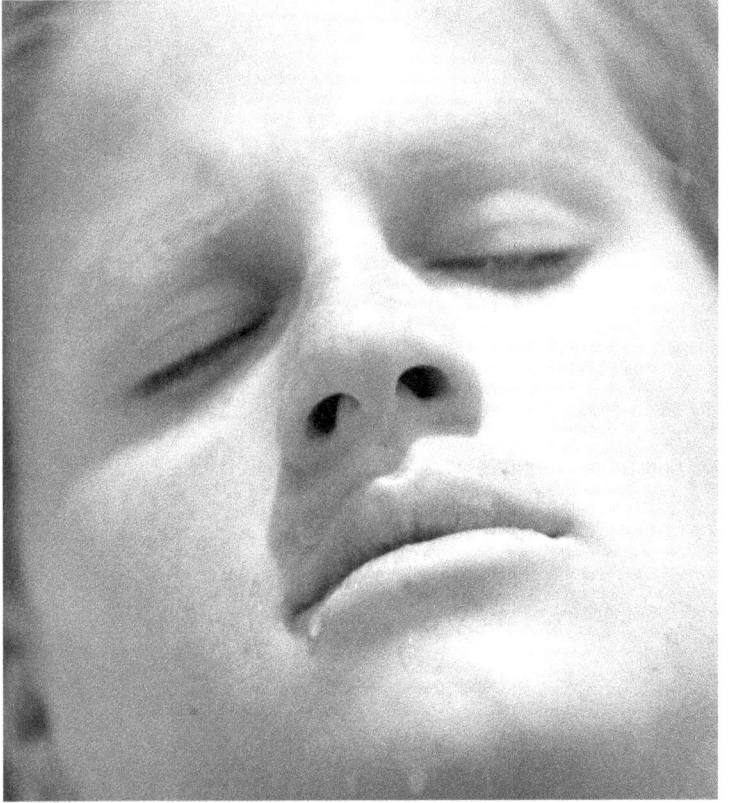
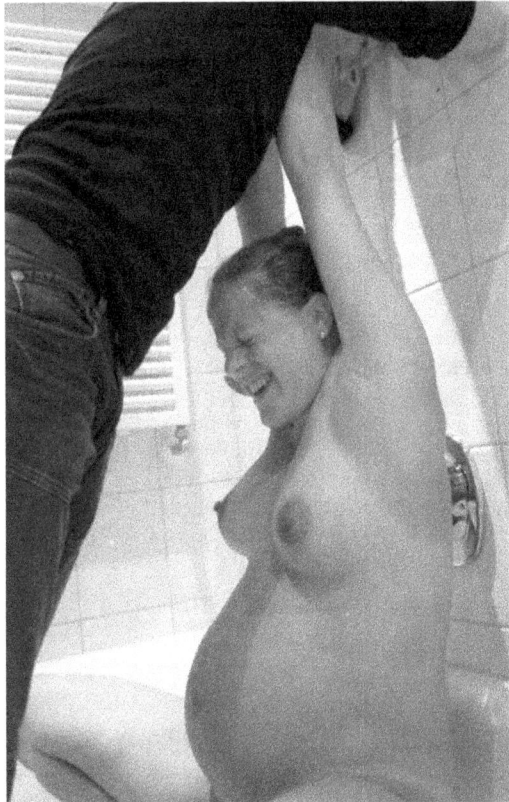
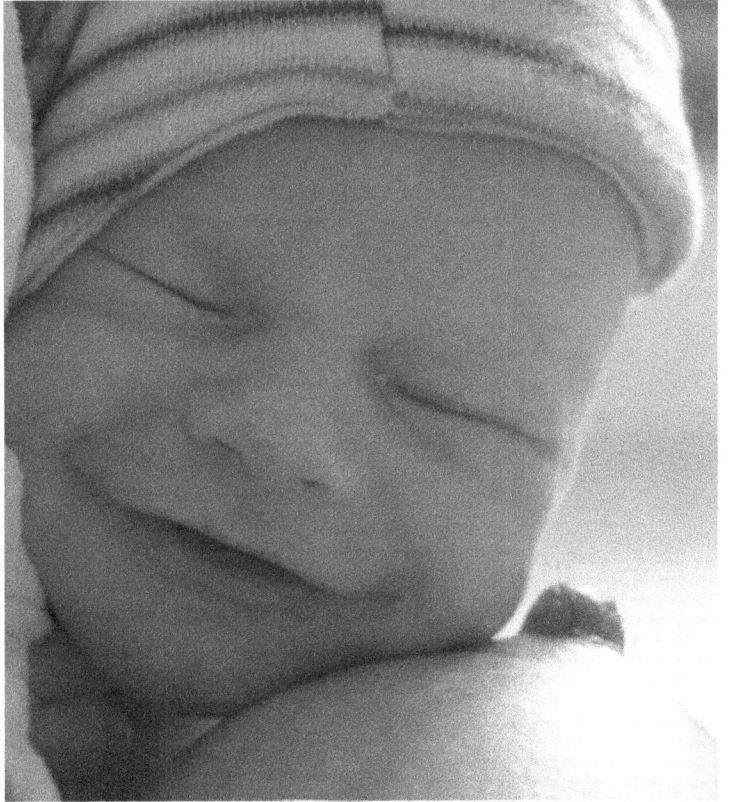

Carmen Iulia, 25
Wohnort: Schloss Baumgarten, Ollersbach (A)
Beruf: Studentin

1. Kind: Mädchen (3 Monate), Hausgeburt

"Ich habe Atem- und Stimmübungen gemeinsam mit einer Opernsängerin gemacht, um auch laut schreien zu lernen."

Wenn ich das Wort „Hausgeburt" höre, kommen mir spontan folgende Gedanken in den Sinn: Intimität, Geborgenheit, Sicherheit zu Hause, GeburtsHILFE (vs. GeburtsMEDIZIN), Vertrautheit, keine fremden Leute, gewohnte Umgebung, Selbst-Kontrolle, Schönheit.

Ich hatte Angst vor der Geburt: Nein - nachdem ich mich für die Heimgeburt entschieden hatte.

Deshalb wollte ich zu Hause gebären: Ich wollte in gewohnter Umgebung und ohne unkontrollierbare Einmischung mein erstes Baby zur Welt bringen. In meiner intimen Sphäre. Außerdem sollte es eine Wassergeburt werden - und nicht mal die teuersten Privatkliniken in Wien boten eine praktikable Lösung an. Ich wollte mein Baby von der ersten Sekunde an bei mir haben.

So hat mein Umfeld / mein Partner auf mein Vorhaben reagiert: Der Großteil des Umfeldes (Eltern, Freunde etc.) war „sicherheitshalber" gar nicht eingeweiht! Ich wollte mich „den Diskussionen" nicht aussetzen! Wir waren anfänglich besorgt um die „medizinische Sicherheit", das hat sich aber schnell gelegt, da wir überzeugt waren, dass unsere Hebamme niemals ein Risiko eingehen würde - und gute medizinische Infrastruktur ist in der Nähe.

So hat mein Arzt auf meinen Wunsch, zu Hause zu gebären, reagiert: „Wenn's gut geht, ist's eh gut. Wenn was schief läuft, hamma den Salat - und wir solln's dann gutmachen!" (sinngemäß unser privater Gynäkologe - der an sich echt toll ist).

Auf meine Hausgeburt habe ich mich wie folgt vorbereitet: Vor allem innerlich. Ich habe mich gefreut, wollte alles genau wissen, habe meditiert, bin im Internet gesurft, habe viel gelesen und Geburtsvideos angeschaut. Da ich ein eher introvertierter Mensch bin, habe ich Atem- und Stimmübungen gemeinsam mit einer Opernsängerin gemacht, um auch laut schreien zu lernen. Da sie auch „psychologisch gut drauf ist", haben wir gleich auch ein paar Kindheitstraumata gemeinsam (und tränenreich) aufgearbeitet. War alles super! Und hat mir SEHR geholfen.

So habe ich meine Hausgeburtshebamme gefunden: Empfehlung von meiner Nachbarin, die kurz zuvor eine Hausgeburt hatte.

Die Geburt zu Hause verlief wie folgt: Spätabends erste „spürbare" Wehe, kurz danach Blasensprung und zum Erbrechen aufs Klo. Warmwasser läuft in den Pool, alle Kerzen brennen, leise indische Meditationsmusik, Hund und Katze sind nervös, Hebamme stellt 3 cm fest. Später gehe ich in den herrlich bequemen Pool, mein Mann gießt mir ständig warmes Wasser über den Rücken. Nach Mitternacht „schreckt" meine Hebamme auf, untersucht mich und stellt fest: „Das Köpfchen ist da!" „Einmal noch", und das Baby sei da! Ich war soooo perplex, dass ich letztlich noch 3 Anläufe brauchte, bis ich sie ungläubig in den Armen halten konnte. Später sagte auch meine Hebamme sinngemäß: „Das kann man gar nicht glauben, dass Du gerade ein Baby bekommen hast. Eine so schöne Geburt habe ich in 20 Jahren noch nicht erlebt."

Ich habe mein Baby gestillt: Sofort nach der Geburt - bis heute. Es hat sich ausgezahlt, die „ersten Hürden" zu nehmen!

Das Wochenbett und die Zeit danach habe ich so in Erinnerung: Komfortabel! Mein Mann hat gekocht, geputzt und war immer da. Die Hebamme kam täglich, nahm sich sehr viel Zeit, denn ich hatte ja wieder so viele Fragen.

Ich würde wieder zu Hause gebären wollen: Ja!

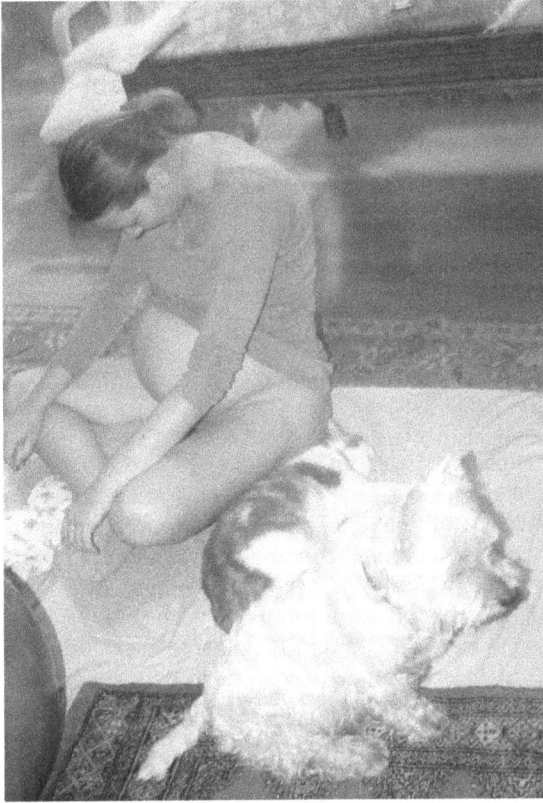
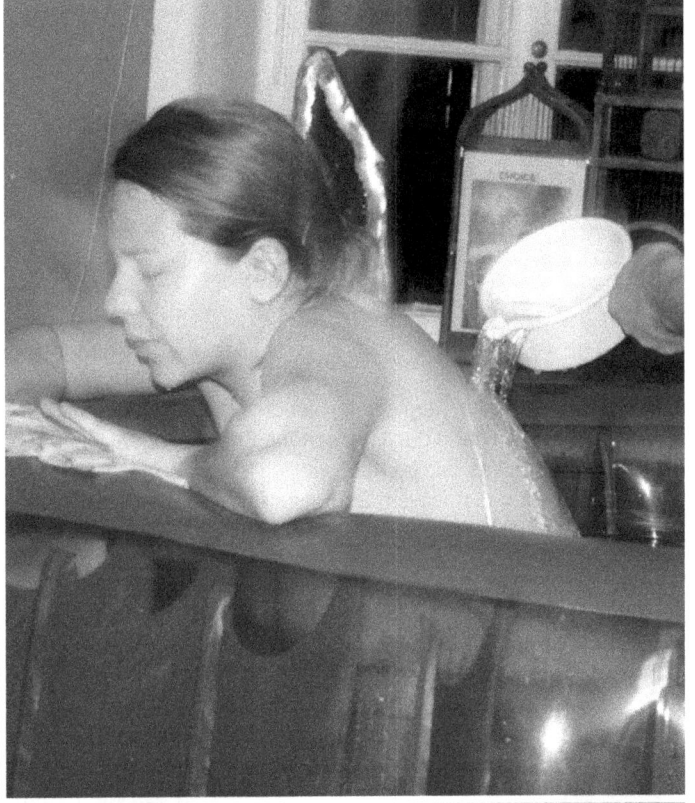
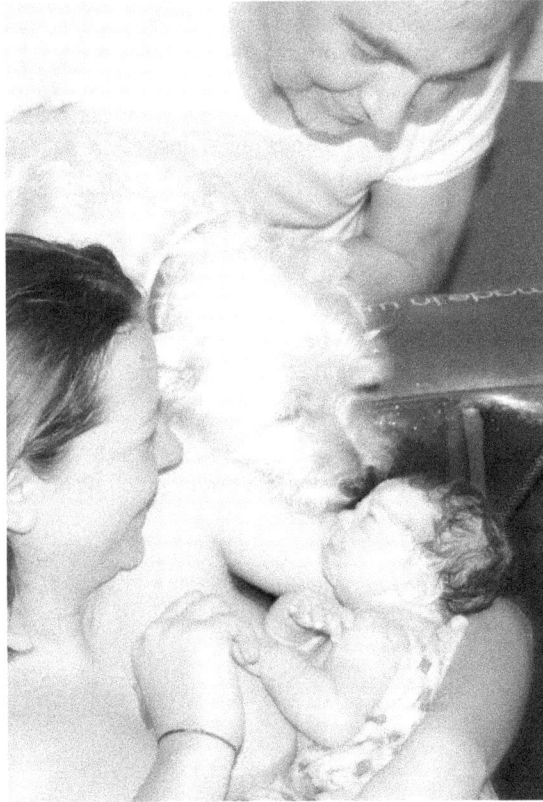
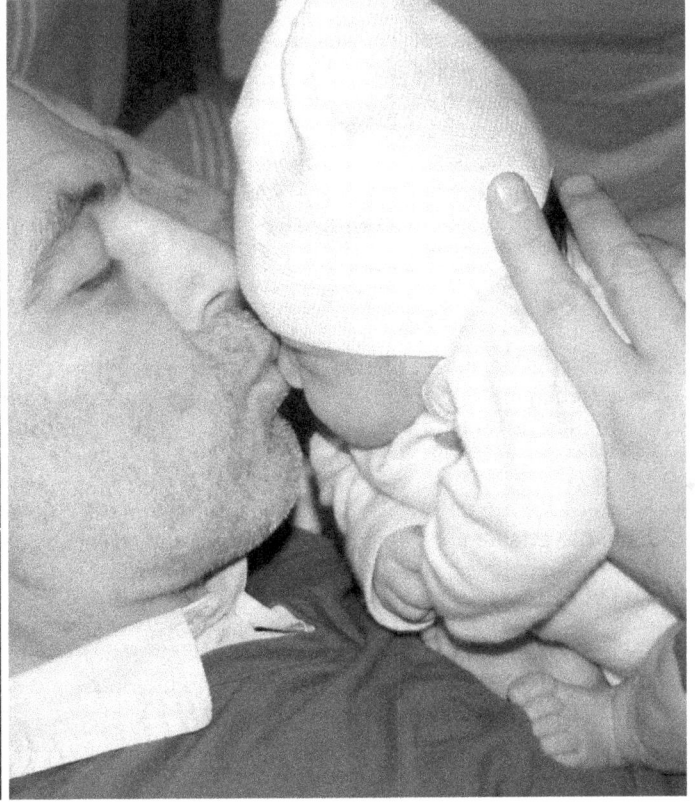

Judith, 25
Wohnort: Wiesbaden (D)
Beruf: Sozialpädagogin in einer
Schwangerschaftsberatungsstelle

„Meine Gynäkologin hat es erst hinterher erfahren und sagte mir, dass sie selbst gerne eine Hausgeburt gehabt hätte, sich jedoch nicht getraut habe."

1. Kind: Mädchen (5 Monate), Hausgeburt

Wenn ich das Wort „Hausgeburt" höre, kommen mir spontan folgende Gedanken in den Sinn: Ich denke sofort an die Hausgeburt meiner Tochter und habe dazu nur schöne Erinnerungen. Ich habe spontan das Bild im Kopf, wie ich in den Armen von meinem Mann in unserem Bett liege und die Kleine auf den Bauch bekomme.

Ich hatte Angst vor der Geburt: Ich hatte, bis die Wehen losgingen, Angst vor der Geburt und dem Krankenhaus. Als ich dann mitten in der Geburt drin steckte, war ich einfach aufgeregt und habe mich gefreut, dass die Kleine endlich kommt. Außerdem musste ich keine Angst mehr vor dem Krankenhaus haben, da ich mich spontan für eine Hausgeburt entschied.

Deshalb wollte ich zu Hause gebären: Ich habe mich spontan dafür entschieden, als mein Muttermund schon zur Hälfte eröffnet war. Ich war zu diesem Zeitpunkt körperlich noch vollkommen fit, der Kleinen ging es super und mir tat die vertraute Umgebung unheimlich gut. Der Gedanke, ins Krankenhaus zu fahren, die private Atmosphäre aufzugeben und mit irgendwelchen fremden Leuten mein Kind zu bekommen, schreckte mich ab.

So hat mein Umfeld / mein Partner auf mein Vorhaben reagiert: Mein Partner überließ mir die Entscheidung. Er hatte vollstes Vertrauen in unsere Hebamme und mich. Mein Umfeld reagierte von Bewunderung bis hin zu Vorwürfen.

So hat meine Ärztin auf meinen Wunsch, zu Hause zu gebären, reagiert: Sie hat es erst hinterher erfahren und sagte mir, dass sie diese selbst gerne gehabt hätte, sich jedoch nicht getraut habe.

Auf meine Hausgeburt habe ich mich wie folgt vorbereitet: Da spontan entschieden – Handtücher und Müllsäcke zusammengesucht und die Hausgeburt einfach auf mich zukommen lassen.

So habe ich meine Hausgeburtshebamme gefunden: Aus dem Internet

Die Geburt zu Hause verlief wie folgt: Nachts Wehenbeginn, habe zur Ablenkung geputzt, später geduscht und mich geschminkt. Morgens kam unsere Hebamme, der Muttermund war schon 5 cm eröffnet. Sie bot mir an, das Baby auch zuhause bekommen zu können. Nachdem ich die Hälfte schon alleine geschafft hatte, wurde ich selbstbewusst. Ich fühlte mich sehr wohl und vertraute meiner Hebamme. Ich konnte mich frei bewegen, zur Toilette gehen, mich in mein Bett verkriechen. Die vertraute Atmosphäre, mein Mann und die Anwesenheit meiner Hebamme waren das beste Schmerzmittel! Als die Kleine dann am Nachmittag zur Welt kam, lag ich in den Armen von meinem Mann in unserem Ehebett. Abends saßen wir mit den neuen Großeltern in unserem Wohnzimmer und haben Pizza bestellt. Als wir die Kleine danach zum ersten Mal mit in unser Bett nahmen, erinnerte es mich an Weihnachten als Kind: Das tollste Geschenk nahmen wir abends mit in unser Bett :-)

Ich habe mein Baby gestillt: Ich stille noch voll.

Das Wochenbett und die Zeit danach habe ich so in Erinnerung: Mein Mann hat sich die ersten 8 Wochen Elternzeit genommen und wir haben anstrengende und wunderschöne Momente zusammen erleben dürfen.

Ich würde wieder zu Hause gebären wollen: Nach komplikationsloser Schwangerschaft auf jeden Fall wieder.

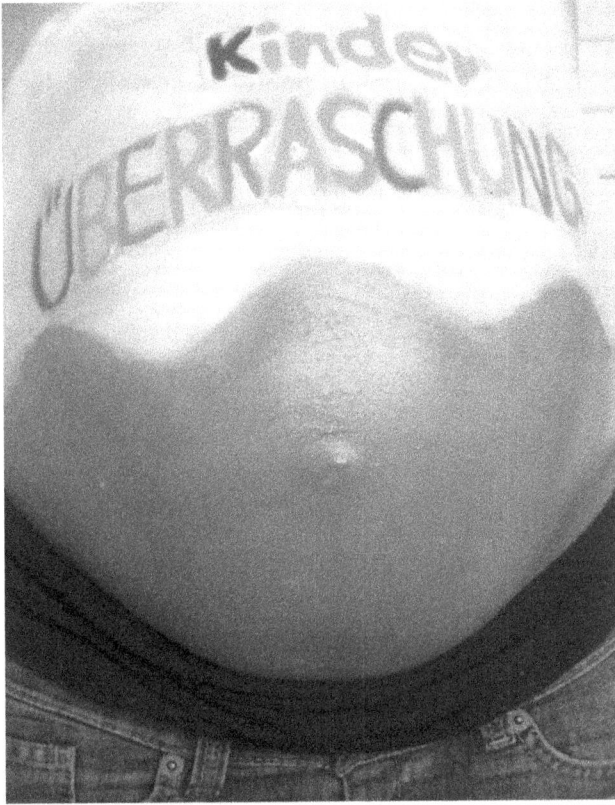
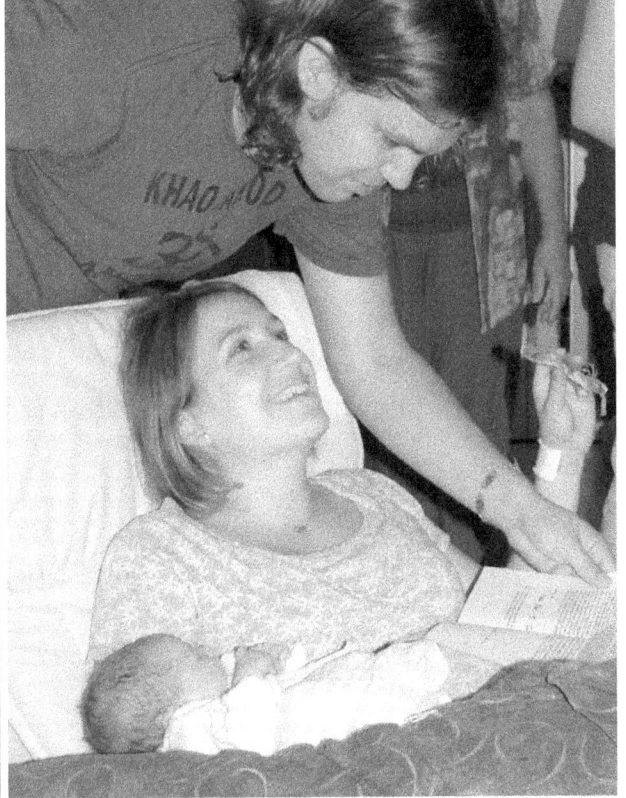
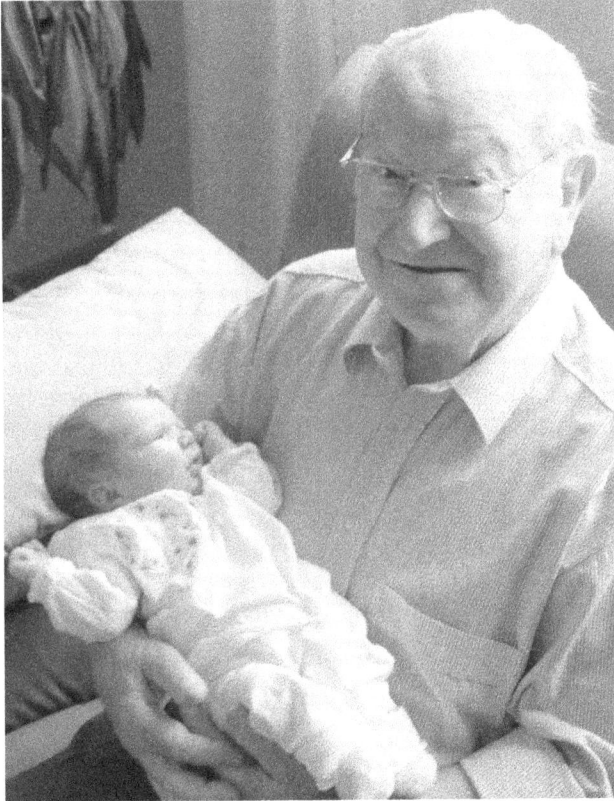
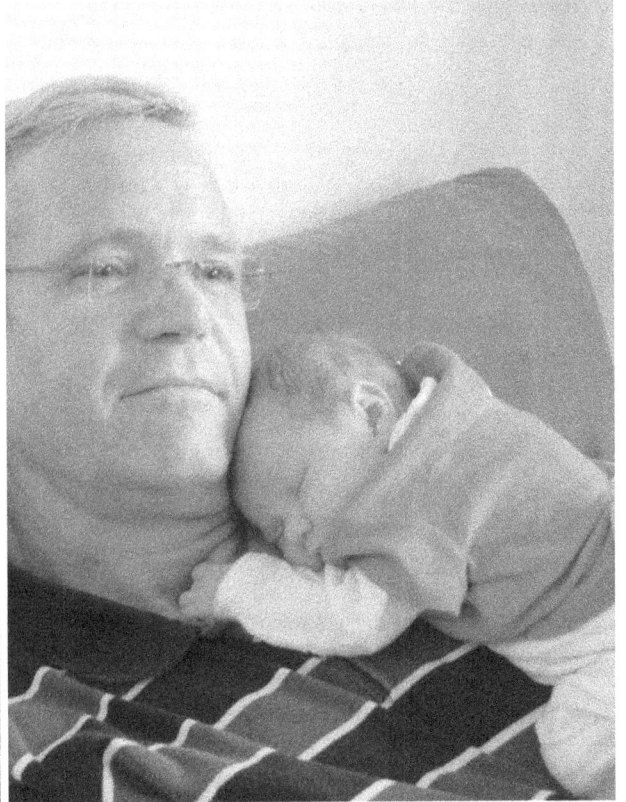

Luxus Privatgeburt

Nora, 25
Wohnort: Marburg (D)
Beruf: Journalistin

„Weil ich bisher kein einziges gutes Argument gegen eine Hausgeburt gehört habe – aber viele dafür."

1. Kind: Mädchen (22 Monate), Hausgeburt
2. Kind: Ist unterwegs, Hausgeburt geplant

Wenn ich das Wort „Hausgeburt" höre, kommen mir spontan folgende Gedanken in den Sinn: Selbstbestimmte Schwangerschaft und Geburt – ein Erlebnis, das ich nie vergessen werde: Mitten in der Nacht zu viert im Wohnzimmer zu sitzen und zu wissen: In wenigen Minuten sind wir hier zu fünft. – Warum machen das nicht mehr Frauen?

Ich hatte Angst vor der Geburt: Meine größte Angst war, dass es zuhause nicht klappt und ich in die Klinik muss. Ich fürchtete weniger die Wehen, als mich entmündigt und ausgeliefert zu fühlen.

Deshalb wollte ich zu Hause gebären: Weil ich mir sicher sein wollte: Diese meine Hebamme begleitet mich. Weil ich nicht in die ganze Klinik-Mühle geraten wollte. Weil ich bisher kein einziges gutes Argument gegen eine Hausgeburt gehört habe – aber viele dafür.

So hat mein Umfeld / mein Partner auf mein Vorhaben reagiert: Mein Mann war zum Glück von Anfang an genauso dafür wie ich. Bei Freunden und Verwandten stießen wir teilweise auf Unverständnis und Sorge: „Ist das nicht irre gefährlich?"

So hat mein Arzt auf meinen Wunsch, zu Hause zu gebären, reagiert: Ich bin in der Schwangerschaft exakt drei Mal bei einer Ärztin gewesen: zum Ultraschall. Sie ordnete mich, glaube ich, in die Kategorie „unvernünftig, aber unbelehrbar" ein. Zum Schluss sagte sie, halb versöhnlich: „So ein fittes Kind können Sie meinetwegen auch im Wald kriegen!"

Auf meine Hausgeburt habe ich mich wie folgt vorbereitet: Jede Menge Abdeckplane gekauft. Mir Mut machende Berichte anderer Hausgeburten angehört und durchgelesen. Und, wohl das Wichtigste: eine enge, vertrauensvolle Beziehung zu meiner Hebamme aufgebaut.

So habe ich meine Hausgeburtshebamme gefunden: Meine Ersthebamme ganz banal per Telefonbuch. Nach einem unverbindlichen Treffen war klar: Sie ist es, und zwar für alles: Vorsorge, Geburt, Nachsorge. Hausgeburten macht sie immer im Team mit einer zweiten Hebamme, die ich ungefähr in der 30. Woche bei der geburtsvorbereitenden Akupunktur kennenlernte und auch auf Anhieb sympathisch fand.

Die Geburt zu Hause verlief wie folgt: Anstrengend, aber gut. Überraschend leise, die Nachbarn haben nichts gehört. Ich fühlte mich die ganze Zeit über wunderbar geborgen. Am Ende habe ich meine Tochter in der Hocke bekommen, gehalten von meinem Mann. Es war wunderschön. Einziger Schreck: Ziemlich heftige postnatale Blutungen, die die Hebammen aber schnell stillen konnten.

Ich habe mein Baby gestillt: Ja. Zunächst leider mit argen Stillproblemen und großen Schmerzen, durch die mir meine Hebamme mit ihren guten Tipps und mein Mann mit seiner moralischen Unterstützung gut durchgeholfen haben. Am Ende half mir meine Mutter den richtigen Dreh zu finden. Ich habe dann 7 Monate voll gestillt, und wir stillen immer noch zum Einschlafen, was wir beide sehr genießen.

Das Wochenbett und die Zeit danach habe ich so in Erinnerung: Sehr idyllisch und entspannt. Mein Mann hat sich um alles gekümmert, ich durfte liegen und mein Baby bewundern, das die meiste Zeit im Pucktuch schlief, wo es seine nackten Beinchen fühlen konnte. Die Hebamme kam zwei Mal täglich und sah nach dem Rechten. Wir hatten lieben, unterstützenden Besuch. Ich las Jean Liedloffs „Auf der Suche nach dem verlorenen Glück" und war davon ganz beseelt: So will ich's machen.

Ich würde wieder zu Hause gebären wollen: Auf jeden Fall. An einer nicht so selbstbestimmten, friedlichen, natürlichen Geburt hätte ich, glaube ich, lange zu knabbern.

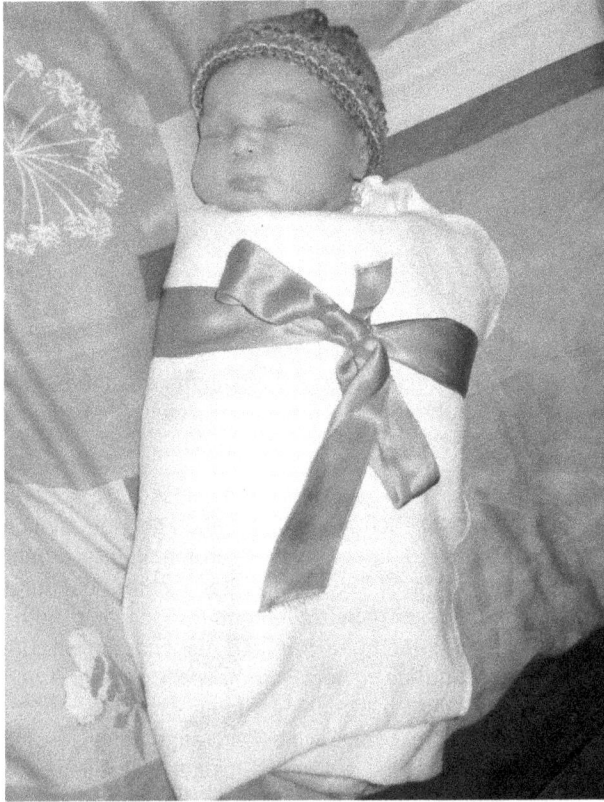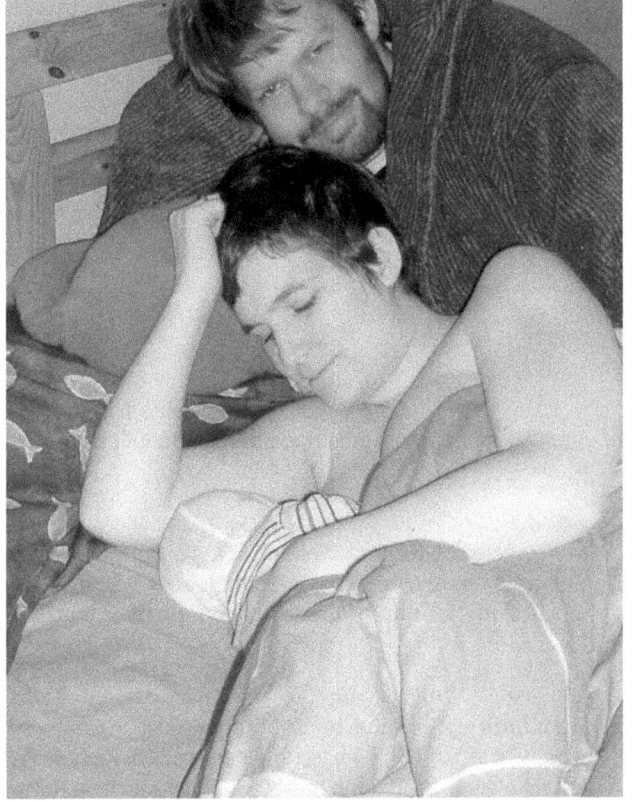
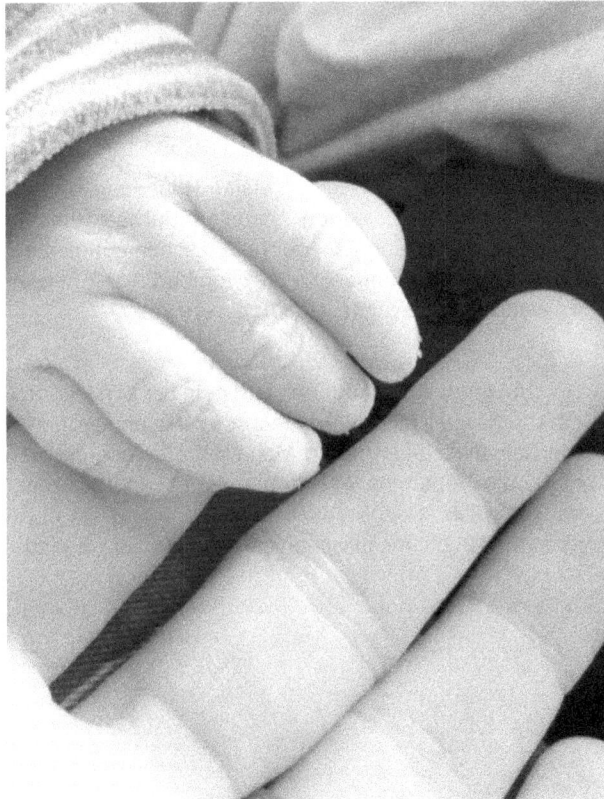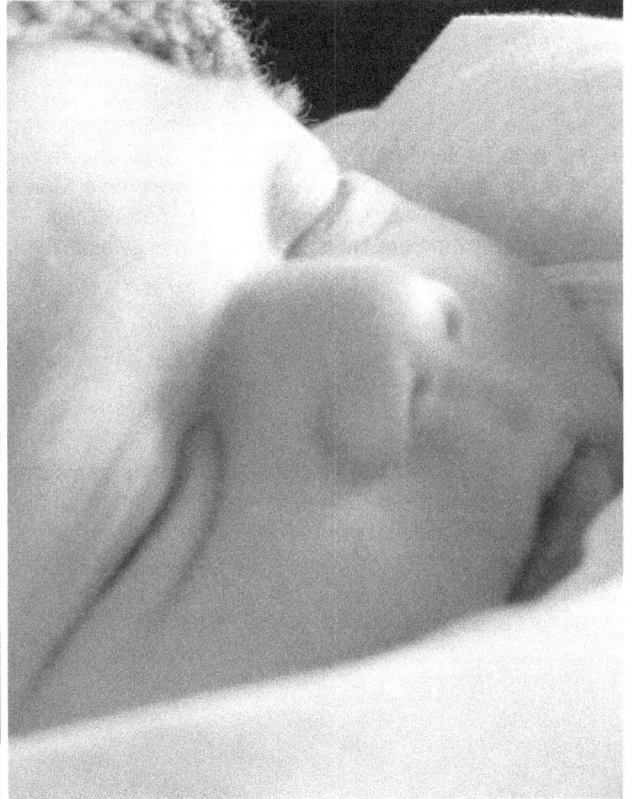

Flavie, 26
Wohnort: Nersingen (D)
Beruf: Hausfrau

„Es war zauberhaft."

1. Kind: Mädchen (2 Jahre), Klinikgeburt
2. Kind: Mädchen (5 Monate), Hausgeburt

Wenn ich das Wort „Hausgeburt" höre, kommen mir spontan folgende Gedanken in den Sinn: Familie, ruhig, wie in einem watteweichen Kokon mit viel Liebe und darin eingehüllt sein, Vertrauen.

Ich hatte Angst vor der Geburt: Nicht so viel. Naja, vielleicht vor den Wehen, weil sie bei der ersten Geburt in der Klinik so schmerzhaft gewesen sind. Nach den ersten Wehen zu Hause war ich dann aber ganz ruhig.

Deshalb wollte ich zu Hause gebären: In Frankreich gibt es kaum Hausgeburten. Jetzt, in Deutschland, wollte ich auch wegen meiner großen Tochter zu Hause bleiben. Und dann hatte ich den Wunsch, in Ruhe im Wasser und mit der von mir gewählten Hebamme zu gebären.

So hat mein Umfeld / mein Partner auf mein Vorhaben reagiert: Nur mein Ehemann war auf dem Laufenden. Wir wollten nicht, dass unsere Eltern sich Sorgen machen. Am Anfang war mein Mann sehr reserviert. Nach der nicht so angenehmen Klinikgeburt hat er mehrere Hausgeburtsberichte gelesen und einen Film gesehen. Danach war er offener.

So hat mein Arzt auf meinen Wunsch, zu Hause zu gebären, reagiert: Er hat nichts dagegen gesagt, aber auch nicht dafür gesprochen.

Auf meine Hausgeburt habe ich mich wie folgt vorbereitet: Ich habe Haptonomie gemacht, also durch sanfte Berührungen eine Kontaktaufnahme mit meinem ungeborenen Kind erwirkt und war somit schon vor der Geburt in sehr intensivem Kontakt mit meinem Baby. Mein Mann hat alle Materialien für die Geburt besorgt.

So habe ich meine Hausgeburtshebamme gefunden: Eine meiner Freundinnen hat zuhause geboren. Ich habe ihre Hebamme angerufen. Sie ist Deutsche und versteht sehr gut Französisch.

Die Geburt zu Hause verlief wie folgt: Am Nachmittag habe ich die ersten Wehen gehabt. Abends hat mein Mann die Hebamme angerufen. Während ihrer 90-minütigen Fahrt habe ich meiner Tochter Abendbrot gemacht und sie ins Bett gebracht. Danach ging ich ins Wasser. Mein Mann hat Horn und Alphorn gespielt. Die Hebamme und ich haben Flöte gespielt. Danach habe ich viel im Wasser tauchend geatmet. Am späten Abend waren die Wehen sehr kräftig. Mein Mann hat mich ganz wundervoll unterstützt. Unsere Tochter wurde kurz vor Mitternacht geboren. Es war wunderschön.

Ich habe mein Baby gestillt: Gleich nach der Geburt habe ich im Wasser mein Baby gestillt. Sie hat das sehr gut gemacht!

Das Wochenbett und die Zeit danach habe ich so in Erinnerung: Meine Hebamme hat uns besucht, um uns die ersten „Übungen" Babyschwimmen zu lehren. Nach einer Woche war ich schon mit meinem Baby und der Hebamme im Schwimmbad. Wir waren oft im Wasser (Badewanne, Gebärbecken, See...).

Ich würde wieder zu Hause gebären wollen: Ja, gern! Ich könnte nicht mehr in die Klinik gehen. Es ist unvergleichlich. So einfach, so ruhig und es gibt so viel Selbstvertrauen. Mein Mann hatte seinen eigenen Platz. Die Hebamme war so unauffällig, aber trotzdem da, wenn ich sie gebraucht habe. Ich habe fast allein geboren: Ich bin ein bisschen stolz auf mich! Es war zauberhaft.

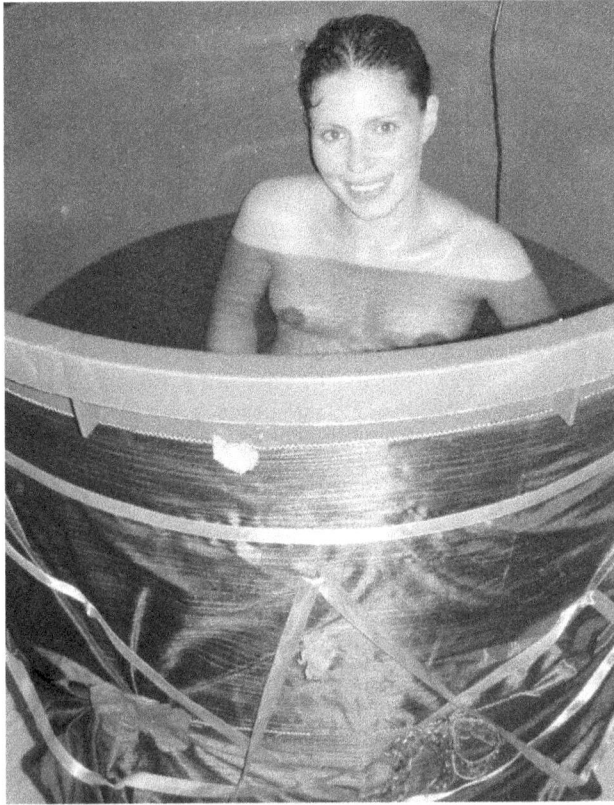
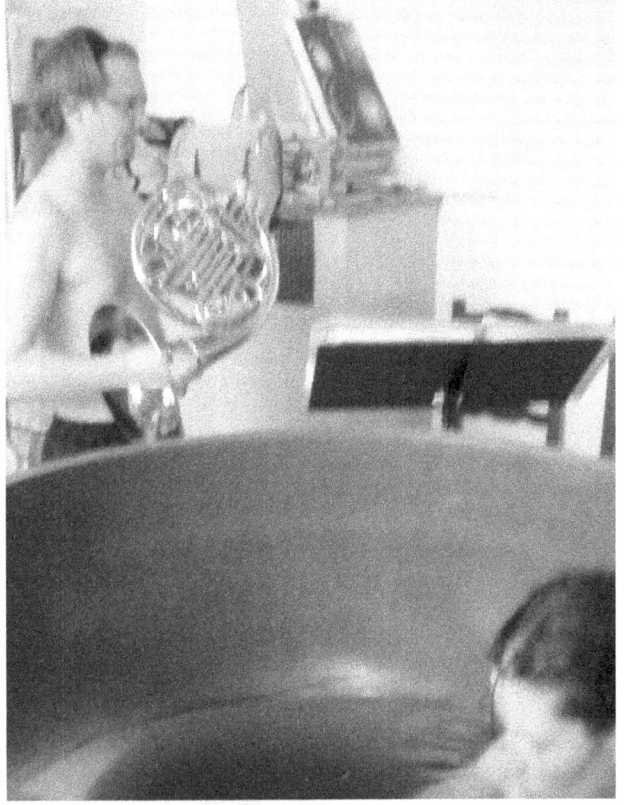
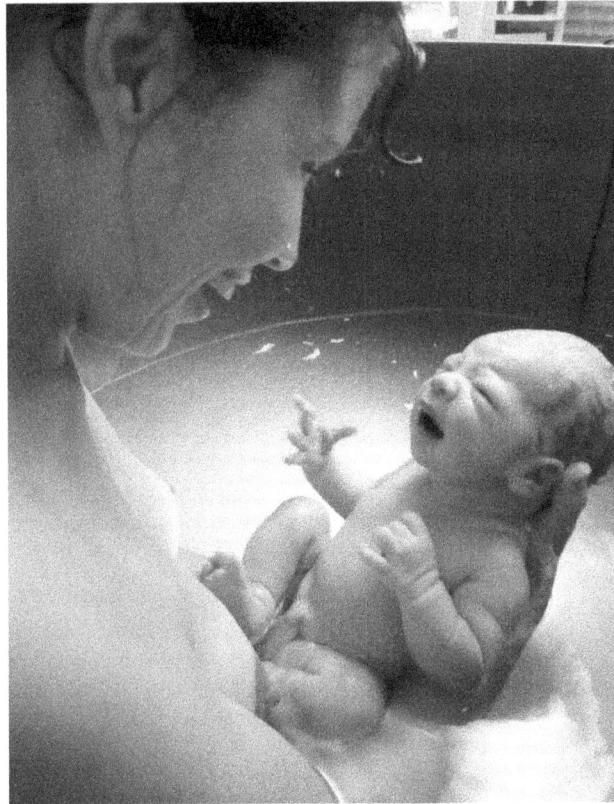
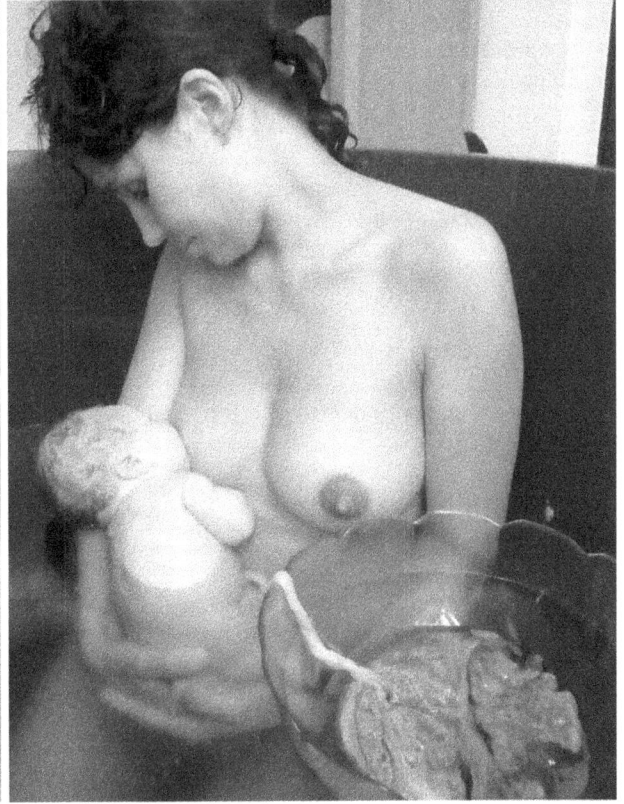

Katrin, 26
Wohnort: Unken (A)
Beruf: Physiotherapeutin in der Neuropädiatrie

„Die Hebamme hat mir durch ihr ruhiges, professionelles Auftreten meine weiblichen Kräfte zurückgebracht."

1. Kind: Junge (1 Woche), Notfallhausgeburt

Wenn ich das Wort „Hausgeburt" höre, kommen mir spontan folgende Gedanken in den Sinn: Gebären in entspannter Atmosphäre, durch Selbstbestimmung und Entfaltung weiblicher Kräfte, aber auch mit gewissem Risiko für Mutter und Kind.

Ich hatte Angst vor der Geburt: Nein, eher Respekt, da man beim ersten Mal ja nicht weiß, was einen erwartet. Aufgrund meiner Berufserfahrung mit Kindern, bei denen es unter anderem Geburtskomplikationen gegeben hat, wollte ich zur persönlichen Beruhigung in einer Klinik entbinden, die auch eine Weiterversorgung für das Kind gewährleisten kann.

Deshalb wollte ich zu Hause gebären: Die Hausgeburt ist in meiner räumlichen Umgebung nicht populär. Ich habe zwar davon gelesen, mich jedoch nicht näher damit auseinandergesetzt. Mir war es einfach zu riskant, die Gesundheit meines Kindes – im Falle von Komplikationen – aufs Spiel zu setzen.

So hat mein Umfeld / mein Partner auf mein Vorhaben reagiert: Der spontane Entschluss, zu Hause zu entbinden, kam nach dem Blasensprung während der Wartezeit auf die Rettung. Ich wollte nicht auf einer schmalen Liege, irgendwo abseits der Straße, gebären. Mein Partner hat mich dabei voll unterstützt.

Auf meine Hausgeburt habe ich mich wie folgt vorbereitet: Geburtsvorbereitungskurs, Akupunktur, Fußreflexzonenmassage, Dammmassage und Himbeerblättertee.

So habe ich meine Hausgeburtshebamme gefunden: Siehe nächste Frage.

Die Geburt zu Hause verlief wie folgt: Abends bemerkte ich ein leichtes, regelmäßiges (6-Minuten-Abstand) Ziehen. Ich kontrollierte in aller Ruhe die Kliniktasche, machte es mir im Wohnzimmer gemütlich und stellte mich als Erstgebärende auf eine längere Eröffnungsphase ein. Nach 2 Stunden ist dann die Fruchtblase geplatzt, worauf mein Partner die Rettung gerufen hat. 20 Minuten später traf diese ein – meine Wehen kamen zu diesem Zeitpunkt bereits im Minuten-Abstand und waren von einem starken Pressdrang begleitet. Ich spürte irgendwie, dass sich eine 40-minütige Fahrt ins Krankenhaus nicht mehr ausgeht und habe gebeten, daheim entbinden zu dürfen. Der diensthabende Arzt war bereits bei einem anderen Notfall und mit den Sanitätern alleine wollte ich nicht gebären. Ich wurde nervös, wollte unbedingt eine Hebamme dabei haben. Die Schwägerin meiner Freundin ist Hebamme und wohnt im gleichen Ort. Zum Glück hatte sie Zeit und ist sofort gekommen. Sie kannte weder mich noch meinen Schwangerschaftsverlauf und uns blieb auch keine Zeit, darüber zu sprechen, so eilig hatte es der Kleine. Trotz der eigentlichen „Notfallsituation" konnte ich die Hausgeburt entspannt erleben. Die Hebamme hat mir durch ihr ruhiges, professionelles Auftreten meine weiblichen Kräfte zurückgebracht, während mein Partner mir körperlich stützend zur Seite stand und die Sanitäter leise im Hintergrund die notwendigen Materialien vorbereitet haben. Nach 3,5 Stunden war alles vorbei und ich genoss das Bonding mit meinem gesunden Jungen. Zur Nachversorgung wurden wir dann auf eigenen Wunsch ins Krankenhaus gebracht.

Ich habe mein Baby gestillt: Ja.

Das Wochenbett und die Zeit danach habe ich so in Erinnerung: Die ersten 3 Tage war ich im Krankenhaus. Ich war froh über die Verlegung und den kurzen Aufenthalt in der Klinik, da zu Hause nichts vorbereitet gewesen wäre. Es war ja schließlich eine Notfallhausgeburt. Die erste Woche zu Hause klappte super, manche Stunden waren begleitet von Hormonschwankungen, aber das gehört nun mal dazu.

Ich würde wieder zu Hause gebären wollen: Derzeit ist es noch etwas früh, über eine erneute Geburt nachzudenken. Prinzipiell kann ich mir beim nächsten Kind eine Hausgeburt vorstellen, dann aber gut vorbereitet, um auch alles genießen zu können.

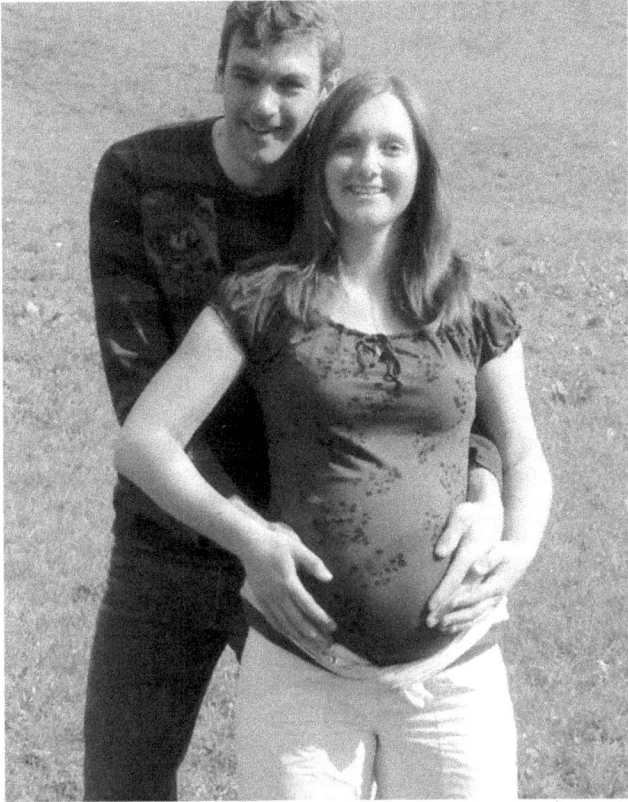
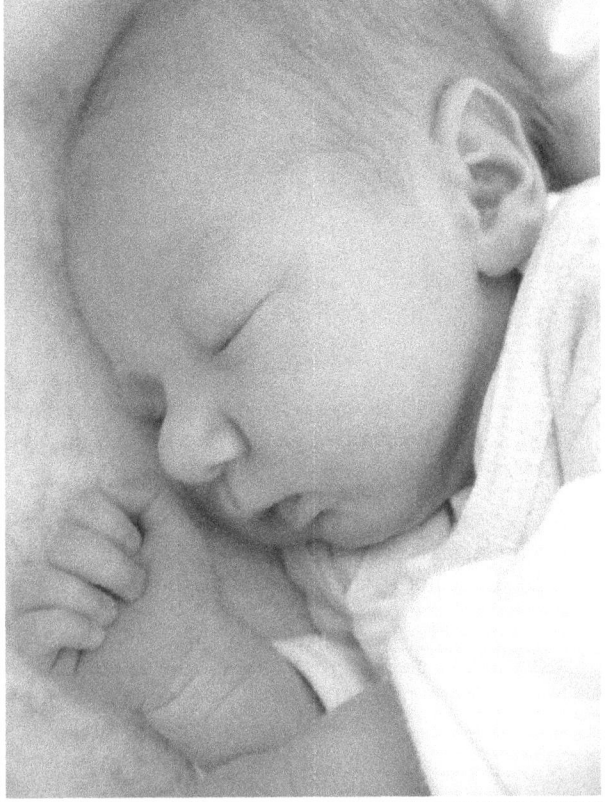
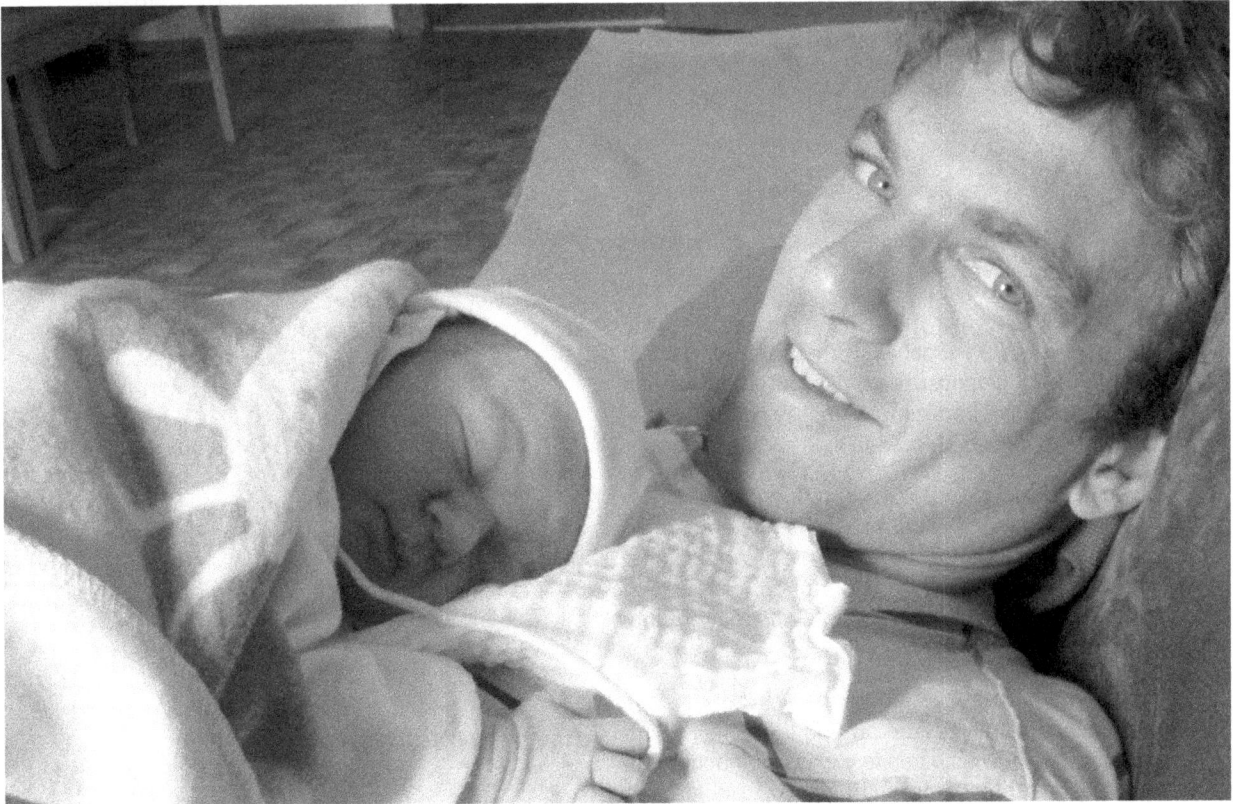

Nancy, 26
Wohnort: Kingston (Jamaika)
Beruf: Einzelhandelskauffrau

„Als ich erfahren hatte, dass es heutzutage noch Hausgeburten gibt, hatte ich keine Angst mehr vor der Geburt."

1. Kind: Mädchen (12 Monate), Hausgeburt
2. Kind: Ist unterwegs, Hausgeburt geplant

Wenn ich das Wort „Hausgeburt" höre, kommen mir spontan folgende Gedanken in den Sinn: Zu Hause kann ich das Baby in der romantischen Atmosphäre gebären, in der ich das Kind auch empfangen habe.

Ich hatte Angst vor der Geburt: Als ich erfahren hatte, dass es heutzutage noch Hausgeburten gibt, hatte ich keine Angst mehr vor der Geburt.

Deshalb wollte ich zu Hause gebären: Ich selbst wollte die Verantwortung für die Geburt meines Kindes übernehmen. Die Betreuung ist individuell und wir haben nach der Geburt unsere Privatsphäre.

So hat mein Umfeld / mein Partner auf mein Vorhaben reagiert: Meine Mama hatte Bedenken, weil es für mich die erste Geburt war. Mein Partner machte sich Sorgen um die Sicherheit, überließ mir jedoch die Entscheidung, da ich mich schließlich „sicher" fühlen müsse und nicht er.

So hat meine Ärztin auf meinen Wunsch, zu Hause zu gebären, reagiert: „Als Ärztin MUSS ich Ihnen von einer Hausgeburt abraten!", diesen Satz werde ich nie vergessen.

Auf meine Hausgeburt habe ich mich wie folgt vorbereitet: Wochen vorher ging ich täglich schwimmen. Am prognostizierten Geburtstag war ich sehr aktiv, habe das Badezimmer für die Geburt vorbereitet. Während des Abendessens ging es dann los.

So habe ich meine Hausgeburtshebamme gefunden: Via Internet, da ich von Jamaika aus eine Hebamme für eine Hausgeburt in Deutschland suchte. Sie klärte uns umfangreich auf. Ich fühlte mich ehrlich und individuell betreut und es entstand ein freundschaftliches Verhältnis.

Die Geburt zu Hause verlief wie folgt: Meine Mutter zündete die Kerzen an und legte meine Entspannungs-CD ein. Wir stellten fest, dass wir nachts kein Heißwasser hatten, also beschäftigten wir die Männer damit, Wasser auf dem Herd zu kochen, um zu baden. Die „Schmerzen" waren nun für mich nicht mehr vorhanden. Als die Hebamme eintraf, war der Muttermund schon 8 cm geöffnet. Alles ging sehr schnell. Da ich auf jeden Fall im Wasser gebären wollte, die Badewanne jedoch nicht tief genug dafür war, hatte ich mir einen Geburtspool gekauft, in den ich jetzt trotzdem noch schnell umstieg, nachdem das Wasser gut temperiert war. Ich begab mich in den für mich so angenehmen Vierfüßlerstand, konzentrierte mich auf die Atmung und das Baby. Meine Umgebung nahm ich bis auf die Stimme meiner Hebamme kaum noch wahr. Nach etwa 10 Presswehen spürte ich den Kopf, nach drei weiteren war dieser dann draußen inklusive „Glückshaube", und nach einer letzten Wehe war unsere Tochter dann vollständig geboren. Es ist ein unglaublich tolles Gefühl, sein Kind selbst als erstes in die Hände nehmen zu können und direkt an die Brust zu legen. Mein Mann kam dann ebenfalls zu uns ins Wasser. Danach stießen wir alle erst einmal mit Champagner an und feierten diesen unvergesslichen Moment.

Ich habe mein Baby gestillt: Selbstverständlich! Muttermilch wird von meinem Körper auf mein Baby abgestimmt. Welche Fertignahrung tut das schon? Und da wir viel reisen, war es sogar unterwegs recht praktisch, denn man hat die Nahrung immer gut temperiert „an Bord".

Das Wochenbett und die Zeit danach habe ich so in Erinnerung: Wir wurden von meiner Familie sehr gut unterstützt. Meine Mama ging täglich mit ihrer Enkeltochter im Garten spazieren, wir wurden bekocht und verwöhnt, und ich konnte mich schnell erholen, sodass wir drei Wochen nach der Geburt wieder in unsere Wahlheimat Jamaika zurückfliegen konnten.

Ich würde wieder zu Hause gebären wollen: Unbedingt! Für uns war die Hausgeburt eine ganz besondere und unbeschreiblich tolle Erfahrung. Jede Frau sollte sich dieses Glück gönnen!

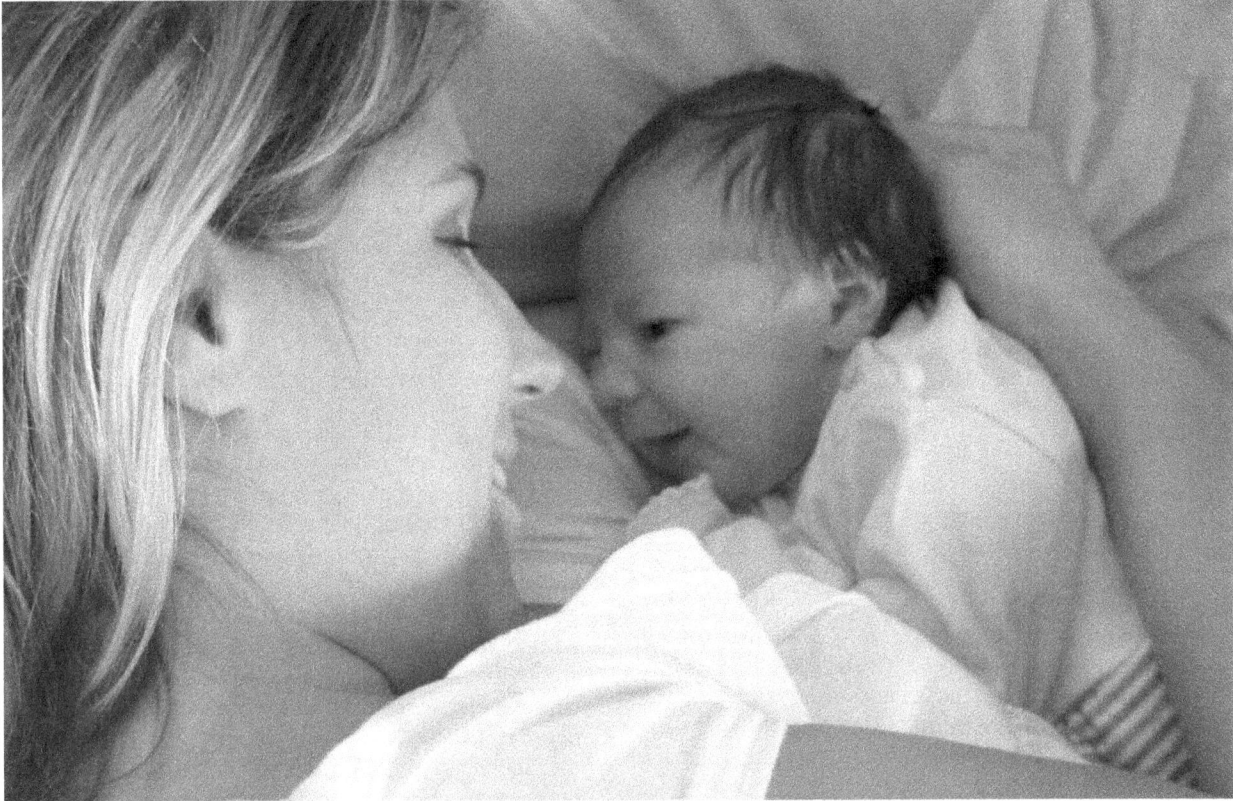

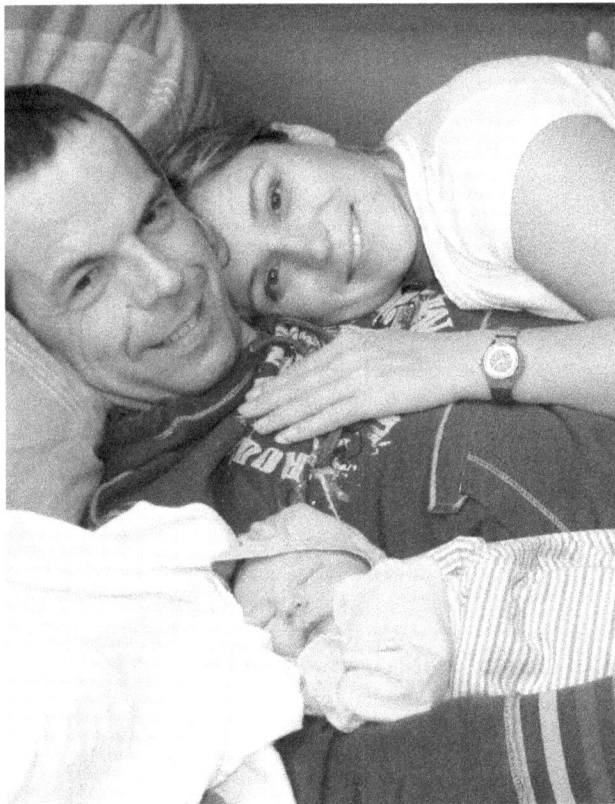

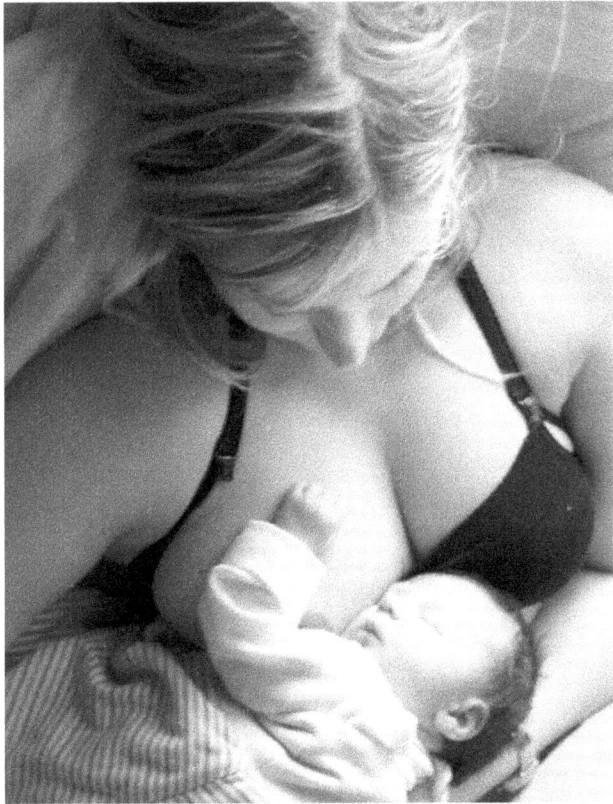

Nicole, 26
Wohnort: Lorch (D)
Beruf: Physiotherapeutin

„Beim Mitschieben gab es einen tiefen Herztonabfall der Kleinen, den unsere Hebamme aber schnell in den Griff bekam."

1. Kind: Mädchen (17 Tage), Hausgeburt

Wenn ich das Wort „Hausgeburt" höre, kommen mir spontan folgende Gedanken in den Sinn: Sicherheit, Vertrauen, Intimität, Ruhe, Zeit.

Ich hatte Angst vor der Geburt: Hin und wieder vor dem Unausweichlichen, Unkontrollierbaren und Unplanbaren einer Geburt.

Deshalb wollte ich zu Hause gebären: Meine drei jüngeren Geschwister wurden zu Hause geboren, außerdem sind mir die Risiken im Krankenhaus zu hoch. Selbst wenn alle anatomischen und gesundheitlichen Gegebenheiten bei Frau und Kind optimal sind, muss man für eine problemlose Geburt loslassen, den Kopf abschalten, die Geburt geschehen lassen und die Zeit vergessen können. Das mit dem Kopf fällt mir besonders schwer. In der Klinik wird man mit so viel Fremde, Technik und einer Hebamme, die einem evtl. unsympathisch ist und mich sowieso nicht kennt, konfrontiert. Dies macht die oben genannten Punkte nahezu unmöglich.

So hat mein Umfeld / mein Partner auf mein Vorhaben reagiert: Partner und Familie: durch und durch positiv; Schwiegereltern: finden es nicht gut, haben noch immer Angst davor; Umfeld: mit Unwissenheit („Habt ihr euer Haus desinfiziert?")

So hat mein Arzt auf meinen Wunsch, zu Hause zu gebären, reagiert: „Grundsätzlich habe ich ja nichts gegen so etwas."

Auf meine Hausgeburt habe ich mich wie folgt vorbereitet: Vorsorge bei meiner Hausgeburtshebamme, Geburtsvorbereitungskurs und zusätzlich Partnerkurs bei anderen Hebammen, verschiedene Bücher und Filme, Gespräche in der Familie.

So habe ich meine Hausgeburtshebamme gefunden: Internetrecherche.

Die Geburt zu Hause verlief wie folgt: Die Wehen fingen morgens an. Mein Mann und ich verbrachten den Tag kuschelnd und gemeinsam atmend mit viel Körperkontakt. Besonders schön war zu wissen, dass ich meine Hebamme jederzeit anrufen konnte und sie sofort losfahren würde, wenn ich sie brauche. Dies war dann abends der Fall. Ich verbrachte viel Zeit in der Badewanne und vertönte die Wehen. Zwischendurch dachte ich immer mal wieder zuviel, was die Geburt etwas verlangsamte. Beim anschließenden Mitschieben gab es einen tiefen Herztonabfall der Kleinen, den unsere Hebamme mit Seitenlagerung und meinem Veratmen der Wehen ohne mitzuschieben aber schnell in den Griff bekam. Ursache war hier wahrscheinlich, dass ich vom Kopf her mehr mitschob, als mein Körper vorgab, z.B. fünf Mal, statt drei Mal. Zu unserer Überraschung wurde unsere Tochter dann auch noch mit vorgefallenem Arm geboren. Trotzdem sind wir beide unverletzt und wohlauf.

Ich habe mein Baby gestillt: Ja, problemlos.

Das Wochenbett und die Zeit danach habe ich so in Erinnerung: Harmonisch, erholsam und rundum versorgt durch meinen Mann und meine hochschwangere Schwester mit Familie, mit der wir zusammen wohnen. Die letzten Tage waren für meinen Mann unbezahlbar, er hatte die Möglichkeit, seine Tochter intensiv kennen und lieben zu lernen. Die üblichen Gedanken und Alltagssorgen hatten sich von selbst ausgeblendet.

Ich würde wieder zu Hause gebären wollen: Ja, noch mehr als zuvor! Wie wäre wohl in der Klinik auf diesen Herztonabfall reagiert worden? Mit Erfahrung und Geduld? Mit Panik und Ungeduld? Das wäre mir viel zu unsicher, deshalb jederzeit wieder mit einer erfahrenen Hebamme.

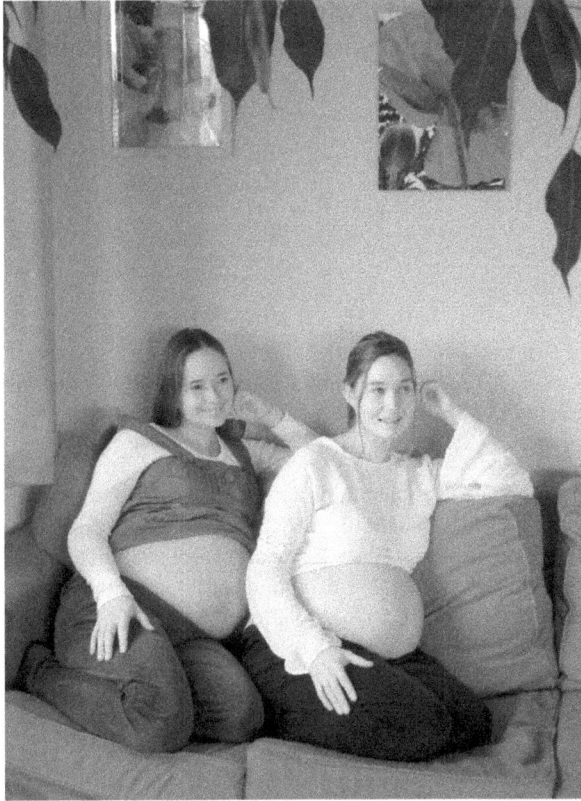
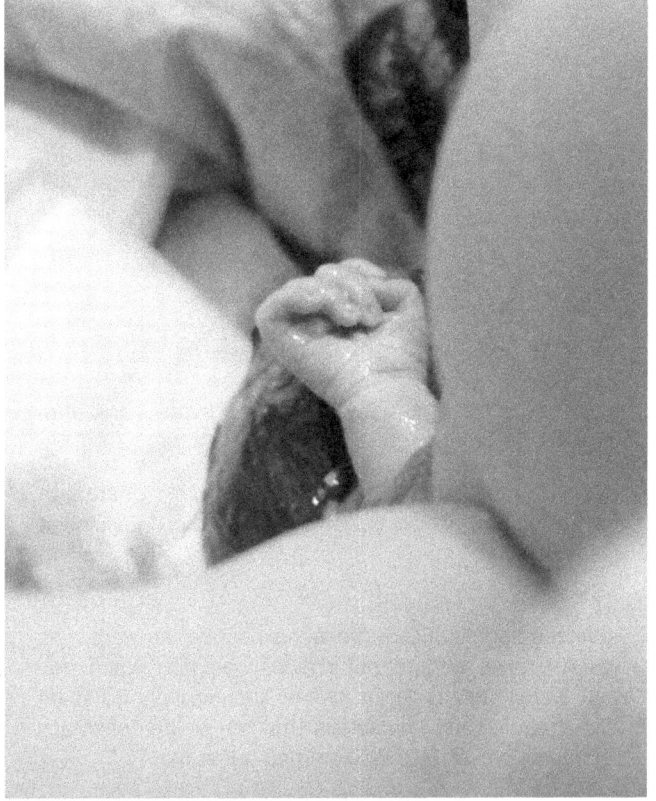
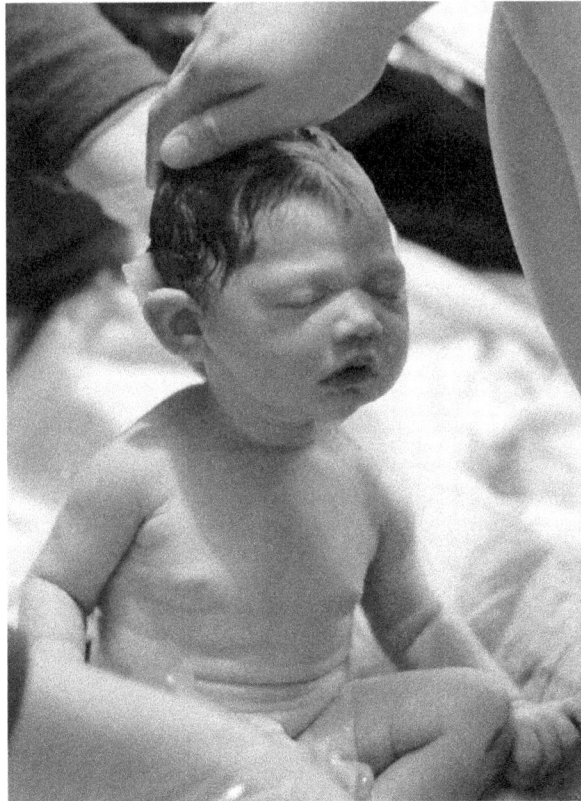
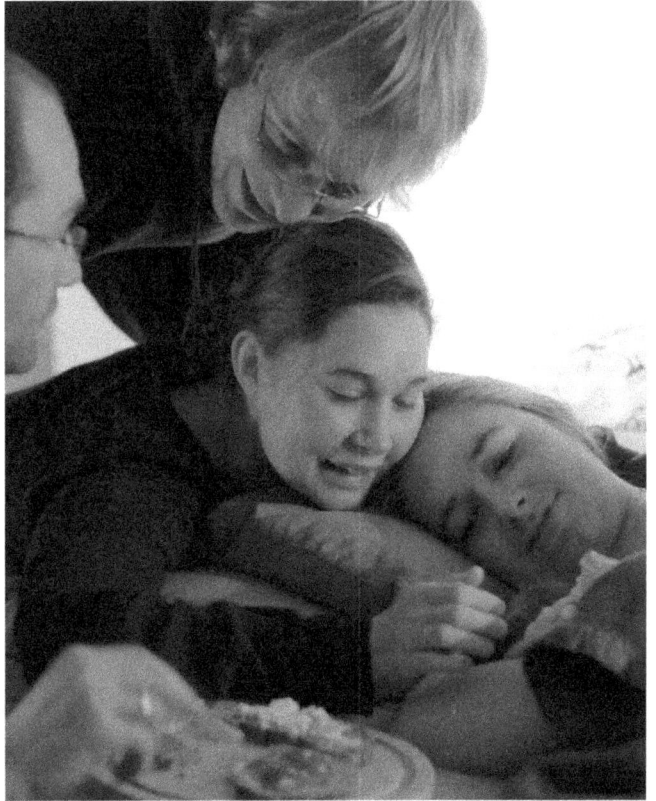

Kathrin, 27
Wohnort: Lilienfeld (A)
Beruf: Kinesiologin

„Dieses lustvolle Gefühl, wie sich das Kind durch den Geburtskanal schob, war einfach unbeschreiblich."

1. Kind: Mädchen (3 Jahre), Klinikgeburt
2. Kind: Junge (10 Monate), Hausgeburt

Wenn ich das Wort „Hausgeburt" höre, kommen mir spontan folgende Gedanken in den Sinn: Intimität, Harmonie, Privatsphäre, urinstinktives Körpergefühl.

Ich hatte Angst vor der Geburt: Überhaupt nicht. Es war, als ob es gar keine andere Möglichkeit gäbe.

Deshalb wollte ich zu Hause gebären: Ich bin überzeugt, dass JEDER Mensch selbst genau weiß, was gut für ihn ist, wenn er nur in sich hinein hört. Nach meiner ersten Geburt geriet ich ins Nachdenken. So sollte die zweite Geburt keinesfalls sein. Ich wollte dem Baby einfach ein perfektes Willkommen bereiten.

So hat mein Umfeld / mein Partner auf mein Vorhaben reagiert: Mein Mann konnte sich nichts darunter vorstellen und ich erklärte es ihm. Aus dieser Sicht hatte er es noch nie betrachtet und war ab dann überzeugt. Unsere Eltern und Geschwister reagierten sehr positiv. Dem Rest verrieten wir nichts.

So hat mein Arzt auf meinen Wunsch, zu Hause zu gebären, reagiert: Mein Frauenarzt ist sehr ängstlich und ich hatte das Gefühl, dass er es mir ausreden würde, deshalb hab ich ihm nichts gesagt. Er hatte mir mehrmals gesagt, dass ich kerngesund bin, also gab es keinen Grund, ihn einzuweihen.

Auf meine Hausgeburt habe ich mich wie folgt vorbereitet: Mein Mann und ich haben vorbereitet, was wir brauchen werden. Außerdem habe ich in mir dafür gesorgt, dass Stress und Ängste erst gar nicht aufkommen (können).

So habe ich meine Hausgeburtshebamme gefunden: Ich war in ihrer Praxis. Sie sah mir an, wie ich bei dem Gedanken an eine Hausgeburt strahlte.

Die Geburt zu Hause verlief wie folgt: Ich merkte, wie ich vollkommen losließ, da ich so entspannt war, weil alles so natürlich ablief. Dieses lustvolle Gefühl, wie sich das Kind durch den Geburtskanal schob, war einfach unbeschreiblich und wird mich mein ganzes Leben lang begleiten. Mithilfe der Schwerkraft konnte ich unser Kind tatsächlich auf die Welt atmen.

Ich habe mein Baby gestillt: JA, und das mit größter Freude.

Das Wochenbett und die Zeit danach habe ich so in Erinnerung: Die ersten Tage waren anstrengend. Meine Große war erst am Gesundwerden und wollte auch sehr viel die Mama. Meine Mama hat sich sehr viel um sie gekümmert. Aber das hat sich alles bald gelegt und mein Mann war wirklich eine tolle Stütze. Oma und Schwester haben uns bekocht. Ich bin heute noch zu Tränen gerührt, wenn ich daran denke, mit welcher Liebe und Fürsorge sich alle um uns gekümmert haben.

Ich würde wieder zu Hause gebären wollen: Wenn, dann nur zu Hause.

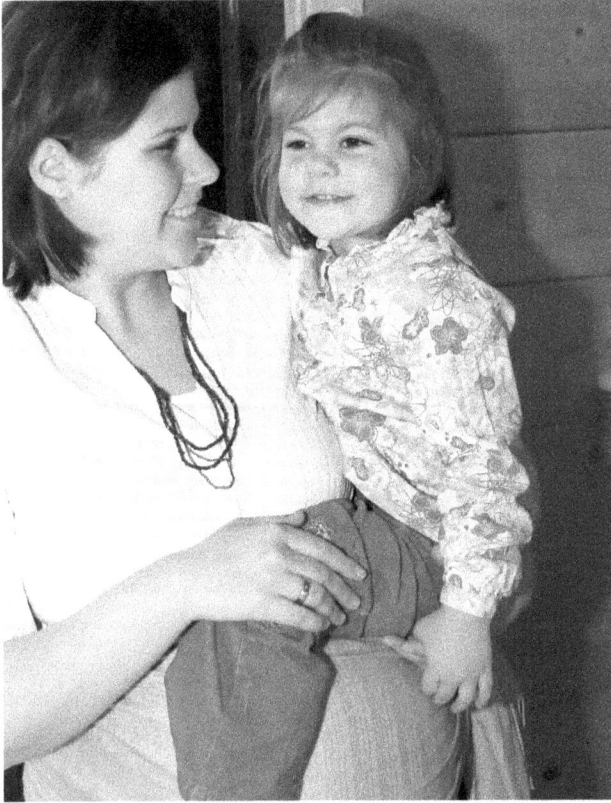 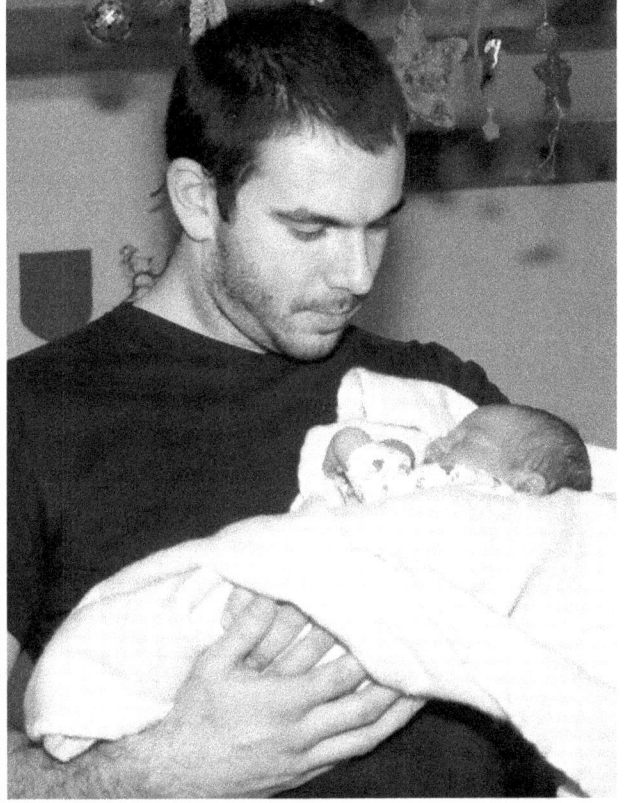

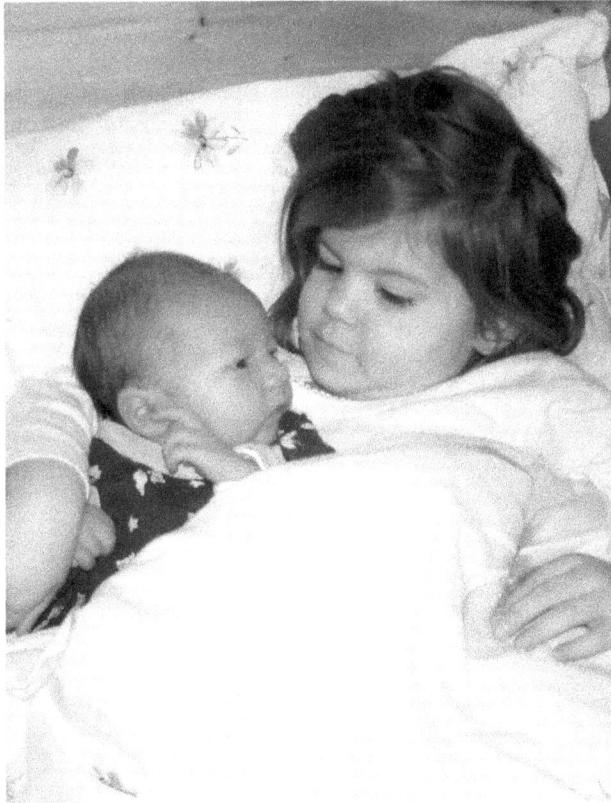 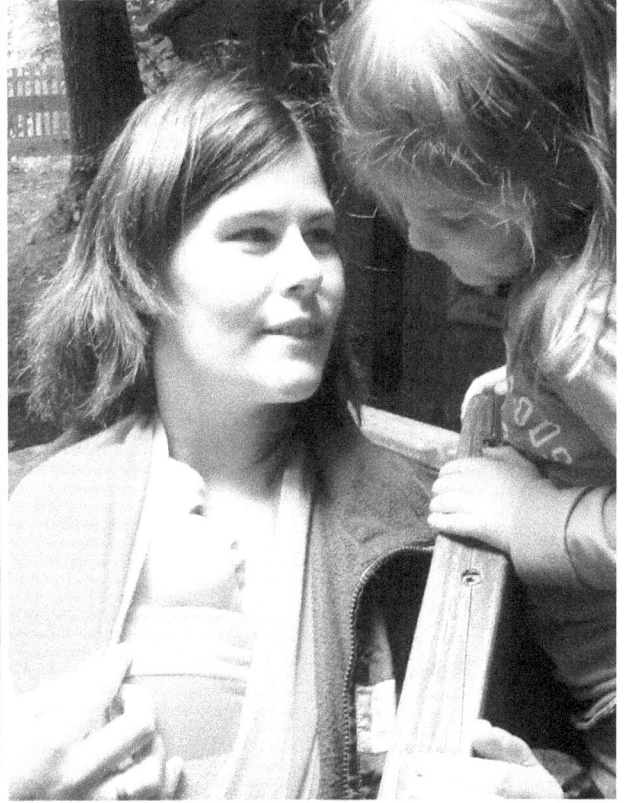

Priska, 27
Wohnort: Büren (CH)
Beruf: Hebamme

„Dieses unglaubliche Gefühl während und nach der Geburt sollte jede Frau erlebt haben."

1. Kind: Mädchen (2 Jahre 4 Monate), ambulante Geburt im Geburtshaus
2. Kind: Mädchen (6 Monate), Hausgeburt

Wenn ich das Wort „Hausgeburt" höre, kommen mir spontan folgende Gedanken in den Sinn: Hätte ich beim ersten Kind schon machen sollen. Sicherheit und Intimität durch vertraute Umgebung. Männerfreundlich, da sie „Fluchtmöglichkeiten" haben.

Ich hatte Angst vor der Geburt: Nein. War gespannt, wann die Geburt anfängt und wie viel die anderen Hausbewohner von unserer Geburt mitbekommen werden. Sie hatten schlussendlich gar nichts von der Geburt mitbekommen.

Deshalb wollte ich zu Hause gebären: Ich weiß, wie es im Spital läuft! Intimität und Eins-zu-eins-Betreuung waren mir wichtig.

So hat mein Umfeld / mein Partner auf mein Vorhaben reagiert: Das Umfeld hat negativ darauf reagiert, besonders angezweifelt wurde die Sicherheit. Der Partner eher skeptisch wegen den Hausbewohnern, ist eine Geburt doch ein intimes Ereignis, welches nicht das ganze Haus mitbekommen soll.

So hat mein Arzt auf meinen Wunsch, zu Hause zu gebären, reagiert: Ich war nie bei einem Arzt in der Schwangerschaftskontrolle. Hatte alle Kontrollen bei meiner Hebamme.

Auf meine Hausgeburt habe ich mich wie folgt vorbereitet: Hausbewohner informiert. Musik-CDs und Geburtskerze bereitgehalten. Geburtspositionen in der Badewanne (normale Badewanne) ausprobiert.

So habe ich meine Hausgeburtshebamme gefunden: Hatte bei der ersten Geburt im Geburtshaus schon die gleiche Hebamme.

Die Geburt zu Hause verlief wie folgt: Schneller Wehenstart und kurze Eröffnungsperiode im Bad. Austriebsperiode von 1,5 Stunden, sehr anstrengend, da sich der Kopf lange nicht richtig eingestellt hatte. Danach schöne Wassergeburt und unglaubliche Gefühle in ruhiger, intimer Atmosphäre.

Ich habe mein Baby gestillt: Nachdem ich aus der Wanne gestiegen bin und in meinem Bett lag, habe ich unsere Tochter problemlos an die Brust gelegt. Sie ist nun 6 Monate alt und wird immer noch voll gestillt.

Das Wochenbett und die Zeit danach habe ich so in Erinnerung: Unglaubliche Gefühle, extrem gutes Selbstwertgefühl, stolz. Sehr ruhiges Wochenbett, habe nur gestillt, geschlafen und mit der älteren Tochter gespielt. Wenig, ausgesuchten Besuch. Wäsche und Putzen durch Haushaltshilfe erledigt.

Ich würde wieder zu Hause gebären wollen: Wenn es nur um Schwangerschaft und Geburt gehen würde, hätte ich gerne noch 10 Kinder. Dieses unglaubliche Gefühl während und nach der Geburt sollte jede Frau erlebt haben. Es bringt Frau viel weiter im Leben. Würde sofort wieder zu Hause gebären!

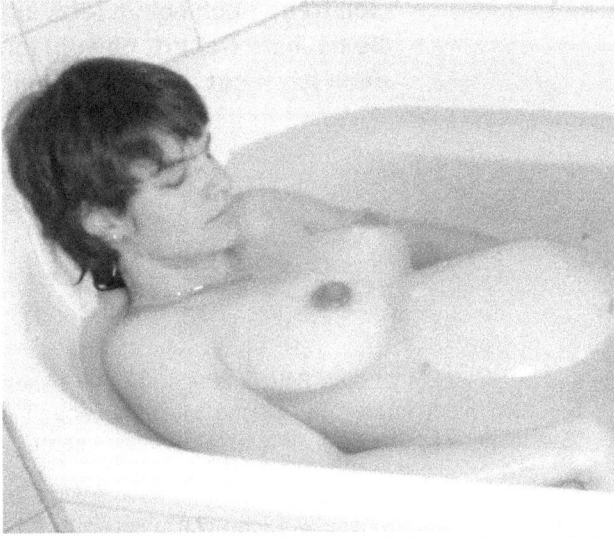 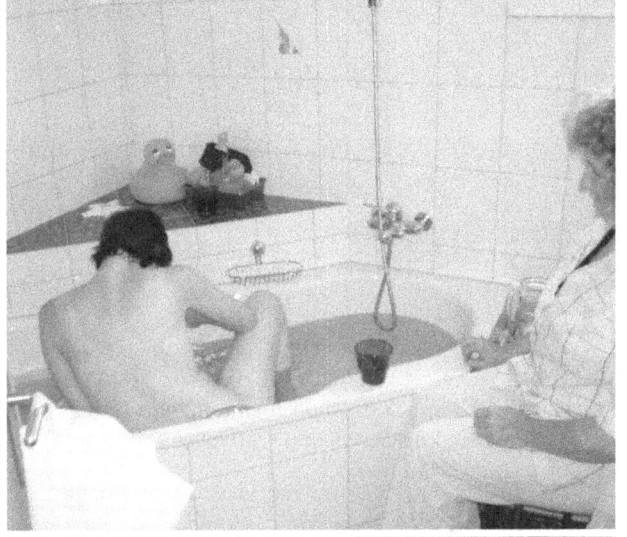

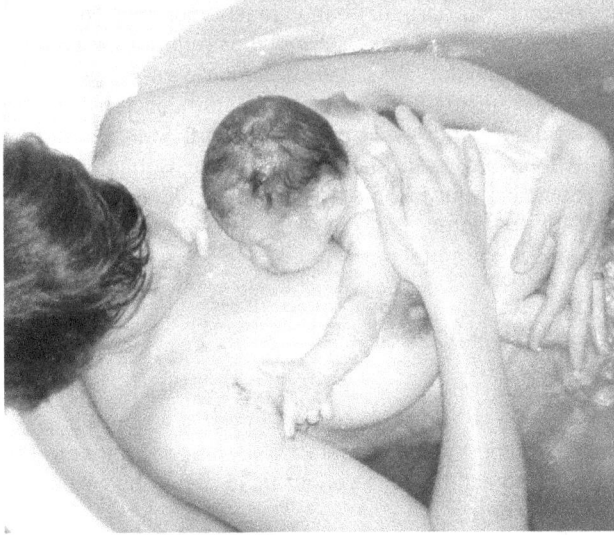 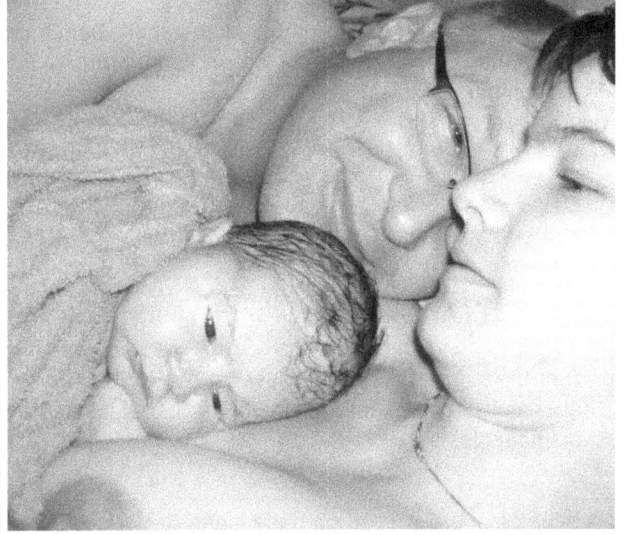

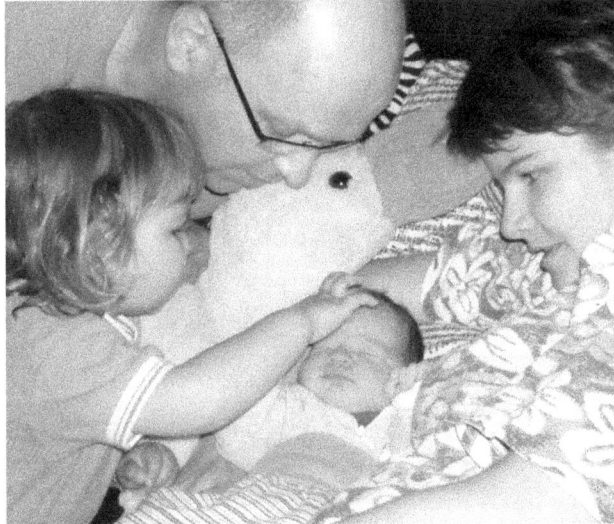 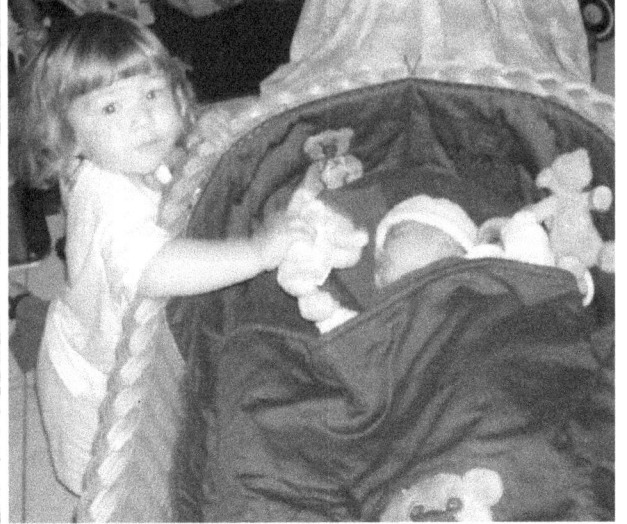

Anja, 28
Wohnort: Sins (CH)
Beruf: Hebamme

„Ich freue mich schon jetzt auf die nächste Geburt, obwohl ich noch gar nicht schwanger bin"

1. Kind: Mädchen (15 Monate), Hausgeburt

Wenn ich das Wort „Hausgeburt" höre, kommen mir spontan folgende Gedanken in den Sinn: Wie schön meine eigene Geburt war, welch ein eindrückliches und kraftvolles Erlebnis.

Ich hatte Angst vor der Geburt: Nein, nie.

Deshalb wollte ich zu Hause gebären: Weil ich nicht den Mut hatte, ins Spital zu gehen. Damit ich mich entspannen und gehen lassen kann, brauche ich ein stimmiges Umfeld.

So hat mein Umfeld / mein Partner auf mein Vorhaben reagiert: Grundsätzlich positiv. Einige Freunde waren skeptisch und meine Schwiegermutter hatte Angst, mein Partner würde ohnmächtig werden.

So hat meine Ärztin auf meinen Wunsch, zu Hause zu gebären, reagiert: Ich war nur zum Ultraschall bei der Ärztin, sonst bei der Hebamme. Aber meine Ärztin sieht das ziemlich locker, war kein Problem für sie.

Auf meine Hausgeburt habe ich mich wie folgt vorbereitet: Ich habe einen Geburtsvorbereitungskurs im Wasser besucht und habe mich akupunktieren lassen. Und ich habe mich von meiner Hebamme dazu überreden lassen, den Damm mit dem Epi-No-Gerät und Dampfsitzbädern vorzubereiten. Es war gar nicht so schlimm, wie ich gedacht hatte. Meinem Mann habe ich eine Liste gemacht, was er bei Wehenbeginn alles zu erledigen hat: Bett doppelt beziehen, Wäsche waschen, Kindersitz im Auto montieren, Tücher vorwärmen etc.

So habe ich meine Hausgeburtshebamme gefunden: Sie ist eine Bekannte von mir. Wir haben beruflich nicht immer die gleiche Meinung, aber ich wusste, dass ich mich bei ihr total fallen lassen kann.

Die Geburt zu Hause verlief wie folgt: Zu Beginn der Latenzphase war ich noch unterwegs, fuhr hierhin und dorthin. Abends machte ich mir einen kleinen Einlauf und bekam dann aber verordnet, möglichst viel zu schlafen. Was überraschenderweise sogar immer wieder gelang. Etwa um 11 Uhr am nächsten Tag ging es dann richtig los. Und nach etwa 6 Stunden starker Wehen hat mein Mann mit Hilfe der Hebamme dann das Kind entwickelt, das ich im Vierfüßlerstand in der Stube geboren habe. Genau so, wie ich es mir immer gewünscht hatte!

Ich habe mein Baby gestillt: Ja, 6 Monate voll und immer noch teilweise.

Das Wochenbett und die Zeit danach habe ich so in Erinnerung: Ein wenig wie in Watte gepackt und in einer anderen Welt mit ganz anderen Prioritäten. Ich habe es genossen, in diese neue Welt einzutauchen.

Ich würde wieder zu Hause gebären wollen: Unbedingt! Ich freue mich jetzt schon auf die nächste Geburt, obwohl ich noch gar nicht schwanger bin. Ich wünsche mir, die Geburt noch bewusster und in bewussterem Kontakt zum Kind zu erleben.

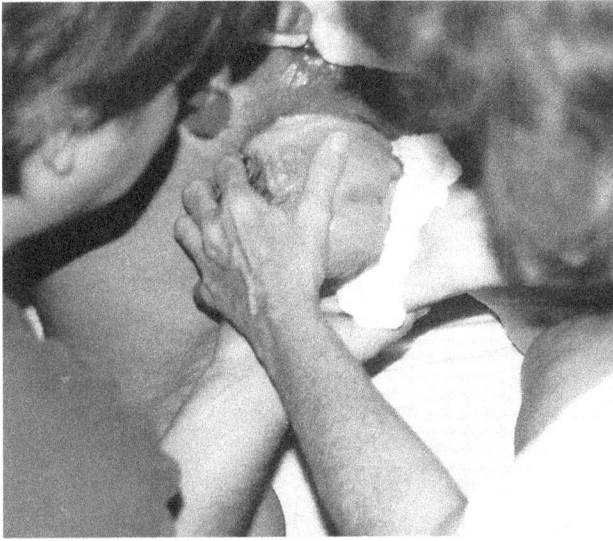 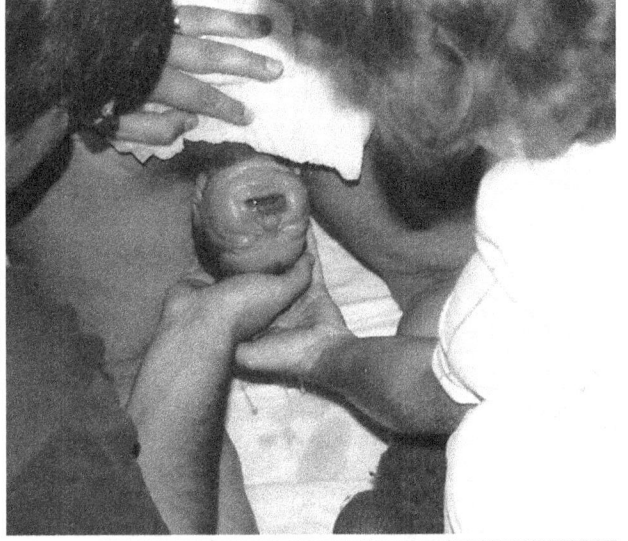

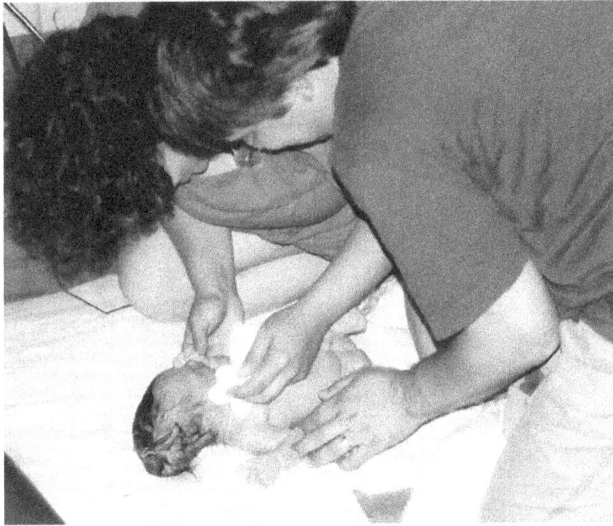 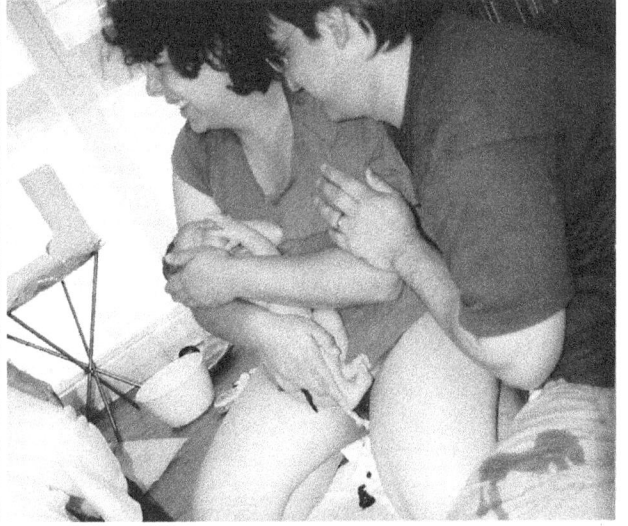

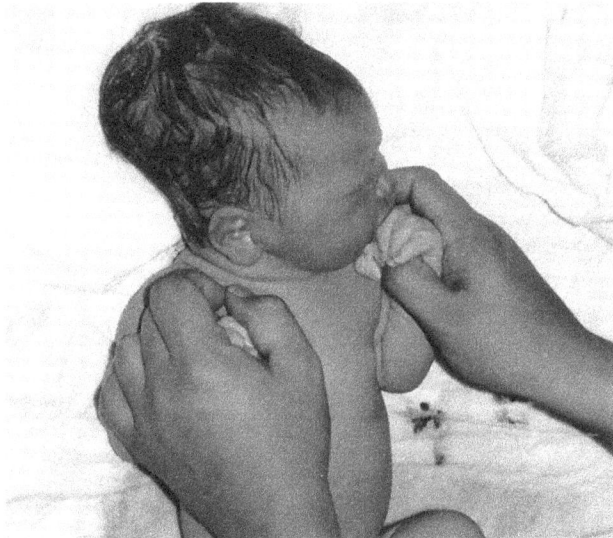 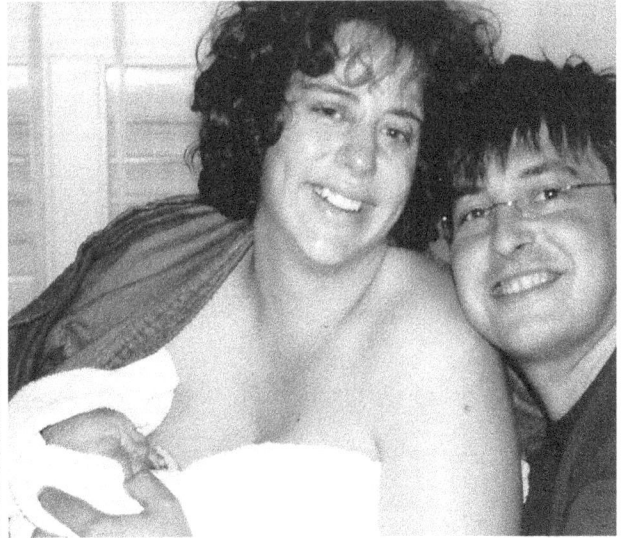

Corinna, 28
Wohnort: Mönchsberg (D)
Beruf: Diplom-Wirtschaftsingenieurin,
zurzeit Hausfrau

1. Kind: Junge (4 Jahre), Klinikgeburt
2. Kind: Junge (2 Jahre), Hausgeburt

„Unser Kind konnte in unsere Mitte hineingeboren werden, es wurde nicht aus der Klinik mitgebracht."

Wenn ich das Wort „Hausgeburt" höre, kommen mir spontan folgende Gedanken in den Sinn: Das schönste Erlebnis, das ich bisher hatte. Es hat mich, meine Partnerschaft und meine Familie sehr gestärkt. Ich bin mir selbst bewusster und somit selbstbewusster geworden. Unser Kind konnte in unsere Mitte hineingeboren werden, es wurde nicht aus der Klinik mitgebracht. Alle konnten dabei sein und somit hatten wir es alle zusammen geschafft. Mein Mann sagt, dass es für ihn leichter war, gleich eine Beziehung zu unserem Baby aufzubauen als bei der Klinikgeburt unseres ersten Sohnes.

Ich hatte Angst vor der Geburt: Ich wollte keine Wiederholung der ersten Geburt, bei der ich entbunden wurde. Dabei habe ich mich ausgeliefert, ohnmächtig gefühlt. Angst hatte ich vor dem Gefühl, als Problem, das möglichst schnell (Dammschnitt, Wehentropf) behoben werden muss, behandelt zu werden.

Deshalb wollte ich zu Hause gebären: Der Ausweg für mich, um selbst aktiv zu gebären.

So hat mein Umfeld / mein Partner auf mein Vorhaben reagiert: Zuerst überrascht, auch etwas ängstlich. Doch die Vorbehalte konnten in Gesprächen mit meiner Hebamme alle ausgeräumt werden. Besonders hilfreich waren die Überlegungen zum Thema: „Was machen wir, wenn ... passiert?" Nach der Geburt waren alle ausnahmslos begeistert und sehr beeindruckt.

So hat mein Arzt auf meinen Wunsch, zu Hause zu gebären, reagiert: Danach habe ich ihn nie gefragt ;-)

Auf meine Hausgeburt habe ich mich wie folgt vorbereitet: Vor allem durch regelmäßige und intensive Hebammengespräche mit Aufbau eines intensiven Vertrauensverhältnisses. Fußreflexzonenmassage, was mir in der Schwangerschaft sehr geholfen hat.

So habe ich meine Hausgeburtshebamme gefunden: Online-Recherche im Internet. Sie ist sehr zuverlässig, klug und vertrauenswürdig, war immer sensibel und ehrlich. Ich habe mich bei ihr in jeder Situation sicher gefühlt und wusste, dass sie immer für mich da ist.

Die Geburt zu Hause verlief wie folgt: 16 Tage über Termin ging es los. Mithilfe meines Mannes schaffte ich vier Stunden intensive Wehenarbeit bei Kerzenschein, schöner Musik und vor dem offenen Kamin. Dann konnte ich Erik nach wenigen Presswehen und ohne Verletzung gebären. Toll war, dass wir uns keinen Klinik-Vorschriften unterordnen mussten und somit 16 Tage warten konnten. Ich könnte mir vorstellen, dass die Geburt in der Klinik ganz anders gelaufen wäre. Erik hatte keine Übertragungszeichen, er hat einfach noch ein bisschen länger gebraucht.

Ich habe mein Baby gestillt: Gestillt habe ich acht Monate voll, danach innerhalb von drei Monaten abgestillt.

Das Wochenbett und die Zeit danach habe ich so in Erinnerung: Ich war über vieles erstaunt und überrascht. Nachdem ich nach meiner ersten Geburt fünf Tage in der Klinik verbracht hatte, war nach der zweiten Geburt zu Hause erst mal alles neu und anders – viel schöner, leichter und vor allem natürlicher. Einfach entspannter.

Ich würde wieder zu Hause gebären wollen: Auf jeden Fall! Ich freue mich schon drauf :-)

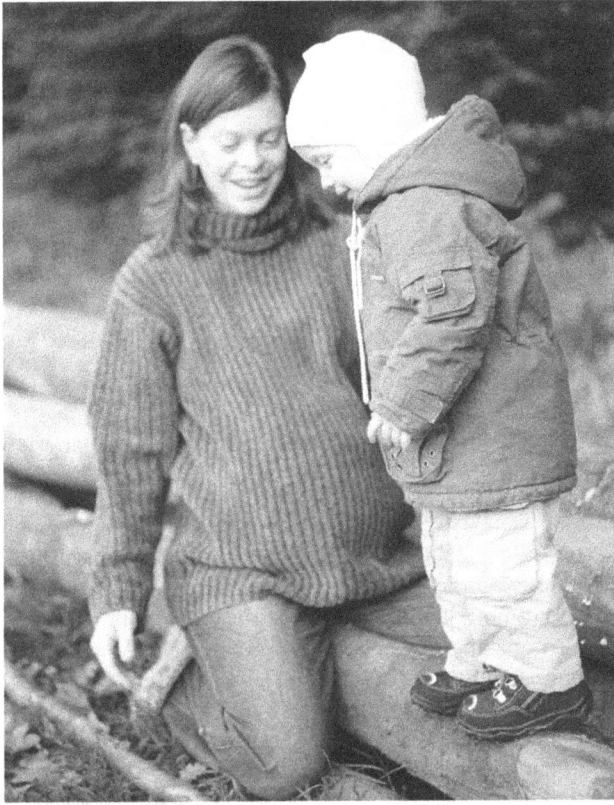
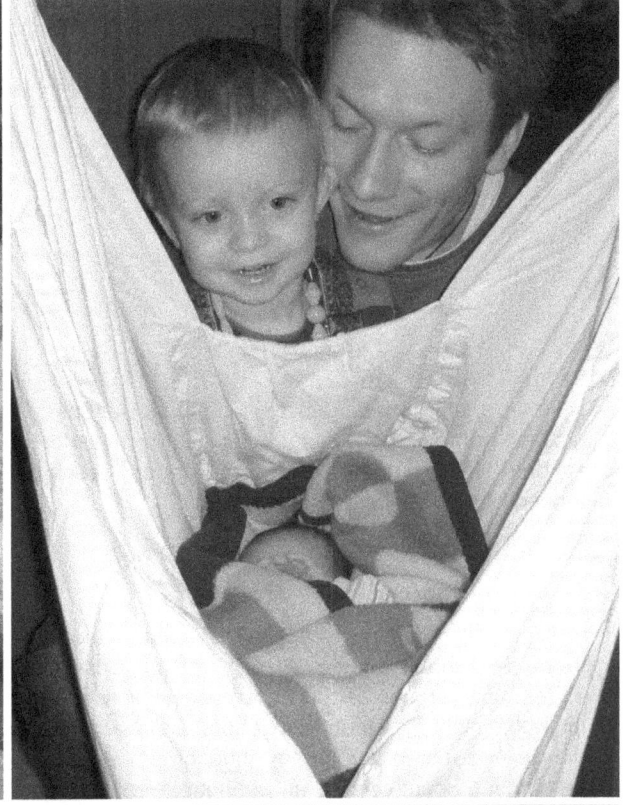
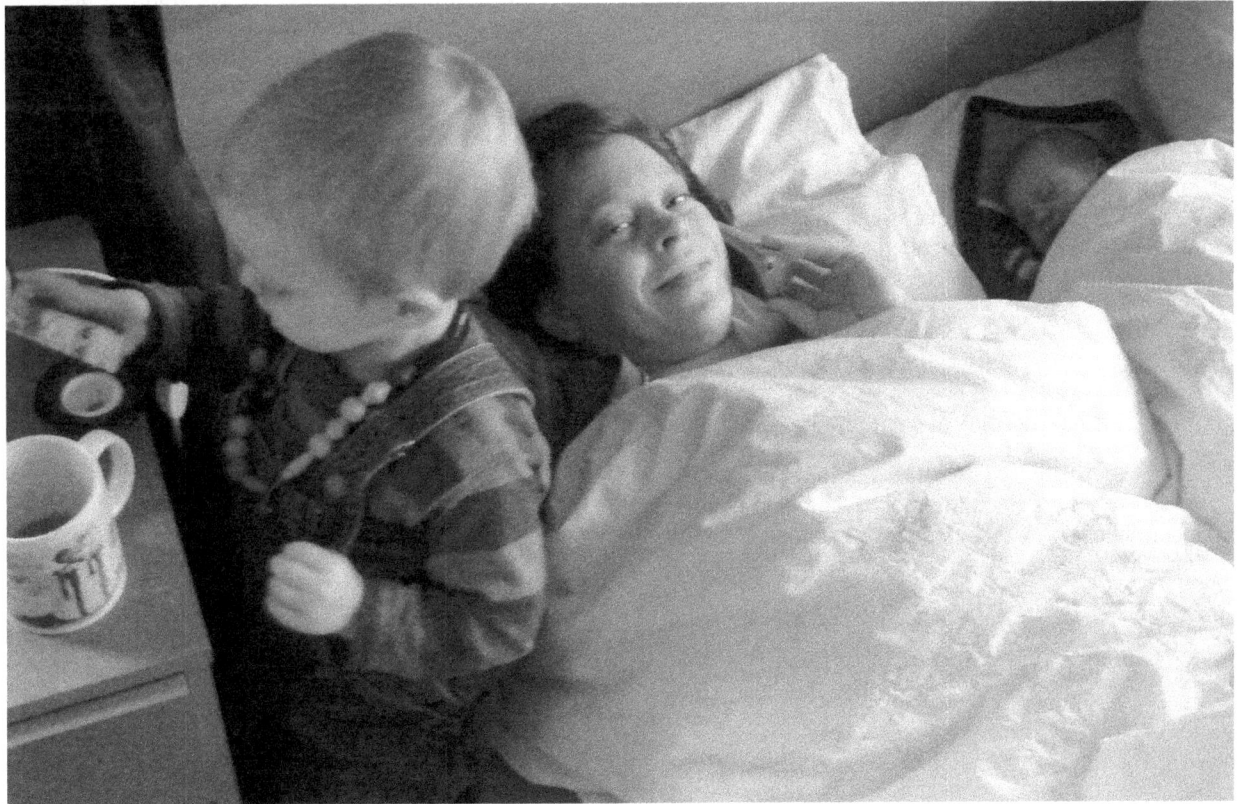

Franziska, 28
Wohnort: Falkensee (D)
Beruf: Arzthelferin, Kosmetikerin

„Die Energie, die man während der Geburt abgibt, bleibt in den eigenen vier Wänden."

1. Kind: Junge (4 Jahre), Geburtshausgeburt
2. Kind: Junge (2 Jahre), Hausgeburt

Wenn ich das Wort „Hausgeburt" höre, kommen mir spontan folgende Gedanken in den Sinn: Ruhe, Selbstbestimmung. Die Energie, die man während der Geburt abgibt, geht nicht verloren, sondern bleibt in den eigenen vier Wänden. Geschwisterkind wird nicht ausgeschlossen.

Ich hatte Angst vor der Geburt: Nein.

Deshalb wollte ich zu Hause gebären: Ich wollte machen können, was ich will. Wollte meine Ruhe (auch danach), Harmonie. Wichtig war mir, dass mein erstes Kind von der Geburt nicht ausgeschlossen wird. Ich wollte nicht mit einem Neugeborenen im Auto durch die Gegend fahren. Außerdem finde ich eine Klinik zur Entbindung unangebracht und unnötig, wenn es keine Komplikationen im Schwangerschaftsverlauf gab.

So hat mein Umfeld / mein Partner auf mein Vorhaben reagiert: Mein Partner ist der gleichen Meinung. Wenige meinten, ich sei mutig. Andere machten sich Sorgen, aus Angst es geht etwas schief; fanden es sogar leichtsinnig und ein unnötiges Risiko. Meine Eltern haben es als meine Meinung akzeptiert, fanden es aber nicht unbedingt toll. Trotzdem begleitete mich meine Mama und schwärmt noch heute von der „Bilderbuchgeburt".

So hat meine Ärztin auf meinen Wunsch, zu Hause zu gebären, reagiert: Sehr positiv, da meine Ärztin selbst eine geplante Hausgeburt hatte.

Auf meine Hausgeburt habe ich mich wie folgt vorbereitet: Internet. Bücher von Léboyèr gelesen. Mich mit meiner Hebamme ab der 12. SSW zur Vorsorge getroffen.

So habe ich meine Hausgeburtshebamme gefunden: Ich hatte eine Hebamme bei der ersten Geburt im Geburtshaus, mit der ich perfekt harmonierte. Ich wusste, dass diese Hebamme auch Hausgeburten begleitet.

Die Geburt zu Hause verlief wie folgt: Schnell und komplikationslos, da ungestört und heimisch. Bei meiner ersten Geburt im Geburtshaus war ich doch zu verkrampft, konnte nicht so in mich hineinfühlen durch die ganzen fremden Eindrücke um mich herum. Die Hebamme habe ich zuhause nur als Sicherheit gebraucht, um das Kind aufzufangen, und zur Plazentageburt. Mein Sohn war nur während der Presswehen bis zur Plazentageburt abwesend. Er ging mit meinem Mann kurz auf den Spielplatz, denn mir war wohler, wenn er als enge Bezugsperson bei meinem Sohn ist. Ich konnte mich so besser entspannen und meine Mutter war ja neben mir. Unser Baby kam mit Glückshaube zur Welt.

Ich habe mein Baby gestillt: Ja, ich stille immer noch und sogar Tandem. Der Große stillt noch 1 x täglich.

Das Wochenbett und die Zeit danach habe ich so in Erinnerung: Ruhiges, schönes, gegenseitiges Kennenlernen mit nur zwei Besuchern. Zu mehr hätte ich auch keine Kraft gehabt, da unser Baby sehr schwer zur Ruhe kam und fast rund um die Uhr meine ganze Aufmerksamkeit brauchte. Er hatte auch Trinkschwierigkeiten. Mit viel Besuch und Klinikaufenthalt wäre es mit dem Stillen nichts geworden und ich wäre kräftemäßig am Ende gewesen. Meine Mutter hat ihr jüngstes Enkelkind zu Weihnachten wiedergesehen, da war die Geburt ca. 5 Wochen her, und auch ihr Hund Esche durfte unser Baby kennenlernen.

Ich würde wieder zu Hause gebären wollen: Ja, für mich kommt nichts Anderes mehr in Frage.

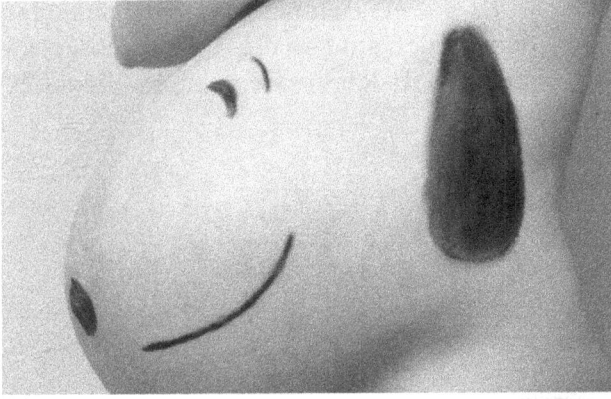
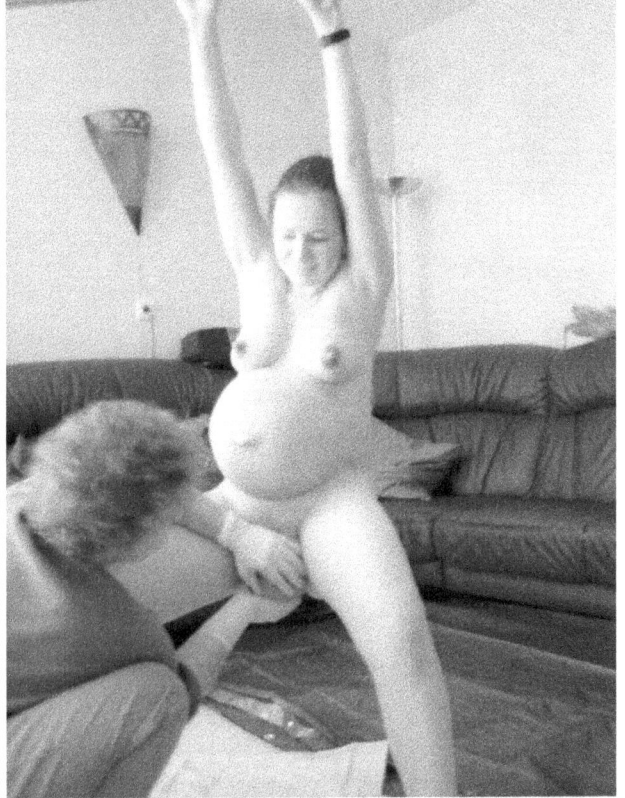
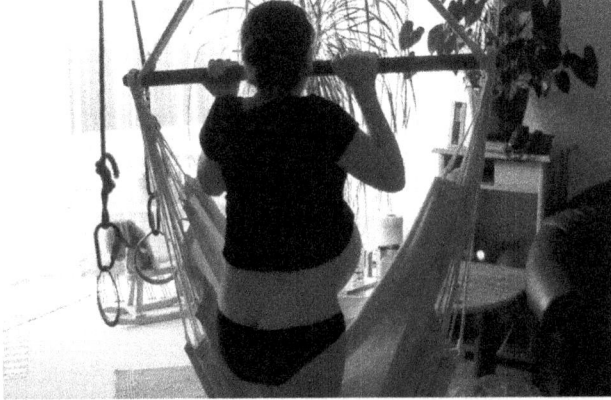
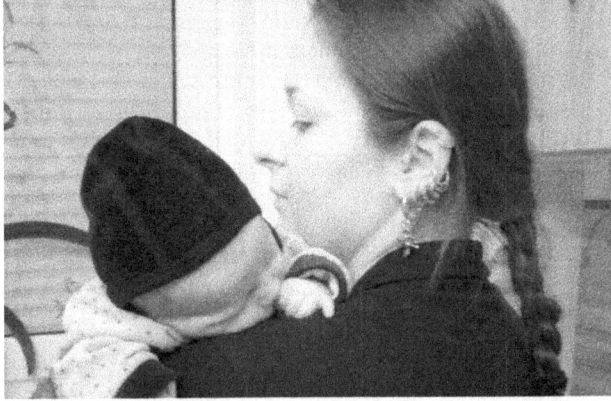
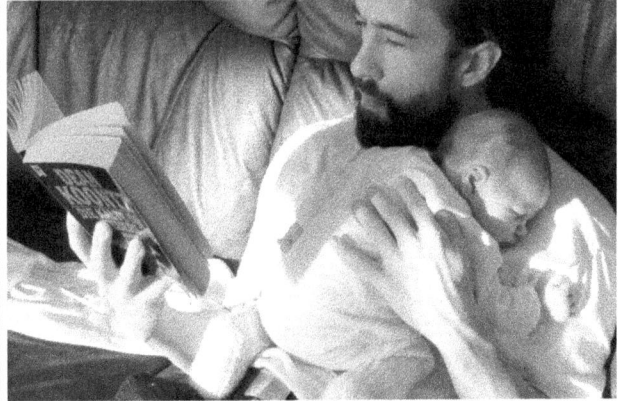
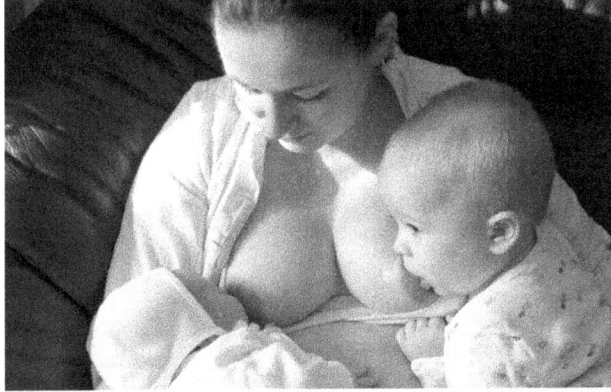
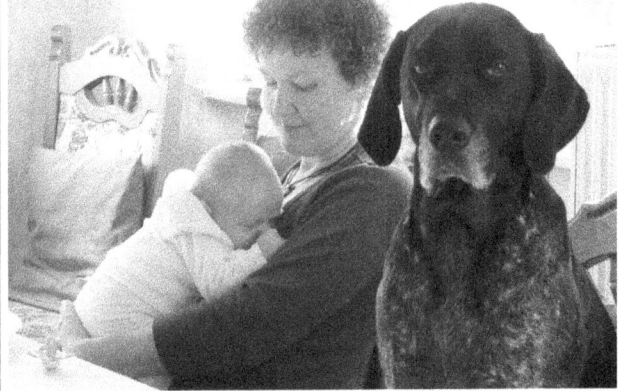

Isabella, 28
Wohnort: Elsbach (A)
Beruf: Hausgeburtshebamme

„Es war ein Hammer, und die Schmerzen haben mich echt an die Grenze gebracht – aber wo hätte ich besser gebären können?!"

1. Kind: Junge (9 Tage), Hausgeburt

Wenn ich das Wort „Hausgeburt" höre, kommen mir spontan folgende Gedanken in den Sinn: Freiheit, Zeit, Sicherheit, Geborgenheit, Intimität. Zuhause ist der beste Ort für das Erlebnis Geburt.

Ich hatte Angst vor der Geburt: Anfang/Mitte der Schwangerschaft dachte ich nur viel darüber nach, wie lange ich mich wohl würde „abkämpfen" müssen ... wirklich Angst hatte ich aber keinen einzigen Augenblick.

Deshalb wollte ich zu Hause gebären: Ich hätte mich im Krankenhaus unsicher und schlecht versorgt gefühlt und ständig das Gefühl gehabt, mich schützen zu müssen vor unnötigen Eingriffen in den natürlichen Ablauf der Geburt. Als Hebamme habe ich in der Hinsicht einfach schon zu viel gesehen und erlebt.

So hat mein Umfeld / mein Partner auf mein Vorhaben reagiert: Maximal: „Na ja, du bist ja Fachfrau, da ist das was Anderes, für mich selbst wäre das aber nix...". Ich konnte aber auch andere mit meiner Begeisterung anstecken, die sich jetzt zumindest Gedanken darüber machen! Mein Mann hat sich ganz auf mich verlassen, durch unsere gute Hebamme fühlte er sich dann auch sicher mit der Hausgeburt.

So hat mein Arzt auf meinen Wunsch, zu Hause zu gebären, reagiert: Für ihn war klar, dass ich zu Hause bleiben würde. Ich habe aber auch einen wirklich sehr tollen Gynäkologen!

Auf meine Hausgeburt habe ich mich wie folgt vorbereitet: Schwangerschaftsvorsorge mit meiner Hebamme, Materialien besorgen bzw. bereitlegen (Folie, Leintücher, ... alles, was ich dann schlussendlich gar nicht benötigt habe).

So habe ich meine Hausgeburtshebamme gefunden: Als Hebamme habe ich den Vorteil, viele Hebammen persönlich zu kennen wie auch ihre Arbeitsweise.

Dadurch ist mir die Entscheidung für meine Hebamme sehr leicht gefallen.

Die Geburt zu Hause verlief wie folgt: Abends stärkeres Ziehen. Mein Mann und ich spielten noch eine Runde Rummy Cup und gingen dann ins Bett. Mein Mann schlief ein. Mit Wärmflasche hielt ich es gut im Bett liegend aus. Ich wollte mich nicht schon zu Geburtsbeginn auspowern, man weiß ja nie, wie lange die Geburt dauern wird. Um Mitternacht Zeichnungsblutung, 1 Stunde später weckte mein Tönen meinen Mann. Wir kuschelten, dann ging ich in die Badewanne. Die Wehen steigerten sich, unsere Hebamme kam: Muttermund bereits 7 cm eröffnet! Irgendwann kam ein ziemlicher Pressdrang mit Megawehen. Ich hatte mich halbsitzend in der Badewanne vom Raum weggedreht. So drückte ich stöhnend, jammernd, schreiend mein Kind immer weiter aus mir heraus. Mit dem Kopf schlüpfte gleich der restliche Körper. Ich hob ihn aus dem Wasser und musste ihm auch noch die Eihäute vom Gesicht entfernen, genoss die völlige Ruhe der ersten Minuten. Niemand, der sofort abnabeln wollte. Vor der Geburt der Plazenta fürchtete ich mich etwas: Muss da jetzt echt noch mal etwas durch meine Geburtswege durch?! Meine Hebamme motivierte mich, ich hockte mich hin und gebar auch die Nachgeburt. Es war wirklich nicht schlimm.

Ich habe mein Baby gestillt: Klar, meine Brustwarzen sind Gott sei Dank nie wund geworden, obwohl so ein Neugeborenes echt einen Wahnsinnszug drauf hat.

Das Wochenbett und die Zeit danach habe ich so in Erinnerung: Ruhig und gemütlich. Wir schlafen, wann und so lange wir wollen, stillen und genießen unsere Zeit zu dritt. Mein Mann ist ein super Wochenbettpfleger und schmeißt 3 Wochen lang den Haushalt!

Ich würde wieder zu Hause gebären wollen: Ohne Frage! Es war ein Hammer, und die Schmerzen haben mich echt an die Grenze gebracht – aber wo hätte ich besser gebären können?!

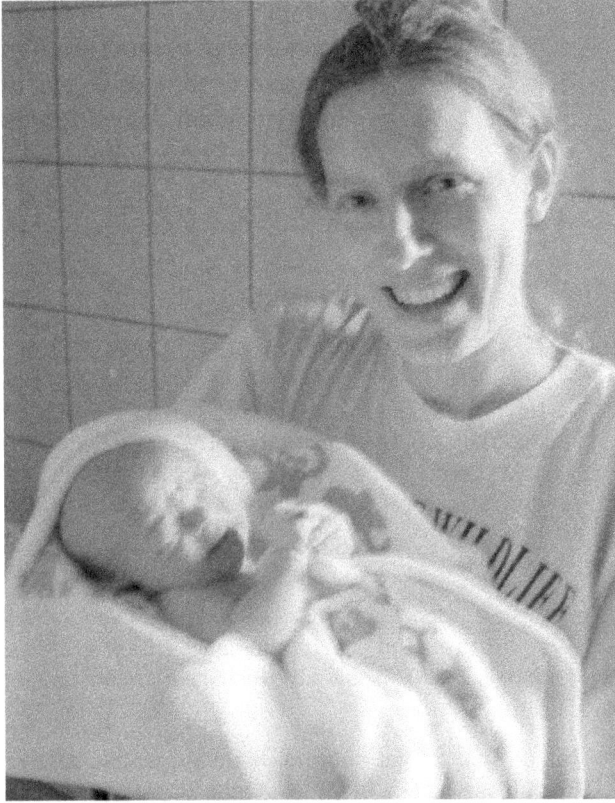
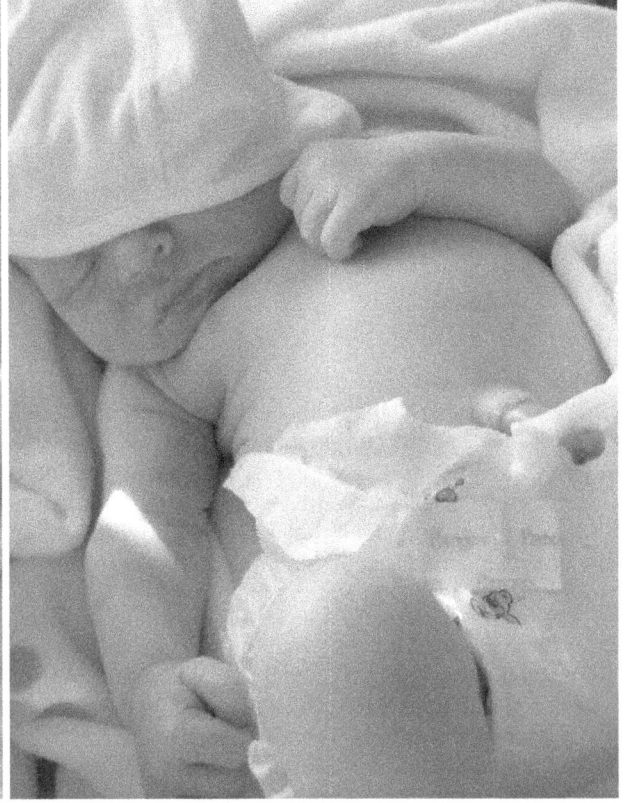
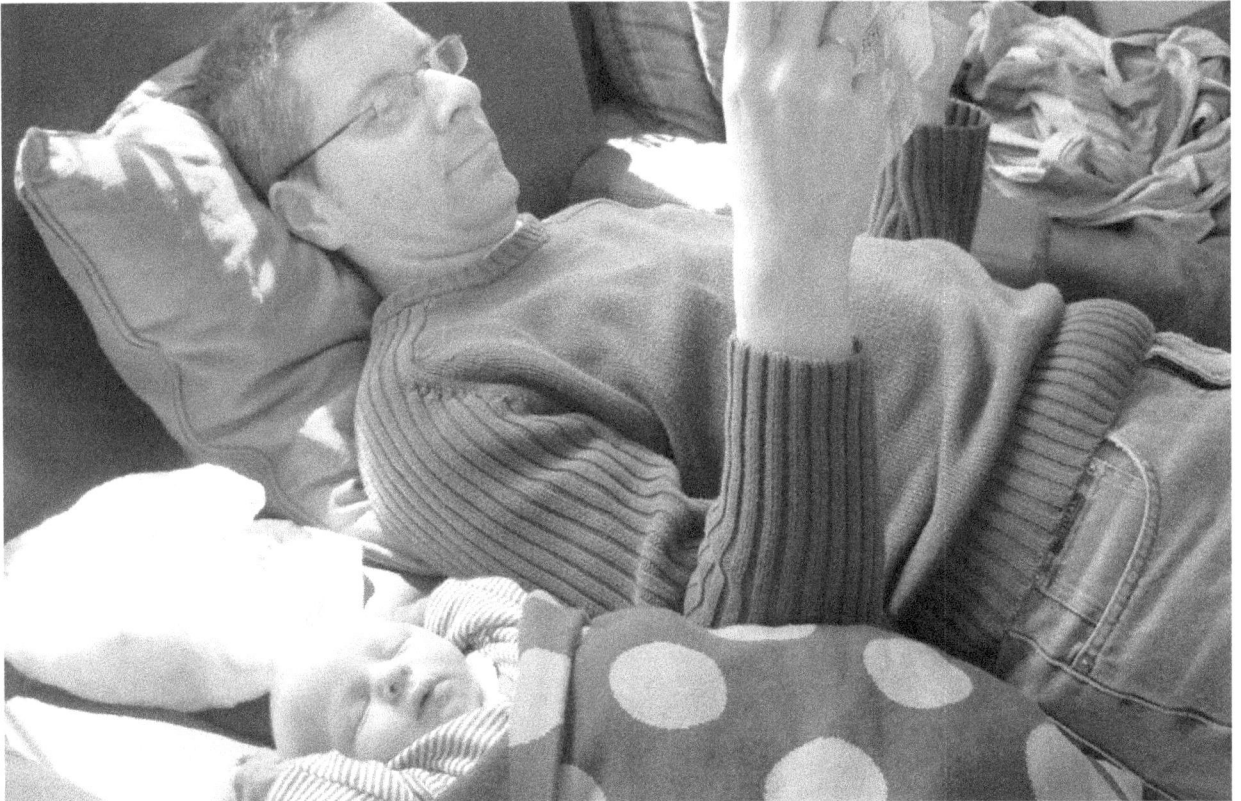

Kerstin, 28
Wohnort: Dittenheim (D)
Beruf: Kfm. Angestellte, zzt. Elternzeit

1. Kind: Junge (6 Jahre), Klinikgeburt
2. Kind: Mädchen (3 Jahre), Klinikgeburt
3. Kind: Junge (1,5 Jahre), Hausgeburt

„Mein Partner war anfangs skeptisch. Heute erzählt er allen werdenden Vätern, dass es ein wesentlich schöneres Erlebnis als im Krankenhaus ist."

Wenn ich das Wort „Hausgeburt" höre, kommen mir spontan folgende Gedanken in den Sinn: Ich habe bei der Hausgeburt die Wehen wesentlich entspannter erlebt. Ich habe mich viel sicherer gefühlt als im Krankenhaus, weil ich wusste, dass nichts gegen meinen Willen geschieht. Ich habe mich zu Hause geborgen gefühlt, weil es mein ZUHAUSE war, in dem ich mein Baby geboren habe! Zu Hause waren nur Menschen, denen ich vertraut habe.

Ich hatte Angst vor der Geburt: Nein, ich habe mich so sicher gefühlt. Ich wusste, dass in den Wehen keine Diskussionen geführt werden, ob irgendwas jetzt so oder so laufen muss (wie das leider bei mir im Krankenhaus der Fall war!). Stattdessen habe ich mich auf die Geburt gefreut. Meine Vorfreude wurde voll erfüllt!

Deshalb wollte ich zu Hause gebären: Ich hatte bereits Erfahrungen mit dem Krankenhaus. Man hat mir zu wenig Zeit gelassen, alles musste streng nach Plan laufen, ich war dort nur Gast und musste mich dem dortigen Alltag unterwerfen. Ich hörte, dies sei bei einer Hausgeburt anders. Klar, dort ist die Hebamme Gast. Ich wollte selbstbestimmt gebären.

So hat mein Umfeld / mein Partner auf mein Vorhaben reagiert: Mein Partner war anfangs skeptisch: „Was ist, wenn irgendwas ist??" Heute erzählt er allen werdenden Vätern, dass es ein wesentlich schöneres Erlebnis als im Krankenhaus ist. Meine Oma fand es gut, weil sie selbst zuhause geboren hat.

So hat mein Arzt auf meinen Wunsch, zu Hause zu gebären, reagiert: Für meinen Arzt war es o.k. Ich bin trotzdem bald nicht mehr hin, denn die Vorsorge bei meiner Hebamme, die „nur" mit ihren Händen gearbeitet hat, hat mich total fasziniert.

Auf meine Hausgeburt habe ich mich wie folgt vorbereitet: Ich habe viele Erfahrungsberichte zur Hausgeburt gelesen und gehört. Außerdem habe ich einen Geburtsvorbereitungskurs bei MEINER Hebamme besucht. Dieser hatte schon eine ganz andere Klasse als der Kurs, den ich bei den Krankenhaushebammen erlebt hatte!

So habe ich meine Hausgeburtshebamme gefunden: Ich wusste durch Erzählungen von ihr. Außerdem hatte sie in einem „alternativen" Heft inseriert. Hatte das Gefühl, dass sie die Richtige für mich ist.

Die Geburt zu Hause verlief wie folgt: Ich war entspannt und habe mich sicher gefühlt. Als die Fruchtblase platzte, rief mein Mann unsere Hebamme an. Sie kam und kurz darauf das Baby. Die Wehen waren diesmal viel besser zu ertragen. Ich war so entspannt!

Ich habe mein Baby gestillt: Ja, ich stille unseren Jüngsten seit 1,5 Jahren.

Das Wochenbett und die Zeit danach habe ich so in Erinnerung: Es war Sommer und wir haben Landwirtschaft. Ich hatte zwei Wochen lang eine Haushaltshilfe. In dieser Zeit lag ich viel im Bett, habe mich richtig ausgeruht und erholt. Trotz unserer schon zwei Kinder konnte ich mich nach der Hausgeburt besser ausruhen, als das nach den ersten beiden Geburten der Fall war.

Ich würde wieder zu Hause gebären wollen: JA!!! Nach diesem wundervollen Erlebnis würde für mich nichts Anderes mehr in Frage kommen! Die Hausgeburt hat mich für mein weiteres Leben sehr geprägt!!!

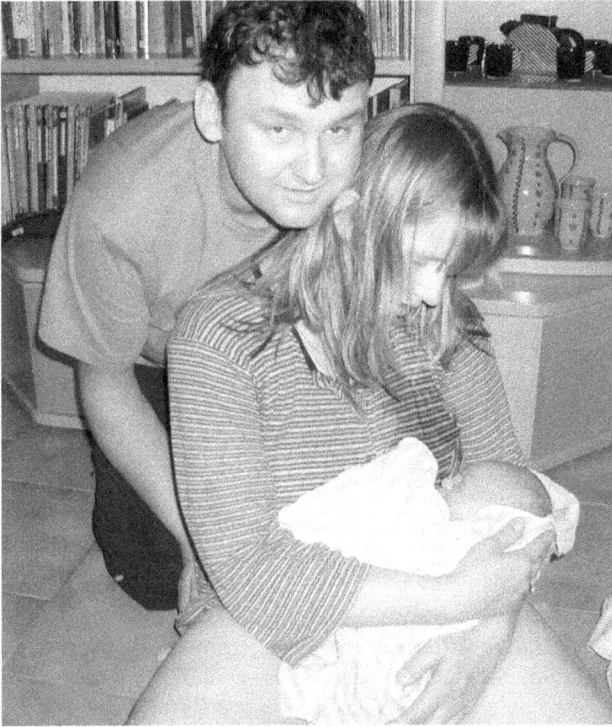
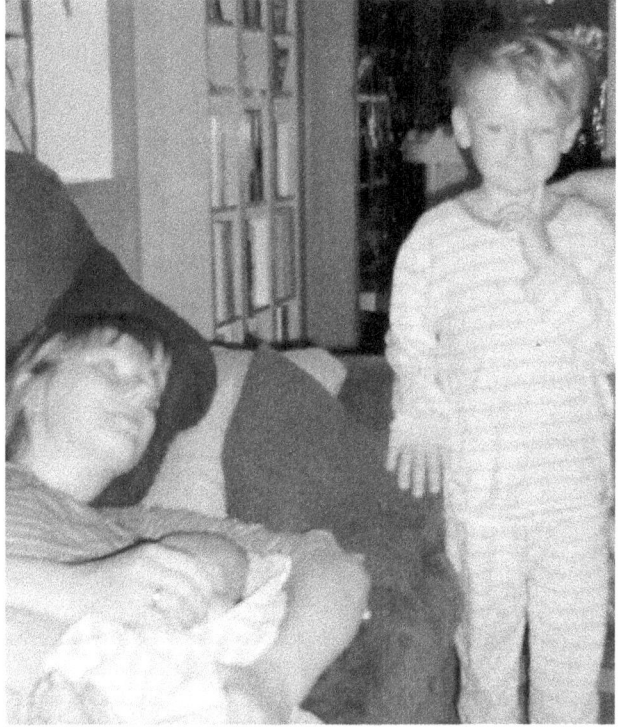
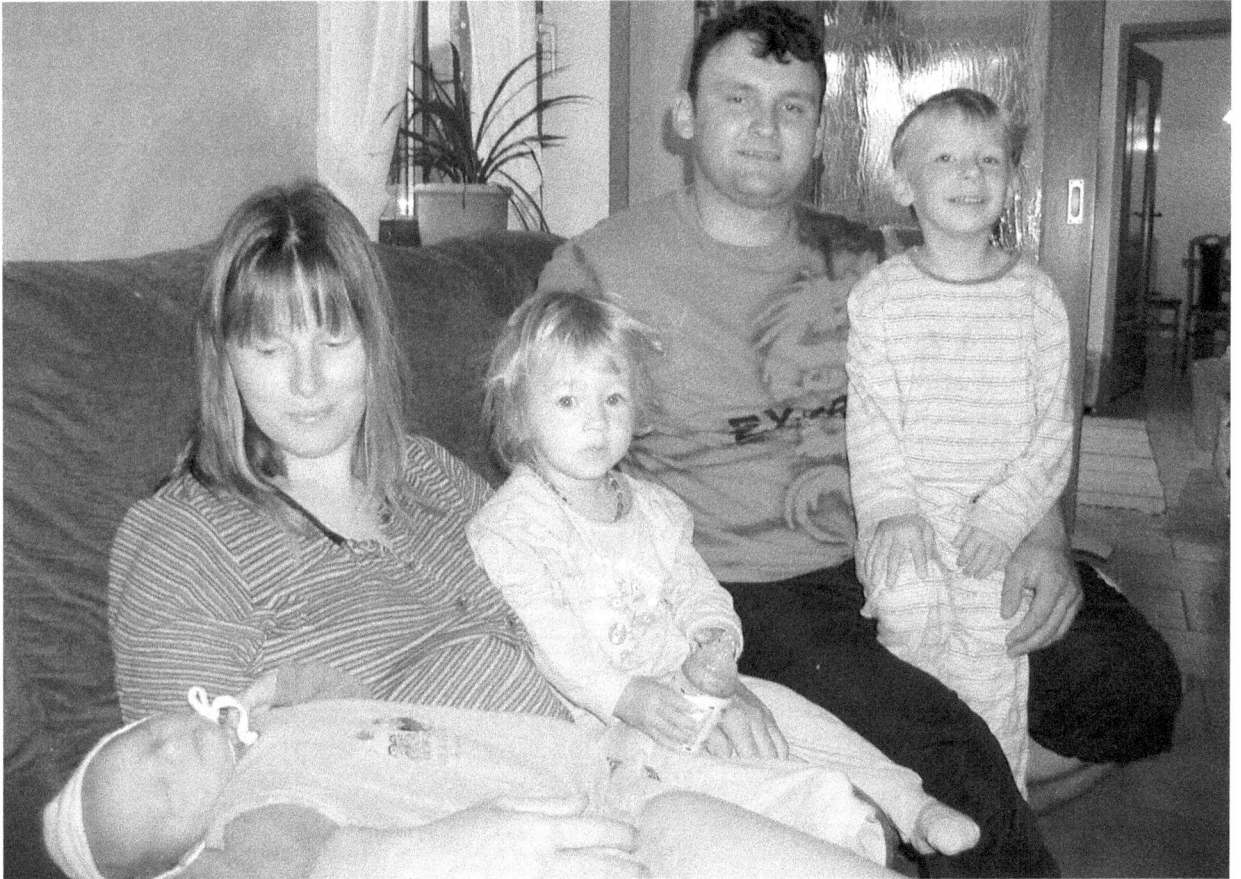

„Sowohl der Oberarzt als auch mein Gynäkologe haben mir dringendst von einer Hausgeburt abgeraten. Konkrete Gründe konnte mir aber keiner nennen."

1. Kind: Junge (5 Jahre), Klinikgeburt
2. Kind: Junge (1 Jahr), Klinikgeburt, extrem frühgeborenes Baby, 24. SSW
3. Kind: Mädchen (10 Tage), Hausgeburt

Wenn ich das Wort „Hausgeburt" höre, kommen mir spontan folgende Gedanken in den Sinn: Intimität, Geborgenheit, Vertrauen, Familie.

Ich hatte Angst vor der Geburt: Nein.

Deshalb wollte ich zu Hause gebären: Die Geburt meines ersten Sohnes wurde wegen einer Gestose 3 Wochen vor dem Termin eingeleitet. Deswegen dauerte diese Geburt über 26 Stunden und währenddessen fanden mehrere Schichtwechsel beim Klinikpersonal statt. Als ich eine Hebamme gebraucht hätte, stand leider keine zur Verfügung, da noch fünf weitere Frauen zeitgleich mit mir in den Wehen lagen. Bei der Geburt meines zweiten Sohnes, der bereits in der 24. SSW geboren wurde, waren knapp 20 Personen im Kreißsaal. Bei der dritten Geburt wollte ich eine mir bereits bekannte Hebamme, der ich vertrauen kann. Eine, die mich während der Schwangerschaft und der gesamten Geburt begleitet und unterstützt. Außerdem wollte ich niemanden sonst, außer meinem Partner und der Hebamme, dabei haben. Ich wollte einfach in Ruhe und Geborgenheit gebären.

So hat mein Umfeld / mein Partner auf mein Vorhaben reagiert: Anfängliche Skepsis und Angst bei meinem Lebensgefährten wandelten sich nach vielen, sehr informativen und einfühlsamen Gesprächen mit unserer Hebamme in Vorfreude, Spannung und das Wissen, das Richtige zu tun. Beinahe das gesamte Umfeld konnte unsere Entscheidung nicht nachvollziehen. Ich musste mich unzählige Male erklären und rechtfertigen.

So hat mein Arzt auf meinen Wunsch, zu Hause zu gebären, reagiert: Sowohl der Oberarzt der Uniklinik als auch mein Gynäkologe haben mir „dringendst" von einer Hausgeburt im Allgemeinen und nach einem totalen Muttermundsverschluss in Folge einer extremen Frühgeburt im Besonderen abgeraten. Konkrete Gründe, die gegen eine Hausgeburt sprechen, konnte mir aber keiner der beiden nennen.

Auf meine Hausgeburt habe ich mich wie folgt vorbereitet: Eine großartige, ganzheitliche Betreuung durch meine Hausgeburtshebamme. Mehr war nicht erforderlich. Sie hat mich während der gesamten Schwangerschaft begleitet und wir haben eine freundschaftliche Beziehung aufbauen können. So wurden meine Ängste und Sorgen abgebaut und das Vertrauen in meine eigenen Fähigkeiten gestärkt. Ihre fachliche Kompetenz und ihr großer Erfahrungsschatz gaben mir zudem sehr viel Sicherheit.

So habe ich meine Hausgeburtshebamme gefunden: Über die Erfahrungen mit meinem viel zu früh geborenen Sohn habe ich ein Buch geschrieben, das auch in der edition riedenburg erscheint. Als meine liebe Verlegerin von meiner erneuten Schwangerschaft erfuhr, hat sie mir meine Hebamme ans Herz gelegt und einen ersten Kontakt hergestellt.

Die Geburt zu Hause verlief wie folgt: Genau so, wie ich es mir erhofft und erträumt hatte. Völlig entspannt, ohne jeden Druck. Unsere Tochter kam in einem mobilen Gebärpool in unserem Wohnzimmer neben dem knisternden Kaminofen zur Welt. Noch bevor sie abgenabelt wurde, kam unser 5-jähriger Sohn dazu und konnte seine Schwester sofort willkommen heißen.

Ich habe mein Baby gestillt: Meine Tochter wird voll gestillt.

Das Wochenbett und die Zeit danach habe ich so in Erinnerung: Völlig unproblematisch.

Ich würde wieder zu Hause gebären wollen: Ich würde nie wieder ohne triftigen Grund in einer Klinik entbinden!

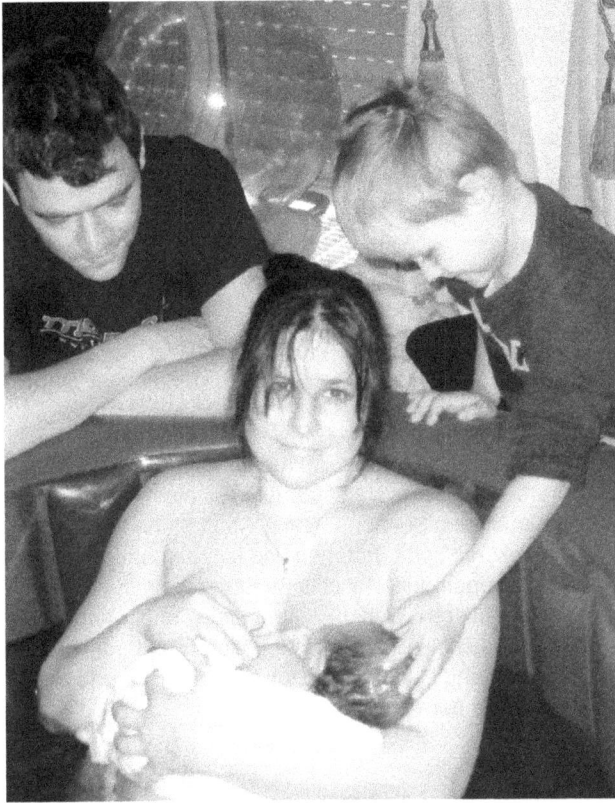
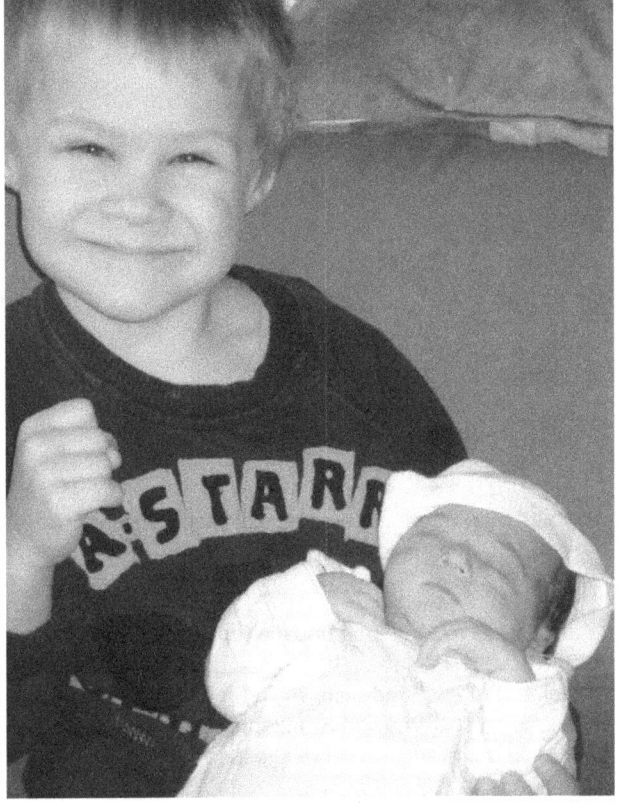
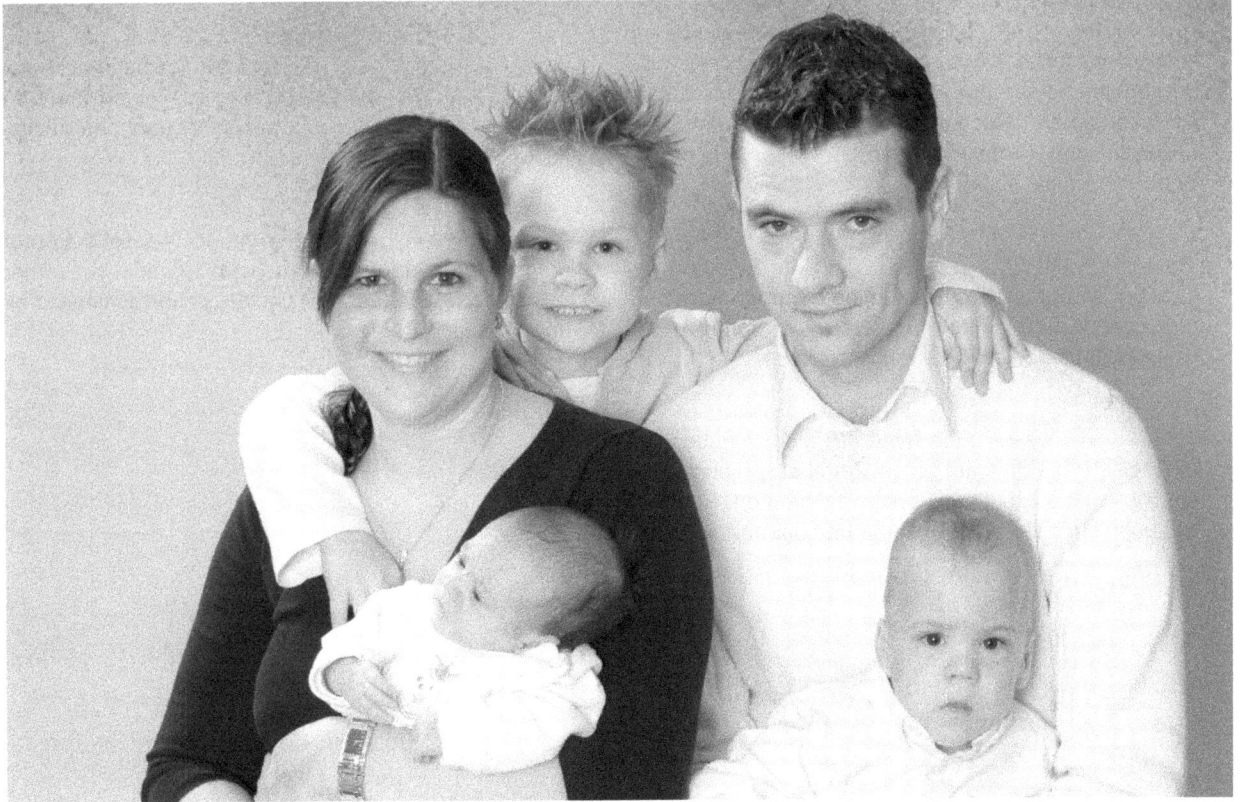

Ramona, 28
Wohnort: Ilshofen (D)
Beruf: Bäckerin

„Ein Anruf genügte und die Hebamme kam zu mir – bequemer und komfortabler geht es nicht!"

1. Kind: Mädchen (6 Jahre), Klinikgeburt
2. Kind: Mädchen (3 Jahre), ambulante Klinikgeburt
3. Kind: Junge (4 Monate), Hausgeburt

Wenn ich das Wort „Hausgeburt" höre, kommen mir spontan folgende Gedanken in den Sinn: Ruhe, machen, was ich will, Freiheit. Einfach nur schön.

Ich hatte Angst vor der Geburt: Nein, weil ich ausführlich informiert wurde. Ein klein bisschen Angst bzw. Aufregung ist ganz normal vor jeder Geburt.

Deshalb wollte ich zu Hause gebären: Um den Stress zu umgehen und die Ruhe und Geborgenheit zu Hause zu genießen. Weil meine Hebamme immer an meiner Seite ist und nicht mal kurz ausgewechselt wird und ich mich gerne von Krankenhäusern fernhalte. Fühle mich darin isoliert und weggesperrt.

So hat mein Umfeld / mein Partner auf mein Vorhaben reagiert: Mein Partner und ich hatten die gleiche Meinung. Viele hatten Bedenken, dabei konnten sie sich nur nicht vorstellen, wie eine Geburt zu Hause verläuft. Nach unserer Geburt waren sehr viele begeistert und wollten mehr darüber wissen, wie unsere Geburt zu Hause ablief.

So hat mein Arzt auf meinen Wunsch, zu Hause zu gebären, reagiert: Die Reaktion war sehr positiv und es gab auch keine dummen Kommentare oder Ähnliches. Mein Arzt war nicht dagegen und wünschte mir eine schöne Geburt zu Hause.

Auf meine Hausgeburt habe ich mich wie folgt vorbereitet: Ich hatte nur die Dinge besorgt, die meine Hebamme auf einem Zettel aufgelistet hatte. Ansonsten ließ ich alles auf mich zukommen. Natürlich war auch ein bisschen Neugierde und Spannung dabei.

So habe ich meine Hausgeburtshebamme gefunden: Wir kennen uns schon seit einigen Jahren.

Die Geburt zu Hause verlief wie folgt: Sehr schnell und schön habe ich meinen Sohn im Wasser geboren. Anschließend bestaunten wir nicht nur ihn, sondern auch den Sonnenaufgang. Mein Mann lief zu unserer Bäckerei, holte Brötchen und konnte dabei gleich die Geburt verkünden. Anschließend verwöhnte er uns mit einem leckeren Frühstück. Unsere Töchter hatten die Geburt verschlafen und freuten sich über ihren Bruder. Anschließend gingen sie in den Kindergarten und wir genossen die herrliche Ruhe.

Ich habe mein Baby gestillt: Ja, immer noch und so lange es geht!

Das Wochenbett und die Zeit danach habe ich so in Erinnerung: Sehr gut. Ich habe mich danach nicht so schlapp gefühlt wie bei meinen früheren Geburten. Auch unser Sohn war sehr ruhig und ausgeglichen.

Ich würde wieder zu Hause gebären wollen: Auf jeden Fall, ich fand es einfach klasse! Ein Anruf genügte und meine Hebamme kam zu mir – bequemer und komfortabler geht es nicht! Sie gehörte mir ganz alleine.

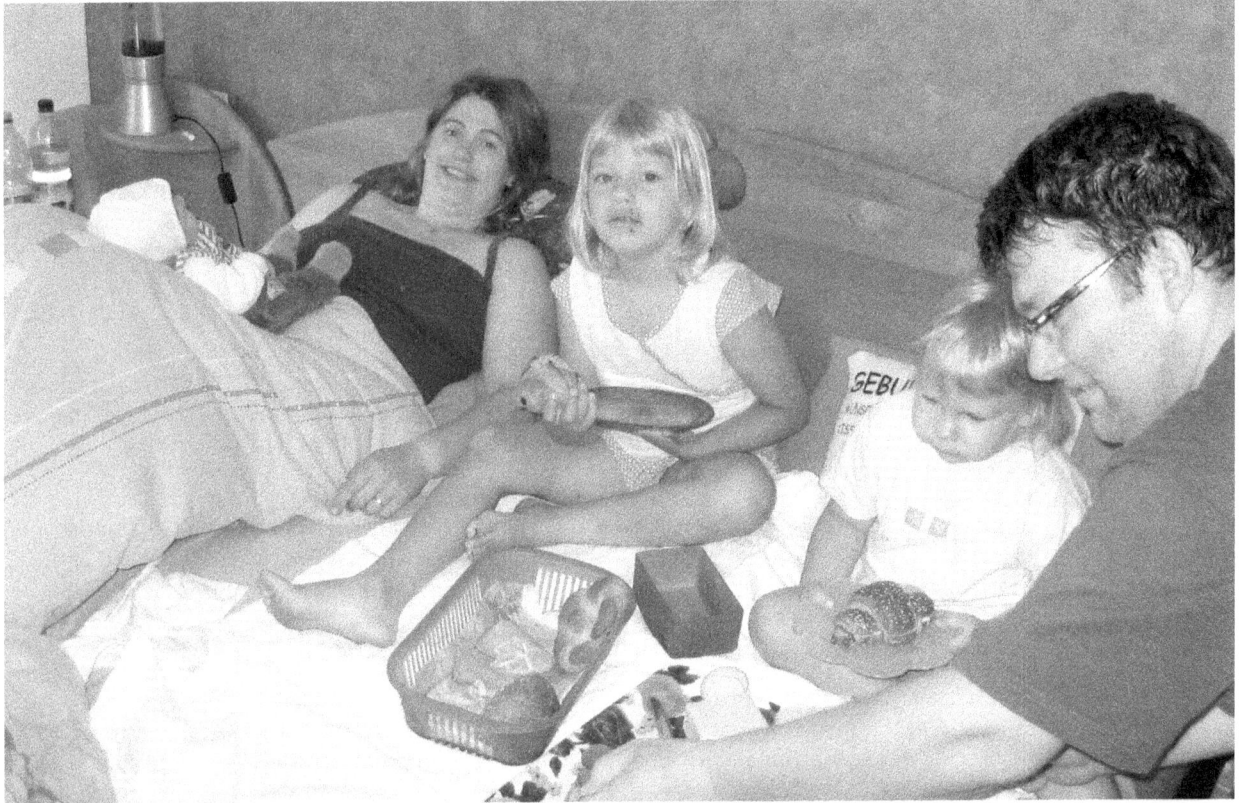
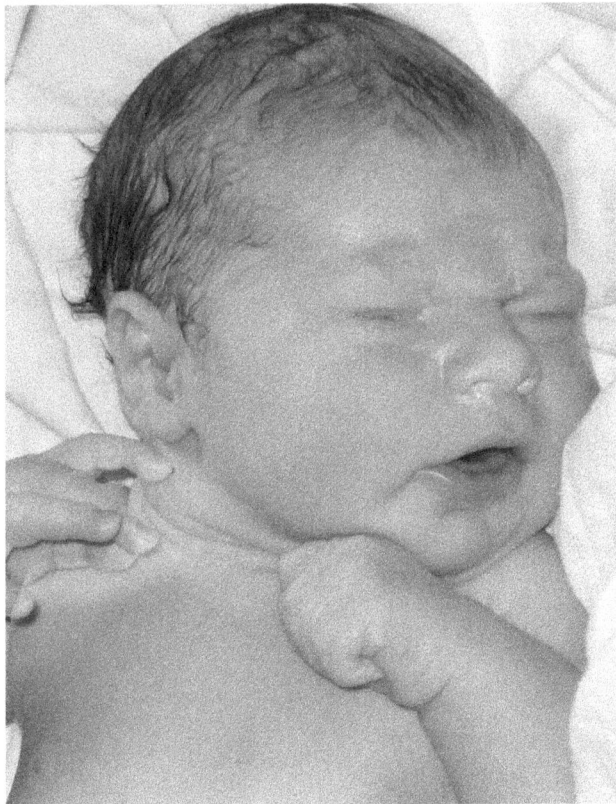
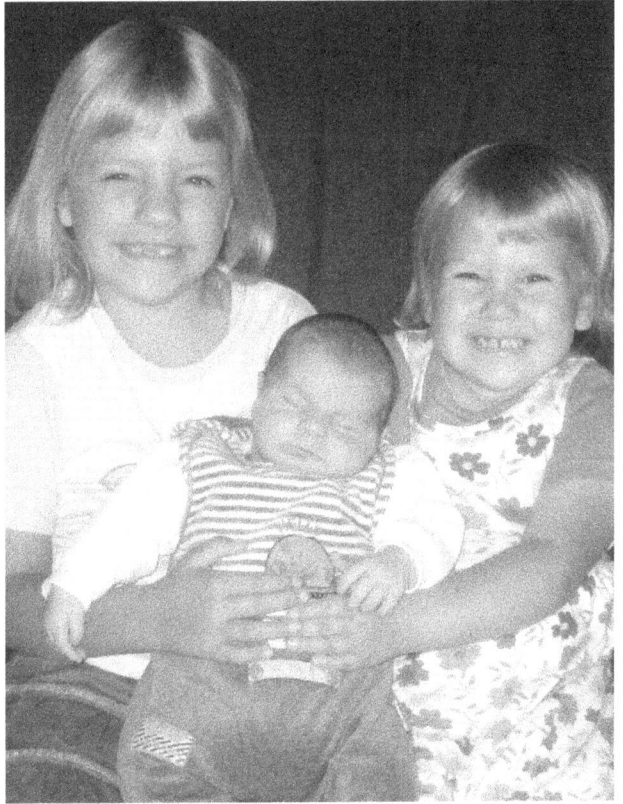

Evelina, 29
Wohnort: Bühlertann (D)
Beruf: Altenpflegerin

„Weil es nirgendwo schöner ist als zuhause."

1. Kind: Junge (7 Jahre), Klinikgeburt
2. Kind: Mädchen (5 Jahre), ambulante Klinikgeburt
3. Kind: Mädchen (1 Monat), Hausgeburt

Wenn ich das Wort „Hausgeburt" höre, kommen mir spontan folgende Gedanken in den Sinn: Vertraute Umgebung, vertraute Personen, nicht überlegen zu müssen, wo ich meine Kinder unterbringe, stressfreier, nicht generell an ein CTG angeschlossen sein zu müssen, kann mich im Haus frei bewegen, muss nicht nur in einem Raum sein.

Ich hatte Angst vor der Geburt: Ich hatte keine Angst vor der Geburt. Ich hatte eher Angst, dass ich in die Klinik muss, falls Komplikationen auftreten und das Kind zuhause nicht zur Welt kommen kann.

Deshalb wollte ich zu Hause gebären: Da die Erfahrung in der Klinik bei meinen zwei anderen Kindern nicht so gut war.

So hat mein Umfeld / mein Partner auf mein Vorhaben reagiert: Mein Mann hatte am Anfang Angst, fand die Klinik sicherer. Nach dem Gespräch mit meiner Hebamme wurde er lockerer. Nach der Geburt würde er es jetzt jedem empfehlen. Manche sagten, Hausgeburt sei doch riskant, andere fanden es mutig. Wir sind eben die ersten aus unserem Umfeld, die eine Hausgeburt gemacht haben. Zudem kommen wir ursprünglich aus Polen und da sind geplante Hausgeburten unbekannt.

So hat mein Arzt auf meinen Wunsch, zu Hause zu gebären, reagiert: Er hat keine besondere Reaktion gezeigt.

Auf meine Hausgeburt habe ich mich wie folgt vorbereitet: Gar nicht. Ich habe ganz entspannt und in aller Ruhe die Geburt auf mich zukommen lassen.

So habe ich meine Hausgeburtshebamme gefunden: Im Internet habe ich sie gefunden und mich auf ihrer Homepage informiert.

Die Geburt zu Hause verlief wie folgt: Ich hatte frühmorgens die Hebamme angerufen, da die Wehen alle 5 Minuten, aber nicht stark kamen. Als sie eintraf, war meine Fruchtblase schon geplatzt und mein Mann hat noch geschlafen. Die Hebamme untersuchte den Muttermund, der schon vollständig offen war. Ich habe schnell meinen Mann geweckt und gleich darauf war unsere Tochter im Wohnzimmer in der tiefen Hocke geboren. Es war einfach superschön.

Ich habe mein Baby gestillt: Ja. Meine Großen habe ich aber nicht gestillt.

Das Wochenbett und die Zeit danach habe ich so in Erinnerung: Die Anfangszeit beim Stillen war ein wenig schwierig, aber jetzt klappt es ganz gut. Meine Kilos sind alle runter, mein Sohn ist ruhiger und hilfsbereiter geworden und meine Tochter ist sehr stolz, dass sie eine Schwester hat. Mein Mann und ich sind glücklich, drei gesunde Kinder zu haben.

Ich würde wieder zu Hause gebären wollen: Weil es so einfach ist, ein Kind zu gebären, wenn man die richtige Einstellung dazu hat. Und es ist nirgendwo schöner als zuhause.

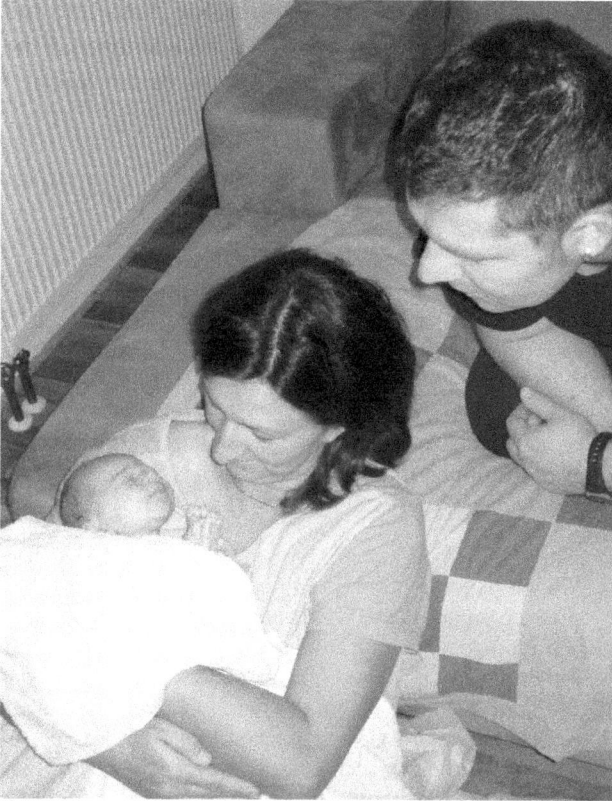 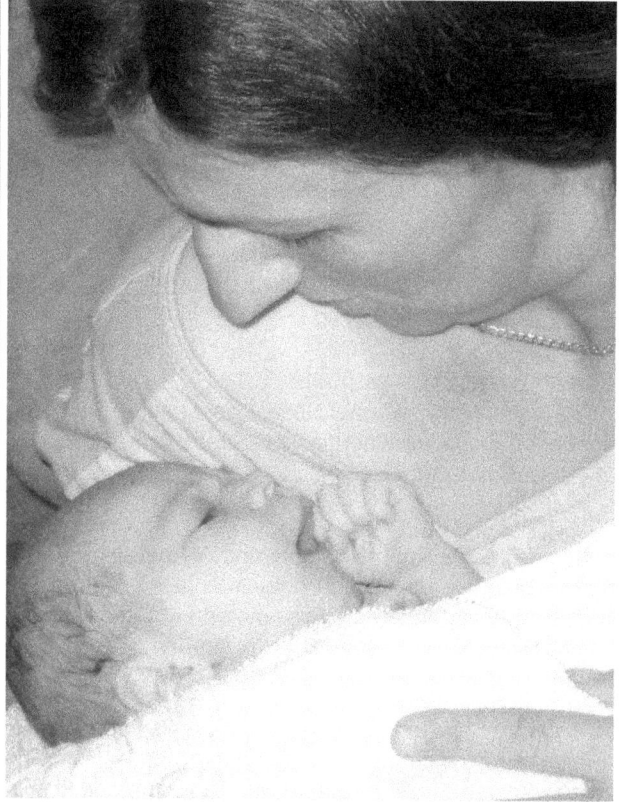

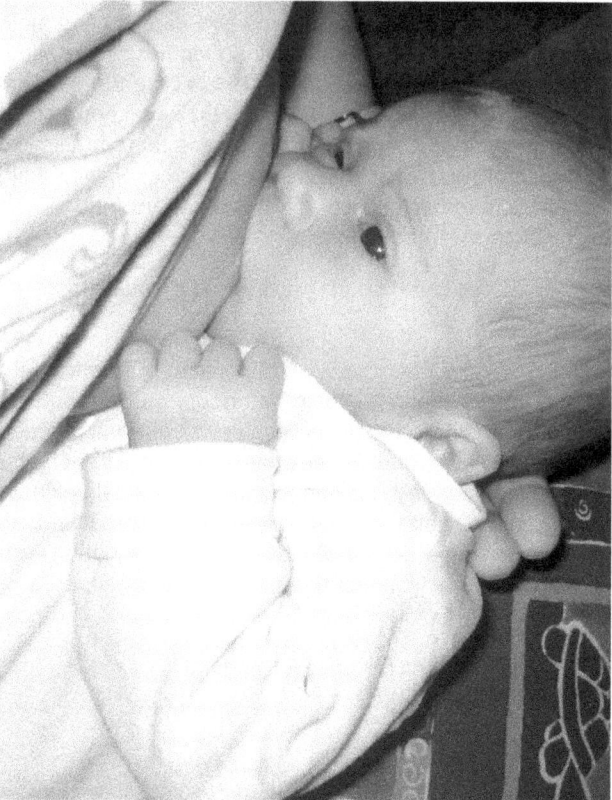 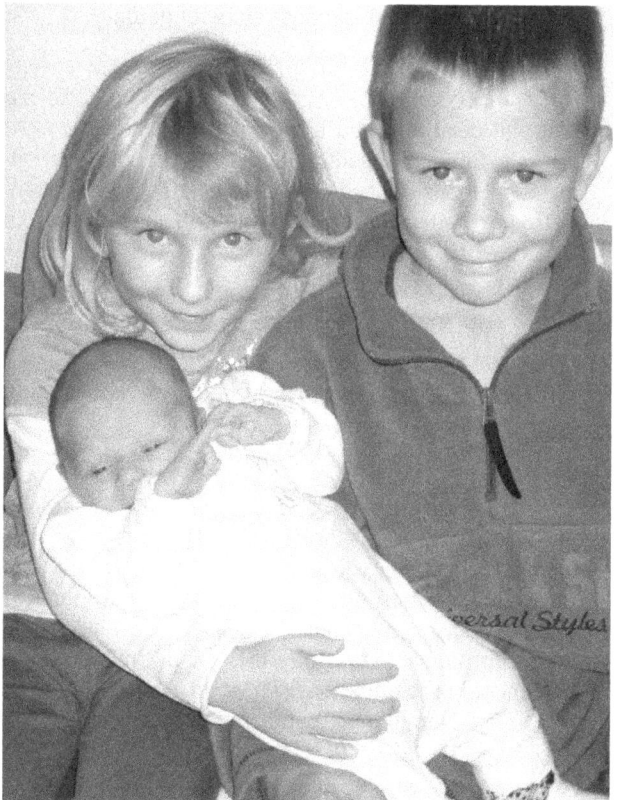

Gilta, 29
Wohnort: Dahlem-Marienau (D)
Beruf: Künstlerin

1. Kind: Mädchen (1 Jahr), Hausgeburt

„Ich habe die Geburt als Chance gesehen, mit meinem Leben ins Reine zu kommen. Eine Hausgeburt war da die logische Konsequenz."

Wenn ich das Wort „Hausgeburt" höre, kommen mir spontan folgende Gedanken in den Sinn: Wärme, Nähe, Geborgenheit, vertraute Menschen um mich herum, kein Stress, keine Reise, Natürlichkeit, Kraft, Eigenregie.

Ich hatte Angst vor der Geburt: Nein, der gemeinsame Weg mit Hebamme und Partner bis zu unserer geplanten Hausgeburt hat alle Ängste beseitigt. Die größte Angst hatten die Verwandten und das war wirklich wenig hilfreich.

Deshalb wollte ich zu Hause gebären: Ich habe die Schwangerschaft und Geburt als Chance gesehen, mit meinem Leben und meinem Körper ins Reine zu kommen. Eine Hausgeburt war da die logische Konsequenz. Ich habe mich zuhause sicherer gefühlt.

So hat mein Umfeld / mein Partner auf mein Vorhaben reagiert: Partner: Er hatte die Idee mit der Hausgeburt, da war ich noch lange nicht so weit. Umfeld: Ängstlich, ablehnend, wurde deshalb aus den Entscheidungen so gut es ging herausgehalten. Allerdings haben wir versucht, sie aufzuklären und die Bedenken zu entkräften.

So hat meine Ärztin auf meinen Wunsch, zu Hause zu gebären, reagiert: Ich habe der Ärztin nichts davon erzählt und habe mich im letzten Drittel der Schwangerschaft nur noch von meiner Hebamme betreuen lassen.

Auf meine Hausgeburt habe ich mich wie folgt vorbereitet: Hauptsächlich durch Gespräche mit meiner sehr erfahrenen Hausgeburtshebamme, aber auch gelesen, vor allem mein Gefühl befragt und Gespräche mit meinem Partner geführt. Yoga gemacht und schwedisches Childbirth-Singing (nach Hilkka-Liisa Vuori). Ein aufblasbares Geburts-Becken gemietet, sowie die Kinder in unserem Haus (wir leben in einem Internat) und deren Eltern durch Gespräche vorbereitet.

So habe ich meine Hausgeburtshebamme gefunden: Mein Partner hat sie im Internet gefunden. Er hatte mir mehrere rausgesucht und ich habe mich dann für sie als den ersten Termin entschieden. Wir haben 3 Stunden mit ihr geredet. Nach 1,5 Std. stand für mich fest: Mit der oder mit keiner!

Die Geburt zu Hause verlief wie folgt: Die Wehen begannen um 3 Uhr nachts und die Geburt dauerte 12 Stunden. Die Hebamme habe ich nach ein paar Stunden gebraucht. Ich konnte durch die Wohnung laufen und mich bei jeder Wehe an jemandem stützen oder an einer Tür oder Wand anlehnen. Ich war nie alleine. Später bin ich ins Geburtsbecken und dann fing die eigentliche Arbeit an. Ich habe die Geburt sehr bewusst wahrgenommen, hatte in keinem Moment Angst. Als unsere Tochter ins Wasser geboren wurde, sprang mein Partner mit ins Becken und wir saßen noch viele Minuten zusammen in der Suppe. Dort hat die Kleine auch das erste Mal getrunken. Nach der Plazentageburt lagen wir zusammen auf dem Sofa. Das war total gemütlich, so andächtig und ruhig. Das Wohnzimmer war abgedunkelt, ganz schummrig und ich wünschte mir Kartoffelbrei, den ich auch sofort bekam.

Ich habe mein Baby gestillt: Ich stille noch.

Das Wochenbett und die Zeit danach habe ich so in Erinnerung: Mir ging es körperlich sehr gut, ich war kaum verletzt, hatte aber große Probleme mit dem Stillen und meine Tochter war sehr unzufrieden und hat viel geweint in den ersten Wochen. Es hat fast 8 Wochen gedauert, bis das Stillen ganz normal geklappt hat. Meine Hebamme hat mir mit ihrer Kompetenz ermöglicht, eine schöne Stillbeziehung aufzubauen, von der wir heute noch profitieren.

Ich würde wieder zu Hause gebären wollen: Ja, wenn nichts dagegen spricht!

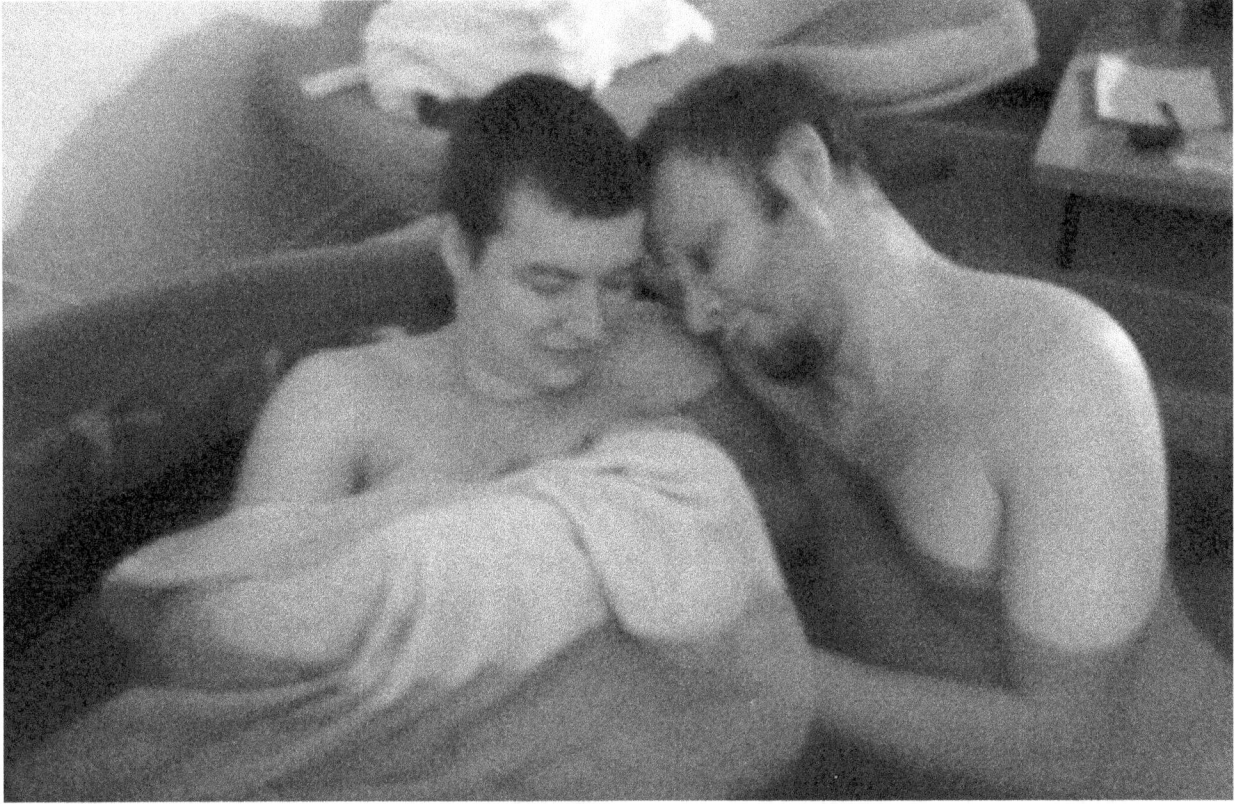

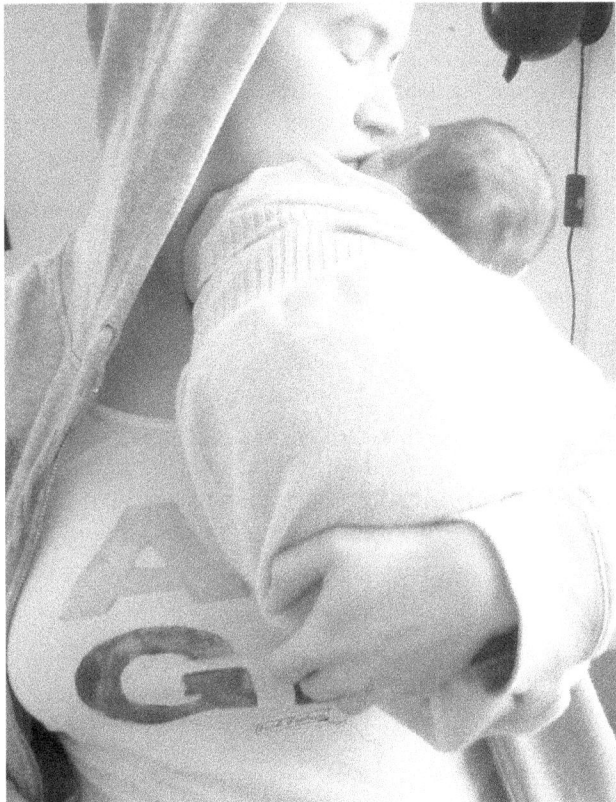

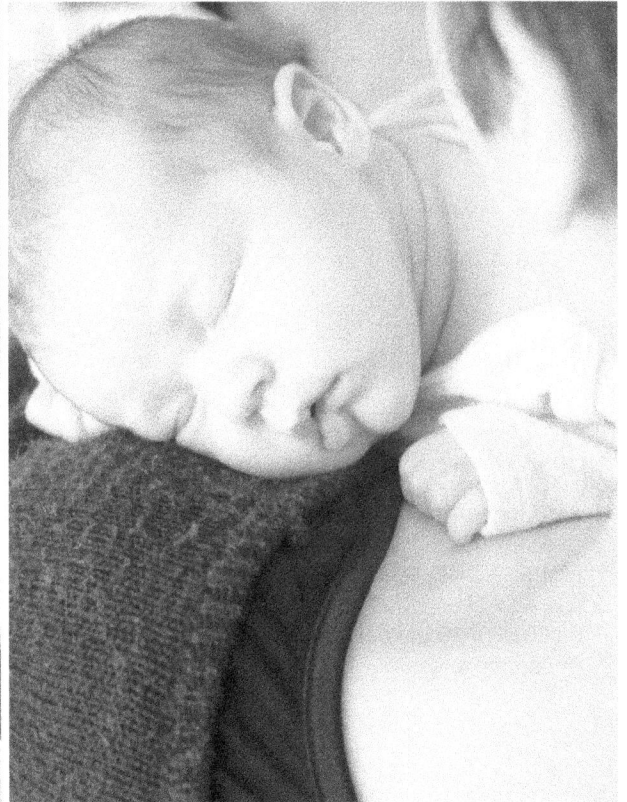

Insa, 29
Wohnort: Lübeck (D)
Beruf: Hebamme

„Meine Hebamme wickelte unsere Tochter warm ein und die Kleine schaute nun dabei zu, wie ihr Geschwisterchen geboren wurde."

1. Kind: Mädchen (5 Jahre), ambulante Klinikgeburt
2. Kind: Mädchen (1 Jahr, Zwilling), Hausgeburt
3. Kind: Junge (1 Jahr, Zwilling), Hausgeburt

Wenn ich das Wort „Hausgeburt" höre, kommen mir spontan folgende Gedanken in den Sinn: Selbstbestimmung, Intimität, Sicherheit, Individualität, Geborgenheit, Fürsorge, Ruhe, Würde, Spiritualität.

Ich hatte Angst vor der Geburt: Nein, ich habe mich auf den Tag gefreut!

Deshalb wollte ich zu Hause gebären: Um meine Geburt selber aktiv gestalten zu können, da Geburt für mich etwas sehr Intimes und Wundervolles ist und ich unsere Kinder in Geborgenheit, Ruhe und mit aller Liebe empfangen wollte.

So hat mein Umfeld / mein Partner auf mein Vorhaben reagiert: Mein Partner stand voll hinter der Entscheidung. Unseren Freunden und Bekannten haben wir nicht wirklich von unserem Vorhaben erzählt, nur enge Vertraute wussten Bescheid.

So hat meine Ärztin auf meinen Wunsch, zu Hause zu gebären, reagiert: Sie wusste nichts davon...

Auf meine Hausgeburt habe ich mich wie folgt vorbereitet: Gedankenreisen zu meinen Kindern. Intensives „In-mich-hinein-Horchen". Gutes Körpergefühl.

So habe ich meine Hausgeburtshebamme gefunden: Kollegin.

Die Geburt zu Hause verlief wie folgt: Am Morgen hoher Blasensprung beim 1. Zwilling (die Geschlechter beider wussten wir nicht), gegen 18 Uhr leichte Wehen, wir machen erst mal noch einen schönen Gipsabdruck zur Erinnerung, geduscht und gebadet. Gegen 19 Uhr heftigste Wehen alle 1 bis 2 Minuten. Hebamme angerufen, aus Wanne raus und schon beginnender Pressdrang, 19:25 Uhr Geburt unserer Tochter (2050 g), ich habe dabei gekniet. Meine Hebamme wickelte unsere Tochter warm ein und die Kleine schaute nun dabei zu, wie ihr Geschwisterchen geboren wurde. 19:33 Uhr Geburt unseres Sohnes (2370 g), beide aus Schädellage, 19:50 Uhr Plazenta (beide hatten eine große gemeinsame mit 1100 g). Als ich beide auf meiner Brust liegen habe, bin ich einfach nur überwältigt von dieser kraftvollen Geburt, was für ein unbeschreibliches Gefühl, plötzlich zwei Kinder zuhause geboren zu haben. Wir genießen die ersten innigen Momente zusammen und sind dankbar für unsere kleinen Wunder des Lebens! Nach ein paar Stunden leider Verlegung in die Kinderklinik wegen Anpassungsstörungen (Stöhnen, Nasenflügeln) bei unserem Sohn, Entlassung nach Hause am dritten Tag. Seine Schwester und ich wurden auch aufgenommen. Heute denke ich, dass er noch nicht bereit war, geboren zu werden, dass es zu schnell für ihn ging und die Initiative zur Geburt von seiner Schwester ausging, die eher so ein „Hier-bin-ich"-Typ ist, während er bedächtiger ist und für alles etwas länger braucht.

Ich habe mein Baby gestillt: Hat ein paar Wochen gedauert, bis wir uns aufeinander eingespielt hatten und ich auch alleine ohne Anlegehilfe beide gleichzeitig stillen konnte. Es war sehr schön und hat nochmal viel Nähe gegeben.

Das Wochenbett und die Zeit danach habe ich so in Erinnerung: Sehr intensives Zusammensein mit unseren Kleinen, viel Körperkontakt und Nähe, Stillen rund um die Uhr, Gefühl von Glück, Stolz und Verliebtheit beim Anblick und Spüren meiner Kinder, aber auch große Müdigkeit, anstrengende und kraftlose Phasen.

Ich würde wieder zu Hause gebären wollen: Auf jeden Fall!

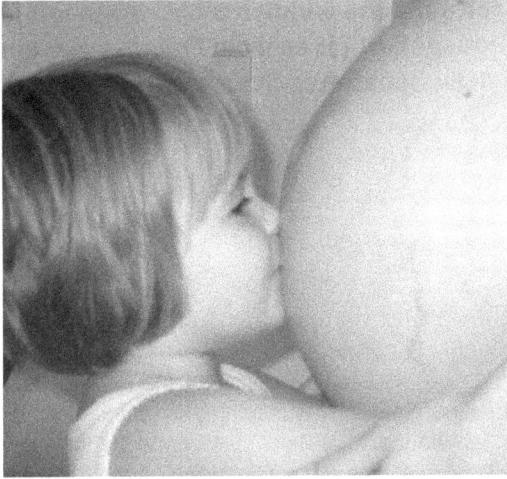
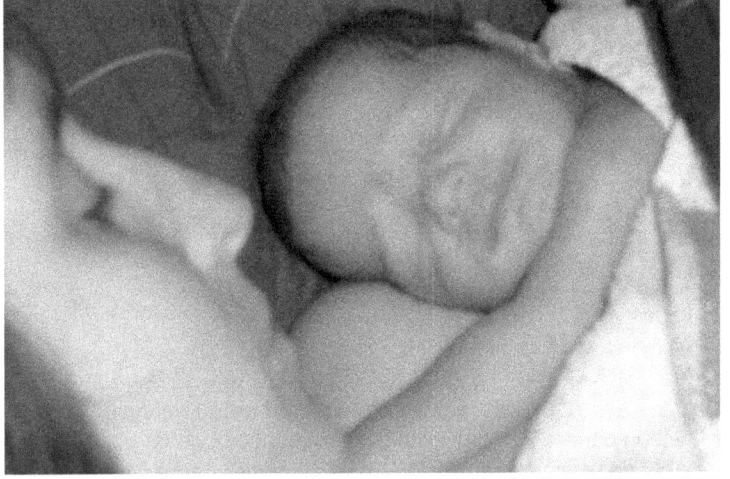
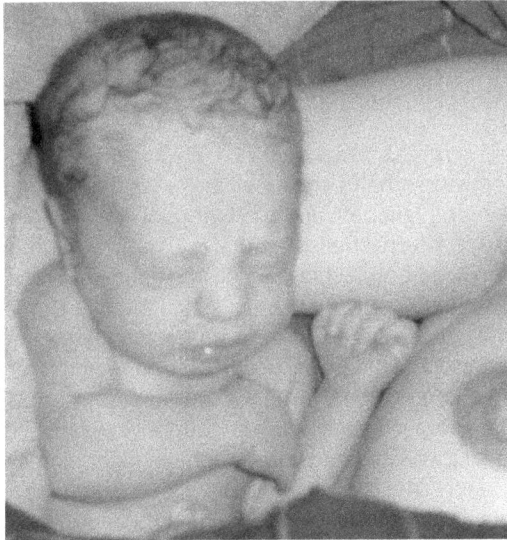
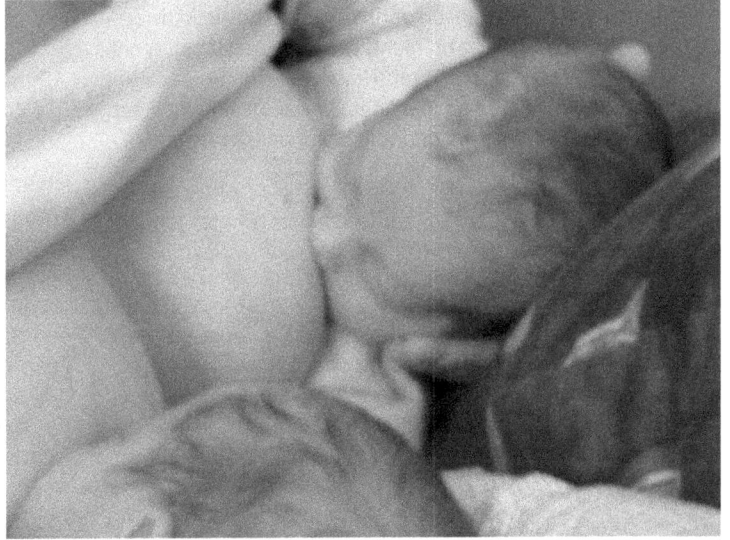
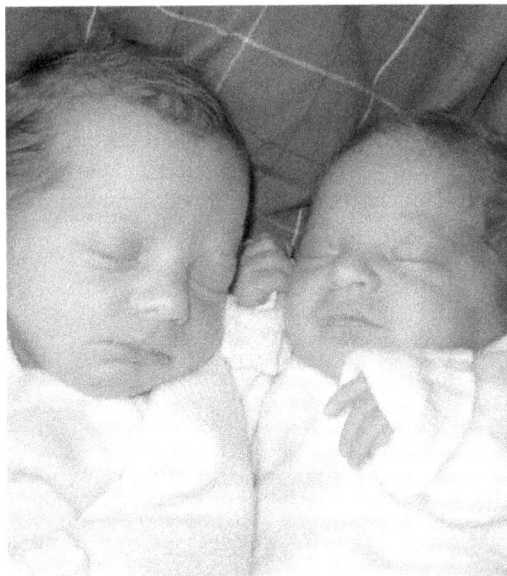
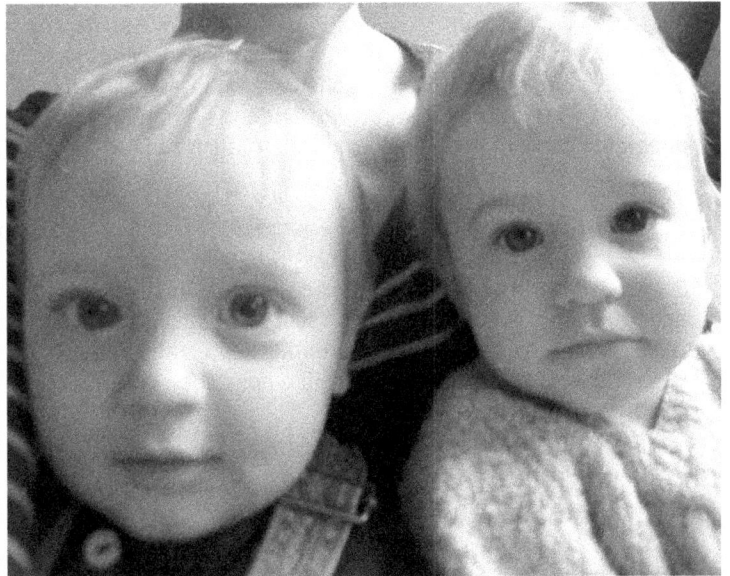

Julia, 29
Wohnort: St. Augustin (D)
Beruf: Köchin

„Ich verstehe wirklich nicht, warum eine Hausgeburt für so viele Frauen noch ein risikobehaftetes Schreckgespenst ist."

1. Kind: Mädchen (2 Jahre), Klinikgeburt nach begonnener Hausgeburt mit sehr frühem Blasensprung
2. Kind: Mädchen (8 Monate), Hausgeburt

Wenn ich das Wort „Hausgeburt" höre, kommen mir spontan folgende Gedanken in den Sinn: Es war so ein wunderbares Erlebnis! Schon bei der Großen wollte ich gerne daheim gebären, aber da es eine langwierige Geburt mit sehr frühem Blasensprung war, musste ich dann doch in die Klinik umziehen. Ich verstehe wirklich nicht, warum eine Hausgeburt für so viele Frauen noch ein risikobehaftetes Schreckgespenst ist – ich habe so viel Angst vor einer Klinikgeburt und empfinde diese als unendlich viel riskanter.

Ich hatte Angst vor der Geburt: Bei der ersten war es eher Unsicherheit, vor der zweiten hatte ich gar keine Angst.

Deshalb wollte ich zu Hause gebären: Zuerst hatte ich eine ambulante Klinikgeburt ins Auge gefasst. Aber bei der Kreißsaalbesichtigung bekam ich Angst, fand das Gebärbett wirklich gruselig. Auch wenn es bei der ersten Geburt leider nicht hat sein sollen, war es klar, dass ich beim zweiten Kind wieder eine Hausgeburt anstrebe.

So hat mein Umfeld / mein Partner auf mein Vorhaben reagiert: Partner: „DU musst das Kind bekommen, und wenn du meinst, dass du das zuhause besser kannst, dann machen wir eine Hausgeburt." Meine Geschwister waren verwundert, sie hatten überhaupt nicht im Kopf, dass eine Geburt auch zuhause stattfinden könnte.

So hat mein Arzt auf meinen Wunsch, zu Hause zu gebären, reagiert: In der ersten Schwangerschaft abgenickt. Die zweite war hebammenbetreut, ich bin nur zum Ultraschall zum Arzt gegangen. Dieser wollte mir etwas von höheren Risiken erzählen, blockte aber direkt ab, als ich ihm mit empirischen Werten kam. So what?

Auf meine Hausgeburt habe ich mich wie folgt vorbereitet: Alles auf der Liste meiner Hebamme besorgt. Seelisch? Nun, ich habe unheimlich viel gelesen, ich glaube, „Die Selbstbestimmte Geburt" von Ina May Gaskin alleine einmal im Monat. Auch habe ich mich viel im Internet mit anderen Frauen ausgetauscht.

So habe ich meine Hausgeburtshebamme gefunden: Empfehlung.

Die Geburt zu Hause verlief wie folgt: Da ich noch etwas vorhatte, habe ich die Wehen den ganzen Vormittag lang ignoriert und bin erst dann heimgegangen. Ich nahm vorsichtshalber mal ein Bad, woraufhin die Wehen Schlag auf Schlag kamen und dann der Pressdrang. Wenig später war sie auch schon da! Die Große saß dabei „in der ersten Reihe" und beobachtete ganz gespannt, wie erst die Fruchtblase sich wölbte und dann der Kopf austrat. Es war alles ganz wunderbar harmonisch. Das führe ich auch auf die Geburt in Anwesenheit meiner fast Zweijährigen zurück – ich bin nicht einfach weggegangen und mit einem Baby wiedergekommen, sondern sie weiß genau, wo die Kleine herkommt!

Ich habe mein Baby gestillt: Ja, natürlich, stille auch immer noch, sowohl die Große als auch die Kleine.

Das Wochenbett und die Zeit danach habe ich so in Erinnerung: Sonnig und wunderschön! Erst danach fühlte ich mich manchmal überfordert. Das gab sich aber mit wiederkehrenden Kräften.

Ich würde wieder zu Hause gebären wollen: Auf jeden Fall! Nie wieder woanders!

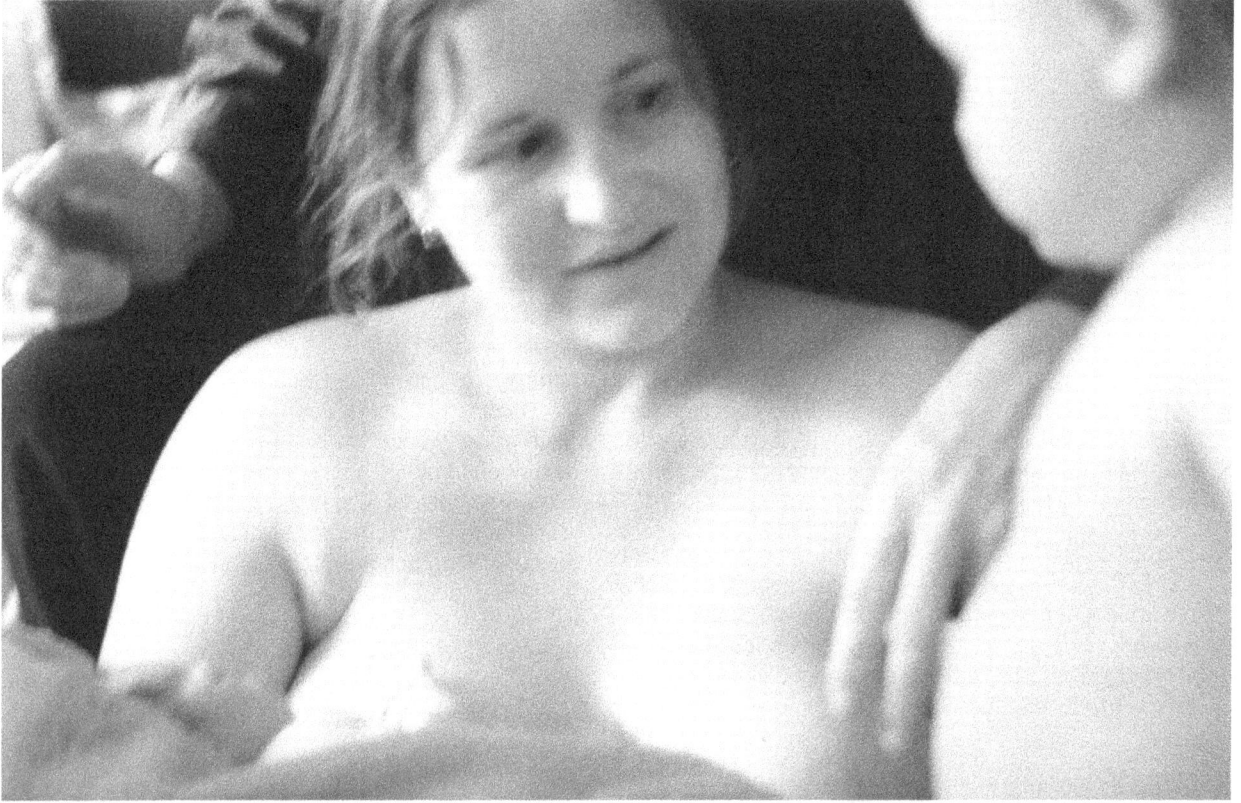

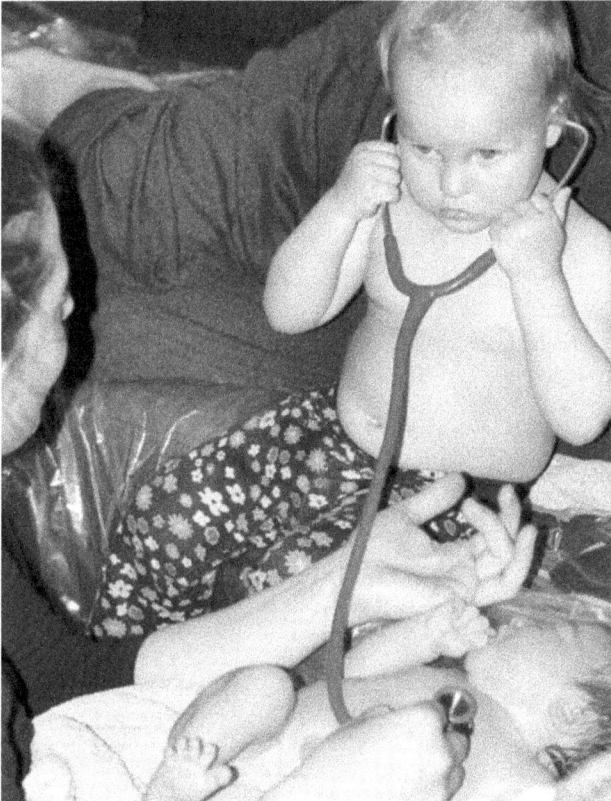

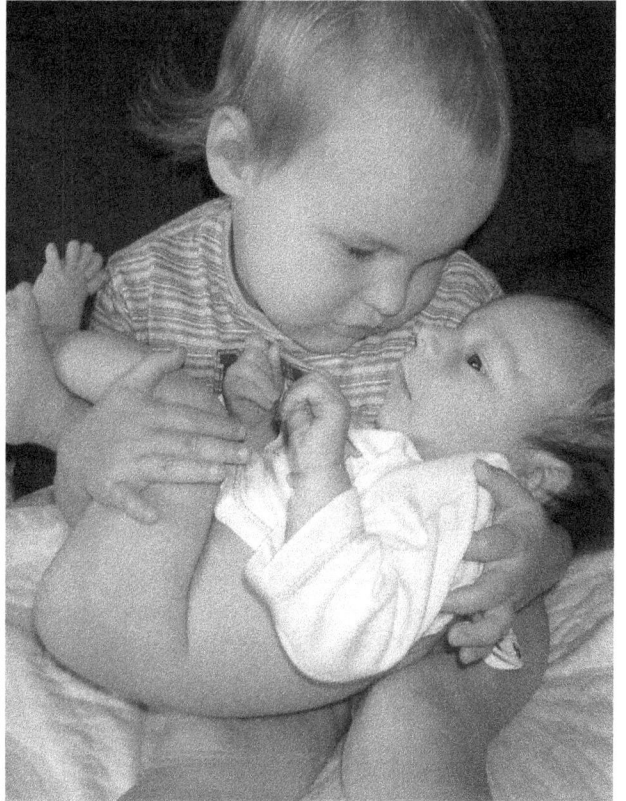

Julia, 29
Wohnort: Detmold (D)
Beruf: Selbstständig

„Mein Kind blieb wegen einer Schulterdystokie stecken – ich hatte aber keine Sekunde Zweifel, dass es nicht gut ausgehen würde."

1. Kind: Mädchen (6 Jahre), ambulante Klinikgeburt
2. Kind: Mädchen (4 Jahre), Hausgeburt
3. Kind: Mädchen (1,5 Jahre, Zwilling), ambulante Klinikgeburt
4. Kind: Mädchen (1,5 Jahre, Zwilling), ambulante Klinikgeburt

Wenn ich das Wort „Hausgeburt" höre, kommen mir spontan folgende Gedanken in den Sinn: Der geeignete Geburtsort für fast alle Kinder – sollte eigentlich der Normalfall sein. Hausgeburt heißt für mich Schutz der Intimsphäre, Selbstbestimmung, Sicherheit und Geborgenheit.

Ich hatte Angst vor der Geburt: Ich hatte vor keiner Geburt Angst – nur der Zwillingsgeburt in der Klinik habe ich mit berechtigter Sorge entgegengeschaut, weil ich meine Geburt gegen das Krankenhaus-Personal verteidigen musste. Dies war eine mental und körperlich sehr schwere Aufgabe.

Deshalb wollte ich zu Hause gebären: Weil ich es für mich und mein Kind am sichersten und gemütlichsten fand.

So hat mein Umfeld / mein Partner auf mein Vorhaben reagiert: Meine Familie mit anfänglicher Skepsis; aber sie haben mir vertraut.

So hat mein Arzt auf meinen Wunsch, zu Hause zu gebären, reagiert: Das wusste er gar nicht. Ich hab ihn in der 30. Schwangerschaftswoche gefragt, ob irgendetwas gegen eine außerklinische Geburt spricht. Dies war nicht der Fall, und danach war ich nur noch in Hebammenbetreuung.

Auf meine Hausgeburt habe ich mich wie folgt vorbereitet: Meine Hebamme gab mir eine kleine Liste: Malerfolie, Handtücher, starker Kaffee usw. Diese Dinge hab ich natürlich besorgt. Ich hab viel über natürliche Geburten gelesen. Und ich hab mich einfach mit anderen Menschen auf meine Hausgeburt gefreut.

So habe ich meine Hausgeburtshebamme gefunden: Sie war die Empfehlung meiner vorherigen Beleghebamme aus meiner ersten Schwangerschaft.

Die Geburt zu Hause verlief wie folgt: Mittags gab mir meine Hebamme einige Globuli, denn die Geburt war immer noch nicht in Sicht. Am späten Nachmittag merkte ich erste Kontraktionen, und nach dem Abendbrot im Familienkreis verkürzten sich die Abstände, so dass ich gegen 21 Uhr die Hebamme herbat. Mein Mann und ich bereiteten in heiterer und ruhiger Atmosphäre das Schlafzimmer vor und veratmeten Wehe um Wehe, die Wehenpausen waren völlig schmerzfrei. Wir redeten und scherzten miteinander, die Hebamme blieb die ganze Zeit im anderen Zimmer. Etwa 2 Stunden später schob sich mein Baby dann heraus: Ich stand mitten im Schlafzimmer und fühlte das Köpfchen – da blieb mein Kind wegen einer Schulterdystokie stecken! Die Hebamme half mir, meinem Baby den Weg nach draußen zu zeigen; ich ging in die Hocke und ganz langsam kam meine Tochter dann mit geraden Schultern heraus. Ich blieb unverletzt! Apgar 4-9-10 – ich hatte aber keine Sekunde Zweifel, dass es nicht gut ausgehen würde. Eine wunderbare, einfache, heitere, unspektakuläre Geburt.

Ich habe mein Baby gestillt: Selbstverständlich! Insgesamt gut 2,5 Jahre.

Das Wochenbett und die Zeit danach habe ich so in Erinnerung: Als harmonisch und ruhig. Mein erstes Kind war zum Glück kein bisschen eifersüchtig – es war eine sehr sehr schöne Zeit.

Ich würde wieder zu Hause gebären wollen: Auf jeden Fall. Zu sehen, wie einfach natürliche Geburten verlaufen können, und das Gefühl, dieses Wunder ganz aus eigener Kraft zu vollbringen – das wünsche ich jeder Mutter. Einen besseren Start gibt es nicht.

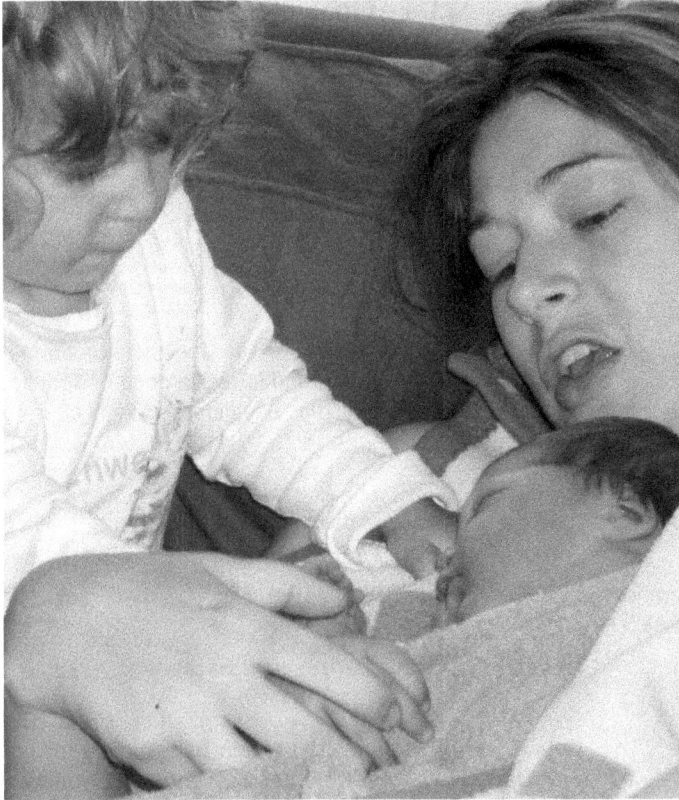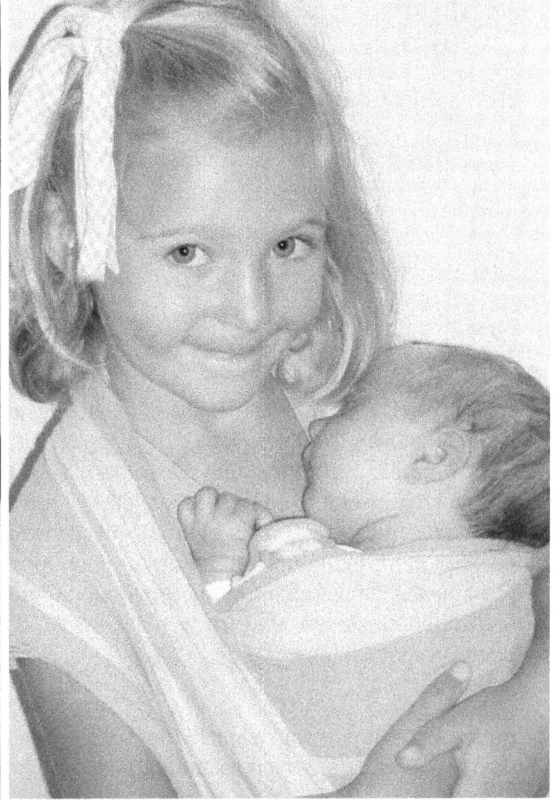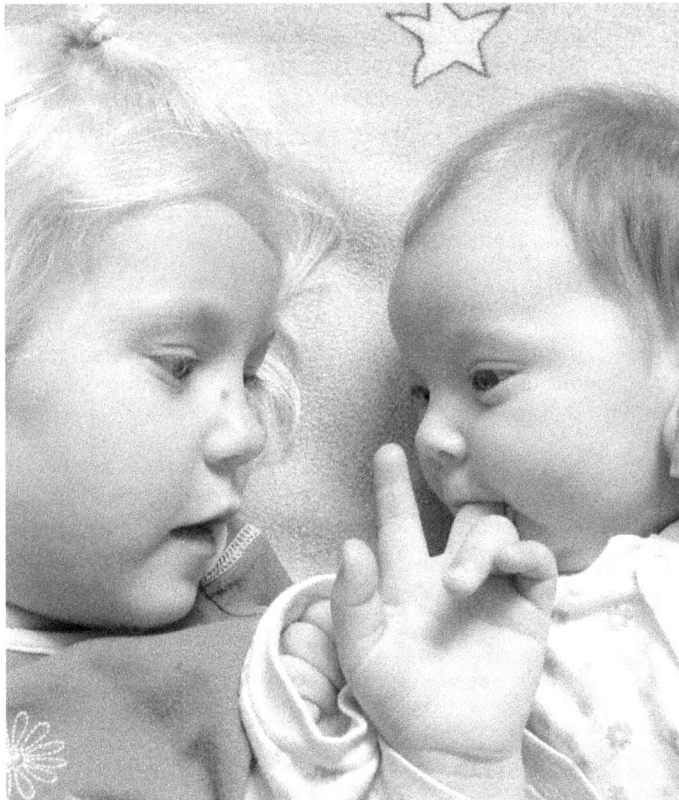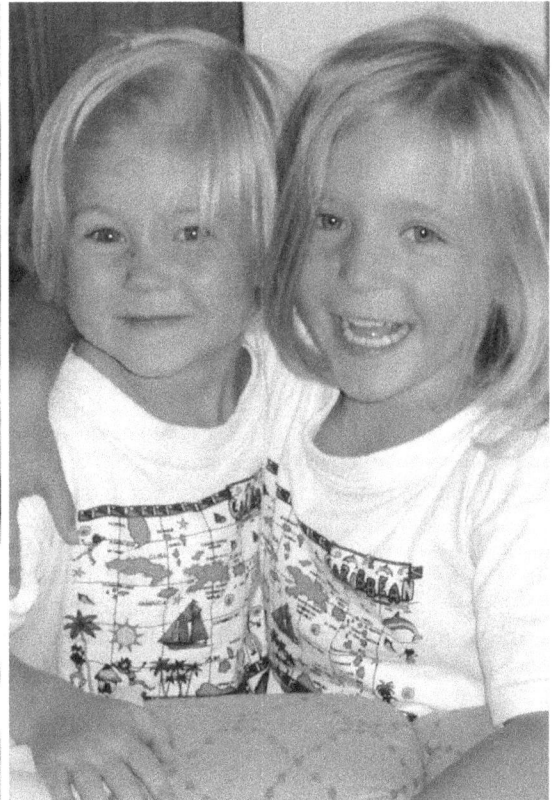

Marie-Luise, 29
Wohnort: Rodgau (D)
Beruf: Personalsachbearbeiterin

„Da es meine erste Geburt war, war ich sehr neugierig und unsicher, was da auf mich zukommt."

1. Kind: Mädchen (11 Wochen), Hausgeburt

Wenn ich das Wort „Hausgeburt" höre, kommen mir spontan folgende Gedanken in den Sinn: Das Wort Hausgeburt ist für mich mit vielen positiven Gefühlen verbunden. Es vermittelt mir Geborgenheit, Sicherheit und Vertrauen. Das Gefühl, beschützt zu werden, so dass ich mich voll auf die Geburt konzentrieren kann. Es sind nur mir vertraute und geliebte Menschen um mich herum und ich muss mich nicht zusätzlich auf eine fremde Umgebung und fremde Menschen einstellen. Und ich war mir sicher, dass ich nicht „fremdbestimmt" werde.

Ich hatte Angst vor der Geburt: Nein. Da es meine erste Geburt war, war ich aber sehr neugierig und unsicher, was da auf mich zukommt.

Deshalb wollte ich zu Hause gebären: Nachdem wir uns zwei Krankenhäuser angesehen hatten, kam mir immer mehr der Gedanke, dass dieser Weg nicht der richtige für mich und das Baby ist. Ich wollte mehr Ruhe und ein Stück weit Gelassenheit und mich auf mich und meinen Körper sowie das Baby verlassen können. Die bevorstehende Geburt war für mich schon aufregend und unbekannt genug. Da wollte ich nicht noch zusätzliche Unsicherheit durch eine mir fremde Umgebung und fremde Menschen. Ich hatte immer das Gefühl, mein Baby und ich schaffen das zuhause ohne Ärzte und Klinikpersonal besser.

So hat mein Umfeld / mein Partner auf mein Vorhaben reagiert: Mein Partner war von Anfang an genau so überzeugt wie ich. Auch mein Umfeld hat die Hausgeburt sehr positiv aufgenommen.

So hat mein Arzt auf meinen Wunsch, zu Hause zu gebären, reagiert: Er ist Hausgeburtsgegner, sagte zwar, es sei meine Entscheidung, schilderte mir aber auf das Dramatischste, was alles passieren könne. Hausgeburt sei nur eine rein emotionale Entscheidung der Frauen und ich solle doch bedenken, dass in Deutschland die Säuglingssterblichkeitsrate nicht umsonst so gering sei...

Auf meine Hausgeburt habe ich mich wie folgt vorbereitet: Wie bereitet man sich auf etwas vor, das man nicht kennt? Ich habe intensiv mit meiner Mutter über ihre Geburtserlebnisse gesprochen.

So habe ich meine Hausgeburtshebamme gefunden: Empfehlung meiner Nachbarin.

Die Geburt zu Hause verlief wie folgt: Die Geburt war nicht einfach, da mein Baby nicht ganz optimal lag. Die Wehen waren so heftig, dass ich dachte, ich kann nicht mehr. Zwischen den Wehen bin ich dann fest eingeschlafen. Aber immer, wenn es besonders heftig wurde, waren die Hebamme und mein Partner für mich da. Irgendwann war der Drang da zu pressen, kurz darauf konnte ich unsere Tochter endlich in den Armen halten.

Ich habe mein Baby gestillt: Ja. Ich stille mein Baby heute noch voll.

Das Wochenbett und die Zeit danach habe ich so in Erinnerung: Mein Vater war da und hat mich zusammen mit meinem Partner voll versorgt. Ich durfte mich voll und ganz darauf konzentrieren, mein Baby zu genießen.

Ich würde wieder zu Hause gebären wollen: Unbedingt. Da ich erleben durfte, dass ich für eine Geburt gar keine Medikamente und andere Hilfen brauche, dass ich es zusammen mit meinem Baby ganz alleine schaffe, werde ich nicht auf dieses Erlebnis verzichten wollen.

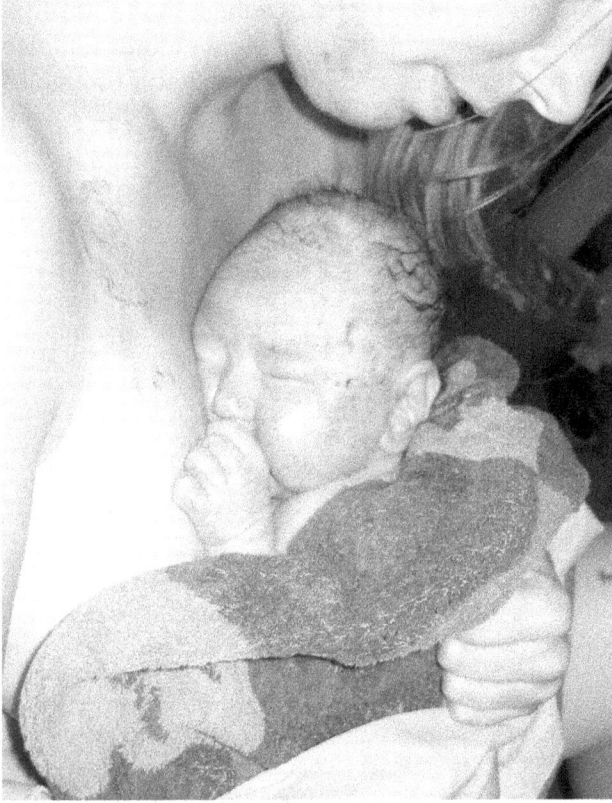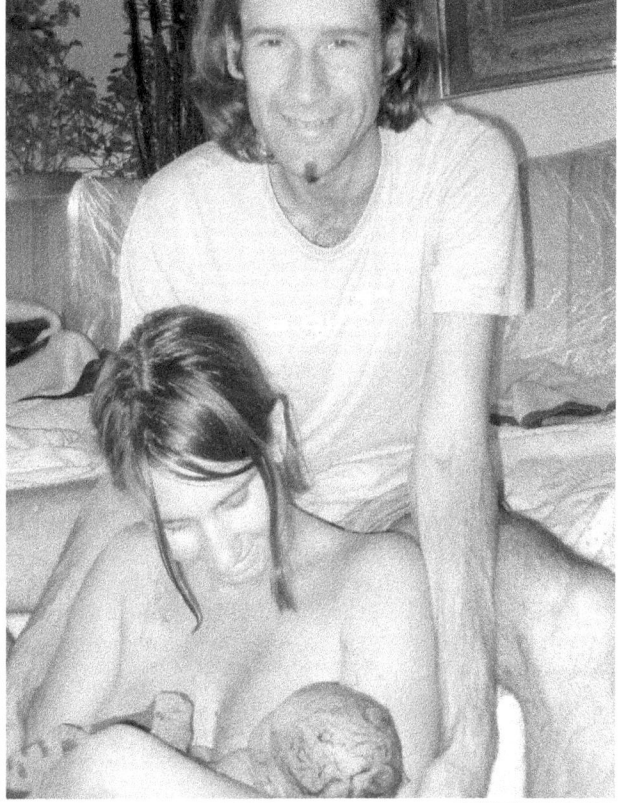
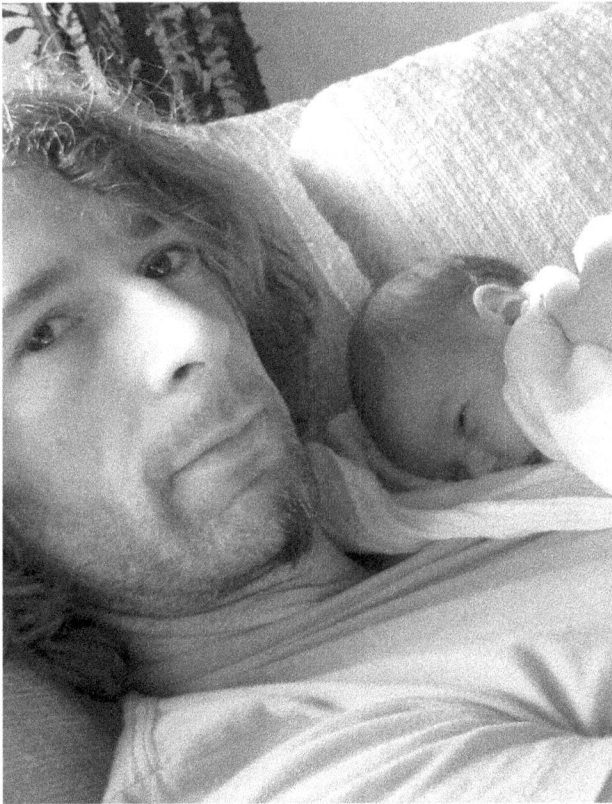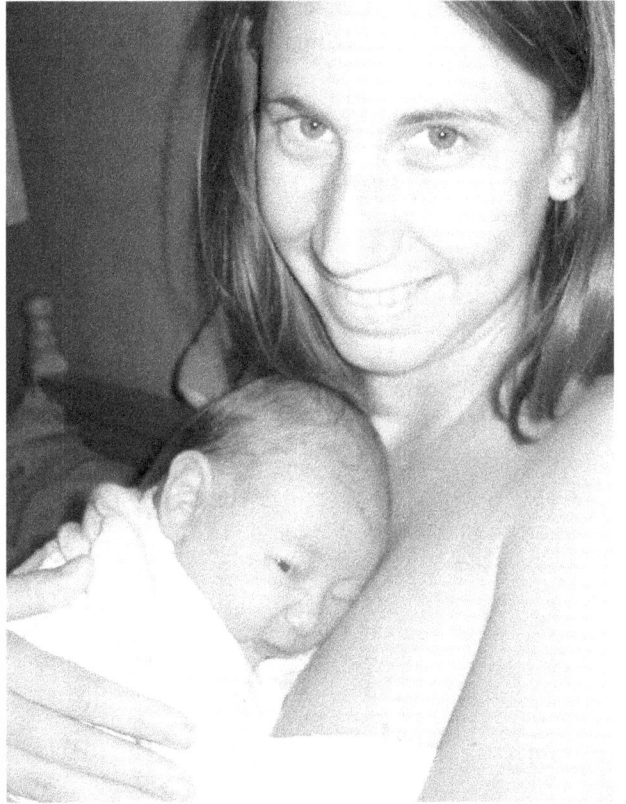

Melanie, 29
Wohnort: Köln (D)
Beruf: Dipl.-Sozialpädagogin

„Die Geburt ist das Schönste und Größte, was wir bisher erlebt haben und zuhause zu sein war sehr beruhigend für mich."

1. Kind: Mädchen (3 Monate), Hausgeburt

Wenn ich das Wort „Hausgeburt" höre, kommen mir spontan folgende Gedanken in den Sinn: Ruhe, Geborgenheit, Sicherheit, Vertrauen, schöne Atmosphäre, keine Klinikhektik, keine frühzeitigen Eingriffe in den natürlichen Geburtsverlauf.

Ich hatte Angst vor der Geburt: Ja, davor, dass ich mit dem Wehenschmerz nicht umgehen kann und somit nicht „durchhalte". Ich hatte allerdings überhaupt keine Angst davor, dass es zu Komplikationen kommen könnte. Ich wusste einfach, dass die Hausgeburt genau richtig ist.

Deshalb wollte ich zu Hause gebären: Ich wollte keine Routine (CTG, Einlauf, Kanüle, Schmerzmittel...). Da unsere Geburt sehr lange gedauert hat, wären wir alle im Krankenhaus sicherlich aus der Ruhe geraten, obwohl es gar keine Komplikationen gab.

So hat mein Umfeld / mein Partner auf mein Vorhaben reagiert: Mein Partner war auch ganz begeistert und überzeugt, dass es das Richtige ist. Ich habe es dann gezielt nur ganz wenigen Leuten erzählt, weil ich keine Lust auf Aussagen wie „Hast Du Dir das auch gut überlegt?" hatte.

So hat meine Ärztin auf meinen Wunsch, zu Hause zu gebären, reagiert: Meine Frauenärztin war skeptisch. Ich wechselte zu einer Ärztin, die mir meine Hebamme empfahl und mit ihr war das alles ganz unkompliziert.

Auf meine Hausgeburt habe ich mich wie folgt vorbereitet: Geburtsvorbereitungskurs zusammen mit meinem Freund und Liste der Hebamme abgearbeitet.

So habe ich meine Hausgeburtshebamme gefunden: Wir wollten anfangs ins Geburtshaus. Es gab eine Liste von Beleghebammen, die in das Geburtshaus begleiten. Auf dieser war die Homepage unserer Hebamme und ich war sofort begeistert.

Die Geburt zu Hause verlief wie folgt: Unkompliziert, aber mit 19 Stunden sehr lang. Es lief dann, als ich mich auf die Wehen eingelassen habe, anstatt sie nur auszuhalten. Ich hatte aufgehört nachzudenken, wie lange das noch dauert und wie stark die Wehen wohl noch werden. Zuvor hatte ich mich mit diesen Gedanken verrückt gemacht. Die Geburt ist das Schönste und Größte – ich sage immer, „es war ein gewaltiges Naturereignis" – was wir bisher erlebt haben, und zuhause zu sein, war sehr beruhigend für mich.

Ich habe mein Baby gestillt: Ja. Und ich stille noch. Denn unsere Kleine ist gerade erst drei Monate alt.

Das Wochenbett und die Zeit danach habe ich so in Erinnerung: Ich war erstaunt, dass ich doch 6 bis 8 Wochen gebraucht habe, um mich an die neue Situation zu gewöhnen. Ich hatte starke Stimmungsschwankungen und fühlte mich teilweise sehr schwermütig. Es war aber auch sehr viel Freude und Dankbarkeit für dieses große Geschenk, unsere Tochter, vorhanden.

Ich würde wieder zu Hause gebären wollen: Ja. Das würde ich auf jeden Fall. Mein Freund ebenfalls. Wir haben es zusammen entschieden und auch gemeinsam erlebt und durchlebt. Dabei hat jeder für sich sehr besondere Erfahrungen gemacht.

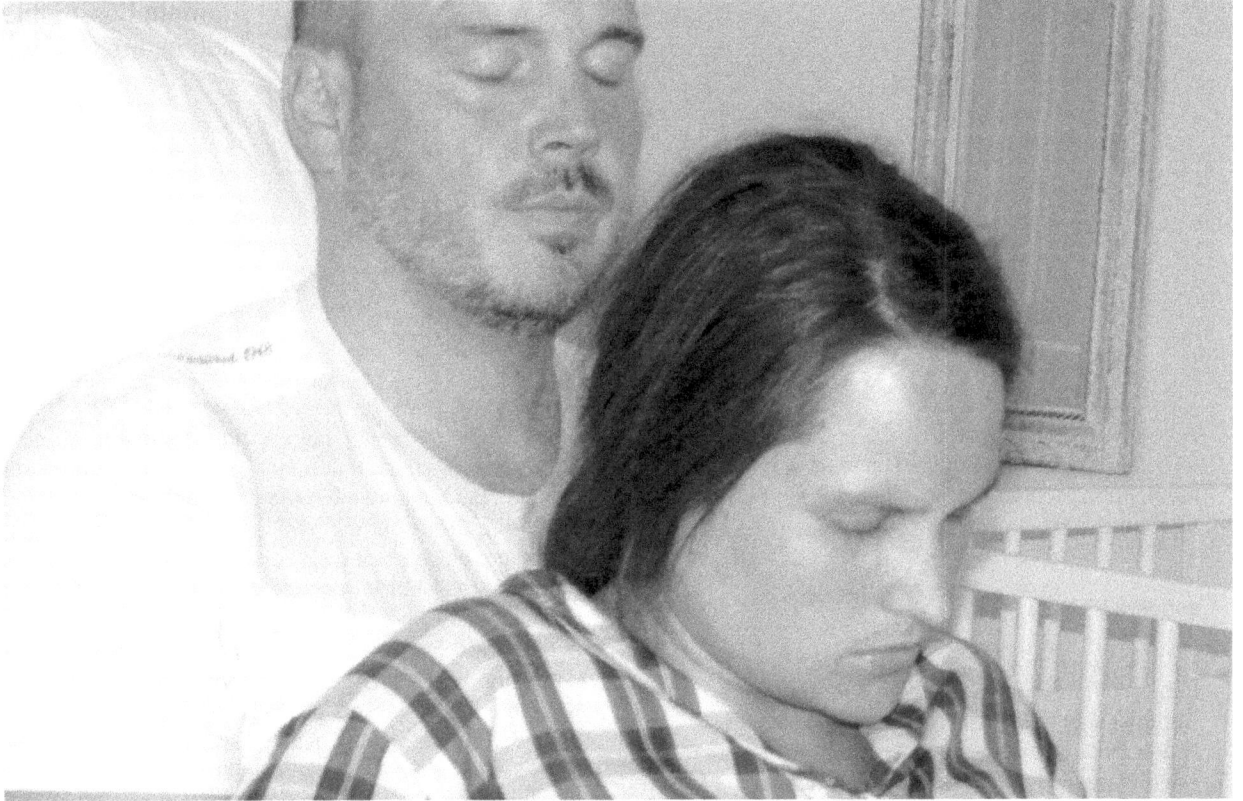

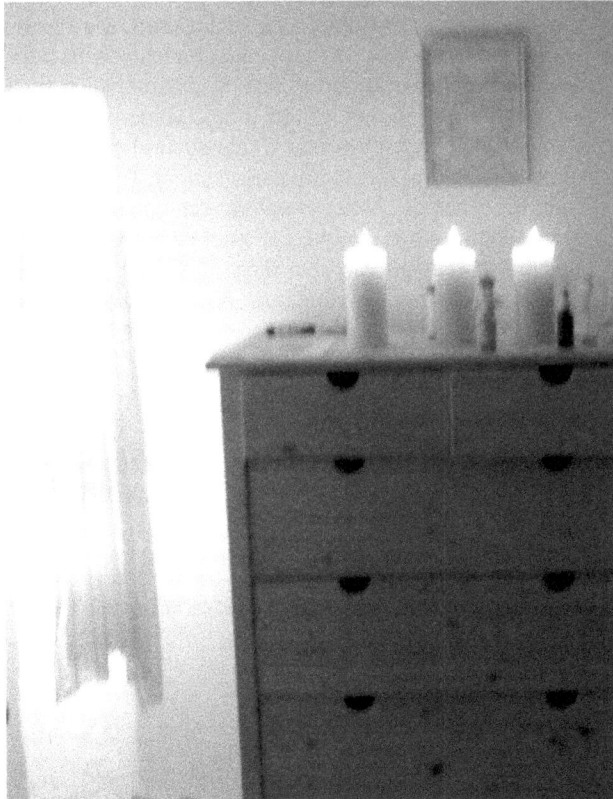

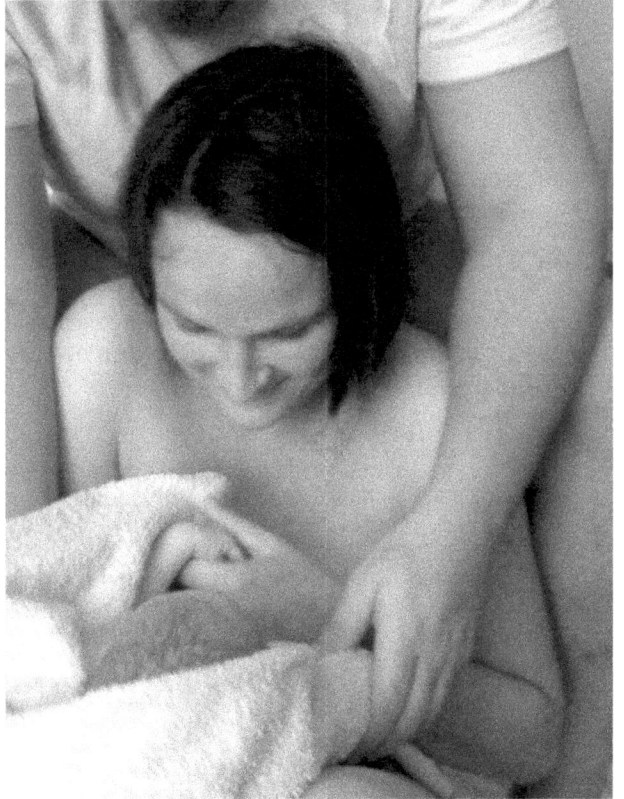

Christine, 30
Wohnort: Aying (D)
Beruf: Damenschneiderin, derzeit Mutter und
ehrenamtliche Stillberaterin

„Mein Klo, meine Dusche, mein Bett."

1. Kind: Mädchen (4 Jahre), begonnene Geburtshausgeburt,
Klinikgeburt, Kaiserschnitt
2. Kind: Mädchen (3 Jahre), Hausgeburt
3. Kind: Junge (6 Monate), Klinikgeburt

Wenn ich das Wort „Hausgeburt" höre, kommen mir spontan folgende Gedanken in den Sinn: Kein Stress. Schlafen, wann ich will und kann. Ruhe, Hühnersuppe, selbstbestimmte Geburt, keine routinemäßigen Eingriffe.

Ich hatte Angst vor der Geburt: Nicht Angst, sondern Respekt.

Deshalb wollte ich zu Hause gebären: Ich habe nichts gegen Krankenhäuser, aber eine normale Geburt gehört für mich dort nicht hin. Ich wollte keine Krankenhausroutine und auch dann essen, wann ich will und was ich will. Ich wollte mein Klo, meine Dusche, mein Bett haben und das Baby nicht frisch geboren ins Auto packen. Ja, und keine Schnuller- und Zufütterdiskussionen.

So hat mein Umfeld / mein Partner auf mein Vorhaben reagiert: Mein Mann wollte keine Hausgeburt, weil es zu laut werden und die Nachbarn etwas hören könnten ;-))

So hat meine Ärztin auf meinen Wunsch, zu Hause zu gebären, reagiert: Meine Frauenärztin ist auch ein Traum und hat keinerlei Probleme mit Hebammenbetreuung und Hausgeburt. Ich war nur zum Ultraschall bei ihr.

Auf meine Hausgeburt habe ich mich wie folgt vorbereitet: Bei allen drei Geburten nicht, außer einer zusammengestellten Musik-CD.

So habe ich meine Hausgeburtshebamme gefunden: Ich kannte sie bereits von meiner ersten Geburt.

Die Geburt zu Hause verlief wie folgt: Erstes Kind: Wegen der hellhörigen Wohnung strebten wir eine Geburtshausgeburt an. Meine Tochter rutschte aber nicht ins Becken und ich hatte unerträgliche Schmerzen von ihrem Druck auf mein Schambein. Wir fuhren in die Klinik und es gab einen Kaiserschnitt wegen Armvorfall. Beim zweiten Kind wurden die Wehen schnell heftig. Mir war klar, dass ich es nicht mehr ins Geburtshaus schaffe. Ich hatte Presswehen, aber das Kind rutschte nicht richtig ins Becken. Es stand dann wieder im Raum, ins Krankenhaus zu fahren, aber plötzlich ging's dann doch ganz fix. Meine große Tochter kam, und die Tatsache, dass ich auch sie weiterhin gestillt habe, hat sicher zu der guten Geschwisterbeziehung beigetragen. Beim dritten Kind planten wir dann eine Hausgeburt. Die Wehen waren stark, aber er rutschte einfach nicht ins Becken. Seine Herztöne veränderten sich, nicht bedenklich, aber wir wollten wegen des weiten Weges vorsorglich in die Klinik. Es tat sich im Krankenhaus auch nichts und wir entschieden uns für einen Kaiserschnitt. Dafür drehte man mich auf die Seite, eine total schmerzhafte Wehe kam, ich hatte das Gefühl, der Kopf ist runtergerutscht und da war er geboren. In diesem Moment kam der Oberarzt herein und meinte nur: „Ah, dann brauchen wir ja die OP nicht weiter vorbereiten."

Ich habe mein Baby gestillt: Gut 2 Jahre, davon die ersten 10 Monate Tandemstillen.

Das Wochenbett und die Zeit danach habe ich so in Erinnerung: Entspannt, leckere Hühnersuppe von meinem Mann gekocht, kein Besuch, Ruhe.

Ich würde wieder zu Hause gebären wollen: Ja, drei total unterschiedliche Geburten wie Kinder, ich freue mich aufs Vierte!

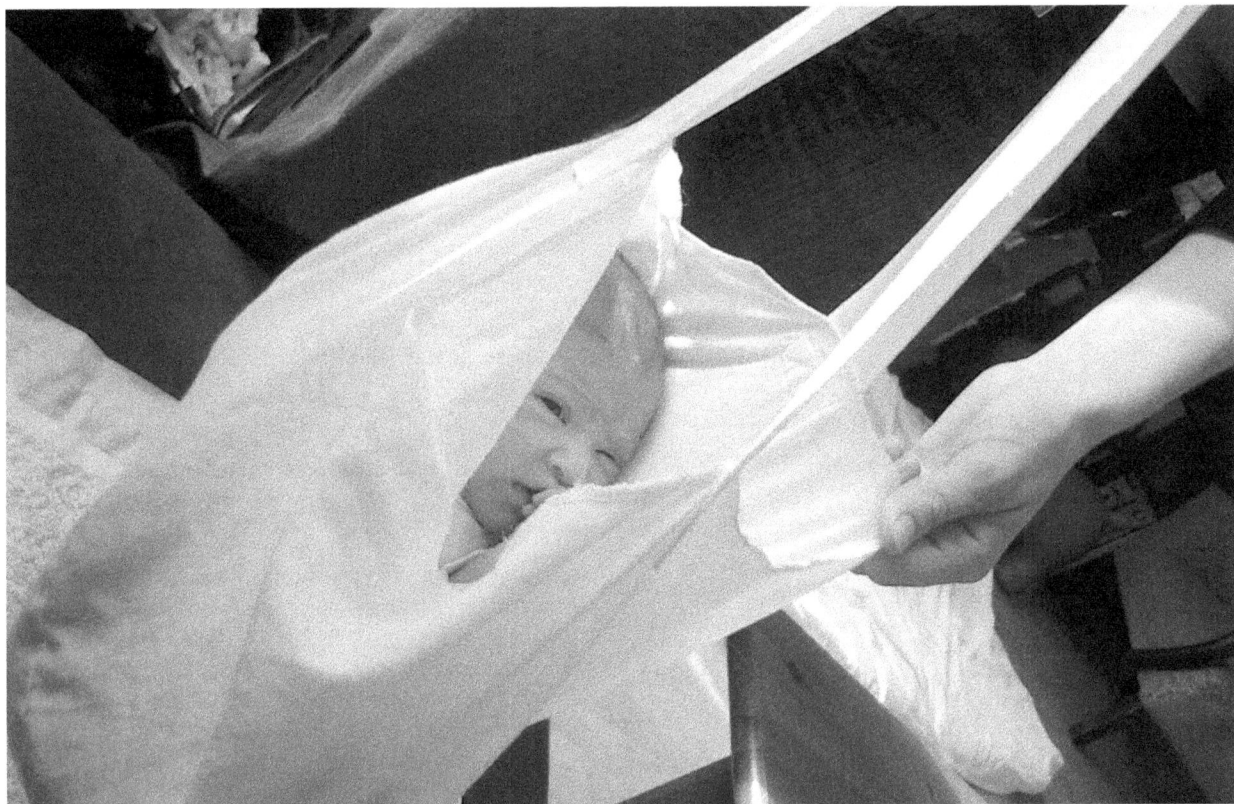

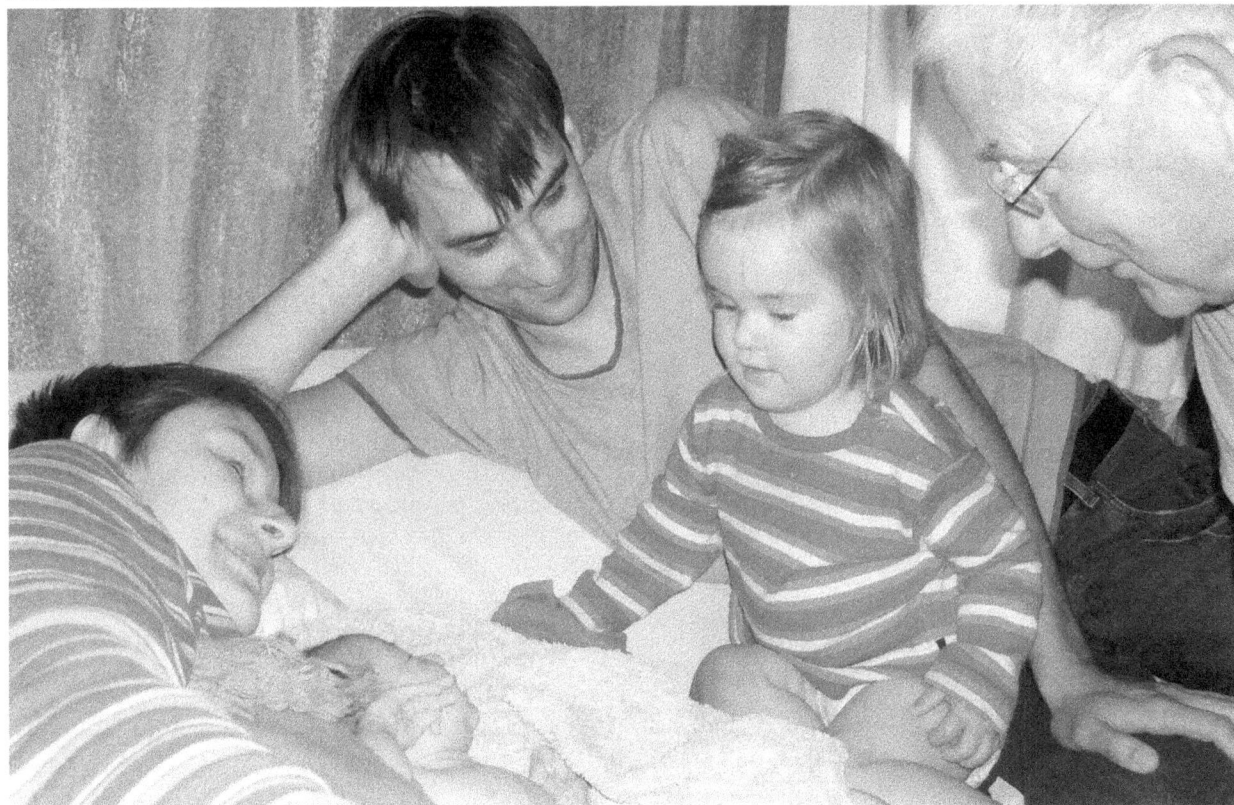

Melanie, 30
Wohnort: Berlin (D)
Beruf: Selbstständig

„Schade, dass ich mich nicht schon beim ersten Mal für eine Hausgeburt entschieden habe."

1. Kind: Mädchen (3 Jahre), Klinikgeburt
2. Kind: Mädchen (10 Wochen), Hausgeburt

Wenn ich das Wort „Hausgeburt" höre, kommen mir spontan folgende Gedanken in den Sinn: Ruhe, Geborgenheit, selbstbestimmte Geburt, friedliche Atmosphäre.

Ich hatte Angst vor der Geburt: Nein. Ich habe sehr viel gelesen (Odent, Dick-Read, Gaskin), mich in Elternforen ausgetauscht (z.B. www.rabeneltern.org) und natürlich viel mit meiner Hebamme gesprochen. Da ich die erste Geburt, die mit einer Saugglocke endete, auch ohne Betäubung überstanden hatte, war ich mir sicher, dass ich diese Geburt ebenso ohne Betäubung bewältigen kann.

Deshalb wollte ich zu Hause gebären: Etwas anderes kam für mich nicht mehr in Frage und fühlte sich nicht richtig an. Ich konnte mir nicht vorstellen, mein Baby außerhalb der Wohnung zu bekommen. Wir wollten unsere große Tochter bei uns haben. Sie hat zwar die ganze Geburt verschlafen, aber falls sie wach gewesen wäre und sich nicht wohl gefühlt hätte, hätte mein Mann mit ihr die Wohnung verlassen. Zu wissen, dass sie keine Angst hat, war für mich von entscheidender Bedeutung, um mich entspannen zu können.

So hat mein Umfeld / mein Partner auf mein Vorhaben reagiert: Den meisten haben wir es gar nicht gesagt. Wer es wusste, fand es meist ok bzw. fand es sogar richtig gut. Innerhalb der Familie waren die Reaktionen eher skeptisch / verhalten. Mein Mann unterstützte mich, hatte aber bis zum Schluss Sorge, was passieren würde, wenn etwas schief geht. Das hat er mir allerdings erst hinterher gestanden...

So hat mein Arzt auf meinen Wunsch, zu Hause zu gebären, reagiert: Positiv.

Auf meine Hausgeburt habe ich mich wie folgt vorbereitet: Literatur gewälzt, Austausch mit anderen Hausgeburtsmüttern, Geburtskiste und eine Telefonliste vorbereitet, mit der großen Tochter Kinderbücher gelesen (u.a. Runas Geburt, Wer klopft denn da?), Gespräche mit meiner Hebamme geführt, die erste Geburt „verarbeitet", Haptonomie- und Yogaübungen,

Nachbarn in Hörweite über die bevorstehende Geburt informiert.

So habe ich meine Hausgeburtshebamme gefunden: Hebammenliste im Elternmagazin unserer Stadt.

Die Geburt zu Hause verlief wie folgt: Bilderbuchmäßig! Die Wehen setzten sanft ein und wurden in der Wanne stärker. Nach drei Stunden wurden die Wehen so stark, dass ich das Gefühl hatte, jetzt geht es richtig los. Nach weiteren 1,5 Stunden war die Kleine da. Ich habe viele Positionen probiert und mich für den Gebärhocker entschieden. Sehr motivierend war für mich, dass ich in der halben Stunde, bevor die Presswehen einsetzten, mit meinen Händen fühlen konnte, wie sich der Muttermund öffnete und das Köpfchen immer weiter vorrutschte. Die Hebamme hat mich bei Bedarf ermutigt, tiefer zu atmen, sodass ich richtig gut mit den starken Wehen mitgehen konnte. Während mein Mann mich körperlich gestützt hat, konnte ich mich ganz auf die Wehen, unser Baby und die (wenigen) Worte der Hebamme einlassen.

Ich habe mein Baby gestillt: Ja, und sie hat gleich prima gestillt.

Das Wochenbett und die Zeit danach habe ich so in Erinnerung: Ein Auf und Ab der Gefühle. Ich habe in den Tagen nach dem Milcheinschuss sehr oft geweint. Das war befreiend und dank meiner Hebamme, die immer ein offenes Ohr für mich hatte, war ich nach kurzer Zeit wieder fit. Die Kleine lag die ganze Zeit nackt bzw. nur mit einem kleinen Hemdchen bekleidet auf meinem Bauch. In den ersten Tagen hatte sie nicht mal eine Windel um, sondern entledigte sich auf einem Handtuch. Die Signale, die sie dabei von sich gab, erkenne ich immer noch und kann entsprechend reagieren, wenn sie plötzlich quiekt oder weint.

Ich würde wieder zu Hause gebären wollen: Definitiv ja - aber nur mit unserer Lieblingshebamme! Schade, dass ich mich nicht schon beim ersten Mal für eine Hausgeburt entschieden habe.

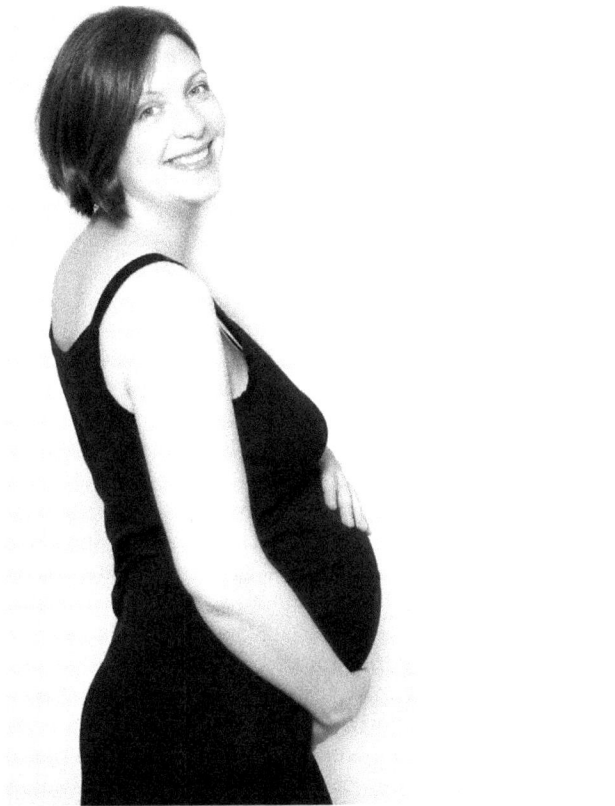
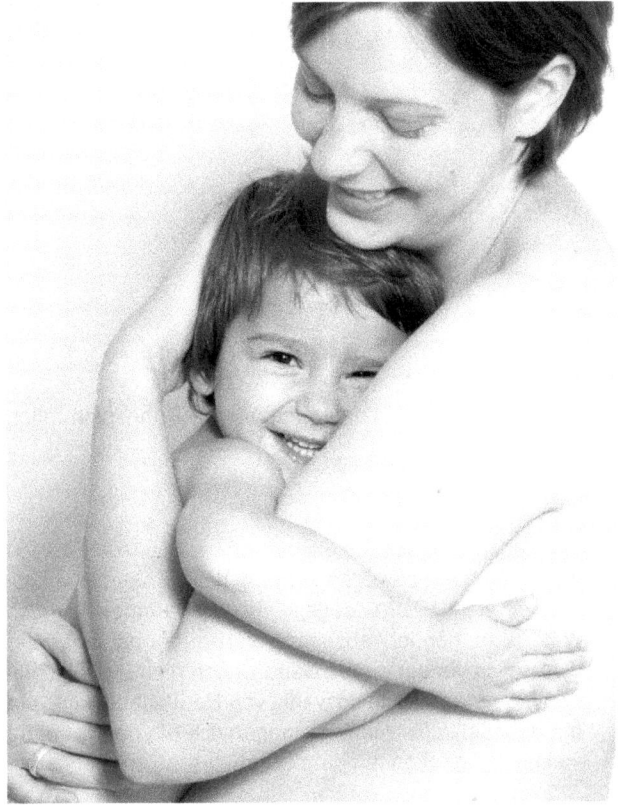
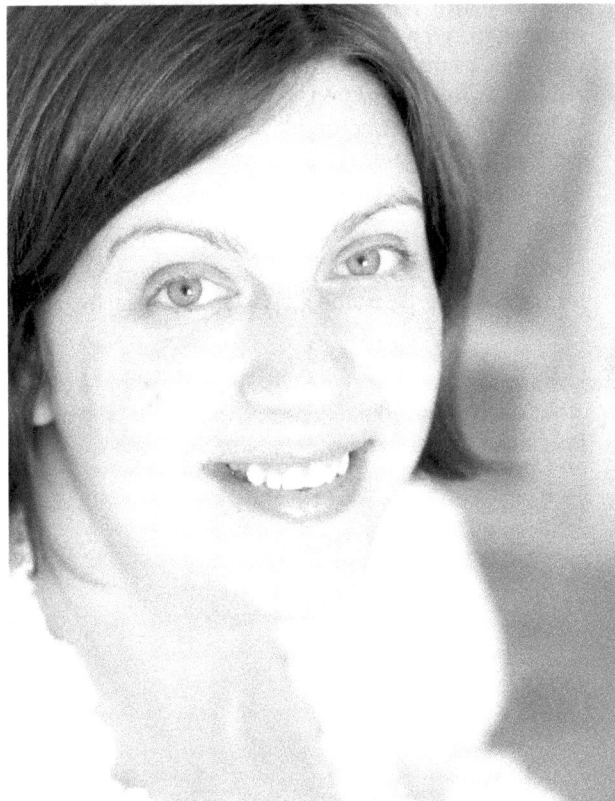
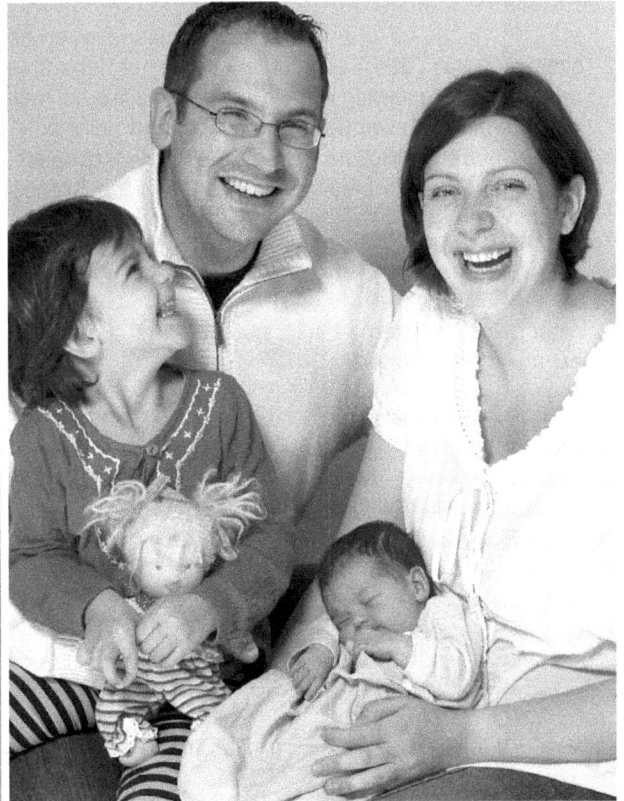

Nicole, 30
Wohnort: Wien (A)
Beruf: Derzeit in Karenz

1. Kind: Junge (8 Jahre), Klinikgeburt
2. Kind: Mädchen (3 Jahre), Klinikgeburt
3. Kind: Mädchen (5 Tage), Hausgeburt

Wenn ich das Wort „Hausgeburt" höre, kommen mir spontan folgende Gedanken in den Sinn: Geborgenheit, innere Ruhe, sich fallen lassen können.

Ich hatte Angst vor der Geburt: Nein.

Deshalb wollte ich zu Hause gebären: Ich wollte mich frei bewegen können, nicht an ein Bett „gefesselt" sein, EINE Bezugsperson (Hebamme) für mich haben, zu der ich absolutes Vertrauen habe. Leider wusste ich vor der ersten Geburt noch nicht, wie wichtig das ist – man hört ja so wenig von Hausgeburten – und bin deshalb in die Klinik gegangen. Ich bin damals ohne viel nachzudenken mit dem Strom geschwommen.

So hat mein Umfeld / mein Partner auf mein Vorhaben reagiert: Anfangs alle etwas skeptisch. Nach den Gesprächen mit meiner Hebamme und dem Kennenlernen war ein Teil der Skepsis bei meiner Mutter, was eventuelle Komplikationen bei meiner Geburt betraf, verflogen. Sie sagte später, dass, nachdem meine Wehen begonnen hatten, jegliche Skepsis bei ihr weg war.

So hat meine Ärztin auf meinen Wunsch, zu Hause zu gebären, reagiert: Sie schien nicht sehr begeistert zu sein, hat sich aber auch nicht negativ dazu geäußert.

Auf meine Hausgeburt habe ich mich wie folgt vorbereitet: Bis auf die Hygieneartikel, die zu besorgen waren – eigentlich nicht speziell. Ich hab es einfach auf mich zukommen lassen.

So habe ich meine Hausgeburtshebamme gefunden: Empfehlung.

Die Geburt zu Hause verlief wie folgt: Ziemlich unerwarteter Wehenbeginn einen Tag über Termin nach einem Vollbad. Ich veratmete die Wehen bis zum Eintreffen der Hebamme, sanft vor und zurückschaukelnd. Meine Mutter und meine Schwestern (13 und 15 Jahre) waren auch schon eingetroffen. Das Zimmer war dunkel, nur eine Lavalampe brannte. Ich habe diese Dunkelheit genossen, im Spital ist ja immer alles hell erleuchtet. Es war alles so heimelig, entspannt und ruhig, alle unterhielten sich in leisem Ton, es wurde gelacht, erzählt, Kaffee getrunken und Sudokus gelöst – während ich mich ganz in mich selbst zurückzog, mit meinen Wehen und den Schmerzen eins wurde. Ich empfand das Tun der anderen als so beruhigend – sie waren da – aber doch war ich für mich. Meine Augen waren fast die ganze Zeit geschlossen, so konnte ich besser abschalten. Wenn ich in einer Wehenpause um mich sah, sah ich mein vertrautes Umfeld, all die Dinge, die mir lieb waren, Menschen, denen ich vertraute, die mir VERTRAUT waren. Und dann ist es geschafft, mitten in der Nacht kommt unsere Tochter mit 4.440 g im sanften Licht einer Lavalampe zur Welt.

Ich habe mein Baby gestillt: Ja, gleich nach der Geburt und ca. 2 Stunden später, als die große Schwester wach wurde, da wurde gleich Tandem gestillt.

Das Wochenbett und die Zeit danach habe ich so in Erinnerung: Schön, alles war wie immer – mit der Besonderheit, dass nun drei Kinder mit mir im Bett lagen und zwei davon am Busen hingen :-)

Ich würde wieder zu Hause gebären wollen: Jederzeit.

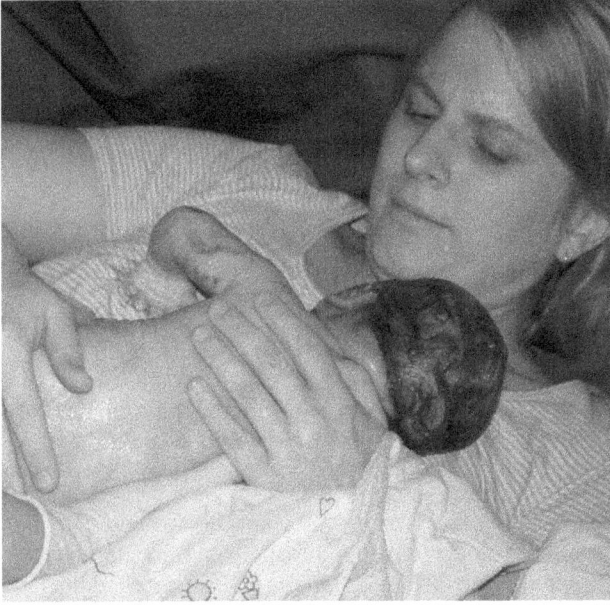
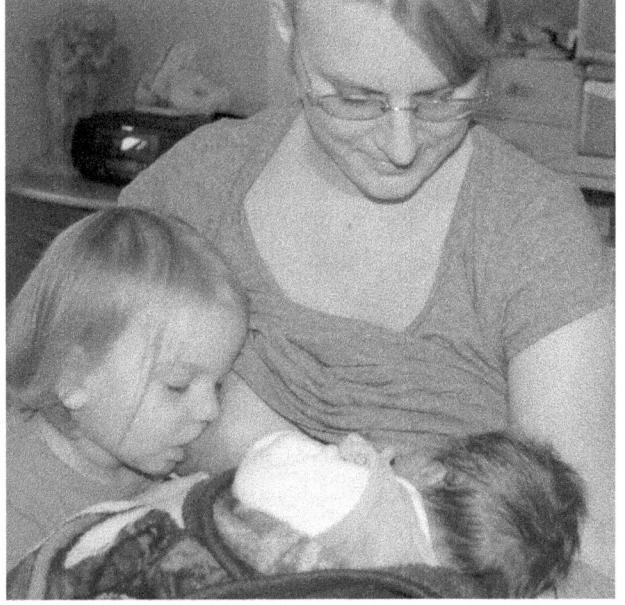
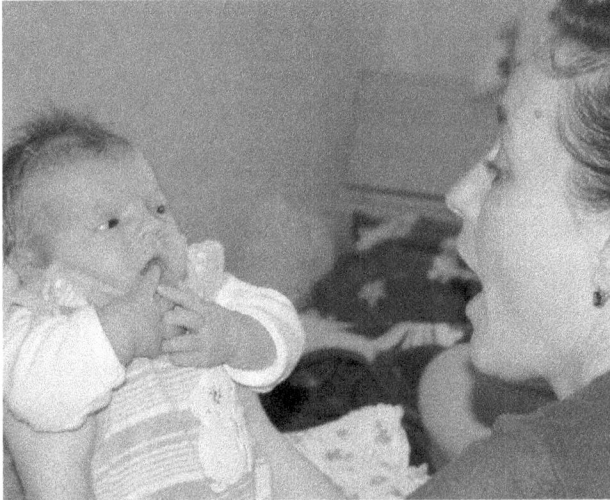
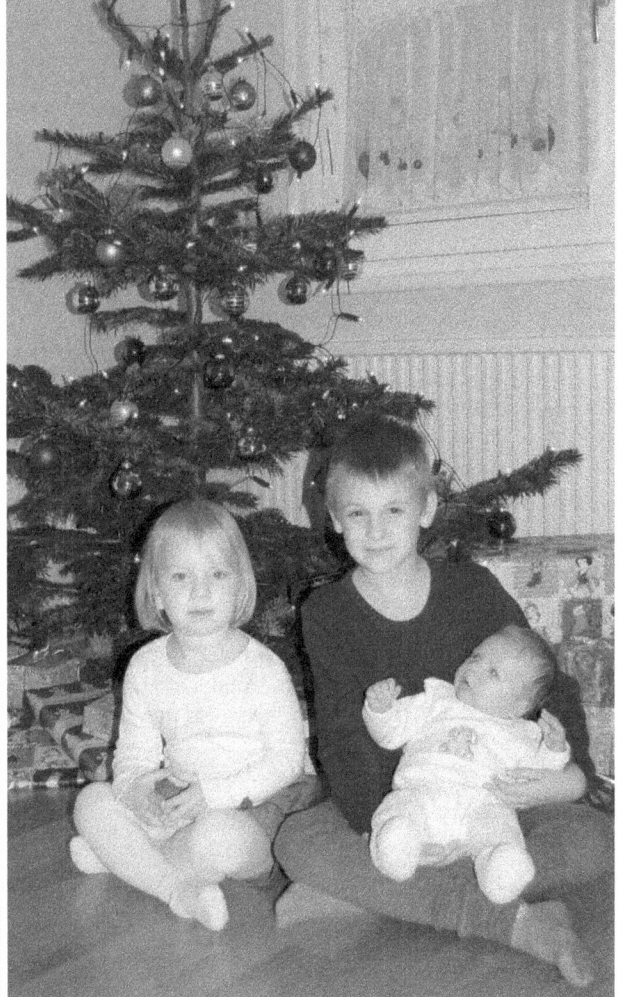
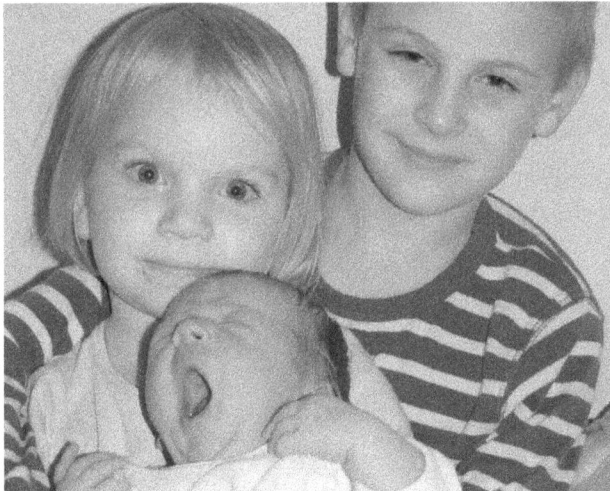

Patricia, 30
Wohnort: Zürich (CH)
Beruf: Restauratrice-Hotelière

1. Kind: Junge (6 Monate), Hausgeburt

„Es war die Zeit von purem Glück, der Dankbarkeit und Liebe."

Wenn ich das Wort „Hausgeburt" höre, kommen mir spontan folgende Gedanken in den Sinn: Wohlfühlen, Intimsphäre, persönlich, natürlich, familiär, Geborgenheit.

Ich hatte Angst vor der Geburt: Nein.

Deshalb wollte ich zu Hause gebären: Hatte nicht das Gefühl, krank zu sein. Verbinde Spital mit Problem, Krankheit und steriler Umgebung.

So hat mein Umfeld / mein Partner auf mein Vorhaben reagiert: Mein Partner war von Beginn an einverstanden, hat diesen Entscheid absolut mir überlassen. Das Umfeld hat mir ins Gewissen geredet und gefragt, „was wenn Komplikationen auftreten, was wenn dies oder das passiert". Jedoch haben mich auch viele Menschen bewundert, mir ihren Respekt zugesprochen und vor allem die persönliche Angst, die in ihnen schlummert, anvertraut – und da vor allem Personen mit einem großen Sicherheitsgefühl. So sagte meine Freundin, dass sich ihr Kind im letzten Moment gedreht habe und wenn sie nicht im Spital gewesen wäre, hätte es nicht überlebt. Ein Mann sagte mir: Nie ohne Arzt gebären, wenn man schon diese Sicherheit kriegen kann, weshalb ein Risiko und große Schmerzen eingehen? Andere sagten, schließlich werden im Spital alle Kosten übernommen, du wirst umsorgt bekocht und verwöhnt, zu Hause gäbe es viel Arbeit und falls etwas schief geht, kann es auf jede Minute ankommen. Mir war das alles bewusst, aber trotzdem war ich mir sicher, dass es gut gehen wird. Es gab auch viele Frauen, die sagten: Ich weiß, es wäre schön, aber ich traue mich einfach nicht, und wenn man schon mit Ängsten in so was geht, kommt es bestimmt schief raus.

So hat meine Ärztin auf meinen Wunsch, zu Hause zu gebären, reagiert: Positiv, als wäre es das Natürlichste auf der Welt. Unterstützend, mit guten Kontakten von guten, freischaffenden Hebammen.

Auf meine Hausgeburt habe ich mich wie folgt vorbereitet: Alles eingekauft, was auf dem Zettel von der Hebamme stand. Gute, aufklärende Gespräche mit meiner Hebamme geführt. Eine Reservation im Spital für alle Fälle, falls man verlegt werden müsste. Pool gemietet und aufgestellt.

So habe ich meine Hausgeburtshebamme gefunden: Über meine Frauenärztin.

Die Geburt zu Hause verlief wie folgt: Super, schnell, spontan, natürlich. Im Wasser, obwohl ich mir immer sagte, dies sei nichts für mich :-)

Ich habe mein Baby gestillt: Ich stille mein Baby immer noch, finde es eine der besten Einrichtungen der Natur.

Das Wochenbett und die Zeit danach habe ich so in Erinnerung: Es gab nur unsere Familie, eine so intensive, wunderschöne Zeit. Mein Mann hat mich verwöhnt und mir die Wünsche von den Augen abgelesen. Wir haben sehr viele gute Gespräche geführt mit unserer Hebamme und unseren Sohn beschnuppert und stundenlang bestaunt. Es war die Zeit von purem Glück, der Dankbarkeit und Liebe. Viele Emotionen, ein wunderschönes Erlebnis des SEINS.

Ich würde wieder zu Hause gebären wollen: Ja, ich würde sofort wieder zuhause gebären.

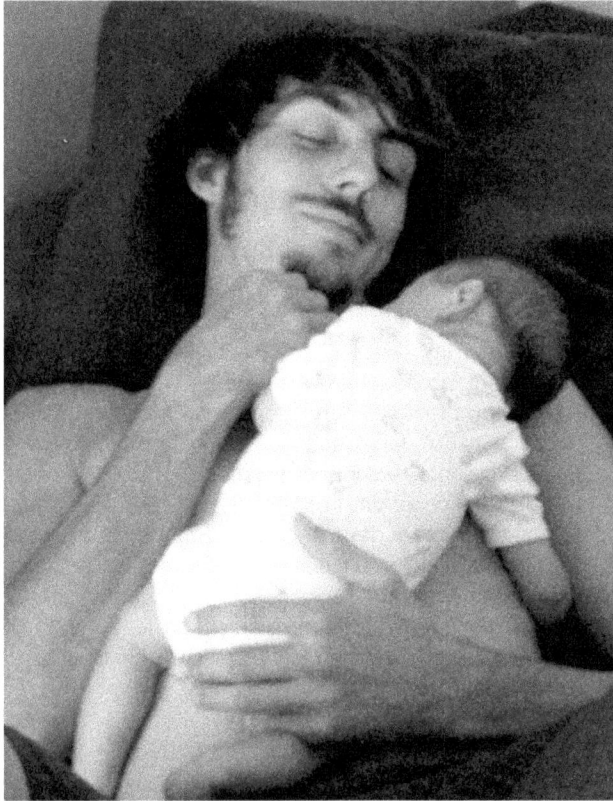 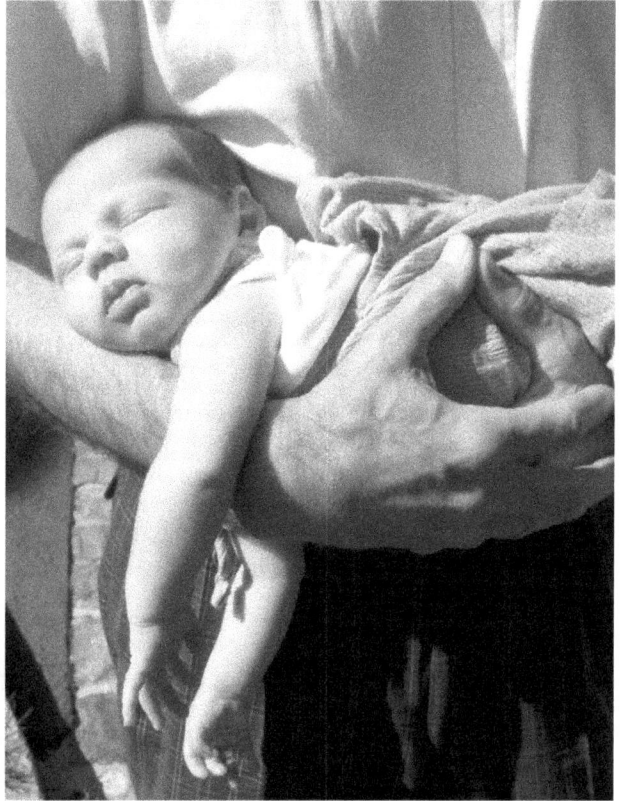

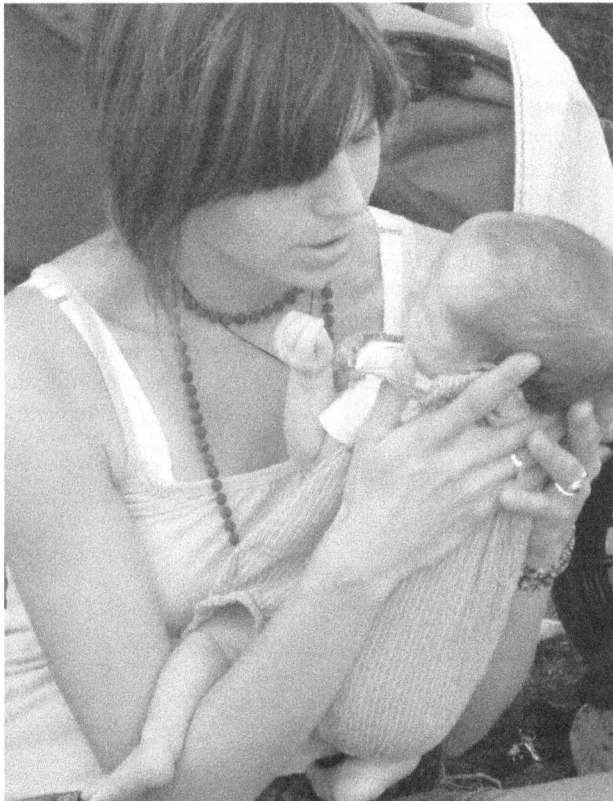 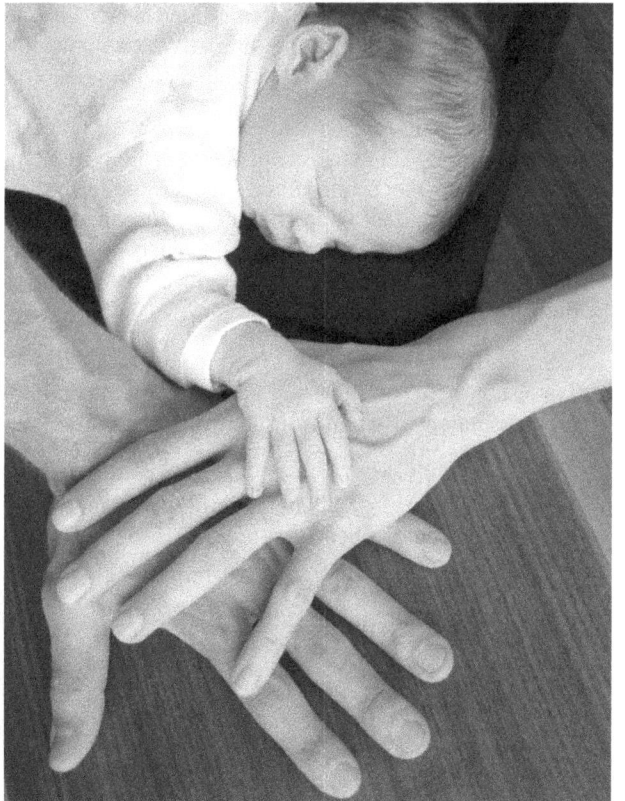

Rebekka, 30
Wohnort: Herrsching am Ammersee (D)
Beruf: Diplom-Betriebswirtin (Marketing)

„Wir konnten genüsslich kuscheln und unser Baby bestaunen."

1. Kind: Mädchen (8 Wochen), Hausgeburt

Wenn ich das Wort „Hausgeburt" höre, kommen mir spontan folgende Gedanken in den Sinn: Ich gebäre mein Kind aus eigener Kraft, mit Unterstützung von Personen, die ich mir ausgesucht habe, vertraue der Natur und meinem Körper. Ich bin überzeugt, dass eine Geburt unkomplizierter verläuft, je weniger Stressfaktoren – wie technische Geräte, Medikamente, Zeitdruck – vorhanden sind. Meine Würde als Mensch wird gewahrt.

Ich hatte Angst vor der Geburt: Nein! Ich habe mich ganz bewusst auf die Geburt vorbereitet, indem ich mich auf ein positives Erlebnis eingestellt habe. Geholfen haben mir dabei Tiefenentspannung und Yoga.

Deshalb wollte ich zu Hause gebären: Damit es ein schönes Geburtserlebnis wird und unser Baby in friedlicher, intimer Umgebung auf die Welt kommt. Um sich freier und ungehemmter hingeben zu können.

So hat mein Umfeld / mein Partner auf mein Vorhaben reagiert: Mein Partner war skeptisch, ließ sich aber schnell überzeugen. Geholfen haben ihm dabei auch die Gespräche mit der Hebamme. Das Umfeld reagierte von „um Himmels willen, macht das nicht" bis hin zu positiver und ermutigender Rückmeldung.

So hat meine Ärztin auf meinen Wunsch, zu Hause zu gebären, reagiert: Meine Frauenärztin kommentierte den Wunsch nicht weiter.

Auf meine Hausgeburt habe ich mich wie folgt vorbereitet: Bücher, Internet. Fernhalten von Horror-Geschichten über Geburten.

So habe ich meine Hausgeburtshebamme gefunden: Internet.

Die Geburt zu Hause verlief wie folgt: Ich hatte die ganze Nacht Wehen. Gegen Mittag war mein Muttermund fast vollständig eröffnet. Die letzte Phase, die ich teils auf dem Gebärhocker, teils kniend vor dem Bett verbrachte, erschien mir endlos. Die Fruchtblase war bis kurz bevor der Kopf geboren wurde noch intakt. Als unsere Tochter dann nach 12,5 Stunden endlich herausschlüpfte, konnte ich sie als erste vom Boden hochnehmen und in die Arme schließen. Mein Mann schnitt die Nabelschnur durch. Völlig erschöpft legte ich mich aufs Bett. Dann konnten wir genüsslich kuscheln und unser Baby bestaunen.

Ich habe mein Baby gestillt: Ja, bin noch dabei.

Das Wochenbett und die Zeit danach habe ich so in Erinnerung: Die ersten 2 bis 3 Wochen waren unheimlich anstrengend aufgrund der Übermüdung. Obwohl gesundes, unkompliziertes Baby, keine Dammverletzung, war die neue Situation sehr Kräfte zehrend. Auch emotional ging es auf und ab – zwischen überglücklich und ob ich das alles meistern kann, ob ich „alles richtig" mache. Ganz wichtig in dieser Zeit war die Unterstützung durch meinen Mann und die Hilfe im Haushalt durch meine Mutter sowie die täglichen Besuche durch die Hebamme. Die Plazenta legten wir in eine Tonschale, die wir eigens dafür geformt hatten. Nach einem alten Brauch wird der Mutterkuchen im Frühjahr mit der Schale im Garten vergraben und ein Bäumchen darauf gepflanzt.

Ich würde wieder zu Hause gebären wollen: Ja!

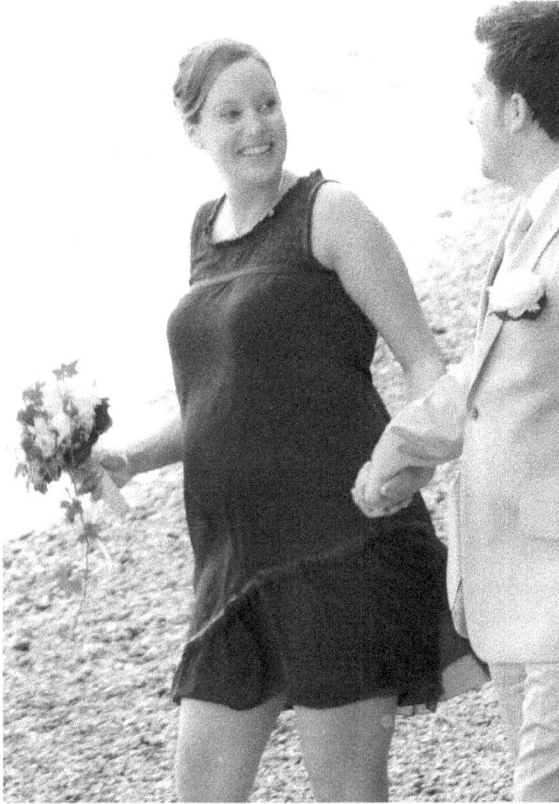
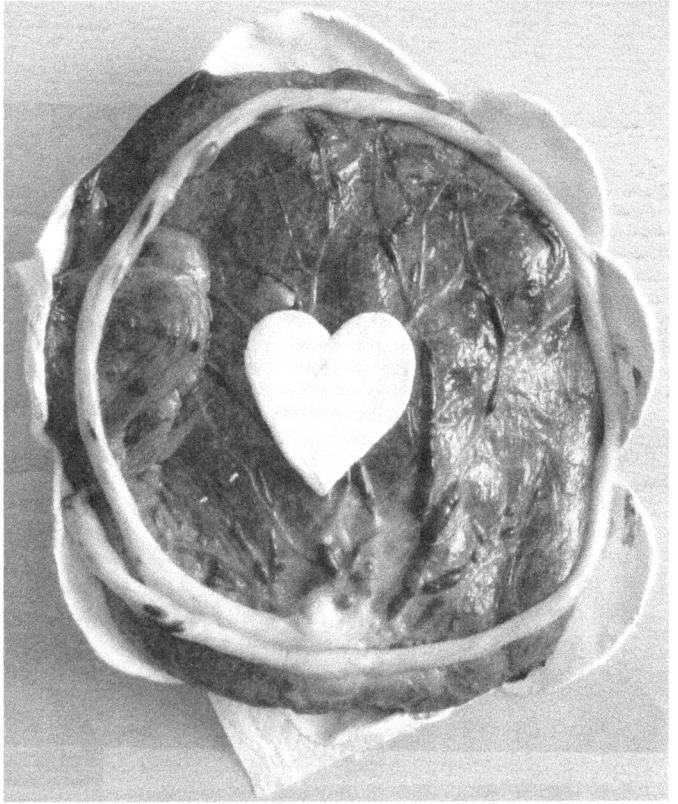
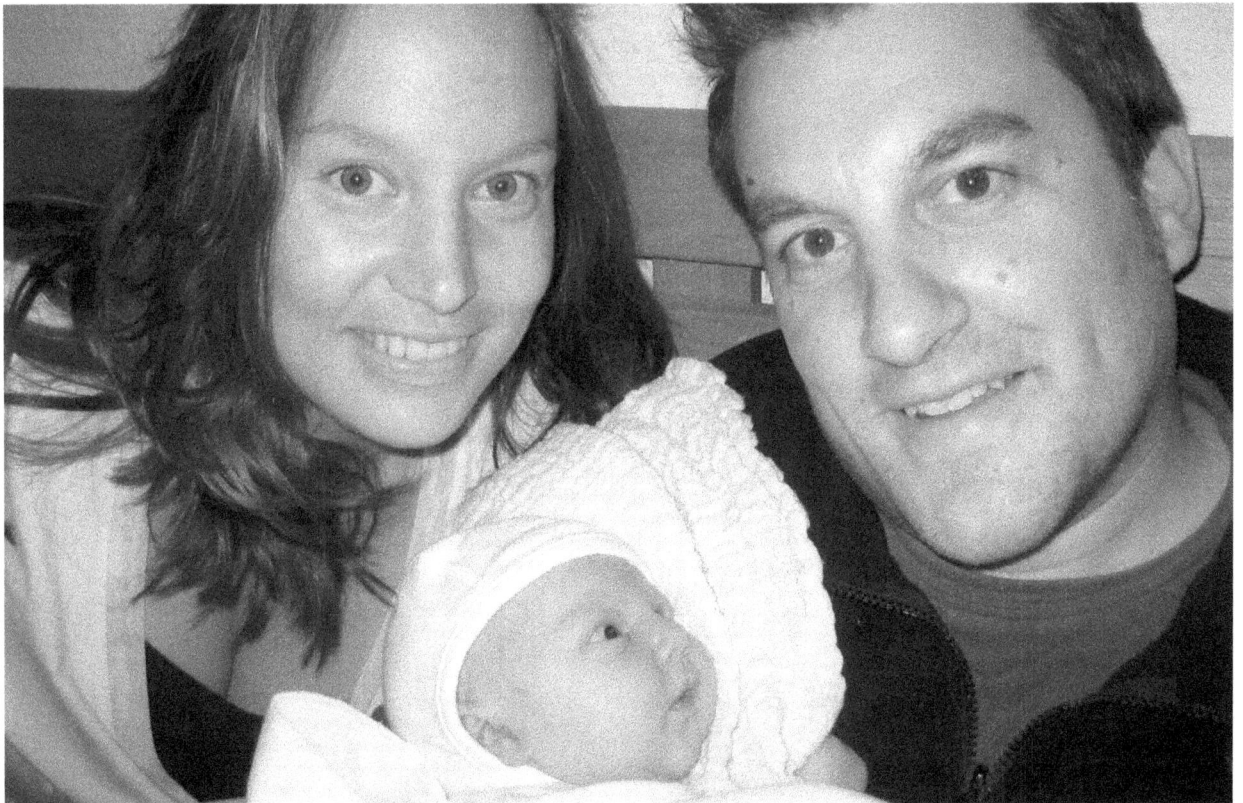

Saskia Isabella, 30
Wohnort: Anthering (Salzburg Land)
Beruf: PR-Angestellte

1. Kind: Mädchen (3 Wochen), Hausgeburt

„Meine Vorbereitung auf die Hausgeburt war, mich nicht verunsichern und mich nicht von meinem innersten Wunsch abbringen zu lassen."

Wenn ich das Wort „Hausgeburt" höre, kommen mir spontan folgende Gedanken in den Sinn: Vertrautheit – Privatsphäre – Geborgenheit – Sanfte Geburt – vertraute Personen – Individualität – gut aufgehoben sein – Wohlfühlen trotz Schmerz – Sein wie ich bin.

Ich hatte Angst vor der Geburt: Kurz vorher hatte ich Zweifel. Ich konzentrierte mich aber besonders auf „positive Geburtsberichte" von Frauen, und die Verunsicherung legte sich bald wieder und ich war entspannter.

Deshalb wollte ich zu Hause gebären: Wir wohnen in einem idyllischen Häuschen, in dem sich das geradezu anbietet. Der Gedanke, während der Wehen in ein Krankenhaus und eine nicht selbst kontrollierbare Situation gebracht und behandelt zu werden, war mir unangenehm.

So hat mein Umfeld / mein Partner auf mein Vorhaben reagiert: Mein Lebensgefährte ist ein großer Befürworter von Hausgeburten. In unserem Umfeld fiel das Wort „Mut" auf jeden Fall am häufigsten. Ich schätze es auch sehr, dass meine Mutter meine Entscheidung von Anfang an respektierte.

So hat mein Arzt auf meinen Wunsch, zu Hause zu gebären, reagiert: Er war schon etwas skeptisch und wollte sich sicher sein, dass mir der Unterschied zwischen ambulanter Geburt und Hausgeburt klar ist.

Auf meine Hausgeburt habe ich mich wie folgt vorbereitet: Rechtzeitige Auswahl meiner Hebamme und vor allem: Zu meinem innersten Wunsch zu stehen, mich nicht verunsichern oder davon abbringen zu lassen und ein großes VERTRAUEN, dass alles gut wird.

So habe ich meine Hausgeburtshebamme gefunden: Aus dem Hebammenverzeichnis des österreichischen Hebammenverbandes.

Die Geburt zu Hause verlief wie folgt: Die Wehen waren für mich anfangs noch gut auszuhalten und wurden mit der Zeit immer intensiver. Zugleich war mir bei jeder Wehe übel und ich musste auch erbrechen. Ich ließ mich vollkommnen auf das Ereignis ein und ging – wie ein Schiff – mit jeder Wehe mit. Mein Geist war völlig ausgeschaltet und ich befand mich in einer Art Trance. In der Übergangsphase wurde ich sehr nervös, weil ich wusste, dass jetzt die eigentliche Geburt beginnen würde... nach wenigen Presswehen war sie geboren. Ein Wunder war geschehen! Ich verlor während der Geburt kaum Blut und unsere Tochter kam vollkommen sauber zur Welt.

Ich habe mein Baby gestillt: Ja. Die anfänglichen Schwierigkeiten sind überwunden und ich bin sehr froh, dass mich meine Hebamme dabei mit Rat und Tat unterstützt hatte.

Das Wochenbett und die Zeit danach habe ich so in Erinnerung: Wunderschön! Meine Mutter nahm sich sofort Urlaub, bekochte und verwöhnte uns eine ganze Woche lange. Ich würde auch jeder Frau, die eine Hausgeburt plant, raten, jemanden zu bitten, in der ersten Woche im Haushalt zu helfen. Diese Fürsorge meiner Mutter war sehr wichtig und ein wunderbares Geschenk für mich!

Ich würde wieder zu Hause gebären wollen: Nachdem meine Hausgeburt genau so ablief, wie ich es mir in den schönsten Träumen vorgestellt hatte: ja, auf jeden Fall!

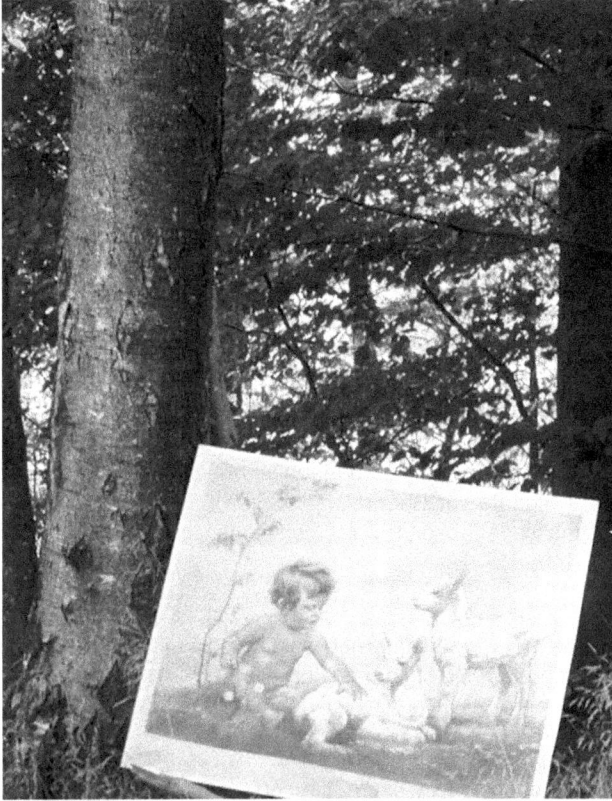
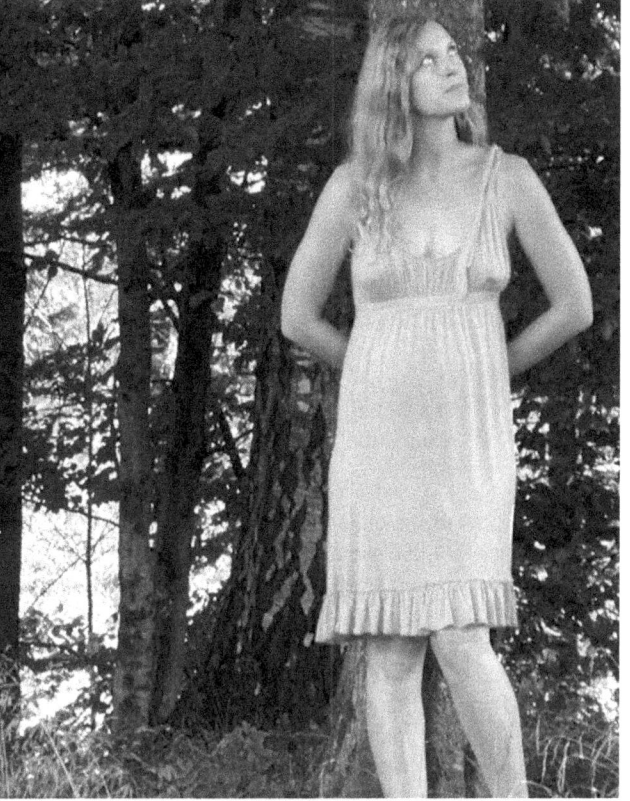
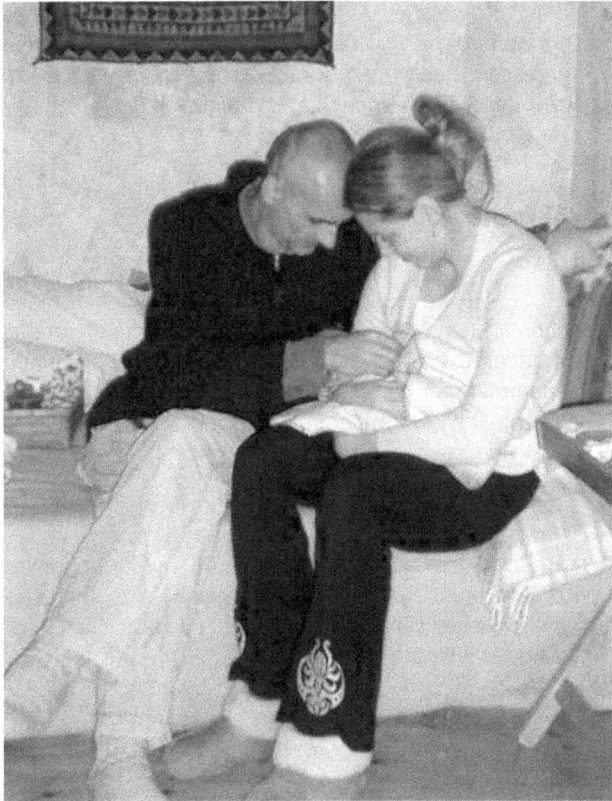
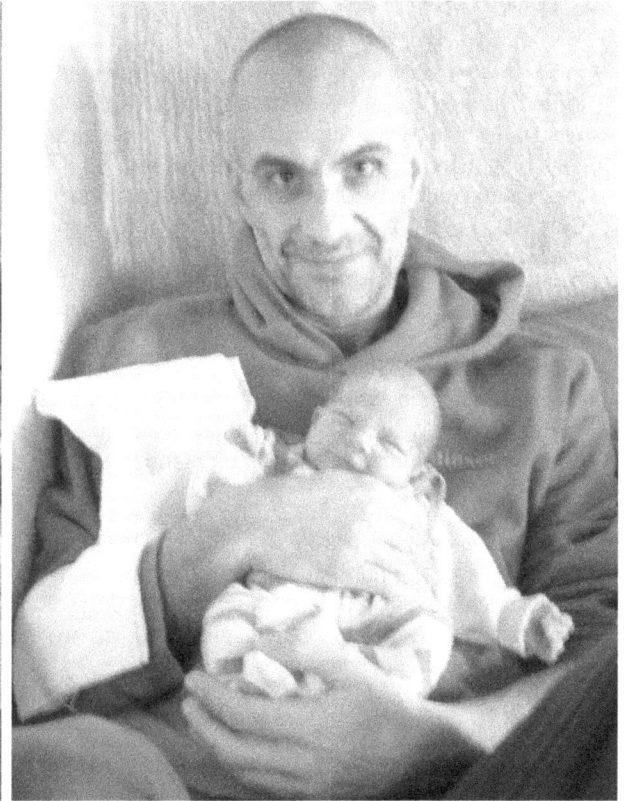

Simone, 30
Wohnort: Bettwil (CH)
Beruf: früher Flugbegleiterin, jetzt Tanzlehrerin

1. Kind: Mädchen (3 Jahre), Geburtshaus
2. Kind: Junge (1 Jahr), Hausgeburt (ohne Hebamme)

„Ohne Zuschauer kann ich mich noch mehr dem Geburtsprozess hingeben und mich gehen lassen."

Wenn ich das Wort „Hausgeburt" höre, kommen mir spontan folgende Gedanken in den Sinn: Geborgenheit, Sicherheit, Vertrautheit, „heile Welt", Wochenbett mit Mann und Geschwistern.

Ich hatte Angst vor der Geburt: Vor der ersten Geburt wusste ich ja nicht, was auf mich zukommen würde. Ich erlebte sie als schön, aber verbunden mit extremen Schmerzen. Das typische Ich-sterbe-gleich-Gefühl. Während der zweiten Schwangerschaft hatte ich deshalb auch Angst vor der Geburt. Um dieser zu begegnen, besuchte ich zusammen mit meinem Mann einen Kurs in Hypnobirthing. Ich lernte dabei, diese Angst völlig loszulassen und mich bewusst mittels Atemtechnik und Visualisieren zu entspannen. So konnte ich gelassen der Geburt entgegen sehen und war innerlich sehr stark.

Deshalb wollte ich zu Hause gebären: Für mich war klar, dass ich mich zu Hause am wohlsten fühle und ich mich so am besten entspannen kann. Ohne Zuschauer kann ich mich noch mehr dem Geburtsprozess hingeben und mich völlig gehen lassen. So hat es bestens funktioniert – eine sehr kurze, fast schmerzlose Geburt!

So hat mein Umfeld / mein Partner auf mein Vorhaben reagiert: Mein Mann stand immer hinter mir und unterstützte mein Vorhaben. Die Familie wusste von der geplanten Hausgeburt, war dann sehr überrascht, als sie von der Alleingeburt hörten. Natürlich gab es geteilte Meinungen. Doch meine mir nahestehenden Personen unterstützten mich und fanden es toll.

So hat mein Arzt auf meinen Wunsch, zu Hause zu gebären, reagiert: Ich war nie beim Arzt, sondern ging nur zweimal zur Hebamme zum Gespräch. Ich ließ alle Untersuchungen wie Ultraschall, Blutabnahme, Gewichtskontrolle etc. weg. Ich war ja nicht krank, sondern schwanger!

Auf meine Hausgeburt habe ich mich wie folgt vorbereitet: Plakat gemalt und aufgehängt. Plazentatasche für die Lotusgeburt genäht. Schwangerschaftsyoga, Reiki. Positive Geburtsberichte und Bücher gelesen. Täglich Entspannungsübungen gemacht (so ca. 3 Monate vor Geburt angefangen). Epi-No und Dammmassage (absolut nichts gerissen! schon bei der ersten Geburt).

So habe ich meine Hausgeburtshebamme gefunden: Im Internet, war jedoch ein Fehlgriff. Ich bin froh, dass sie bei der Geburt nicht anwesend war.

Die Geburt zu Hause verlief wie folgt: Im Pool. Ohne Hebamme. Sehr schnell spürte ich das Köpfchen, konnte es kaum glauben, denn es war nicht wirklich schmerzhaft, sondern eher ein Druck und leichtes Brennen. Dieses wunderbare Erlebnis werde ich nie vergessen. Das wünsche ich jeder Frau: Ihre Macht, die Kraft der Schönheit der Natur durch sich fließen zu lassen.

Ich habe mein Baby gestillt: Ich stille immer noch beide Kinder.

Das Wochenbett und die Zeit danach habe ich so in Erinnerung: Es war einfach wunderschön!!! Mein Mann und die Tochter waren von Anfang an dabei und involviert. Er hatte sich 3 Wochen Urlaub genommen, wir hatten kaum Besuch, sondern bewusste ‚Viersamkeit'. Mit unserem Sohn haben wir auch gleich mit Windelfrei begonnen und dies hat von Anfang an super funktioniert!

Ich würde wieder zu Hause gebären wollen: Ich würde nur zu Hause gebären (nur im Notfall ins Krankenhaus), wieder eine Alleingeburt. Wobei nun eigentlich keine weiteren Kinder mehr ‚geplant' sind. Doch was heißt schon ‚geplant'.

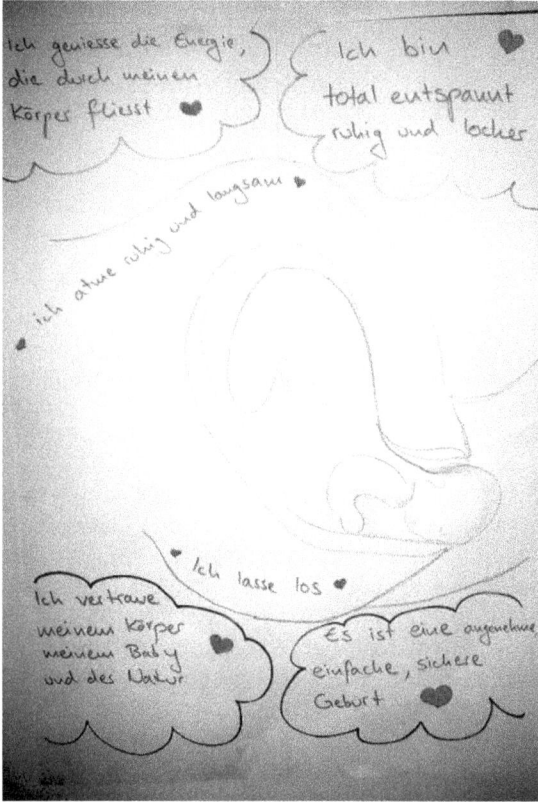

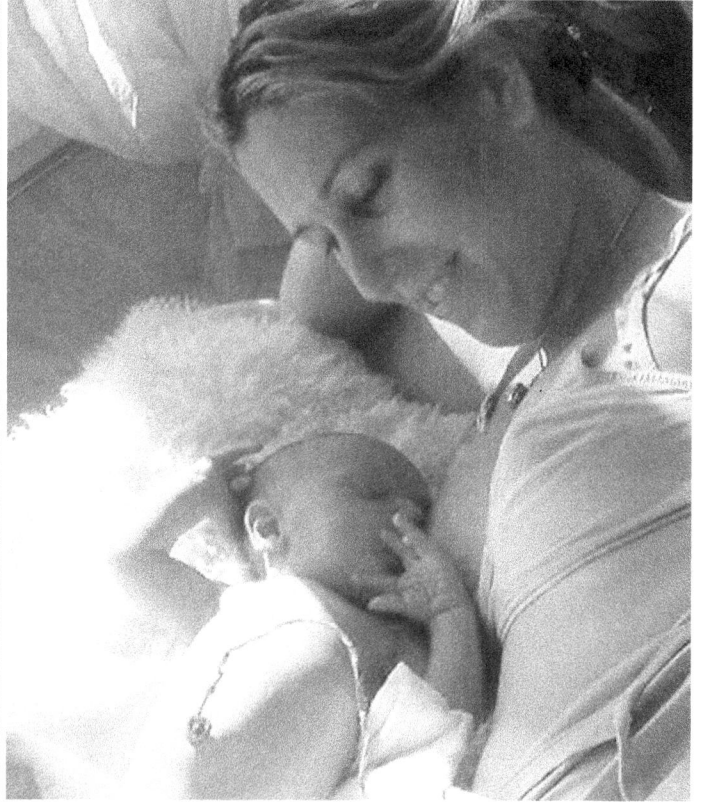

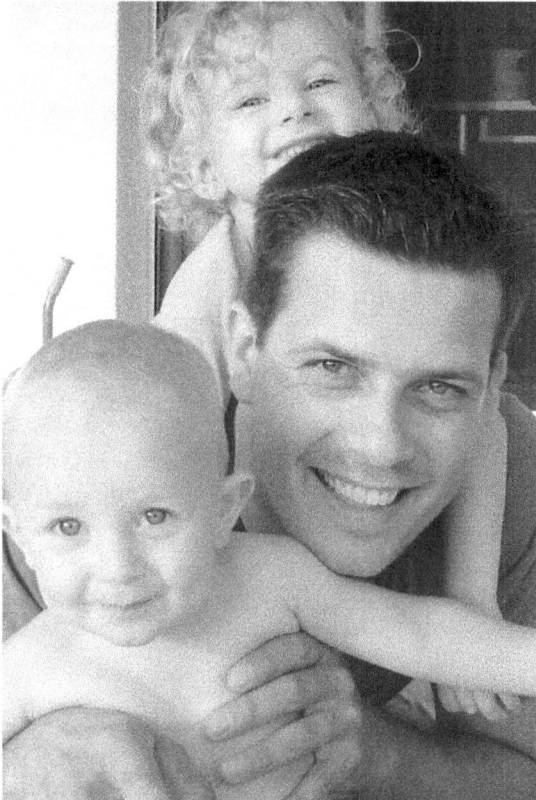

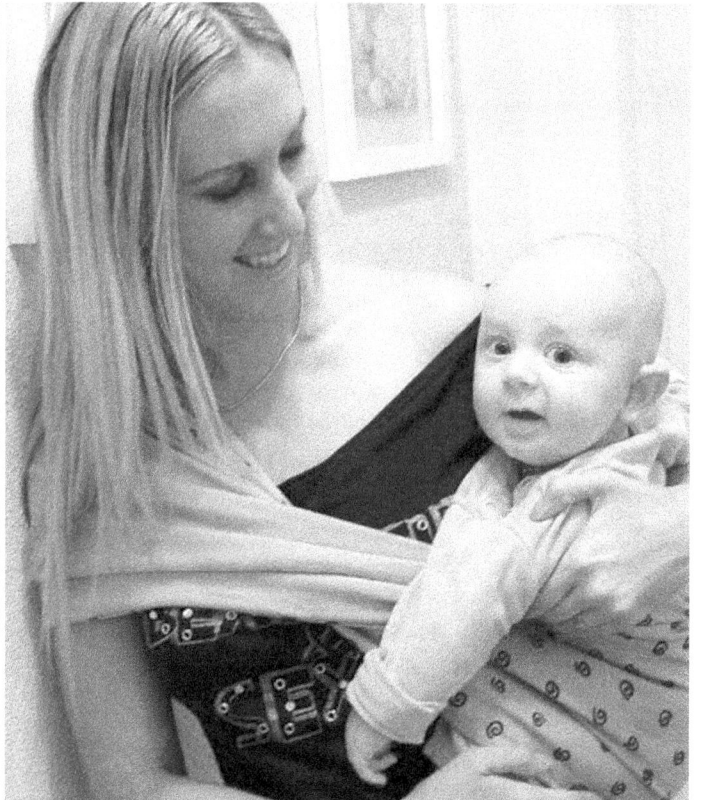

Stefanie, 30
Wohnort: Wetter (D)
Beruf: Selbstständige Hebamme

1. Kind: Junge (4 Monate), Hausgeburt

„Ich bin stolz und dankbar, die Geburt mit meinem Mann so intensiv erlebt zu haben."

Wenn ich das Wort „Hausgeburt" höre, kommen mir spontan folgende Gedanken in den Sinn: Wunderschönes Erlebnis, sowohl die Geburt meines eigenen Kindes, als auch bei Hausgeburten als begleitende Hebamme. Ruhe, Natürlichkeit, ich selbst sein können, mich wohl fühlen, Zeit haben, selbst entscheiden können, entspanntes Wochenbett von Anfang an – nicht entbunden worden zu sein.

Ich hatte Angst vor der Geburt: Dass ich aufgrund einer Pathologie ins Krankenhaus fahren muss und die daraus resultierende Enttäuschung.

Deshalb wollte ich zu Hause gebären: Als Hebamme ist einem bewusst, wie viele Routinemaßnahmen in Kliniken durchgeführt werden, die man alle nicht möchte – zur Geburt gehörte für mich unser Zuhause und mein Mann, sonst nichts. Hausgeburten, die ich begleiten durfte, haben eine ganz besondere Atmosphäre und einen besonderen Zauber.

So hat mein Umfeld / mein Partner auf mein Vorhaben reagiert: Zuerst skeptisch, weil das Krankenhaus „sicherer" erscheint, da ich auch immer mal wieder von wirklichen Notfällen aus meiner Arbeit im Kreißsaal erzählte. Zum Schluss freuten wir uns beide sehr darauf.

So hat mein Arzt auf meinen Wunsch, zu Hause zu gebären, reagiert: Ich hatte während der Schwangerschaft ausschließlich Hebammenvorsorge.

Auf meine Hausgeburt habe ich mich wie folgt vorbereitet: Sehr wenig, da wir gerade im Baustress waren. Viele Gespräche mit meinem Mann, damit er wusste, was ich mir wünsche und wie er mir helfen kann.

So habe ich meine Hausgeburtshebamme gefunden: Sie ist eine Kollegin aus dem Geburtshaus.

Die Geburt zu Hause verlief wie folgt: Nachts Blasensprung, weiter gedöst, leichtes Ziehen, noch geschlafen, später Wehen und den Muttermund selbst auf mindestens 3 cm getastet. Da der Druck immer stärker wird, später nochmals selbst untersucht, Muttermund vollständig. Hebamme schickt SMS, dass sie im Stau steht. Nach dem ersten Entsetzen denke ich: Dann eben alleine. Es geht mir wieder „gut", kann den Druck zulassen, taste, wie das Köpfchen tiefer rutscht. Später beobachten wir das Einschneiden des Köpfchens zusätzlich im Spiegel. Trotz der enormen Schmerzen sind es wunderschöne Momente, wie wir da hocken, staunen und fühlen. Die Hebamme kommt und ich gebäre mein Kind in die eigene Hand. Ich hab's alleine geschafft!!! Ich bin stolz und dankbar, die Geburt mit meinem Mann so intensiv erlebt zu haben. Die Plazenta kommt schnell, leider folgt eine sehr starke Blutung mit Kreislaufproblemen. Die Hebamme legt eine Infusion, spritzt Oxytocin. Als die Notärztin da ist, verhandeln wir, dass sie noch eine Weile wartet, weil die Blutung gerade zum Stehen gekommen ist. Später fährt sie wieder und wir genießen zu Hause die Zeit zu dritt.

Ich habe mein Baby gestillt: Ja, trotz einiger Probleme genieße ich dabei die Nähe.

Das Wochenbett und die Zeit danach habe ich so in Erinnerung: Als ganz besondere Zeit: kuscheln – zusammenwachsen – verwöhnt werden – stolz sein auf die tolle Geburt!

Ich würde wieder zu Hause gebären wollen: Auf jeden Fall, weil es einfach so natürlich und entspannt war.

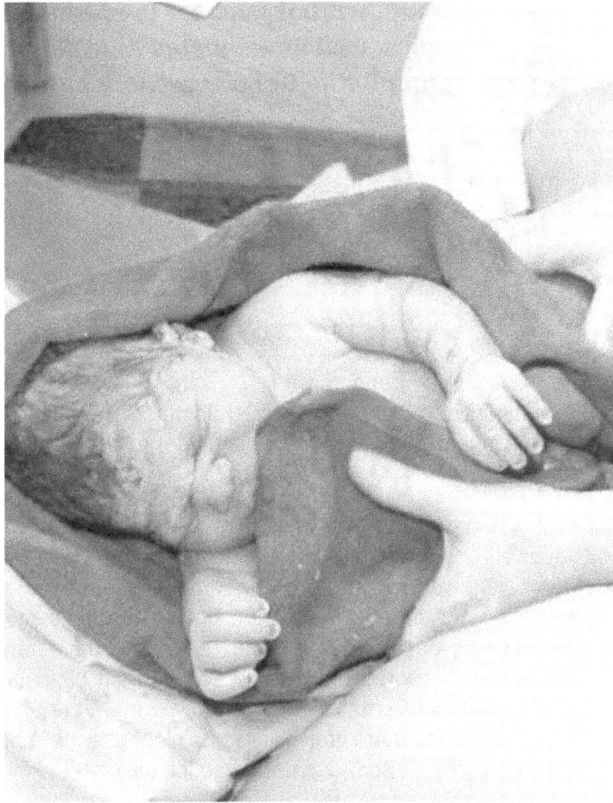
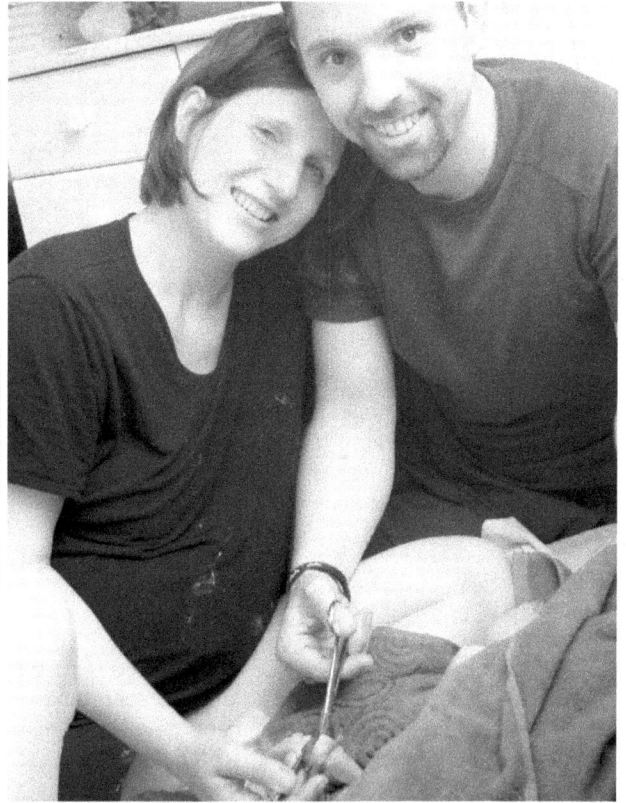
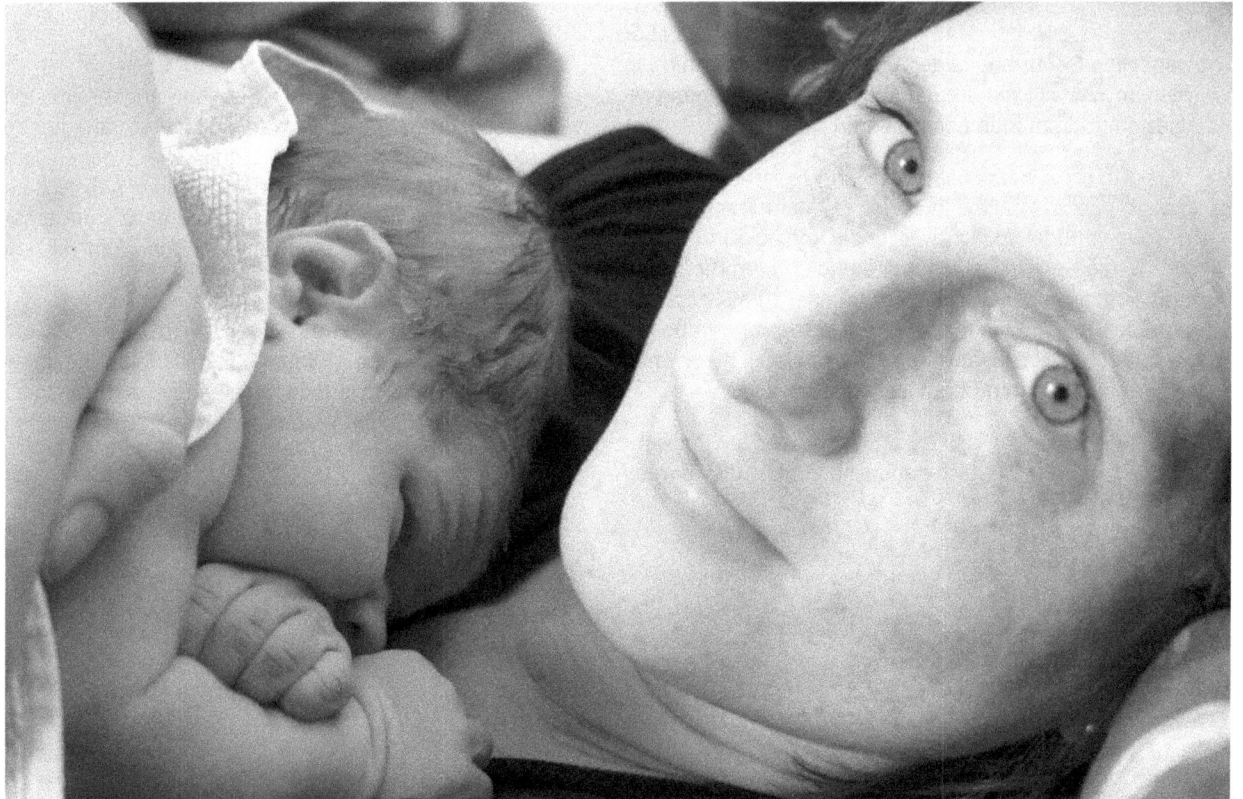

Verena, 30
Wohnort: Schönewörde (D)
Beruf: Steuerfachangestellte

1. Kind: Junge (4 Jahre), Geburtshaus
2. Kind: Mädchen (9 Monate), Hausgeburt

„Mein Arzt hat mich für lebensmüde erklärt, weil unser erstes Kind schon über 5 Kilo Geburtsgewicht hatte."

Wenn ich das Wort „Hausgeburt" höre, kommen mir spontan folgende Gedanken in den Sinn: Kaminfeuer, sonniges Wohnzimmer, das Gefühl der nackten Neugeborenenhaut auf meiner Haut und das Geräusch meines spielenden Sohnes im Kinderzimmer, direkt über mir.

Ich hatte Angst vor der Geburt: Ja, ich hatte großen Respekt vor den Schmerzen, fühlte mich aber in guten Händen.

Deshalb wollte ich zu Hause gebären: Wegen des ungestörten Bondings, keine Vorschriften, wie ich mit meinem Kind umzugehen habe, gewohnte Umgebung, gewohnte Menschen.

So hat mein Umfeld / mein Partner auf mein Vorhaben reagiert: Mein Mann wäre lieber wieder ins Geburtshaus gegangen. Aber er hat mich in meinem Wunsch voll unterstützt. Das nähere Umfeld reagierte mit Erstaunen über unseren „Mut".

So hat mein Arzt auf meinen Wunsch, zu Hause zu gebären, reagiert: Mein Arzt hat mich für lebensmüde erklärt, weil unser erstes Kind schon über 5 Kilo Geburtsgewicht hatte und er mein Kind während und nach der Geburt gern in einer Klinik gesehen hätte. Ich habe mich nicht beirren lassen und habe die Vorsorgeuntersuchungen dann ausschließlich von meiner Hebamme durchführen lassen.

Auf meine Hausgeburt habe ich mich wie folgt vorbereitet: Ich habe einen Babysitter für meinen Sohn organisiert.

So habe ich meine Hausgeburtshebamme gefunden: Ich habe im Internet recherchiert und alle Hebammen im Umkreis von 50 Kilometern persönlich kennen gelernt. So viele sind es ja (leider) nicht ;-)

Die Geburt zu Hause verlief wie folgt: Die Nacht, in der die Wehen begannen, habe ich im stillen Haus bei Kaminfeuer und Mondschein mit meinem Mann allein verbracht. Um 6 Uhr kamen Hebamme und Babysitterin. Aufgrund des hohen Geburtsgewichts von über 5 Kilo brauchte meine Tochter sehr lang, um durch das Becken zu rutschen und die Zeit hab ich als sehr schmerzhaft und entmutigend in Erinnerung. Ich habe viel geflucht und hatte große Angst, es nicht zu schaffen. Um elf war die große Maus dann endlich da.

Ich habe mein Baby gestillt: Natürlich!

Das Wochenbett und die Zeit danach habe ich so in Erinnerung: Seeeehr angenehm. Ich weiß, dass ich unzufrieden war, weil ich so lang liegen musste wegen der Dammverletzung. Zwei Wochen hab ich das Bett gehütet. Aber im Nachhinein hab ich die Zeit mit meinem Baby im Bett als eine ganz wunderbare, besondere Zeit in Erinnerung, die ich nicht missen möchte.

Ich würde wieder zu Hause gebären wollen: Eigentlich haben wir unsere Familienplanung abgeschlossen. Sollte sich jedoch noch jemand zu uns schleichen, dann möchte ich wieder zu Hause gebären, ja.

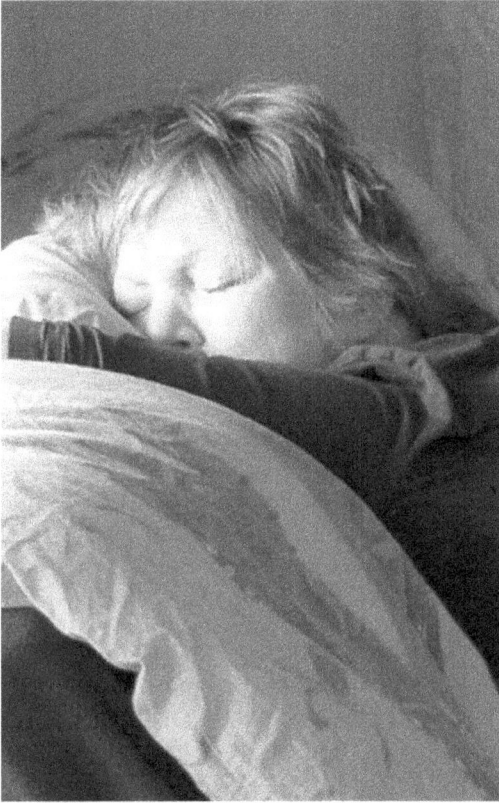
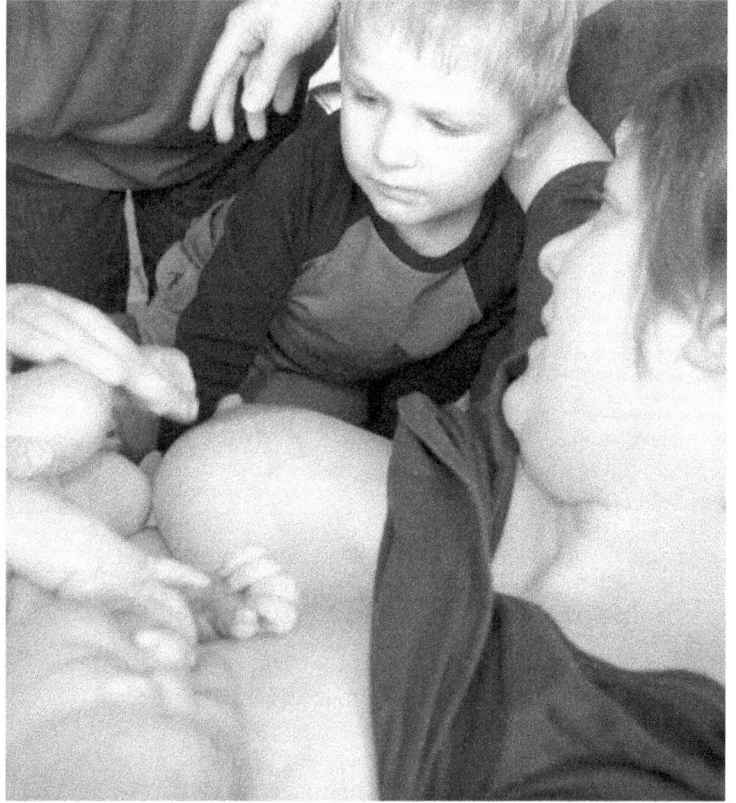
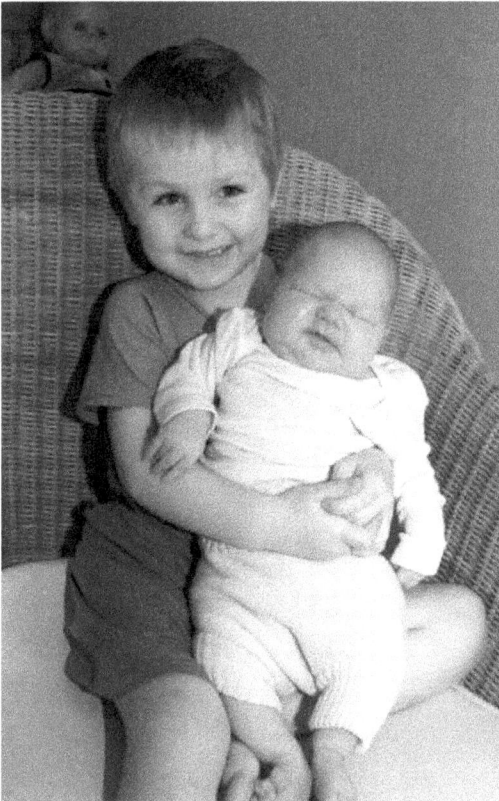
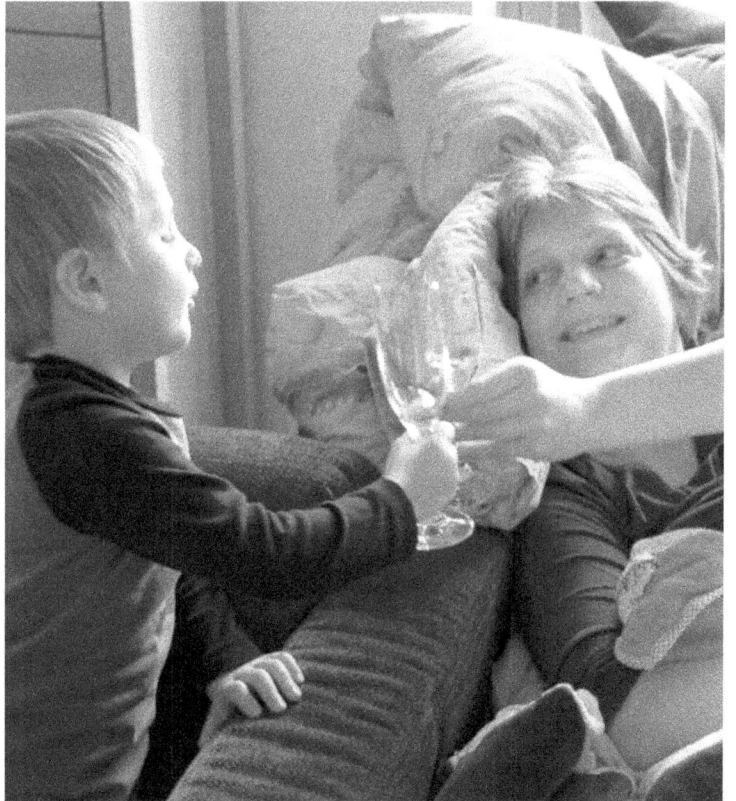

Yvonne, 30
Wohnort: Weyhe (D)
Beruf: Dipl.-Sozialpädagogin

„Es hat so viel wieder gut gemacht und geheilt, was ich bei meiner großen Tochter nicht erleben durfte."

1. Kind: Mädchen (3,5 Jahre), Klinikgeburt (Saugglocke)
   nach begonnener Geburtshausgeburt
2. Kind: Mädchen (9 Wochen), Hausgeburt

Wenn ich das Wort „Hausgeburt" höre, kommen mir spontan folgende Gedanken in den Sinn: Harmonie, Selbstbestimmung, Ruhe, Urgewalt, Stolz, Kraft, Schmerz, Ich und mein Körper, Ganz in mir, mein Partner ist voll für mich da...

Ich hatte Angst vor der Geburt: Ja sehr, da meine erste Geburt im Geburtshaus „stagnierte", hatte ich Angst, dass das wieder passieren wird. Auch vor den Schmerzen hatte ich großen Respekt.

Deshalb wollte ich zu Hause gebären: Ich habe das Geburtserlebnis im Krankenhaus als extrem fremdbestimmt erlebt und fühlte mich noch Monate nach der Saugglockengeburt „vergewaltigt", was mein Körpergefühl und den Umgang mit meinem Kind sehr erschwerte.

So hat mein Umfeld / mein Partner auf mein Vorhaben reagiert: Mein Partner war erst unsicher und dann stand er total hinter mir. Meine Freunde fanden es gut und mutig.

So hat mein Arzt auf meinen Wunsch, zu Hause zu gebären, reagiert: Ich denke, er fand es o.k.

Auf meine Hausgeburt habe ich mich wie folgt vorbereitet: Wir haben meine Schwester informiert (wohnt 500 km entfernt), ob sie im Fall der Fälle kommen kann, um die Große zu betreuen - klappte dann auch prima. Wir haben Folie gekauft, um das Bett abzudecken.

So habe ich meine Hausgeburtshebamme gefunden: Herumgefragt.

Die Geburt zu Hause verlief wie folgt: Die Wehen, die nach dem Blasensprung kamen, waren schlimm. Es war extrem schmerzhaft. Es zerriss mich. Ich schrie, tönte und röhrte. Irgendwann sagte meine Hebamme: Wenn sie sich nicht richtig ins Becken einstellt, fahren wir ins Krankenhaus. Ich war wie vor den Kopf gestoßen, zitterte, schwitzte, war nur ergeben in diese Schmerzen. Hilflos!!!! In dem Moment war eine längere Wehenpause, als ob ich innerlich sagte: Stop, dann halt gar nicht mehr und dann ging es weiter und ich presste um mein Leben! Ich wollte dieses Kind zuhause bekommen und dann kam sie einfach raus. Es war einfach gewaltig! Es hat so viel wieder gut gemacht und geheilt, was ich bei meiner großen Tochter nicht erleben durfte. Dieses Ernstgenommenwerden, dieses eigene. Man kommt so zu sich in der Geburt.

Ich habe mein Baby gestillt: Ja, sofort nach der Geburt.

Das Wochenbett und die Zeit danach habe ich so in Erinnerung: Die ersten Tage waren durch Nachwehen geprägt. Allerdings gab es auch diese riesige Welle von positiven Gefühlen, stolz zu sein, mein Kind zu Hause geboren zu haben! Das war nach der ersten Geburt genau das Gegenteil gewesen.

Ich würde wieder zu Hause gebären wollen: Ich denke, ich lasse im Falle des Falles meinen Bauch entscheiden, so wie diesmal auch.

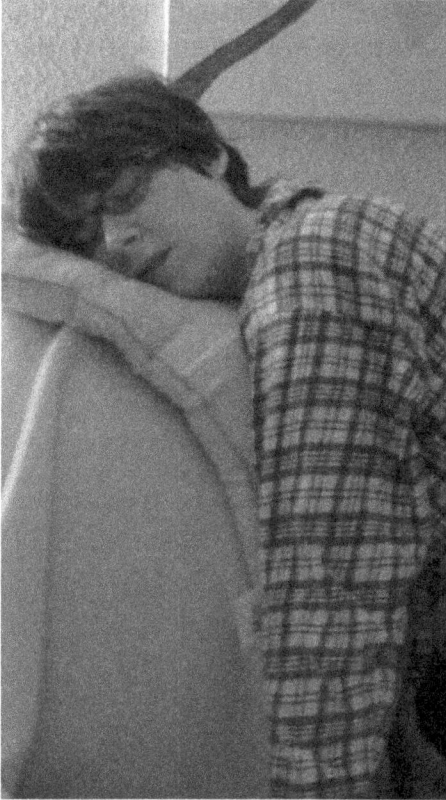
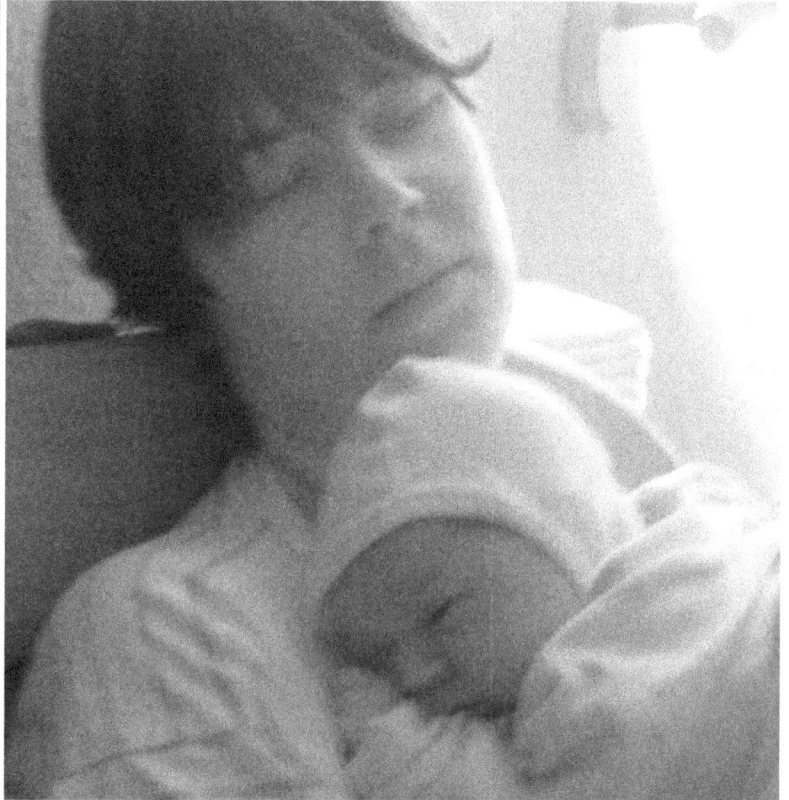
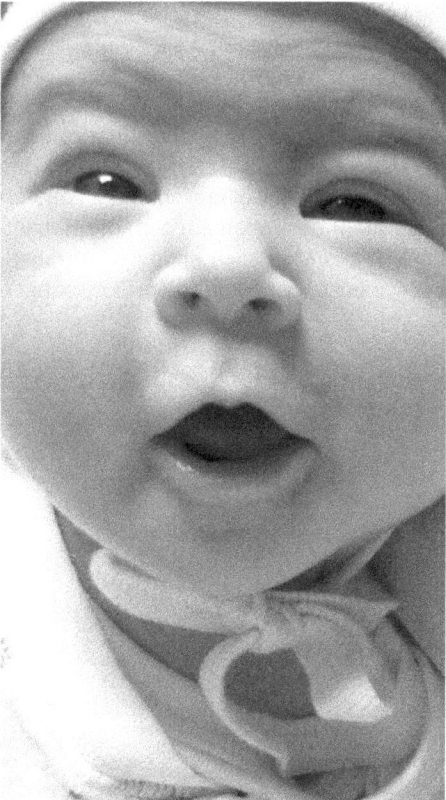
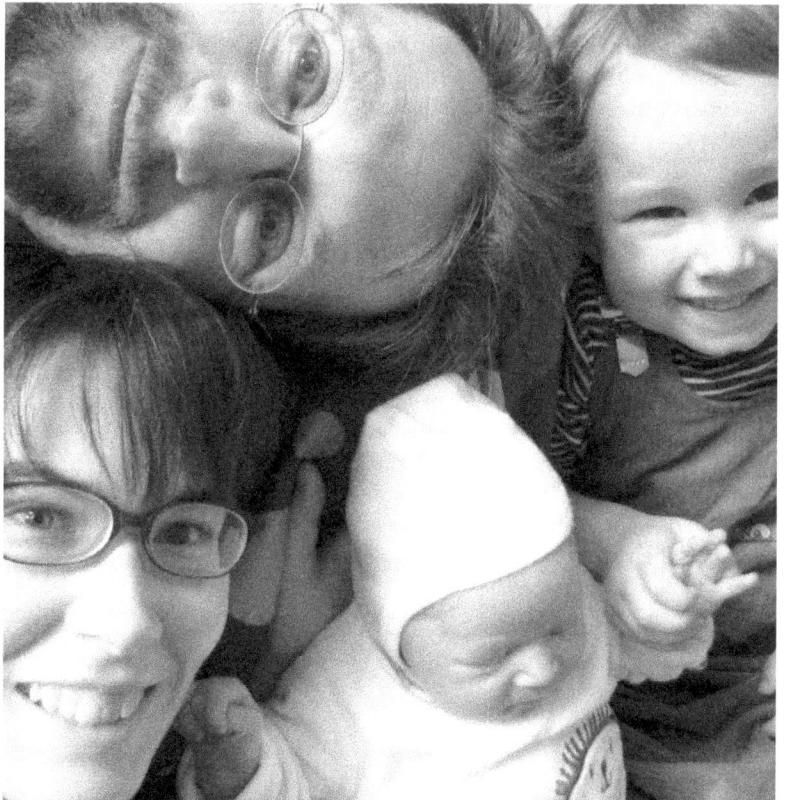

Cornelia, 31
Wohnort: Vellberg (D)
Beruf: Hausfrau/Kinderpflegerin

„Ich spürte, dass dies der richtige Weg für mich war und so ging ich ihn."

1. Kind: Mädchen (7 Jahre), Geburtshausgeburt
2. Kind: Junge (1 Jahr), Hausgeburt

Wenn ich das Wort „Hausgeburt" höre, kommen mir spontan folgende Gedanken in den Sinn: Alles gemütlich, vertraut. Einfach tolles Gefühl.

Ich hatte Angst vor der Geburt: Ja, da die erste Geburt sehr schnell ging und ich sehr starke Wehenschmerzen aufgrund des Wehencocktails hatte, den ich einnahm, weil ich 10 Tage über dem errechneten Entbindungstermin war.

Deshalb wollte ich zu Hause gebären: Weil ich Krankenhäuser überhaupt nicht ausstehen kann. Diese Abneigung rührt von einem traumatischen Erlebnis aus meiner Kindheit, bei dem mich aufgrund eines Eingriffs in der Klinik (Naht am Kopf) mehrere Erwachsene festhielten. Seitdem reagiere ich stets mit starken Gefühlen auf jedwede Eingriffe und Übergriffe sowieso. Deshalb war es mir sehr wichtig, mit meiner vertrauten Hebamme geborgen in meinem Haus die Geburt zu erleben.

So hat mein Umfeld / mein Partner auf mein Vorhaben reagiert: Mein Partner war von Anfang an dafür. Meine Oma war strikt gegen eine Hausgeburt, da ihr der Arzt für die Sicherheit fehlte. Auch der Einwand, dass unsere im Geburtshaus geborene Tochter eine Stunde nach der Geburt einen Atemstillstand hatte und mit dem Kindernotarzt verlegt werde musste, brachte mich nicht von meinem Vorhaben ab. Ich spürte, dass das der richtige Weg für mich war und so ging ich ihn. Ganz im Gegenteil hatte ich das Gefühl, je weniger in meine Geburt eingegriffen wird (kein Wehencocktail), umso unwahrscheinlicher ist es, dass wir irgendeine medizinische Hilfe benötigen. Und so war es dann auch.

So hat mein Arzt auf meinen Wunsch, zu Hause zu gebären, reagiert: Er hat mir gleich dazu geraten, war auch dafür.

Auf meine Hausgeburt habe ich mich wie folgt vorbereitet: Mein Mann hat die Folie für die Geburt gekauft. Ansonsten lange Gespräche über meine Geburtsangst mit meiner Hausgeburtshebamme. Sie bestand aufgrund meines Blutschwamms hinter dem einen Auge, den ich aber schon vor der ersten Schwangerschaft hatte, auf einen Termin beim Augenarzt. Er stellte keinerlei Veränderung in dieser Schwangerschaft gegenüber der letzten Schwangerschaft fest und so gab sie ihr o.k. für die Hausgeburtsbegleitung.

So habe ich meine Hausgeburtshebamme gefunden: Eine Empfehlung von Bekannten, die sie bei ihrer Hausgeburt begleitet hatte.

Die Geburt zu Hause verlief wie folgt: Alles ohne Hektik, einfach gemütlich und vertraut. Ich rief die Hebamme, als ich sie brauchte, und sie kam postwendend, bereitete in Ruhe alles vor, war neben mir, wenn ich sie brauchte und gab mir die Freiheit, wenn ich sie wollte. Die Geburt verlief zwar zügig, aber nicht so überfallartig wie die erste Geburt. Kurz vor der Geburt des Kopfes kam ich in eine Krise, wollte nicht mehr gebären und verschnaufte die Presswehen einfach. Die Hebamme und mein Mann spornten mich an, mich zu trauen, und bald darauf war unser Sohn ganz ohne Verletzungen geboren.

Ich habe mein Baby gestillt: Meine Tochter 18 Monate, meinen Sohn stille ich noch immer.

Das Wochenbett und die Zeit danach habe ich so in Erinnerung: Es war einfach toll.

Ich würde wieder zu Hause gebären wollen: Immer wieder.

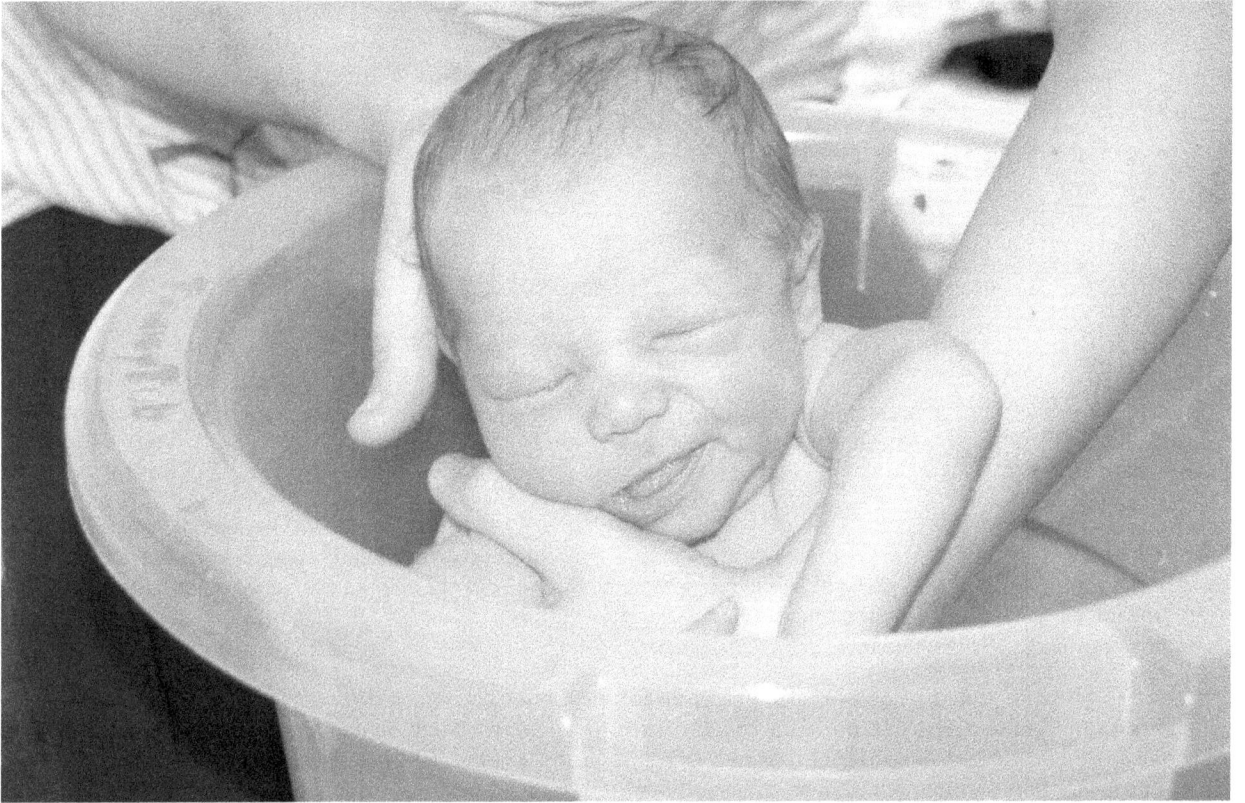

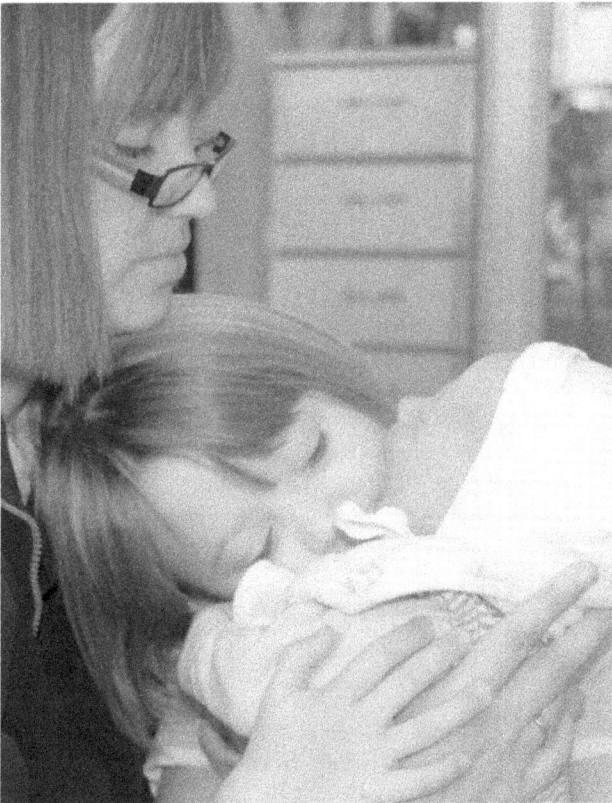

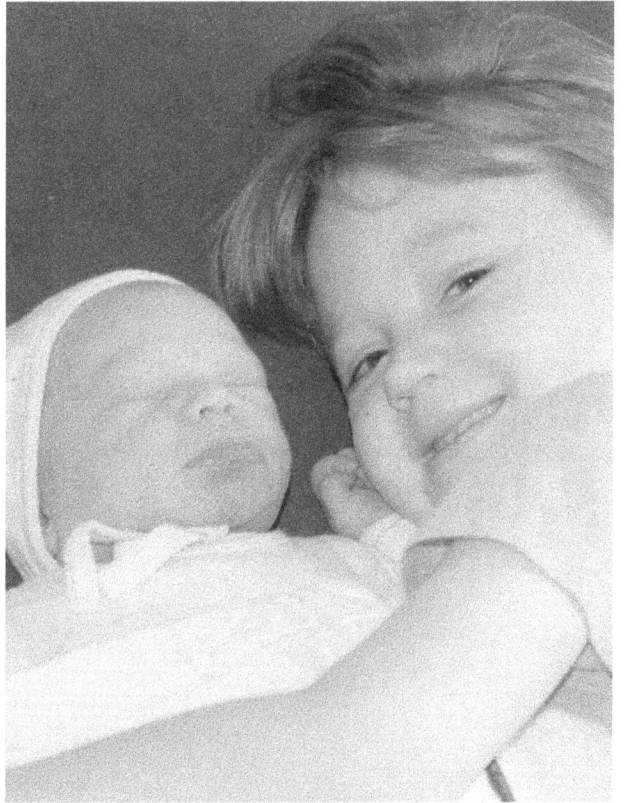

Elisabeth, 31
Wohnort: Luftenberg (A)
Beruf: Soziologin; Projektleiterin im Bereich
Marktforschung; dzt. in Karenz

1. Kind: Junge (3 Jahre), Klinikgeburt
2. Kind: Mädchen (1,5 Jahre), Hausgeburt

„Mein Frauenarzt ist ein gut informierter Gynäkologe, der weiß, dass Hausgeburten besonders sicher sind."

Wenn ich das Wort „Hausgeburt" höre, kommen mir spontan folgende Gedanken in den Sinn: Schön, wenn Mutter und Kind so etwas erleben dürfen! Eine selbstbestimmte Geburt, die im vertrauten, intimen Rahmen abläuft. Warm, ruhig, herzlich, ungestört.

Ich hatte Angst vor der Geburt: Nein. Ich hatte lediglich etwas „Angst", dass es nicht so ablaufen könnte, wie ich es mir vorher ausgemalt hatte und ich dann wahnsinnig enttäuscht sein könnte.

Deshalb wollte ich zu Hause gebären: Ich bin erst nach der ersten Geburt zu der Erkenntnis gekommen, dass eine Geburt ein völlig natürliches Ereignis ist und daher bei gesunder Schwangerschaft zu Hause stattfinden kann. Im Krankenhaus konnte ich die ersten Tage mit meinem Neugeborenen nicht genießen, weil ich dort nicht zur Ruhe gekommen bin. Und bei einer Klinikgeburt hätte ich keine zufriedenstellende Lösung gefunden, wie mein 2-Jähriger währenddessen untergebracht ist. So konnte er einfach daheim bei uns bleiben.

So hat mein Umfeld / mein Partner auf mein Vorhaben reagiert: Mein Partner war von Anfang an einverstanden.

So hat mein Arzt auf meinen Wunsch, zu Hause zu gebären, reagiert: Mein Frauenarzt ist ein gut informierter Gynäkologe, der weiß, dass Hausgeburten besonders sicher sind. Er hat mich bestärkt, indem er mir erzählte, wie Hausgeburten in Holland ablaufen und dass er selbst daheim auf die Welt gekommen sei.

Auf meine Hausgeburt habe ich mich wie folgt vorbereitet: Viel gelesen, Geburtsgeschichten anderer Frauen, positive Gedanken, Gespräche mit meiner Hebamme.

So habe ich meine Hausgeburtshebamme gefunden: Die Auswahl ist bei uns nicht groß. Mir war wichtig, dass sie wegen meiner kurzen ersten Geburt schnell bei mir sein kann und die Chemie zwischen uns stimmt.

Die Geburt zu Hause verlief wie folgt: Abends setzten bei mir die Wehen ein. Mein Partner und ich waren beide sehr ruhig – es war alles so gewohnt und vertraut. Als unsere Hebamme eintraf, setzten ziemlich bald die Presswehen ein und unsere Tochter war in Kürze geboren. Wir konnten sie ungestört willkommen heißen, wie auch am nächsten Morgen ihr großer Bruder. Sie hat sich so gut in unser Familienleben eingefügt, als wäre sie schon immer bei uns gewesen.

Ich habe mein Baby gestillt: Ja.

Das Wochenbett und die Zeit danach habe ich so in Erinnerung: Ich bekam leider eine Brustentzündung und mein Baby war die ersten 3 Wochen so verschlafen, dass sie beim Stillen auch ständig einschlief und nicht genug trank. Erst nach 3 Wochen erreichte sie ihr Geburtsgewicht und von da an ging's endlich bergauf. Meine Hebamme hat mich in dieser Zeit ungemein unterstützt. Hätte ich im Krankenhaus entbunden, wäre es sicher schwierig gewesen, auf die Schnelle eine stillkompetente Hebamme aufzutreiben. Die Babyzeit war aber dann sehr entspannt. Sie war ein sehr ausgeglichenes Baby.

Ich würde wieder zu Hause gebären wollen: Ja, auf jeden Fall!

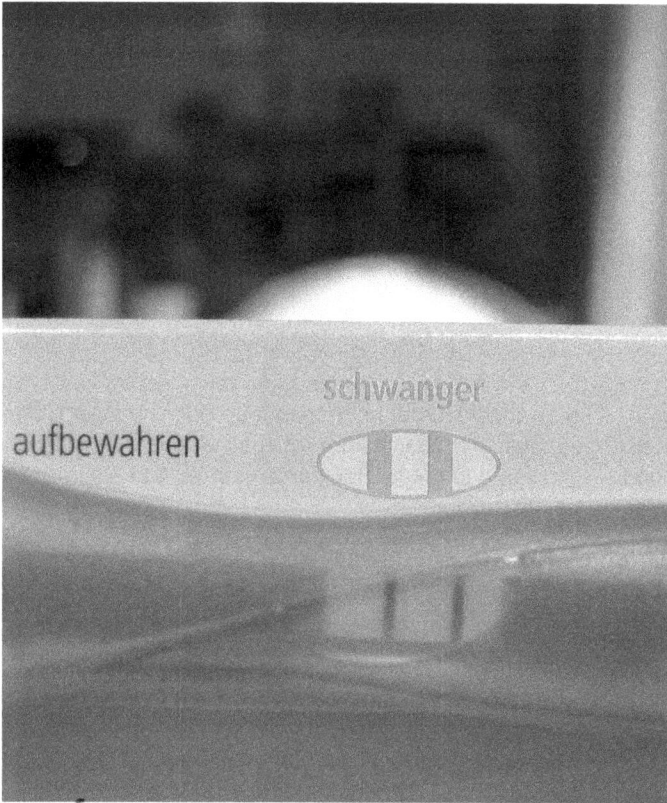

aufbewahren   schwanger

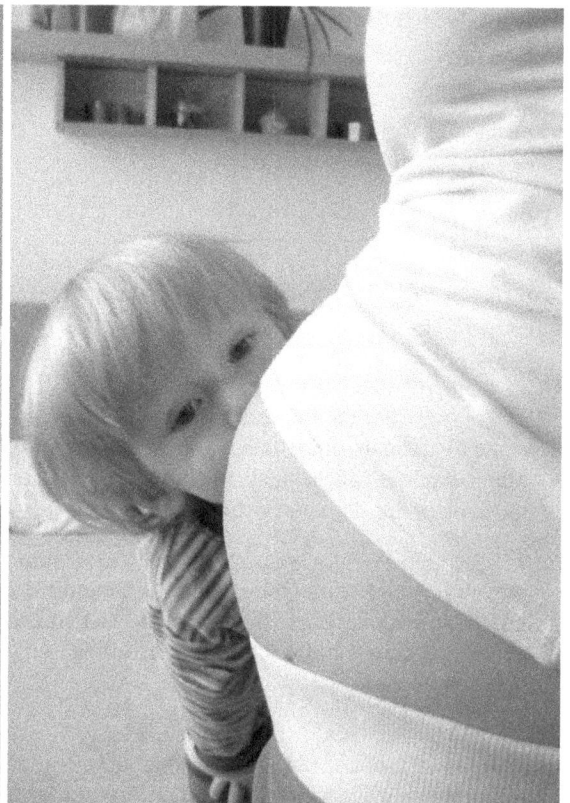

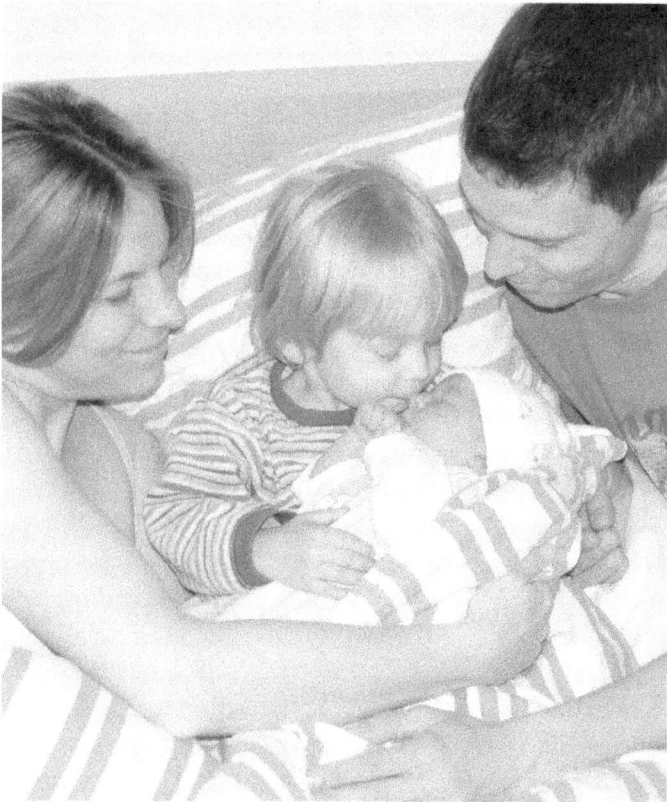

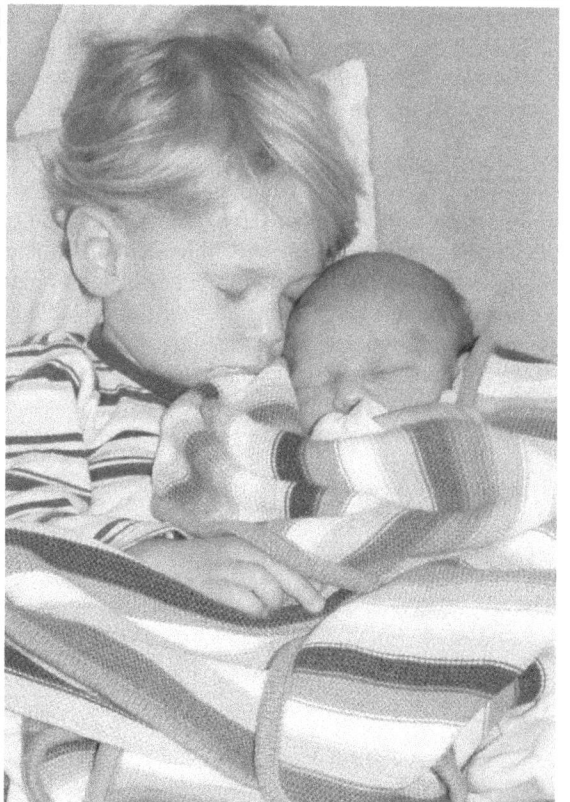

Katharina, 31
Wohnort: Mödling (A)
Beruf: Ärztin

„Ich bin ein Mensch, der sehr viel Sicherheit braucht und wollte mich zuerst genau informieren."

1. Kind: Mädchen (6,5 Monate), Hausgeburt

Wenn ich das Wort „Hausgeburt" höre, kommen mir spontan folgende Gedanken in den Sinn: Bin ungestört, kann mich frei bewegen, keine unnötigen Untersuchungen oder Eingriffe. Mein Mann hat die Möglichkeit, mich zu unterstützen und muss nicht nur daneben sitzen.

Ich hatte Angst vor der Geburt: Kaum. Ganz am Anfang der Schwangerschaft war ich mir nicht sicher, ob ich eine Hausgeburt schaffen würde. Gegen Ende der Schwangerschaft hatte ich dann ein wenig Angst vor den Schmerzen.

Deshalb wollte ich zu Hause gebären: Weil ich es erlebt habe, wie im Krankenhaus oft unnötig in Geburten eingegriffen wird und den Frauen keine Zeit und kein Raum zum Gebären gelassen wird. Weil ich ungestört sein wollte und weil für mich eine Hausgeburt mit einer guten Hebamme gleich sicher, wenn nicht sogar sicherer als eine Klinikgeburt ist.

So hat mein Umfeld / mein Partner auf mein Vorhaben reagiert: Mein Mann war früher begeistert von einer Hausgeburt als ich. Ich bin ein Mensch, der sehr viel Sicherheit braucht und wollte mich zuerst genau informieren. Ein paar Kollegen (Ärzte) haben gemeint, ich soll doch lieber eine ambulante Geburt machen. Die meisten haben gesagt: „Also für mich wär das nix, das würd ich mich nicht trauen."

So hat mein Arzt auf meinen Wunsch, zu Hause zu gebären, reagiert: Er hat gemeint, es wäre o.k. und es gäbe auch die Möglichkeit einer ambulanten Geburt.

Auf meine Hausgeburt habe ich mich wie folgt vorbereitet: Ich habe mich, schon bevor ich schwanger wurde, bei Hebammen über Hausgeburt erkundigt, viel über Komplikationen während der Geburt gelesen und meine Hebamme gefragt, was sie in so einen Fall tun würde.

So habe ich meine Hausgeburtshebamme gefunden: Ich kenne sie aus dem Krankenhaus.

Die Geburt zu Hause verlief wie folgt: Sehr gut. Ich war lange alleine mit meinem Mann, der teilweise geschlafen hat, was für mich gut gepasst hat. Ich war bereits 7 cm „eröffnet", als die Hebamme kam. Die weitere Geburt habe ich als anstrengend, aber kaum schmerzhaft empfunden.

Ich habe mein Baby gestillt: Ja, 5 Monate lang.

Das Wochenbett und die Zeit danach habe ich so in Erinnerung: Ich bin viel zu früh aufgestanden und hab dann lange gebraucht, bis ich mich wirklich erholt habe. Mir hat eine gute Stillberaterin gefehlt, das Stillen ist mir sehr schwer gefallen. Gut war es dann, als ich nur noch auf mich gehört habe. Es war schön, mit meinem Mann und meiner Tochter zuhause zu sein.

Ich würde wieder zu Hause gebären wollen: Ja, auf jeden Fall.

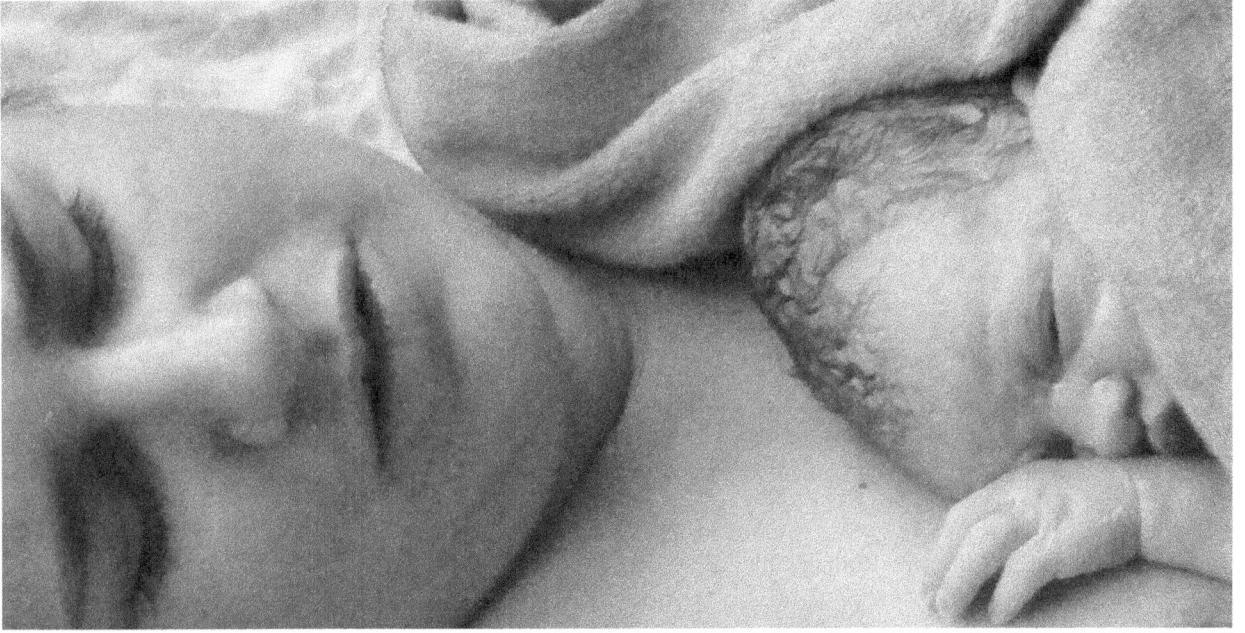

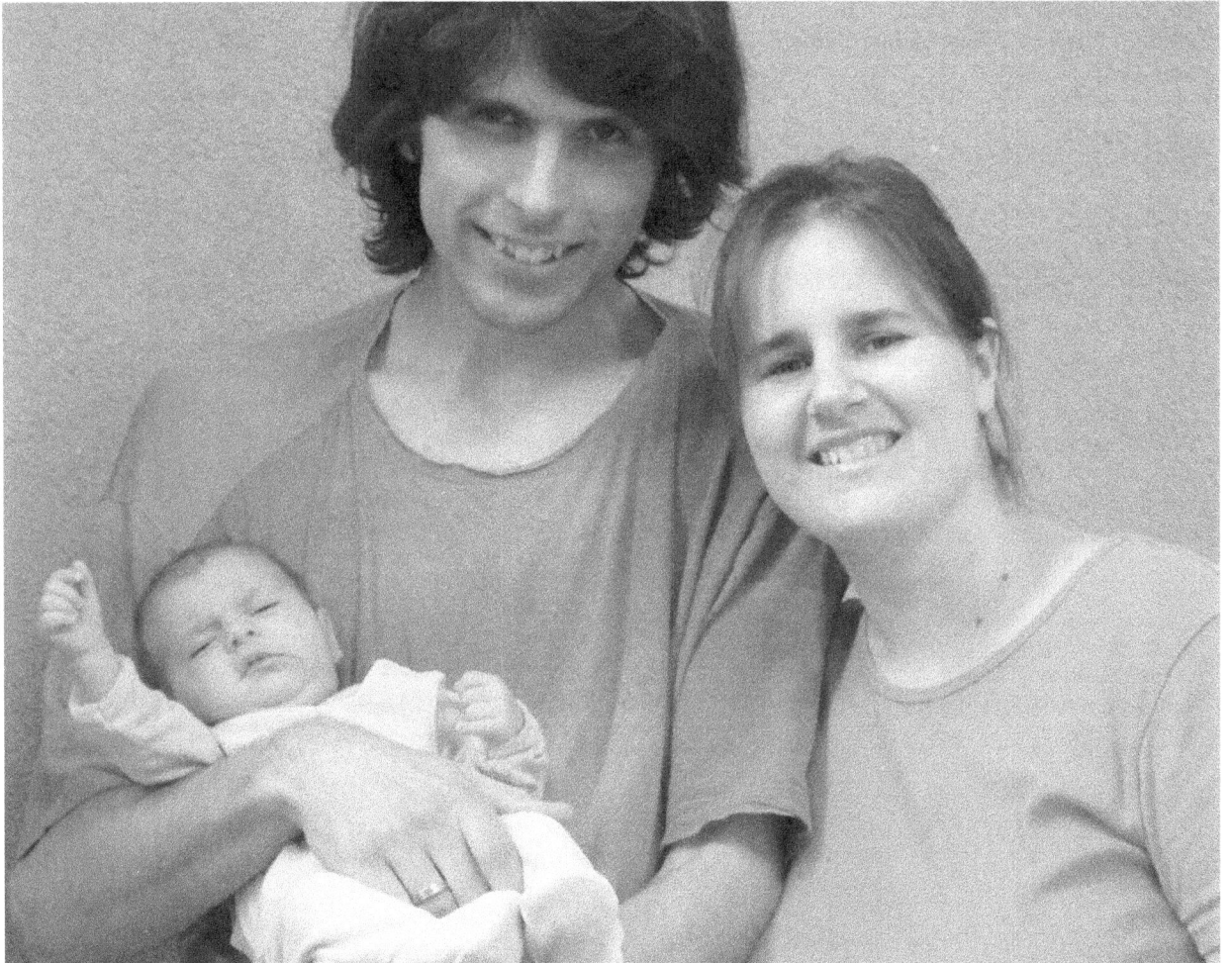

Natalie, 31
Wohnort: Essenbach (D)
Beruf: Freiberufliche Hebamme

„Mein Mann sagte nach der Hausgeburt oft, wenn wir noch ein Kind kriegen würden, dann zuhause."

1. Kind: Mädchen (11 Jahre), Klinikgeburt
2. Kind: Junge (9 Jahre), Klinikgeburt
3. Kind: Junge (17 Monate), Hausgeburt

Wenn ich das Wort „Hausgeburt" höre, kommen mir spontan folgende Gedanken in den Sinn: Geburt in Stille und Geborgenheit; Frau möchte vertraute Personen um sich haben, weit entfernt von Medizin, fremden Menschen und grellem Licht. Ich möchte mein Kind gebären und nicht „entbunden" werden. Ich möchte mein Baby beschützen und zu Hause begrüßen. Ich habe Vertrauen, Kraft und meine Familie.

Ich hatte Angst vor der Geburt: Ich hatte Bedenken, ob meine Einstellung und mein Vertrauen in die Natur mich nicht blind machen würden. Es ist ja heutzutage nicht „üblich", die Verantwortung von Anfang an allein zu tragen und leichter, das „OK" vom Doc abzuholen.

Deshalb wollte ich zu Hause gebären: Ich wollte einfach gebären und es genießen, wollte ungestört sein und meine großen Kinder um mich haben. Ich wollte dieses Glücksgefühl für lange Zeit bewahren und ein Stückchen heiler Welt schaffen.

So hat mein Umfeld / mein Partner auf mein Vorhaben reagiert: Mein Mann stand immer hinter mir. Mein Umfeld hat das, ohne groß zu diskutieren, auch akzeptiert. Die Unterstützung von meinem Mann war mir sehr wichtig. Er hat mir Kraft in jenen Momenten gegeben, wo ich Zweifel hatte. Ein „Es wird alles gut!" von meinem Mann hat mich in diesen Momenten aufgebaut.

So hat mein Arzt auf meinen Wunsch, zu Hause zu gebären, reagiert: In der Schwangerschaft hatte ich nur einen Vorsorgetermin beim Facharzt und er hat nichts dazu gesagt.

Auf meine Hausgeburt habe ich mich wie folgt vorbereitet: Ich habe viel gelesen. Es ist in mir schon seit mehreren Jahren gewachsen. Ich habe mehr und mehr die klinische Geburtshilfe in Frage gestellt.

So habe ich meine Hausgeburtshebamme gefunden: Über das Internet, da wir erst kurz vor der Schwangerschaft umgezogen sind.

Die Geburt zu Hause verlief wie folgt: Ich hatte einen Blasensprung und informierte meine Hebamme. Wehen hatte ich anfangs nicht. Mein Mann ging schlafen. Langsam fingen die Wehen an, die ich auf dem Pezzi-Ball veratmete. Ich weckte meinen Mann, er sollte langsam unser „Nest" vorbereiten. Vier Stunden später kam David im Vierfüßler-Stand zur Welt.

Ich habe mein Baby gestillt: Kurz nach der Geburt trank David gierig an der Brust und trinkt mit 17 Monaten immer noch. Wir haben eine große Bindung zueinander.

Das Wochenbett und die Zeit danach habe ich so in Erinnerung: Ich war eine Königin. Wir hatten Hilfe im Haushalt. Ich habe mein Wochenbettreich nur selten verlassen. Das war eine sehr schöne Zeit, so wie ich es mir erträumt hatte.

Ich würde wieder zu Hause gebären wollen: Wir möchten noch ein Kind. Mein Mann sagte nach der Hausgeburt oft, wenn wir noch ein Kind kriegen würden, dann zuhause. Das ist für mich ein Stück heile Welt, nichts Verzerrtes, nichts, was meine kleine Familie verletzt. Das schweißt zusammen, das bringt uns näher zueinander. Das ist Glück.

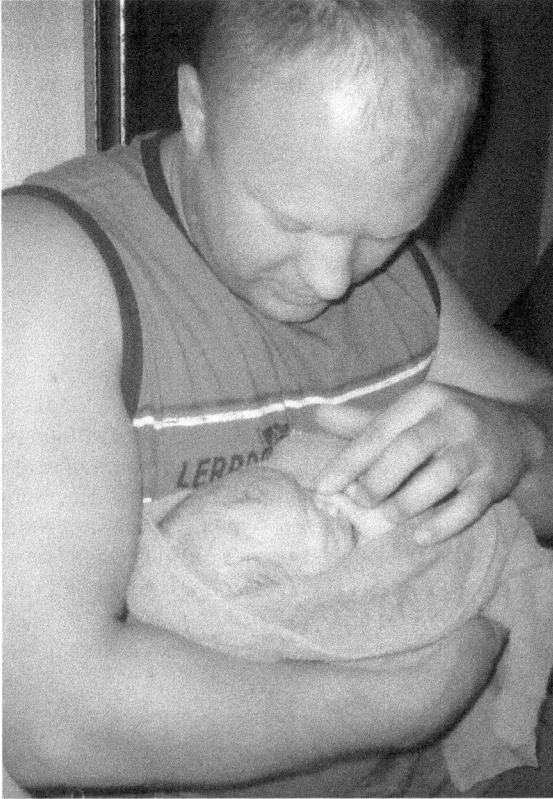 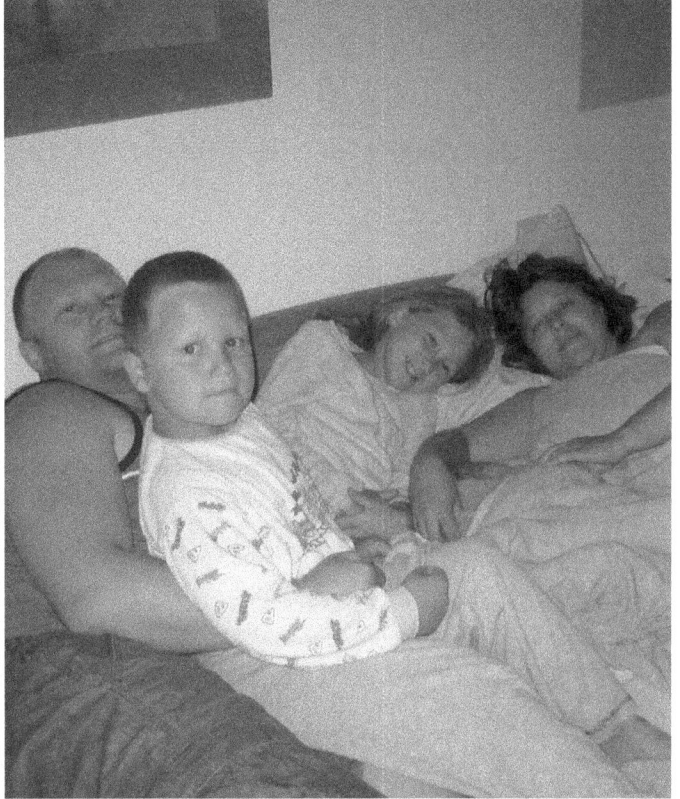

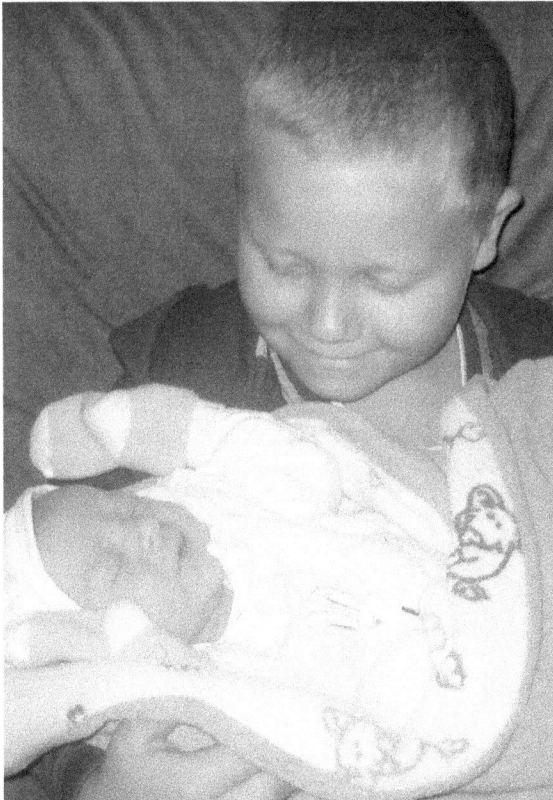 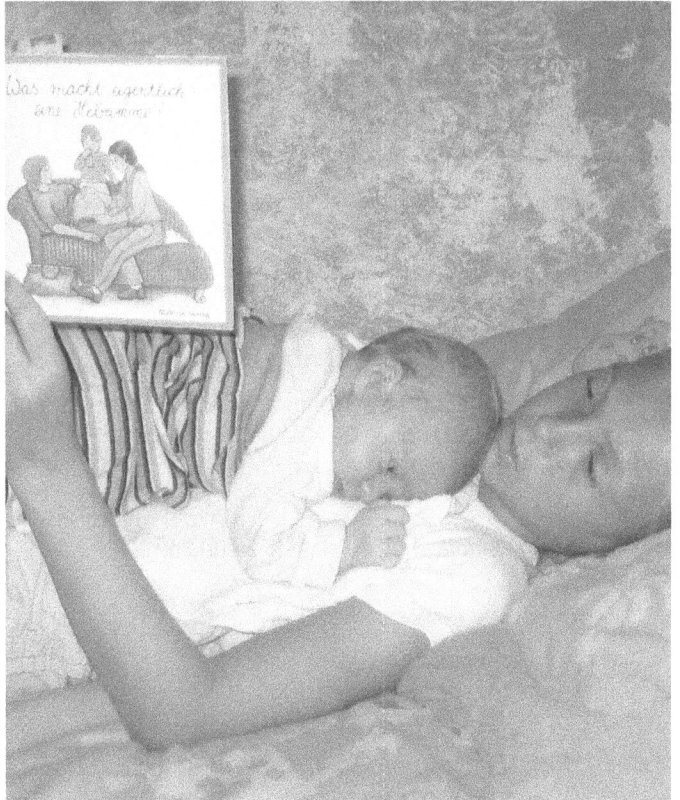

Nicole, 31
Wohnort: Obersteinach (D)
Beruf: Bürokauffrau

„Den Sonnenaufgang genoss ich, während ich mit kräftigen Wehen in meiner Badewanne lag."

1. Kind: Junge (6 Jahre), Klinikgeburt
2. Kind: Junge (5 Jahre), Klinikgeburt
3. Kind: Junge (3 Jahre), Klinikgeburt
4. Kind: Junge (4,5 Monate), Hausgeburt

Wenn ich das Wort „Hausgeburt" höre, kommen mir spontan folgende Gedanken in den Sinn: Geborgenheit. Stressfrei. Geburt mit einer Hebamme, zu der man in den neun Monaten eine enge Bindung aufgebaut hat. Traumhaft schön. Natürliche Geburt. Schönstes Erlebnis für eine Familie.

Ich hatte Angst vor der Geburt: Wir wurden umfassend über die Hausgeburt aufgeklärt. Durch die enge Beziehung zur Hebamme und den vertrauensvollen Gesprächen, die wir führten, war keine Angst vorhanden.

Deshalb wollte ich zu Hause gebären: Durch ausschließlich positive Erzählungen zweier Freundinnen, die schon selbst 3 Hausgeburten erleben durften, wurde bei mir der Wunsch geweckt.

So hat mein Umfeld / mein Partner auf mein Vorhaben reagiert: Bestürzt.

So hat mein Arzt auf meinen Wunsch, zu Hause zu gebären, reagiert: Relativ neutrale Beratung, wobei Bedenken deutlich geäußert wurden, obwohl meine Schwangerschaft vollkommen problemlos verlief.

Auf meine Hausgeburt habe ich mich wie folgt vorbereitet: Fachlektüre gelesen, Internet, Schwangerenschwimmen, Gespräche mit meiner Hebamme, Gespräche mit Freundinnen.

So habe ich meine Hausgeburtshebamme gefunden: Empfehlung durch eine Freundin.

Die Geburt zu Hause verlief wie folgt: Traumhaft schön. Wir zeigten während der Eröffnungsphase kurz vor Sonnenaufgang der Hebamme unseren großen Garten. Den Sonnenaufgang genoss ich, während ich mit kräftigen Wehen in meiner Badewanne lag. Mitten im Alltag bekam ich mein Kind. Alles verlief nach Plan – unser Wunsch nach Wassergeburt ging in Erfüllung, entspannt und stressfrei. Abnabelung von allen drei Geschwistern, unvergessliche Videoaufnahmen der kompletten Geburt

Ich habe mein Baby gestillt: Mein Baby ist gerade 4,5 Monate und wird voll gestillt und ich möchte es auch weiterhin tun.

Das Wochenbett und die Zeit danach habe ich so in Erinnerung: Es war eine sehr entspannte, erholsame Zeit, trotz meiner drei Söhne. Das Wochenbett im Krankenhaus steht in keinem Vergleich zum Wochenbett zu Hause. Worte anderer Personen waren immer: „Du musst Dir doch die Zeit im Krankenhaus gönnen!" Für mich steht fest: Durch das eigene Umfeld, Verwöhnung durch den eigenen Mann und die größeren Kinder, ist die Erholung daheim viel intensiver und stressfreier als im Krankenhaus. Dies war für mich übrigens vorher überhaupt nicht glaubwürdig, da ich keine Person bin, die sich mal drei Tage lang nur ins Bett legen kann, ohne daheim was zu schaffen. Nach der Hausgeburt war das überhaupt kein Problem. Das ergab sich einfach so.

Ich würde wieder zu Hause gebären wollen: Jederzeit wieder!!!

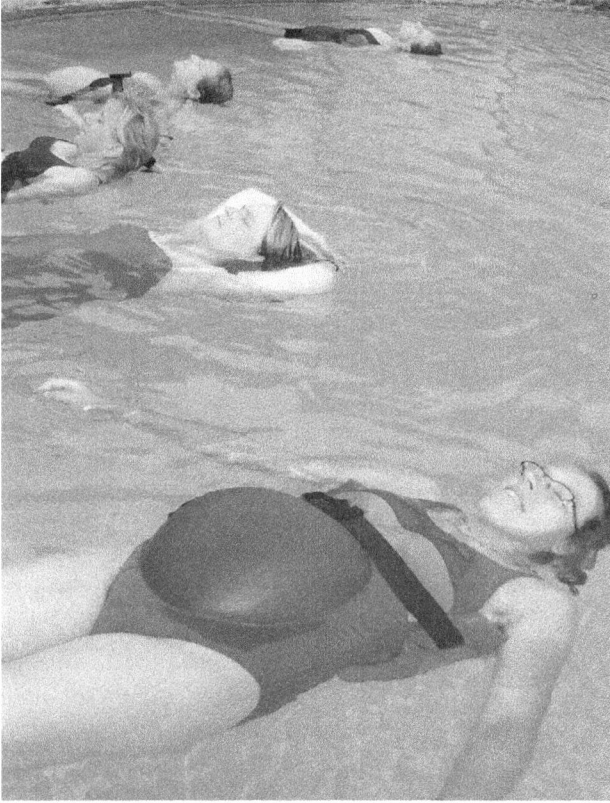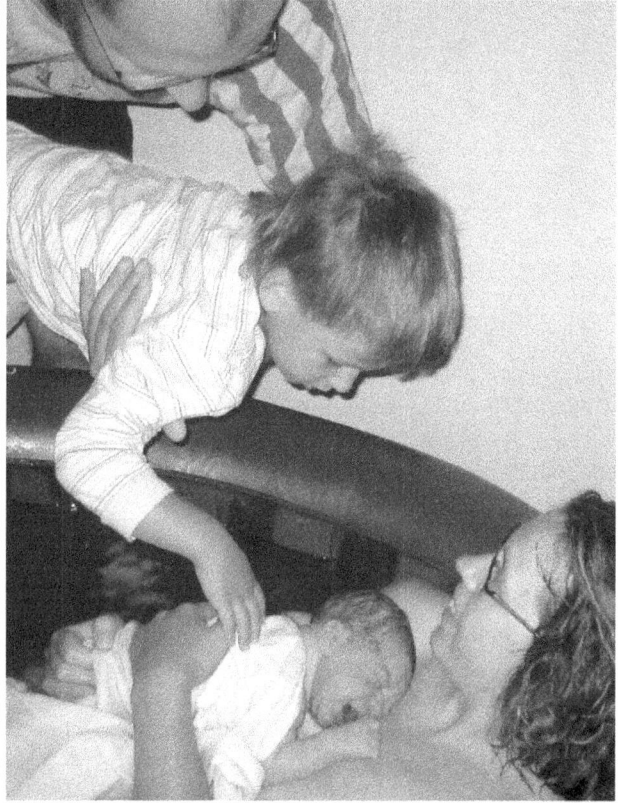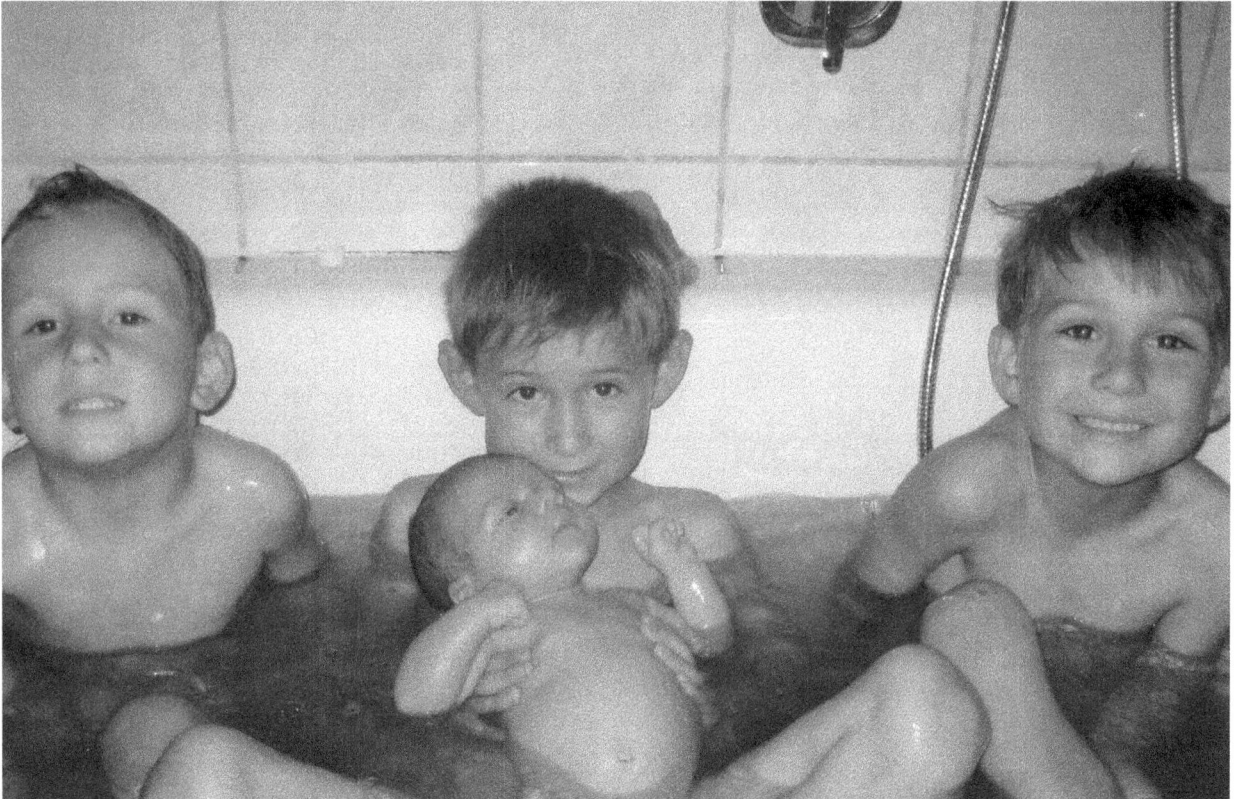

Alexandra, 32
Wohnort: Rodgau (D)
Beruf: Krankenschwester/Tragetuchberaterin

„Ich selber hatte das geschafft, gemeinsam mit meinem Baby!"

1. Kind: Junge (8 Jahre), Klinikgeburt
2. Kind: Junge (4 Jahre), Klinikgeburt
3. Kind: Junge (10 Monate), Hausgeburt

Wenn ich das Wort „Hausgeburt" höre, kommen mir spontan folgende Gedanken in den Sinn: Wärme und Geborgenheit, Rundsein, Einssein, Frausein. Gehalten und getragen sein. Heil werden, respektiert werden. Mensch sein, nicht Patient!

Ich hatte Angst vor der Geburt: Ja, manchmal.

Deshalb wollte ich zu Hause gebären: Bei den vorherigen Geburten ist viel schief gelaufen. Ich wollte beim ersten, zaghaften Vertrauen in meine Intuition unter keinen Umständen gestört werden! Bin mittlerweile fest davon überzeugt, dass Bonding mit allem, was dazu gehört, ein ganz intimer und privater Prozess ist, der ausschließlich in die jeweilige Familie gehört! Weil ich mich bewusst gegen Bevormundung und für Verantwortung entschieden habe.

So hat mein Umfeld / mein Partner auf mein Vorhaben reagiert: Partner: sofort pro! Familie: nach anfänglich verhaltener Reaktion dann recht schnelle Akzeptanz.

So hat mein Arzt auf meinen Wunsch, zu Hause zu gebären, reagiert: Keine Einwände. Der Hausarzt hat mich durch seinen Hausbesuch für die U2 unterstützt.

Auf meine Hausgeburt habe ich mich wie folgt vorbereitet: Ich habe – mit Unterstützung meiner Hebamme – intensiv an einigen tiefliegenden Konflikten gearbeitet. Nur so konnte ich lernen, mir selbst und meinem Körper zu vertrauen.

So habe ich meine Hausgeburtshebamme gefunden: Über ihre Homepage.

Die Geburt zu Hause verlief wie folgt: Sehr intensiv! Die Geburt war das erhebendste Gefühl, das ich jemals erleben durfte! Ich selber hatte das geschafft, gemeinsam mit meinem Baby! Erst als ich den Kopf meines Sohnes mit der Hand tasten konnte, begriff ich so richtig: Ich bekomme jetzt ein Baby – ganz ohne medizinische Hilfe! Ich habe mich unglaublich stark und glücklich gefühlt.

Ich habe mein Baby gestillt: Ja, und wir werden stillen, so lange wir uns beide damit wohl fühlen!

Das Wochenbett und die Zeit danach habe ich so in Erinnerung: Der erste Tag war etwas anstrengend – wir hatten viel Besuch – weil ich nicht deutlich genug mein Bedürfnis nach Ruhe und Ungestörtheit klargemacht hatte. So wunderschön die Begrüßung durch die Familie ist, aber beim nächsten Mal würde ich wesentlich klarer meine Bedürfnisse äußern. Ansonsten habe ich dieses Wochenbett als das entspannteste in Erinnerung. Das Stillen klappte viel besser, das Bonding ist optimal verlaufen. Mir fällt es leicht, seine Bedürfnisse zu erkennen und zu befriedigen, ich frage nicht, ich tue einfach, was sich richtig anfühlt. Wir stillen, tragen, schlafen im Familienbett und betreiben eine Art Ausscheidungskommunikation, die unseren Jüngsten fast ohne Windel aufwachsen lässt.

Ich würde wieder zu Hause gebären wollen: JA!

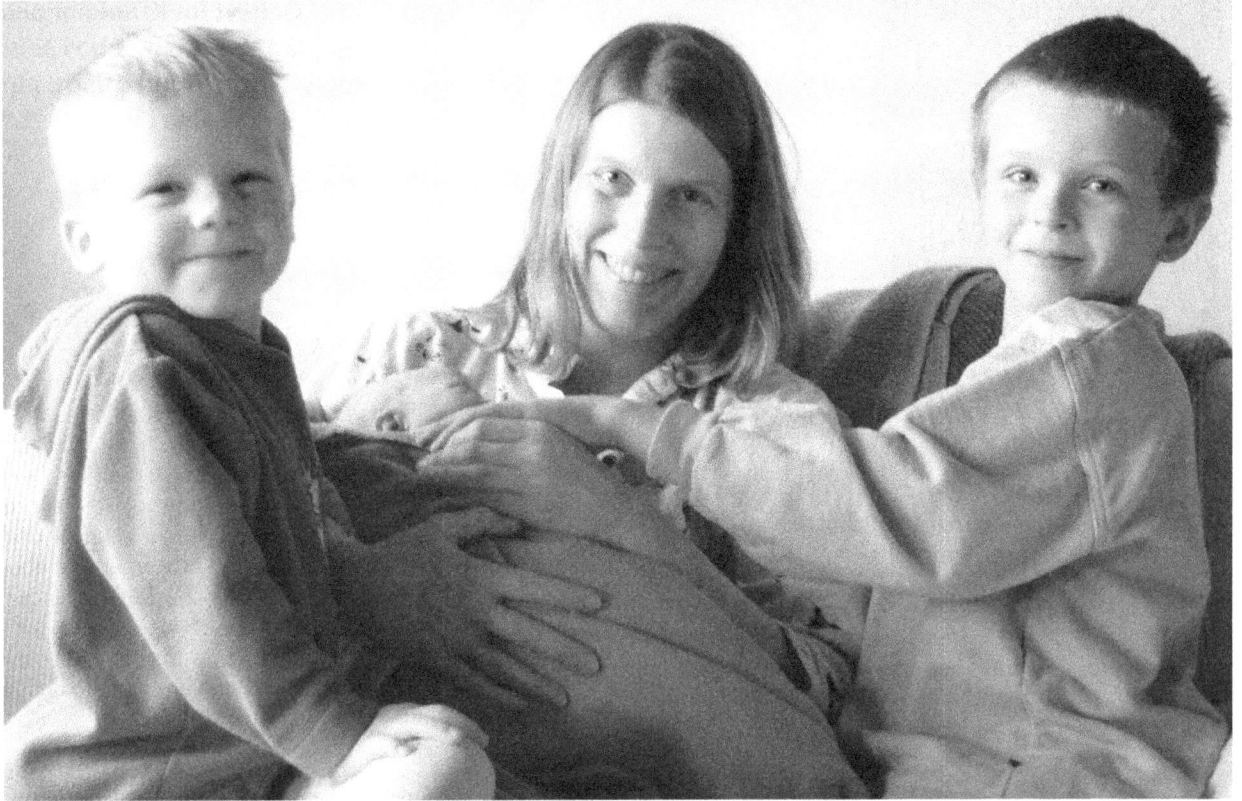

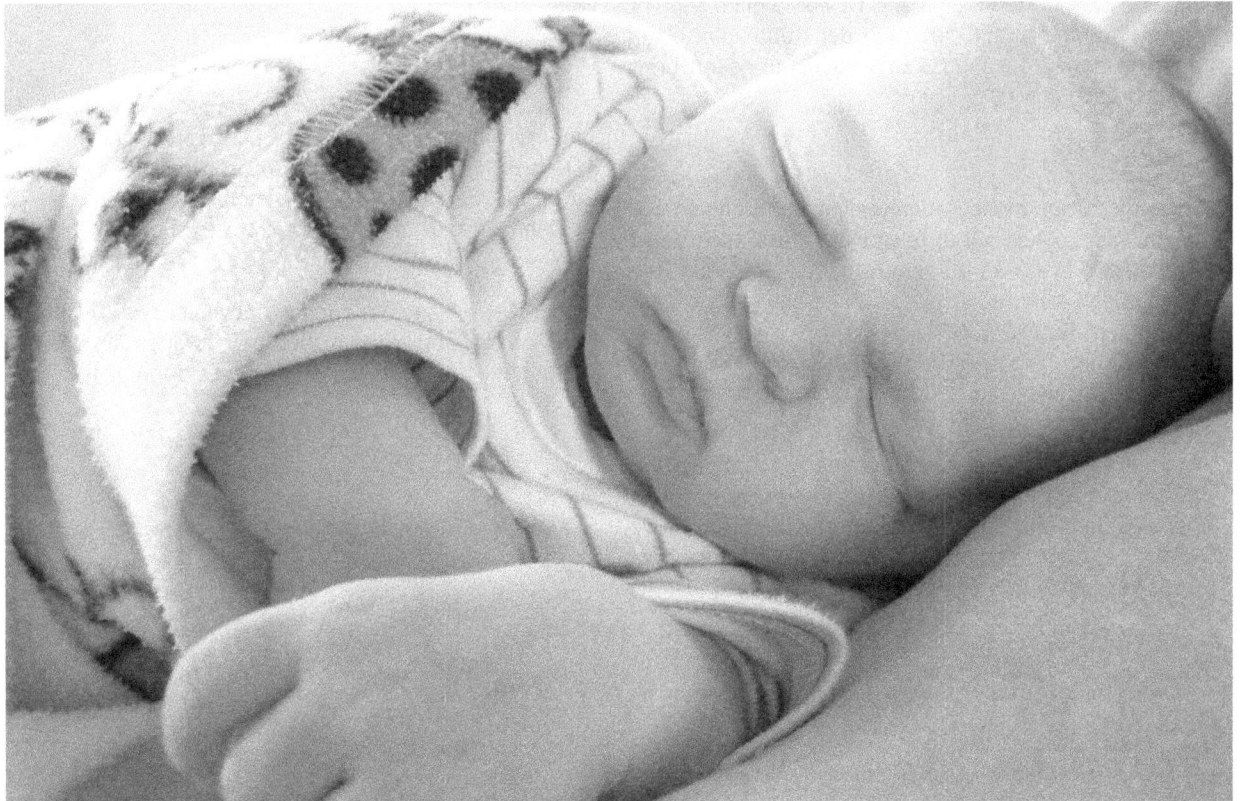

Birgit, 32
Wohnort: Wien (A)
Beruf: Werbeassistentin

1. Kind: Mädchen (10 Monate), Hausgeburt

„Geburt im Krankenhaus geplant und dann alles sehr entspannt und kurzfristig auf eine Hausgeburt umgelegt."

Wenn ich das Wort „Hausgeburt" höre, kommen mir spontan folgende Gedanken in den Sinn: Heimelig / Wohnzimmercouch / nicht geplant – trotzdem erlebt!

Ich hatte Angst vor der Geburt: Eigentlich nicht! Mein Gedanke war: Die Schmerzen müssen einfach nur überstanden werden!

Deshalb wollte ich zu Hause gebären: Ich wollte eigentlich lieber im Krankenhaus gebären, weil ich dachte, dort fühle ich mich sicher und wohl; jetzt habe ich zuhause entbunden und gefühlt hab ich mich total entspannt, sicher und wohl!!!!

So hat mein Umfeld / mein Partner auf mein Vorhaben reagiert: Es war ja nicht geplant. Mein Partner hat auf die Frage der Hebamme, ob es nicht besser wäre, zuhause zu bleiben, nur geantwortet: „Was brauchen wir?"

So hat mein Arzt auf meinen Wunsch, zu Hause zu gebären, reagiert: Habe einen sehr netten Arzt, der meine Hebamme gut kennt und so wurde da auch schon vorab telefoniert, dass alles passt, und auch danach war er sehr froh, dass mich die Hebamme begleitet hat!

Auf meine Hausgeburt habe ich mich wie folgt vorbereitet: Gar nicht.

So habe ich meine Hausgeburtshebamme gefunden: Sie wurde mir durch meinen Arzt ans Herz gelegt! Sie war einfach nur super! Geburt im Krankenhaus geplant und dann alles sehr entspannt und kurzfristig auf eine Hausgeburt umgelegt; bin heute noch froh, das ich sie dabei gehabt habe!!!

Die Geburt zu Hause verlief wie folgt: Kurz und intensiv! Mein Freund und meine beste Freundin waren den Nachmittag über bei mir, die Hebamme wollte ich noch nicht unbedingt rufen, weil ich die Situation wohl ein wenig unterschätzt habe. Die Hebamme kam dann etwa gegen 18:00 Uhr, 45 Minuten vor der Geburt! Dann ging es sehr schnell. Irgendwie zu schnell! Und dann war Frida da (4,2 kg!!!); mit konstanten Atembeschwerden ging es gleich ab in die Klinik auf die Kinder-Intensivstation (Diagnose: schwere angeborene Lungenentzündung). Ich kam hinterher, was aber nicht sehr schlimm war. Die Kleine sah ich dann erstmals so richtig am nächsten Tag.

Ich habe mein Baby gestillt: Ja, voll gestillt bis 5 Monate, jetzt gibt's noch ein bissl Nacht- und Morgennuckeln.

Das Wochenbett und die Zeit danach habe ich so in Erinnerung: Anfangs sehr unrund, da meine Kleine 3 Wochen im Spital verbringen musste! Danach ging es halt langsam voran mit dem Aneinandergewöhnen. Irgendwie hat schon die erste Kuschelzeit gefehlt, aber es hat sich alles eingependelt!

Ich würde wieder zu Hause gebären wollen: Diese Frage kann ich irgendwie schwer beantworten, da ich momentan nicht an ein zweites Kind denke! Aber generell, glaub ich, würde ich es offen halten.

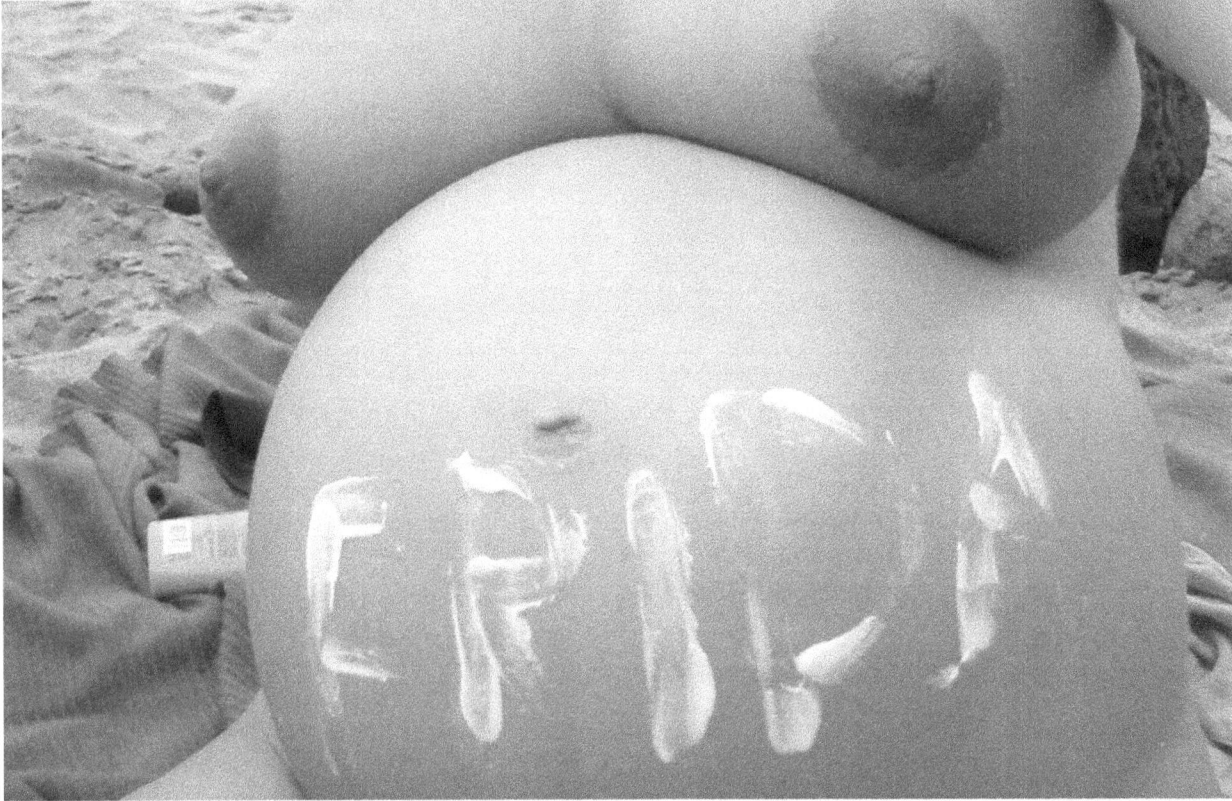

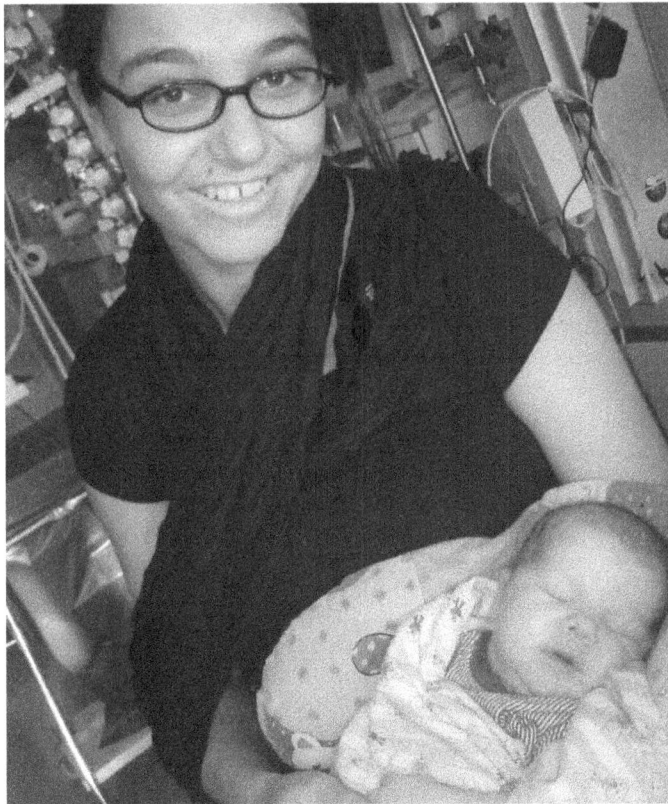

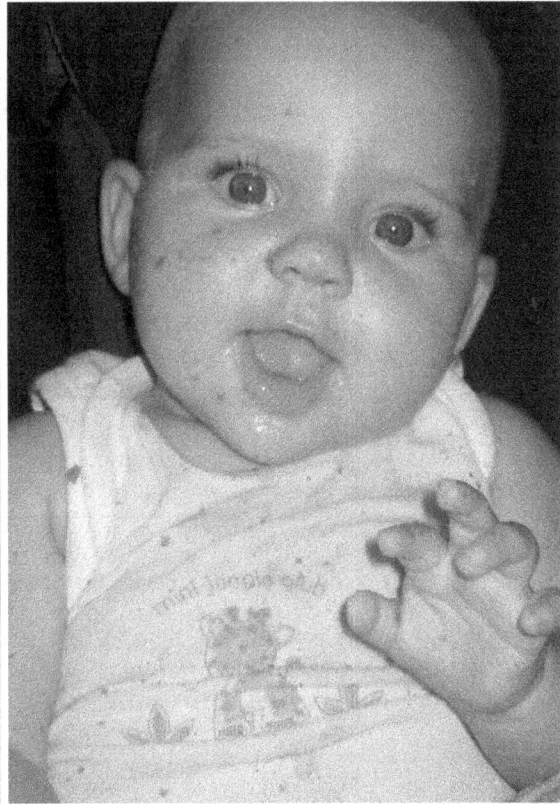

Carmen, 32
Wohnort: Gerabronn (D)
Beruf: Sachbearbeiterin

**„Hausgeburt mache ich wieder.
Alles andere wäre ein Rückschritt."**

1. Kind: Mädchen (5 Jahre), Klinikgeburt
2. Kind: Junge (5 Monate), Hausgeburt

Wenn ich das Wort „Hausgeburt" höre, kommen mir spontan folgende Gedanken in den Sinn: Selbstbestimmte Geburt, harmonisch, Glück, Freude.

Ich hatte Angst vor der Geburt: Nein, es kamen erst gar keine Ängste auf, da ich kompetent begleitet wurde und mich im Vorfeld gut über Bücher, das Internet und ein Informationsgespräch mit unserer Hausgeburtshebamme informiert hatte. Auch ein Geburtsgespräch, das meine Hebamme nicht nur mit meinem Mann und mir, sondern auch mit meiner sehr skeptischen Mutter führte, hat Vieles beruhigt. Überhaupt habe ich festgestellt, dass sich viele Menschen mit Hausgeburt gar nicht auskennen und dadurch ihre Vorurteile pflegen, indem sie sich nicht informieren. Ich hätte mir zudem gewünscht, dass mich meine Krankenkasse oder ein Arzt auch darüber informiert, da sie für mich die ersten Anlaufstationen in meiner ersten Schwangerschaft waren. Wenn man also nicht zufällig auf Hausgeburt stößt, kommt man oft nicht darauf, weil es im Grunde nur Informationen über Klinikgeburten und Kaiserschnitte gibt.

Deshalb wollte ich zu Hause gebären: Weil ich keine Eingriffe mehr wollte, sondern endlich eine natürliche Geburt erleben wollte, da ich es als das Beste für Mutter und Kind ansehe. Ich fühle mich zuhause einfach geborgener.

So haben mein Umfeld / mein Partner auf mein Vorhaben reagiert: Umfeld: Zum Teil verständnislos, verstanden nicht, wie man das in heutiger Zeit machen kann. Andere hatten Respekt davor, weil sie es sich selbst nicht zutrauen. Manche haben es auch mir nicht zugetraut. Partner: Nach dem Vorgespräch mit unserer Hebamme war er dafür. Davor war es für ihn eher fragwürdig, da auch er nicht informiert war. Insgesamt sind wir offensiv damit umgegangen. Bei den eher Konservativen waren wir eher zurückhaltend, bei den eher offenen Menschen dagegen sehr offen.

So hat meine Ärztin auf meinen Wunsch, zu Hause zu gebären, reagiert: Sie hat verständnisvoll reagiert, was mich sehr gewundert hat. Sie sagte: Ja, da ist alles o.k. bei Ihnen. Auch im Nachhinein hat sie gesagt: Gut, dass Sie es so gemacht haben.

Auf meine Hausgeburt habe ich mich wie folgt vorbereitet: Literatur, Internet, Hebammengespräch, Geburtspool organisiert, Material nach Angaben der Hebamme besorgt und die Telefonliste für den Notfall bereitgelegt.

So habe ich meine Hausgeburtshebamme gefunden: Durch einen Zeitungsartikel über eine Hausgeburt, in dem unsere Hebamme auch interviewt wurde. Wir trafen uns mit ihr, fanden sie sehr kompetent und die Wellenlänge stimmte.

Die Geburt zu Hause verlief wie folgt: Sehr entspannt und harmonisch. Ich habe selbst mehr mitgearbeitet, da ich mich mehr gefühlt habe als bei meiner Klinikgeburt, da zuhause alles seine Zeit hat und ich nicht angeleitet wurde oder jemand auf dem Bauch mitdrückte. Ich habe bei der Wassergeburt mein Kind selbst herausgehoben. Später kamen unsere Eltern. Wir beruhigten sie mit der Besuchserlaubnis auch ein wenig, weil sie doch ängstlich waren.

Ich habe mein Baby gestillt: Ja, da gab es keinerlei Probleme, das hat wenige Minuten nach der Geburt gleich funktioniert.

Das Wochenbett und die Zeit danach habe ich so in Erinnerung: Ich habe mich wirklich entspannt, hatte eine Haushaltshilfe, weil mein Mann selbstständig ist. Ich habe mich mehrere Tage ins Bett gelegt. Das hat richtig gut getan und ich habe es genossen, mich auszuruhen und zu mir zu kommen.

Ich würde wieder zu Hause gebären wollen: Ja, auf jeden Fall. Alles andere wäre ein Rückschritt. Es braucht aber eine kompetente, vertrauensvolle Hebammenbegleitung und nur mit einer solchen würde ich es wieder so machen.

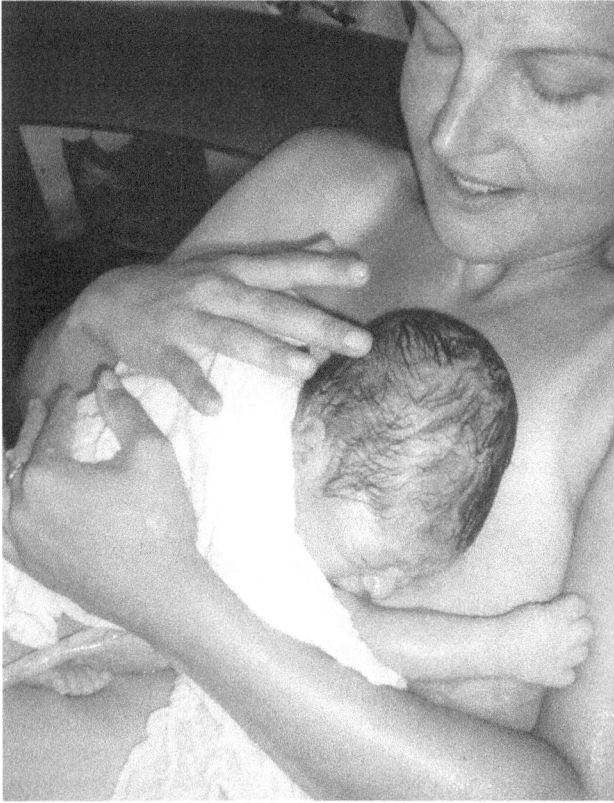
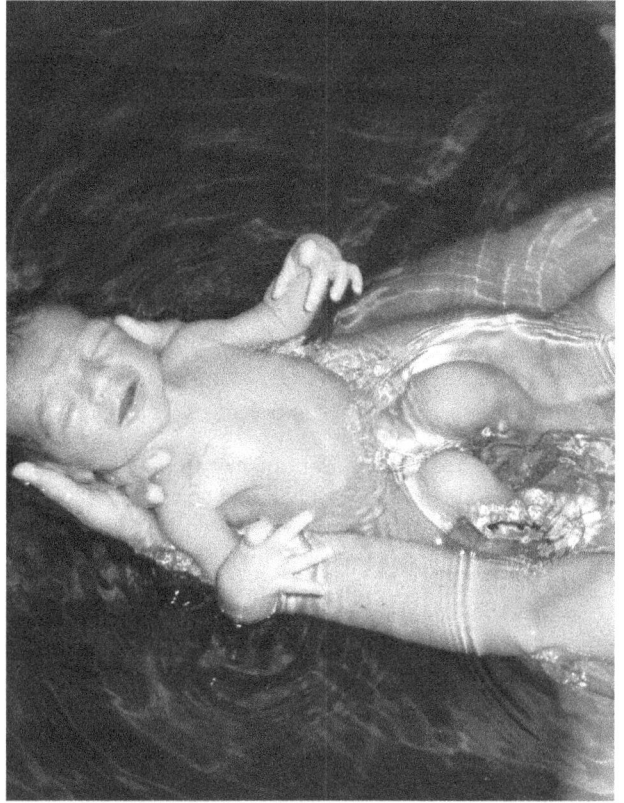
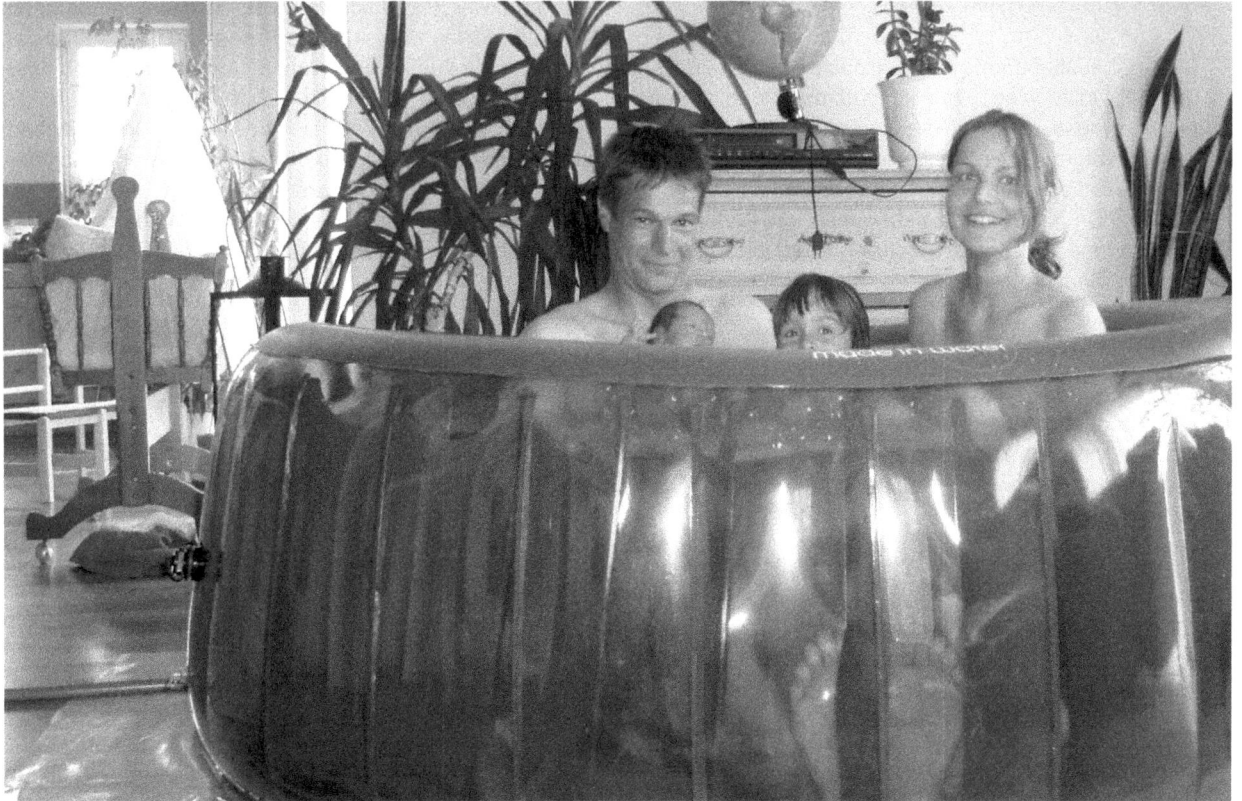

Frauke, 32
Wohnort: Nürnberg (D)
Beruf: Pressereferentin in einem
großen Unternehmen

„Ich habe das Haus zusammen geschrien, unsere Nachbarn haben aber nichts gehört. Man kann also auch in einem Großstadtmietshaus ungestört gebären."

1. Kind: Mädchen (3 Jahre), Geburtshausgeburt
2. Kind: Mädchen (1 Monat), Hausgeburt

Wenn ich das Wort „Hausgeburt" höre, kommen mir spontan folgende Gedanken in den Sinn: „Mein Bett, mein Bad, mein Zuhause" – Wohlbefinden, Geborgenheit und positives Geburtserleben. Eine Geburtsform, die leider in Deutschland als total exotisch angesehen wird und von vielen Menschen abgelehnt wird, obwohl diese Menschen über die Rahmenbedingungen der Hausgeburt gar nicht informiert sind.

Ich hatte Angst vor der Geburt: Ja, manchmal, da ich ja schon wusste, was mich ungefähr erwartet – aber nicht ständig, denn ich hatte es ja schon einmal geschafft.

Deshalb wollte ich zu Hause gebären: Meine Geburtshaushebamme bot nur noch Hausgeburten an und ich wollte wieder mir ihr entbinden und außerklinisch sowieso. Denn: „Never change a winning team". Ich sah keinen Grund, mein Haus zur Geburt zu verlassen, wenn die Geburt wieder gut verlaufen sollte. Von Klinikgeburten mit fremden Hebammen und Ärzten sowie Klinikroutine und Schichtwechseln habe ich wiederholt negative Berichte gehört.

So hat mein Umfeld / mein Partner auf mein Vorhaben reagiert: Partner: Positiv. Familie: Skeptisch, aber zurückhaltend, nicht klar negativ. Umfeld: Staunend („Warum? Dafür gibt es doch Krankenhäuser!"), ablehnend („Und wenn WAS IST??") – ohne genauer zu benennen, welche Komplikationen denn auftreten könnten.

So hat mein Arzt auf meinen Wunsch, zu Hause zu gebären, reagiert: Professionell-distanziert, aber insgesamt unterstützend – bereits bei der ersten Geburt hat mein Arzt sich positiv zur außerklinischen Geburt geäußert.

Auf meine Hausgeburt habe ich mich wie folgt vorbereitet: Mit intensiven Gesprächen mit meiner Hebamme und meinem Mann. Checkliste zur Hausgeburt „abgearbeitet".

So habe ich meine Hausgeburtshebamme gefunden: Sie war bereits bei meiner ersten Geburt meine Hebamme.

Die Geburt zu Hause verlief wie folgt: Frühmorgens begannen die Wehen. Mein Mann brachte später unsere Tochter in den Kindergarten. Ich brauchte noch einige Zeit, um sie aus meinem Kopf herauszubringen und mich voll auf meine Geburt konzentrieren zu können, war ungeduldig, machte launige Bemerkungen. Wir probierten auch mal drei Wehen im Liegen und das brachte die Wende. Die Wehen kamen dann im 2-Minuten-Takt, waren sehr schmerzhaft, gingen zügig in die Pressphase über mit nur drei Presswehen. In der kurzen, heftigen Pressphase habe ich wieder extreme Schmerzen gehabt, war aber auch voller Kraft und habe das Haus zusammen geschrien. Unsere Nachbarn, die über uns wohnen, waren zu Hause, haben aber nichts gehört – also: Man kann auch in einem Großstadt-Mietshaus ungestört gebären.

Ich habe mein Baby gestillt: Ja, ich stille noch.

Das Wochenbett und die Zeit danach habe ich so in Erinnerung: Ich bin noch im Wochenbett ;-) und es geht mir sehr gut.

Ich würde wieder zu Hause gebären wollen: Ja! Ich erzähle Frauen von meinen positiven Geburten außerhalb des Krankenhauses, um zu zeigen, dass man kein „Superhippie" oder „Öko" oder verrückt sein muss, um zu Hause Kinder zu bekommen – sondern dass das eine wunderbare Erfahrung ist, die einem Kraft fürs Leben gibt.

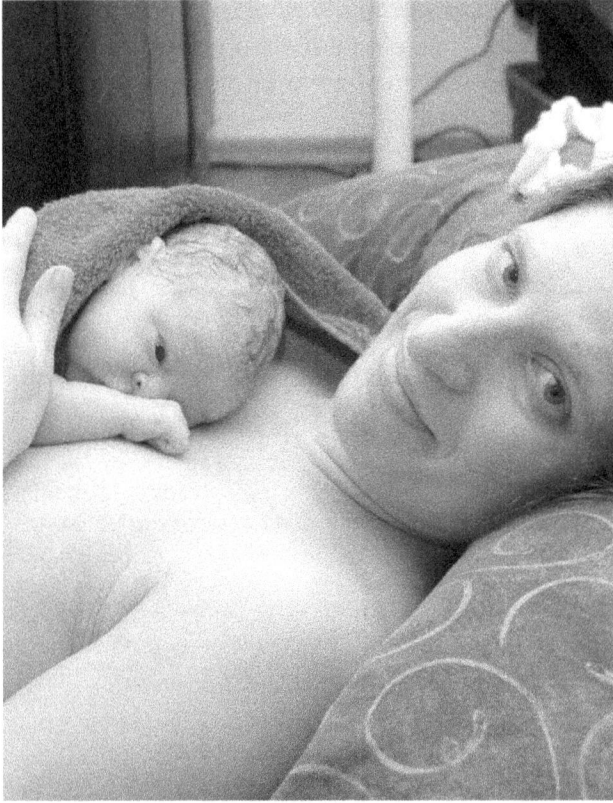 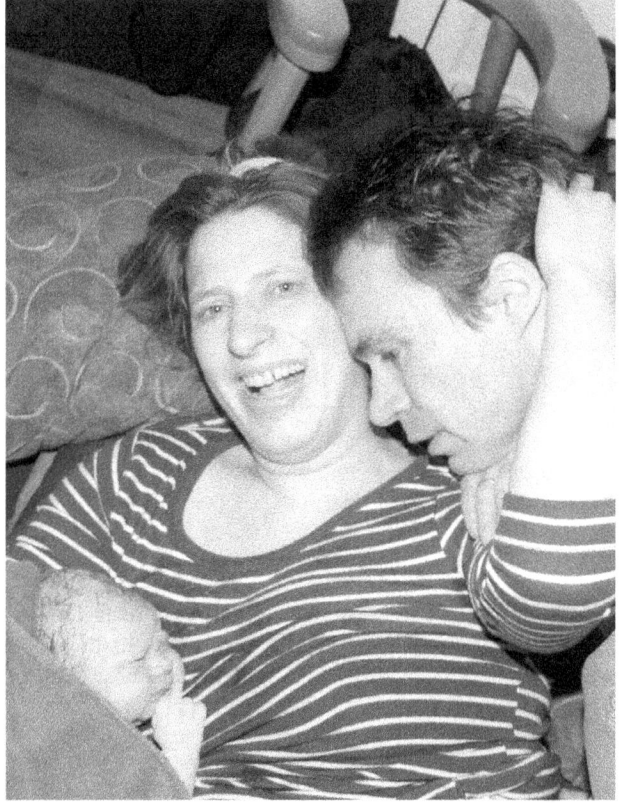

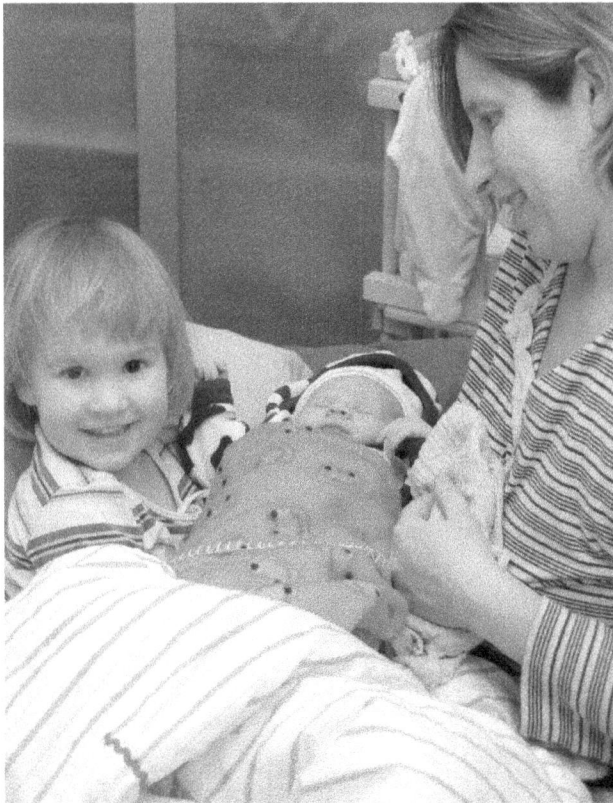 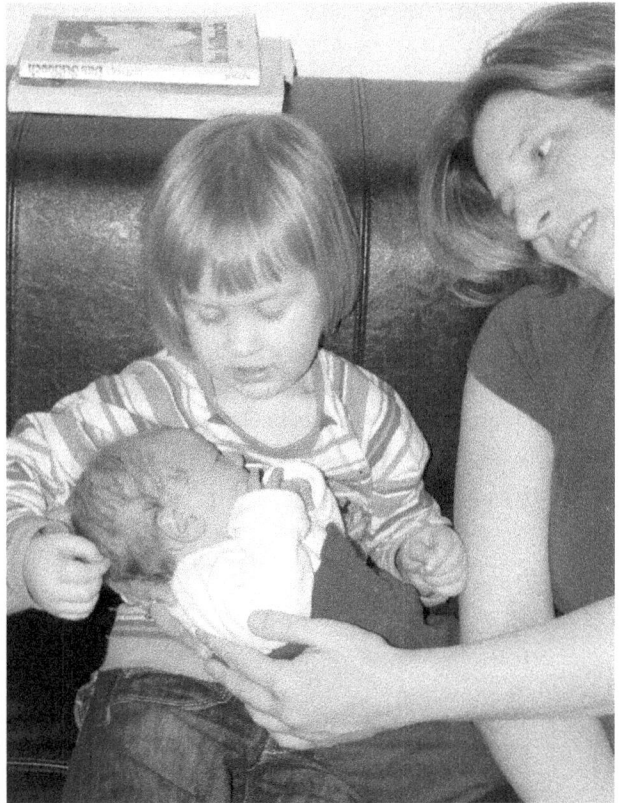

Marie-Louise, 32
Wohnort: Grindelwald (CH)
Beruf: Kauffrau

„Ich werde die Hausgeburt und die Zeit danach als eine der schönsten Erfahrungen in meinem Leben in Erinnerung behalten."

1. Kind: Junge (4,5 Jahre), Klinikgeburt
2. Kind: Mädchen (2,5 Jahre), Hausgeburt

Wenn ich das Wort „Hausgeburt" höre, kommen mir spontan folgende Gedanken in den Sinn: Geborgenheit, es war mir so wichtig, nicht von meiner Familie getrennt zu sein, die Wochenbetttage zusammen mit meinem Mann und meinem Sohn zu erleben, damit auch er gleich von Anfang an seine Schwester kennenlernen durfte.

Ich hatte Angst vor der Geburt: Ich hätte Angst gehabt, wenn ich mich beim zweiten Kind nicht für eine Hausgeburt entschieden hätte. Da ich bereits das erste Kind beinahe vor dem Spital geboren habe, wollte ich mir diesen Stress nicht zumuten.

Deshalb wollte ich zu Hause gebären: Da mein Mann über eine Stunde Arbeitsweg hatte, war ich froh, dass ich wusste, dass meine Hebamme innerhalb einer Viertelstunde bei mir ist.

So hat mein Umfeld / mein Partner auf mein Vorhaben reagiert: Gut! Da mein erstes Kind ja schon so schnell kam, konnte jeder meinen Entscheid sehr gut nachvollziehen. Wenn jemand Bedenken geäußert hat, habe ich einfach gar nicht zugehört, da ich von der Hausgeburt überzeugt war.

So hat mein Arzt auf meinen Wunsch, zu Hause zu gebären, reagiert: Das war witzig! Meine Ärztin hat gesagt, dass sie aus ihrer Sicht natürlich die Hausgeburt nicht unterstützt, aber die Entscheidung für eine Hausgeburt in meinem Fall sehr gut nachvollziehen könne und sie mich verstehe.

Auf meine Hausgeburt habe ich mich wie folgt vorbereitet: Schwangerschaftsgymnastik. Jedoch hatte ich die Untersuchungen ab dem 7. Monat bei meiner Hebamme. Das war einfach so, wie ich ein ganz normales Gespräch mit meiner besten Freundin hatte, das war die perfekte Vorbereitung dazu.

So habe ich meine Hausgeburtshebamme gefunden: Sie war die Nachbetreuungshebamme beim ersten Kind. Als ich bei der zweiten Schwangerschaft eine Hausgeburt in Erwägung zog, habe ich sie angerufen, da ich wusste, dass sie auch Hausgeburten begleitet und sie kam für ein unverbindliches Gespräch vorbei, bei welchem ich genau wusste, dass sie meine Hebamme ist.

Die Geburt zu Hause verlief wie folgt: Diesmal mit Blasensprung und ich wusste, dass die Geburt nun beginnen würde. Die Wehen setzten erst ein, als ich in die Badewanne stieg, wo ich unsere Tochter auch zur Welt brachte. Ich erlebte die Geburt genau so, wie ich es mir auch vorgestellt hatte. Da es Abend war, schlief unser Sohn, und am nächsten Morgen waren wir zu viert im Bett – alle von Anfang an zusammen!

Ich habe mein Baby gestillt: Ja, 13 Monate und 8 Monate.

Das Wochenbett und die Zeit danach habe ich so in Erinnerung: Ich kam mir vor wie im „All-inclusive-Hotel". Mein Mann machte die Hausarbeiten, die Hebamme kam täglich vorbei und ich bekam täglich eine Massage – wunderbar!

Ich würde wieder zu Hause gebären wollen: Aber sicher! Ich werde die Hausgeburt und die Zeit danach als eine der schönsten Erfahrungen in meinem Leben in Erinnerung behalten.

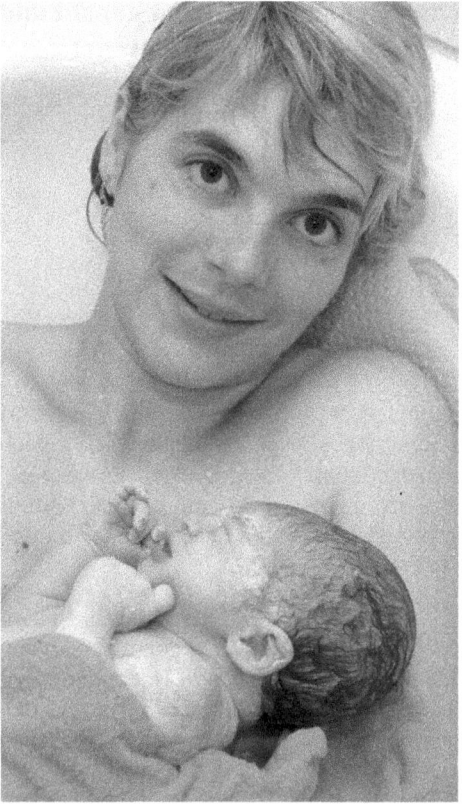
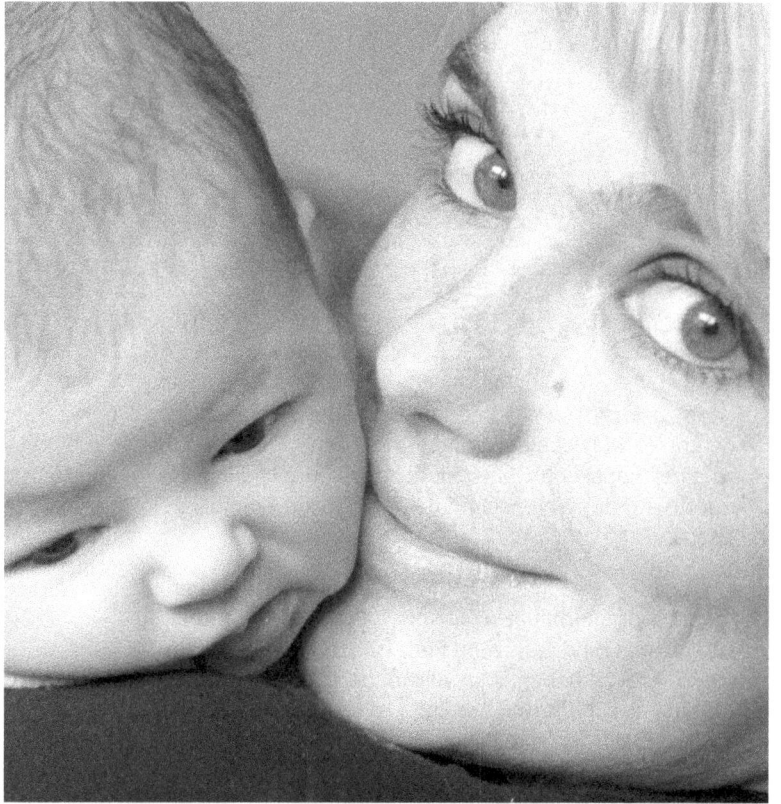
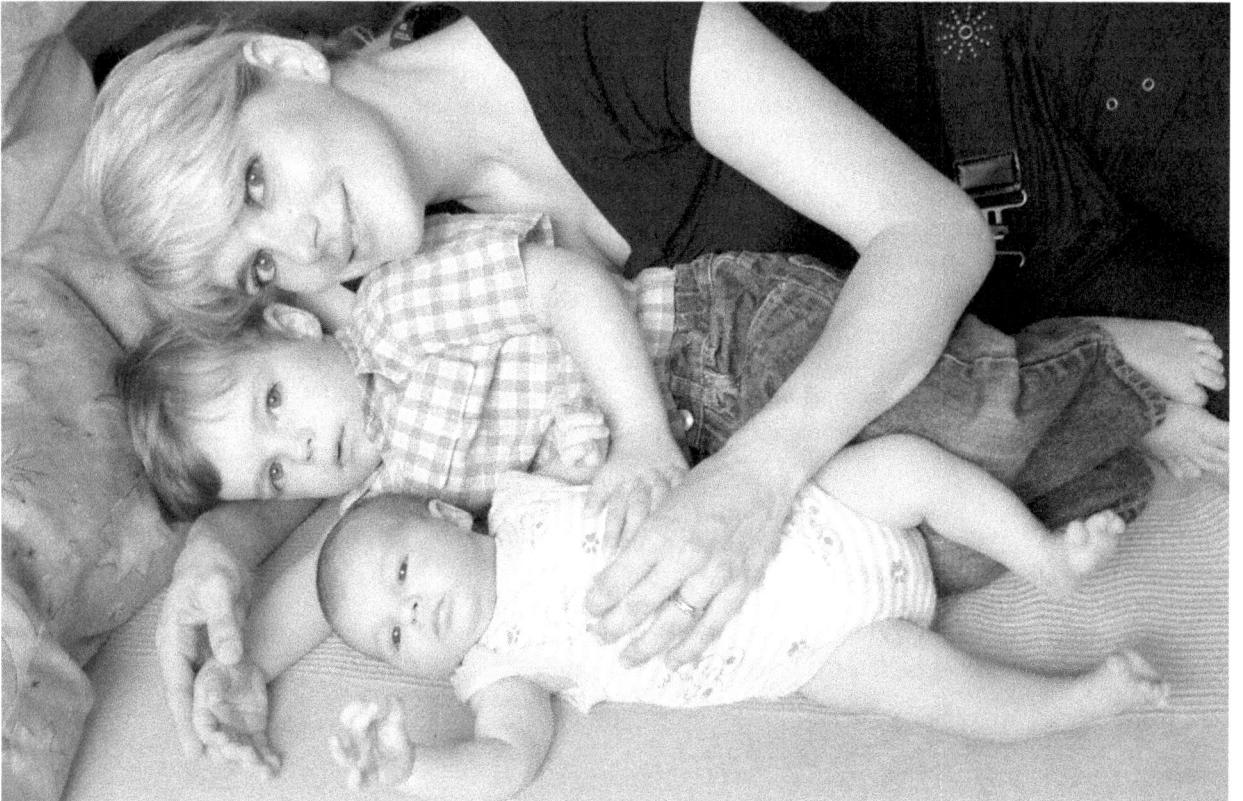

Nicole, 32
Wohnort: Luzern (CH)
Beruf: Physiotherapeutin

„Ich habe einfach Vertrauen gehabt und mich auf die Geburt gefreut."

1. Kind: Mädchen (5 Wochen), Hausgeburt

Wenn ich das Wort „Hausgeburt" höre, kommen mir spontan folgende Gedanken in den Sinn: Ich würde immer wieder zu Hause gebären! Ich wünsche auch anderen Frauen / Paaren, sich zu einer Hausgeburt entschließen zu können! Das Normalste auf der Welt, wenn im Vorfeld keine Komplikationen auftreten.

Ich hatte Angst vor der Geburt: Nein. Ich konnte mir zwar überhaupt nicht vorstellen, wie eine Geburt ist – ob das Kind genügend Platz hat, um herauszukommen... Aber es haben ja so viele andere Babys und Mütter auch geschafft und am Ende ist es das Natürlichste auf der Welt. Ich habe einfach Vertrauen gehabt und mich auf die Geburt gefreut.

Deshalb wollte ich zu Hause gebären: Für mich war es wichtig, so natürlich wie möglich zu gebären, mit so wenig äußeren Faktoren und Eingriffen wie möglich. Ich wollte mich ganz auf die Geburt einlassen können, Verantwortung übernehmen können und die Situation so nehmen, wie sie kommt – das heißt: Nicht fremdgesteuert sein. Ich wollte mich durch mein Gefühl leiten lassen. Auch war es mir wichtig, dass wir – mein Partner und ich – die Geburt gemeinsam gestalten und auf diese Weise sehr bewusst wahrnehmen können.

So hat mein Umfeld / mein Partner auf mein Vorhaben reagiert: Mein Partner hat sich gefreut. Freunde und Familie waren eher skeptisch. Die meisten haben es gut gefunden, würden sich selber jedoch nicht trauen.

So hat mein Arzt auf meinen Wunsch, zu Hause zu gebären, reagiert: Mein Arzt hat uns bestärkt und unterstützt. Ich hatte keinen Gynäkologen, der mich betreut hat, sondern mein Arzt ist Allgemeinmediziner und Homöopath. Er hat selber 5 Kinder und seine Frau hat alle Kinder zu Hause geboren.

Auf meine Hausgeburt habe ich mich wie folgt vorbereitet: Ich habe mich nicht speziell vorbereitet. Im Grunde war der Entschluss zur Hausgeburt die beste Vorbereitung für mich. Auf diese Weise bin ich ganz anders an die Geburt herangegangen. Es war wichtig, mich mental vorzubereiten. So konnten mein Partner und ich unser Kind in einer warmen und willkommenen Atmosphäre in Empfang nehmen.

So habe ich meine Hausgeburtshebamme gefunden: Ich habe sie nicht vorher gekannt oder von ihr gehört. Ich habe einfach mit den Hebammen, die Hausgeburten machen, per E-Mail Kontakt aufgenommen und mich dann für meine Hausgeburtshebamme entschieden.

Die Geburt zu Hause verlief wie folgt: Die Geburt verlief sehr schnell, sodass die Hebamme gerade noch rechtzeitig kommen konnte. Es gab keine Komplikationen und ich habe die Atmosphäre entspannt erlebt.

Ich habe mein Baby gestillt: Ja.

Das Wochenbett und die Zeit danach habe ich so in Erinnerung: Grundsätzlich habe ich die Wochenbettzeit positiv und sehr schön erlebt, jedoch auch anstrengend. Ich habe mich durch die Hebamme und meinen Partner gut betreut gefühlt. Es war wichtig, dass wir uns genügend Unterstützung organisiert haben, sodass wir uns auf uns drei konzentrieren und die Zeit genießen konnten.

Ich würde wieder zu Hause gebären wollen: Ja.

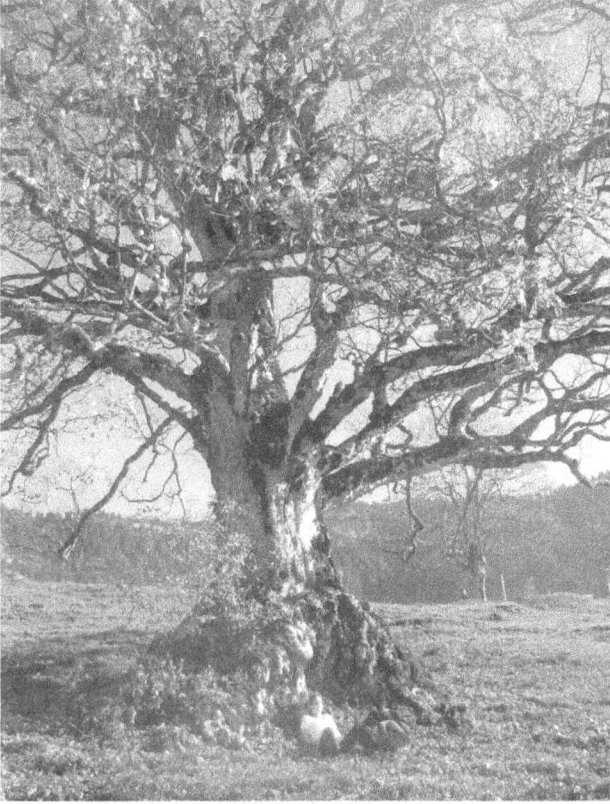
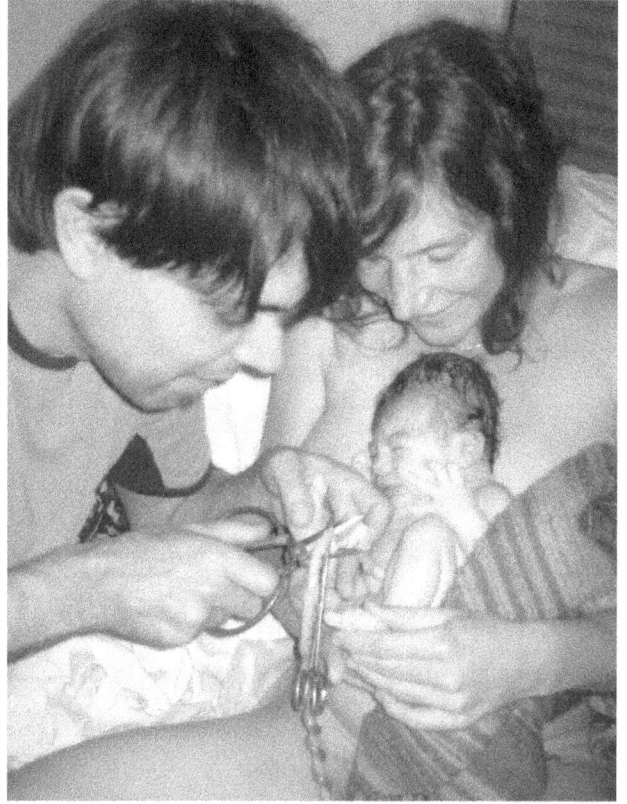
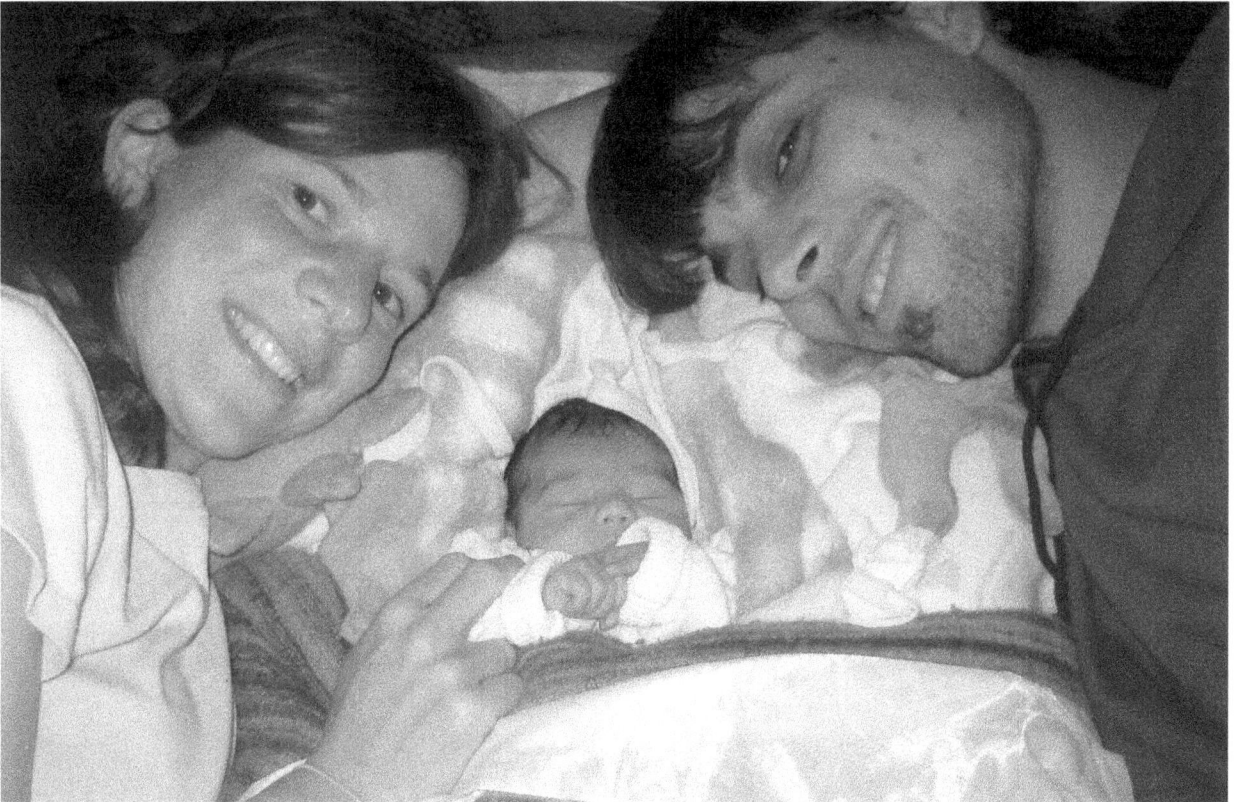

Rahel, 32
Wohnort: Bern (CH)
Beruf: Hebamme

„Ich war zunächst mit meiner Tochter im Geburtspool, dann mit heftigen Wehen alleine, bis mein Sohn abends zur Welt kam."

1. Kind: Mädchen (4 Jahre), Klinikgeburt nach begonnener Hausgeburt
2. Kind: Junge (2 Monate), Hausgeburt

Wenn ich das Wort „Hausgeburt" höre, kommen mir spontan folgende Gedanken in den Sinn: Natürliche Geburt in Sicherheit, Geborgenheit, im privaten Rahmen. Starke Frauen, starke Kinder, starke Hebammen.

Ich hatte Angst vor der Geburt: Nein, ich hatte keine Angst. Lediglich etwas Sorgen, ob ich mich „gehen lassen" kann, den Kopf frei kriege, ob ich wieder in die Klinik muss wie bei meiner ersten Geburt.

Deshalb wollte ich zu Hause gebären: Weil ich überzeugt bin, dass eine Geburt etwas völlig Natürliches ist, das im Normalfall keiner Klinik, keiner Medikamente und keiner Ärzte bedarf.

So hat mein Umfeld / mein Partner auf mein Vorhaben reagiert: Mein Mann hatte Angst. Er stammt aus dem Kongo, dort gilt Geburt als gefährlich. Der Gesundheitszustand vieler Mütter ist schlechter als in Europa, es gibt praktisch keine Schwangerenvorsorge. Frauen, die zu Hause gebären, tun dies nicht aus Überzeugung, sondern weil ihnen nichts Anderes übrig bleibt, ganz ohne Risikoselektion. Ich konnte ihn gut verstehen, ihm aber auch begreiflich machen, dass die Bedingungen hier total anders sind. Er ist heute froh darüber, wie alles gelaufen ist.

So hat mein Arzt auf meinen Wunsch, zu Hause zu gebären, reagiert: Die Vorsorge hat meine Hebamme gemacht. Ich habe meine Gynäkologin nur für einen Ultraschall gesehen. Sie wünschte mir eine schöne Geburt zu Hause.

Auf meine Hausgeburt habe ich mich wie folgt vorbereitet: Zwei Hebammen organisiert, meine Mutter gebeten, sich um unsere Tochter zu kümmern. Zutaten für eine Hühnersuppe gekauft. Sonst nichts.

So habe ich meine Hausgeburtshebamme gefunden: Sie ist eine erfahrene Kollegin, war schon bei meiner ersten Geburt dabei.

Die Geburt zu Hause verlief wie folgt: Ich hatte seit dem Morgen leichte Wehen. Nachmittags wurden sie heftiger und meine Hebamme kam zu uns nach Hause. Danach war ich im Geburtspool, zuerst mit meiner Tochter, dann alleine mit heftigen Wehen, bis abends mein Sohn zur Welt kam. Nach der Plazentageburt stieg ich erst aus dem Pool und kroch ins Bett, wo ich dann stillte und mit meinem Sohn kuschelte. Mein Damm hielt und ich musste nicht genäht werden. Die Nacht verbrachte ich zwischen meinen Kindern, die ich lange betrachtete. Ich spürte große Dankbarkeit und Glück, das Erlebnis dieser Geburt gemacht zu haben.

Ich habe mein Baby gestillt: Schon bald nach der Geburt habe ich das Baby zum ersten Mal gestillt und wir stillen weiter, bisher ohne Probleme. Auch meine 4-jährige Tochter darf am Morgen und Abend noch „Mämi" trinken.

Das Wochenbett und die Zeit danach habe ich so in Erinnerung: Mein Wochenbett verlief total schön und harmonisch, ich fühlte mich sicher und geschützt. Die erste Woche war ich vor allem im Bett, danach tastete ich mich langsam wieder in den Alltag zurück. Für die ersten paar Wochen war ich eigentlich nie lange alleine mit den Kindern, entweder mein Mann oder meine Mutter waren da, um sich um den Haushalt zu kümmern. Da die Geburt so gut verlaufen ist und ich keine Dammnaht hatte, war ich sehr schnell wieder fit und auf den Beinen.

Ich würde wieder zu Hause gebären wollen: Natürlich würde ich wieder zu Hause gebären wollen! Mehr als je zuvor! Es ist für mich die beste Form und der beste Ort der Geburt, nicht nur für mich, auch für die ganze Familie!

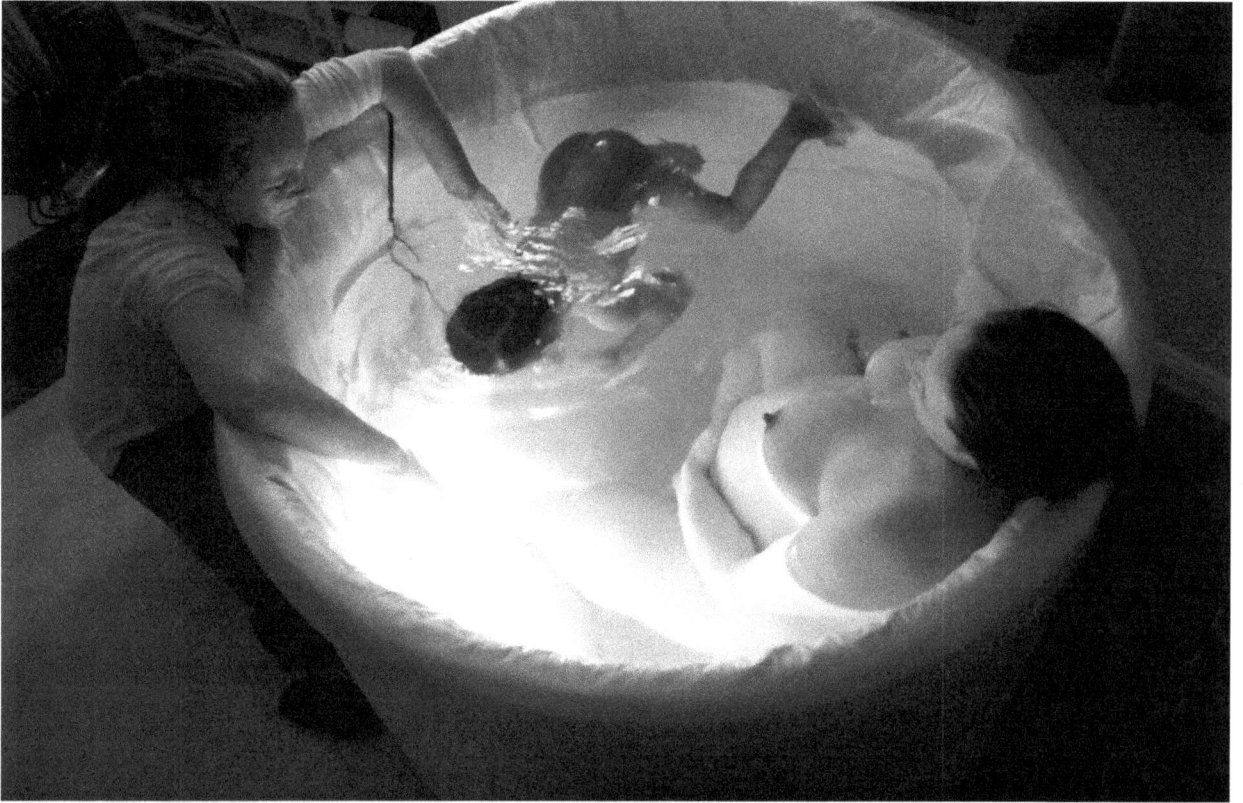

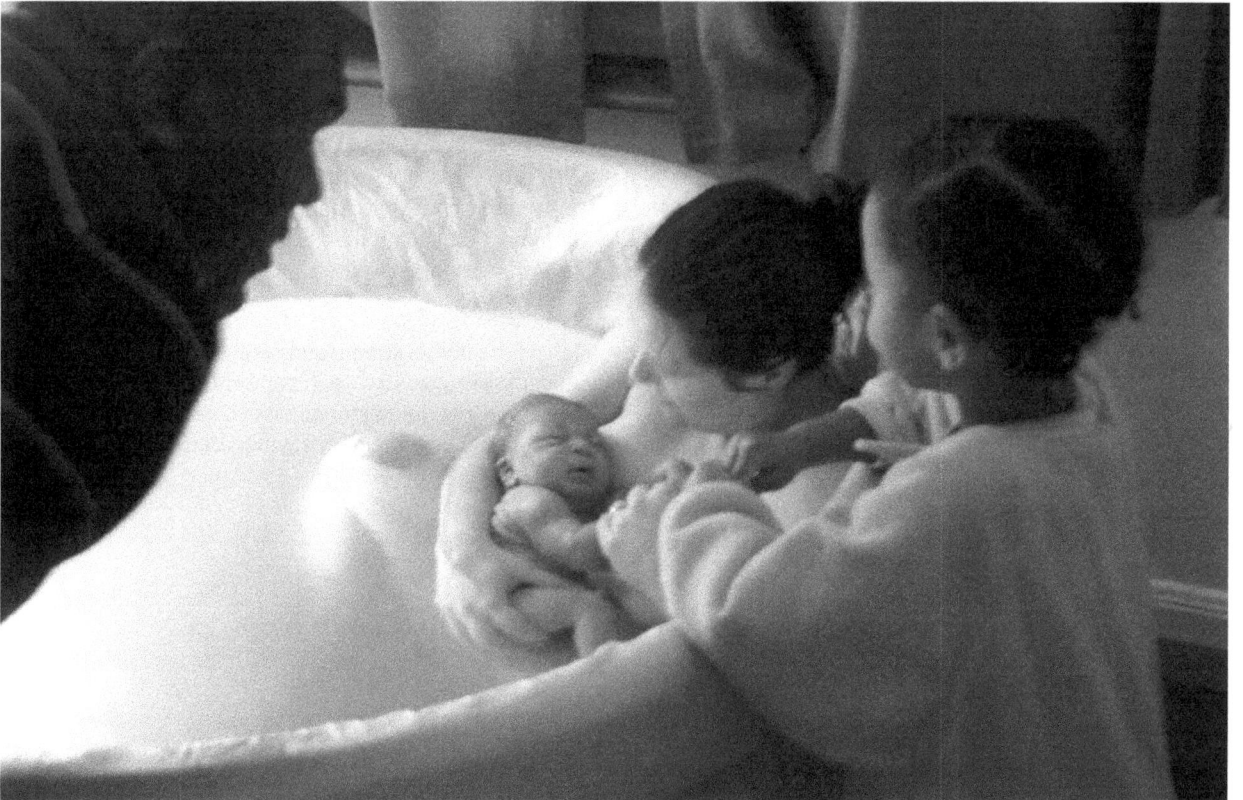

Anika, 33
Wohnort: Brome-Wiswedel (D)
Beruf: Sekretärin

„Ich fand es unsinnig, zur Geburt ins Krankenhaus zu fahren und danach gleich wieder zurück."

1. Kind: Mädchen (13 Jahre), Klinikgeburt
2. Kind: Mädchen (2 Jahre), ambulante Klinikgeburt
3. Kind: Junge (8 Monate), Hausgeburt

Wenn ich das Wort „Hausgeburt" höre, kommen mir spontan folgende Gedanken in den Sinn: Ich denke an unsere Hausgeburt, an die schöne Atmosphäre in unserem Wohnzimmer vor unserem Kaminofen. Bis einen Tag vor der Geburt waren wir mit meiner Tochter in der Kinderklinik, weil sie eine Lungenentzündung hatte. Wir wären wohl die ersten gewesen, die für die Geburt aus dem Krankenhaus nach Hause gefahren wären.

Ich hatte Angst vor der Geburt: Es war hauptsächlich Angst vor den bevorstehenden Schmerzen und nicht, dass es zu Komplikationen kommen würde. Davor hatte ich gar keine Angst.

Deshalb wollte ich zu Hause gebären: Meine kleine Tochter habe ich ambulant entbunden. Ich wollte gern eine Hausgeburt, aber mein Mann damals absolut nicht. Ich fand es unsinnig, zur Geburt ins Krankenhaus zu fahren und direkt danach mit dem kleinen Baby wieder nach Hause. Da kann ich auch direkt zuhause bleiben.

So haben mein Umfeld / mein Partner auf mein Vorhaben reagiert: Bei meinem Mann blieb die Skepsis bis zum Schluss. Der Rest der Familie hat auch eher skeptisch reagiert, aber niemand hat versucht, mir die Hausgeburt auszureden. Meine Freunde fanden mich ziemlich mutig, zuhause zu gebären.

So hat mein Arzt auf meinen Wunsch, zu Hause zu gebären, reagiert: Mein Arzt hat meinen Wunsch zuhause zu gebären gar nicht kommentiert. Im Gegensatz zu seiner Kollegin, die mir und meinem Mann ziemlich Angst vor einer Hausgeburt gemacht hat.

Auf meine Hausgeburt habe ich mich wie folgt vorbereitet: Die Schwangerschaftsvorsorge habe ich von meiner Hebamme machen lassen. Sie gab uns auch eine Liste mit Dingen, die wir für die Geburt benötigen würden. Eine andere Vorbereitung gab es nicht.

So habe ich meine Hausgeburtshebamme gefunden: Internet. Wir haben die gleiche Einstellung über Geburt und den Umgang mit Kindern.

Die Geburt zu Hause verlief wie folgt: Vormittags hatte ich einen Blasensprung mit leichten ersten Wehen. Nachmittags kam unsere Hebamme. Nach einem Spaziergang fingen abends um halb sechs die Wehen richtig an und eine Stunde später war der Muttermund voll eröffnet. Unser Sohn wurde dann um halb acht in unserem Wohnzimmer geboren.

Ich habe mein Baby gestillt: Mein Sohn hat schon wenige Minuten nach der Geburt gestillt.

Das Wochenbett und die Zeit danach habe ich so in Erinnerung: Ich habe sehr viel Zeit im Bett verbracht. Mein Mann hat sich sehr um mich gekümmert, Besuch hatten wir nur wenig, da wir eine ruhige Zeit verbringen wollten.

Ich würde wieder zu Hause gebären wollen: Ich würde immer wieder zuhause gebären. Vor allem hat mir gefallen, dass ich nach der Geburt auf unserem Sofa liegen konnte, in meiner eigenen Dusche duschen konnte und nachts in meinem eigenen Bett schlafen konnte.

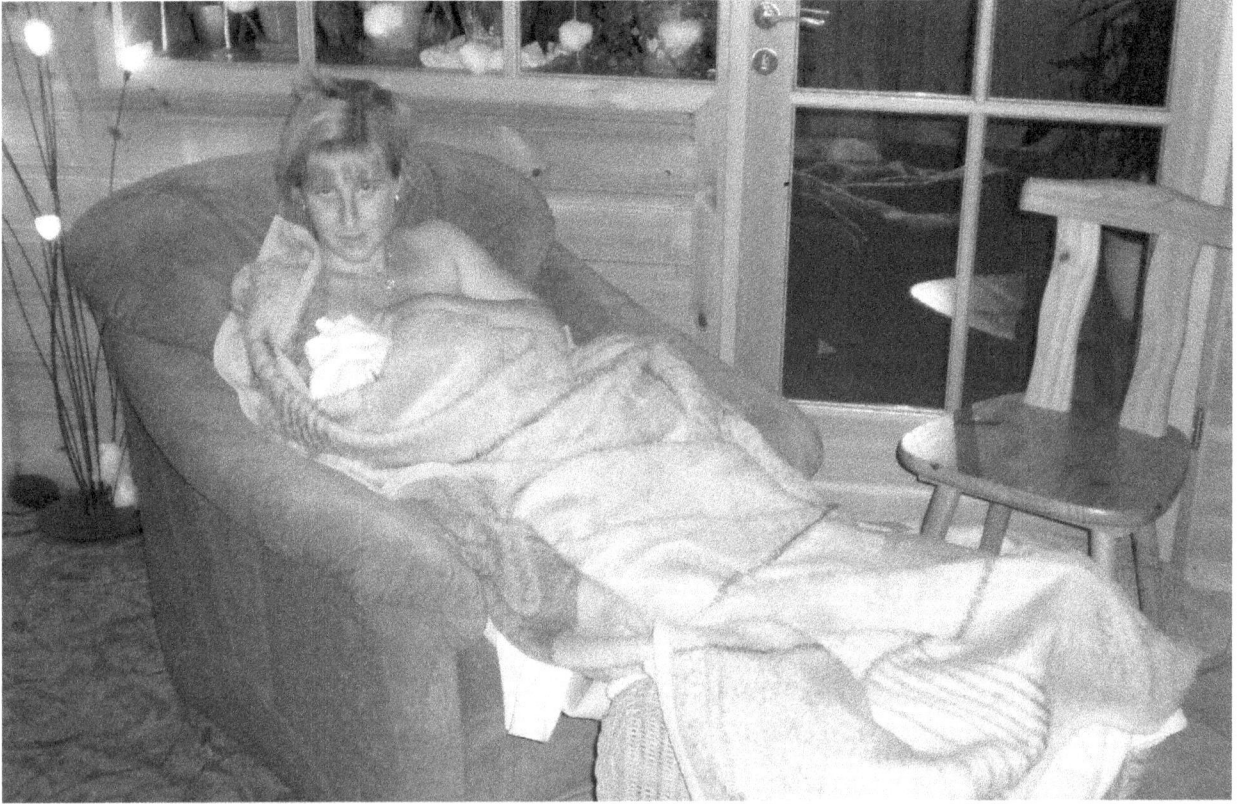

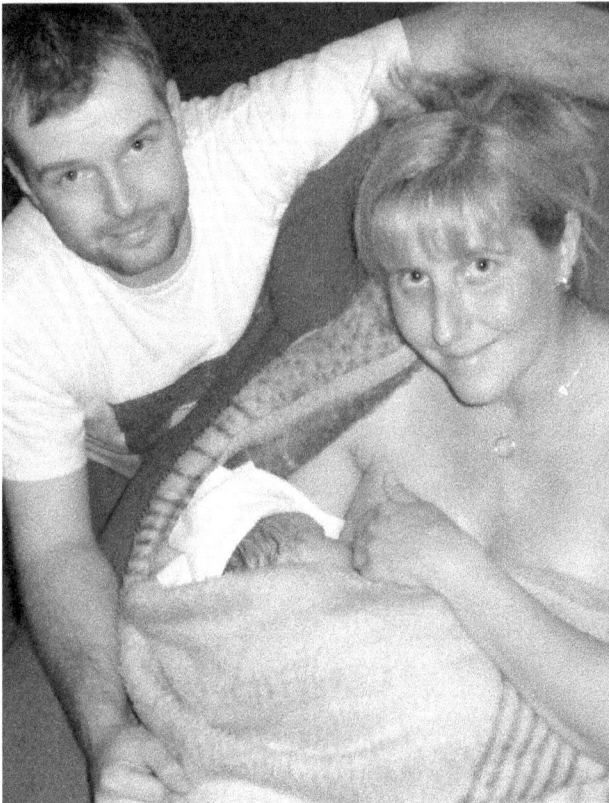

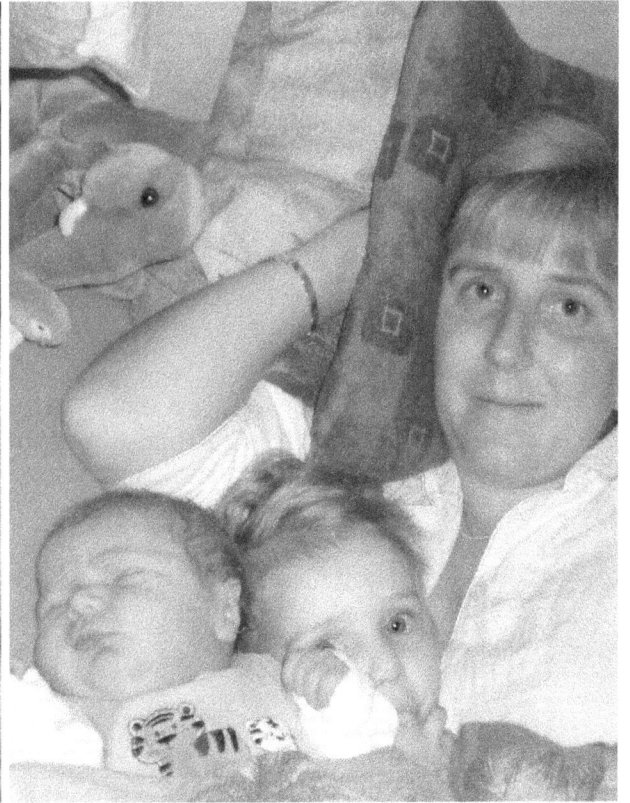

Cecilia, 33
Wohnort: Toledo (E)
Beruf: Dipl.-Biologin

„Dann gab es Frühstück und ich fühlte mich wie eine Königin auf unserem Sofa."

1. Kind: Mädchen (7 Jahre), Klinikgeburt
2. Kind: Junge (4 Jahre), Hausgeburt

Wenn ich das Wort „Hausgeburt" höre, kommen mir spontan folgende Gedanken in den Sinn: Was für eine Wonne! Zärtlichkeit, Rührung.

Ich hatte Angst vor der Geburt: Nein, aber ich hatte Angst vor einer möglichen Verlegung ins Krankenhaus, und doch etwas Angst vor den Geburtsschmerzen.

Deshalb wollte ich zu Hause gebären: Ich wollte nicht noch einmal den Missbrauch erleben, der meine erste Spitalsgeburt bestimmte, aber vor allem wollte ich es meinem Sohn ersparen.

So hat mein Umfeld / mein Partner auf mein Vorhaben reagiert: Mein Mann war am Anfang dagegen, aber je mehr er sich informierte, desto mehr unterstützte er mich. Nach dieser Hausgeburt würde er sofort wieder mitmachen, ohne zu zögern. Der Rest meiner Familie vertritt die Ansicht, ich hätte mein Leben und das meines Kindes aufs Spiel gesetzt.

So hat mein Arzt auf meinen Wunsch, zu Hause zu gebären, reagiert: Ich habe nie mit meinem Arzt darüber geredet. Als ich dem Kinderarzt mitteilte, dass meine Tochter zu Hause geboren wurde, wurde ich als exzentrisch abgestempelt.

Auf meine Hausgeburt habe ich mich wie folgt vorbereitet: Ich habe viele Bücher gelesen, habe mich über die Organisation „El Parto es Nuestro" informiert – in deren Internetlisten, mit vielen Hausgeburtsfrauen geredet und auch in einer Sprechstunde mit dem Hebammer über die Hausgeburt gesprochen.

So habe ich meine Hausgeburtshebamme gefunden: Ich setzte mich mit der Organisation „Nacer en casa" („Zuhause geboren") in Verbindung und mit der Gruppe Génesis, die ebenfalls für die Hausgeburt eintritt und vor allem ein „Auffangbecken" für die ausländischen Frauen in Madrid ist, die während ihrer Schwangerschaft ihren ersten großen Kulturschock erleiden. Über Telefon lernte ich dann meine Hebamme (männlich) kennen.

Die Geburt zu Hause verlief wie folgt: Frühmorgens weckte mich eine Wehe und ich blutete leicht hellrot. Zwei Stunden lang hatte ich ziemliche Schmerzen, fand keine bequeme Lage. Zum Schluss legte ich mich ins Bett und konnte ein bisschen zwischen den Wehen entspannen. Es tat dann fast nicht mehr weh und ich dachte, das war nur falscher Alarm. Um 7 Uhr kam unser Hebammer und meinte, ich sei 6 cm offen. Dann ging ich ganz schnell in die Presswehen über. Die Austreibungsphase dauerte eine Stunde oder länger. Nichts war gerissen. Eine Stunde nach der Geburt duschte ich schon, dann gab es Frühstück und ich fühlte mich wie eine Königin auf unserem Sofa.

Ich habe mein Baby gestillt: Er stillte sich mit 4 Jahren selbst ab.

Das Wochenbett und die Zeit danach habe ich so in Erinnerung: Die ersten Wochen waren sehr anstrengend, das gesamte Familienumfeld wollte, dass wir uns schuldig fühlen wegen der Hausgeburt. Das Baby trank ständig. Es dauerte einige Wochen, mich an die neue Situation mit zwei Kindern zu gewöhnen.

Ich würde wieder zu Hause gebären wollen: Selbstverständlich. Ich würde mich sehr ärgern, wenn wir aus irgendeinem Grund ins Krankenhaus müssten.

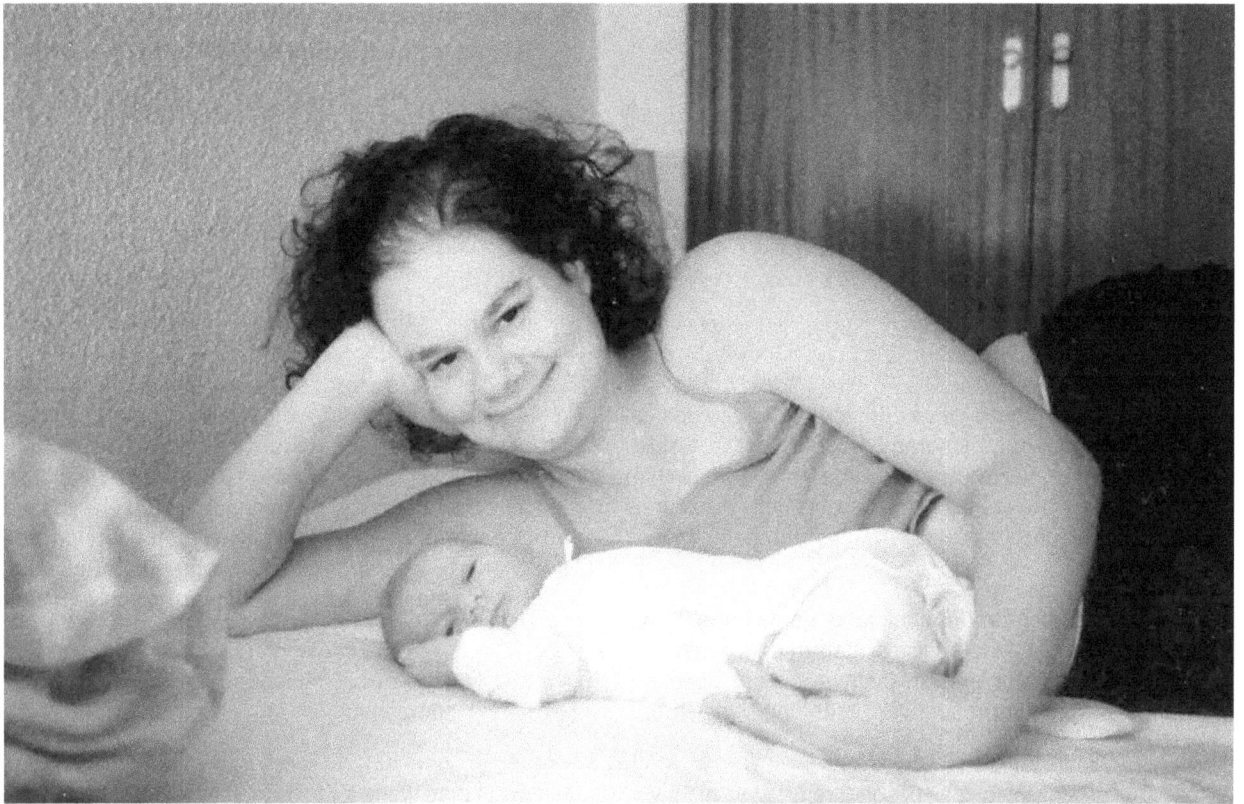

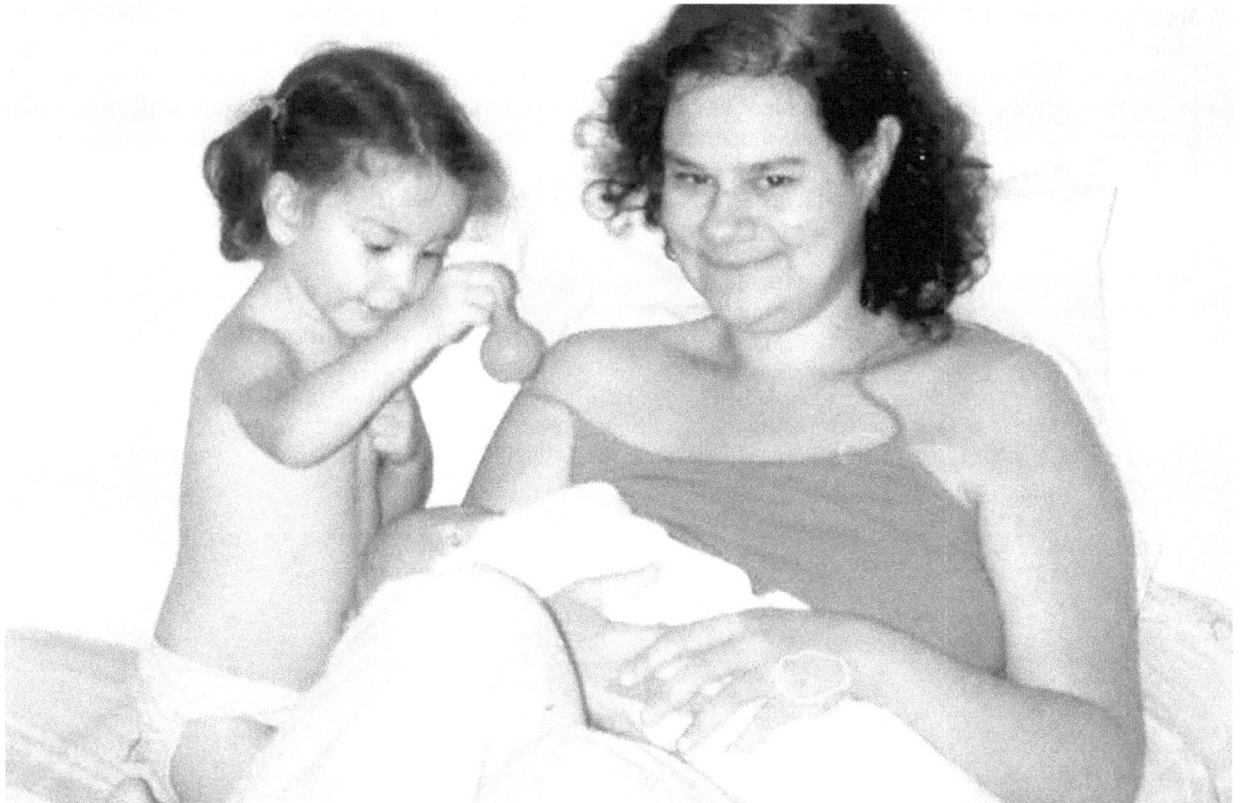

Corina, 33
Wohnort: Kapstadt (Südafrika)
Beruf: Therapeutin, Künstlerin

„Ich wollte dieses besondere Ereignis nicht von Angst und Unsicherheit dirigiert erleben.“

1. Kind: Mädchen (5 Jahre), Hausgeburt

Wenn ich das Wort „Hausgeburt" höre, kommen mir spontan folgende Gedanken in den Sinn: Eines der schönsten Erlebnisse des Lebens im intimen und sicheren Kreis der Familie. Selbstverantwortung. Verbinden mit der eigenen weiblichen Stärke. Ultimative Weiblichkeit. Urvertrauen. Verschmelzen mit dem Kind.

Ich hatte Angst vor der Geburt: Nur anfangs, als die Klinik noch zur Debatte stand. Kaum hatte ich die negative „Propaganda" beiseite gelegt und durch Mut machende Literatur ersetzt, begann ich umzudenken. Aus Angst wurde Vorfreude, Vertrauen und Neugierde.

Deshalb wollte ich zu Hause gebären: Ich beschloss, dass ich dieses besondere Ereignis nicht von Angst und Unsicherheit dirigiert erleben wollte. In einer Klinik hat man zu viele Faktoren, auf die man keinen Einfluss hat. Stattdessen malte ich mir eine innige und liebevolle Erfahrung aus. Geborgen in einer vertrauten Umgebung. Ich wollte selbstbestimmte Hauptdarstellerin bei unserer Geburt sein.

So hat mein Umfeld / mein Partner auf mein Vorhaben reagiert: Meine Eltern, Omas und auch mein Freund waren aufgeschlossen. Meine Omas betonten immer wieder, dass ihre Kinder wunderbar daheim auf die Welt gekommen sind. Der Rest der Familie war entsetzt.

So hat mein Arzt auf meinen Wunsch, zu Hause zu gebären, reagiert: Aufgeschlossen.

Auf meine Hausgeburt habe ich mich wie folgt vorbereitet: Jeden Tag redete ich mit meinem Kind und sprach uns Mut zu. Ich hatte mir ein Bild übers Bett gehängt, das eine Gebärende zeigt, bei der der Kopf ihres Kindes schon zwischen den Beinen herauslugte. Sie sah dabei überglücklich aus. Ich lebte sehr gesund und bewegte mich viel. Meinen Gefühlen blieb ich treu und ignorierte jede äußere Einschüchterung. Dabei bereitete mich meine Hebamme psychologisch sehr gut vor.

So habe ich meine Hausgeburtshebamme gefunden: Empfehlung.

Die Geburt zu Hause verlief wie folgt: Jedes Mal, wenn eine Wehe kam, ließ ich mich hineinfallen. Ursprünglich wollte ich eine Wassergeburt, doch es ging so schnell, dass ich sie in der Hocke zur Welt brachte. Den Geburtsmoment empfand ich nicht als schmerzhaft. Mein Körper hatte die Schmerzgrenze ganz natürlich nach oben gesteckt. Unsere Hebamme war wundervoll, da sie die Situation völlig im Griff hatte und meine Wünsche respektierte.

Ich habe mein Baby gestillt: Ja, sechs Monate voll.

Das Wochenbett und die Zeit danach habe ich so in Erinnerung: Meine Omas waren ständig um mich herum und wir hatten eine Haushaltshilfe. Die ersten Tage fühlte ich mich schwach. Ich ruhte mich viel aus. Ich war sehr stolz auf unsere wundervolle Geburt.

Ich würde wieder zu Hause gebären wollen: Für mich kommt nicht Anderes infrage.

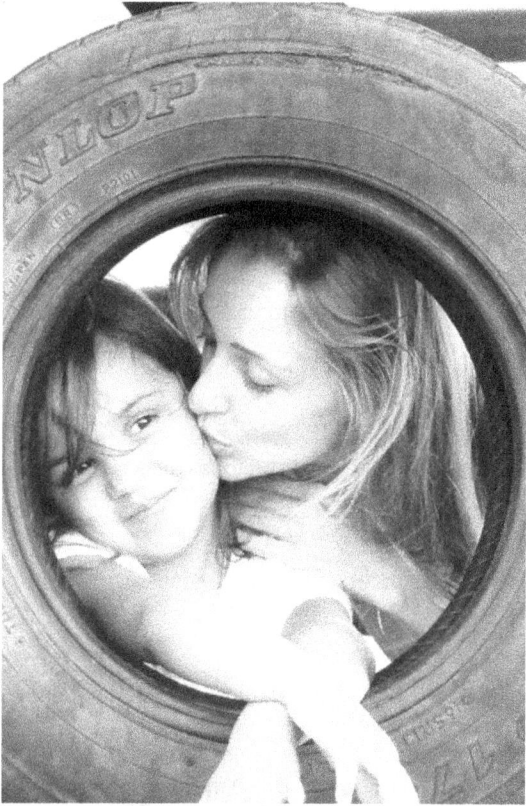
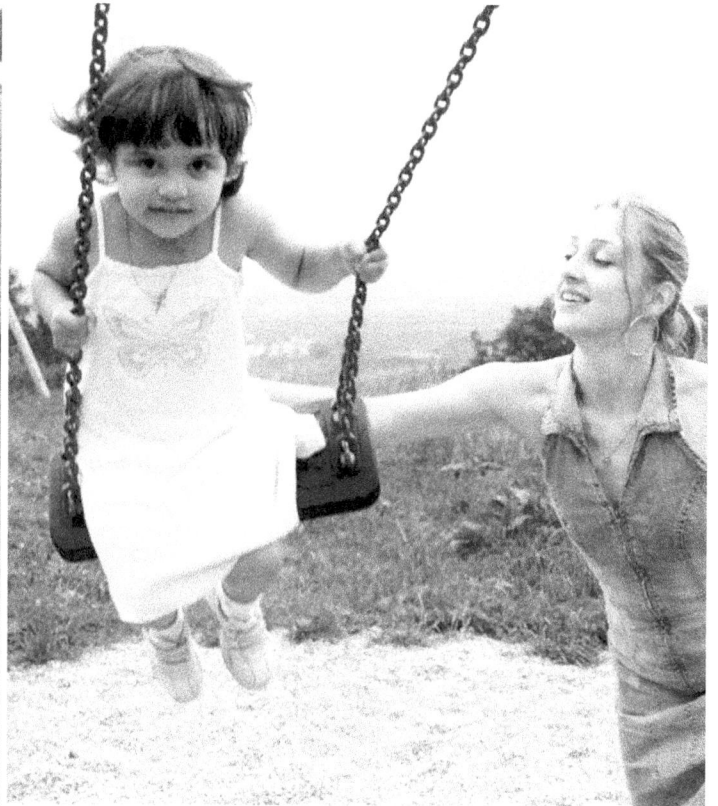
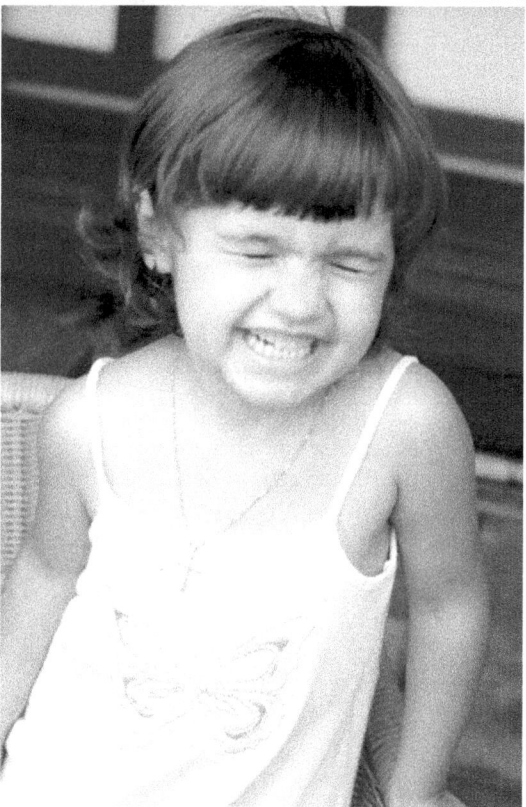
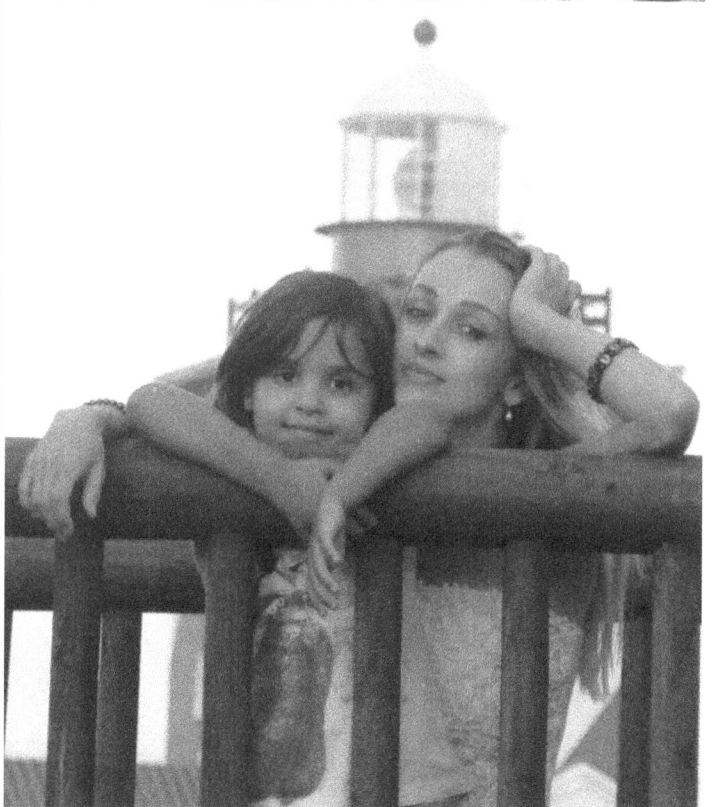

Dagmar, 33
Wohnort: Appel (D)
Beruf: Diplom-Gebärdensprachdolmetscherin

1. Kind: Junge (6 Jahre), Klinikgeburt
2. Kind: Mädchen (4 Jahre), Klinikgeburt,
   Kaiserschnitt aufgrund von Fußlage
3. Kind: Mädchen (2 Monate), Hausgeburt

„Im Krankenhaus ist die Gefahr, dass etwas passiert, genauso hoch wie zuhause, aber das Risiko, dass schneller noch mal ein Kaiserschnitt gemacht wird, ist viel höher."

Wenn ich das Wort „Hausgeburt" höre, kommen mir spontan folgende Gedanken in den Sinn: Das Beste, was mir je passiert ist. Es war Geborgenheit pur, ohne dass mir jemand Vorschriften macht. Und es war danach ein sofortiges Kennenlernen in vertrauter Atmosphäre. Ich habe mein Kind selber hochgehoben und es wurde mir nicht weggenommen – schön!

Ich hatte Angst vor der Geburt: Ich hatte Angst, dass es keine Hausgeburt wird und womöglich wieder in einem Kaiserschnitt endet.

Deshalb wollte ich zu Hause gebären: Um nicht in die Ärztemühle zu geraten und nicht ins Krankenhaus zu müssen.

So hat mein Umfeld / mein Partner auf mein Vorhaben reagiert: Für meinen Mann war es auch klar, dass es dieses Mal eine Hausgeburt werden soll. Unser Umfeld hat mit Unverständnis reagiert, das sei doch so gefährlich. Aber mal ehrlich, im Krankenhaus ist die Gefahr, dass etwas passiert, genauso hoch wie zuhause, aber das Risiko, dass schneller noch mal ein Kaiserschnitt gemacht wird, ist viel höher.

So hat mein Arzt auf meinen Wunsch, zu Hause zu gebären, reagiert: Mir wurde abgeraten, denn ich hatte bei der ersten Geburt (Sturzgeburt!) eine atonische Nachblutung und unser zweites Kind (behindert, aufgrund eines Gendefektes) ist per Kaiserschnitt geholt worden, da schon ein Fuß im Geburtskanal war. Da sei das Risiko viel zu hoch, dass es nun zu Komplikationen komme, denn mit der Vorgeschichte könne es unter Umständen zum Reißen der Gebärmutter kommen. Die Hebamme sagte, dass sie auf jeden Fall den Kaiserschnitt im Hinterkopf hat, dass das aber kein Hindernis sei.

Auf meine Hausgeburt habe ich mich wie folgt vorbereitet: Hebamme gesucht, der ich vertrauen kann. Mir selber vertraut, dass alles gut wird und es dieses Mal sicher klappt.

So habe ich meine Hausgeburtshebamme gefunden: Ich habe im Internet gesucht und gefunden.

Die Geburt zu Hause verlief wie folgt: Es ging recht schnell. Als die Hebamme kam, haben wir uns erst kurz unterhalten und den Raum vorbereitet. Dann war auch schon der Muttermund vollständig eröffnet. Während dieser Zeit habe ich mich sehr geborgen gefühlt, es kam überhaupt kein Stress oder Druck auf. Die Hebamme hat Ruhe und Sicherheit ausgestrahlt, ich konnte meinem Rhythmus vertrauen. 20 Minuten später war unsere Tochter dann da. Ich durfte sie aufnehmen und wir haben uns zusammen aufs Sofa gelegt, gekuschelt und gestillt. So habe ich die erste Zeit sehr intensiv erleben können.

Ich habe mein Baby gestillt: Ja, vollkommen problemlos. Im Krankenhaus hat mich dieses ständige Wiegen ganz verrückt gemacht. Zu Hause hat die Hebamme nur zwei Mal gewogen und sich ansonsten auf den Eindruck, den unser Kind machte, verlassen.

Das Wochenbett und die Zeit danach habe ich so in Erinnerung: Ich habe unsere Tochter ständig bei mir am Körper gehabt. Das habe ich so noch nie erlebt. Das Wochenbett war von Ruhe und Frieden geprägt.

Ich würde wieder zu Hause gebären wollen: Auf jeden Fall. Von allen Geburten, die ich erlebt habe, und ich habe ja jede Art einmal mitgemacht, war das die schönste und die, die ich wiederholen würde.

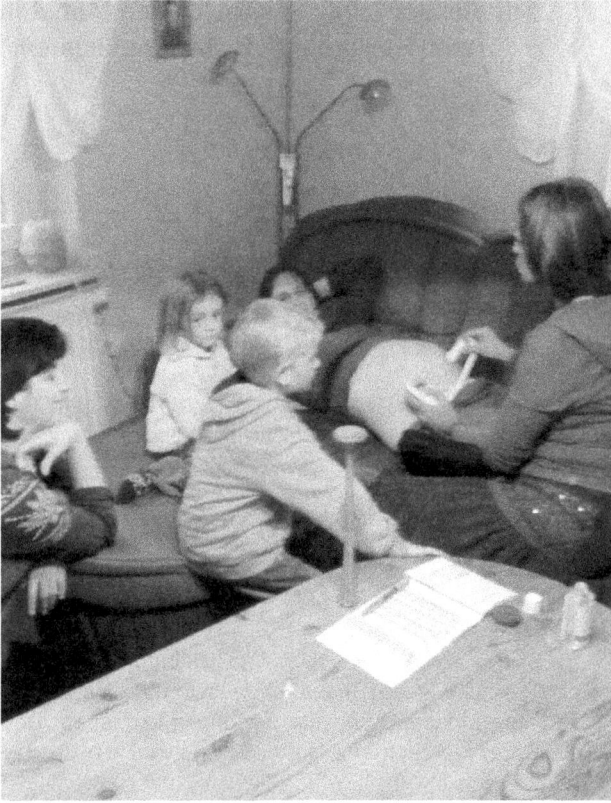

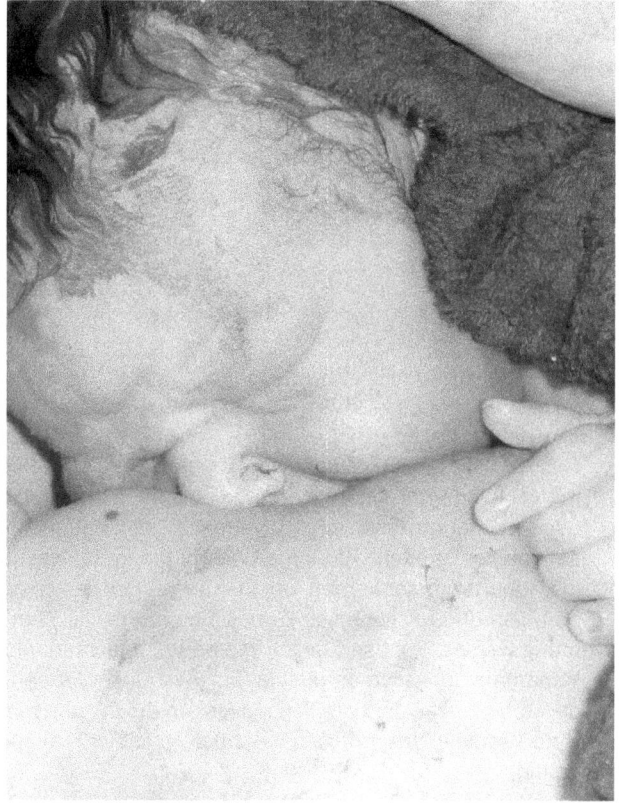

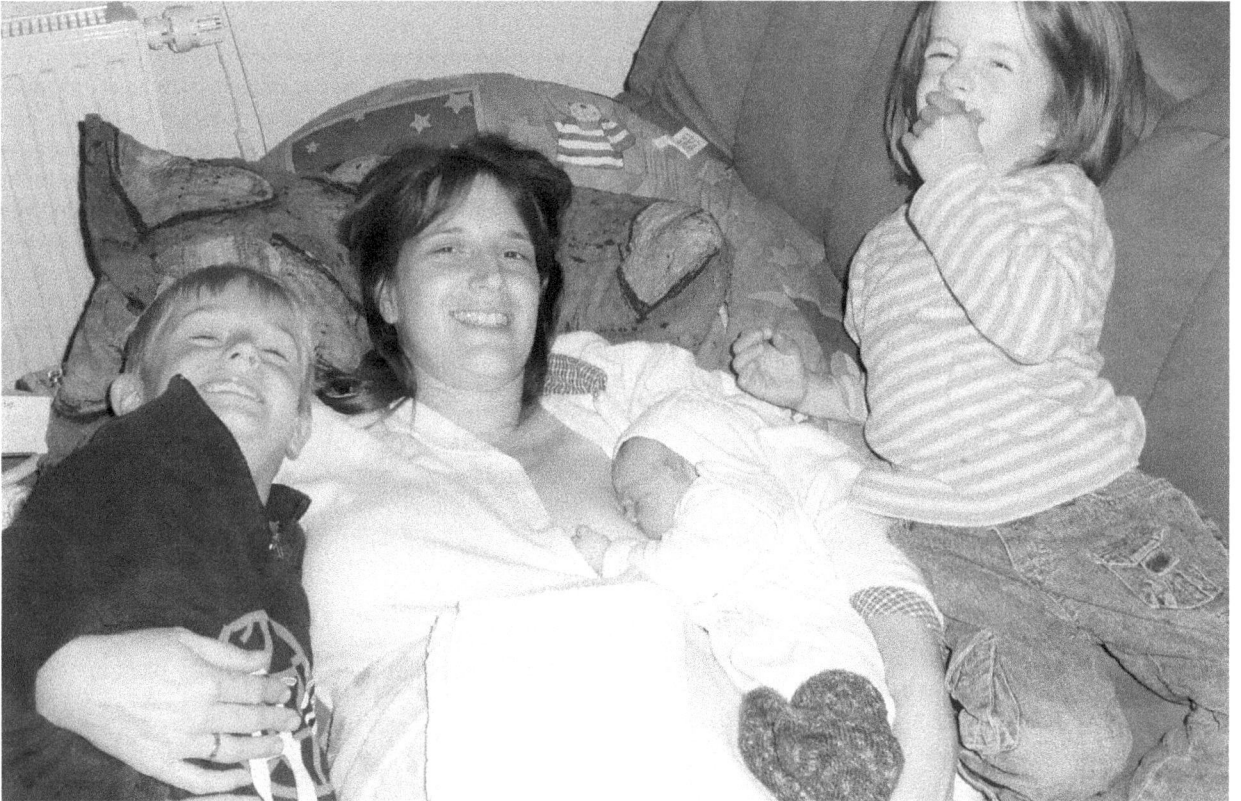

Romy, 33
Wohnort: Gersdorf (D)
Beruf: Hebamme

„Mit diesem Erfolg bekam ich den Mut, den Traum Hausgeburt doch zu realisieren."

1. Kind: Junge (9 Jahre), begonnene Hausgeburt, in Hebammenpraxis per Foceps (Zange) geboren
2. Kind: Mädchen (7 Jahre), Hebammenpraxisgeburt
3. Kind: Mädchen (1 Jahr), Hausgeburt

Wenn ich das Wort „Hausgeburt" höre, kommen mir spontan folgende Gedanken in den Sinn: Ruhige feierliche Atmosphäre – ganz bei mir sein. Innigkeit mit meinem Kind, die mich auch jetzt noch erschauern lässt. Ich denke an die leuchtenden Augen meiner „großen" Kinder, als sie mitten in der Nacht ins Geburtszimmer kamen, um ihre kleine Schwester zu befühlen und buchstäblich zu beschnuppern. Die Stimmung war vielleicht so ähnlich wie an Weihnachten. Als Hebamme denke ich an die Vielfältigkeit dieser Frauen, der Geburtsorte, der Familien – dagegen erscheinen mir viele Krankenhausgeburten wie nach Schablone abzulaufen.

Ich hatte Angst vor der Geburt: Angst nicht, aber großen Respekt vor der Macht der Wehen. Nach der ersten Geburt weiß man irgendwie, dass sie jeden Stolz brechen.

Deshalb wollte ich zu Hause gebären: Ich wollte einfach meine Ruhe, gerade weil ich es von den Geburten im Krankenhaus anders kannte. Aber die Geburt war lang und schwierig. Wir wechselten in die Hebammenpraxis, weil dort auch ärztliche Hilfe möglich war, die wir dann benötigten. Beim zweiten Kind fehlte mir der Mut zur Hausgeburt und wir gingen gleich in die Hebammenpraxis und haben es gerade noch bis hin geschafft! Mit diesem „Erfolg" bekam ich den Mut, den Traum Hausgeburt doch zu realisieren.

So hat mein Umfeld / mein Partner auf mein Vorhaben reagiert: Mein Mann hat mich voll unterstützt, die Verwandtschaft hat sich rausgehalten.

So hat mein Arzt auf meinen Wunsch, zu Hause zu gebären, reagiert: Bei den ersten beiden Geburten war der Arzt der Partner der Hebammenpraxis und deshalb positiv eingestellt. Bei der dritten Schwangerschaft hat die Ärztin sich zurückgehalten, aber ich wusste, dass es nicht ihrer Überzeugung entsprach.

Auf meine Hausgeburt habe ich mich wie folgt vorbereitet: Hebammensuche, Geburtsraum schön einrichten, Schwimmen, Entspannungskurs.

So habe ich meine Hausgeburtshebamme gefunden: Da meine Freundin (Hebamme) wegzog, ging es mir wie jeder Frau. Ich musste mir eine fremde Hebamme suchen und die Beziehung aufbauen. Gott sei Dank habe ich eine gefunden, mit der die Chemie stimmte.

Die Geburt zu Hause verlief wie folgt: Als die Großen abends eingeschlafen waren, begannen die Wehen. Die meiste Zeit klammerte ich mich in jeder Wehe an meinem an der Decke fixierten Tragetuch fest. Später ging ich ins Wasser. Durch den Auftrieb konnte ich mich leichter bewegen. Ich musste sehr viel mehr drücken als bei meiner zweiten Geburt, da das Kind viel schwerer war. Das hat mich etwas entmutigt und ein wenig Angst gemacht. Prompt waren die Wehen weg – bloß gut, dass ich da nicht irgendein Wehenmittel zu fürchten hatte! Bald kamen die Wehen wieder und meine Tochter tauchte auf. Ich fühlte mich geborgen und diese Geburt hat mich sehr gestärkt.

Ich habe mein Baby gestillt: Sie ist fast 16 Monate und wir stillen noch reichlich.

Das Wochenbett und die Zeit danach habe ich so in Erinnerung: Wir wurden liebevoll von den Omas umsorgt.

Ich würde wieder zu Hause gebären wollen: Wer das erlebt hat, kann, glaub ich, gar nicht anders!

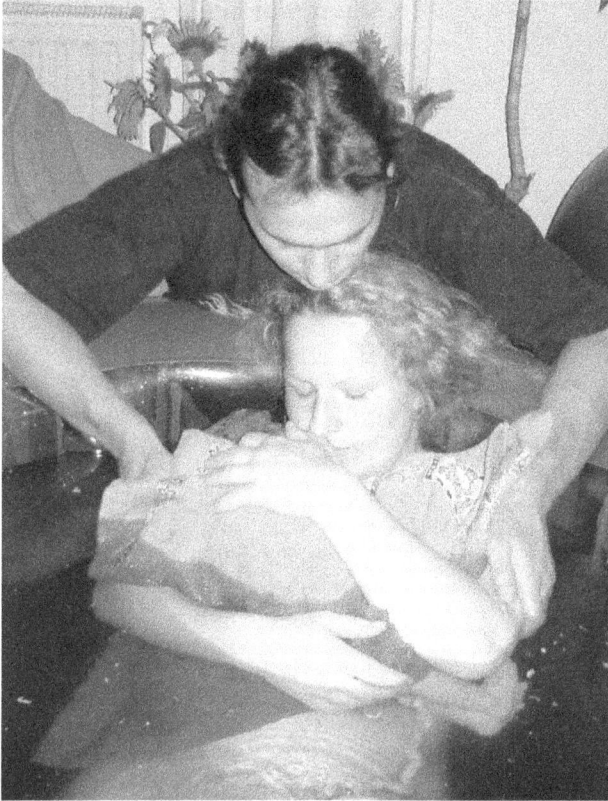
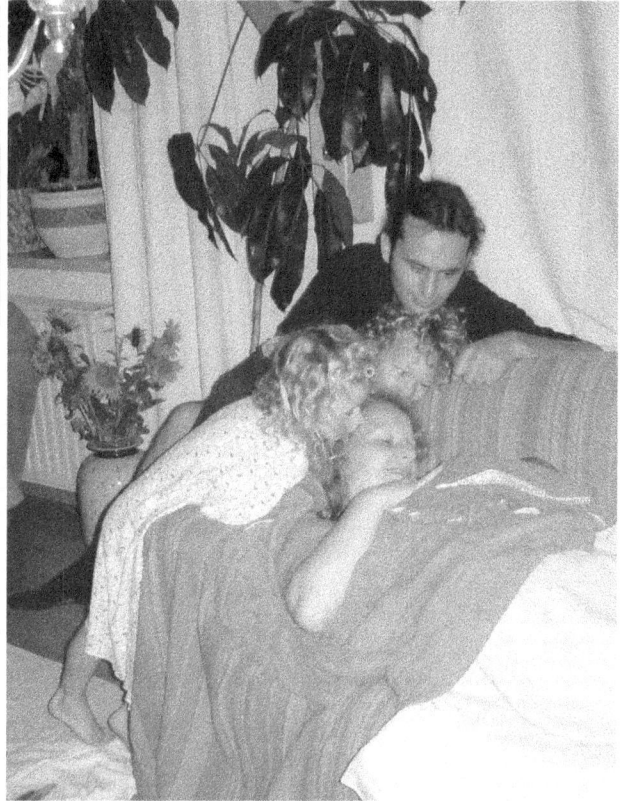
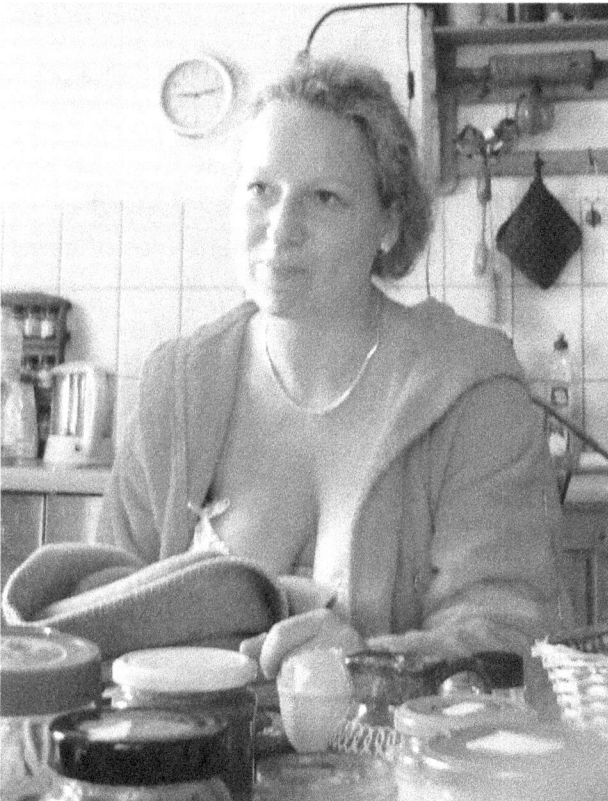
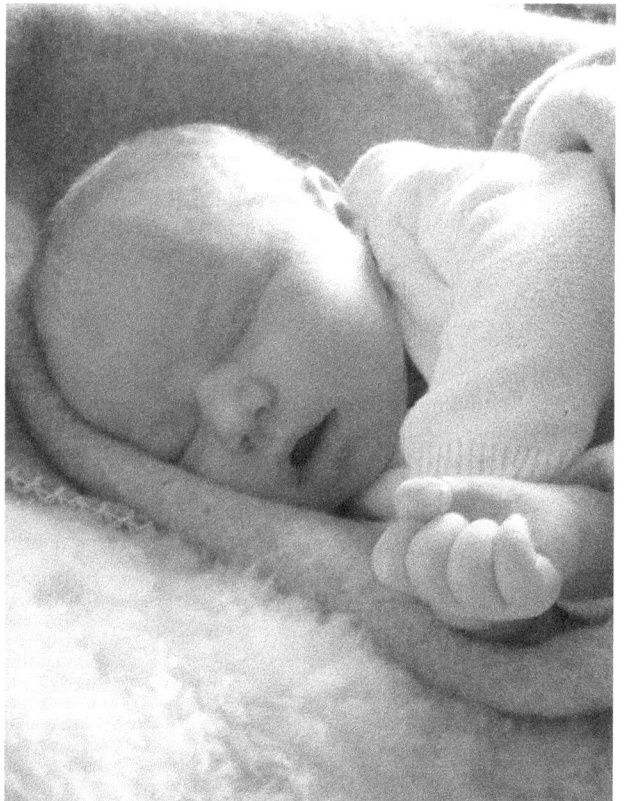

Uta, 33
Wohnort: Bei München (D)
Beruf: Musikalienhändlerin

„Schon war unser Baby da – 10 Minuten vor unserer Hebamme."

1. Kind: Junge (2, 5 Jahre), Klinikgeburt (Zange)
2. Kind: Junge (4 Wochen), Hausgeburt

Wenn ich das Wort „Hausgeburt" höre, kommen mir spontan folgende Gedanken in den Sinn: Ein unvergessliches Erlebnis! Besonders unmittelbar nach der Entbindung und die ersten Tage war es so angenehm entspannt, weil man einfach in gewohnter Umgebung war.

Ich hatte Angst vor der Geburt: Ja! Ob ich es tatsächlich „alleine" schaffe? Mein erster Sohn war groß und schwer und wurde in der Klinik mit der Zange geholt. Mein Frauenarzt riet schon ab dem Ultraschall in der 23. SSW zum Kaiserschnitt, da das zweite Baby ja wohl noch größer werden würde...

Deshalb wollte ich zu Hause gebären: Der oben erwähnte Frauenarzt wurde mir unsympathisch, weil er doch sehr zum Kaiserschnitt drängte. Ich wollte den jedoch nur im Notfall. Zudem war der Arzt im von mir ausgesuchten Krankenhaus Belegarzt und wäre zur Entbindung hinzugezogen worden... da kam der Gedanke an eine Hausgeburt. Zu Beginn sagte ich noch im Scherz: „Bevor ich einen Kaiserschnitt plane, plane ich eine Hausgeburt". Ich erfuhr dann zufällig von zwei Müttern hier im Ort, dass sie Hausgeburten machten und sprach mit ihnen. Nach dem ersten Hebammengespräch wurde die Hausgeburt geplant.

So hat mein Umfeld / mein Partner auf mein Vorhaben reagiert: Mein Partner reagierte zunächst total ablehnend wegen der Erlebnisse der ersten Geburt. Nach einem persönlichen Gespräch mit der Hebamme war es für ihn ok.

So hat mein Arzt auf meinen Wunsch, zu Hause zu gebären, reagiert: Ich habe nach dem Hebammengespräch den Arzt gewechselt. Die neue Ärztin ist Hausgeburten gegenüber positiv eingestellt.

Auf meine Hausgeburt habe ich mich wie folgt vorbereitet: Ich bin in einem Internetforum aktiv, in dem Hausgeburten nicht selten sind und habe die Internetseite www.quag.de über außerklinische Geburten gelesen.

So habe ich meine Hausgeburtshebamme gefunden: Empfehlung einer anderen Hausgeburtsmutter.

Die Geburt zu Hause verlief wie folgt: Frühmorgens leichte Wehen. Nach der Dusche kamen die Wehen im 4-Minuten-Abstand. Ich rief durchs Wohnzimmer laufend und Wehen veratmend die Hebamme an. Einmal haben wir gemeinsam Wehen am Telefon veratmet, danach wollte sie losfahren. Jedoch unmittelbar nach dem Auflegen bekam ich starke Wehen im Minutenabstand. Mein Mann kam hinzu, da platzte schon die Fruchtblase und ich spürte das Köpfchen. Alles ging so schnell. Mein Mann wies mich auf die Atmung hin, ich keuchte nur. Meine Hebamme war im Auto per Handy dabei. Schon war unser Baby da – 10 Minuten vor unserer Hebamme, aufgefangen von meinem Mann.

Ich habe mein Baby gestillt: Ich stille noch. Mein erster Sohn wurde 16 Monate gestillt.

Das Wochenbett und die Zeit danach habe ich so in Erinnerung: Sehr entspannt und gemütlich. Unsere Eltern kamen jeweils für einige Tage, kümmerten sich um den Großen und ich hatte Zeit für mein Baby und mich. Rückblickend hätte ich aber einfach mehr liegen bleiben sollen, wo schon Besuch da war.

Ich würde wieder zu Hause gebären wollen: Ja, wenn ich noch mehr Kinder bekommen sollte, würde ich es zumindest wieder so planen.

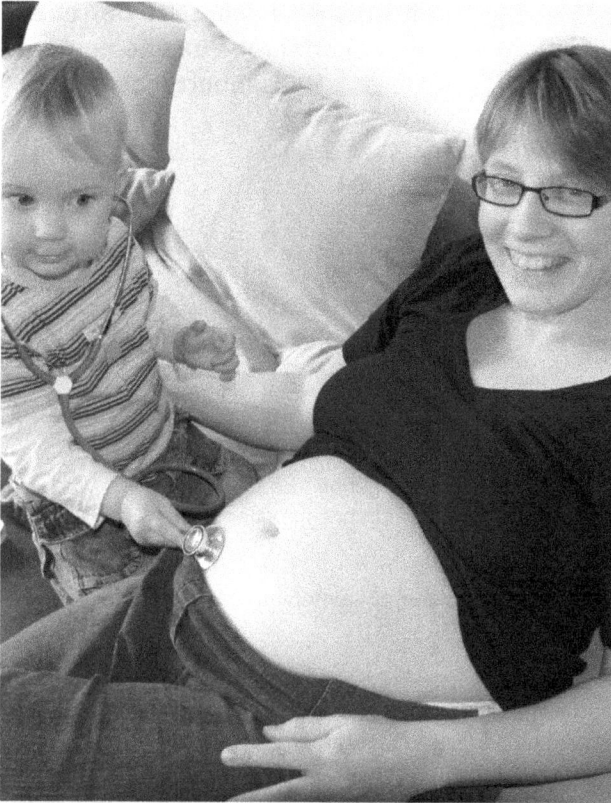
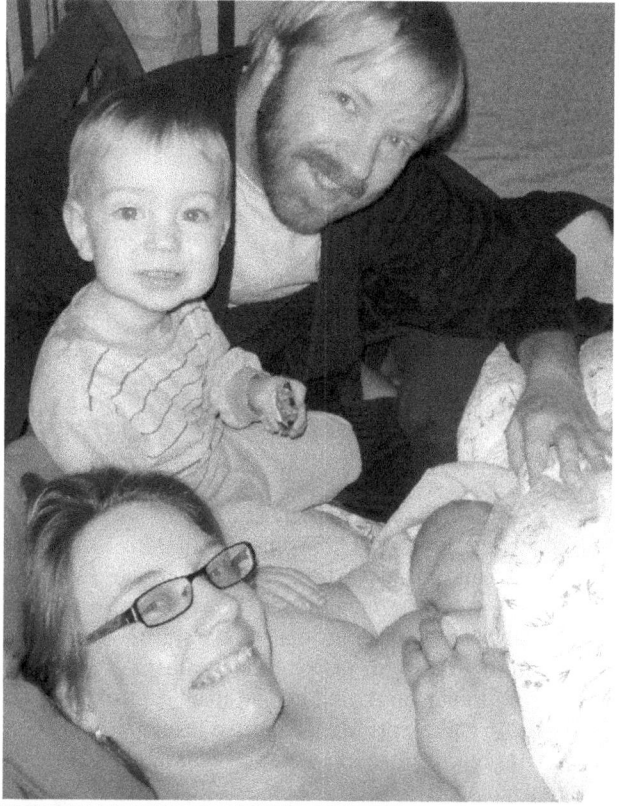
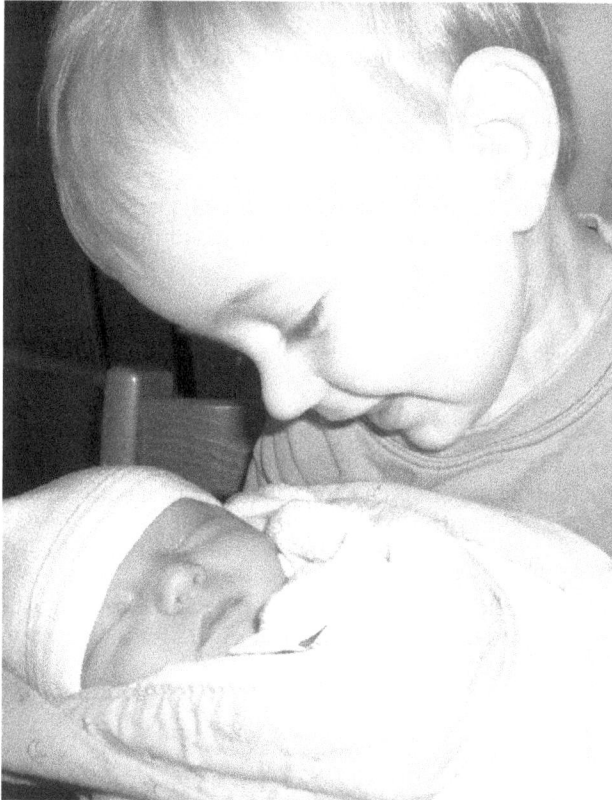
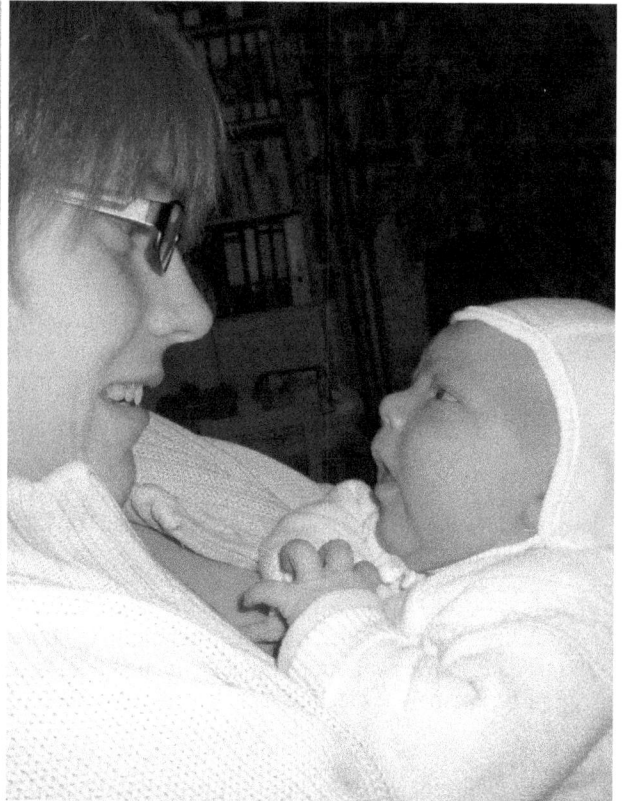

Christiane, 34
Wohnort: Ahrbrück (D)
Beruf: Krankenschwester

„Ich hatte eine sehr gute Betreuung durch zwei erfahrene und kompetente Hausgeburtshebammen."

1. Kind: Mädchen (11 Jahre), sekundäre Sectio nach, rückblickend, unnötiger Einleitung mit daraus folgenden mütterlichen und kindlichen Problemen. Geplant war ambulante Klinikgeburt.
2. Kind: Junge (9 Jahre), Saugglocke, ambulant, geplant war Hausgeburt, musste wegen Geburtsstillstand aufgrund Kindsgröße und Lage abgebrochen werden
3. Kind: Junge (2 Jahre), Hausgeburt
4. Kind: Mädchen (3 Wochen), ambulante Spontangeburt aufgrund Gestationsdiabetes, großem Kind (geschätzte 4500g+) sowie ungutem Bauchgefühl

Wenn ich das Wort „Hausgeburt" höre, kommen mir spontan folgende Gedanken in den Sinn: Selbstbestimmt gebären, Sicherheit, Kraft, Weiblichkeit, Vertrauen, Ruhe, Frieden, Wärme, Liebe, liebevoll, Empfangen, Geburt feiern, wachsen. Ich habe die Hausgeburt als wunderbar und sehr rund erlebt. Sie hat mich auch mit dem „Desaster" der ersten Geburt versöhnt. Und sie hat mich gestärkt und als Frau, als Mutter, als Mensch reifen lassen. Hausgeburt bedeutet für mich, nach normaler Schwangerschaft optimal gebären.

Ich hatte Angst vor der Geburt: Ich hatte zu Anfang Bedenken wegen der Sectio, aber keine ernsthaften Ängste.

Deshalb wollte ich zu Hause gebären: Weil ich mich nie wieder ausgeliefert und entbunden fühlen und mir nie wieder meine Stimme, meine Würde und meine Entscheidungsfreiheit nehmen lassen wollte.

So hat mein Umfeld / mein Partner auf mein Vorhaben reagiert: Mein Mann befürwortet Hausgeburten sehr, von anderen kam der Einwand, dass sie sich den „Dreck" daheim nicht vorstellen könnten und die medizinische Sicherheit bräuchten.

So hat meine Ärztin auf meinen Wunsch, zu Hause zu gebären, reagiert: Für sie ist das „neumodischer Kram auf Kosten der Sicherheit von Mutter und Kind".

Auf meine Hausgeburt habe ich mich wie folgt vorbereitet: Ich hatte eine sehr gute Rundum-Betreuung durch zwei erfahrene und kompetente Hausgeburtshebammen, die mir auch bei der Verarbeitung der ersten Geburt geholfen haben. Auch das Vorgehen im Notfall wurde durchgesprochen.

So habe ich meine Hausgeburtshebamme gefunden: Durch Empfehlung einer anderen Hebamme.

Die Geburt zu Hause verlief wie folgt: Sehr harmonisch, ruhig, intensiv. Die Wehen setzten langsam ein und wurden erst stärker, als mein Mann nach Hause kam. Mittags informierten wir die Hebamme. Sie kam, untersuchte und fuhr dann wieder. Sie hatte das Gefühl, dass wir Zeit für uns brauchten, was auch so war. Wir riefen sie dann abends wieder, als ich das Bedürfnis hatte, sie zu sehen. Als sie kam, dauerte es keine Stunde mehr bis zur Geburt unseres Sohnes. Ich konnte ihn problemlos in der Badewanne in der tiefen Hocke in Empfang nehmen und habe mein Kind, meinen Mann, meine Hebamme und mich in dieser Phase als absolute Einheit erlebt, die nicht viele Worte und Taten brauchte, um zu funktionieren.

Ich habe mein Baby gestillt: 9 Monate voll. Ich stille ihn bis heute, mittlerweile nur noch einmal täglich.

Das Wochenbett und die Zeit danach habe ich so in Erinnerung: Ruhig, friedlich, sehr schön und intensiv. Es war eine harmonische Zeit in der ich viel Kraft schöpfen konnte und alles um mich herum intensiv genießen durfte.

Ich würde wieder zu Hause gebären wollen: Leider konnten wir unser viertes Kind aufgrund verschiedener Umstände nicht zu Hause in die Arme schließen.

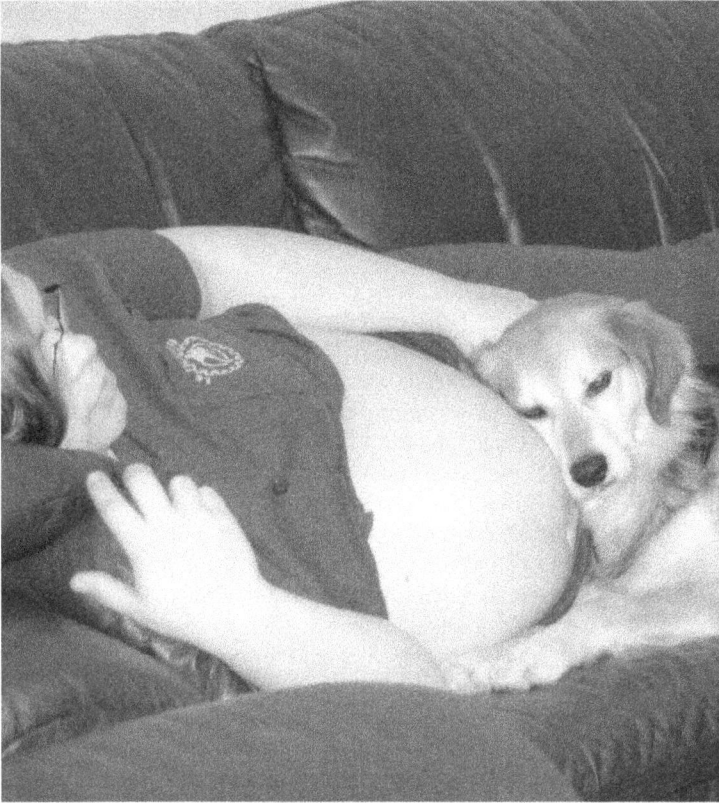
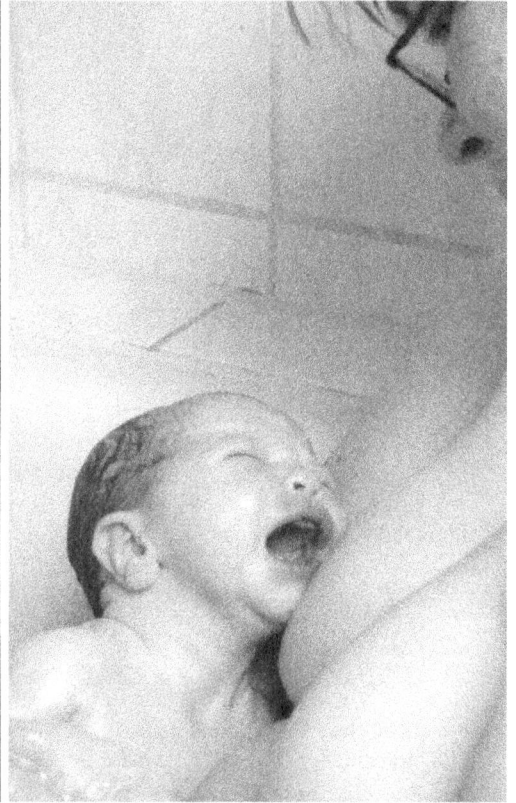
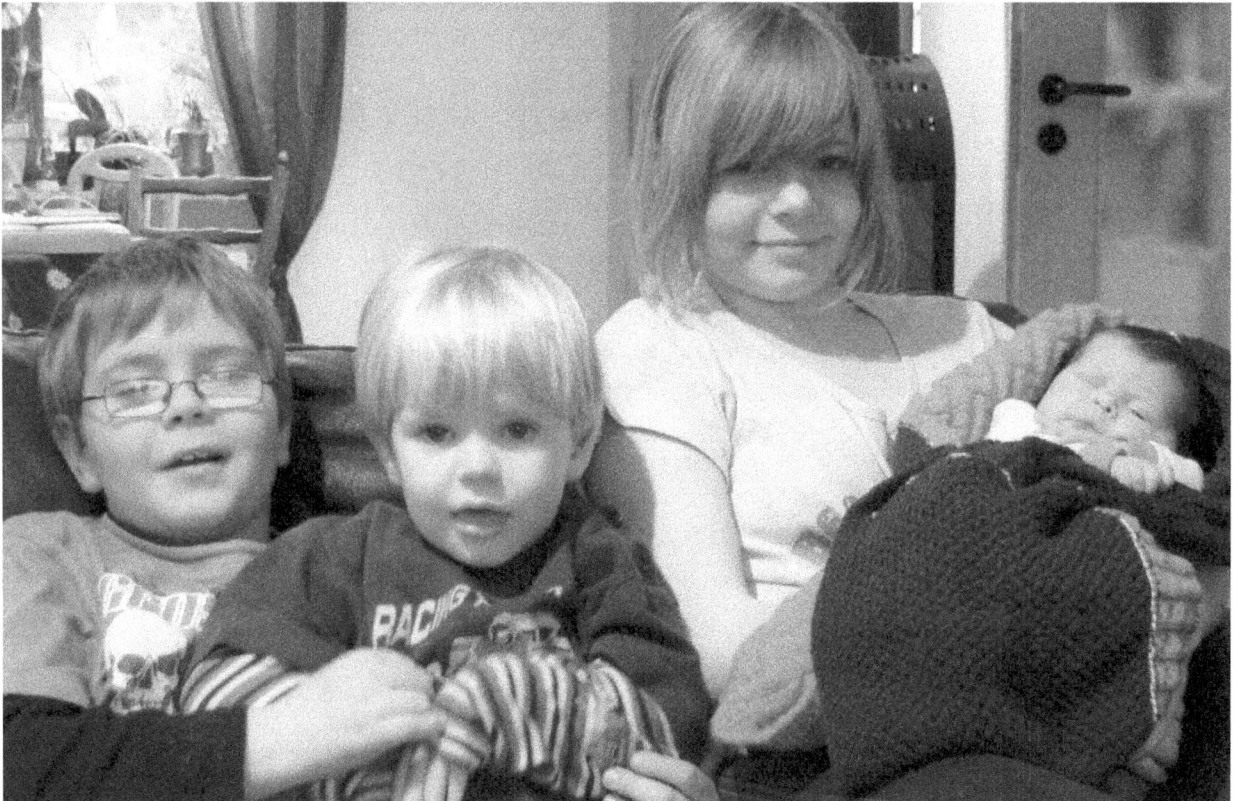

Isabel, 34
Wohnort: Leopoldsdorf (A)
Beruf: Psychologin und Hebamme

„Am Tage der Geburt sind wir vormittags noch auf die Kammersteinerhütte marschiert."

1. Kind: Junge (14 Monate), Hausgeburt

Wenn ich das Wort „Hausgeburt" höre, kommen mir spontan folgende Gedanken in den Sinn: Platz für mich und mein Tun, Geborgenheit, Intimität, Freiheit, liebevolle persönliche Betreuung, keine Störung von außen, Vertrautheit der Personen und des Ortes, heimelige Atmosphäre, Zeit für die Geburt, sich fallen lassen können.

Ich hatte Angst vor der Geburt: Ja, vor dem Wehenschmerz und davor, es nicht zu schaffen, sondern mich zu verkrampfen.

Deshalb wollte ich zu Hause gebären: Unter anderem, weil ich ein ungestörtes, möglichst privates und individuelles Wochenbett wollte.

So hat mein Partner auf mein Vorhaben reagiert: Es brauchte noch ein wenig Überzeugungsarbeit, aber dann hat er eingewilligt und mitgemacht.

So hat meine Ärztin auf meinen Wunsch, zu Hause zu gebären, reagiert: Meine Ärztin ist es gewohnt, dass schwangere Hebammen gerne zu Hause gebären wollen.

Auf meine Hausgeburt habe ich mich wie folgt vorbereitet: Mentalkärtchen, Cranio-Sakraltherapie, Akupunktur, Geburtsvorbereitungstee, Kümmeldampfsitzbäder, Dammtraining mit Epi-No und jede Menge gute Gedanken gesammelt.

So habe ich meine Hausgeburtshebamme gefunden: Kannte ich aus der Zusammenarbeit in der Klinik.

Die Geburt zu Hause verlief wie folgt: Die Schwangerschaft war sehr entspannt. Am Tage der Geburt sind wir vormittags auf die Kammersteinerhütte marschiert und am Nachmittag war noch die Großfamilie bei uns zur Jause, als die Hebamme eintraf. Am frühen Abend kochten wir Wehentee und Hühnersuppe. Die Wehenabstände schrumpften. Ich hatte bereits jedes Kopfgefühl verloren und lebte voll und ganz im Wechsel von Ruhe, Entspannung und den Wehen. Irgendwann jedoch überfiel auch mich die „Ich kann nicht mehr, es tut so weh"-Krise bei ca. 9 cm eröffnetem Muttermund. Die Hebamme motivierte mich durchzuhalten. Irgendwann war dann mein letzter Gedanke „Augen zu und durch, dann ist's vorbei" und mit einem Urschrei war dann mein Sohn des Glücks in meiner Badewanne daheim geboren. Alles Weitere lief so entspannt und gemütlich und ohne Zeitdruck ab, wie es eben nur die Hausgeburt erlaubt.

Ich habe mein Baby gestillt: Ja, 6 Monate voll; abgestillt mit ca. 11 Monaten.

Das Wochenbett und die Zeit danach habe ich so in Erinnerung: Gemütlich. Wir konnten schlafen, wann wir wollten und wir aßen, worauf wir Lust hatten. Und wir hatten vor allem keinen Stress, wie er im Krankenhaus oft wegen Stillen, Wickeln und bei Untersuchungen gemacht wird. Alles ganz ruhig und vorhersehbar – die Besuche der Hebamme und der des Kinderarztes.

Ich würde wieder zu Hause gebären wollen: JAAAAAAAAAAAAAAAAAAAAAAAA.

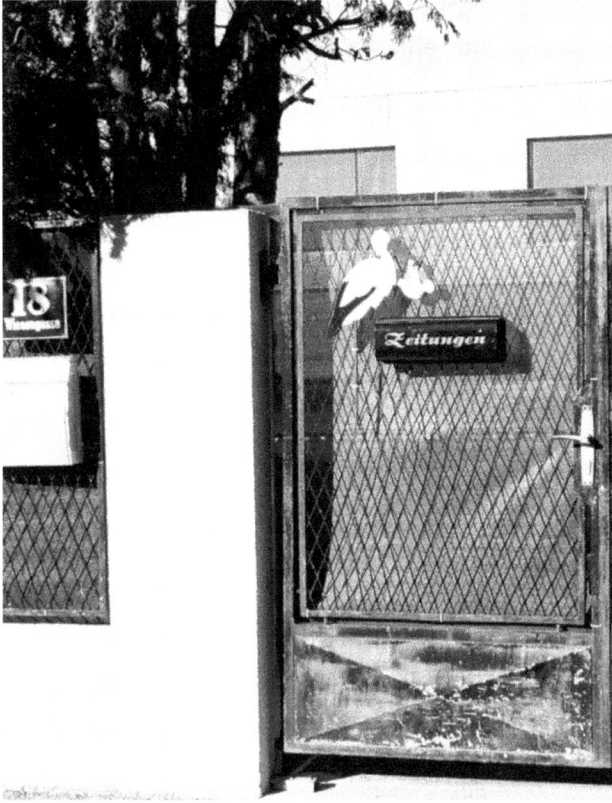
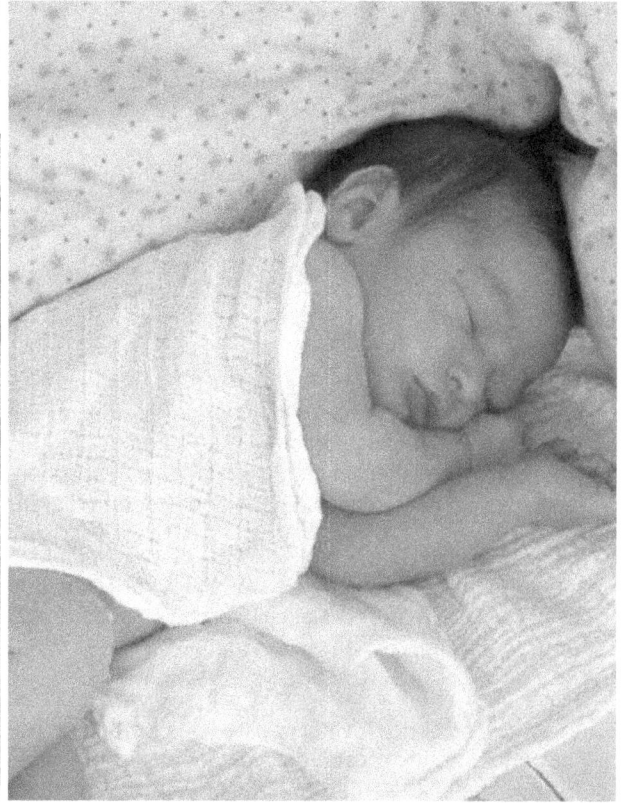
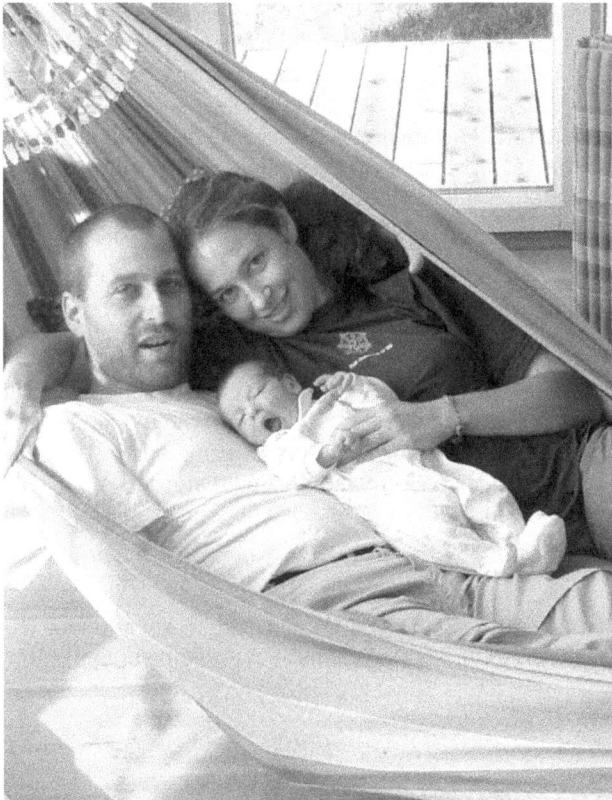
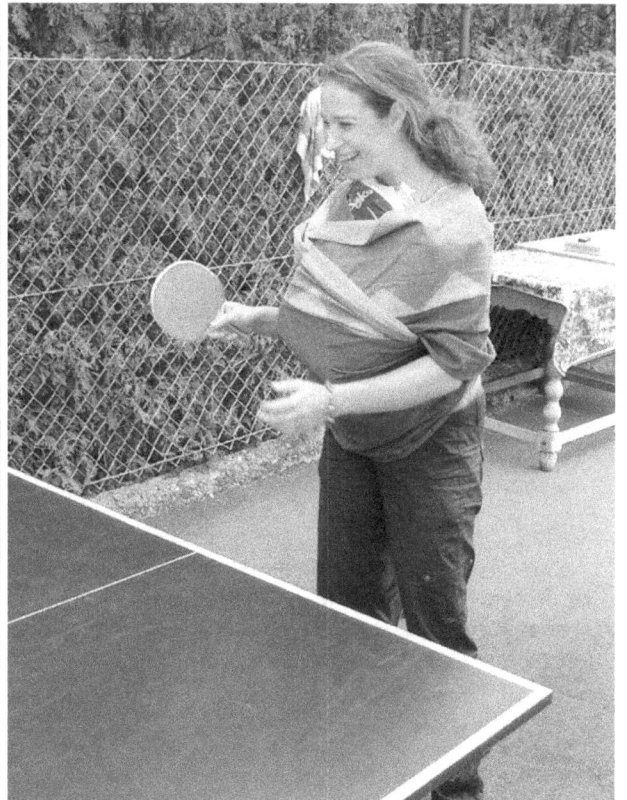

Georg, 60, über die Geburt seiner
Enkeltochter durch Tochter Jordi, 34
Wohnort: Tiefenbronn (D)
Beruf: Mathematiker im Vorruhestand

„Die Hausgeburt meiner Enkeltochter war eine neue, bewegende Erfahrung."

1. Kind: Enkeltochter (7 Monate), Hausgeburt (Wasser)

Wenn ich das Wort „Hausgeburt" höre, kommen mir spontan folgende Gedanken in den Sinn: Sanftes Ankommen in den Schoß der Familie. Das Kind bleibt immer in der Nähe der Mutter. Durch die natürliche, geborgene und ruhige Atmosphäre ist ein Genießen und tiefes Erleben der Geburt möglich.

Ich hatte Angst vor der Geburt: Nein. Und meine Tochter auch nicht, sie war voller Vorfreude und neugierig, die Kräfte, die einer Frau beim Gebären geschenkt werden, kennen zu lernen.

Deshalb wollte meine Tochter zu Hause gebären: Meine Tochter wollte eigenverantwortlich und selbstbestimmt gebären. Der Geburtsraum konnte festlich gestaltet werden und ihr Mann, wir Eltern, ihr Bruder und eine Freundin durften das Fest der Geburt miterleben.

So habe ich auf das Vorhaben reagiert: Aus dem Bewusstsein heraus, dass die ersten Stunden für das Neugeborene mitentscheidende Stunden für die Art sein können, wie es mit der Welt, in die es eingetreten ist, umgeht, habe ich das Angebot gerne angenommen, bei der Geburt meines Enkelchens dabei zu sein. Ich wollte als zukünftiger Opa mithelfen, ein Umfeld ohne Stress zu schaffen und den jungen Eltern den Rücken frei halten.

So hat der Arzt auf den Wunsch meiner Tochter, zu Hause zu gebären reagiert: Er unterstützte den Wunsch meiner Tochter und beriet sie kompetent.

Auf die Hausgeburt haben wir uns wie folgt vorbereitet: Meine Tochter und ihr Mann trafen sich ein Mal pro Monat mit der sehr erfahrenen Hebamme für Wasser-Hausgeburten. Sie besorgten eine Regentonne nebst Zubehör. Kurz vor der Geburt trafen sich alle, die dabei sein wollten, zu einem Infogespräch der Hebamme bei meiner Tochter, um nicht möglicherweise Ängste aus Unwissenheit mit in den Geburtsraum zu tragen.

So hat meine Tochter ihre Hausgeburtshebamme gefunden: Nachdem sie sich für eine Wasser-Hausgeburt entschieden hatte, fand sie übers Internet eine hervorragende, auf Wassergeburten spezialisierte Hebamme in der Nähe ihres Wohnortes.

Die Geburt zu Hause verlief wie folgt: Meine eigenen drei Kinder wurden ohne mein Beisein in der Klinik geboren. Deshalb war die Geburt meiner Enkeltochter eine neue, bewegende Erfahrung. Sie verlief nach meinem Empfinden im Wasser schneller, schmerzloser und nicht so abrupt, sondern fließender im Vergleich zu einer „normalen" Geburt. Für alle, die wir anwesend waren, bedeutet es doch eine besondere Verbindung, dass wir sie als Erste in dieser Welt willkommen heißen durften. Und durch unsere Mithilfe – ich habe z.B. eine gute Hühnersuppe gekocht – konnte sie dann ungestört die ersten Stunden auf dieser Welt geborgen und ganz nah am Körper der Mutter verbringen.

Meine Tochter hat ihr Baby gestillt: Sie wird noch immer gestillt.

Das Wochenbett und die Zeit danach habe ich so in Erinnerung: Sie hatten viel Freude. Ihr Mann verwandelte das Schlafzimmer in ein First-Class-Hotel mit vortrefflichstem Service und sprang Tag und Nacht treppauf, treppab. Wir unterstützten sie. Durch die Geburt hatten wir ebenso eine unglaubliche Power und Freude erhalten.

Ich würde wieder zu Hause gebären wollen: Wenn familiäres Umfeld und zu erwartender Geburtsverlauf unproblematisch, nur zu empfehlen!

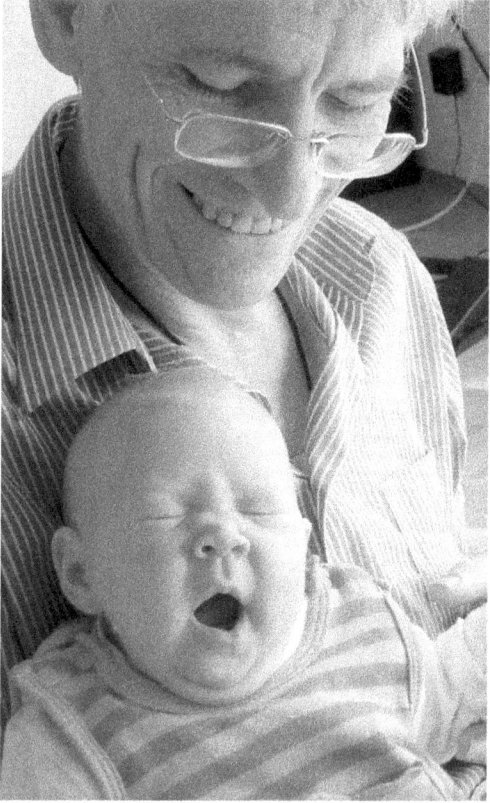
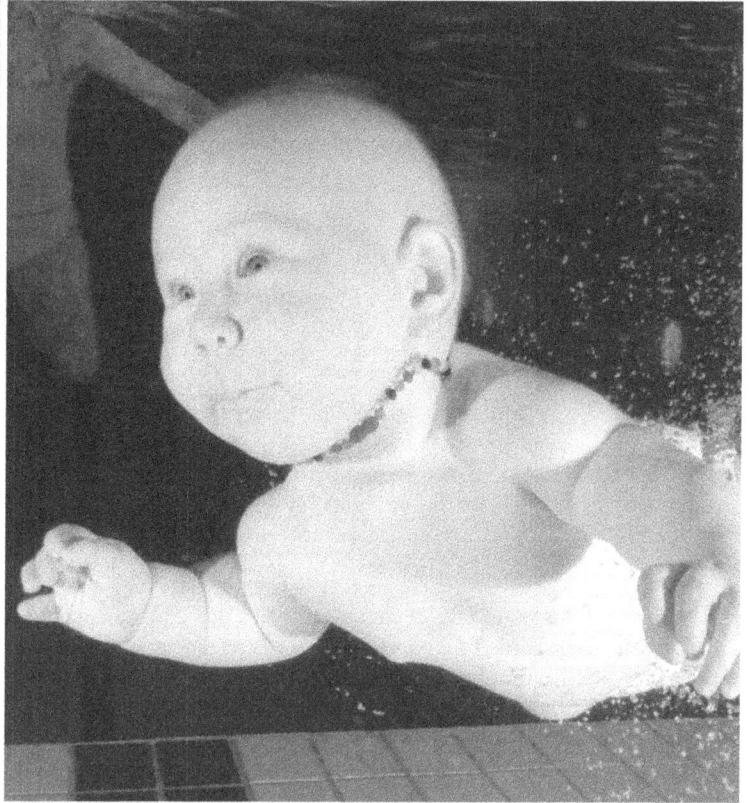
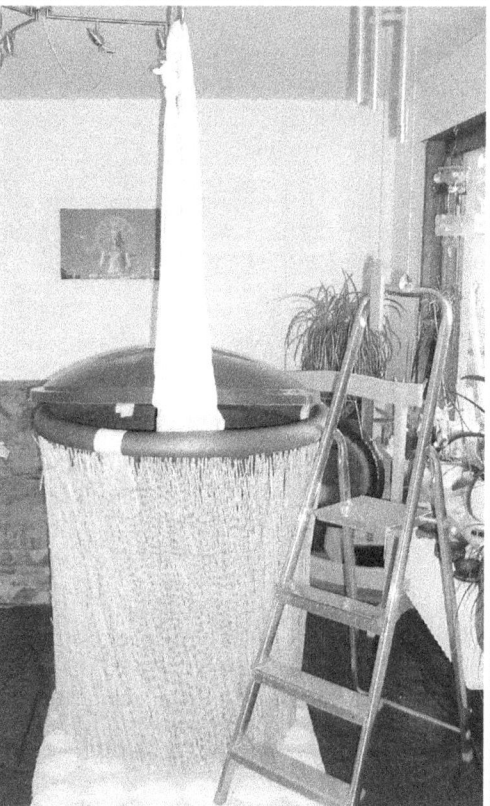
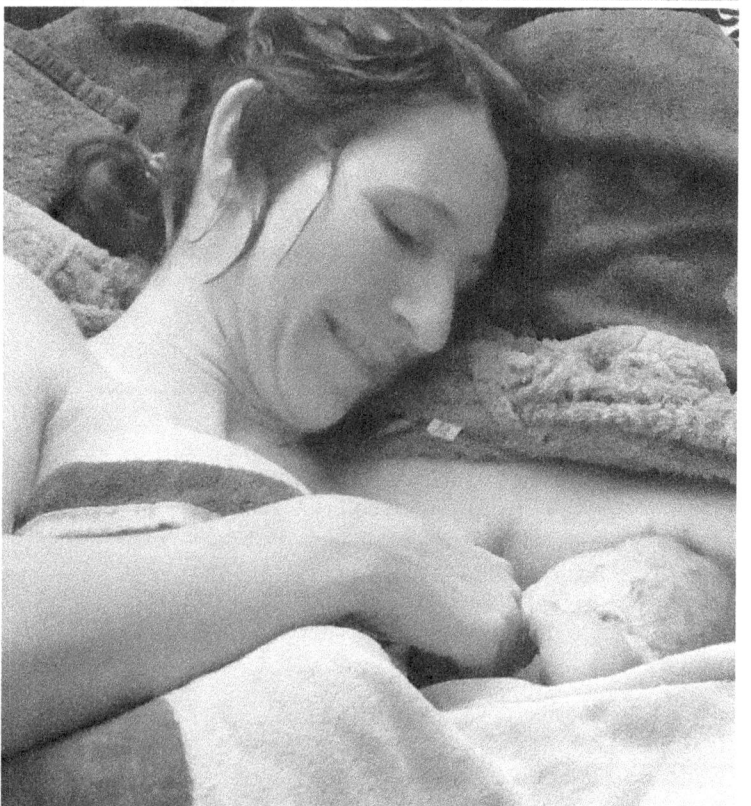

Susanne, 34
Wohnort: Augsburg (D)
Beruf: Journalistin

1. Kind: Mädchen (2,5 Jahre), Klinikgeburt
2. Kind: Junge (1 Jahr), Hausgeburt

„Das Geburtssofa war auch unser Wochenbett."

Wenn ich das Wort „Hausgeburt" höre, kommen mir spontan folgende Gedanken in den Sinn: Der ideale Ort, um ein Baby zu bekommen – ich bin ungehemmt, habe um mich, was mir tröstlich ist, kann mich frei bewegen. Im Normalfall bedarf eine Geburt sicher nicht der Behandlung in einem Krankenhaus.

Ich hatte Angst vor der Geburt: Und wie! Obwohl meine erste Geburt „glimpflich" verlief. Ich hatte Angst vor dem „Unentrinnbaren" einer Geburt, vor den Schmerzen. Da meine Hausgeburt ja nicht geplant, wenn auch gewünscht war, fürchtete ich die Situation in der Klinik: mich dort gehemmt zu fühlen, wodurch sich womöglich die Geburt verkomplizieren könnte.

Deshalb wollte ich zu Hause gebären: Meine Nachsorgehebamme hat mir nach meiner Klinikgeburt wiederholt versichert, dass ich es mit etwas mehr Geduld der Geburtshelfer alleine hätte schaffen können. Sie hat mir damit sehr viel Selbstvertrauen gegeben.

So hat mein Umfeld / mein Partner auf mein Vorhaben reagiert: Er war strikt dagegen. Drei Tage vor der Geburt sagte er: „Naja, wenn Du unbedingt willst." Das sah ich als sein Plazet an. Das war total erleichternd für mich.

So hat meine Ärztin auf meinen Wunsch, zu Hause zu gebären, reagiert: Völlig schockiert, da ihrer Meinung nach unverantwortlich.

Auf meine Hausgeburt habe ich mich wie folgt vorbereitet: Wir haben Plastikfolien gekauft, falls das Baby sehr schnell kommt und wir es nicht mehr in die Klinik schaffen sollten. Man braucht tatsächlich kaum etwas für eine Geburt.

So habe ich meine Hausgeburtshebamme gefunden: Sie leitete meinen Geburtsvorbereitungskurs, war meine Nachsorgehebamme nach der ersten Geburt.

Die Geburt zu Hause verlief wie folgt: Blasensprung und ich war schlagartig wach. Kurz darauf die ersten Wehen, im 5-Minuten-Takt. Die Hebamme machte sich auf den Weg. Ich bat meinen Mann, das Sofa auszuziehen: Hier sollte mein Baby geboren werden, das wusste ich jetzt. Unsere Tochter brachte er samt Bett zu unseren Nachbarn. Wehen alle 2 Minuten. Ich hörte Bachs Cembalokonzerte, lief umher, summte, veratmete. Meine Hebamme war da. Fast pausenlose Wehen – Muttermund 8 cm eröffnet. Sie sagte: „Du hast es bald geschafft!" Da kam mein Mann ins Zimmer und rief: „Ja, ich sehe den Kopf schon!" Es folgte eine himmlische Wehenpause, in der ich mir ganz bewusst wurde: Gleich hast Du es geschafft, gleich hast Du Dein Kind geboren. Ein unglaubliches Glücksgefühl! Nach zwei weiteren Presswehen war mein Sohn da.

Ich habe mein Baby gestillt: Das ging wie von alleine und lag an meiner Gelassenheit (zweites Kind) und an seinen idealen Startbedingungen.

Das Wochenbett und die Zeit danach habe ich so in Erinnerung: Das Geburtssofa war auch unser Wochenbett. Wir kuschelten Tag und Nacht. Himmlisch. Er trank, wann er wollte, schlief an meiner Brust ein und war das zufriedenste Baby, das man sich vorstellen kann. Ich war erstaunlich fix wiederhergestellt. Nach meiner ersten Geburt in der Klinik dagegen hat sich mein Körper lange fremd angefühlt. Ich hatte zum Beispiel richtig Scheu, mich zu duschen.

Ich würde wieder zu Hause gebären wollen: Nur hier! Weil so die Geburt ein organisches Ganzes mit meinem bisherigen Leben bildet und es für die Geschwister viel einfacher ist, den Neuankömmling kennenzulernen.

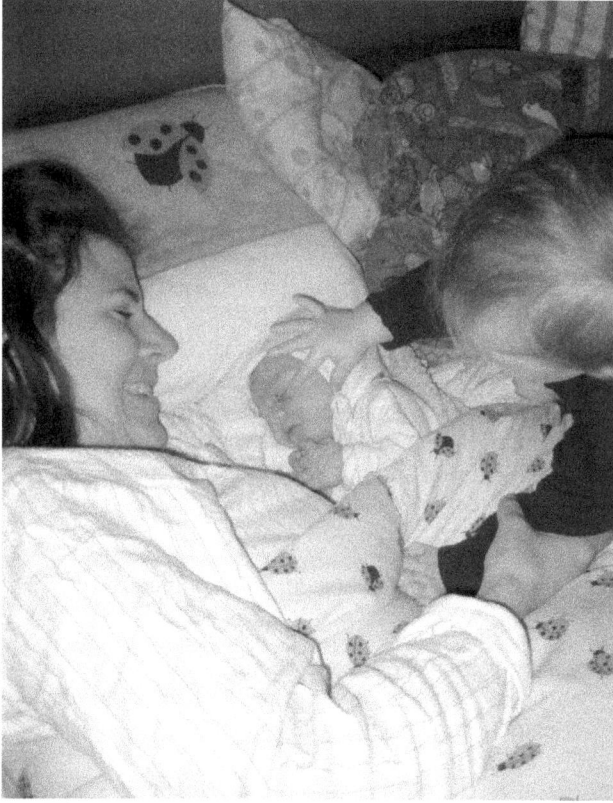
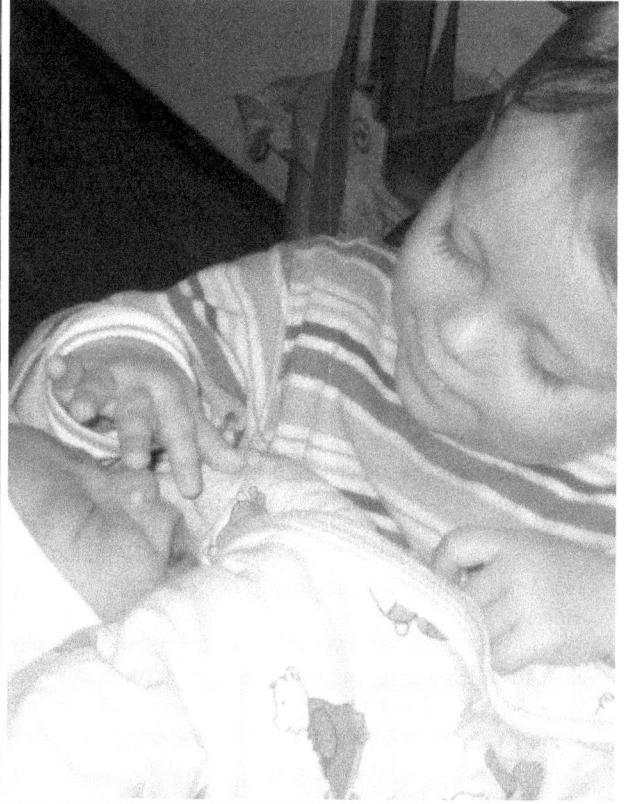
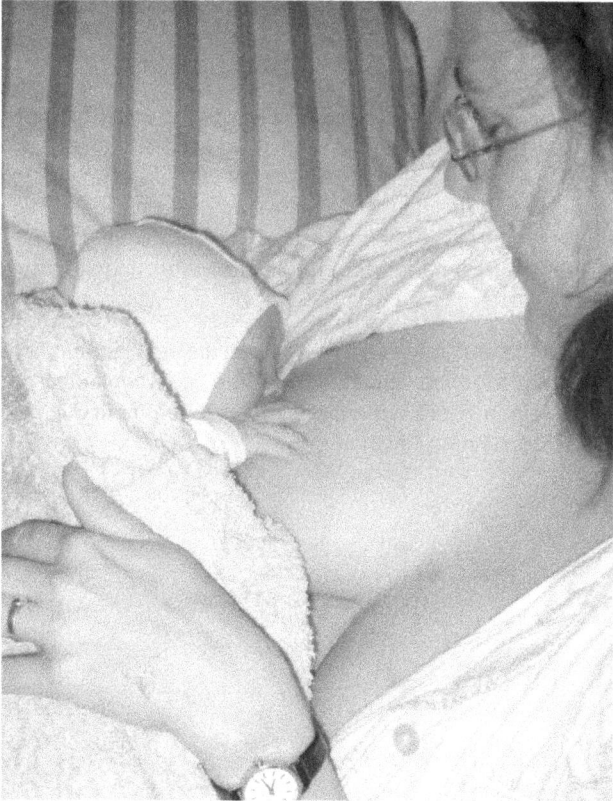
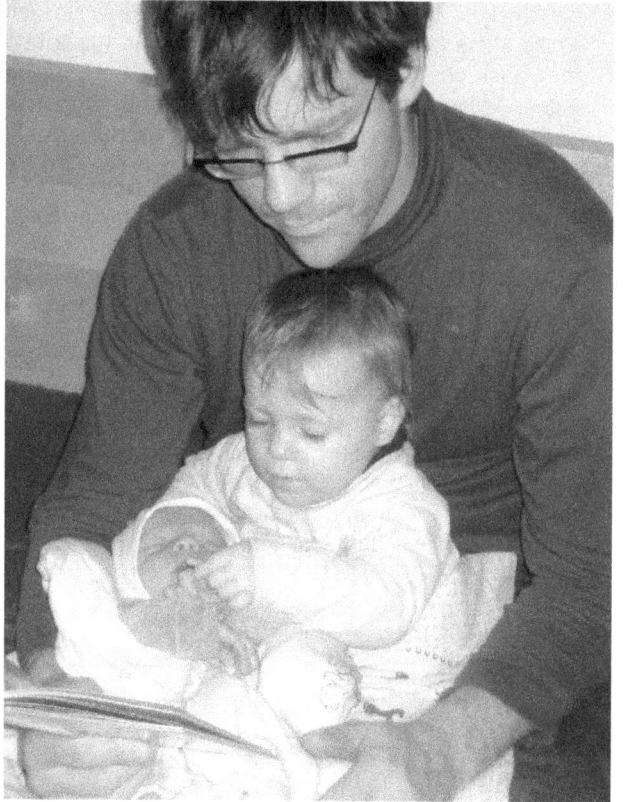

Bianca, 35
Wohnort: Gschlachtenbretzingen (D)
Beruf: Teamassistentin

1. Kind: Junge (11 Wochen), Hausgeburt

Wenn ich das Wort „Hausgeburt" höre, kommen mir spontan folgende Gedanken in den Sinn: Wärme, Geborgenheit, Kerzenschein, Pool, ungestört, Feuer im Ofen, Nacht, mein sehr präsenter Mann, die psychische und physische Unterstützung durch meine sehr vertraute Hebamme.

Ich hatte Angst vor der Geburt: Nein. Ich war am Anfang nur skeptisch, ob ich die Vorsorge durch die Hebamme machen lasse, weil ich mir das zuhause nicht vorstellen konnte. Ich merkte aber, dass ich mich hier voll auf mich konzentrieren konnte. Durch diese intensive Begleitung entstand großes Vertrauen. Außerdem haben alle meine Freunde und Verwandte außerhalb der Klinik geboren. Ich wusste also: Es funktioniert.

Deshalb wollte ich zu Hause gebären: Ich wollte keine lästige Fahrt mit Wehen in die Klinik und mag auch den Geruch dort nicht. Mir war auch meine eigene Toilette wichtig und dass ich mich nicht mit dem arrangieren muss, was mir dort geboten worden wäre.

So hat mein Umfeld / mein Partner auf mein Vorhaben reagiert: Umfeld: Für meine Familie war es üblich und klar, meine Arbeitskollegen waren überrascht und erfreut. Nur eine Freundin hat mir abgeraten. Partner: Die Hausgeburt hat er vorgeschlagen. Von da an habe ich mich damit auseinander gesetzt.

So hat mein Arzt auf meinen Wunsch, zu Hause zu gebären, reagiert: Er hat mich als Risikoschwangere eingestuft, weil er dachte, ich hätte Asthma, was nicht stimmte. Er hat mir deshalb abgeraten. Ich stellte es klar, er wollte dennoch nicht von der Risikoschwangerschaft absehen.

Auf meine Hausgeburt habe ich mich wie folgt vorbereitet: Ich habe gewusst: Für eine Hausgeburt muss ich fit sein und habe viel Nordic Walking gemacht und bin geschwommen. Mir wurde auch bewusst, dass mein Umgang mit Konflikten meinen Umgang mit Geburt widerspiegelte.

So habe ich meine Hausgeburtshebamme gefunden: Empfehlung durch Bekannte.

Die Geburt zu Hause verlief wie folgt: Zu Beginn verunsichert, habe gebraucht, um in die Geburt zu finden. Wartete, bis meine Hebamme da war, um mich richtig fallen lassen zu können.

Ich habe mein Baby gestillt: Ja, es gehört für mich einfach dazu. Die Beziehung zu meinem Sohn vertiefte sich dadurch.

Das Wochenbett und die Zeit danach habe ich so in Erinnerung: Am Tag der Geburt noch Kreislaufprobleme, da bin ich sowieso anfällig. Dann ging es schnell bergauf. Das Kennenlernen ist schön und schwierig zugleich. Angenehm war jedenfalls, dass mein Damm intakt geblieben war und ich bis auf ein paar kleine Schürfwunden keinerlei Geburtsverletzungen hatte.

Ich würde wieder zu Hause gebären wollen: Ja, auf jeden Fall, weil gerade die erste Geburt sehr schön für mich war. Ich konnte die Stille genießen, nur die eigene Geräuschkulisse um mich herum, und ich gebar in meinem Rhythmus.

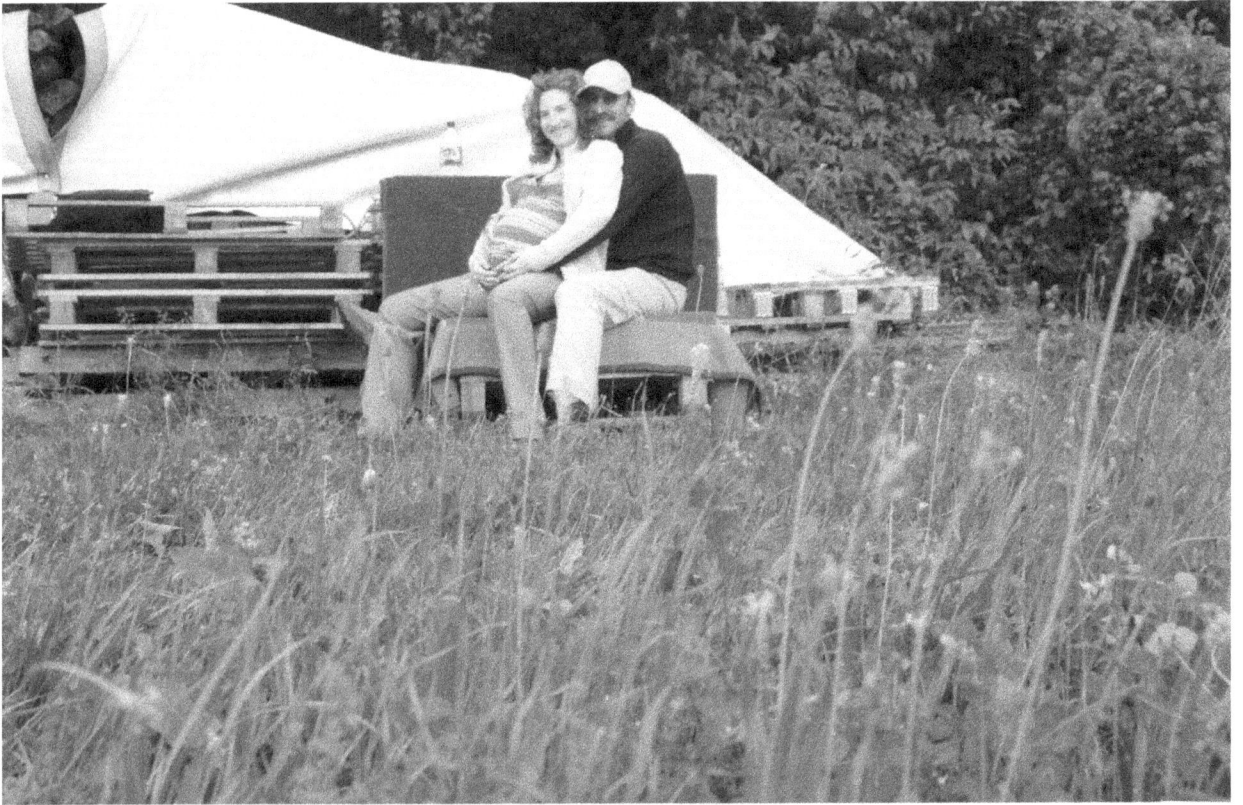

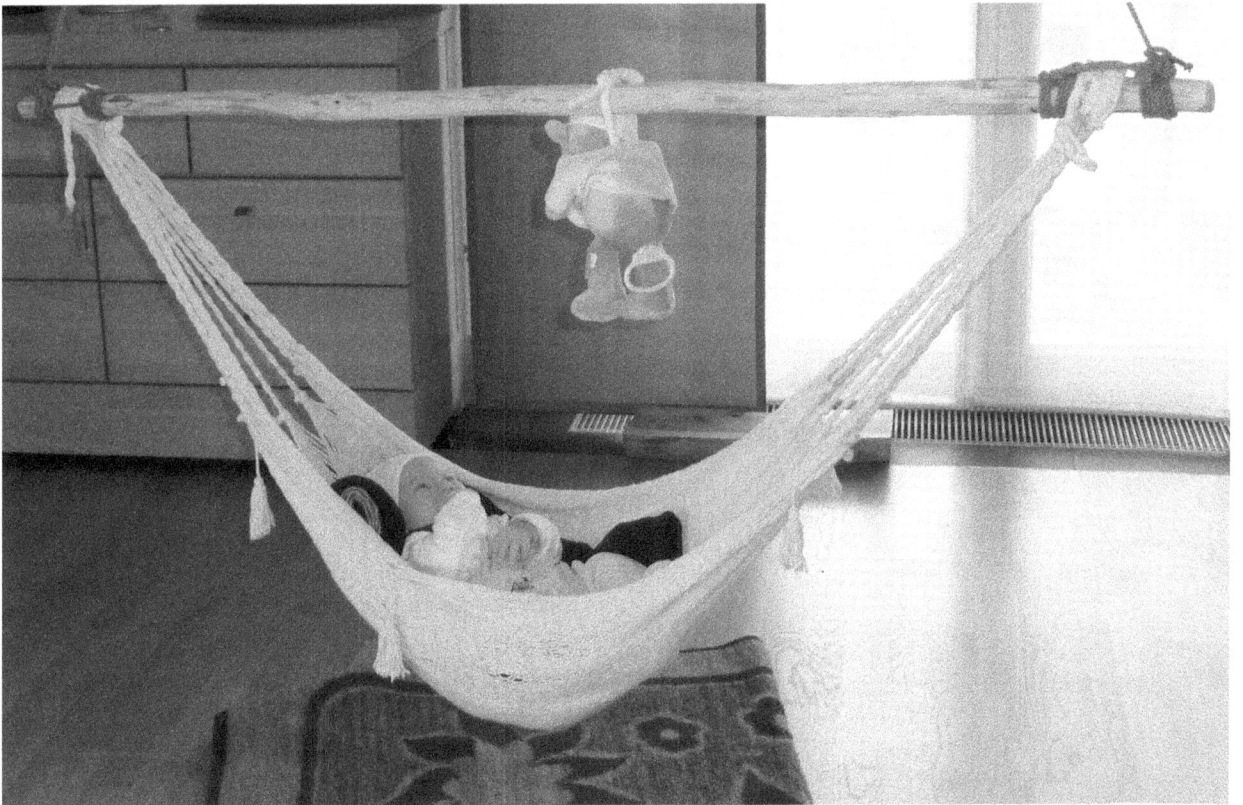

Esther, 35
Wohnort: Edmonton (Kanada)
Beruf: Universitätsprofessorin

1. Kind: Mädchen (2 Jahre), Hausgeburt

„Das Gefühl, als sie aus mir rauskam, werde ich nie vergessen – was für eine Offenbarung!"

Wenn ich das Wort „Hausgeburt" höre, kommen mir spontan folgende Gedanken in den Sinn: Schöne Erinnerung, „magic", dunkel, warmes Wasser, Geborgenheit, wie die Sonne aufging, das erste Mal das Gesicht meiner Tochter zu sehen und zu denken: „Ja klar, so sieht sie aus, genau wie ich!", das Lied „Halleluja" von Leonard Cohen, das mein Mann kurz nach der Geburt hat laufen lassen.

Ich hatte Angst vor der Geburt: Ein wenig. Da meine Hebamme nicht so der mütterliche Typ ist, war ich mir nicht sicher, ob sie die Richtige für mich ist. Während der Geburt war sie jedoch 1 A, aber ich entwickelte so eine Art Verschwörungstheorie. Obwohl sie mir immer sagte, dass es gut voran geht, dachte ich, sie sagt dies nur, um mich für den Transport ins Krankenhaus vorzubereiten. Das verzögerte die Geburt. Erst als ich das Köpfchen gefühlt hatte, habe ich es geglaubt.

Deshalb wollte ich zu Hause gebären: Ich habe bislang nur negative Erfahrungen mit Ärzten gehabt (keine Zeit, kein Einfühlungsvermögen, keinen Respekt). Alle Freunde und meine Schwester in Deutschland haben Hebammen bei ihren Geburten gehabt und dies wollte ich auch.

So hat mein Umfeld / mein Partner auf mein Vorhaben reagiert: Mein Partner hat im Grunde den Ausschlag gegeben, da er Krankenhäuser hasst und viel eher zur Hausgeburt tendierte. Er kam auch emotional besser mit unserer Hebamme zurecht als ich.

So hat mein Arzt auf meinen Wunsch, zu Hause zu gebären, reagiert: Ich ließ mich nur von meiner Hebamme begleiten.

Auf meine Hausgeburt habe ich mich wie folgt vorbereitet: „Birthing from Within" von Pam England gelesen, Hausgeburtsvorbereitungskurs besucht, vor allem so viel wie möglich von meinem Berufsstress beseitigt, viel geschlafen und in der Badewanne gelegen. Geburtsfilme angesehen: Einfach zu sehen, dass alle möglichen Frauen unter ganz verschiedenen Bedingungen Kinder kriegen können, hat mich sehr beruhigt...

So habe ich meine Hausgeburtshebamme gefunden: Per Internet. Ich werde nächstes Mal wohl mehr auf mein Bauchgefühl achten. Sie war mir nicht mütterlich genug.

Die Geburt zu Hause verlief wie folgt: Eine Woche vor Termin Wehen, ich war mir jedoch nicht sicher. Als die Hebamme mich am Telefon gehört hat, hat sie sich sofort auf den Weg gemacht. Als sie kam, war ich schon bei 10 cm angelangt und lag keuchend im Geburtspool. Sie hat dann schnell das Licht ausgemacht und alles vorbereitet, alle paar Minuten die Herztöne abgehört. Das Pressen hat dann allerdings noch ca. 2 bis 3 Stunden gedauert und schließlich musste ich aus dem Wasser kommen, da ich zu müde wurde. Als ich dann auf dem Geburtshocker saß, ging's plötzlich ganz schnell. Das Gefühl, als sie aus mir rauskam, werde ich nie vergessen – was für eine Offenbarung!

Ich habe mein Baby gestillt: Problemlos; nach 4,5 Monaten bin ich wieder arbeiten gegangen, ich habe Milch gepumpt und stille immer noch. Sie schläft auch bei uns im Bett. Wir hatten jedenfalls nie Stress mit schlaflosen Nächten.

Das Wochenbett und die Zeit danach habe ich so in Erinnerung: Großartig! Ich habe endlich wieder normal schlafen können, da meine Schwangerschaftswassereinlagerungen inklusive Karpaltunnelsyndrom weg waren.

Ich würde wieder zu Hause gebären wollen: Niemals mehr woanders!

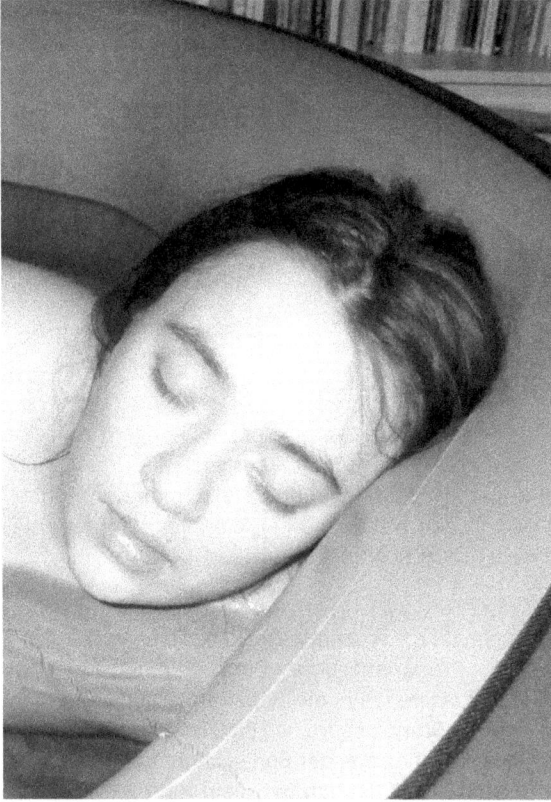
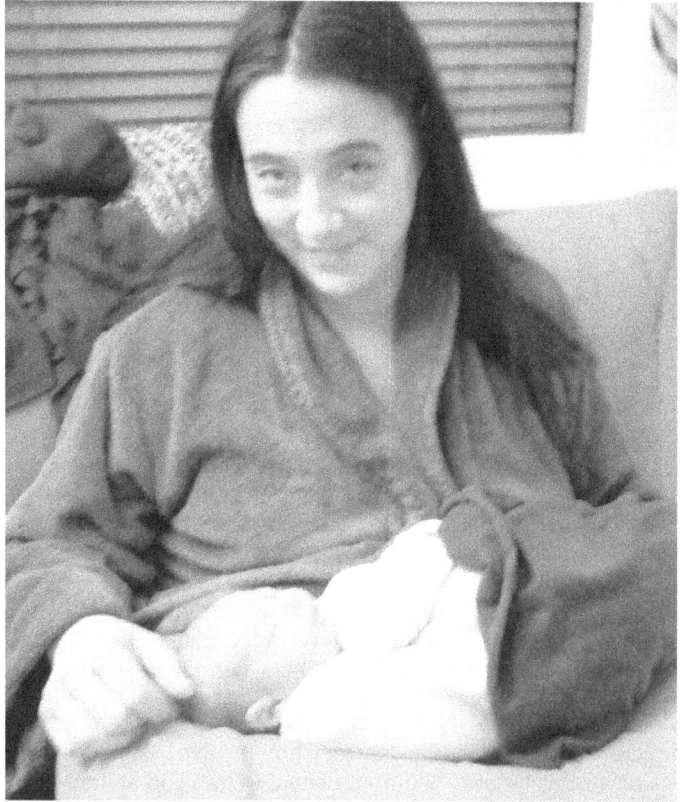
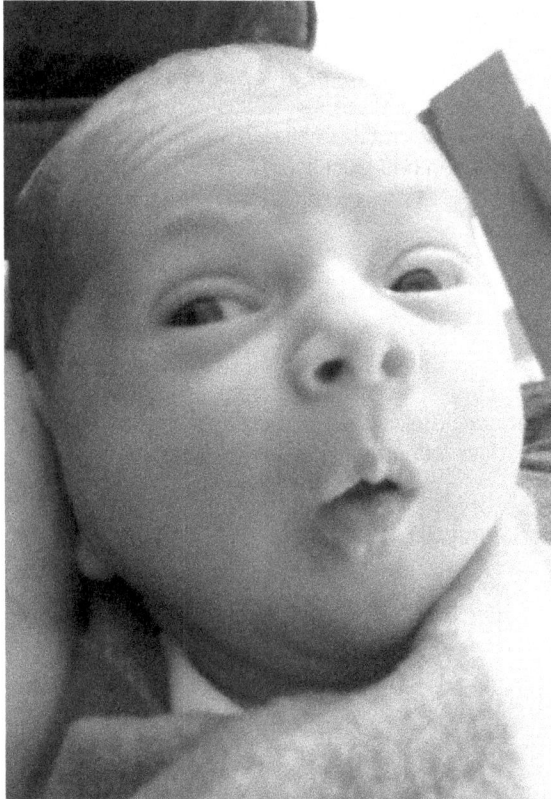
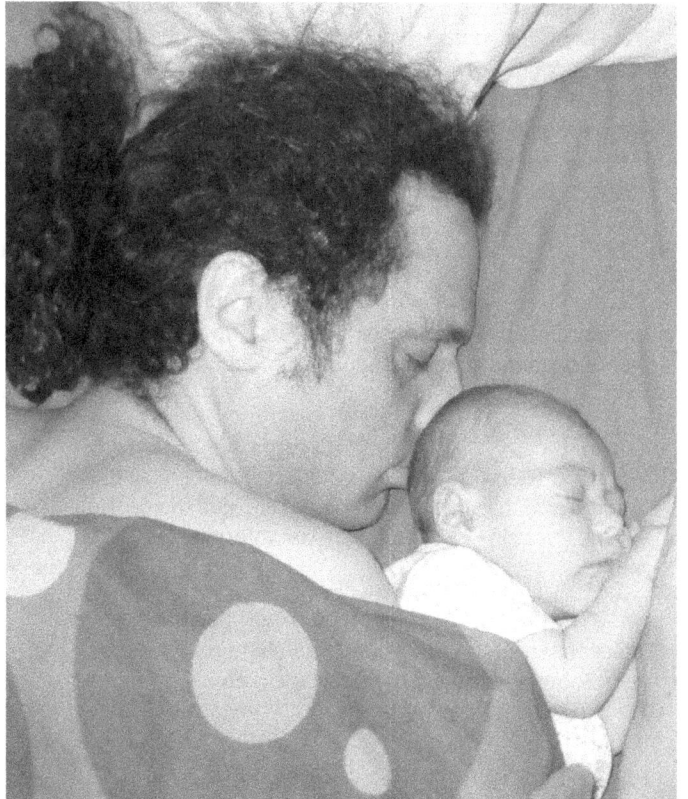

Lucy, 35
Wohnort: Teneriffa (E)
Beruf: Touristikkauffrau und Übersetzerin

1. Kind: Junge (*2005), Klinikgeburt, kurz nach
einer langen Vaginalgeburt gestorben,
eingeleitet ohne medizinischen Grund
2. Kind: Junge (2 Jahre), Hausgeburt

„Durch die Hausgeburt wollte ich meinem zweiten Sohn die bestmögliche aller Geburten bieten."

Wenn ich das Wort „Hausgeburt" höre, kommen mir spontan folgende Gedanken in den Sinn: Glücklichsein, Wohlbefinden, Natur, Liebe, ich habe keine Angst; Lust, die Erfahrung noch einmal zu machen, Kraft.

Ich hatte Angst vor der Geburt: Vor der ersten Geburt, ja; Nachdem ich mich über die wahren Abläufe der Geburt informiert habe und die Möglichkeit einer nicht medikalisierten Geburt kennengelernt habe: nein.

Deshalb wollte ich zu Hause gebären: Durch die Hausgeburt wollte ich meinem zweiten Sohn die bestmögliche aller Geburten bieten, weitab von all den Praktiken, die eine Spitalsgeburt beinhalten und um zu vermeiden, dass ich zu einer Einleitung oder einem Kaiserschnitt gezwungen werde, ganz nach dem Prinzip der „Defensivmedizin". Ich entschied mich beim zweiten Kind für eine Hausgeburt, um die unnötigen Interventionen meiner ersten, eingeleiteten Geburt zu verhindern, die den Tod meines Sohnes zur Folge hatte. Er starb an akutem Fetalstress.

So hat mein Umfeld / mein Partner auf mein Vorhaben reagiert: Mein Mann war mit meiner Entscheidung absolut einverstanden und würde gerne nochmal eine Hausgeburt miterleben.

So hat mein Arzt auf meinen Wunsch, zu Hause zu gebären, reagiert: Meine Entscheidung, zu Hause zu gebären, habe ich keinem Arzt vor Ende der Schwangerschaft mitgeteilt, nur meine Hebamme (hier ein „Hebammer" :-) war informiert.

Auf meine Hausgeburt habe ich mich wie folgt vorbereitet: Ich habe alles über Hausgeburt gelesen, was mir in die Hände gefallen ist, aber vor allem Geburtsgeschichten, Reportagen, etc.

So habe ich meine Hausgeburtshebamme gefunden: Während der Untersuchungen zum Tod meines ersten Sohnes kontaktierte ich die Organisation „El Parto es Nuestro" und dort stellte man den Kontakt zur männlichen Hebamme her, die mich dann bei meiner Hausgeburt begleitet hat.

Die Geburt zu Hause verlief wie folgt: Nachts platzte die Fruchtblase, ich hatte noch keine Wehen. Jesús (Hebammer) kam. Die Wehen begannen mittags. Dann wollte ich in die Badewanne und nach nicht einmal einer Stunde spürte ich plötzlich den Drang, aufs Klo zu gehen, stieg aus der Badewanne und machte gar nichts, spürte einfach nur, wie mein Kind geboren wurde, während ich mitten im Badezimmer stand. Nachdem die Nabelschnur aufhörte zu pulsieren, die mein Mann dann durchtrennte, wurde mir auf den Geburtshocker geholfen, bis die Plazenta herauskam, das ging ganz schnell. In dieser Nacht schliefen wir zu dritt im Bett, absolut zufrieden und glücklich.

Ich habe mein Baby gestillt: Ja, 11 Monate lang hab ich exklusiv gestillt. Auch jetzt wird er noch gestillt, nach Lust und Laune.

Das Wochenbett und die Zeit danach habe ich so in Erinnerung: Müdigkeit und etwas unerfahren, aber sehr glücklich, strahlend und voll mit Lebensfreude. Gleichzeitig bin ich auch traurig, aber ich denke, dass ist normal nach dieser Vorgeschichte.

Ich würde wieder zu Hause gebären wollen: Sofort wieder!

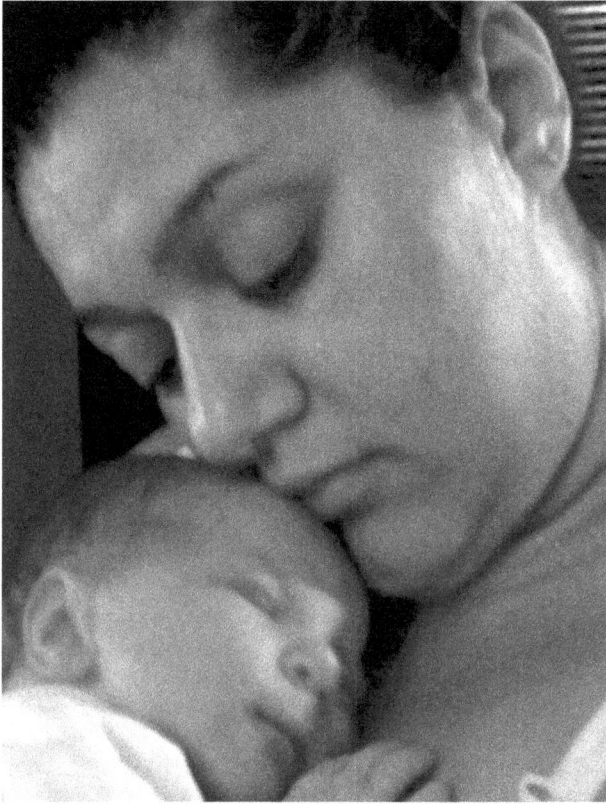
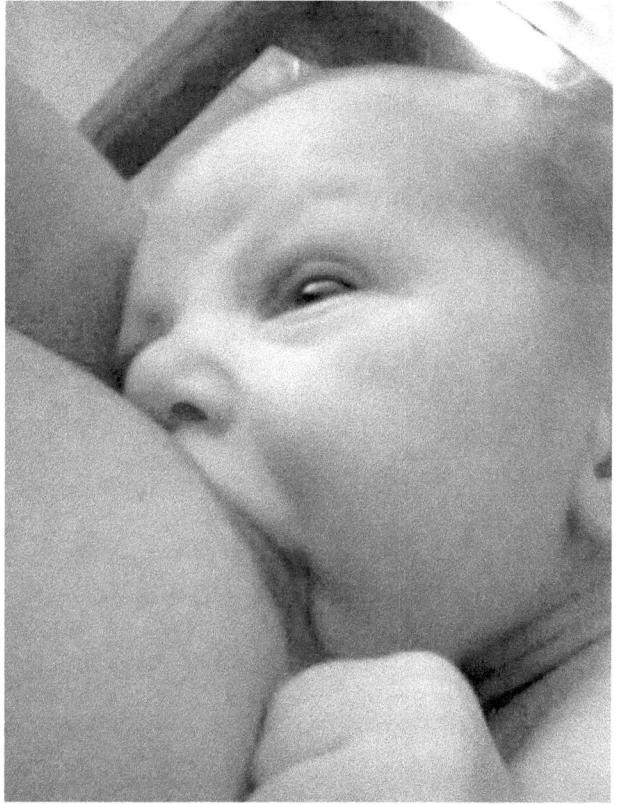
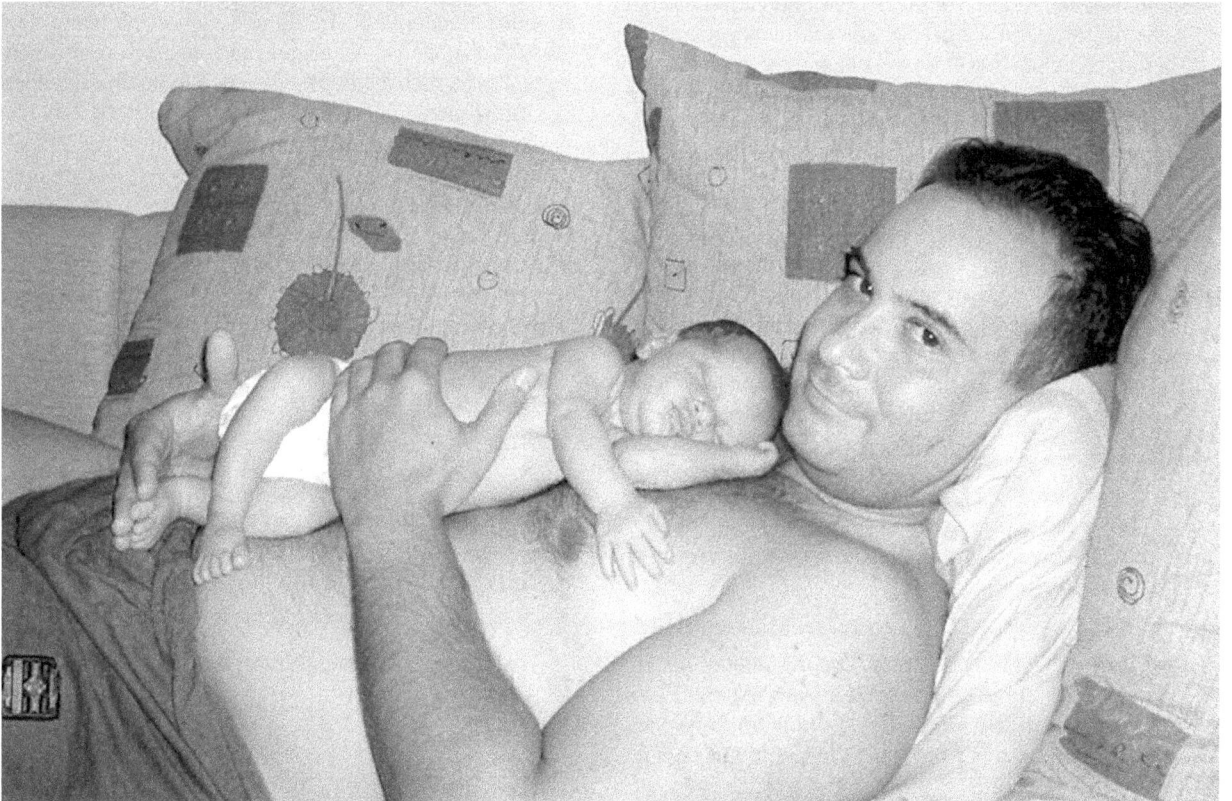

Susanne, 35
Wohnort: Hamburg (D)
Beruf: Kaufmännische Angestellte

„Nach der katastrophalen Geburt meiner Tochter war es für mich sofort klar, dass ich beim nächsten Kind zu Hause bleibe."

1. Kind: Junge (4 Jahre), Klinikgeburt nach Einleitung
2. Kind: Mädchen (3 Jahre), Kaiserschnitt unter Vollnarkose
3. Kind: Junge (13 Monate), Hausgeburt

Wenn ich das Wort „Hausgeburt" höre, kommen mir spontan folgende Gedanken in den Sinn: Der schönste Tag meines Lebens, Urkräfte, archaisches Erleben, Selbstvertrauen, starke Familienbindung, Natürlichkeit.

Ich hatte Angst vor der Geburt: Nein, da ich wusste, ich gehe auf keinen Fall in ein Krankenhaus.

Deshalb wollte ich zu Hause gebären: Ich fand es immer schon toll, und nach der katastrophalen Geburt meiner Tochter war es für mich sofort klar, dass ich beim nächsten Kind zu Hause bleibe. Bei meiner Tochter hatte ich nach Blasensprung keine Wehen bekommen, also nach 12 Stunden Einleitung, dabei hat die Hebamme beim Gel legen so massiv massiert, dass dabei Kapillargefäße verletzt wurden und ich Blutungen bekam. Daraufhin wurde ein Kaiserschnitt geplant. Die Blutungen ließen im OP Saal nach, trotzdem wurde nicht abgebrochen. Die Spinale kriegten sie auch nicht hin, also Vollnarkose. Kurzum: Versagen auf ganzer Linie. Meine Tochter hat ein schweres Geburtstrauma, sie ist heute noch verhaltensauffällig.

So hat mein Umfeld / mein Partner auf mein Vorhaben reagiert: Mein Mann war erschrocken, da er durch die Geburt der Tochter verunsichert war. Meine Schwiegereltern waren entsetzt, war doch mein Neffe im Krankenhaus bei der Geburt gestorben. Zuspruch fand ich kaum, eher Unglaube und Vorwürfe, ich würde „das Leben meines Kindes aufs Spiel setzen".

So hat mein Arzt auf meinen Wunsch, zu Hause zu gebären, reagiert: Mein Arzt hält schon die Vorsorge durch die Hebamme für verantwortungslos.

Auf meine Hausgeburt habe ich mich wie folgt vorbereitet: Es bedarf keines großen Aufwandes, dennoch bringt es Spaß, die Kleinigkeiten vorzubereiten und wie in meinem Falle sich mit Wassershiatsu anstatt Gebärkurs auf die Haus-Wassergeburt vorzubereiten.

So habe ich meine Hausgeburtshebamme gefunden: Ich habe in Schwangerschafts-Foren rumgefragt und mir wurde immer wieder meine Hebamme empfohlen. Nach einem Blick auf ihre Website war mir klar: Sie ist es!

Die Geburt zu Hause verlief wie folgt: Mir platzte drei Tage vor dem Entbindungstermin die Fruchtblase abends um 20.30 Uhr. Meine Hebamme kam zu uns, checkte die Lage und bereitete mit meinem Mann Becken und Auslagen vor. Dann ging es ruhig voran, die Wehen wurden erst gegen 1 Uhr stärker und zwischenzeitlich hatten sich die beiden auch noch mal schlafen gelegt, während ich in der Küche die Wehen veratmete. Gegen 2 Uhr bekam ich Globuli und ab da wurde es heftiger. Wir überlegten schon, wie wir es mit den beiden Kindern machen sollten, die nebenan schliefen, als es zum Glück gegen 4 Uhr losging und ich ins Becken wechselte. Dort schob ich ohne Hilfe nach meinem Ermessen das Baby raus. Lediglich die Plazenta ließ sich Zeit. Um 5 Uhr wurden die Großen wach und kamen ins Schlafzimmer, um ihren Bruder zu begrüßen. Es war rundum eine tolle Geburt und mit 8 Stunden Dauer genau richtig. Geboren habe ich übrigens in unserer Etagenwohnung und keiner der Nachbarn hat etwas mitbekommen – zur Information, falls wegen der Nachbarn jemand im Vorfeld eine Hausgeburt für sich ausschließt.

Ich habe mein Baby gestillt: 6 Monate, wie die anderen beiden auch.

Das Wochenbett und die Zeit danach habe ich so in Erinnerung: Innig... als Familie. Meine Hebamme kam jeden Tag und meine Freundin fungierte als Haushaltshilfe, da mein Mann arbeiten musste. Die Kosten übernahm die Krankenkasse für 7 Tage.

Ich würde wieder zu Hause gebären wollen: JAAAA! Sogar Zwillinge oder Steißlage.

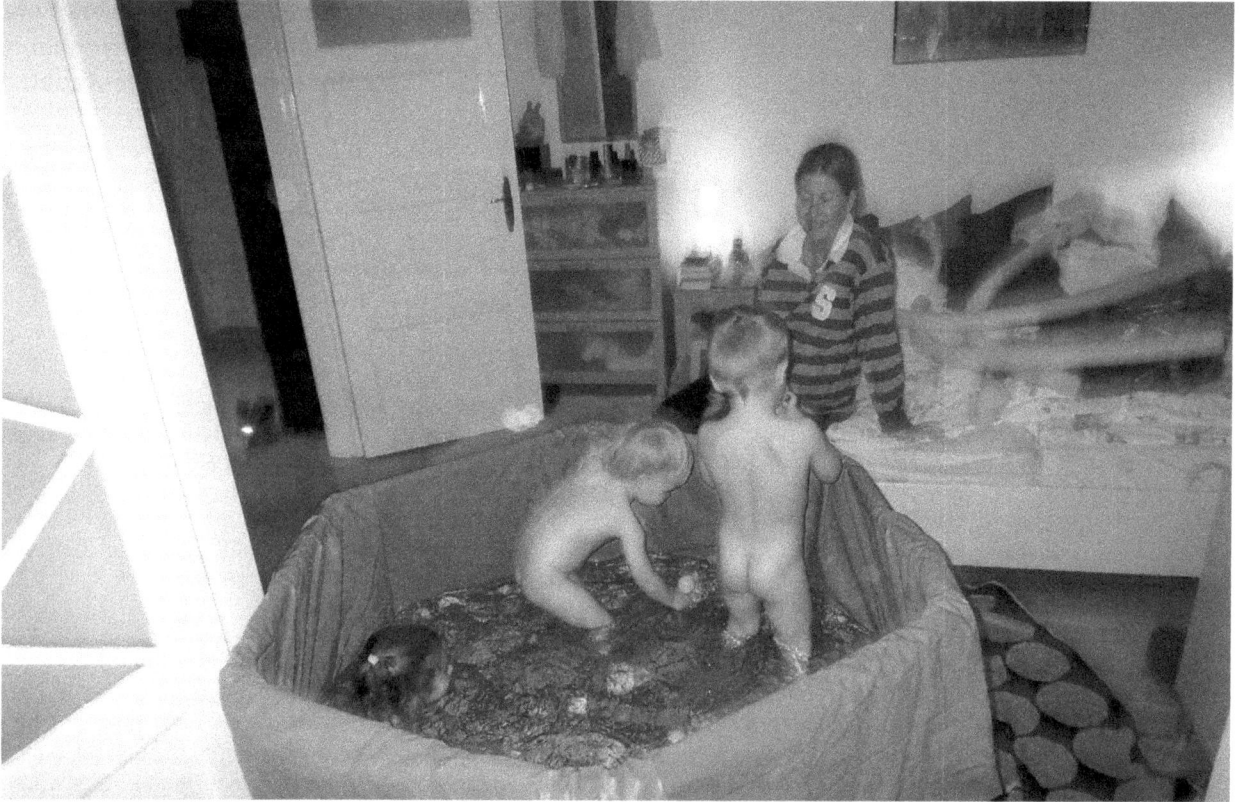
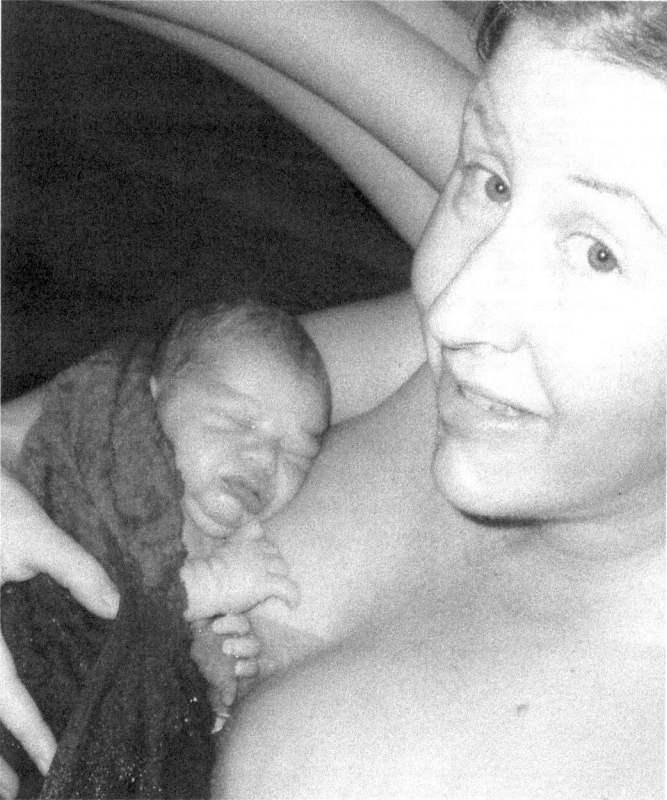
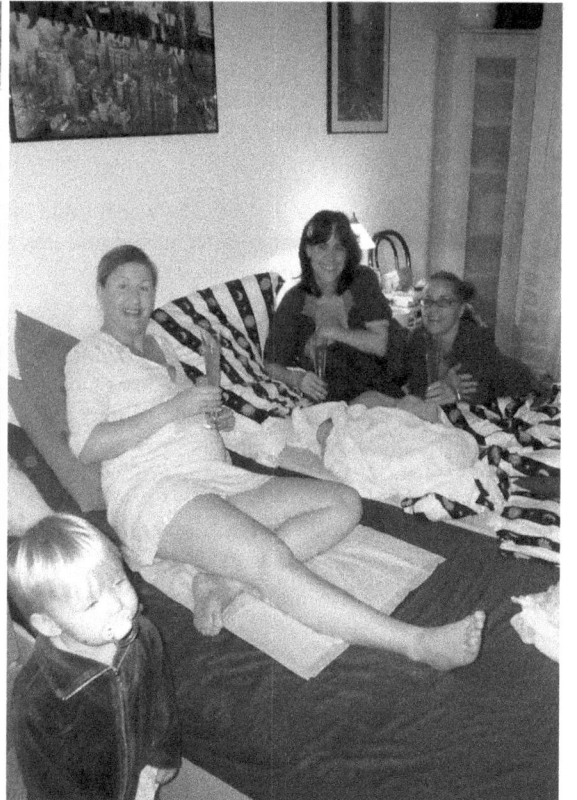

Wibke, 35
Wohnort: Iserlohn (D)
Beruf: Kaufm. Angestellte, Landwirtin

„Ich habe die alte Matratze vors Sofa gelegt und ordentlich Brennholz vor der Haustüre aufgestapelt."

1. Kind: Junge (6 Jahre), Geburtshausgeburt, danach Verlegung in die Klinik zur Naht in Vollnarkose aufgrund eines Risses in den Schließmuskel; wenig später Ausräumung eines Blutergusses in Vollnarkose mit 2 Litern Blutverlust
2. Kind: Junge (4 Jahre), ambulante Klinikgeburt nach begonnener Hausgeburt
3. Kind: Junge (1 Jahr), Hausgeburt

Wenn ich das Wort „Hausgeburt" höre, kommen mir spontan folgende Gedanken in den Sinn: Freiheit, Gelassenheit, Ruhe, Harmonie, Vertrautheit.

Ich hatte Angst vor der Geburt: Nein.

Deshalb wollte ich zu Hause gebären: Nach der ersten Geburt im Geburtshaus, die zwar fast schmerzfrei verlaufen ist, aber schlimme Verletzungen zur Folge hatte, bin ich ins Krankenhaus eingeliefert worden. Das habe ich als sehr unangenehm empfunden und ich war nach zwei Operationen und einem 2-wöchigen Krankenhausaufenthalt traumatisiert. Leider war die zweite Geburt eine zuhause begonnene und im Krankenhaus beendete, aber im Krankenhaus hat meine Hebamme dafür gesorgt, dass sich mir kein Arzt nähert. Dafür war die dritte Geburt dann rundum stimmig und wunderschön. Außerdem verletzungsfrei.

So hat mein Umfeld / mein Partner auf mein Vorhaben reagiert: Es war für alle ok. Die, die mich gut kennen, haben auch nichts Anderes erwartet – und was ich will, mache ich so oder so.

So hat meine Ärztin auf meinen Wunsch, zu Hause zu gebären, reagiert: Meine Frauenärztin unterstützt das voll und ganz, aber sie wusste ohnehin nichts von meiner Schwangerschaft, da ich mich von einer Hebamme betreuen ließ.

Auf meine Hausgeburt habe ich mich wie folgt vorbereitet: So gut wie gar nicht. Meine Hebamme brauchte ein kleines Paket mit Handschuhen, Unterlagen und Vorlagen. Das war's. Ich habe die alte Matratze vors Sofa gelegt und ordentlich Brennholz vor der Haustür aufgestapelt. Wenige Stunden vor der Geburt habe ich meine Schafe mit Heu und Brot gefüttert, ihnen Wasser gebracht und den Stall sauber gemacht.

So habe ich meine Hausgeburtshebamme gefunden: Sie ist mit meiner Frauenärztin befreundet.

Die Geburt zu Hause verlief wie folgt: Toll, schnell und ohne Hebamme :-))) Eine Traumgeburt! Ich mag meine Hebamme sehr, glaube aber, dass es mit der Hausgeburt bei meinem Mittleren nicht geklappt hat, weil die Hebammen zu zweit waren und auch noch meine Freundin und mein Bruder dabei waren. Das waren einfach zu viele Menschen und das hat mich gestört. Deshalb habe ich mir dieses Mal eine Alleingeburt gewünscht und auch mit der Hebamme darüber gesprochen. Sie hat mir vorher gesagt, was zu tun ist. Auf meinem Sofa konnte ich mich gut alleine fallen lassen, meine Mutter hat mich dabei nicht gestört und die Hebamme kam gleich nach der Geburt meines Sohnes.

Ich habe mein Baby gestillt: Ich tue es immer noch. Er ist ja erst ein Jahr alt. Meine beiden Großen stillten drei und fünfeinhalb Jahre. Sie haben sich abgestillt, als der Kleine geboren wurde.

Das Wochenbett und die Zeit danach habe ich so in Erinnerung: Gemütlich und entspannt. Ich habe tagelang nur auf der Matratze vorm Sofa gelegen und auch dort geschlafen und immer das Baby im Arm oder an der Brust gehabt. Meine Familie und meine Freunde waren alle für mich da, einfach toll war das!!!!

Ich würde wieder zu Hause gebären wollen: Natürlich! Ich mag wieder eine Alleingeburt haben ohne Hebamme, aber diesmal mit meinem Partner.

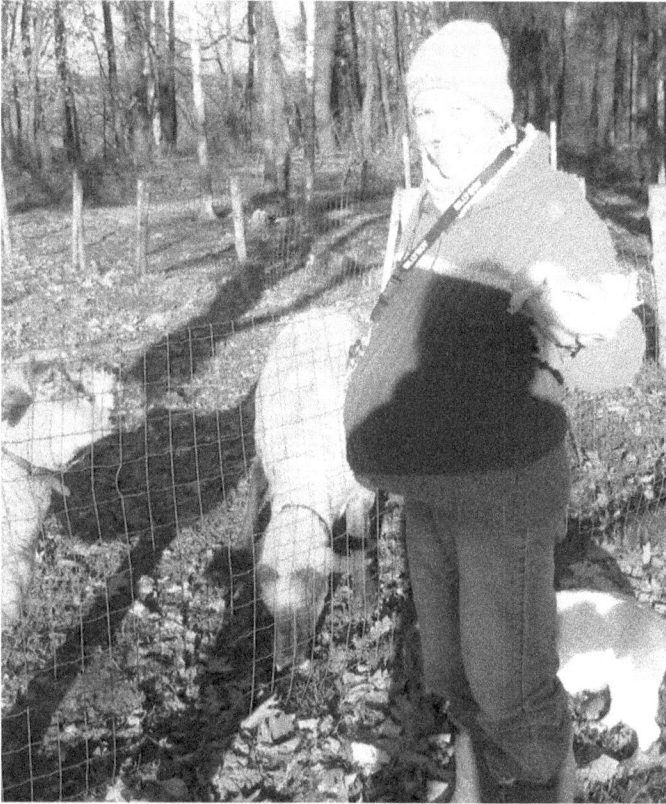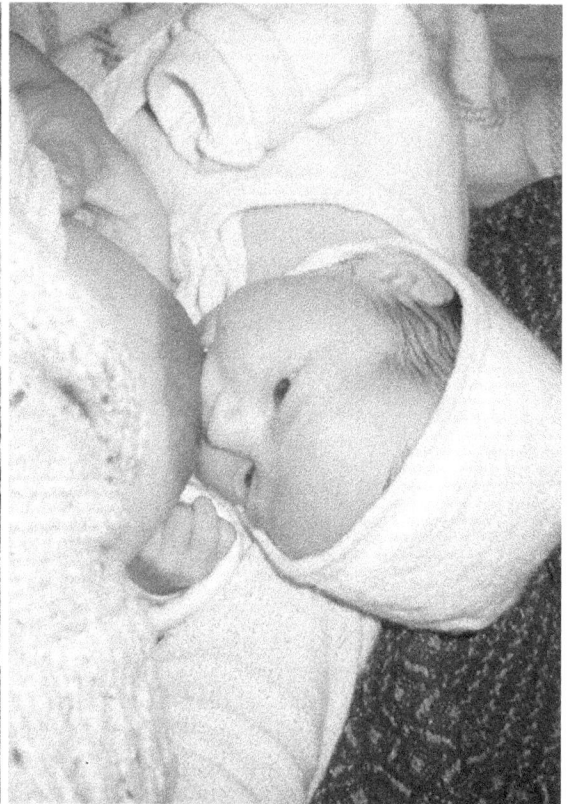
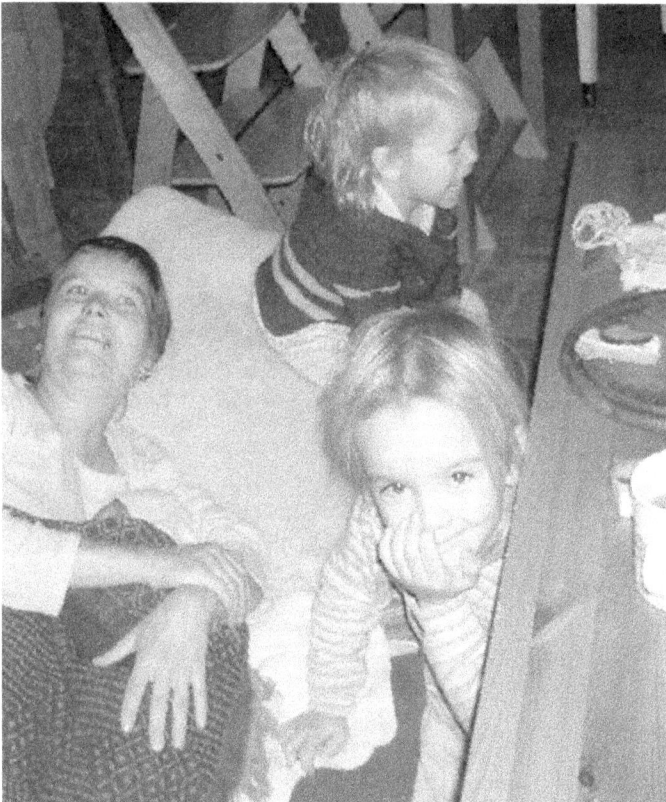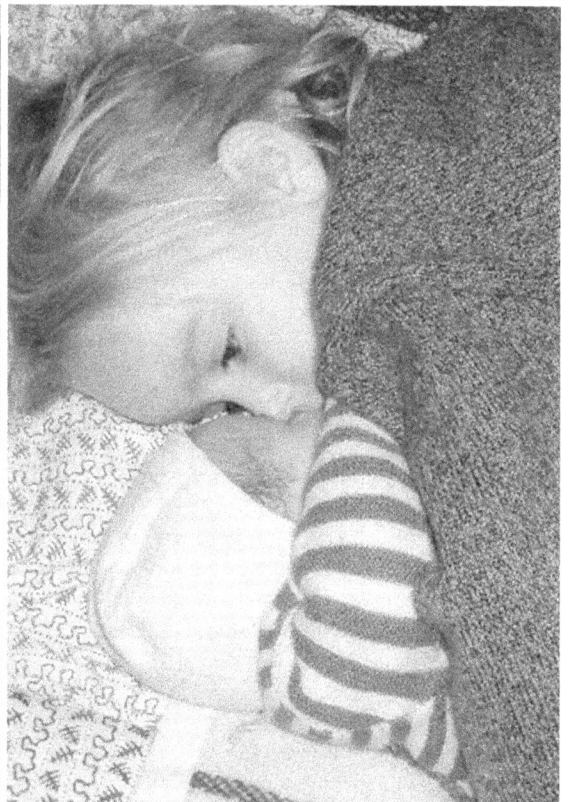

Luxus Privatgeburt

Colette, 36 & Pische, 42
Wohnort: Wilderswil (CH)
Beruf: Pflegefachfrau

1. Kind: Junge (1 Jahr), Hausgeburt

„Es erfordert mehr Mut, in Akutspitälern zu gebären, da es dort sehr viel Größe braucht, auf sich zu hören und Entscheide zu fällen, die nicht dem entsprechen, was eine fremde Fachperson vorschlägt."

Wenn ich das Wort „Hausgeburt" höre, kommen mir spontan folgende Gedanken in den Sinn: Geborgenheit, Natürlichkeit, Engelanwesenheit, Sicherheit, Wohlsein, Intimsphäre.

Ich hatte Angst vor der Geburt: Ich hatte keine Angst, trotz der vielen „schlimmen" Geburtsgeschichten, die ich vorgängig gehört hatte.

Deshalb wollte ich zu Hause gebären: Zuerst war es nur eine Idee! Der eigentliche Entscheid war ein Prozess, indem wir uns bei Spitälern, Hebammen, Geburtshaus und Gynäkologin informiert haben. Das Wissen, dass dies der richtige Weg für uns ist, wuchs mit Krümel im Bauch. Die Hebammen stärkten unser Selbstwertgefühl und den Glauben an unsere Fähigkeiten und die von Krümel. Und: Was gibt es Schöneres, als in einem geborgenen, sicheren Rahmen zu gebären?

So hat mein Umfeld / mein Partner auf mein Vorhaben reagiert: Im Nachhinein sagten uns viele: „Wow, das war mutig, zu Hause zu gebären!!!" Wir denken, dass es mehr Mut erfordert, in Akutspitälern zu gebären, da es dort sehr viel Größe braucht, auf sich zu hören und Entscheide zu fällen, die nicht dem entsprechen, was eine fremde Fachperson vorschlägt, obwohl man anders empfindet und spürt.

So hat mein Arzt auf meinen Wunsch, zu Hause zu gebären, reagiert: Die Gynäkologin war nicht begeistert, hat jedoch unseren Entscheid akzeptiert.

Auf meine Hausgeburt habe ich mich wie folgt vorbereitet: Ich ging ins Wassershiatsu, wo ich mich sehr gut entspannen konnte, Fußreflexzonenmassage. Unsere Hebamme begleitete meinen Mann und mich in der Haptonomie.

So habe ich meine Hausgeburtshebamme gefunden: Habe mich im Spital informiert. Wir waren überrascht, wie wenige Hausgeburtshebammen es in unserer Gegend gibt.

Die Geburt zu Hause verlief wie folgt: Colette: Nach 24 Stunden mal starkes und mal leichtes Ziehen ging es dann plötzlich richtig los. 6 Stunden später war unser Sohn auf der Welt. Ich hab mich extrem wohl gefühlt zu Hause und war froh, dass mein Mann an meiner Seite war. Ein unglaublich überwältigendes Gefühl. 13:36 Uhr durften wir unseren Krümel begrüßen! Pische: Ich war bei der Arbeit, als Colette anrief, dass es nun losgehe. Als ich völlig aufgeregt, den Herzschlag im Hals, ins Zimmer stürzte, in dem sie im Bett in den Wehen lag, geschah etwas sehr Eindrückliches: Im Raum war eine unbeschreibliche Ruhe, ein Friede, eine Sanftheit, die man förmlich anfassen konnte und die mich erfasste.

Ich habe mein Baby gestillt: Ich stille immer noch und zwar so lange, wie es für mich und meinen Sohn stimmig ist.

Das Wochenbett und die Zeit danach habe ich so in Erinnerung: Die ersten 7 Tage schwebten mein Mann und ich auf Wolke sieben. Klar, Tränen gab's immer wieder, aber meist vor Freude! Papi hatte ab und zu Gleichgewichtsstörungen, weil er vor lauter Stolz seine Brust so weit herausstreckte!!! Ich habe Glücksgefühle erleben dürfen wie noch nie in meinen 36 Jahren!!!!

Ich würde wieder zu Hause gebären wollen: Sofern ich eine gute Schwangerschaft haben werde und alles in Ordnung ist, können wir uns nichts Anderes mehr vorstellen.

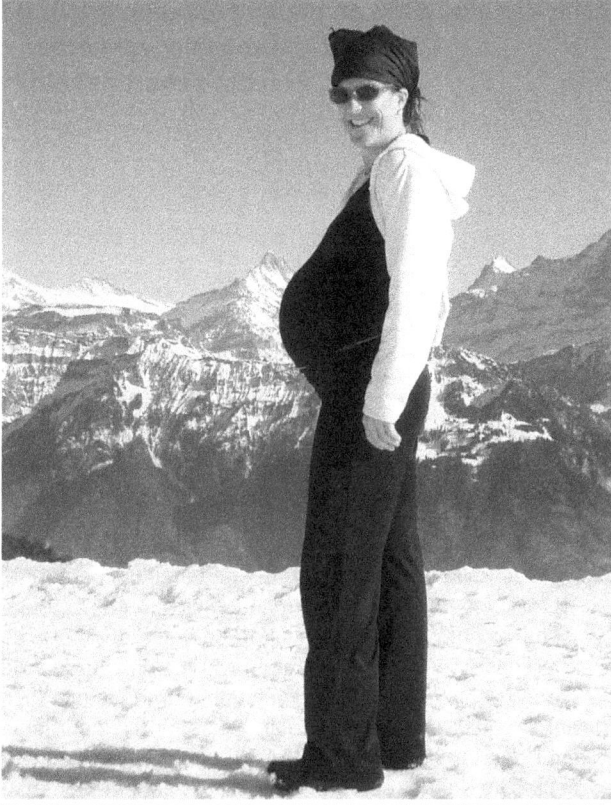
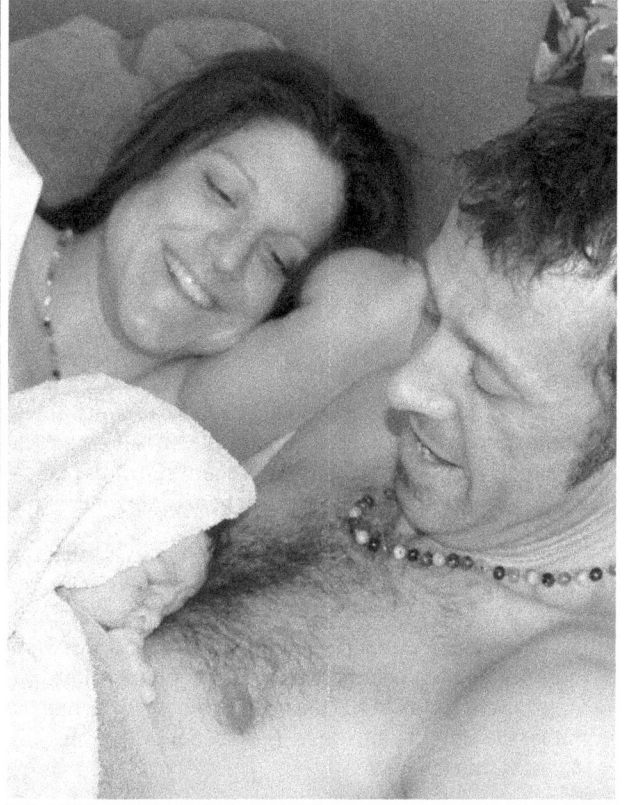
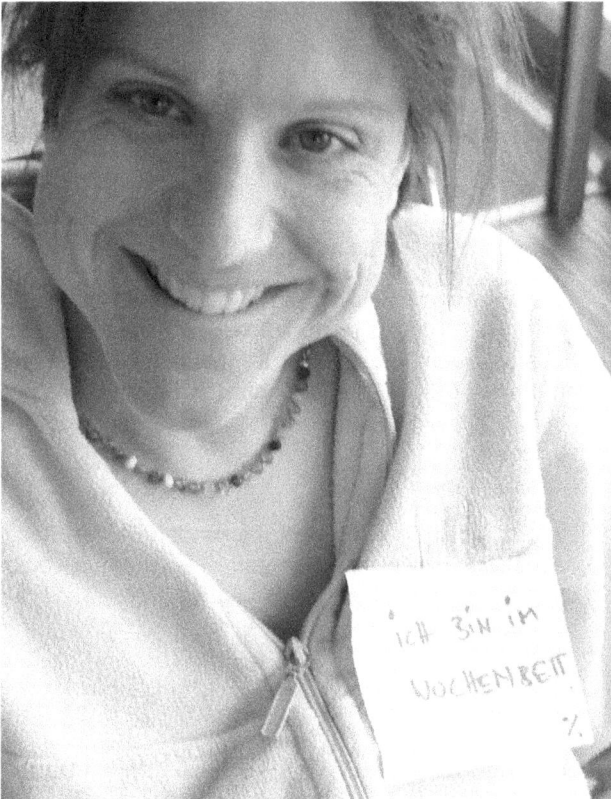
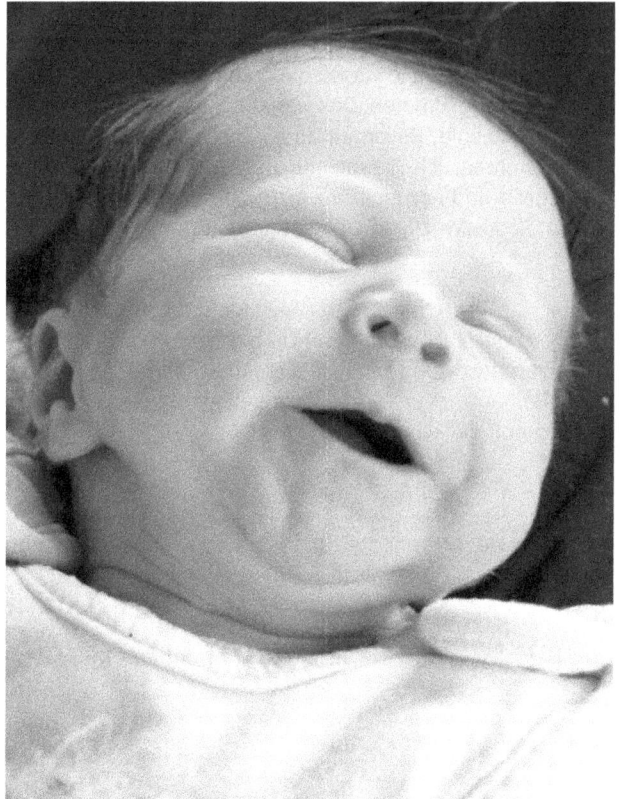

Mo, 36
Wohnort: Starkow (D)
Beruf: Journalistin

„Ich schickte eine SMS an meine Freundinnen: Er ist da! Mächtig war's und wunderbar – Frauen, gebärt daheim!"

1. Kind: Mädchen (3 Jahre), Klinikgeburt
2. Kind: Junge (1 Jahr), Hausgeburt

Wenn ich das Wort „Hausgeburt" höre, kommen mir spontan folgende Gedanken in den Sinn: Echt, lebendig, Kraft, warm-weich-ruhig, stark-stürmisch-wach. Nach meiner letzten Geburt schickte ich eine SMS an meine Freundinnen: „Er ist da! Mächtig war's und wunderbar – Frauen, gebärt daheim!"

Ich hatte Angst vor der Geburt: Nein. Ich hatte nur keine Lust auf ewige, unproduktive, sehr schmerzhafte Wehen, die ich von meiner ersten Geburt kannte. Nicht schön, aber auch nicht Angst machend. Wir wohnen 45 Minuten vom nächsten Krankenhaus. Hätte ich Angst, wäre ich nicht zu Haus geblieben. Im Gegenteil, je näher die Geburt kam, desto gelassener und zuversichtlicher wurde ich.

Deshalb wollte ich zu Hause gebären: Ich habe in Kliniken gearbeitet, Geburten von Freundinnen dort erlebt und die Große nach abgebrochener Hausgeburt dort bekommen. Das war abschreckend: Standardisierte Abläufe, Bevormundung, Zeitdruck, verschiedene Hebammen. Ich glaube nur begrenzt an die klinische Medizin und gar nicht an Ärzte bei einer normalen Geburt. Ich bevorzuge Selbstbestimmung.

So hat mein Umfeld / mein Partner auf mein Vorhaben reagiert: Mein (Ex-)Partner: „Was sagen die Nachbarn, wenn Du hier so rumbrüllst", „Diese Verantwortung kann ich nicht übernehmen, niemals", später gewann er Vertrauen und übertrug die Verantwortung auf die Hebamme und mich.

So hat meine Ärztin auf meinen Wunsch, zu Hause zu gebären, reagiert: Sie war selbst schwanger und endete – das war klar – im Kaiserschnitt. Danach war sie neidisch.

Auf meine Hausgeburt habe ich mich wie folgt vorbereitet: Kurs, Dammmassage. Heu-blumensitzbäder, Deckenhaken, Wochenbetthilfe organisiert.

So habe ich meine Hausgeburtshebamme gefunden: Internet. Es gibt hier nicht viele. Sie wohnt eine Stunde Autofahrt entfernt.

Die Geburt zu Hause verlief wie folgt: Vormittags versorgte ich mit Wehen und meiner Tochter die Tiere. Dann telefonierte ich mit meiner Hebamme, meinte, hat noch Zeit. Sie wollte sofort kommen und hatte es auch richtig eingeschätzt. Kaum war sie da, wurden die Wehen schlagartig länger. Ich kniete gerade, sang mich durch eine Wehe, da platzte die Blase. Und jetzt drückte es! Dann lag das Baby im Arm. Wir krochen ins Bett, ich stillte, die Nachgeburt kam schnell, die Hebamme nähte. Ich sagte zu ihr: „So eine Geburt will ich noch mal, das war ja wahnsinnig schön." Sie lachte nur. Dann kamen die Nachbarn und neugierige Kinder aus dem Dorf und wir aßen gemeinsam im Schlafzimmer Pellkartoffeln mit Kräuterquark. Danach schlief ich mit dem Baby, während die anderen feierten.

Ich habe mein Baby gestillt: Ja, sogar 3 Monate im Tandem und bis zu einem guten Jahr voll.

Das Wochenbett und die Zeit danach habe ich so in Erinnerung: Doof war, meine Eltern ins Haus zu lassen. Sie kriegten nicht mal den Kohlenherd an, ohne dass ich dreimal aufstehen musste, wollten aber so gern hilfreich sein. Das nächste Mal weiß ich es besser.

Ich würde wieder zu Hause gebären wollen: Ja, aber ich weiß nicht, ob ich den Partner dabei haben wollte. Im Gegenteil, wenn ich mich traue, versuche ich es ganz allein. (Die Hebamme griffbereit in der Küche!)

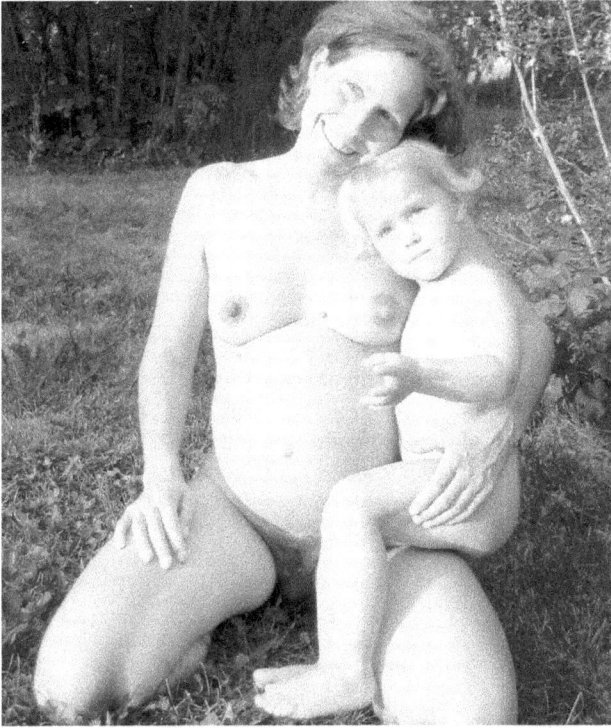
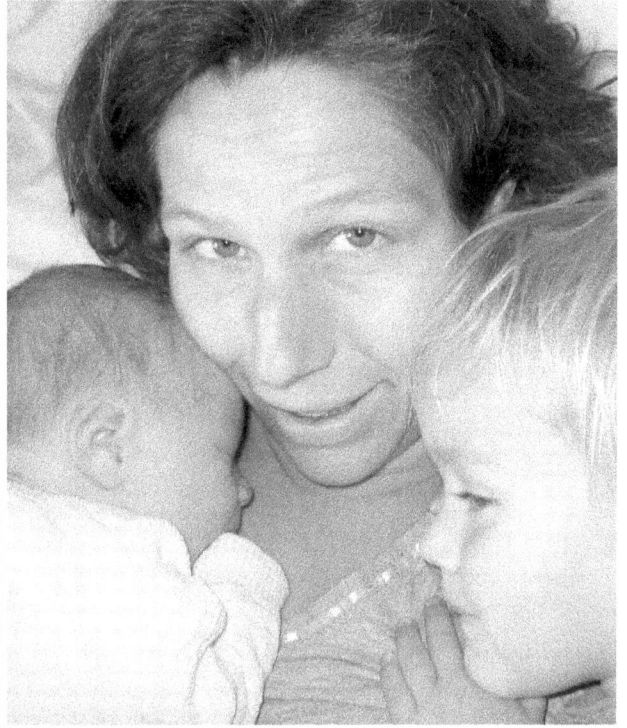
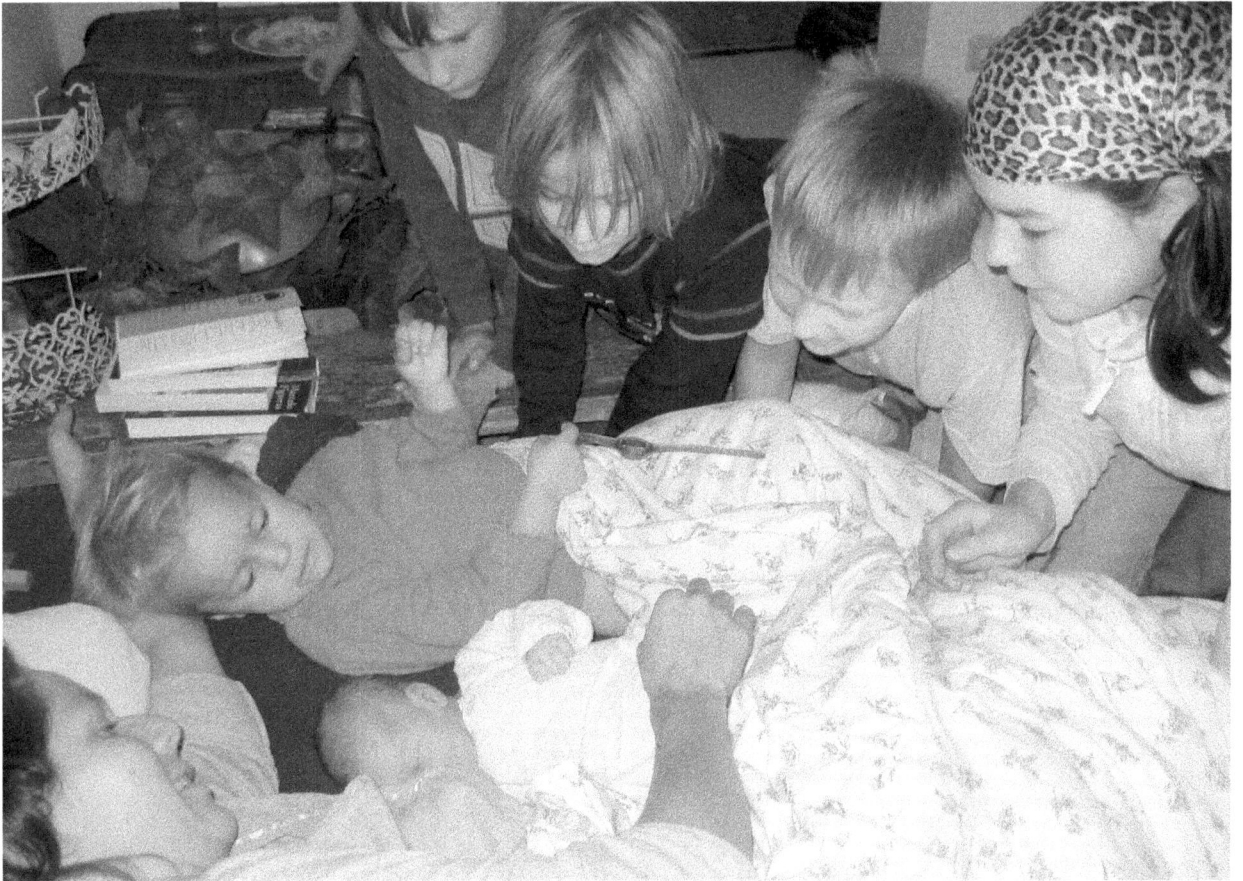

Luxus Privatgeburt   171

Stella, 36
Wohnort: Zürich (CH)
Beruf: Musikerin und Schauspielerin

„In ein Spital gehe ich nur im alleräußersten Fall, sprich, wenn ich nicht mehr gehen kann."

1. Kind: Junge (14 Monate), Hausgeburt

Wenn ich das Wort „Hausgeburt" höre, kommen mir spontan folgende Gedanken in den Sinn: Geborgenheit; Freude; Lust; Im Fluss sein.

Ich hatte Angst vor der Geburt: Nein.

Deshalb wollte ich zu Hause gebären: In ein Spital gehe ich auch sonst nur im alleräußersten Fall, sprich, wenn ich nicht mehr gehen kann.

So hat mein Umfeld / mein Partner auf mein Vorhaben reagiert: Mein Mann: Zuerst mit Unsicherheit. Ich war aber stark davon überzeugt, dass er sich von mir mit dem Wunsch nach einer Hausgeburt anstecken ließ. Er hat viel darüber gelesen, um sich noch sicherer zu werden. Für alle in meinem Umfeld wäre es erstaunlich gewesen, hätte ich nicht zu Hause gebären wollen. Dennoch wurden immer wieder Stimmen laut, die von einer Gefahr sprachen. Und aufgrund dieser Gespräche musste ich doch feststellen, dass offensichtlich jede zweite Frau bei jeder zweiten Geburt gestorben wäre, hätte sie nicht im Spital geboren...

So hat mein Arzt auf meinen Wunsch, zu Hause zu gebären, reagiert: Mein damaliger Frauenarzt wollte mich einschüchtern und mir die Hausgeburt ausreden. Nach vielleicht 20 Minuten habe ich mich verabschiedet und mich auf die Suche nach einer Hebamme gemacht. Ein absoluter Glücksfall.

Auf meine Hausgeburt habe ich mich wie folgt vorbereitet: Die für mich perfekte Hebamme gesucht. Ich ging weiterhin bis zur Geburt fast täglich schwimmen, machte weiterhin Yoga, ging wie immer viel zu Fuß und stand noch auf der Bühne bis in die

35. Schwangerschaftswoche; ich habe alles gemacht wie bisher. Mit Dammmassagen und dem Epi-No habe ich meinen Damm „trainiert", was sich bewährt hat. In den letzten drei Monaten und auf der Bühne habe ich zudem Stützstrümpfe getragen. Von Leuten, die mir ihre Horror-Geburtsberichte schildern wollten, distanzierte ich mich unmissverständlich.

So habe ich meine Hausgeburtshebamme gefunden: Über eine Bekannte.

Die Geburt zu Hause verlief wie folgt: 20:12 Uhr steige ich in die Badewanne (allein zu Hause); 20:48 Uhr kommt mein Mann nach Hause; 21:30 Uhr trifft die Hebamme ein; ca. 23:10 Uhr Geburt meines Sohnes; 23:19 Uhr Abnabelung. Alles im Wasser, mit indischem Mantragesang, Duftöl, Kerzen und ohne Dammriss.

Ich habe mein Baby gestillt: 6 Monate voll, dann ziemlich rasch abgestillt (mein Sohn war schon sehr früh am Essen interessiert).

Das Wochenbett und die Zeit danach habe ich so in Erinnerung: Eine wunderschöne Zeit der totalen Einheit. Mein Mann hat sich zwei Wochen frei genommen und zusammen haben wir die Geburt und die erste Zeit mit unserm Sohn genossen. Wir schwelgten im Glück. Außer dem Stillen gab es nichts, was mein Mann nicht auch hätte übernehmen können. Es freut mich, dass mein Sohn und mein Mann eine so enge Bindung aufbauen konnten.

Ich würde wieder zu Hause gebären wollen: NUR UND AUSSCHLIEßLICH!!!!!!!!

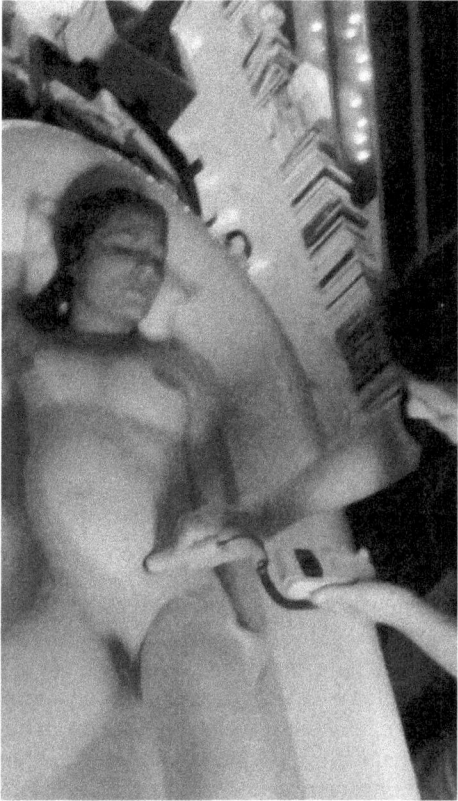
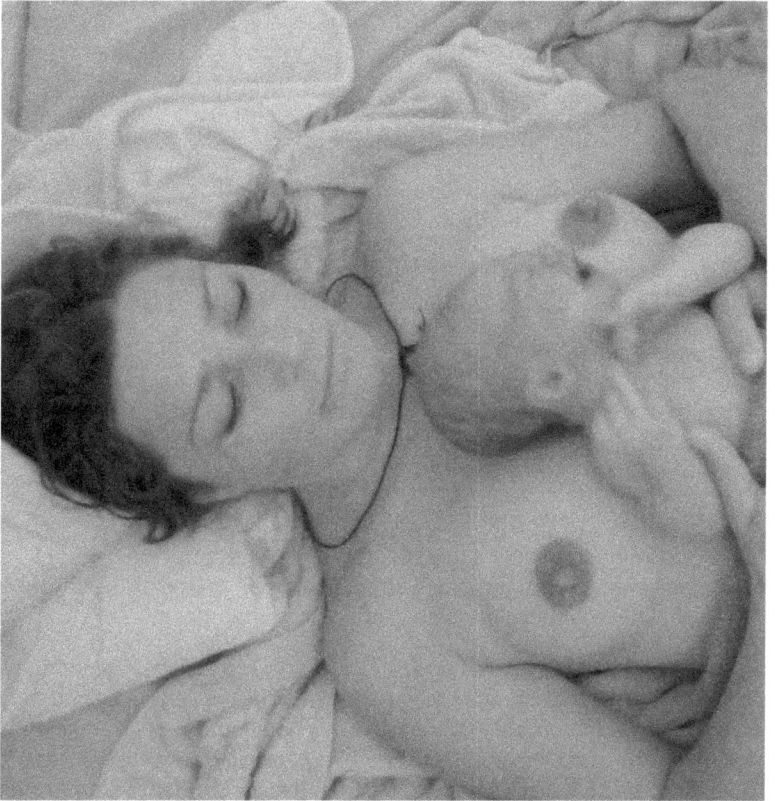
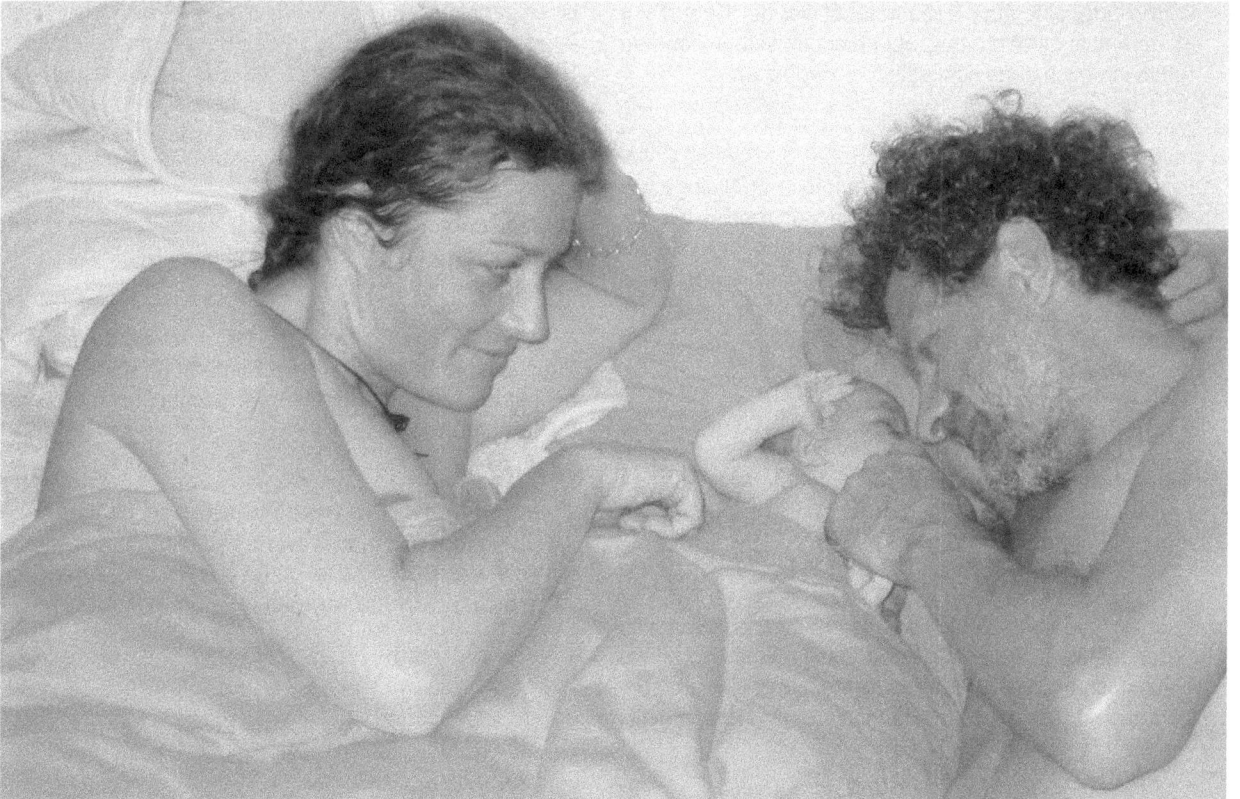

Susann, 36
Wohnort: Bamberg (D)
Beruf: Schauspielerin

1. Kind: Mädchen (6 Monate), Hausgeburt

Wenn ich das Wort „Hausgeburt" höre, kommen mir spontan folgende Gedanken in den Sinn: Angstfreiheit, Selbstbestimmtheit, Eigenverantwortlichkeit, Schutz der Intimsphäre, Natürlichkeit, Ungestörtheit, Sicherheit, Ruhe.

Ich hatte Angst vor der Geburt: Nein, nur davor, doch in die Klinik zu müssen. Außerdem fragte ich andere Mütter, ob man eine Geburt überleben könne, alle meinten: Ja! Das beruhigte mich.

Deshalb wollte ich zu Hause gebären: Ich hörte von den Yanomami-Indianerinnen, die zur Geburt alleine in den Wald gehen und mit Baby auf dem Arm wieder zurückkehren. Davon war ich fasziniert und dachte: Ja, so muss es sein, das ist würdevoll! Mit der Vorstellung, eine gute Hebamme ist bei der Geburt zur Sicherheit in der Wohnung, aber nicht im selben Zimmer, fühlte ich mich dann schließlich am wohlsten.

So hat mein Umfeld / mein Partner auf mein Vorhaben reagiert: Habe „Unassisted Childbirth" von Laura Shanley gelesen, mich mit Alleingeburt und Wassergeburt beschäftigt und war restlos begeistert. Ansonsten hat mein Umfeld mich bezüglich einer normalen Hausgeburt schon für verrückt erklärt. Das war mir sympathisch und ich wusste, ich bin auf dem richtigen Weg. Ich war schwanger, so instinktsicher wie nie zuvor und noch eigenwilliger als sonst.

So hat mein Arzt auf meinen Wunsch, zu Hause zu gebären, reagiert: Ich hatte ausschließlich sehr gute Hausgeburtshebammen, von denen ich unheimlich viel gelernt und mich auf jeden Termin riesig gefreut habe.

Auf meine Hausgeburt habe ich mich wie folgt vorbereitet: Ich besuchte keinen Geburtsvorbereitungskurs, holte mir stattdessen eine Katze ins Haus und besorgte mir für meine Wassergeburt eine Regentonne. Diese stellte ich dann in meine Geburtshöhle, die ich aus roten Tüchern gebaut hatte, und verdunkelte das Zimmer. Durch die Dunkelheit und das nestartige Umfeld erhoffte ich, den Geburtsverlauf zu erleichtern, was dann auch wirklich zutraf.

So habe ich meine Hausgeburtshebamme gefunden: Empfehlung.

Die Geburt zu Hause verlief wie folgt: Nachts mit Fruchtwasserabgang und leichten Wehen. Als meine Hebamme kam, stieg ich gleich in die Regentonne und verspürte im Wasser eine enorme Erleichterung. Sie hörte die Herztöne und sagte nur „total entspannt". Als sie dann in die Küche ging und wie besprochen zu singen anfing, war ich beruhigt und konnte konzentriert und ungestört weiter machen. „So schlimm ist es gar nicht", dachte ich nach jeder Presswehe. Nach einer Stunde hatte ich dann das Baby in meine eigenen Hände hinein geboren, hob es aus dem Wasser und rief meine Hebamme. Ein Mädchen, das hatte ich mir so sehnlichst gewünscht! Meine Hebamme fragte ich: „Wie? Das war es jetzt? Und dafür gehen so viele Leute ins Krankenhaus?" Durch die Ungestörtheit und Angstfreiheit konnten die Hormone prima arbeiten. Das Urhirn konnte seinen Platz einnehmen und der Neokortex hatte ausnahmsweise frei.

Ich habe mein Baby gestillt: Ich werde maximal 3 bis 4 Jahre stillen. Da mein Kind neben meiner Katze bei mir im Bett schläft, haben wir nachts auch nur wenig Schlafunterbrechungen.

Das Wochenbett und die Zeit danach habe ich so in Erinnerung: Die ersten sechs Tage habe ich überhaupt nicht geschlafen, war extrem aufgedreht. Mit Hilfe des Buches „Heilmittel aus Plazenta" habe ich dann meine Plazenta verarbeitet.

Ich würde wieder zu Hause gebären wollen: Natürlich, wo sonst?

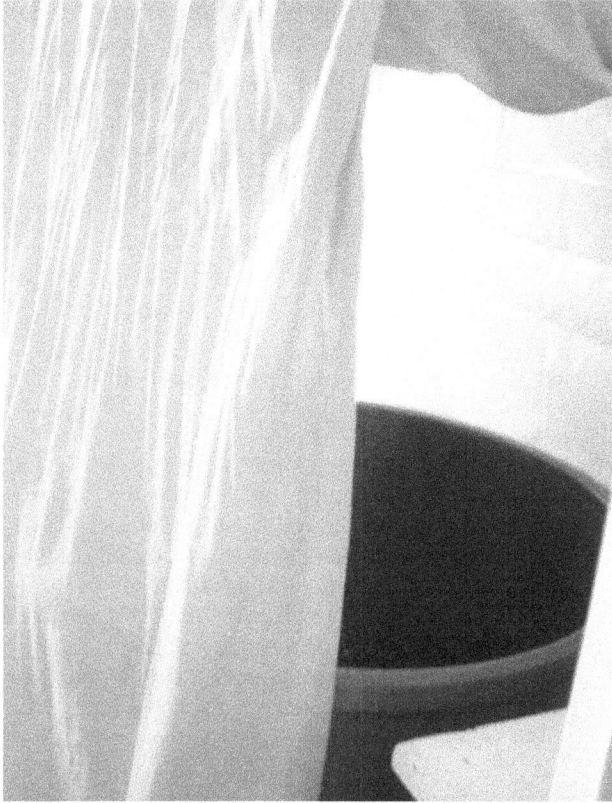
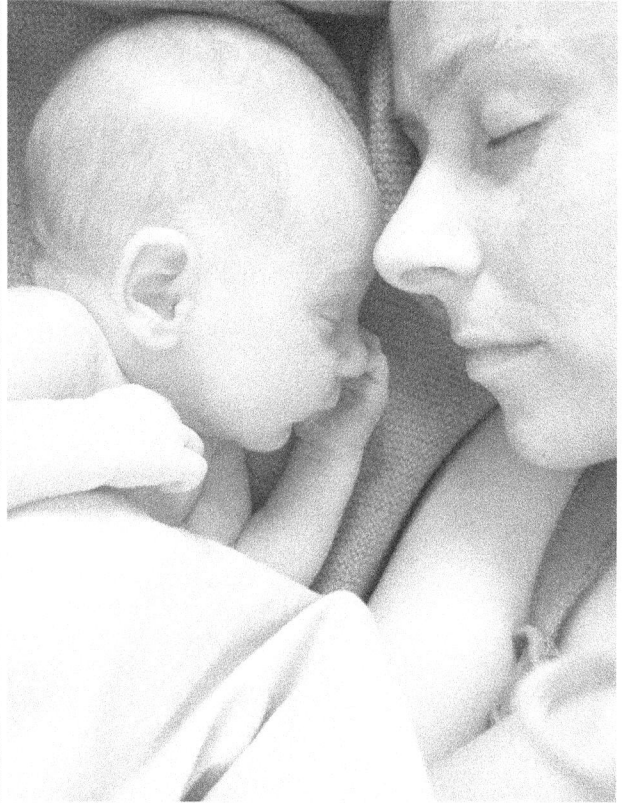
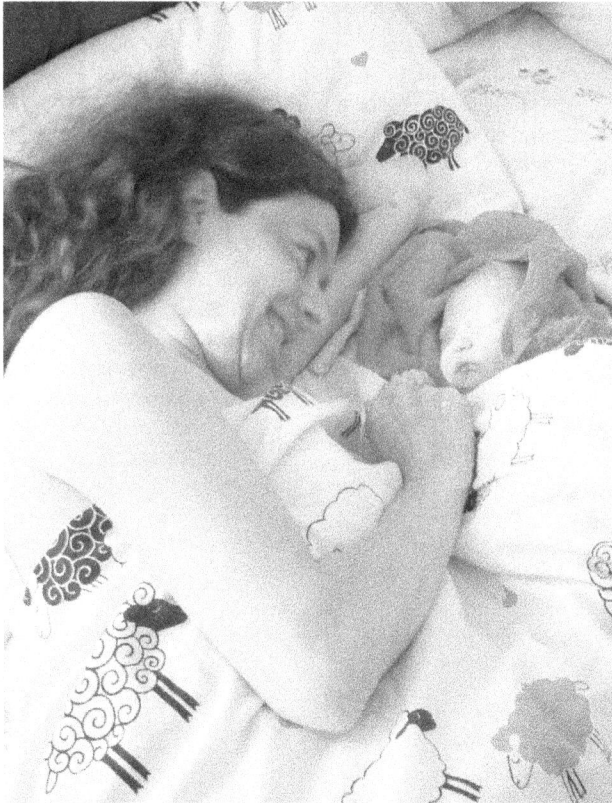
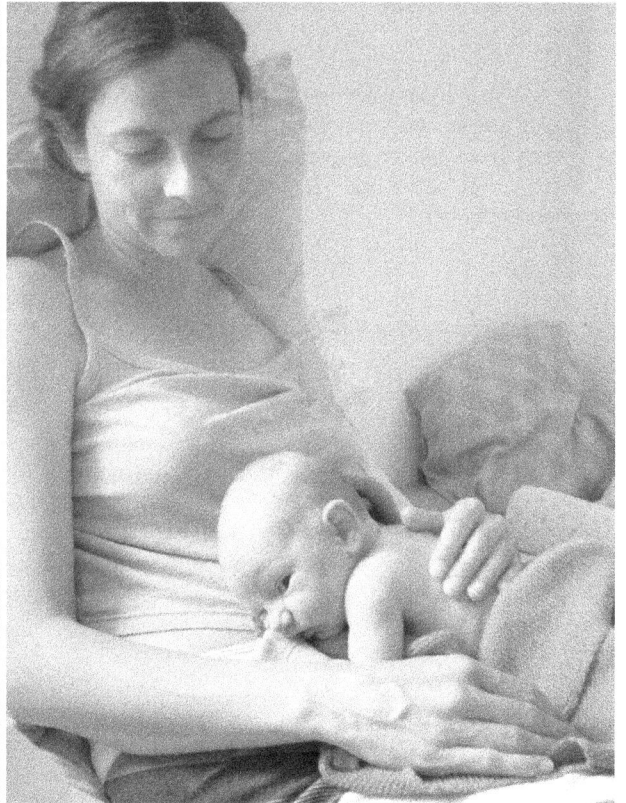

Luxus Privatgeburt

Gabi, 37
Wohnort: Wien (A)
Beruf: Teamassistentin, dzt. in Karenz

1. Kind: Junge (3,5 Jahre), Klinikgeburt
2. Kind: Junge (1,5 Jahre), Hausgeburt

„Nach und nach wurden wir regelrecht gefangen genommen vom Wunder Hausgeburt."

Wenn ich das Wort „Hausgeburt" höre, kommen mir spontan folgende Gedanken in den Sinn: Harmonisches Umfeld, Geborgenheit, kein Klinikstress, Einssein mit der Familie, umhegt sein, verwöhnt werden, ...

Ich hatte Angst vor der Geburt: Nein. Keinen Augenblick. Vor keiner meiner beiden Geburten.

Deshalb wollte ich zu Hause gebären: Weil mein erster Sohn in 2,5 Stunden zur Welt kam und wir Bedenken hatten, es beim zweiten Kind nicht rechtzeitig in die Klinik zu schaffen ;-). Nach und nach wurden wir aber regelrecht „gefangen genommen" vom „Wunder Hausgeburt" – unsere Hebamme hat das ihre dazu beigetragen!

So hat mein Umfeld / mein Partner auf mein Vorhaben reagiert: Mein Mann war erst skeptisch, konnte aber durch unsere Hebamme bald beruhigt werden. Meine Schwiegermutter hält mich heute noch für verantwortungslos, meine Mutter war bei der Hausgeburt dabei und war überwältigt (nach anfänglichen Bedenken).

So hat mein Arzt auf meinen Wunsch, zu Hause zu gebären, reagiert: Er arbeitet mit meiner Hebamme zusammen und hat nie versucht, es mir auszureden.

Auf meine Hausgeburt habe ich mich wie folgt vorbereitet: Nicht viel anders als auf meine Klinikgeburt. Meine Hebamme hat uns gesagt, was wir besorgen sollten (wasserdichte Unterlagen, Aromaöl, isotonisches Getränk für nachher); das einzige, was wir bedenken mussten, war die Betreuung des Bruders während der Geburt. Da hatten wir dann meine Mutter engagiert.

So habe ich meine Hausgeburtshebamme gefunden: Beim Schwangerschaftsturnen.

Die Geburt zu Hause verlief wie folgt: Abends bekam ich Wehen im Abstand von 20 Minuten und rief meine Hebamme an. Diese meinte, ich solle noch etwas schlafen. Die Wehen steigerten sich allmählich. Als die Hebamme kam, war ich fleißig am Veratmen, wanderte umher und habe es eigentlich ganz gut weggesteckt. Die Hebamme ließ mich immer wieder nach unten greifen, um das behaarte Köpfchen zu spüren. Um 6:40 Uhr war dann sein erster Schrei hörbar. Sein Bruder war zu dem Zeitpunkt auch schon wach und begrüßte ihn mit den Worten „Hallo, du kleiner Wuzzibär" – das war wohl das Schönste, was man in dem Moment zu ihm sagen konnte!!!

Ich habe mein Baby gestillt: 4 Monate voll. Danach war es leider mit dem Großen – den hatte ich 10 Monate gestillt –, der immer und überall dabei sein wollte und sehr eifersüchtig war, zu stressig und ich habe abgestillt.

Das Wochenbett und die Zeit danach habe ich so in Erinnerung: Ich wurde bekocht und musste mich um gar nichts kümmern. Andererseits sehr stressig, weil ich ein schlechtes Gewissen meinem 2-Jährigen gegenüber hatte, der auch an allem beteiligt sein wollte. Ich hatte das Gefühl, ihm dies noch nicht ausreichend erklären zu können, was ja sicherlich auch stimmte.

Ich würde wieder zu Hause gebären wollen: Jederzeit.

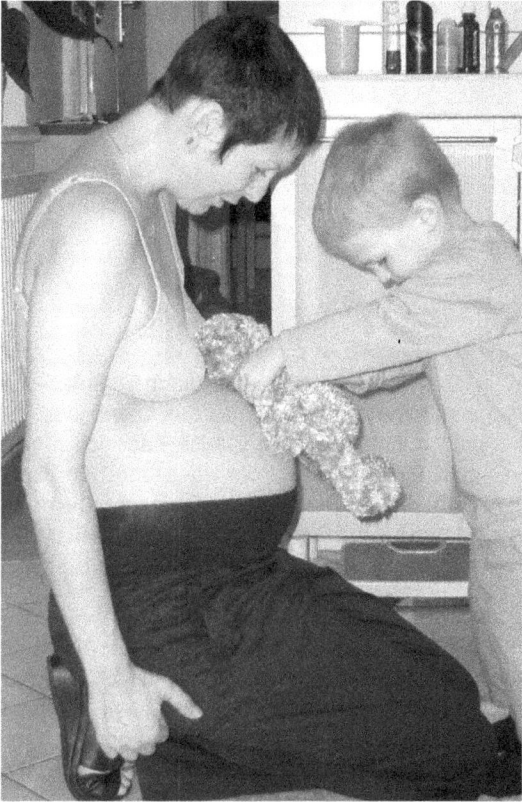
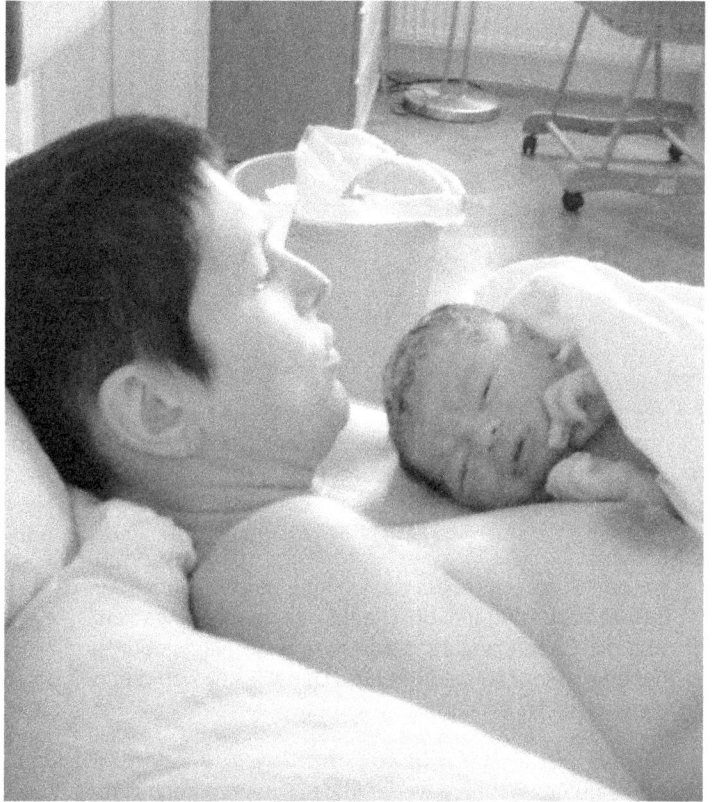
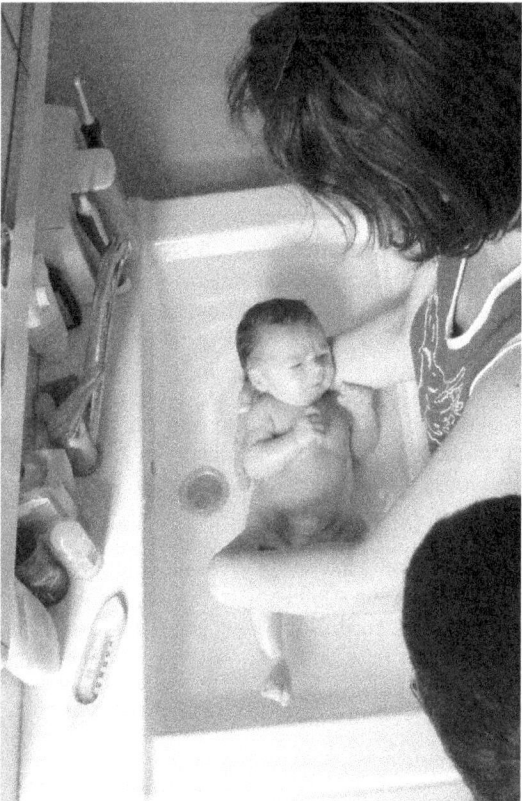
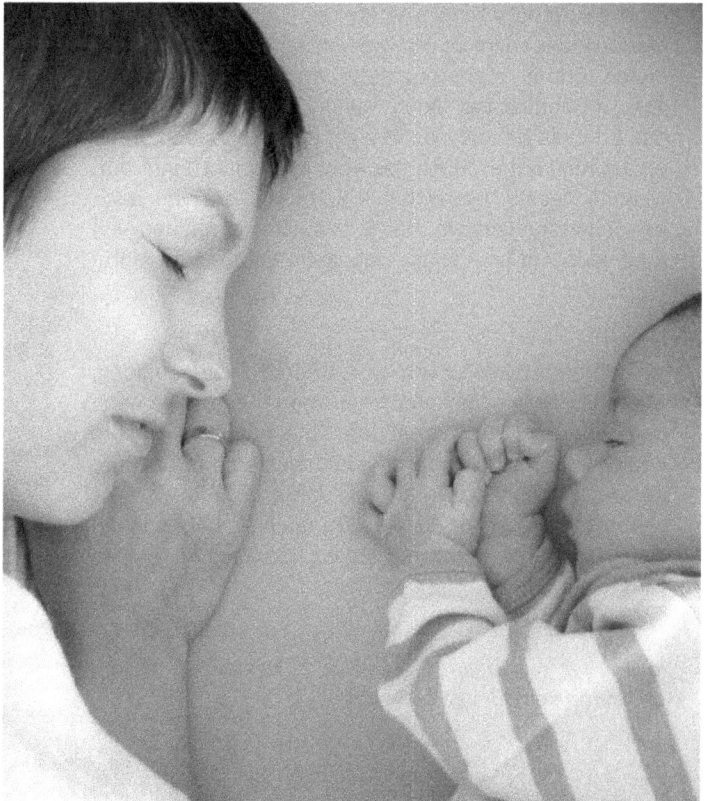

Luxus Privatgeburt

Martina, 37
Wohnort: Michelbach/Bilz
Beruf: Dipl.Wirt.-Ing.(FH)/Heilpraktikerin

„Es war wunderschön."

1. Kind: Junge (5 Jahre), Klinikgeburt
2. Kind: Junge (3 Jahre), Klinikgeburt
3. Kind: Mädchen (7 Monate), Hausgeburt

Wenn ich das Wort „Hausgeburt" höre, kommen mir spontan folgende Gedanken in den Sinn: Geborgenheit, Geburt im vertrauten Umfeld mit lieben Personen. Selbstbestimmter Geburtsverlauf. Sanfter Empfang für den neuen Erdenbürger. Respekt. Inniges und intensives Erlebnis für die ganze Familie.

Ich hatte Angst vor der Geburt: Ich hatte Angst vor den Schmerzen oder dass meine beiden Kinder zur Geburt dazu kommen. Überhaupt war ich eher ängstlich, was die Geburt angeht, bevor ich meine Hausgeburtshebamme kennen gelernt hatte. Danach hat sich durch die Gespräche mit ihr alles gegeben.

Deshalb wollte ich zu Hause gebären: Weil ich keine Arztroutine – weder in der Vorsorge noch während der Geburt – mehr wollte. Ich wollte auch dieses Medizinische nicht mehr, weil ich es als negativ beim ersten Kind in Erinnerung hatte, als ich auf einen arroganten Chefarzt traf. Auch wollten mein Mann und ich das Erlebnis Geburt mal im eigenen Haus haben. Beim ersten Kind hätte ich mir das aber noch nicht zugetraut, weil ich dachte, in der Klinik kann ich jederzeit nach der Schwester klingeln. Heute weiß ich jedoch, dass ich auch jederzeit bei meiner Hausgeburtshebamme anrufen kann.

So hat mein Umfeld / mein Partner auf mein Vorhaben reagiert: Umfeld: Zwar neugierig, aber mit Skepsis. Es kam immer wieder die Frage nach der Sicherheit. Das hat mit deren eigenen Ängsten, fehlender Information und weil es ihnen fremd ist, zu tun. Partner: Er war von Anfang an dafür, ja, und er hatte wahrscheinlich sogar mehr Vertrauen als ich. Er sah die Hausgeburtshebamme und sagte: „Das machen wir, das wird bestimmt toll."

So hat mein Arzt auf meinen Wunsch, zu Hause zu gebären, reagiert: Es war o.k. für ihn, er hat mir keine Angst gemacht.

Auf meine Hausgeburt habe ich mich wie folgt vorbereitet: Das erfolgte durch Vorsorge und Gespräche mit meiner Hebamme, das Lesen der Geburtsberichte auf ihrer Website. Auch habe ich meine Kinder mit Bilderbüchern auf die Hausgeburt vorbereitet. Ich habe auch Schwangerenyoga gemacht. Die erforderlichen Materialien zu besorgen, war nicht aufwändig, man musste aber schon gucken, dass alles da ist.

So habe ich meine Hausgeburtshebamme gefunden: Sie war eine Empfehlung. Hörte: Die ist eh immer voll, dachte, ich probier es aber mal. Beim Vorgespräch war sich mein Mann gleich sicher, während ich noch mit meinen Ängsten zu kämpfen hatte, ob ich mir das zutraue. Aber vor der Geburt war ich mir dann völlig sicher, dass sie kein Risiko eingehen wird oder aus falschem Ehrgeiz zu lange wartet, wenn etwas nicht stimmt.

Die Geburt zu Hause verlief wie folgt: Kurz und knackig. Alles hat gepasst. Die Kinder schliefen, kurz nach der Geburt kam mein großer Sohn dazu.

Ich habe mein Baby gestillt: Ja, problemlos. Es war aber zuhause auch alles so stimmig. Selbst in der anthroposophischen Klinik beim zweiten Kind war es nicht so, obwohl es schon viel besser war als in der ersten Klinik.

Das Wochenbett und die Zeit danach habe ich so in Erinnerung: Mutter war da, mein Mann hatte Urlaub. Ich habe mich komplett im Bett erholen können, wurde bestens versorgt. Es war wunderschön.

Ich würde wieder zu Hause gebären wollen: Auf jeden Fall. Ich kann mir gar nicht mehr vorstellen, warum ich in die Klinik sollte. Die Ängste vor einer Hausgeburt sind produziert, weil viele total ängstlich sind.

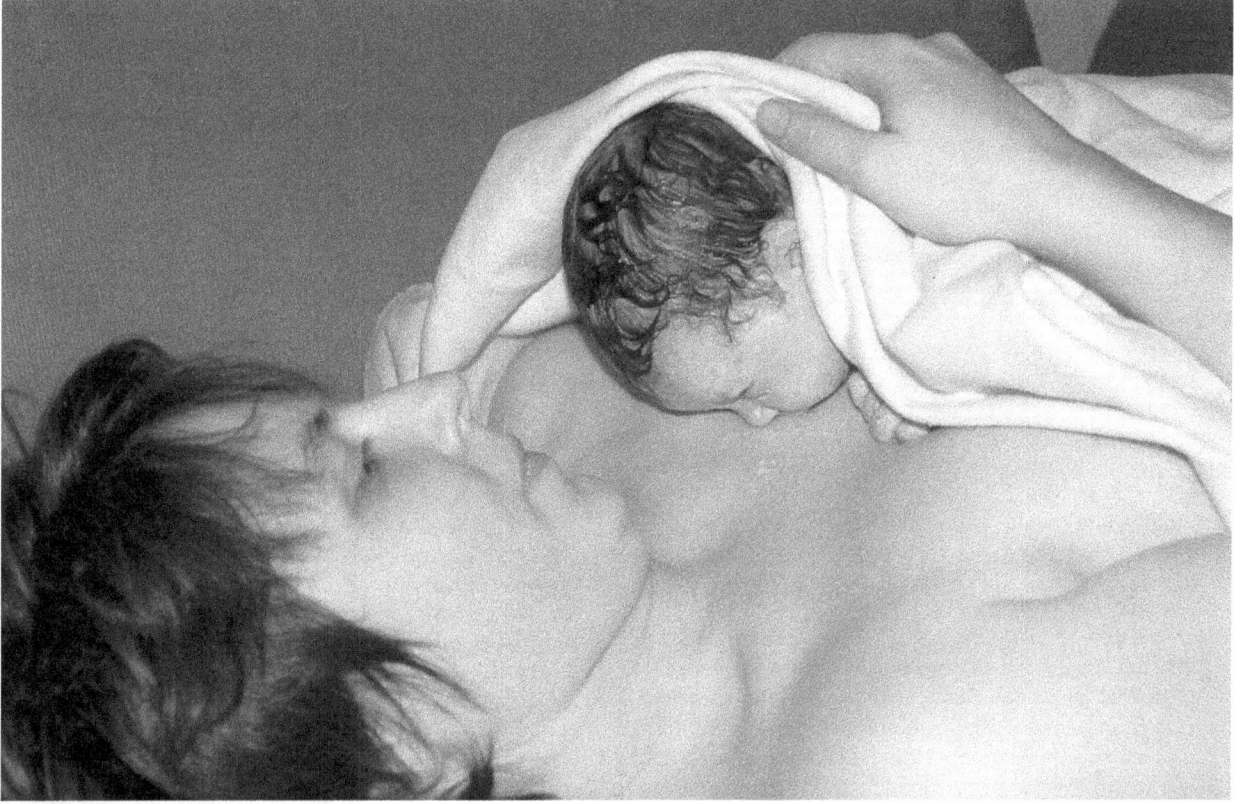

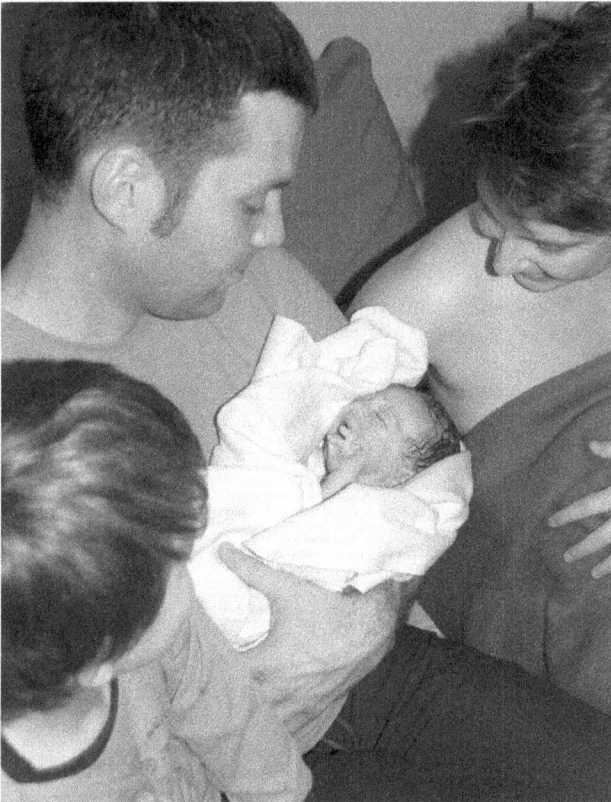
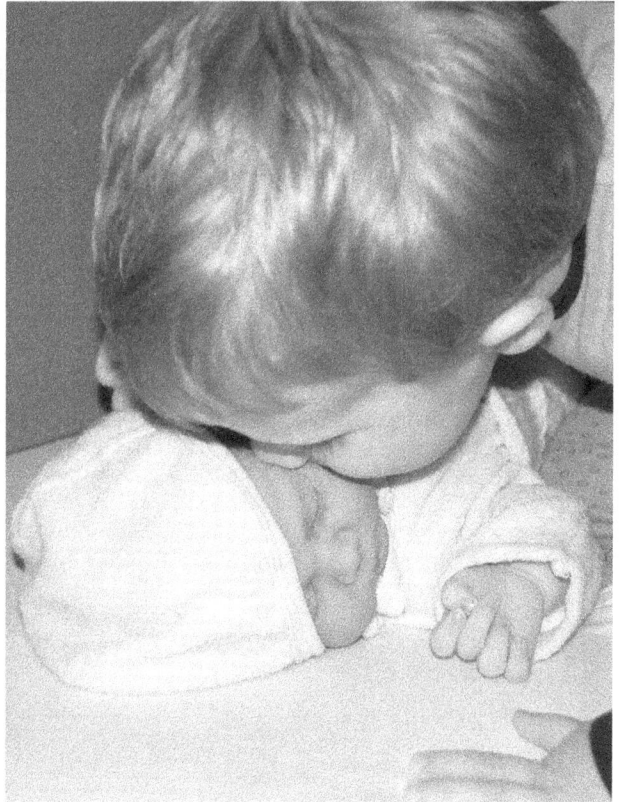

Sandra, 37
Wohnort: Rheinfelden (D)
Beruf: Juristin

„Draußen war es schwül und wir haben die Fenster aufgerissen, die Sommernacht genossen."

1. Kind: Mädchen (7 Jahre), ambulante Klinikgeburt
2. Kind: Mädchen (4 Jahre), Hausgeburt

Wenn ich das Wort „Hausgeburt" höre, kommen mir spontan folgende Gedanken in den Sinn: Selbstbestimmtheit, Privatsphäre, Kreis der Familie, Urgewalt.

Ich hatte Angst vor der Geburt: Nein, da ich meine erste Tochter bereits auf natürliche Weise zur Welt gebracht hatte und wusste, wie viel „Power" ich während der Geburt entwickeln konnte.

Deshalb wollte ich zu Hause gebären: Ich bin auf zwei tolle Hausgeburtshebammen gestoßen. Eine Woche vor der Geburt wurde ich dann geschockt. Drei Stockwerke über uns hatte sich ein Mann erhängt und ich wusste nicht, ob ich in diesem Haus noch gebären wollte. Das war hart und ich überlegte hin und her. Während der Geburt fühlte es sich dann richtig an und ich spürte, das ist der Lauf des Lebens, auf den Tod folgt jetzt wieder eine Geburt und ich konnte meinen Frieden damit schließen.

So hat mein Umfeld / mein Partner auf mein Vorhaben reagiert: Meinem Mann war schon mulmig. Bekannte fragten mich, ob ich keine Angst habe, dass etwas schief gehen könnte. Andere wiederum, die schon selbst zu Hause geboren hatten, haben mich bestärkt.

So hat mein Arzt auf meinen Wunsch, zu Hause zu gebären, reagiert: Meine Ärztin war sehr positiv. Sie hat nicht versucht, mich zu beeinflussen oder mir Angst zu machen.

Auf meine Hausgeburt habe ich mich wie folgt vorbereitet: Ich habe die Dinge besorgt, die mir meine Hebamme empfohlen hat (Folie, Einlagen etc.).

So habe ich meine Hausgeburtshebamme gefunden: Durch Mundpropaganda von Klinikhebammen, die mir diese Hebammen empfohlen haben. Ich war die zweite Hausgeburt meiner Hebamme, die erfahrene Kollegin begleitete sie.

Die Geburt zu Hause verlief wie folgt: Im Gegensatz zu meiner ersten Geburt, bei der ich kräftig pressen musste, hatte ich diesmal das Gefühl, dass ich „nur mitgehen" musste. Unsere Tochter hatte die Nabelschnur zweimal um den Hals gewickelt und die Hebamme hat diese schnell und geschickt abgewickelt. Ich war etwas benommen, wie schnell alles gegangen war. Draußen war es schwül und wir haben die Fenster aufgerissen, die Sommernacht genossen und viel erzählt und gelacht, während mein Mann mit unserem Baby herumspaziert ist.

Ich habe mein Baby gestillt: Ja, ich habe 8 Monate voll gestillt.

Das Wochenbett und die Zeit danach habe ich so in Erinnerung: Eine ganz kostbare Zeit. Mein Mann hatte längere Zeit frei und wir haben viel Zeit mit unseren Kindern im Bett verbracht, geschlafen und das Neugeborene bewundert. Besuch haben wir nur empfangen, wenn wir Lust dazu hatten.

Ich würde wieder zu Hause gebären wollen: Ich könnte mir noch gut die Kombination aus meinen beiden Geburten vorstellen: also eine Wassergeburt zu Hause im Geburtspool.

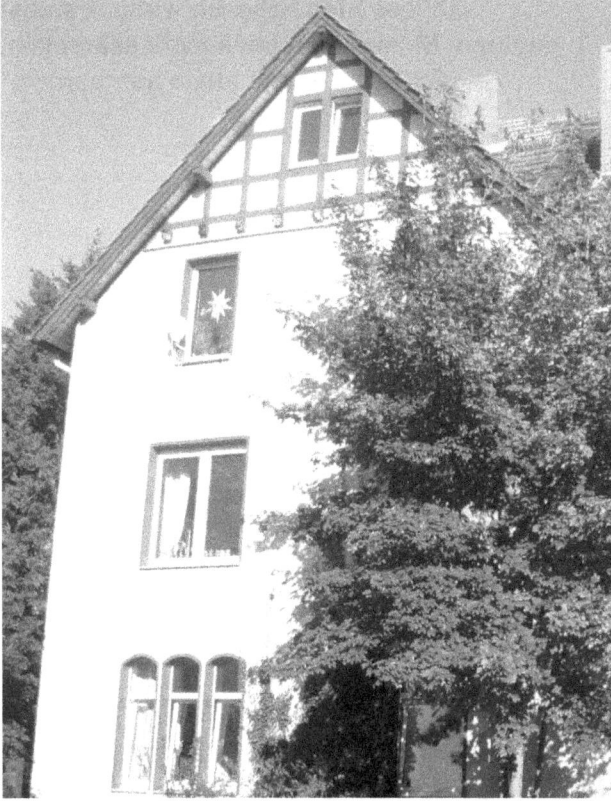
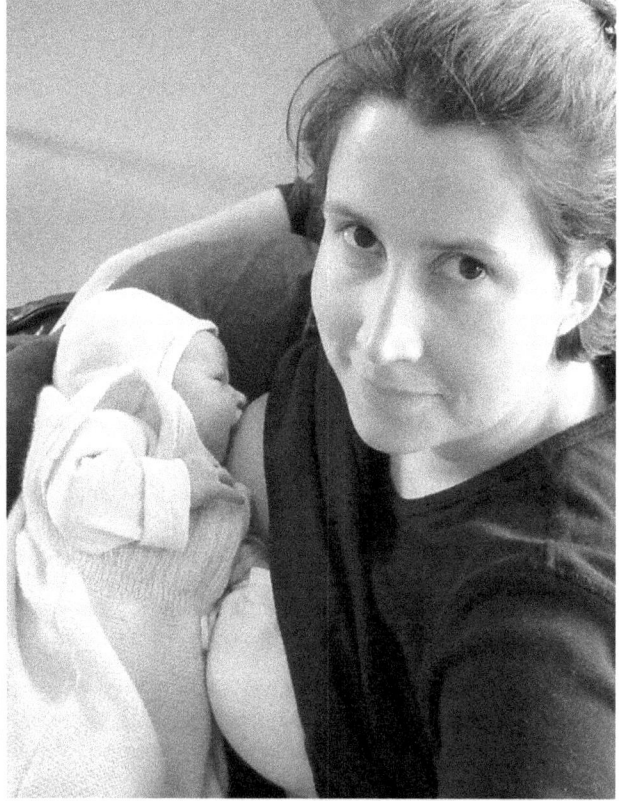
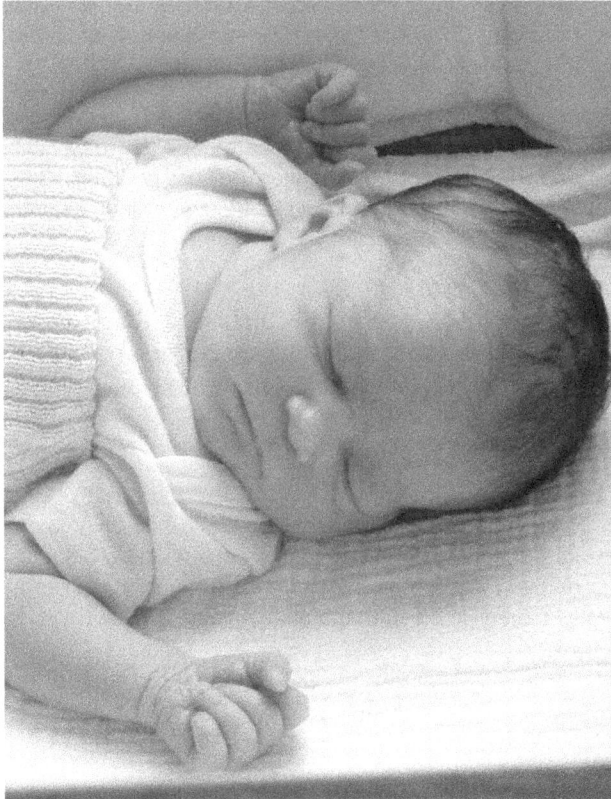
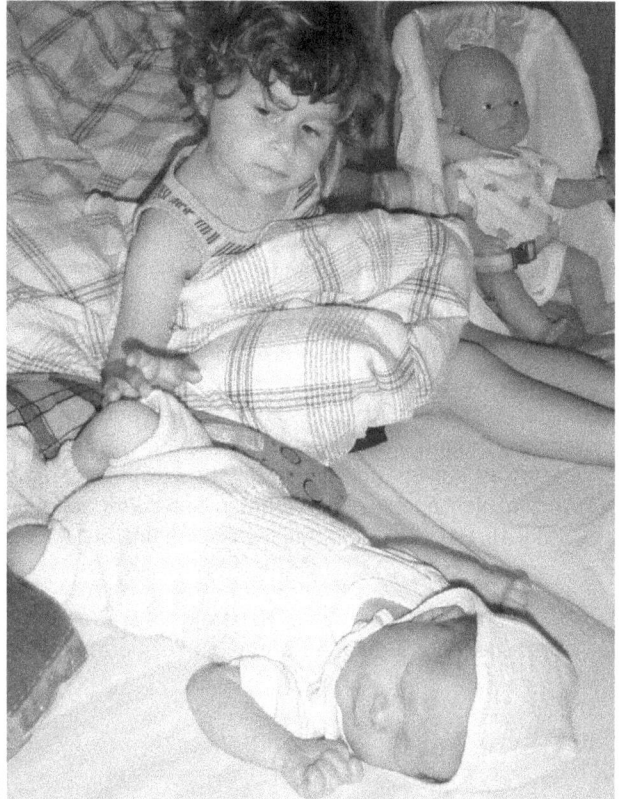

Luxus Privatgeburt

Antje, 38
Wohnort: Kippenheim (D)
Beruf: Doula; Webdesignerin

„Dieses Kind habe ich wirklich selbst geboren. Nichts kann mich mehr schrecken. Ich kann es mit allem aufnehmen."

1. Kind: Mädchen (19 Jahre), Klinikgeburt
2. Kind: Junge (13 Jahre), Klinikgeburt
3. Kind: Junge (11 Jahre), Klinikgeburt
4. Kind: Mädchen (2 Jahre), Haus-Wassergeburt

Wenn ich das Wort „Hausgeburt" höre, kommen mir spontan folgende Gedanken in den Sinn: Sicherheit, Geborgenheit, Kraft, Vertrauen, Natürlichkeit, Ungestörtheit, Urgewalt, Weiblichkeit, Selbstbestimmung, Ruhe.

Ich hatte Angst vor der Geburt: Nein! Ich habe mich sogar sehr darauf gefreut und den Tag mit Spannung erwartet.

Deshalb wollte ich zu Hause gebären: Ich wollte keine Übergriffe und unnötige Interventionen mehr wie bei meinen Krankenhaus-Geburten. Wollte endlich nackt sein und ganz meiner Intuition folgen dürfen, ohne Schamgefühle. Eine Geburt ist äußerst intim und privat und kann deshalb meiner Meinung nach nur zuhause den nötigen Respekt erfahren.

So hat mein Umfeld / mein Partner auf mein Vorhaben reagiert: Partner: Zunächst skeptisch, dann mit steigendem Wissensstand immer überzeugter. Nun leidenschaftlicher Hausgeburt-Befürworter. Umfeld: Besorgt bis ungläubig – danach fasziniert und staunend und erneut ungläubig, wie schön und harmonisch eine Hausgeburt sein kann.

So hat meine Ärztin auf meinen Wunsch, zu Hause zu gebären, reagiert: Meine Ärztin sagte: „Wenn man jemandem eine Hausgeburt empfehlen kann, dann Ihnen!" Ich hatte Hebammenvorsorge. Der Ultraschall-Spezialist beim Organscreening hat ohne Wertung geschrieben „Paar lehnt invasive Pränataldiagnostik ab, Paar lehnt Ersttrimester-Screening ab".

Auf meine Hausgeburt habe ich mich wie folgt vorbereitet: Ärzte, Hebammen, Frauen interviewt über ihre Geburtserfahrungen, Geburtsberichte gelesen (Hausgeburten, Klinikgeburten, Geburtshausgeburten) und verglichen – Beginn, Verlauf, Interventionen... Geburt visualisiert, Geburtspool gekauft, Kinderbetreuung organisiert, Geburtsraum vorbereitet.

So habe ich meine Hausgeburtshebamme gefunden: Hebammenbroschüre.

Die Geburt zu Hause verlief wie folgt: Traumhafte Haus-Wassergeburt. Mein Mann nimmt seine Tochter im Geburtspool selbst in Empfang, hebt sie aus dem Wasser. Die Geburt verläuft für mich erstmals verletzungsfrei, ich bin unheimlich stolz und glücklich. Dieses Kind habe ich wirklich selbst geboren. Nichts kann mich mehr schrecken, ich kann es mit allem aufnehmen. Ich spüre einen unheimlichen Kraftzufluss durch diese Geburt.

Ich habe mein Baby gestillt: Ich stille immer noch, seit 27 Monaten. 5 Monate habe ich voll gestillt, dann mikroskopische Mengen Beikost gefüttert. Gläschen und Breie werden abgelehnt, unser Kind bekommt Fingerfood.

Das Wochenbett und die Zeit danach habe ich so in Erinnerung: Traumhafte Babyflitterwochen, Ruhe und Entspannung, die Zeit gehörte nur uns, niemand konnte ungefragt und unangekündigt hereinplatzen. Einzig unangenehm waren die doch sehr heftigen Nachwehen beim vierten Kind.

Ich würde wieder zu Hause gebären wollen: Auf jeden Fall! Ins Krankenhaus würde ich nur noch im äußersten Notfall gehen! Ich erschaudere beim Gedanken, was ich bei meinen ersten Kindern aus Unwissenheit alles an „Behandlung" zugelassen habe.

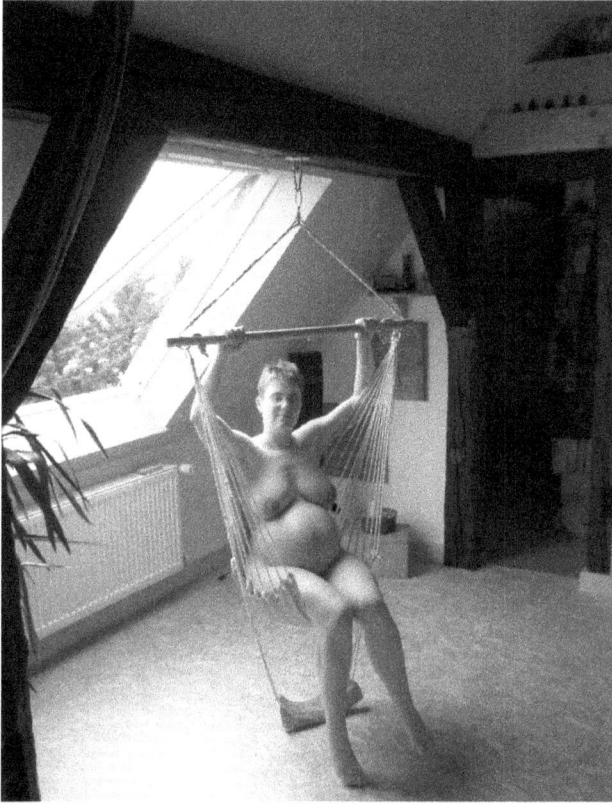
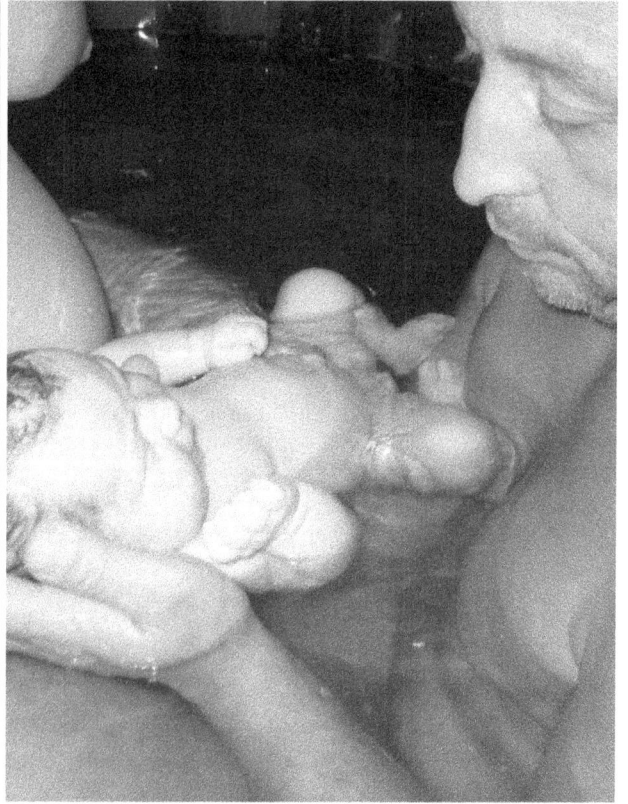
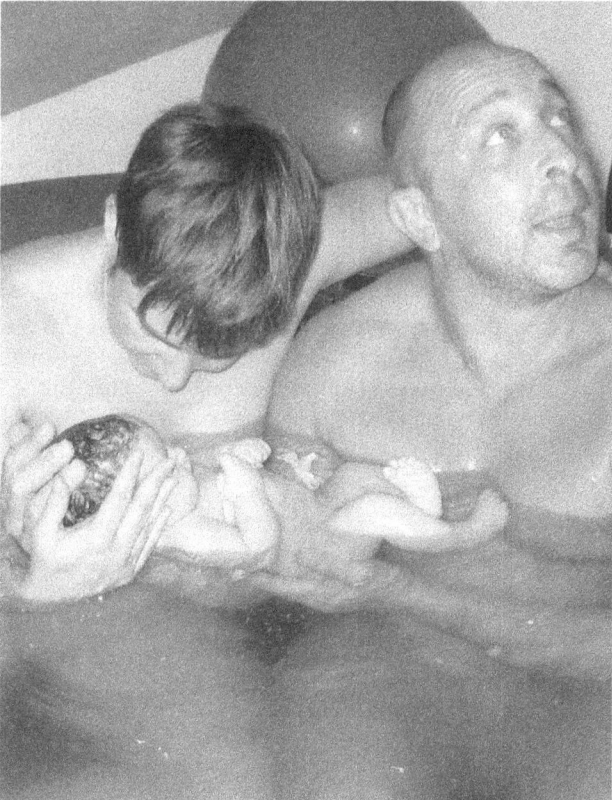
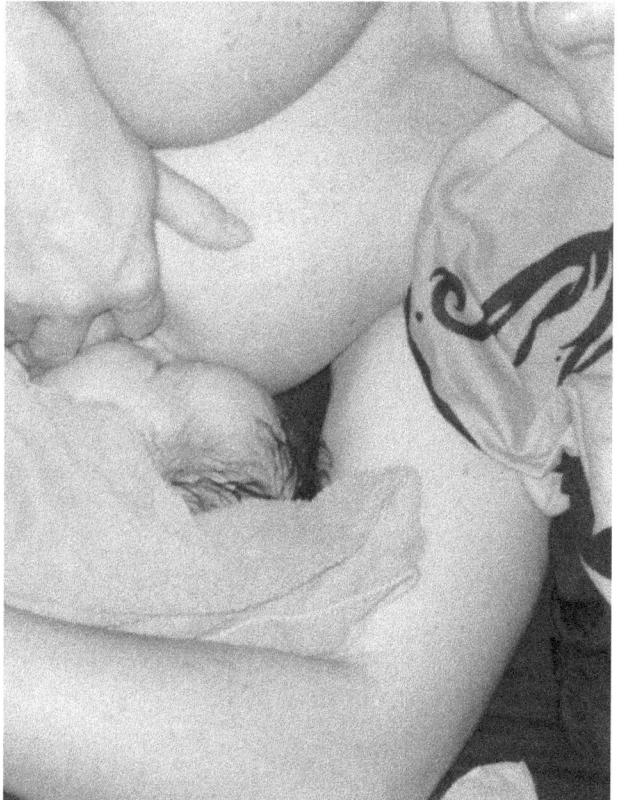

Stephanie, 38
Wohnort: Lauffen (D)
Beruf: Dipl.-Finanzwirtin (FH)

1. Kind: Junge (4 Jahre), Klinikgeburt
2. Kind: Mädchen (5 Tage), Hausgeburt

„Durch diese Geburt habe ich ein unglaubliches Körpergefühl erhalten. Es läuft alles wie von selbst."

Wenn ich das Wort „Hausgeburt" höre, kommen mir spontan folgende Gedanken in den Sinn: Geburt im Fluss, in Harmonie, im Vertrauen und in Einheit mit dem Kind. Ständig in Kontakt mit den ureigensten Kräften, begleitet und unterstützt durch die Liebsten. Baby wird mit Hilfe der ganzen Familie in warmer, geborgener, entspannter Atmosphäre geboren und herzlich empfangen.

Ich hatte Angst vor der Geburt: Ja, davor, dass ich es, wie beim ersten Kind, nicht schaffen könnte, im natürlichen Fluss, in Verbindung mit meiner weiblichen Kraft, zu bleiben.

Deshalb wollte ich zu Hause gebären: Ich wollte frei und selbstbestimmt in vertrauter Umgebung entspannt gebären.

So hat mein Umfeld / mein Partner auf mein Vorhaben reagiert: Partner: Zunächst zurückhaltender, ist dann aber immer mehr in die Aufgabe des selbstbestimmenden Papas hineingewachsen. Meine Eltern haben sehr positiv auf unseren Wunsch reagiert, nachdem sie unsere Hebamme kennen gelernt hatten.

So hat mein Arzt auf meinen Wunsch, zu Hause zu gebären, reagiert: Positiv und einfühlsam.

Auf meine Hausgeburt habe ich mich wie folgt vorbereitet: Durch sehr starke Blutungen in der 11. SSW haben wir Vertrauen lernen dürfen. Von unserer Hebamme wurden wir in liebevollen Gesprächen auf unsere Geburtsthemen wie Loslassen, Bedürfnisse klar äußern und in Verbindung gehen vorbereitet.

So habe ich meine Hausgeburtshebamme gefunden: Empfehlung einer Freundin.

Die Geburt zu Hause verlief wie folgt: Traumhaft schön! Nach meiner Klinikgeburt konnte ich mir bisher absolut nicht vorstellen, dass man eine Geburt als schön bezeichnen könnte! Jetzt ging alles wie von allein, kaum Schmerzen, kaum Blut – es war einfach alles im Fluss – sehr entspannt. Der Satz unserer Hebamme direkt nach der Geburt umschreibt eigentlich alles: "Du siehst aus, als ob du vom Urlaub kommst!" Unser 4-jähriger Sohn war bei der Geburt mit dabei. Zu spüren, dass auch er ganz in dem Fluss der Geburt integriert ist, war für mich eine ganz starke Motivation beim Gebären.

Ich habe mein Baby gestillt: Die Harmonie der Geburt hat sich hier fortgesetzt. Es ist ganz anders als nach der ersten Geburt. Wie Freudentränen fließt die Milch aus meiner Brust.

Das Wochenbett und die Zeit danach habe ich so in Erinnerung: Das Beschwingte, die Leichtigkeit, der Tanz der Geburt, der harmonische Fluss, die weiblich weiche Urkraft der Geburt genieße ich weiter. Durch diese Geburt habe ich ein unglaubliches Körpergefühl erhalten. Es läuft alles wie von selbst.

Ich würde wieder zu Hause gebären wollen: Ich kann mir nichts Anderes mehr vorstellen!

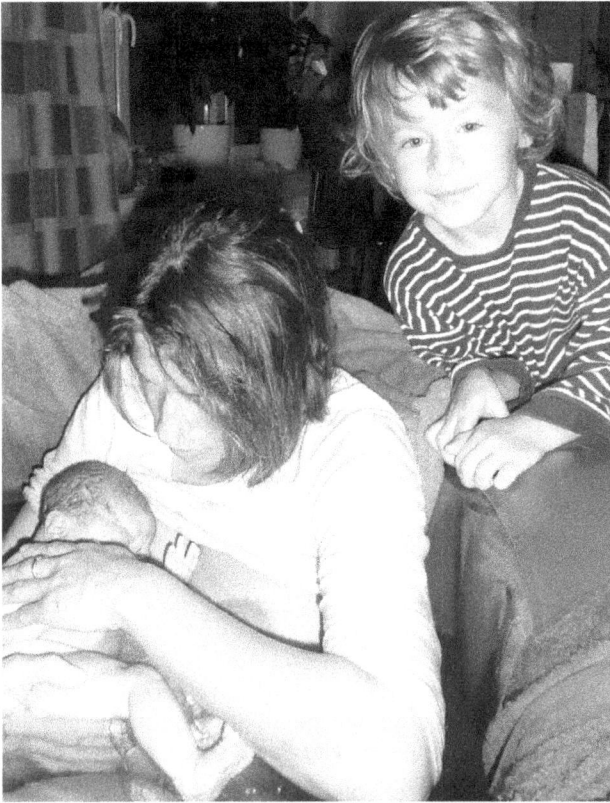
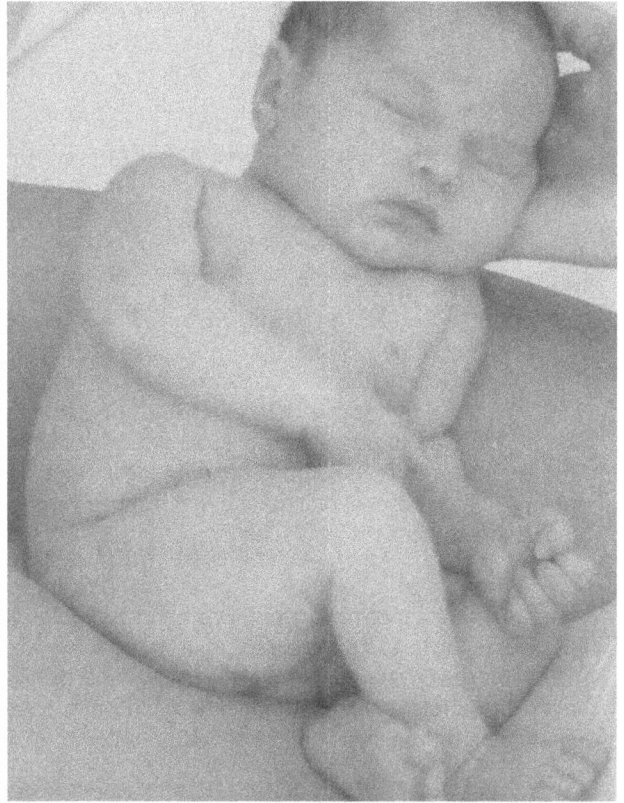
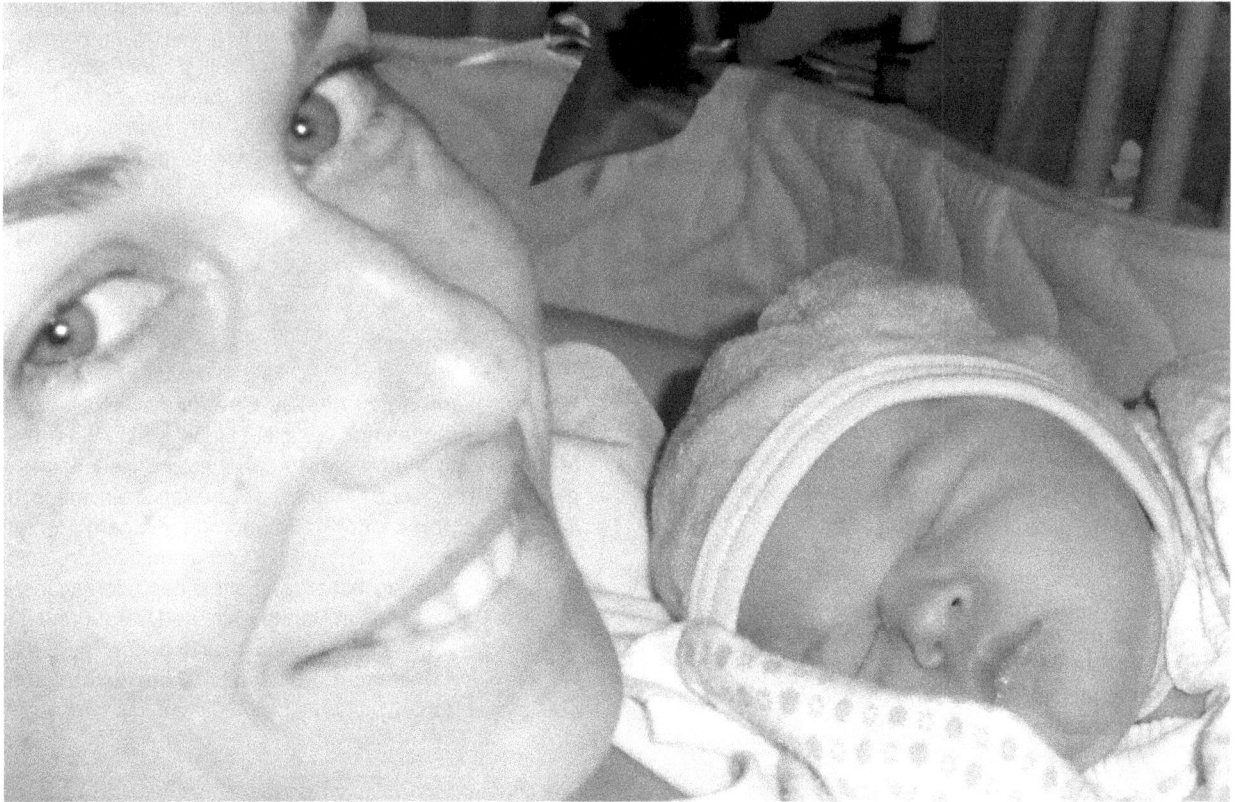

Luxus Privatgeburt

Sylke, 38
Wohnort: Dortmund (D)
Beruf: Lehrerin, Theaterpädagogin

„Mein Gedanke nach der Geburt: Wenn ich das geschafft habe, schaffe ich alles."

1. Kind: Mädchen (5 Monate), Hausgeburt

Wenn ich das Wort „Hausgeburt" höre, kommen mir spontan folgende Gedanken in den Sinn: Angstfreie Gelassenheit, Geborgenheit, Sicherheit, Bauchmassage, Lachen, liebe Menschen, irritationsfreie Zone, Kerzen, Fußbad, Mantra chanten, mein geliebtes Rosensofa und natürlich nicht zu vergessen: Hühnersuppe.

Ich hatte Angst vor der Geburt: Ich hatte Angst, eine „Memme" zu sein. Vor der Geburt hatte ich überall laut verbreitet, dass ich eine Hausgeburt machen werde. Was wäre gewesen, wenn ich plötzlich so von der Heftigkeit dieses Ereignisses überrumpelt worden wäre, dass ich um den Umzug in eine Klinik gebettelt hätte???

Deshalb wollte ich zu Hause gebären: Wenn mir jemand sagte: „Echt, ne Hausgeburt? Das würde ich mich nie trauen", habe ich geantwortet: „Und ich traue mich nicht, in die Klinik zu gehen." Ich hatte Angst vor Irritationen und der Dominokette, die diese auslösen können bis hin zum Geburtsstillstand, denn viele Wehenschwächen und –stillstände sind „krankenhausgemacht".

So hat mein Umfeld / mein Partner auf mein Vorhaben reagiert: Mein hausgeburtsfreies Umfeld: „Ich war 28 Jahre bei der Feuerwehr. Du glaubst gar nicht, was bei einer Hausgeburt alles passieren kann.", „Geburt heißt: Mit einem Bein im Grab stehen." (Meine Güte, habe ich ein Glück, dass ich noch lebe – scheint an ein wahres Wunder zu grenzen! ;-)) Irgendwann schreibe ich mit meinen Erfahrungen das Buch, das noch fehlt: Mach auf keinen Fall eine Hausgeburt!!

So hat mein Arzt auf meinen Wunsch, zu Hause zu gebären, reagiert: Ich habe mit keinem Arzt darüber gesprochen. Mir reichten die guten Gespräche mit meiner Hebamme vollkommen aus. Denn mal ehrlich: Was kann eine Schwangere tun, wenn der Arzt eine besorgniserregende Diagnose stellt? Wenn sie das Kind austragen will – gar nichts!

Auf meine Hausgeburt habe ich mich wie folgt vorbereitet: Ich habe immer wieder aufkeimende Zweifel und Ängste in allen Phasen der Schwangerschaft in Gesprächen mit der Hebamme und Freunden bearbeitet – war ab dem dritten Monat der Schwangerschaft schon alleinerziehend. Putzen in den Wehenpausen ist auf jeden Fall effektiver als im Krankenhaus Wände und das CTG anzugucken.

So habe ich meine Hausgeburtshebamme gefunden: Empfehlung.

Die Geburt zu Hause verlief wie folgt: Wunderschöne, überwältigende 28 Stunden zusammen mit meiner Hebamme, meiner Patentante und einer Freundin. Die Hebamme kam und ging in guten unregelmäßigen Abständen. Es machte Spaß, die Stimmung war gelassen und freudig. Wir lachten viel, chanteten ein buddhistisches Mantra und schließlich kam meine Tochter in meinem Schlafzimmer auf die Welt – obwohl ich kurz vor dem Ende dachte, dass ich nicht mehr kann, die Schmerzen nicht aushalte. Mein Gedanke danach: Wenn ich das geschafft habe, schaffe ich alles.

Ich habe mein Baby gestillt: Ja, immer noch. Die ersten vier Wochen tat es weh und jetzt ist es wunderschön.

Das Wochenbett und die Zeit danach habe ich so in Erinnerung: Es gab so viel zu lernen und zu entdecken und zu heulen. Eine intensive Zeit voller neuer Erfahrungen und vor allem Liebe. Meine Patentante und meine Mutter waren dabei meine Haushaltsengel. Ich hätte nicht gedacht, dass einmal ein menschliches Wesen sich derart intensiv in meinem Herzen einnistet. Diese Art der Liebe ist so wunderschön, dass sie wehtut, weil sie alles beinhaltet: das allerschönste Einlassen aufs Leben in Dankbarkeit und Demut und die abgrundtiefe Angst, dieses hauchzarte Leben wieder zu verlieren. Ich weiß nicht, wie oft ich nachts gehört habe, ob sie noch atmet...

Ich würde wieder zu Hause gebären wollen: Aber sicher.

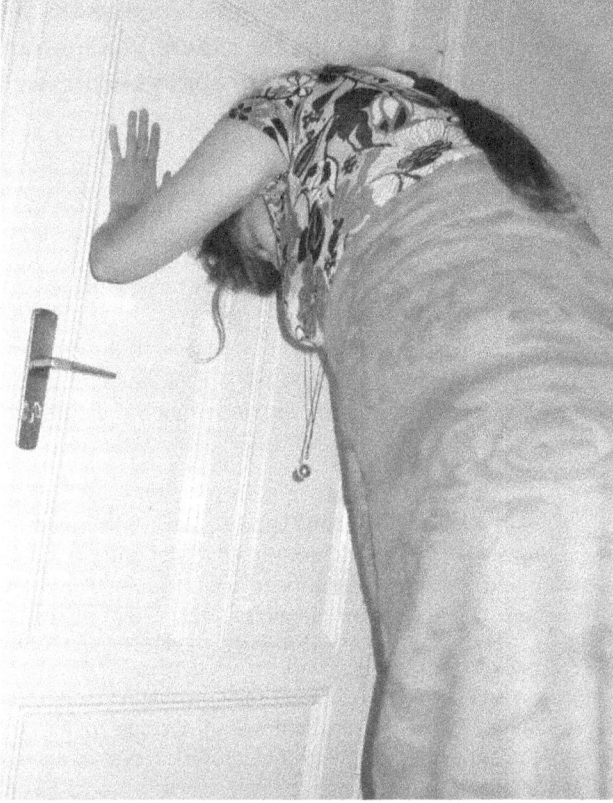
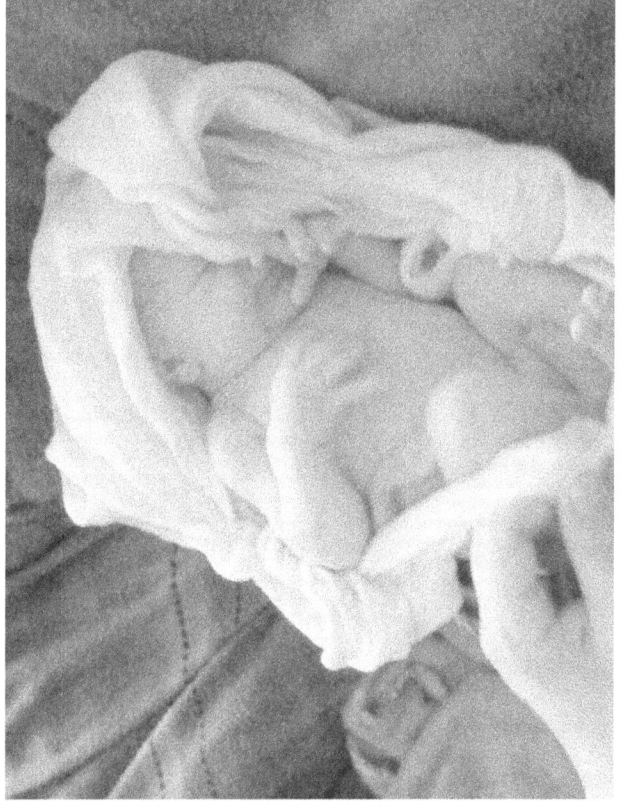
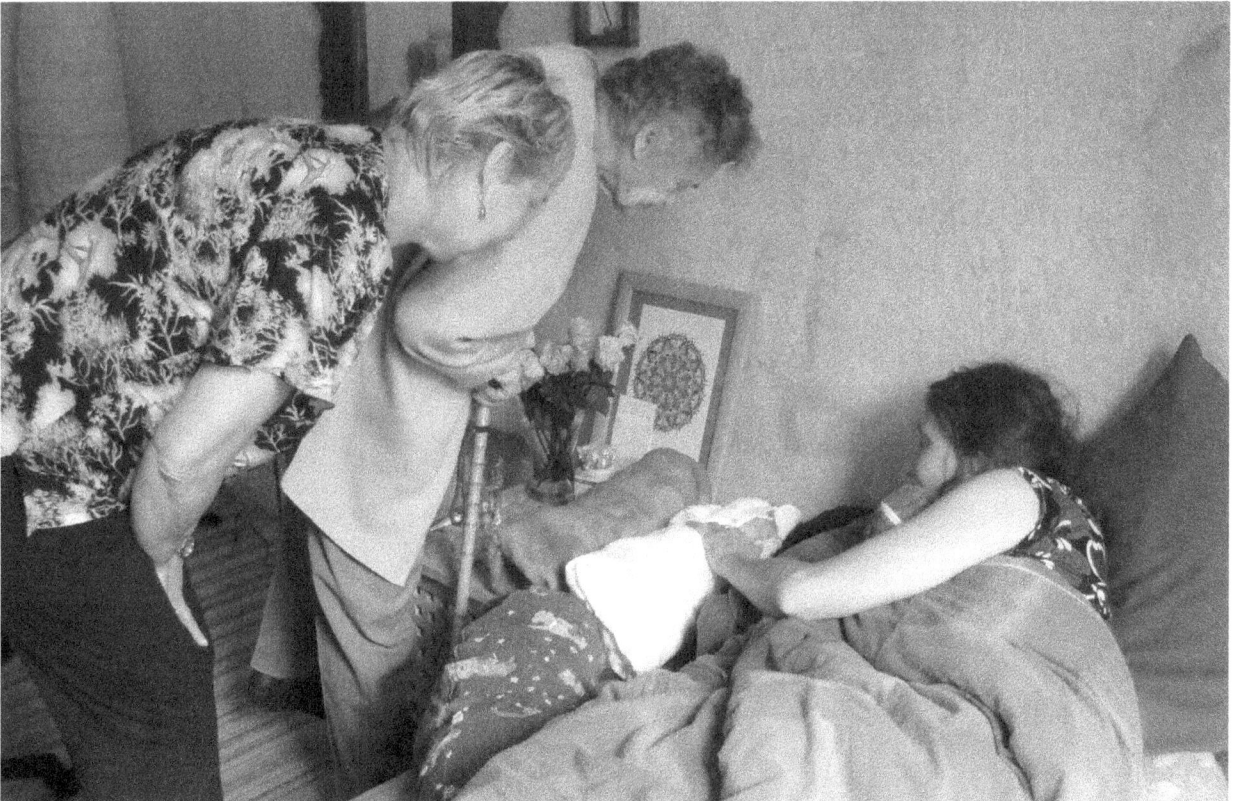

Luxus Privatgeburt

Uli, 38
Wohnort: Motril (E)
Beruf: Industriekauffrau

„Fünf Minuten danach kam die Hebamme – 2000 km für unsere Hausgeburt geflogen und doch zu spät gekommen."

1. Kind: Mädchen (3 Jahre), Klinikgeburt
2. Kind: Mädchen (1 Jahr), Hausgeburt

Wenn ich das Wort „Hausgeburt" höre, kommen mir spontan folgende Gedanken in den Sinn: Ohne Frage das Beste für die Mama und das Natürlichste für das Kind, das „Licht der Welt" zu erblicken.

Ich hatte Angst vor der Geburt: Nein, ich hatte viel Vertrauen in mich, meinen Körper, mein Baby, meinen Mann und die Hebamme.

Deshalb wollte ich zu Hause gebären: Das erste Baby bekam ich in einer Klinik auf Fuerteventura. Ich wusste genau: Nie wieder! Es war eine klassische spanische Spitalsgeburt, sprich: Kein schönes Erlebnis. Durch die starke Verbundenheit und Freundschaft mit meiner Hebamme war klar, dass wir das zweite Baby „gemeinsam" auf die Welt bringen. Sie hat mir durch Gespräche sehr viel Selbstbewusstsein gegeben und gezeigt, dass ich Vertrauen in mich haben kann.

So hat mein Umfeld / mein Partner auf mein Vorhaben reagiert: Niemand wusste davon – bis das Baby auf der Welt war. Mein Partner hat mich ohne Vorbehalte unterstützt.

So hat meine Ärztin auf meinen Wunsch, zu Hause zu gebären, reagiert: In Spanien ist eine Hausgeburt sehr ungewöhnlich und kommt so gut wie gar nicht vor, da es nur sehr wenige spanische Hebammen gibt, die Hausgeburten begleiten. Das Problem liegt vielleicht darin, dass man mit 3 Jahren Krankenschwesternausbildung beginnt und anschließend noch ein paar Kurse zur Hebamme macht. Insgesamt also eine recht dürftige Ausbildung. Hebammen sind hier „bessere Krankenschwestern" und werden auch als Hilfskraft von den Gynäkologen behandelt. Es fällt ihnen also schwer, sich selbstständig zu machen, Hebammenpraxen gibt es hier nicht. Ich habe meine Ärztin erst am Ende der Schwangerschaft informiert, die Reaktion war eher uninteressiert: „Wenn Sie meinen..."

Auf meine Hausgeburt habe ich mich wie folgt vorbereitet: Gelesen, Telefongespräche mit meiner Hebamme geführt und mich sehr auf die Geburt gefreut.

So habe ich meine Hausgeburtshebamme gefunden: Im Robinson Club Esquinzo Playa, Fuerteventura. Mein Mann war der Hoteldirektor und sie machte Urlaub. Als Hebamme arbeitet sie in Deutschland und reiste zehn Tage vor errechnetem Geburtstermin an.

Die Geburt zu Hause verlief wie folgt: Kurz und knackig. Morgens zusammen gefrühstückt, da hatte ich leichte Wehen, später mit meiner großen Tochter im Pool geschwommen. Wehen wurden etwas stärker und ich informierte die Hebamme und meinen Mann. Beide wollten nach Hause kommen. Mittags ist die Fruchtblase geplatzt und mit der nächsten Wehe spürte ich das Köpfchen in meiner Hand, immer noch alleine zu Hause. Als mein Mann kam, war das Köpfchen gut sichtbar und ca. 3 Minuten später wurde unsere Tochter geboren. Er hielt sie in seinen Händen und legte sie auf meinen Bauch, 5 Minuten später kam die Hebamme. 2000 km für unsere Hausgeburt geflogen und doch zu spät gekommen! Anschließend Pizza für alle! Glücksgefühl, Hochgefühl – Einmalig!

Ich habe mein Baby gestillt: Das erste Mal ca. 15 Minuten nach der Geburt und dann bis zum ersten Geburtstag.

Das Wochenbett und die Zeit danach habe ich so in Erinnerung: Ohne Schmerzen – in der Klinik hatte ich einen Dammschnitt bekommen – geborgen im Kreise der Familie, ohne Zeitplan leben.

Ich würde wieder zu Hause gebären wollen: JAAAAAAAA! Aber immer wieder mit folgenden Optionen: Während der Schwangerschaft gibt es keine Auffälligkeiten bei Mutter und Kind, eine Klinik ist schnell erreichbar.

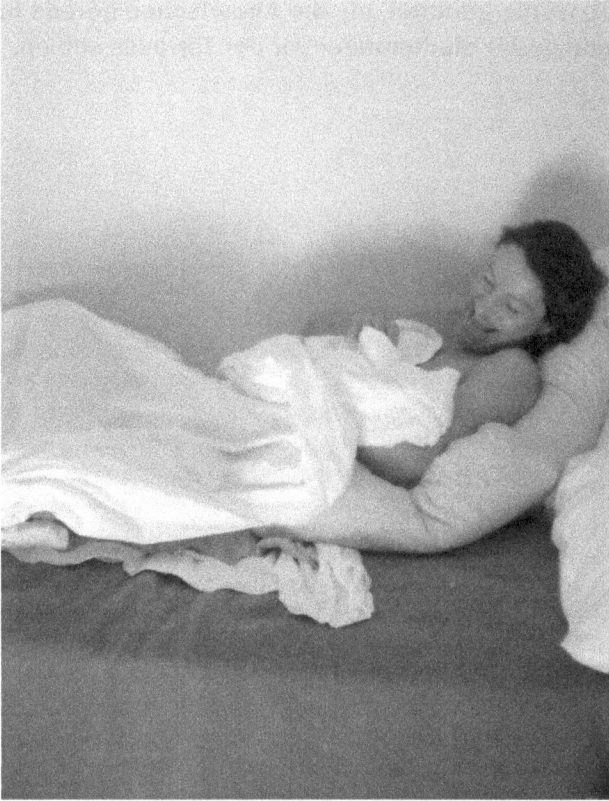
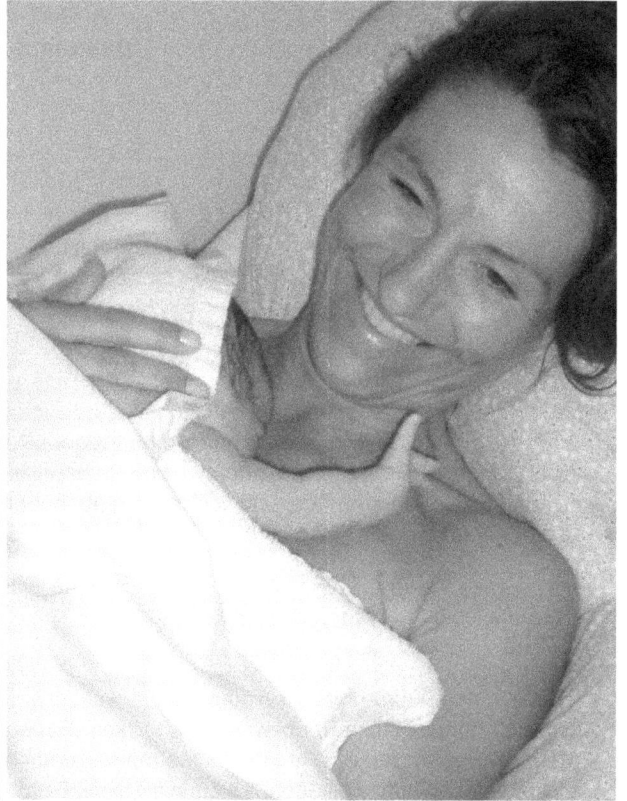
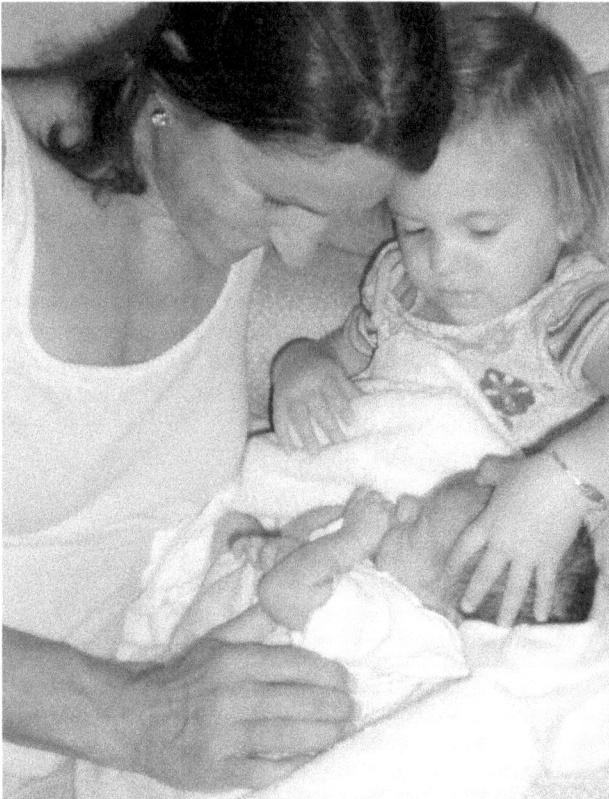
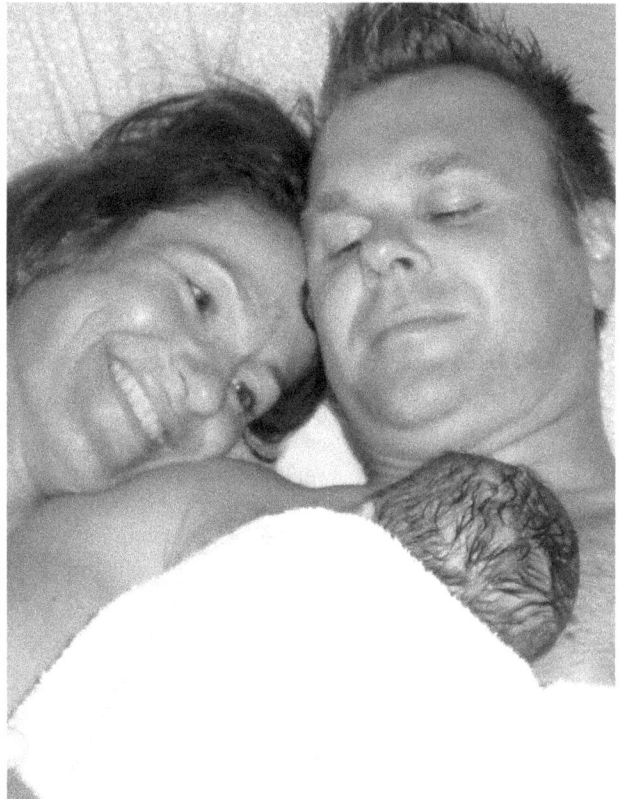

Petra, 39
Wohnort: Thalgau (A)
Beruf: Ärztin

„Unser Bub wurde geboren, als die Abendsonne gerade in das leuchtend gelbe Blumenmeer vor der Terrasse schien."

1. Kind: Mädchen (4,5 Jahre), Klinik, Kaiserschnitt 3 Tage nach Beginn der Einleitungen
2. Kind: Junge (2,5 Jahre), ambulante Klinikgeburt
3. Kind: Junge (4 Monate), Hausgeburt

Wenn ich das Wort „Hausgeburt" höre, kommen mir spontan folgende Gedanken in den Sinn: Gebären in Ruhe und in Würde; das schönste Erlebnis, das ich jemals hatte; der einzig wahre Weg, Geburt wirklich selbstbestimmt zu erleben; sollte eigentlich selbstverständlich sein, ich musste aber sehr darum kämpfen.

Ich hatte Angst vor der Geburt: Ich hatte einzig und alleine Angst vor dem Krankenhaus.

Deshalb wollte ich zu Hause gebären: Weil ich mir meine Würde nicht nehmen lassen wollte; weil ich mich nur zu Hause frei bewegen kann (kein Dauer-CTG); weil es in der gewohnten Umgebung wesentlich entspannter abläuft; weil Geburten ohne ärztliche Einmischung mit wesentlich weniger Komplikationen behaftet sind.

So hat mein Umfeld / mein Partner auf mein Vorhaben reagiert: Ich sagte es nur denen, die danach fragten und die sagten höchstens, dass sie sich das selber nicht trauen würden. Mein Partner wusste, wie wichtig mir die Hausgeburt war und hatte nichts dagegen.

So hat meine Ärztin auf meinen Wunsch, zu Hause zu gebären, reagiert: Sehr verständnisvoll. Sie erkundigte sich nur nach meiner Hebamme.

Auf meine Hausgeburt habe ich mich wie folgt vorbereitet: Sehr unangenehm war wieder die Terminüberschreitung. Zwei Wochen nach Termin wollte mich die Hebamme nämlich wieder ins Krankenhaus schicken. Ich machte ausgedehnte Spaziergänge über Berg und Tal und begann mit einer kohlehydratfreien Diät.

So habe ich meine Hausgeburtshebamme gefunden: Nach meiner ersten Geburt versuchte ich, dieses traumatische Erlebnis mit vielen Aktivitäten zu bewältigen und machte auch einen Babymassagekurs bei ihr. So lernte ich sie kennen und schätzen.

Die Geburt zu Hause verlief wie folgt: 10 Tage über Termin, nachts leichte Wehen. Ich machte mittags eine zweieinhalbstündige Wanderung und die Wehen hörten nicht auf. Die Hebamme kam. Die letzten zwei Stunden arbeiteten wir ziemlich hart und mit häufigen Positionswechseln ging es plötzlich sehr schnell. Unser Bub wurde geboren, als die Abendsonne gerade in das leuchtend gelbe Blumenmeer vor der Terrasse schien. Er wog 3900 g und hatte 37 cm Kopfumfang.

Ich habe mein Baby gestillt: Ich stille noch.

Das Wochenbett und die Zeit danach habe ich so in Erinnerung: Ab dem zweiten Tag half ich meinem Mann bei der Alltagsarbeit, doch das stellte kein Problem dar, denn so ein schönes Geburtserlebnis zu Hause gibt irrsinnig viel Kraft. Ich legte mich zum Stillen gerne auf die Couch und genoss diese Ruhephasen.

Ich würde wieder zu Hause gebären wollen: Unbedingt!!! Und ich würde gerne mehr Frauen zu einem Rückbesinnen auf ihre eigenen Kräfte verhelfen. Unsere technikgläubige Medizin hat es geschafft, Frauen Hilflosigkeit einzureden. Dabei hätten Frauen gerade bei der Geburt so viel Kraft.

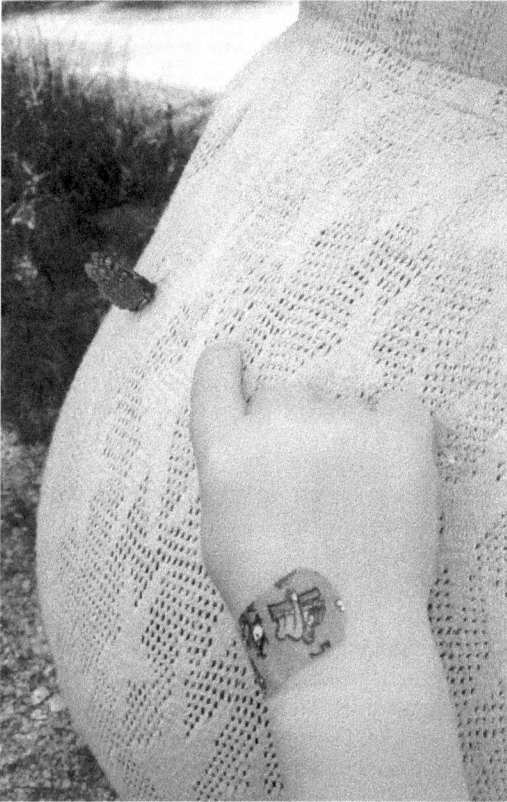
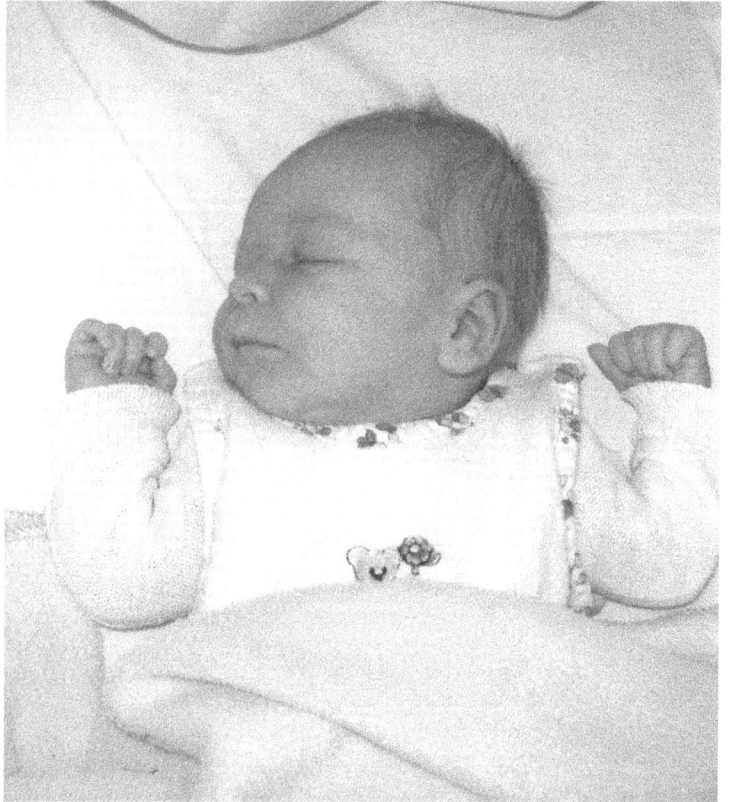
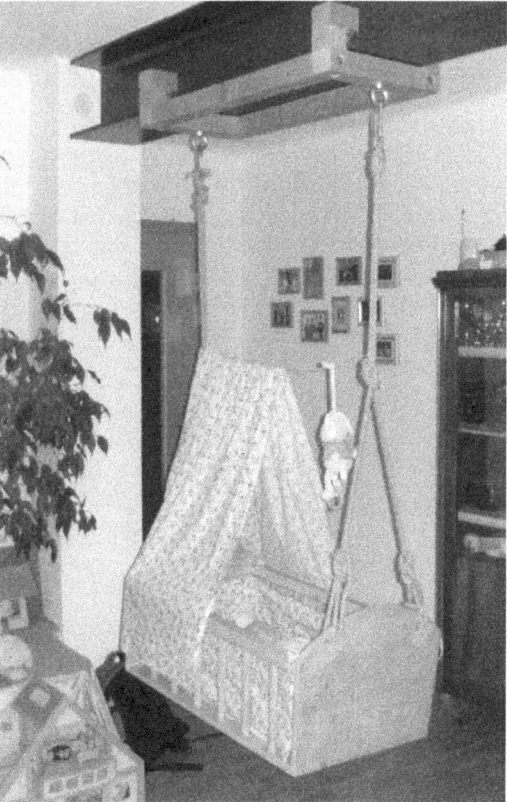
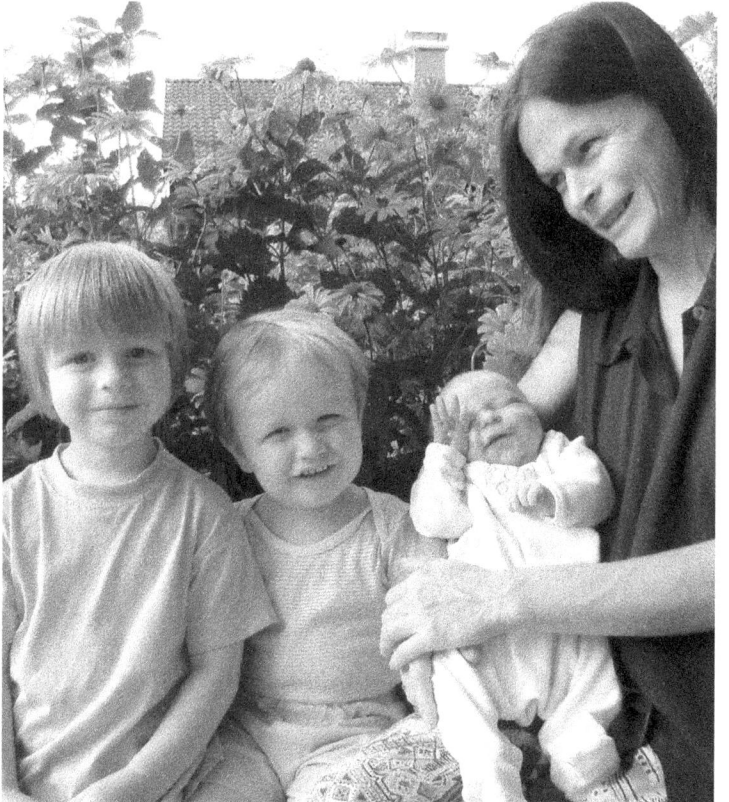

Bina, 40
Wohnort: Grambach (A)
Beruf: Frühförderin und Familienbegleiterin

„Das Herausschieben des Babys empfand ich als lustvoll."

1. Kind: Junge (18 Jahre), Klinikgeburt
2. Kind: Mädchen (4 Jahre), Geburtshaus
3. Kind: Mädchen (3 Monate), Hausgeburt

Wenn ich das Wort „Hausgeburt" höre, kommen mir spontan folgende Gedanken in den Sinn: Vertrautheit, Eingebunden sein, Wärme, gutes Essen, Kerzen, Duftlampe, Blumen, Musik, Badewanne, Schlafzimmer, Intimität, Liebe, Kraft, Selbstbestimmtheit...

Ich hatte Angst vor der Geburt: Ich hatte keine Angst – außer bei dem Gedanken, doch in ein Krankenhaus zu müssen und den Ärzten ausgeliefert zu sein.

Deshalb wollte ich zu Hause gebären: Ich wollte meine Geburt selbst bestimmen und in der Badewanne inmitten meiner Lieben gebären. Außerdem war es mir wichtig, von Anfang an in meinem Bett mit meinem Baby zu schlafen und meine Große sollte auch nicht woanders hin.

So hat mein Umfeld / mein Partner auf mein Vorhaben reagiert: Eigentlich sehr positiv – aber ich habe es auch nicht jedem gesagt.

So hat mein Arzt auf meinen Wunsch, zu Hause zu gebären, reagiert: Ich wechselte am Anfang der Schwangerschaft meinen Frauenarzt. Der, zu dem ich dann ging, befürwortet die Hausgeburt.

Auf meine Hausgeburt habe ich mich wie folgt vorbereitet: Obwohl mein drittes Kind, habe ich einen Geburtsvorbereitungskurs gemacht bei einer Frau, die vier Kinder zu Hause geboren hat. Der Schwerpunkt lag auf Atmung und Entspannung. Außerdem las ich Geburtsberichte über Hausgeburt.

So habe ich meine Hausgeburtshebamme gefunden: Eigentlich über das Internet – aber ich habe auch über Mundpropaganda schon viel von ihr gehört.

Die Geburt zu Hause verlief wie folgt: Als die Hebamme kam, war der Muttermund 6 cm weit geöffnet. Sie schickte uns in den Garten auf einen Spaziergang, bis ich in die Badewanne wollte. Wir hörten Meeresrauschen von einer CD und hatten überhaupt eine zauberhafte Atmosphäre geschaffen. Ich fühlte mich sicher und geborgen. Eine große Kraft durchströmte mich. Das Herausschieben des Babys empfand ich als lustvoll. Ich gebar in Hockstellung. Welche Freude, als ich sie hochnahm und sich unsere Blicke trafen. Ich war so glücklich und so dankbar. Nach dem Anziehen wartete ein gutes Essen auf uns.

Ich habe mein Baby gestillt: Das Stillen lief von Anfang an gut.

Das Wochenbett und die Zeit danach habe ich so in Erinnerung: Mein Mann blieb zwei Wochen zu Hause und danach hatte ich noch viel Unterstützung von meiner Mutter. Ich genoss die Zeit, in der ich mich ganz auf mein Baby konzentrieren konnte. Mein Mann versorgte den Haushalt und beschäftigte sich mit unserer älteren Tochter. Er kochte und verwöhnte mich. Eine so kostbare Zeit!

Ich würde wieder zu Hause gebären wollen: Natürlich, es ist das Beste!

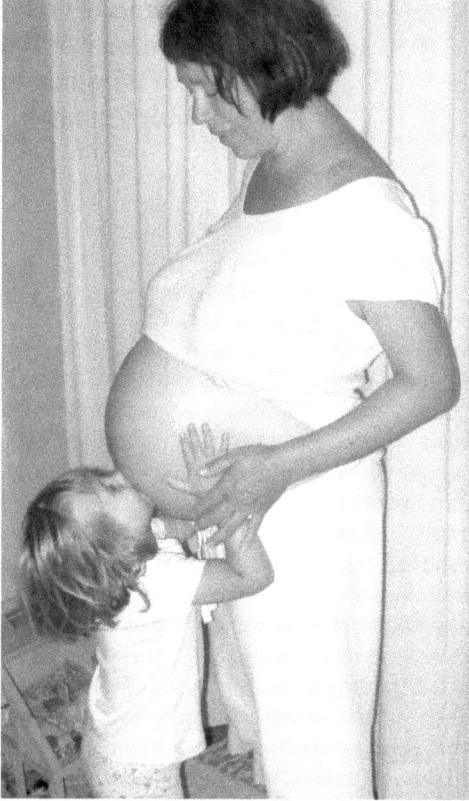
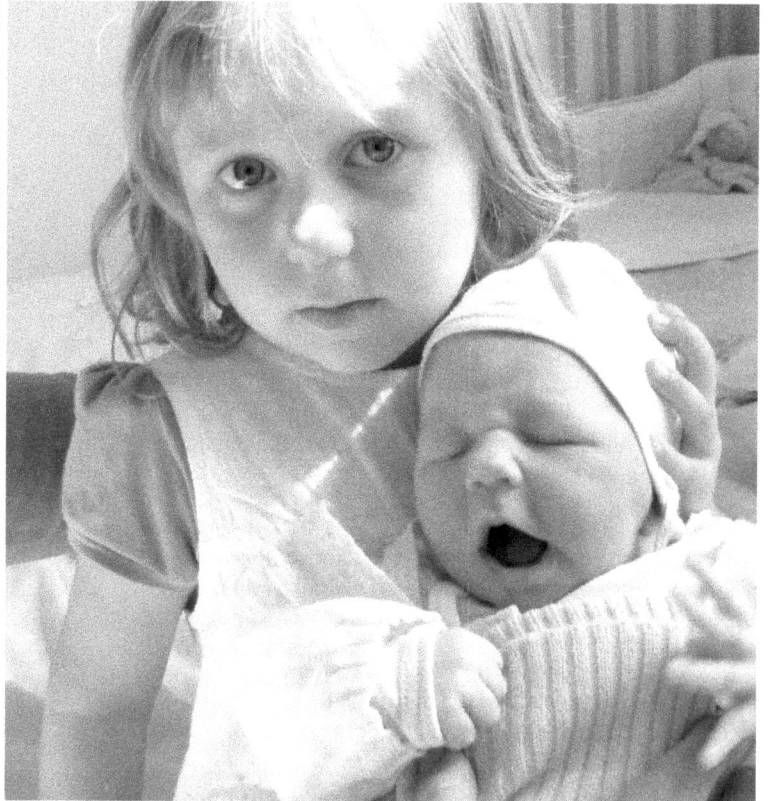
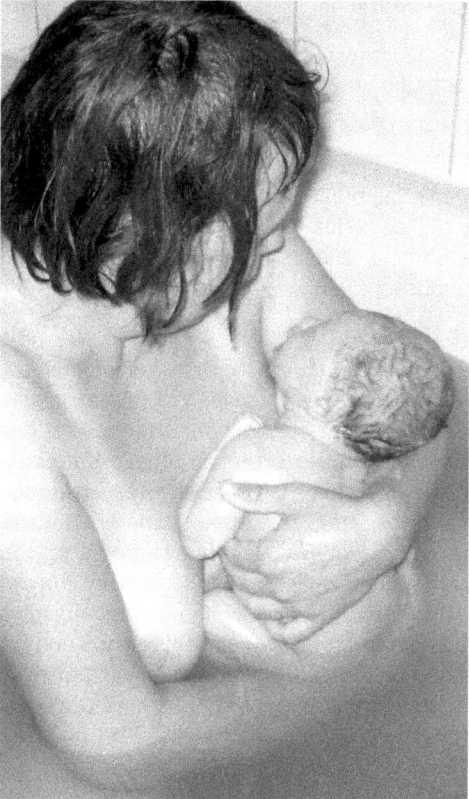
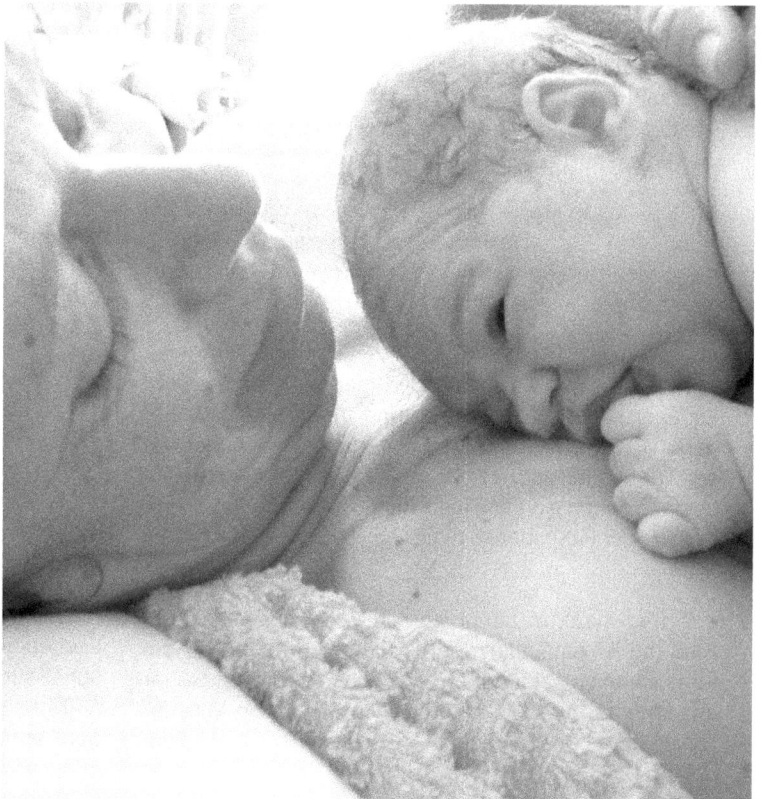

Marion, 40
Wohnort: Böheimkirchen (A)
Beruf: Sekretärin, Doula, Geburtsvorbereiterin

„Mein Zeitgefühl verlor sich und ich wollte einfach nur in meiner Bärenhöhle weiterbrummen."

1. Kind: Mädchen (18 Jahre), Klinikgeburt
2. Kind: Junge (8 Jahre), ambulante Klinikgeburt
3. Kind: Junge (3 Jahre), Hausgeburt

Wenn ich das Wort „Hausgeburt" höre, kommen mir spontan folgende Gedanken in den Sinn: Geboren werden in den „Schoß" der Familie, Ruhe, Gelassenheit und Wärme, Selbstbestimmung, ohne kämpfen zu müssen.

Ich hatte Angst vor der Geburt: Ich hatte keine Angst – ich war nur vorübergehend sehr verzweifelt, weil dieses Baby einfach nicht geboren werden wollte.

Deshalb wollte ich zu Hause gebären: Schon bei der Geburt meiner Tochter hatte ich das Empfinden, dass die Klinikgeburt nicht der natürliche, richtige Weg ist – und dieses Gefühl hat sich für mich auch ein zweites Mal bestätigt.

So hat mein Umfeld / mein Partner auf mein Vorhaben reagiert: Ich sagte zu meinem Mann: „Ich kann dieses dritte Kind einfach nicht im Krankenhaus bekommen." Anfangs reagierte er mit leichter Panik, aber am Ende der Schwangerschaft war die Hausgeburt eine Selbstverständlichkeit.

So hat meine Ärztin auf meinen Wunsch, zu Hause zu gebären, reagiert: Sie sagte:„Wenn es keine medizinischen Einwände gibt, ist eine Hausgeburt eine normale Angelegenheit."

Auf meine Hausgeburt habe ich mich wie folgt vorbereitet: Ich habe Unterlagen für das Bett, Vorlagen für mich eingekauft und mehrere Leintücher bereitgelegt sowie eine größere Plane zum Abdecken des Fußbodens vorbereitet. Es war Ende September. Ich bestand schon ein paar Tage vor der Geburt auf die Aktivierung der Fußbodenheizung.

So habe ich meine Hausgeburtshebamme gefunden: Empfehlung. Ich wollte schon beim zweiten Kind mit ihr entbinden. Sie hatte aber Urlaub. Deshalb habe ich mich beim dritten Kind schon sehr früh bei ihr angemeldet. Außerdem kannte ich sie schon von der Hausgeburt meiner Freundin, die ich als Doula begleiten durfte.

Die Geburt zu Hause verlief wie folgt: Ich hatte schon länger leichte Wehen und meine Freundin, die auch Doula ist, kam und wir sangen gemeinsam den Birthchant „I´m opening up". Sie massierte mich, hielt mich. In der Nacht waren die Wehen dann kräftig. Ich verschwand immer wieder in das dunkle Vorzimmer und „brummte" mich durch die Wehen. Mein Zeitgefühl verlor sich und ich wollte einfach nur in meiner Bärenhöhle weiterbrummen. Gerade rechtzeitig konnte mich die Hebamme noch ins Wohnzimmer locken. Ich schrie plötzlich: „Es kommt raus!" – und zwei Presswehen später schob sich Lennard aus mir heraus. Er ließ sich Zeit mit dem Atmen, was in Anbetracht des stark verfärbten Fruchtwassers sehr gescheit war. Als er dann an meiner Brust lag, fühlte ich mich total überwältigt, euphorisch überglücklich und war sehr stolz.

Ich habe mein Baby gestillt: Ja, voll gestillt ca. 5 Monate lang und teilgestillt bis zum 9. Lebensmonat.

Das Wochenbett und die Zeit danach habe ich so in Erinnerung: Die ersten Wochen waren noch sehr ruhig, gemütlich und von der liebevollen Geburtsstimmung begleitet. Danach entwickelte ich den unsinnigen Ehrgeiz, alles so gut wie möglich alleine schaffen zu müssen.

Ich würde wieder zu Hause gebären wollen: Auf jeden Fall. Obwohl ich die Geburten meiner ersten beiden Kinder zu den wichtigsten Ereignissen in meinem Leben zähle, fehlte mir trotz der Anwesenheit des Vaters emotionale, weibliche und spirituelle Unterstützung. Als Doula unterstütze ich Schwangere, Gebärende und Wöchnerinnen darin, sich ihrer eigenen Bedürfnisse bewusst zu werden. Was genau eine Doula macht, ist jedes Mal unterschiedlich und auf die Wünsche der Frauen und ihrer Familien zugeschnitten. Gemeinsames Lachen und Weinen, Tönen und Singen, Kochen und Essen, Reden und Schweigen, Schauen und Fotografieren, Aufräumen und Putzen, Kinder versorgen und betreuen, Spazierengehen und Rasten und vieles mehr.

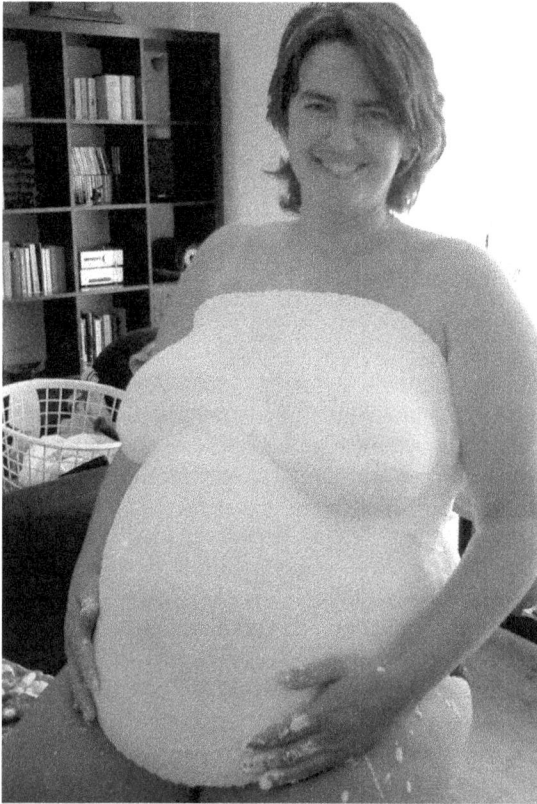
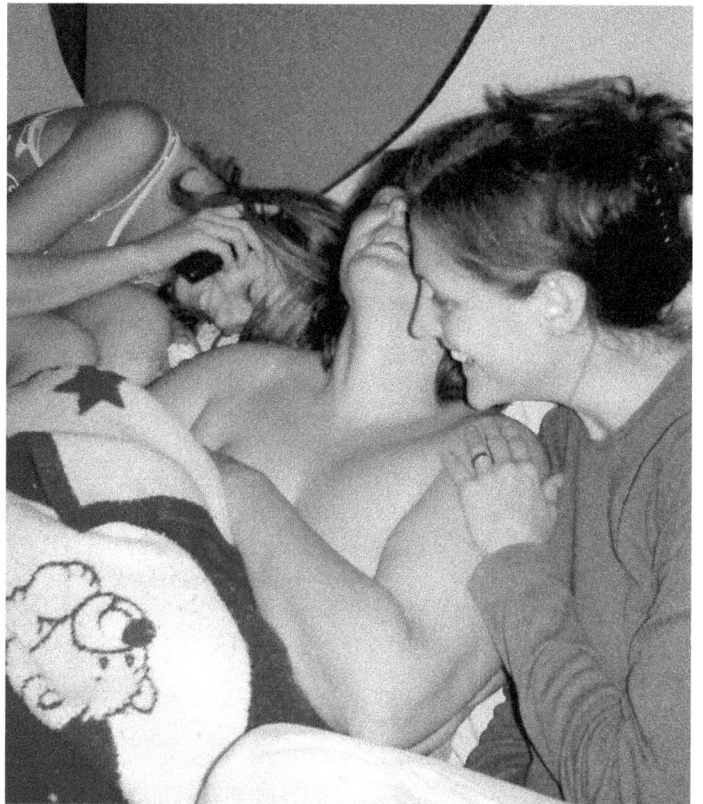
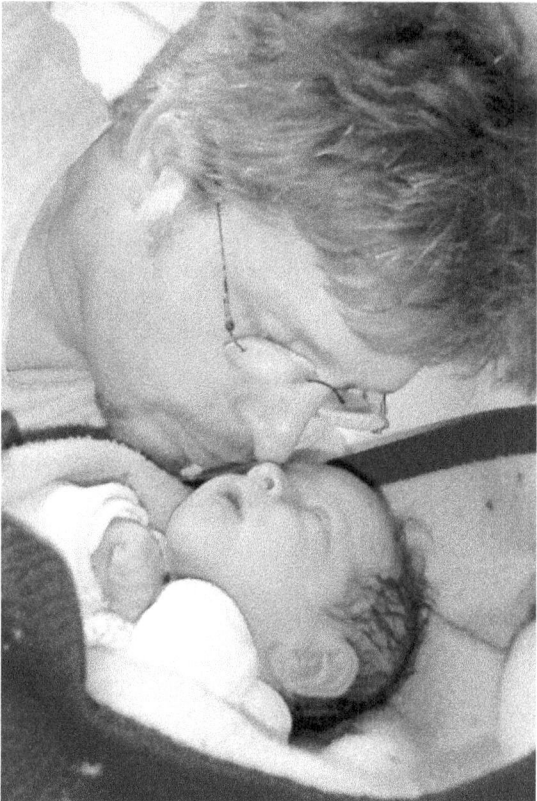
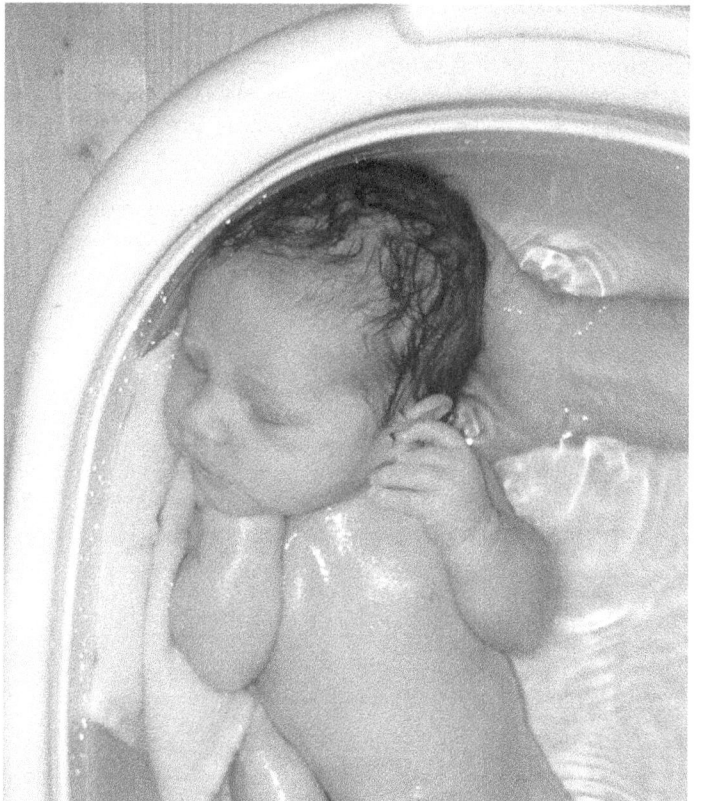

Susanne, 41
Wohnort: Mühlacker (D)
Beruf: Pädagogin

1. Kind: Mädchen (5 Jahre), Klinikgeburt
2. Kind: Junge (2 Jahre), Hausgeburt

„Auch die selbstverständliche Anwesenheit unserer Tochter war erfrischend."

Wenn ich das Wort „Hausgeburt" höre, kommen mir spontan folgende Gedanken in den Sinn: Das Beste, was mir jemals passiert ist.

Ich hatte Angst vor der Geburt: Nein!

Deshalb wollte ich zu Hause gebären: Nach der nicht sehr optimal verlaufenen Geburt unserer Tochter in der Klinik wollte ich eine Geburt in einer vertrauten Umgebung mit meiner gesamten Familie und mit einer wassergeburtserfahrenen Hebamme, die ich gut kenne und die mich gut kennt und die mich sowohl in der Schwangerschaft als auch während der gesamten Geburt begleitet.

So hat mein Umfeld / mein Partner auf mein Vorhaben reagiert: Mein Ehemann war zuerst ganz und gar nicht begeistert, akzeptierte jedoch nach vielen Gesprächen mit Freunden und der Hebamme meinen Wunsch und übernahm die Organisation sehr liebevoll und gewissenhaft.

So hat meine Ärztin auf meinen Wunsch, zu Hause zu gebären, reagiert: Sie sah in der Hausgeburt kein medizinisches Problem für mich, befürwortete es aber aus persönlichen Gründen nicht.

Auf meine Hausgeburt habe ich mich wie folgt vorbereitet: Als gute Vorbereitung empfand ich die intensive Vorsorge und stete Rücksprache mit meiner Hebamme. Eine große Rolle spielte auch Schwimmen und Wassertraining, das auch Atemtraining („Breathing") im Wasser mit einschloss. Darüber hinaus haben mein Mann und ich zusammen einen Hausgeburtsvorbereitungskurs bei meiner Hebamme besucht.

So habe ich meine Hausgeburtshebamme gefunden: Sie leitete das „Frühe Babyschwimmen" bei meinem ersten Kind.

Die Geburt zu Hause verlief wie folgt: Als ich abends mit unserer Tochter vom Schwimmen kam, verspürte ich ein Ziehen in meinem Unterleib, das sich durch eine warme Dusche intensivierte. Ich alarmierte meine Hebamme und stieg in die Badewanne, bis die Regentonne im Waschkeller mit genügend Wasser gefüllt war. Aufrecht, sich an dem Rand der Regentonne festhaltend, war es für mich sehr viel einfacher, mich zu bewegen und die Wehen, vor allem die Presswehen, per Breathing und Tönen zu verarbeiten bzw. mich von meinem Mann massieren und halten zu lassen. Auch die selbstverständliche Anwesenheit unserer Tochter war erfrischend. Zudem entspannte mich das Wasser so sehr, dass ich die Wehenschmerzen bei weitem nicht so anstrengend empfand wie bei meiner ersten Geburt. Ich war während der ganzen 4,5 Stunden im Wasser und unser Sohn wurde auch im Wasser geboren. Die Nachgeburt kam sehr rasch. Ich war sehr glücklich darüber, dass weder meine Hebamme noch ein Arzt aktiv in die Geburt eingreifen musste, dass ich diesmal weder PDA noch Dammschnitt noch Saugglocke brauchte und erfahren durfte, dass es möglich ist, allein zu gebären.

Ich habe mein Baby gestillt: Ja, mit sehr großem Erfolg, da ich es sofort nach der Geburt an die Brust nehmen konnte, ohne dass es wie in der Klinik zuerst untersucht wurde.

Das Wochenbett und die Zeit danach habe ich so in Erinnerung: Im Gegensatz zu der Woche, die ich nach der Geburt unserer ersten Tochter in der Klinik verbringen musste, war ich schon zwei Tage nach der Hausgeburt wieder voll einsatzfähig und voller Energie.

Ich würde wieder zu Hause gebären wollen: Ja!

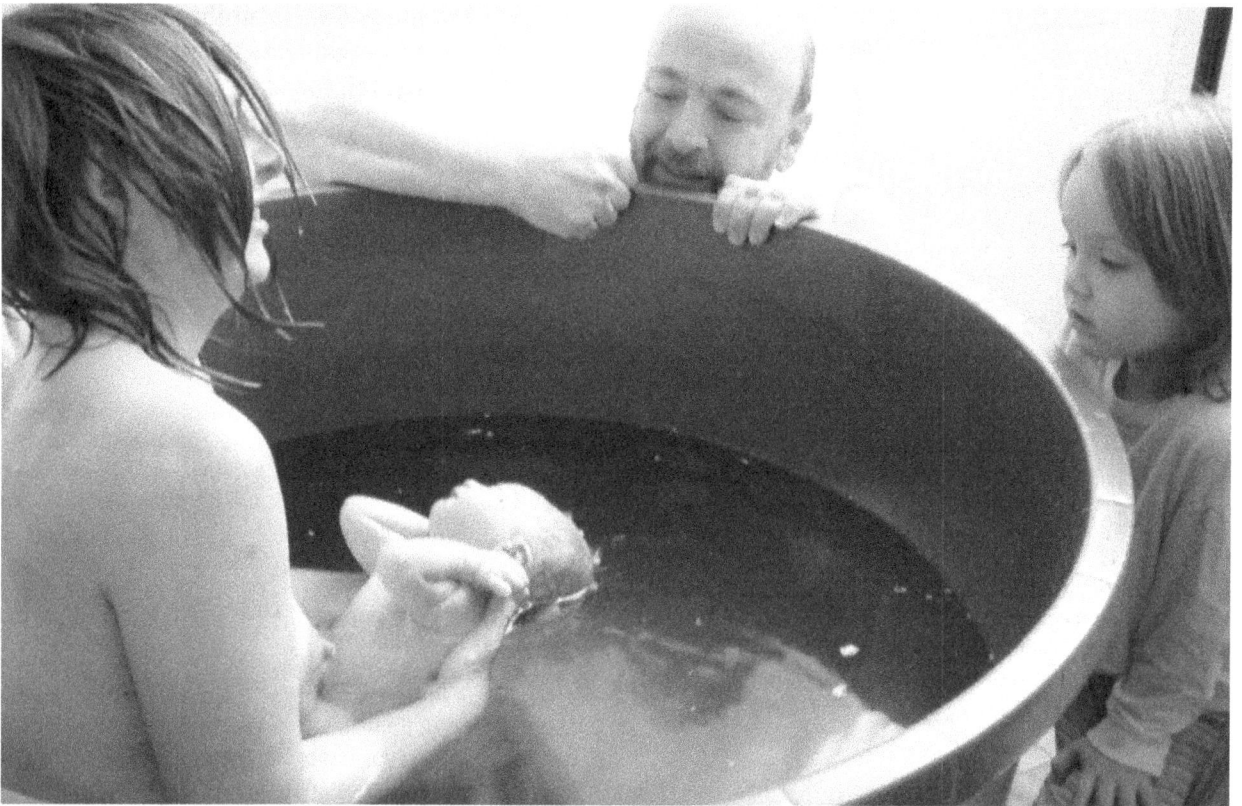

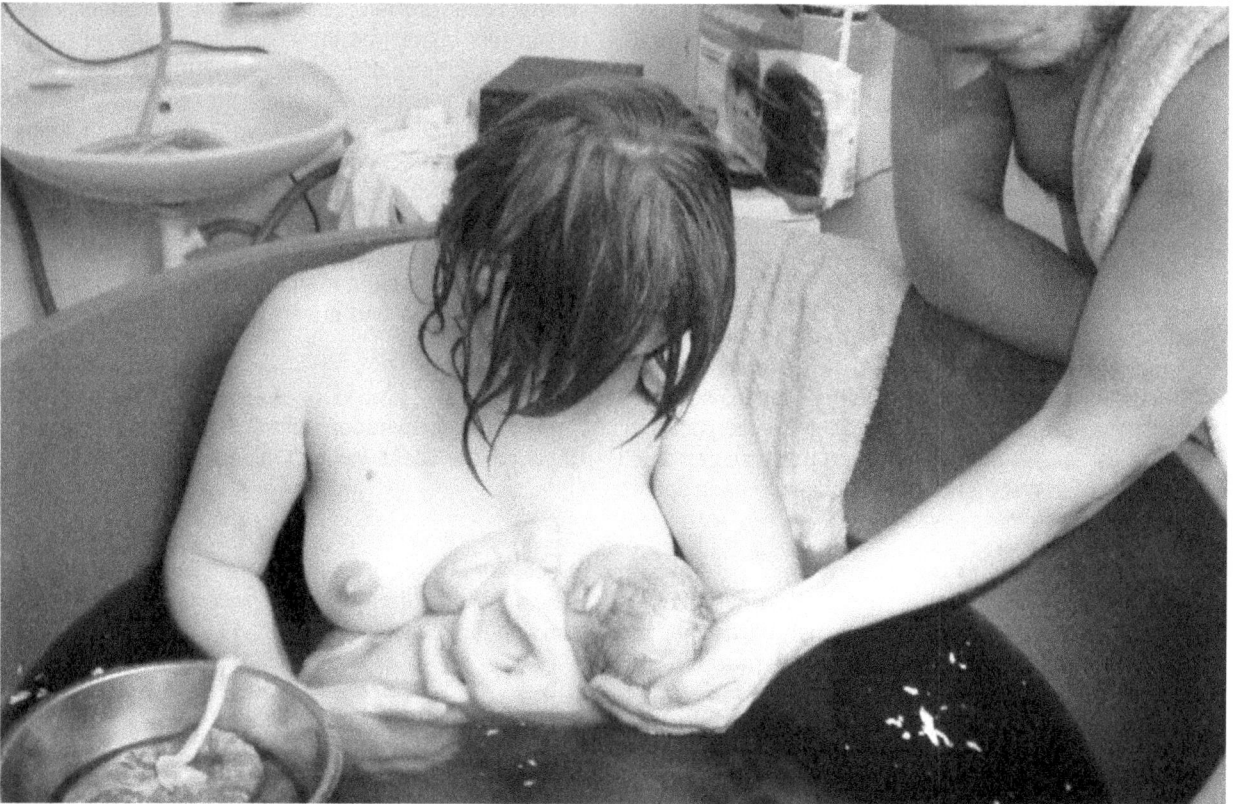

Inge, 42
Wohnort: Obersontheim (D)
Beruf: Einzelhandelskauffrau

„Man muss der Natur ihren Lauf lassen, wenn etwas passieren soll, passiert es. Ich forderte ja nichts heraus."

1. Kind: Junge (20 Jahre), Klinikgeburt
2. Kind: Mädchen (15 Jahre), Klinikgeburt
3. Kind: Mädchen (4 Jahre), Pflegekind
4. Kind: Mädchen (6 Monate), Hausgeburt

Wenn ich das Wort „Hausgeburt" höre, kommen mir spontan folgende Gedanken in den Sinn: Schön, Wärme, Geborgenheit, Harmonie, große Bereicherung.

Ich hatte Angst vor der Geburt: Ja, weil ich Geburten durch meine Klinikerfahrungen als schlimm erlebt habe. Es lief alles nach Schema ab: Rasur, Einlauf, Dusche, Untersuchung, Dammschnitt. Die Hebamme, eine Ordensschwester, sagte, ich solle mich nicht so anstellen, beim Machen hätte ich mich sicher auch nicht so verhalten.

Deshalb wollte ich zu Hause gebären: Ich stehe heute ganz anders da, lasse mir vieles nicht mehr gefallen, wie die obligatorische Lagerung auf dem Kreißbett oder die Kanüle, weil ich ein zu enges Becken hätte. Ich habe einfach Horror vor der Klinik, deshalb. Und ich dachte: Man muss der Natur ihren Lauf lassen, wenn etwas passieren soll, passiert es. Schließlich forderte ich ja nichts heraus, es war ja alles o.k. während der Schwangerschaft.

So hat mein Umfeld / mein Partner auf mein Vorhaben reagiert: Partner: Mit Unverständnis, er war zunächst geradezu schockiert, weil er immer auf Sicherheit bedacht ist. Die Gespräche mit der Hausgeburtshebamme und einem Kollegen, der auch Hausgeburtsvater ist, haben ihn dann überzeugt. Sohn: Wollte es „wegen dem vielen Blut und Geschrei" auch nicht. Tochter: War erst dagegen und sagte dann später, dass ich wissen müsse, was ich tue.

So hat mein Arzt auf meinen Wunsch, zu Hause zu gebären, reagiert: Ich habe keinen Arzt mit einbezogen, wollte auch keinen Ultraschall. Die Hausgeburtshebamme stellte den Mutterpass aus und machte die gesamte Vorsorge.

Auf meine Hausgeburt habe ich mich wie folgt vorbereitet: Gespräche mit meiner Hebamme, Literatur, Internet und mich mit einer anderen Hausgeburtsfrau aus meinem Ort, die gerade selbst wieder schwanger war, unterhalten.

So habe ich meine Hausgeburtshebamme gefunden: Internet.

Die Geburt zu Hause verlief wie folgt: Viel schöner als im KH. Ich durfte machen, was ich wollte. Meine gesamte Familie war dabei. Unsere Kleine kam in der tiefen Hocke vor unserem Schwedenofen. Ich spürte, dass die Hebamme irgendetwas gesehen hatte und fragte. Sie antwortete: „Dein Kind hat eine Spalte". Mein Mann fuhr später mit ihr in die Kieferchirurgie und ihr wurde eine Platte angepasst, obwohl der Kinderchirurg später sagte, dass diese gar nicht notwendig sei, weil nur eine Lippen-Kieferspalte vorläge. Danach kamen sie wieder zurück. Wir waren zunächst alle schockiert, heute sehen wir die Spalte gar nicht mehr. Vor wenigen Wochen erfolgte der operative Verschluss der Spalte. Vor der OP hatte ich sehr viel Angst, aber alles ist gut verlaufen. Heute sieht man nur noch eine dünne Narbe an der Oberlippe und unsere Tochter ist ein gesundes, fröhliches Kind!

Ich habe mein Baby gestillt: Ja, noch voll. Wir hatten vor der Operation nur mit Blähungen zu kämpfen, da durch die Spalte viel Luft mit eingezogen wird.

Das Wochenbett und die Zeit danach habe ich so in Erinnerung: Schön, intensiv und harmonisch. Wir lagen alle im Bett, haben viel geschmust und geschnuckelt. Eine Helferin kümmerte sich eine Woche um den Haushalt.

Ich würde wieder zu Hause gebären wollen: Auf jeden Fall. Selbst mein Mann würde es nicht mehr anders machen.

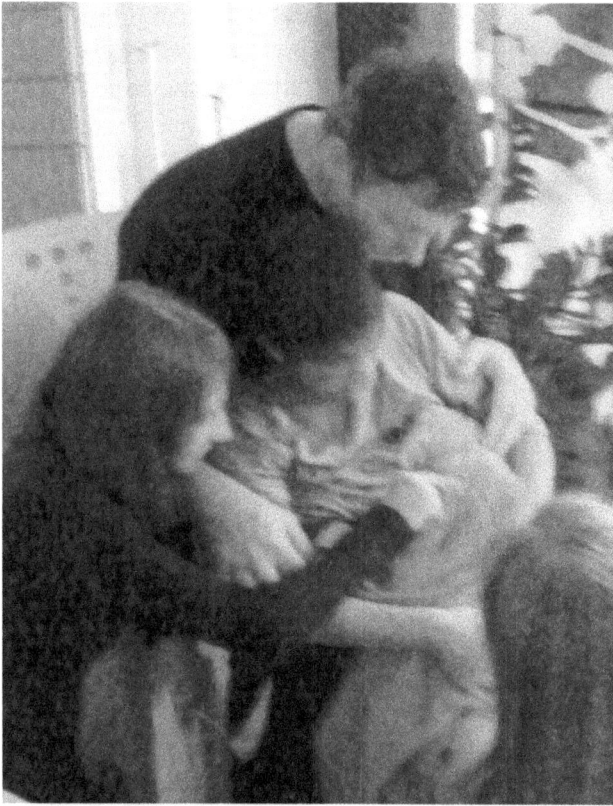
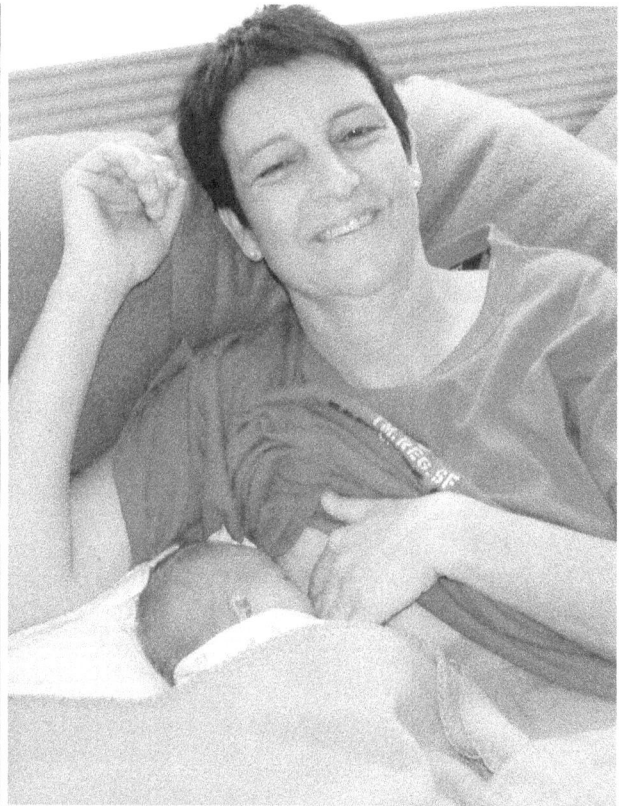
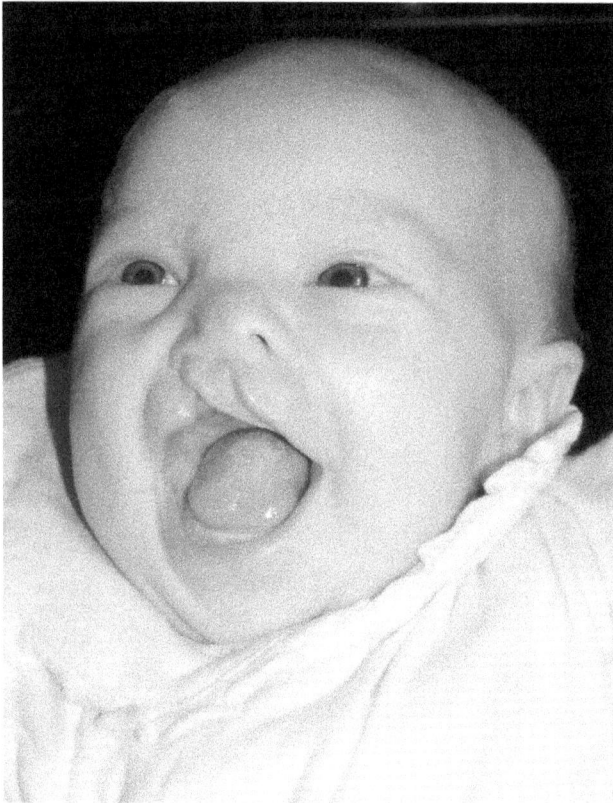
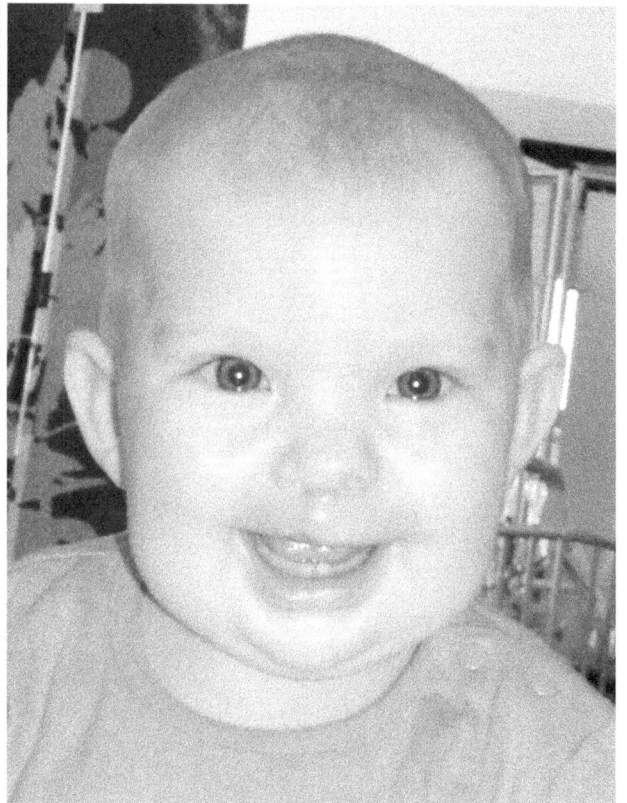

Renate, 43
Wohnort: Wien (A)
Beruf: Hebamme

„Ich wollte, dass bei normal laufender Geburt nichts passiert oder geschieht, was mir im Nachhinein leid tun könnte."

1. Kind: Mädchen (5 Jahre), Hausgeburt

Wenn ich das Wort „Hausgeburt" höre, kommen mir spontan folgende Gedanken in den Sinn: **Sehr schön, gemütlich, ruhig, professionell.**

Ich hatte Angst vor der Geburt: **Nein.**

Deshalb wollte ich zu Hause gebären: **Ich wollte, dass bei normal laufender Geburt nichts passiert oder geschieht, was mir im Nachhinein leid tun könnte. Geborgenheit, Intimsphäre wahren.**

So hat mein Umfeld / mein Partner auf mein Vorhaben reagiert: **Gar nicht, da nur Partner und Hebamme von meinem Hausgeburtsplan wussten.**

So hat mein Arzt auf meinen Wunsch, zu Hause zu gebären, reagiert: **Gar nicht, war nicht informiert.**

Auf meine Hausgeburt habe ich mich wie folgt vorbereitet: **Gar nicht – wie es kommt, kommt es. Keine Erwartungshaltung.**

So habe ich meine Hausgeburtshebamme gefunden: **Sie ist meine beste Freundin.**

Die Geburt zu Hause verlief wie folgt: **3,5 Stunden, völlig ruhig, normal.**

Ich habe mein Baby gestillt: **26 Monate.**

Das Wochenbett und die Zeit danach habe ich so in Erinnerung: **Ruhig, angenehm.**

Ich würde wieder zu Hause gebären wollen: **Sofort und nur dort.**

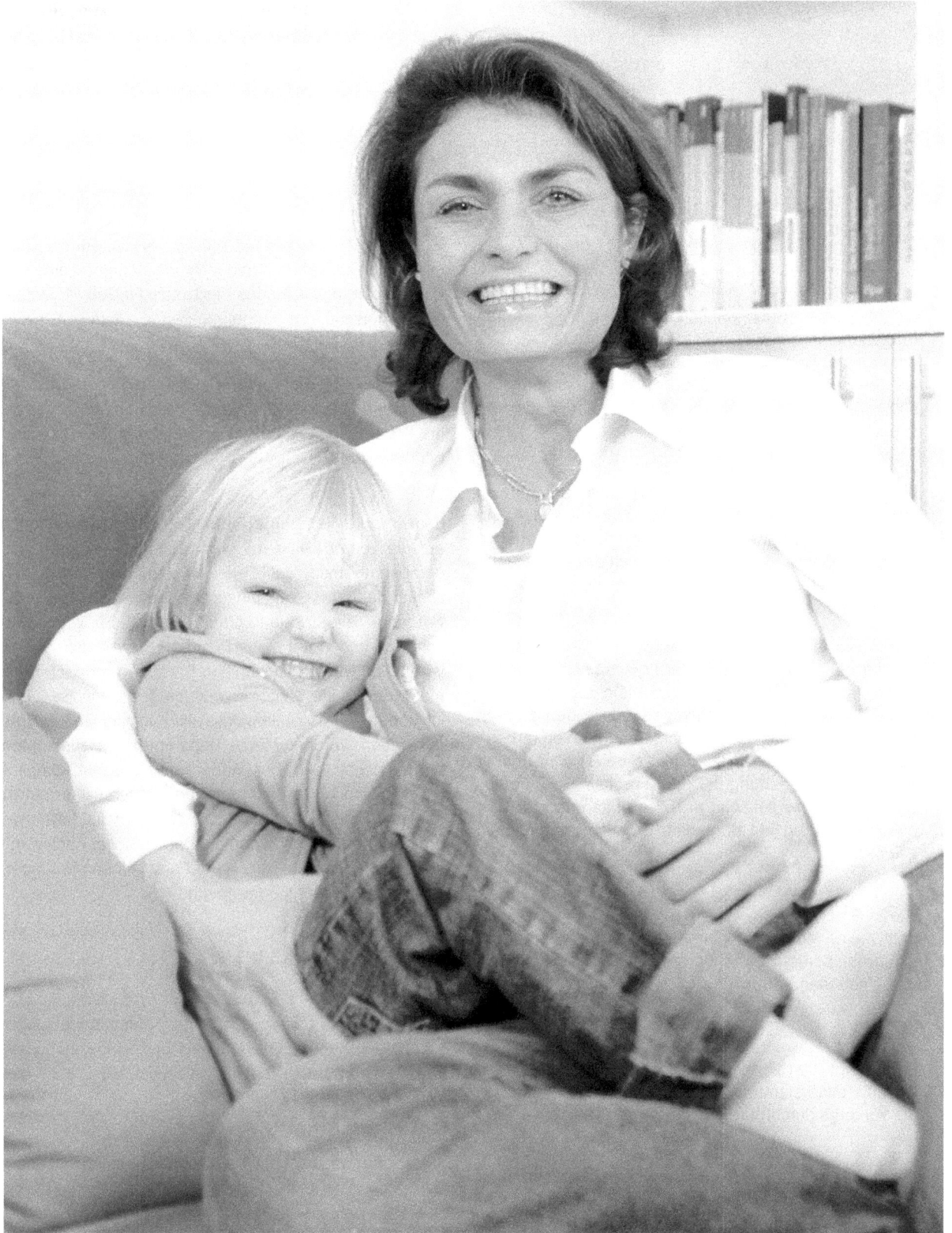

T266   Foto: Rita Newman

Insa, 44
Wohnort: Ubatuba-SP (Brasilien)
Beruf: Relocation consultant

1. Kind: Junge (12 Jahre), Klinikgeburt
2. Kind: Junge (10 Jahre), Klinikgeburt
3. Kind: Junge (8 Jahre), Hausgeburt

„Ich hörte Bachmotetten, die ich früher selbst gesungen hatte, und wurde dadurch an mein Elternhaus erinnert, fühlte mich geborgen."

Wenn ich das Wort „Hausgeburt" höre, kommen mir spontan folgende Gedanken in den Sinn: Geborgen, ich bin in meiner gewohnten Umgebung, in der alles vorbereitet ist, um das Kind zu empfangen. Hab das Gefühl, dass etwas ganz Normales geschehen wird. Den Geburtsverlauf bestimme ich selber nach meinen Bedürfnissen, die voll und ganz respektiert werden.

Ich hatte Angst vor der Geburt: Überhaupt nicht. Ich dachte, dass es vielleicht etwas arbeitsreich werden könne, aber ich wusste, das ist mein Weg und es wird alles gut. Meine Mutter hat mir Mut gemacht, indem sie meinte, dass ich automatisch das Richtige tun würde und letztlich vertraute ich auf meinen Körper und das war gut so.

Deshalb wollte ich zu Hause gebären: Schon vor der ersten Geburt reifte der Entschluss, ich kannte jedoch keine Hebamme in unserer Kleinstadt und Hausgeburten waren zu der damaligen Zeit in den Städten Brasiliens noch absolut unüblich. Auch die verstorbene deutsche Hebamme Angela Gehrke da Silva hat durch ihre Geburtsbegleitung in den Favellas São Paulos Bahnbrechendes geleistet und das Augenmerk bei der normalen Geburt auf Humanität und nicht auf Technik gelenkt.

So hat mein Umfeld / mein Partner auf mein Vorhaben reagiert: Mein Mann teilte komplett meine Meinung, meine Mutter, die erst später davon hörte, sowie die Nachbarn meinten, dass das riesig mutig gewesen wäre.

So hat mein Arzt auf meinen Wunsch, zu Hause zu gebären, reagiert: Unverständnis, Belächeln von den verschiedenen Ärzten des staatlichen Gesundheitssystems in Brasilien (SUS), von denen ich die Vorsorge durchführen ließ.

Auf meine Hausgeburt habe ich mich wie folgt vorbereitet: Die Hebamme empfahl mir, Gummihandschuhe zu besorgen, dünne Bändchen in Jod einzulegen zum Abbinden der Nabelschnur und eine Ampulle mit Vitamin K für das Kind nach der Geburt. Zudem eine Eisflasche, um Nachblutungen vorzubeugen.

So habe ich meine Hausgeburtshebamme gefunden: Sie fiel vom Himmel, hatte gehört, dass ich mein Kind lieber im Urwald zur Welt bringen würde als ins KH zu gehen, denn die Kaiserschnitt-Rate lag dort bei 60 Prozent.

Die Geburt zu Hause verlief wie folgt: Nachdem ich die Hebamme hatte, setzte ich mich abends auf die Veranda und mir war ganz froh ums Herz. Ich entspannte mich völlig, bekam die erste Wehe und schlief dann. Morgens gingen die Wehen wieder los. Es war warm, ein strahlend blauer Himmel, die Vögel zwitscherten und große blaue Schmetterlinge flogen an mir vorbei. Ich wusste: In wenigen Stunden werde ich noch mal Mutter sein. Später kochte ich Tomatensoße, denn ich konnte mir vorstellen, dass alle nach der Geburt Hunger haben würden. Meine Hebamme kam zusammen mit meinem Mann. Der Muttermund war fast komplett geöffnet. Ich hörte Bachmotetten, die ich früher selbst gesungen hatte, und wurde dadurch an mein Elternhaus erinnert, fühlte mich geborgen. Das Baby war nach wenigen Presswehen da. Kurz darauf erschienen die Kinder, um sich ihr Brüderchen anzuschauen.

Ich habe mein Baby gestillt: 6 Monate voll und insgesamt bis zum 15. Monat.

Das Wochenbett und die Zeit danach habe ich so in Erinnerung: Am Anfang halfen mein Mann, die Nachbarsfrauen und das Kindermädchen. Doch schon bald kehrte der Alltag ein, wozu auch das Windelwaschen gehörte.

Ich würde wieder zu Hause gebären wollen: Sofort und nur! Mit Wohlwollen blicke ich insbesondere auf meine letzte Geburt.

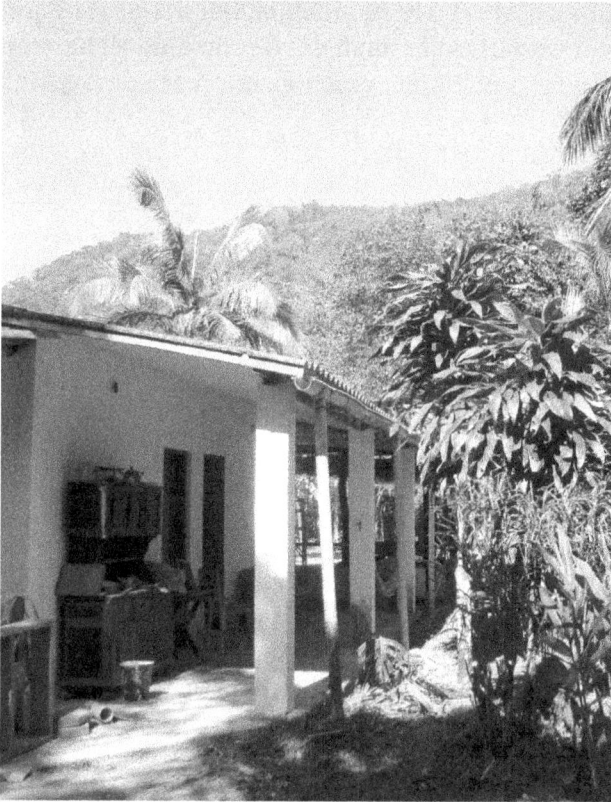
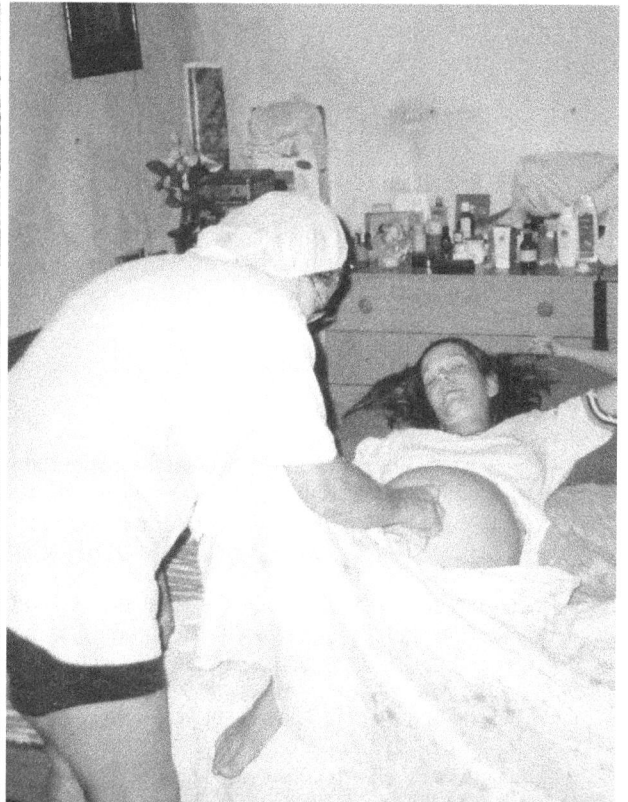
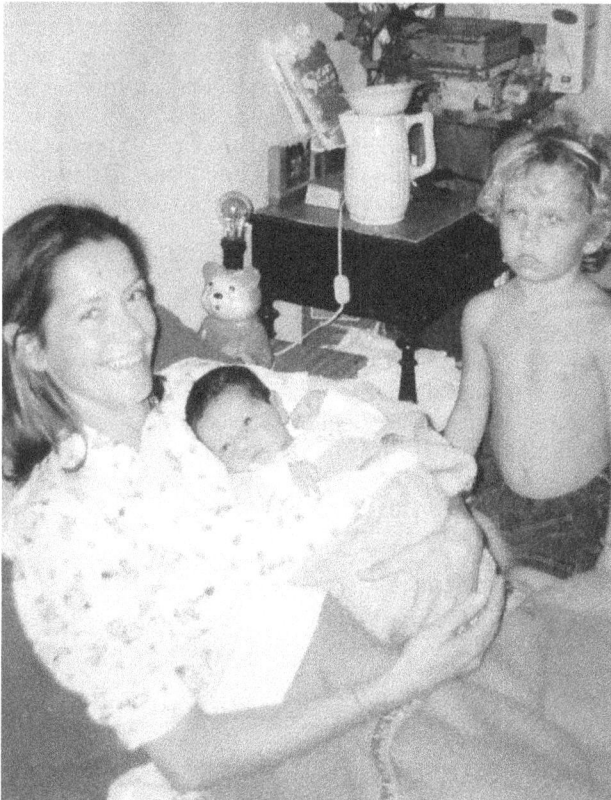
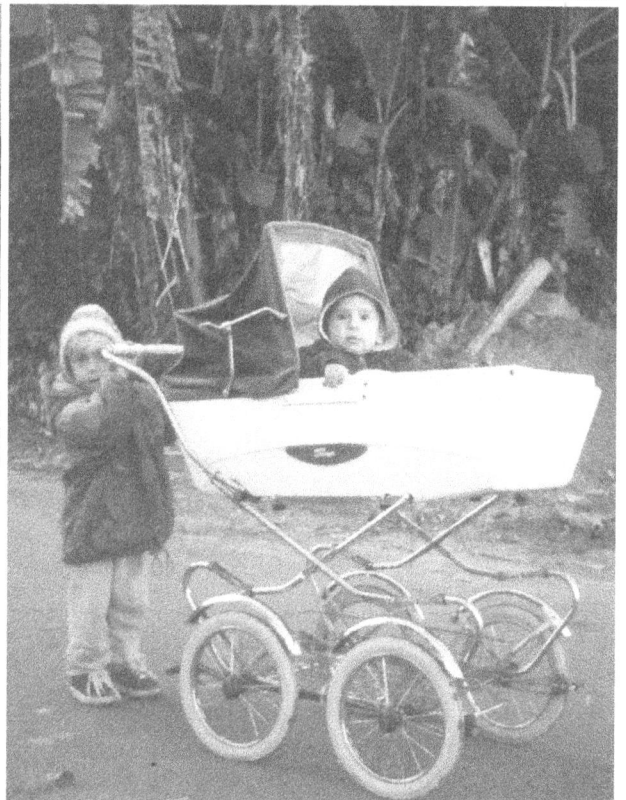

Luxus Privatgeburt

Monika, 44
Wohnort: St. Valentin (A)
Beruf: Hebamme

„Hausgeburt war für mich immer die beste Form der Geburt. Aber nach der Sectio eine Hebamme zu finden, erschien mir fast unmöglich."

1. Kind: Junge (16,5 Jahre), Klinikgeburt, Kaiserschnitt wegen Geburtsstillstand in der Eröffnungsphase
2. Kind: Junge (14 Jahre), Hausgeburt
3. Kind: Mädchen (3,5 Jahre), begonnene Hausgeburt, wegen Narbenschmerzen dann ambulante Klinikgeburt

Wenn ich das Wort „Hausgeburt" höre, kommen mir spontan folgende Gedanken in den Sinn: Selbstbestimmte, selbstverantwortliche Geburt mit einer mir vertrauten Hebamme, vertraute, ruhige Umgebung = ideale Bedingungen für eine Geburt.

Ich hatte Angst vor der Geburt: Ja, aber im Gegensatz zum ersten Kind habe ich diese ausgesprochen, mich mit Kolleginnen ausgetauscht. Hebammen haben doch manchmal die Vorstellung von der „Super-Geburt" ohne Schmerzmittel, ohne Intervention von außen. Ich hatte vor allem die Angst, wieder dabei zu versagen, ein Kind normal zur Welt zu bringen, auch Angst vor dem Wehenschmerz und für mich war klar, dass für mich auch eine PDA infrage käme. Ich war viel ehrlicher mit mir, habe gelernt, meine Ängste auch zu äußern.

Deshalb wollte ich zu Hause gebären: Es war für mich immer die beste Form der Geburt. Aber nach einer Sectio eine Hebamme finden, erschien mir fast unmöglich. Gleichzeitig hatte ich das Gefühl, dass der Klinikplatz beim ersten Kind nicht wirklich gepasst hatte. So reifte langsam der Gedanke...

So hat mein Umfeld / mein Partner auf mein Vorhaben reagiert: Da ich Hebamme bin, hat mir mein Mann die Entscheidung überlassen, er war nie wirklich dagegen. Mit Hebammenkolleginnen sprach ich oftmals darüber.

So hat mein Arzt auf meinen Wunsch, zu Hause zu gebären, reagiert: Mein Arzt wusste davon nichts. Aber nach der Hausgeburt waren einige Ärzte doch sehr irritiert darüber.

Auf meine Hausgeburt habe ich mich wie folgt vorbereitet: Eine Kollegin kam bei Wehenbeginn zu mir und dann haben wir spontan entschieden.

So habe ich meine Hausgeburtshebamme gefunden: Eine Hausgeburtshebamme kannte ich bereits. In der 30. Schwangerschaftswoche kontaktierte ich sie und fragte, ob sie zu mir kommen würde. Ich rechnete eigentlich mit einer Absage, wegen der vorangegangenen Sectio, aber sie sagte spontan ja.

Die Geburt zu Hause verlief wie folgt: Neun Tage nach dem errechneten Geburtstermin sprang nachts die Fruchtblase. Kurz der Gedanke, nicht schon wieder wie beim ersten Kind, aber sofort der positive Gedanke, es ist ein neues Kind, eine neue Geburt, alles ist möglich! Bald begannen superstarke Wehen, der Muttermund war 3 bis 4 cm offen, dann entschied ich spontan, zuhause zu bleiben. Wir riefen die Hausgeburtshebamme und meine Mutter an, damit diese meinen älteren Sohn abholen kommt. Die Wehenarbeit ging zügig voran. Im Wohnzimmer wurde bald alles für die Geburt gerichtet. Frühmorgens war unser Sohn dann geboren: Auf dem Gebärhocker, 4.050 g schwer, 53 cm lang, verstärkte Nachblutung. Naht des Dammrisses, danach nur mehr großes Glück, alles o.k., völlig unkompliziert.

Ich habe mein Baby gestillt: Ja, ohne Probleme 9 Monate lang.

Das Wochenbett und die Zeit danach habe ich so in Erinnerung: Es war eine entspannte, schöne, fast heilige Zeit, an die wir alle noch gerne zurückdenken. Auch hatten wir nicht viel Besuch. Am fünften Tag rief ich Leute an, damit sie uns besuchen kommen. Auch für das Baby waren die ersten Tage sehr ruhig, ohne unnötige Störung.

Ich würde wieder zu Hause gebären wollen: Beim dritten Kind wollte ich wieder zuhause gebären. Während der Geburt hatte ich Narbenschmerzen. So fuhren wir ins Krankenhaus, wo unsere Tochter eine halbe Stunde nach Eintreffen spontan auf die Welt kam.

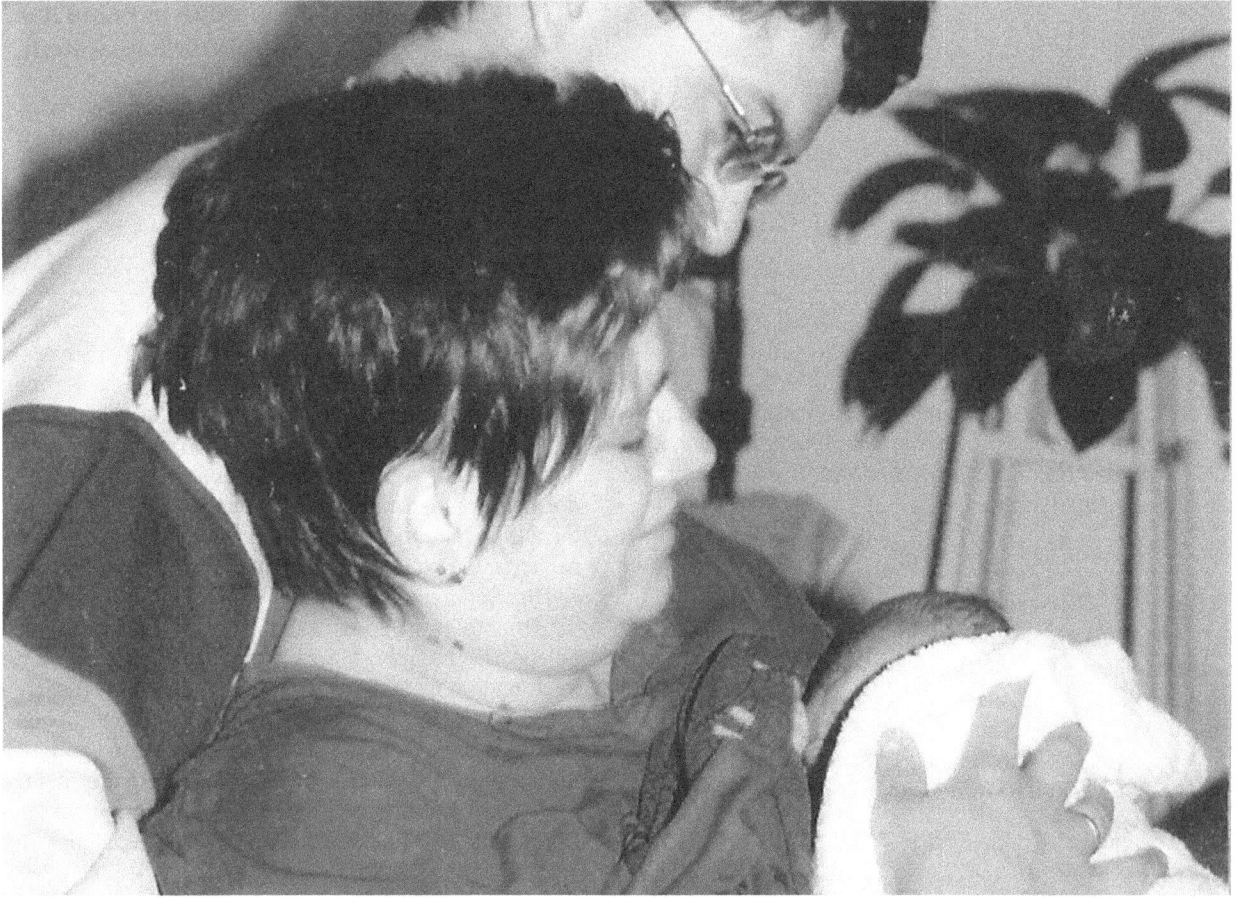

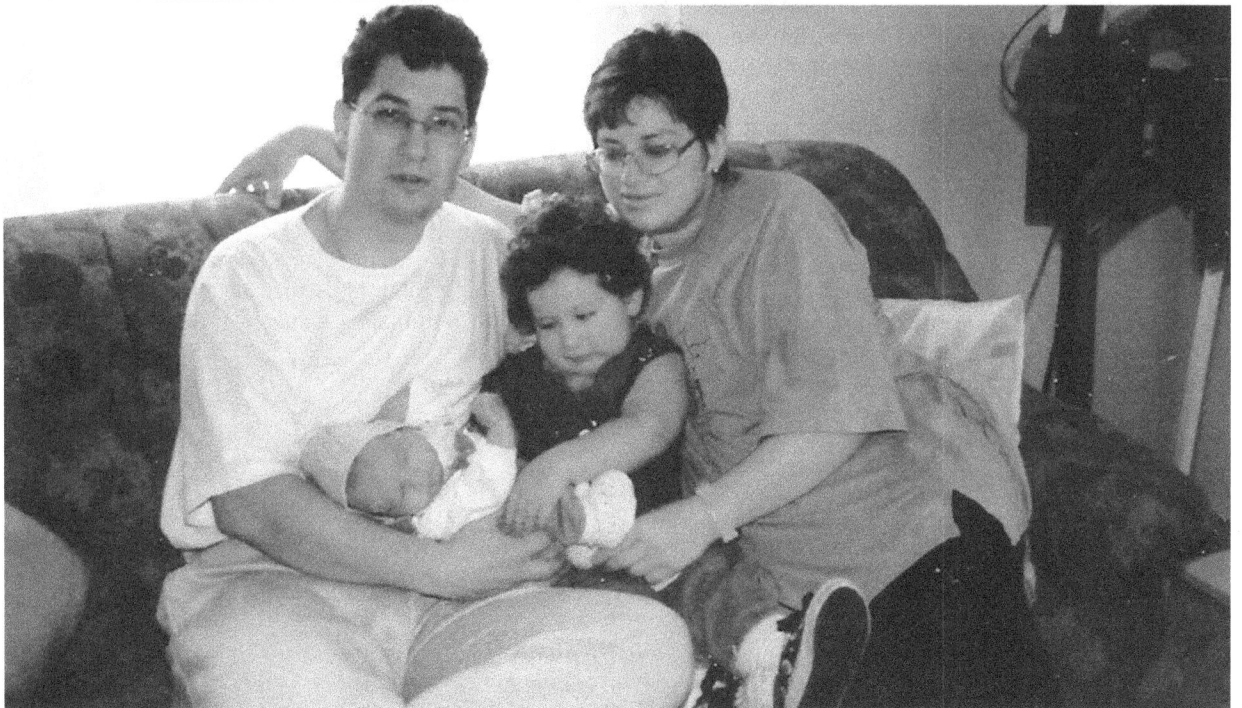

Luxus Privatgeburt

Silke, 46, und Felix, 48
Wohnort: Männedorf (CH)
Beruf: Fotografin; Dipl.-Astrologin

„Einfach nur eine ganz natürliche Geburt."

1. Kind: Mädchen (3 Jahre), Hausgeburt im Pool

Wenn ich das Wort „Hausgeburt" höre, kommen mir spontan folgende Gedanken in den Sinn: Geborgenheit. Aufgehoben sein. Sicherheit. Das Natürlichste von der Welt und hoffentlich bald wieder das Natürlichste für die Welt. Das Geburtsrecht eines jeden Menschen.

Ich hatte Angst vor der Geburt: Nein. Nie.

Deshalb wollte ich zu Hause gebären: Wir wollten unserem Kind einen optimalen Start ins Leben ermöglichen und diesem heiligen Schöpfungsakt den natürlichen Lauf lassen, der durch das Kind bestimmt wurde – als eingespieltes Team (Mutter, Vater, Kind, Hebamme), in unserem eigenen Rhythmus, innerhalb unserer eigenen Bakterien, ohne Störungen von außen.

So hat mein Umfeld / mein Partner auf mein Vorhaben reagiert: Es war für meinen Mann und mich von Anbeginn klar, dass wir unser Kind zu Hause in unserer eigenen, uns vertrauten, ganz persönlichen und intimen Atmosphäre empfangen. Fast das gesamte Umfeld reagierte mit Angst: „Und wenn etwas passiert?". Später, nachdem „alles gut ging", waren wir die Helden...

So hat meine Ärztin auf meinen Wunsch, zu Hause zu gebären, reagiert: Freudig unterstützend.

Auf meine Hausgeburt habe ich mich wie folgt vorbereitet: Mit unserer weisen Hebamme, die während fünf Monaten der Zusammenarbeit zu unserer engsten Vertrauten wurde.

So habe ich meine Hausgeburtshebamme gefunden: Ich habe intuitiv einen Namen aus der Liste meiner Ärztin gewählt. Ein Volltreffer.

Die Geburt zu Hause verlief wie folgt: Mein Mann kümmerte sich um den Wasserpool, die warmen Tücher, die Getränke, die Musik, das Kaminfeuer. Unter der Regie meiner Hebamme wechselte ich immer wieder die Positionen. Am Kamin stand unsere Grüne Tara. Jeder Blickkontakt mit dieser tibetischen Gottheit gab mir die gebündelte Kraft all der Mütter der gesamten Erdgeschichte, die es vor mir geschafft haben, und ließ einen Teil der Schmerzen einfach verfliegen. Um 11 Uhr platzte die Fruchtblase. Danach stieg ich vorsichtig in den Pool, gefolgt von meinem Mann. Meine Hebamme erinnerte mich nach den drei Presswehen: „Nicht mehr pressen! Nur noch atmen!" Ich atmete in meinen Beckenboden hinein. Dann schraubte sich unsere Tochter von allein durch den Kanal und schwamm in die Hände meines Mannes. Ich war sehr glücklich. Kein Dammriss, kein Dammschnitt, keine Medikamente, kein Rückgang der Wehen, kein Schichtwechsel der Hebamme, keine Hektik oder künstliche Dramatik, keine fremden Gerüche, kein grelles Licht, keine maskierten, nur flüchtig bekannten Menschen in weißen Kitteln, niemand der dreinredet und stört. Einfach nur eine ganz natürliche Geburt.

Ich habe mein Baby gestillt: Während fünf Monaten.

Das Wochenbett und die Zeit danach habe ich so in Erinnerung: Maximaler ungestörter Kontakt mit dem Kind. Maximale Sicherheit durch unsere Hebamme. Maximale geschützte, private Intimsphäre.

Ich würde wieder zu Hause gebären wollen: Ja!

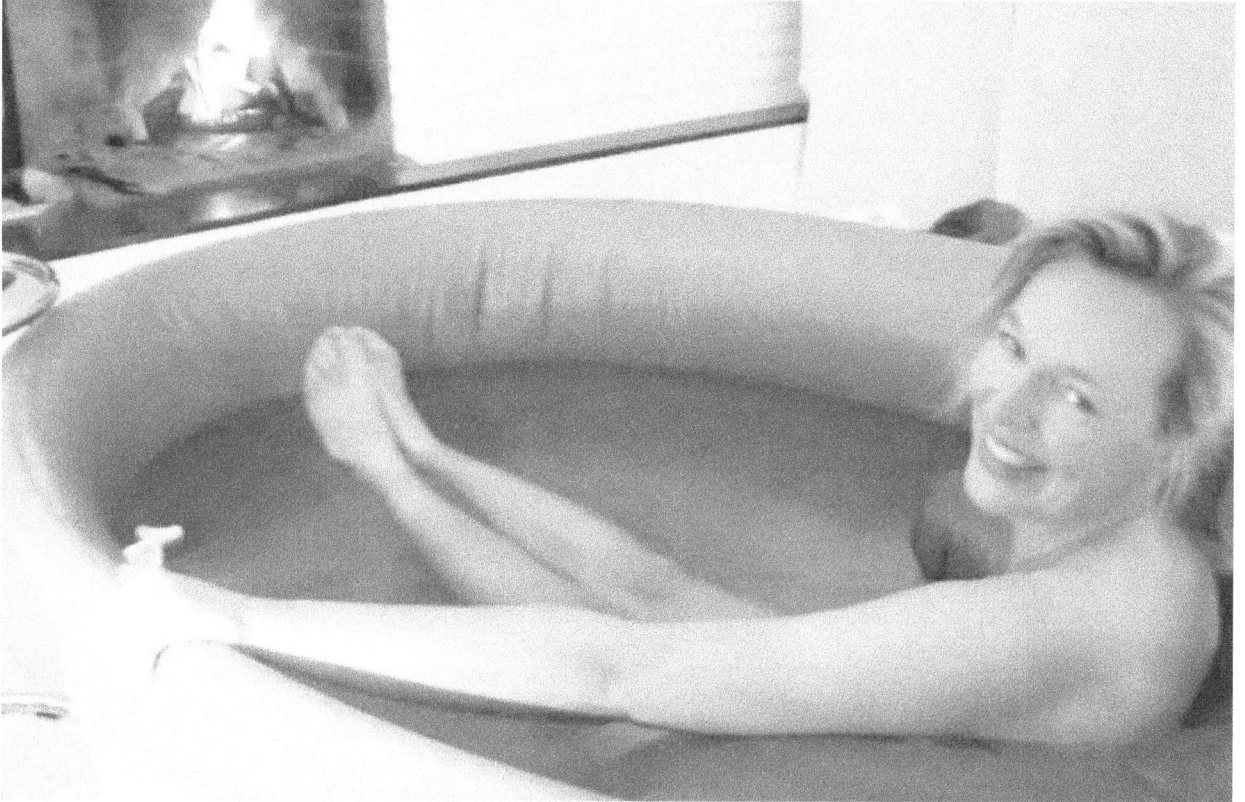

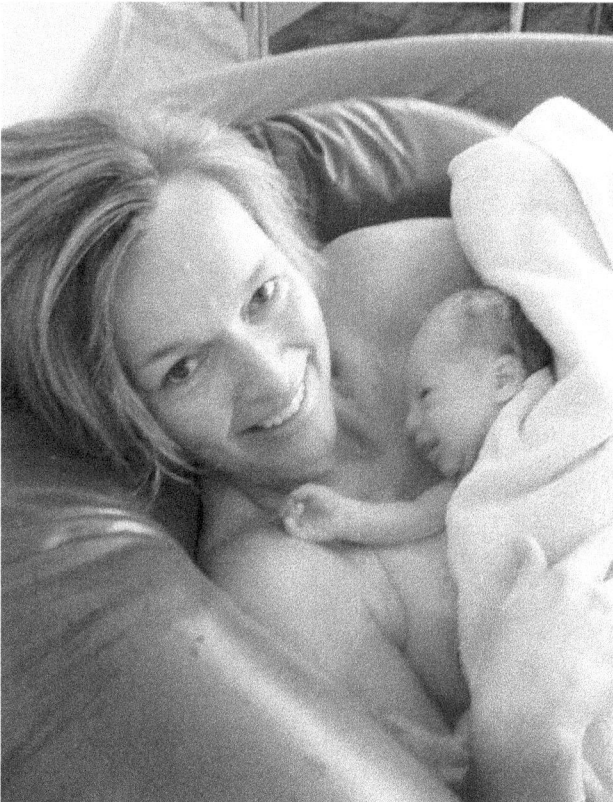

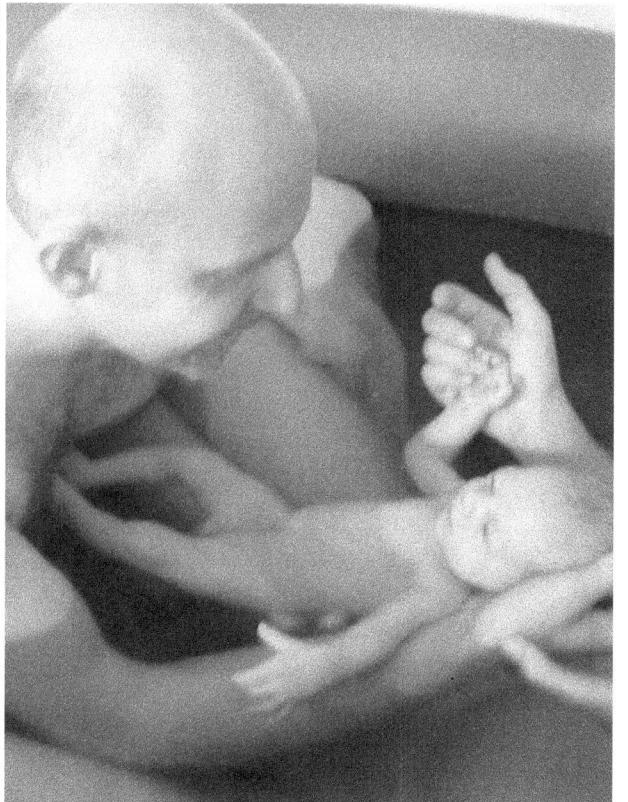

Christine, 48
Wohnort: St. Lorenzen (A)
Beruf: Ärztin (Anästhesistin, Notärztin, energetische Heilerin)

„Mein Mann und ich baten um göttliche Hilfe."

1. Kind: Mädchen (4 Wochen), Hausgeburt

Wenn ich das Wort „Hausgeburt" höre, kommen mir spontan folgende Gedanken in den Sinn: Ruhe; Selbstbestimmung; Individualität; intensiveres Zusammensein mit Mann; Geborgenheit; Freude; Einstimmen des Geburtsplatzes mit guten Gedanken, Musik und Gegenständen, die eine persönliche Bedeutung haben.

Ich hatte Angst vor der Geburt: Nein, ich habe mich sehr auf die Geburt gefreut.

Deshalb wollte ich zu Hause gebären: Ich habe als Anästhesistin einige Geburten in Kliniken erlebt und war unangenehm berührt von der mangelnden Sensibilität, von der Unbewusstheit bezüglich der Empfindsamkeit der Neugeborenen und den rauen Methoden, mit ihnen umzugehen. Auch auf Bedürfnisse und Schamgefühl der Mütter wurde oft nur wenig eingegangen.

So hat mein Umfeld / mein Partner auf mein Vorhaben reagiert: Mein Mann hatte ebenfalls den Wunsch und mein Umfeld hat – von eher konservativen Personen abgesehen – akzeptierend und zustimmend reagiert.

So hat mein Arzt auf meinen Wunsch, zu Hause zu gebären, reagiert: Ich suchte mir ihn zuvor unter dem Gesichtspunkt „für Hausgeburt" aus.

Auf meine Hausgeburt habe ich mich wie folgt vorbereitet: Ein Geburtswasserbecken ausgeliehen, mit der Hebamme besprochen, dass wir z.B. das Absaugen des Kindes bis in den Magen hinein nicht wünschen. In Körper und der Psyche sitzende Blockaden mittels tiefer Atemtechnik gelöst, mich dabei an meine Geburt erinnert und Wehen-Tönen geübt.

So habe ich meine Hausgeburtshebamme gefunden: Internet. Intensive Gespräche führten dann zur Entscheidung.

Die Geburt zu Hause verlief wie folgt: Blasensprung am Vorabend, danach 14 Stunden leichte Wehen. Als nach weiterer 5 Stunden stärkerer, sehr schmerzhafter Wehentätigkeit meine Kräfte schon nachließen, hatte der Muttermund wie zuvor nur 1 cm Weite. Das war schlimm für mich! Im Krankenhaus hätte ich sicher zu schmerzstillenden Maßnahmen gegriffen oder sogar einem Kaiserschnitt zugestimmt. Die Hebamme motivierte mich, es noch 1 Stunde lang zu versuchen. Mein Mann und ich baten um göttliche Hilfe. Ich ging ins warme Wasser, leichte Bewegungen waren wieder möglich. Die Laute während der Wehen kamen jetzt nur noch unkontrolliert. Ich war ziemlich verzweifelt, aber der Muttermund war nach 1 Stunde fast vollständig eröffnet. Dann ging alles sehr schnell und unsere Tochter wurde in die Hände meines Mannes geboren. Dies war für ihn einer der schönsten Momente in seinem Leben. Unsere Tochter war vom ersten Augenblick an ruhig, ausgeglichen und gleichzeitig sehr präsent. Man hat ihr nicht das geringste Anzeichen einer anstrengenden Geburt angemerkt.

Ich habe mein Baby gestillt: Ja, es gab ein paar Schwierigkeiten mit dem erfolgreichen Anlegen, aber jetzt klappt es und sie gedeiht sehr gut.

Das Wochenbett und die Zeit danach habe ich so in Erinnerung: Da der Alltag mit Wasserbeckenabbau, Standesamt etc. bald schon wieder anstand, würde ich mir heute eine Hilfe für den Haushalt nehmen. Natürlich hatte ich auch Tage, an denen ich über alles weinen konnte: Über das Glück, über den Schock der Geburtsschmerzen, über die Erschöpfung durch den Schlafmangel.

Ich würde wieder zu Hause gebären wollen: Ja.

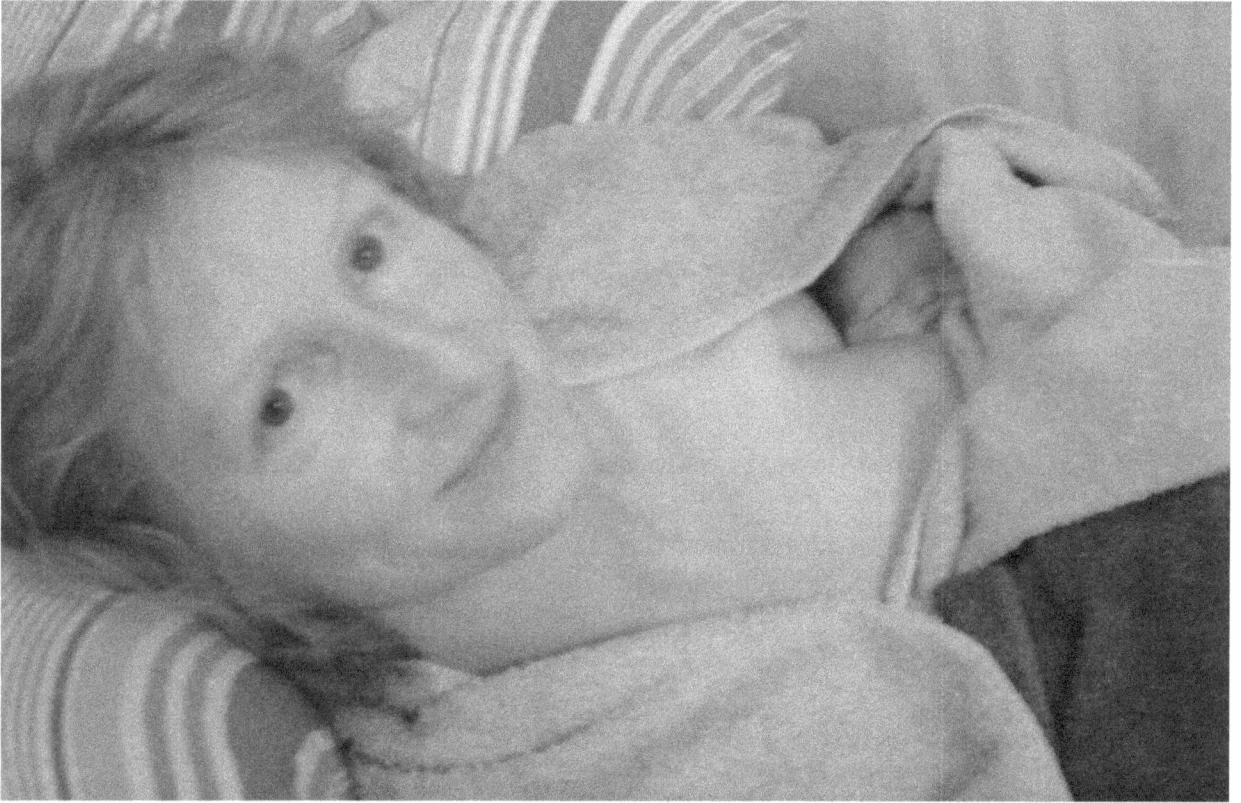

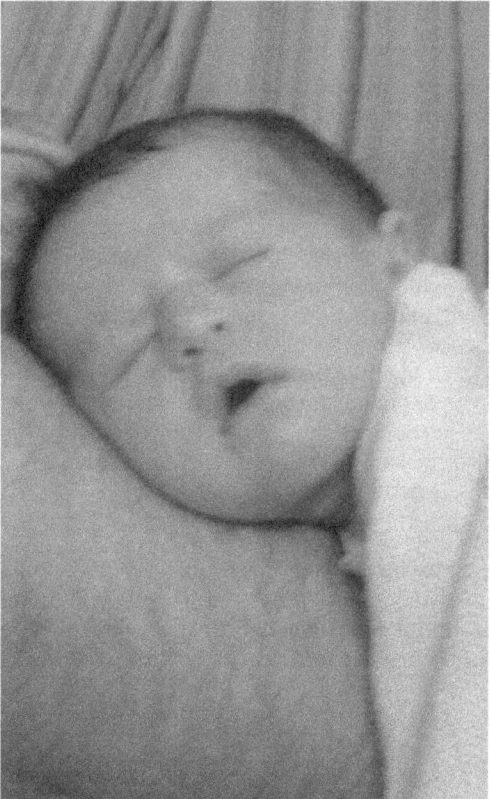

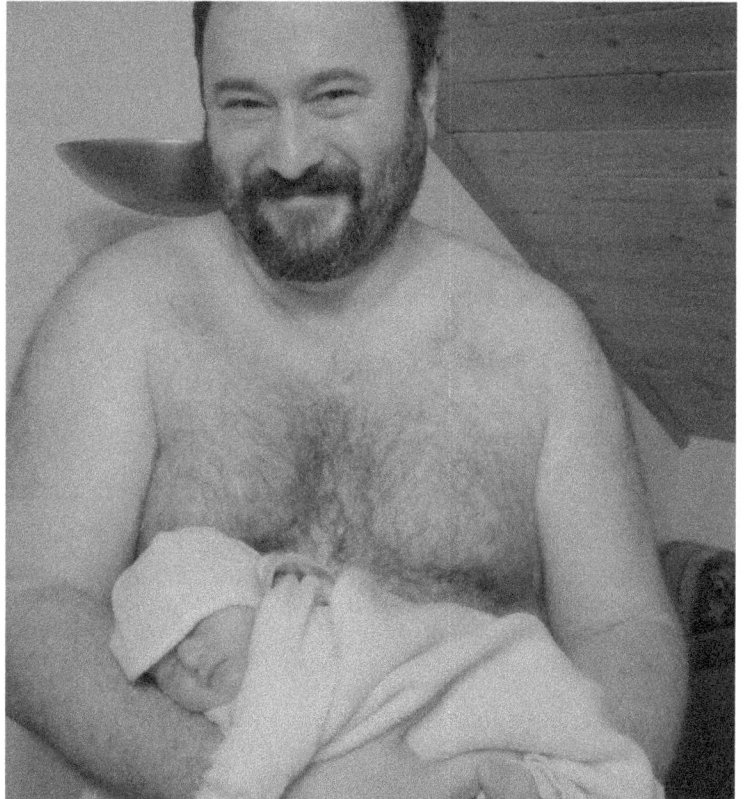

Heike, 51
Wohnort: Büdingen (D)
Beruf: Physiotherapeutin

„Ich würde sofort wieder eine Hausgeburt machen und habe mich geärgert, dass ich nicht schon früher damit angefangen habe."

1. Kind: Junge (28 Jahre), Klinikgeburt
2. Kind: Junge (27 Jahre), Klinikgeburt
3. Kind: Mädchen (25 Jahre), ambulante Klinikgeburt
4. Kind: Mädchen (24 Jahre), Geburtshausgeburt
5. Kind: Mädchen (18 Jahre), Geburtshausgeburt
6. Kind: Mädchen (16 Jahre), Hausgeburt

Wenn ich das Wort „Hausgeburt" höre, kommen mir spontan folgende Gedanken in den Sinn: Schön, wenn eine Schwangere den Mut hat, in der häuslichen Umgebung zu entbinden.

Ich hatte Angst vor der Geburt: Ich hatte keine Angst, da alle vorangegangenen Geburten problemlos verlaufen waren und ich auch den natürlichen Kräften und Ordnungen vertraue.

Deshalb wollte ich zu Hause gebären: Weil ich mehr Ruhe habe, nicht mehr mit dem Auto zu unangenehmen Zeiten, bei ungünstigem Wetter fahren muss, weil ich den Ablauf selbst gestalten kann, weil ich in der mir vertrauten Umgebung bleiben kann, weil meine gesamte Familie dabei sein kann.

So hat mein Umfeld / mein Partner auf mein Vorhaben reagiert: Mein Partner war sofort damit einverstanden, hatte auch keine Bedenken, da er selbst Arzt ist. Dem weiteren Umfeld hatten wir vorher nichts gesagt, um Konflikte zu vermeiden.

So hat mein Arzt auf meinen Wunsch, zu Hause zu gebären, reagiert: Mein Frauenarzt hatte nichts dagegen. Ich hatte ihn erst kurz vorher davon informiert.

Auf meine Hausgeburt habe ich mich wie folgt vorbereitet: Ich habe die von der Hebamme gewünschten Vorkehrungen getroffen. Ansonsten habe ich bis zum Geburtsbeginn normal weitergelebt.

So habe ich meine Hausgeburtshebamme gefunden: Sie hat schon meine ersten Kinder in der Nachsorge betreut. Ich habe dann mein viertes Kind in ihrem Geburtshaus entbunden und sie kam dann später auch zu meiner Hausgeburt.

Die Geburt zu Hause verlief wie folgt: Ich habe am Abend leichte Wehen bekommen, mich dann noch ca. 2 Stunden mit leichten häuslichen Arbeiten beschäftigt, dann meine Hebamme angerufen, als die Wehen regelmäßig und stärker wurden. Spätabends kam die Hebamme, sie stellte den Geburtshocker auf und bereitete alles vor. Der Muttermund war schon fast vollständig offen. Ich setzte mich auf den Hocker, das Kind kam gleich, es war 00.08 Uhr. Nachdem das Kind abgenabelt und versorgt war, haben wir zusammen ein Begrüßungslied gesungen, noch meine Eltern angerufen und gemeinsam gegessen und gefeiert. Die älteren Kinder waren alle bei der Geburt anwesend, jeder auf seine Weise, mancher näher und mancher mit etwas Abstand. Das Lied können sie alle heute noch.

Ich habe mein Baby gestillt: Ich habe mein Kind bis zum 6. Monat voll gestillt und dann langsam zugefüttert und die Stillmahlzeiten reduziert, bis zum 12. Monat.

Das Wochenbett und die Zeit danach habe ich so in Erinnerung: Es war sehr entspannend zu Hause. Ich hatte eine Haushaltshilfe, die sich auch um die älteren Kinder gekümmert hat, so hatte ich Zeit für den Säugling und genug Erholung für mich. Ich konnte auch mithelfen, wie es für mich gepasst hat. Am meisten Kraft hat mich die Rückbildungsgymnastik gekostet, die ich immer tapfer durchgezogen habe, denn meine alte Figur wollte ich auch nach 6 Kindern gerne zurückgewinnen. Der Horror waren die Stillwehen, denn dadurch war das Stillen die ersten Tage eine Qual.

Ich würde wieder zu Hause gebären wollen: Ich würde sofort wieder zu Hause entbinden und habe mich etwas geärgert, dass ich nicht schon früher mit Hausgeburten begonnen habe, denn ich hatte schon vorher darüber nachgedacht.

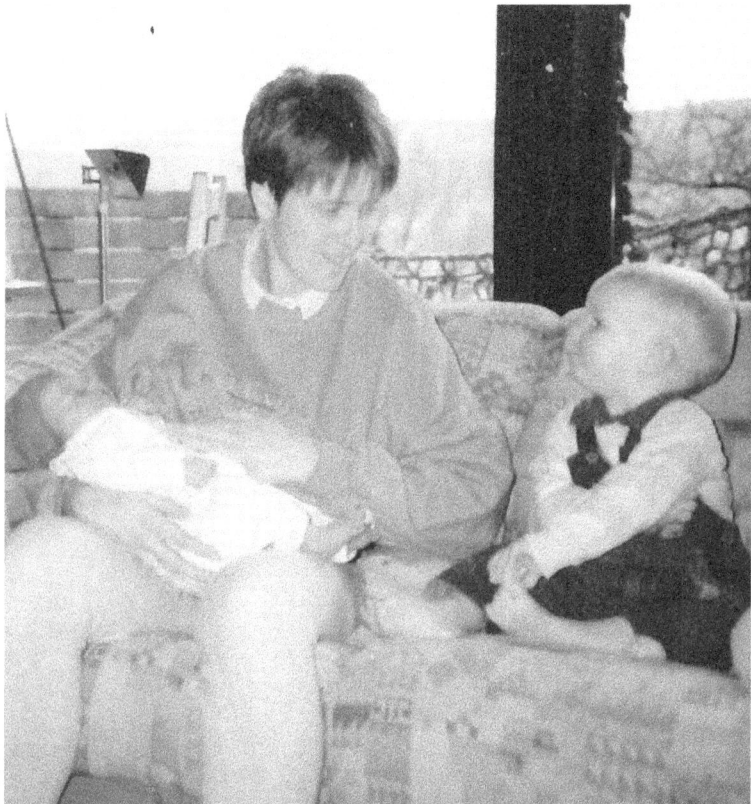
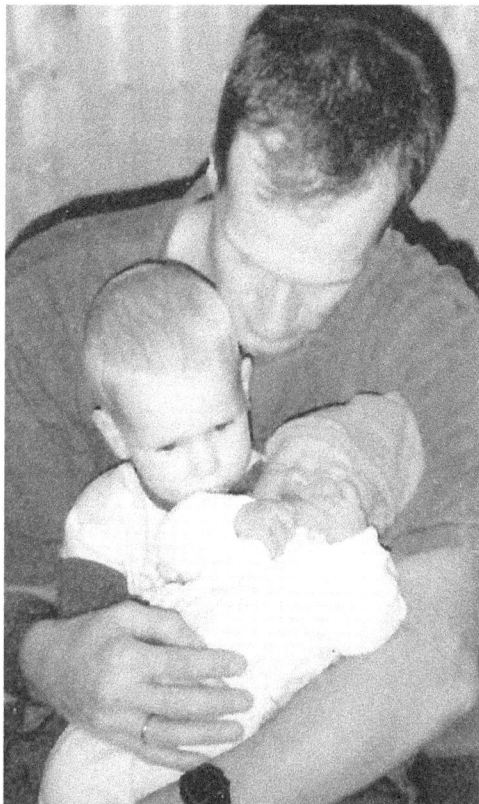
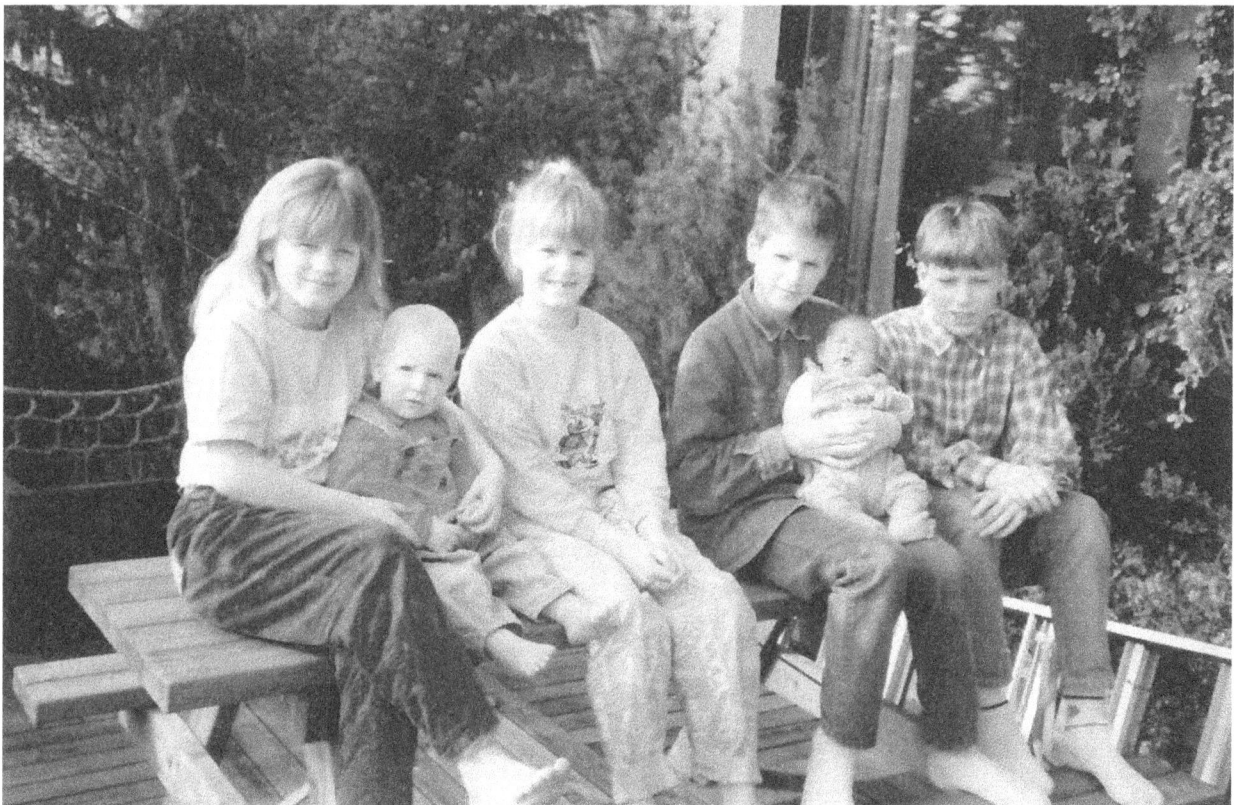

Luxus Privatgeburt

Mütter mit
zwei Hausgeburten

Luxus
Privatgeburt

Stefanie, 24
Wohnort: Wachenroth (D)
Beruf: Einzelhandelskauffrau

„Ein Zauber liegt im Haus nach einer Hausgeburt."

1. Kind: Junge (4 Jahre), Klinikgeburt
2. Kind: Mädchen (2 Jahre), Hausgeburt
3. Kind: Junge (2 Wochen), Hausgeburt

Wenn ich das Wort „Hausgeburt" höre, kommen mir spontan folgende Gedanken in den Sinn: Wunderschön, dass ich dieses Erlebnis zwei Mal haben durfte: Ich habe es geschafft, alleine in einer wunderbaren Atmosphäre zu gebären.

Ich hatte Angst vor der Geburt: Nein. Als ich als Kind meine Tante fragte, wie eine Geburt ist, sagte sie nur: „Das erzähle ich dir lieber nicht, sonst bekommst du keine Kinder!" Es liegt einfach ganz viel auch an der Hingabe der Geburtsbegleiter, wie man seine Geburt im Nachhinein empfindet.

Deshalb wollte ich zu Hause gebären: Im Krankenhaus wurde ich mit: „Grünes Fruchtwasser! Entweder es geht sofort los oder es wird ein Kaiserschnitt!" begrüßt. Die Wehen wurden immer schwächer, ich hatte immer mehr Angst. Die Hebamme bestimmte die PDA und den Wehentropf. Ich würde heute jeder Frau raten, sich eine selbstständige Hebamme zu suchen, die mit keiner Klinik einen Vertrag hat und nur der Frau gegenüber verpflichtet ist. Das zweite Kind kam zuhause zur Welt, also sollte auch das dritte Kind dort zur Welt kommen, weil es nichts Besseres gibt als eine Hausgeburt.

So hat mein Umfeld / mein Partner auf mein Vorhaben reagiert: Ich konnte immer nur den Wunsch danach aussprechen, nie sagen, ich mache es, denn meine Hebamme in der zweiten Schwangerschaft war Beleghebamme und durfte es mir aufgrund ihres Vertrages nicht zu 100 % zusichern. Bei meiner dritten Schwangerschaft suchte ich mir deshalb eine Hausgeburtshebamme.

So hat meine Ärztin auf meinen Wunsch, zu Hause zu gebären, reagiert: Sie wollte mir wegen des einmaligen Nierenstaus meines Kindes von der Hausgeburt abraten, sagte, mein Kind würde ohne ärztliche Hilfe sofort nach der Geburt sterben. Da habe ich sofort gewechselt. Mein neuer Frauenarzt sah kein Problem, außerklinisch zu gebären, weder ein entdeckter „white spot" noch ein „erweitertes Nierenbecken" geben Anlass für eine Krankenhausgeburt. Diagnosen über Diagnosen und es hat sich nichts bewahrheitet.

Auf meine Hausgeburt habe ich mich wie folgt vorbereitet: Ich habe mir eine Hausgeburtshebamme gesucht, die keinen Klinikvertrag hat und nur mir verpflichtet ist.

So habe ich meine Hausgeburtshebamme gefunden: Mein neuer Frauenarzt arbeitet mit ihr zusammen, die Sympathie stimmt und sie wohnt nur 10 km von mir entfernt.

Die Geburt zu Hause verlief wie folgt: Die Geburten waren einfach unkompliziert. Wie ein Programm, das – obgleich natürlich – vollkommen kontrolliert abläuft. Ich habe einfach das getan, wonach mir war, zum Beispiel beständig herumzulaufen.

Ich habe mein Baby gestillt: Natürlich! Geboren und dann sofort angelegt, dann kam auch gleich die Plazenta. Ich habe beide Großen fast 2 Jahre gestillt und stille jetzt beim Dritten natürlich wieder.

Das Wochenbett und die Zeit danach habe ich so in Erinnerung: Ein Zauber liegt im Haus nach einer Hausgeburt. Ich hatte keine Probleme. Das Schönste war dieses Zuhause sein, ich musste nicht erst ankommen. Du hast liebe Menschen um dich herum und nicht fremde Mütter wie im Krankenhaus. Wieder ist das Wochenbett ohne Probleme.

Ich würde wieder zu Hause gebären wollen: Mein Traum war eine zweite Hausgeburt und ich habe sie bekommen.

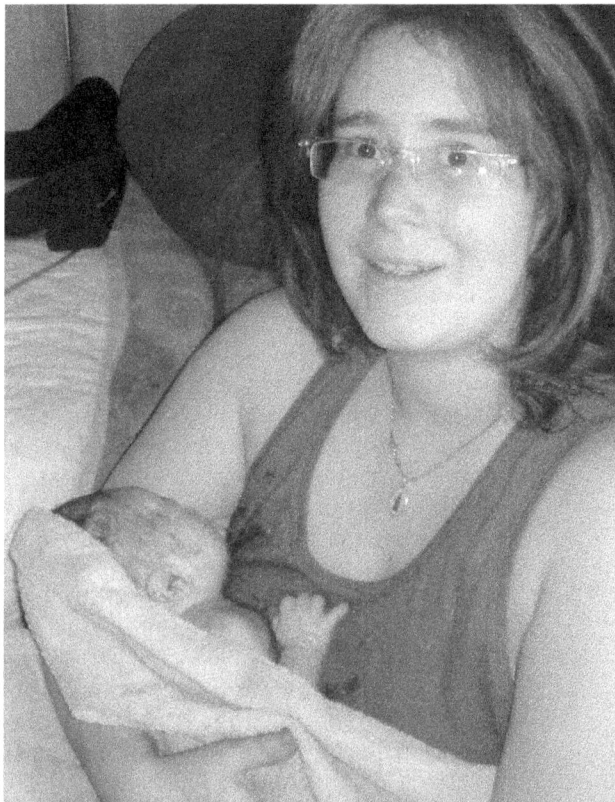
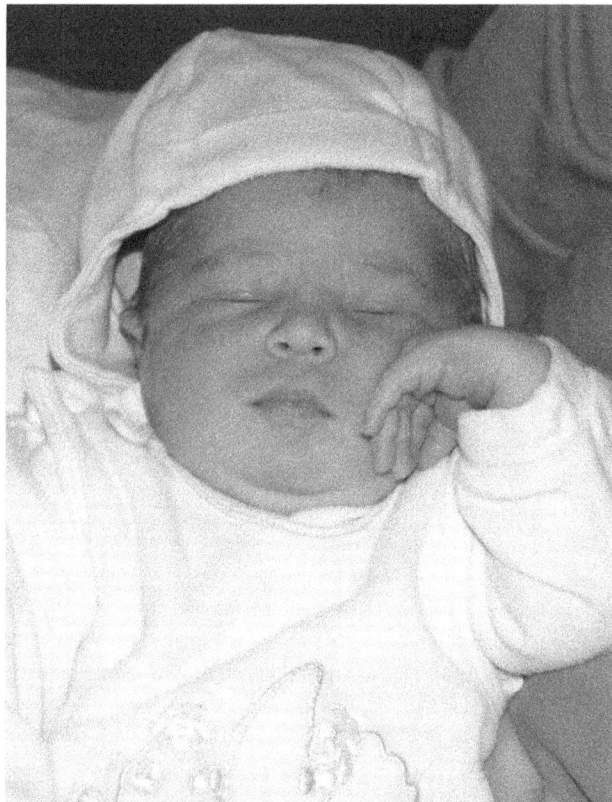
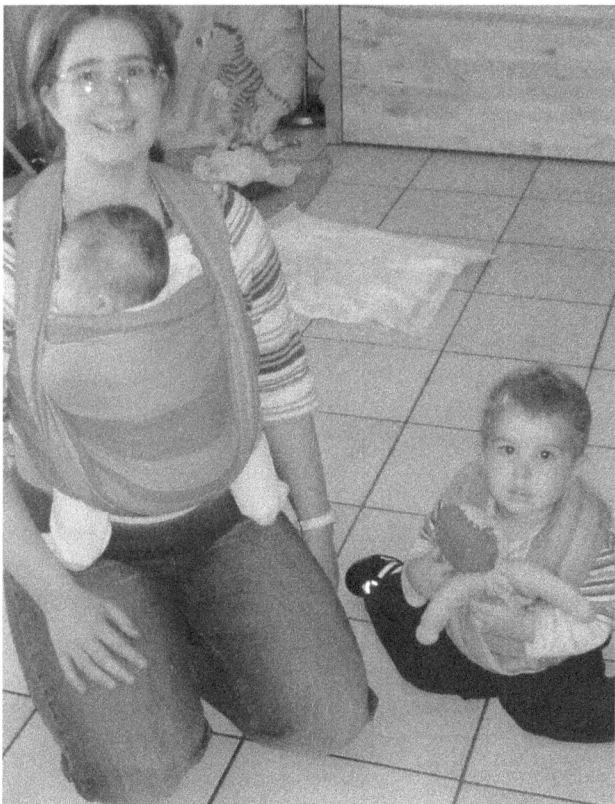
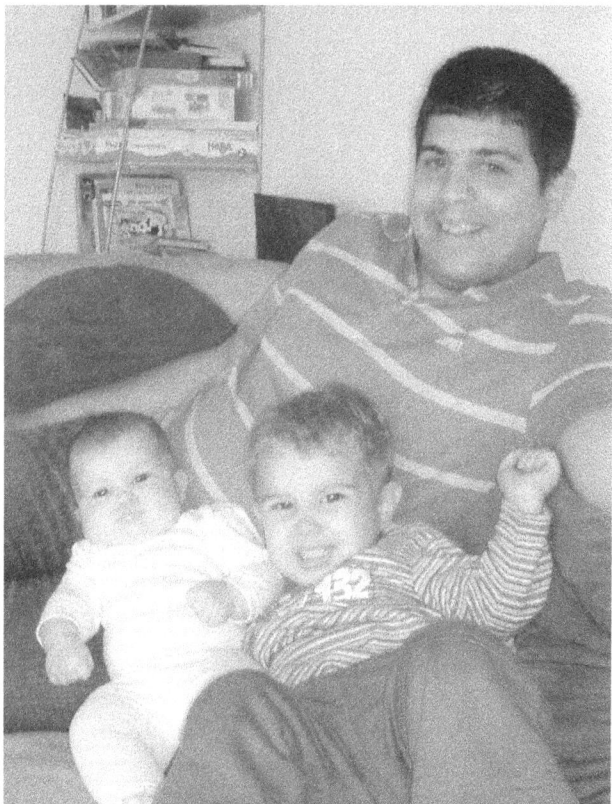

Corinna, 25
Wohnort: Lorch (D)
Beruf: Studentin

„Eine Hausgeburt ist für mich selbstverständlich."

1. Kind: Mädchen (2 Jahre), Hausgeburt
2. Kind: Mädchen (5 Tage), Hausgeburt

Wenn ich das Wort „Hausgeburt" höre, kommen mir spontan folgende Gedanken in den Sinn: Daheim sein, loslassen können, intensives Erlebnis mit dem Partner, selbstverständlich!

Ich hatte Angst vor der Geburt: Nein.

Deshalb wollte ich zu Hause gebären: Vertraute Hebamme und Umgebung, kein Ortswechsel, keine Ärzte, familiäre Vorgeschichte: ich selbst und meine Geschwister wurden zu Hause geboren; abgeschreckt durch Erzählungen von Krankenhausgeburten. Zusätzliche Gründe für zweite Hausgeburt: a) Alltag sollte für älteres Kind weitergehen, b) sehr gute erste Hausgeburtserfahrung.

So hat mein Umfeld / mein Partner auf mein Vorhaben reagiert: Gemeinsame Entscheidung. Familien: positiv. Typischer Kommentar von Vielen: „Mutig!"

So hat meine Ärztin auf meinen Wunsch, zu Hause zu gebären, reagiert: „Als Ärztin kann ich eine Hausgeburt nicht befürworten. Ich habe in meinem Beruf schon zu viele Risikofälle erlebt."

Auf meine Hausgeburt habe ich mich wie folgt vorbereitet: Vorsorge bei Hebamme/Hebammenteam, Geburtsvorbereitungskurse (auch mit Partner), Lektüre von Fachbüchern, Gespräche mit Partner und Familie.

So habe ich meine Hausgeburtshebamme gefunden: Erstes Kind: Internet. Zweites Kind: Kontakt über meine Schwester.

Die Geburt zu Hause verlief wie folgt: Erste Geburt: Wie ein gewaltiger Sturm auf hoher See. Mein Mann und ich saßen sicher in unserem vertrauten Boot und ließen uns von den größer werdenden Wellen schaukeln. Die Stimmung war nicht bedrohlich. Immer wieder blitzte die Sonne zwischen den Wolken hindurch, brachte das Meer zum Glitzern und gab mir ein Gefühl von Zuversicht und Stärke. Von meiner Umgebung nahm ich kaum etwas wahr. Ich konnte mich den Wehen voll hingeben. Eine letzte große Welle spülte unsere Tochter in die Welt und mit ihr brach die Sonne vollständig durch die Wolken. Die See war plötzlich glatt und ruhig. Zweite Geburt: Eine freudige Erlösung, da eine Woche über Termin. Französische Musik begleitete meinen Mann und mich beim Wehentanz. Da auch unsere Zweijährige fast die gesamte Geburt miterlebte, nahm ich diesmal die Umgebung viel intensiver wahr, konnte während der Wehen aber trotzdem gut abschalten. Als bei den letzten Presswehen vor dem Köpfchen eine fruchtwassergefüllte Blase erschien, erschrak unsere Tochter und begann zu weinen. Das brachte mich kurzzeitig aus dem Rhythmus. Meine Hebamme lenkte meine Aufmerksamkeit durch ermunternde Ausrufe aber schnell wieder auf das Geburtsgeschehen. Kurz darauf war die Kleine geboren. Beim ersten Aufstehen verlor ich das Bewusstsein und betrachtete daher das Ende der Geburt aus der Vogelperspektive.

Ich habe mein Baby gestillt: Natürlich!

Das Wochenbett und die Zeit danach habe ich so in Erinnerung: Erstes Kind: Aufgrund eines Dammrisses war ich die ersten Tage völlig auf meinen Mann angewiesen, der mich mit Hingabe pflegte und umsorgte. Wir blieben die erste Woche ganz für uns und genossen die intensive Zeit zu dritt. Zweites Kind: Es war toll zu erleben, wie selbstverständlich die ältere Tochter die Veränderungen aufnahm. Durch das Zusammenleben mit der Familie meiner Schwester, die nur zwölf Tage zuvor ihr erstes Kind auf die Welt brachte, genieße ich die Zeit als Ruhende unter meinen eifrigen Mitbewohnern.

Ich würde wieder zu Hause gebären wollen: Es kommt für mich kein anderer Ort in Frage.

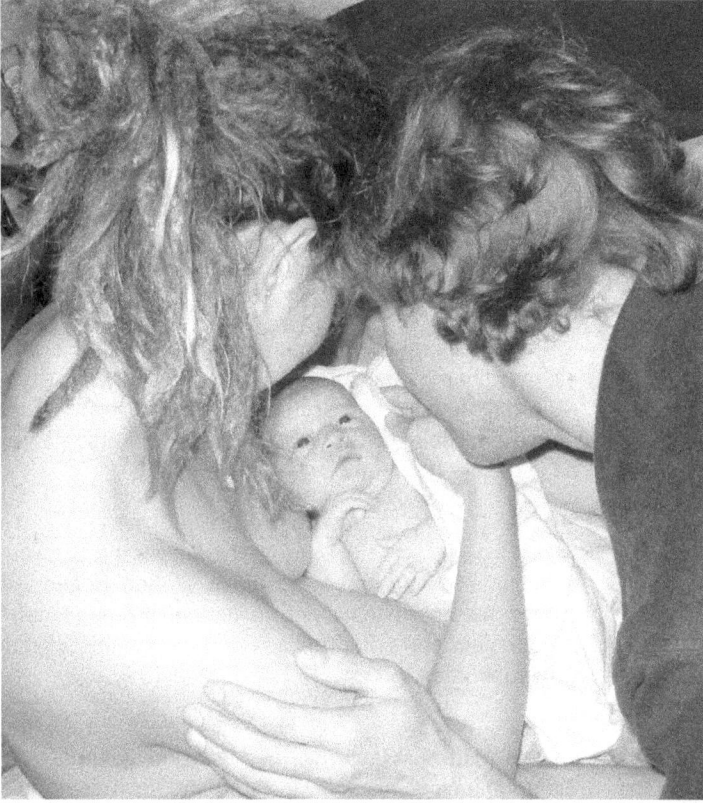
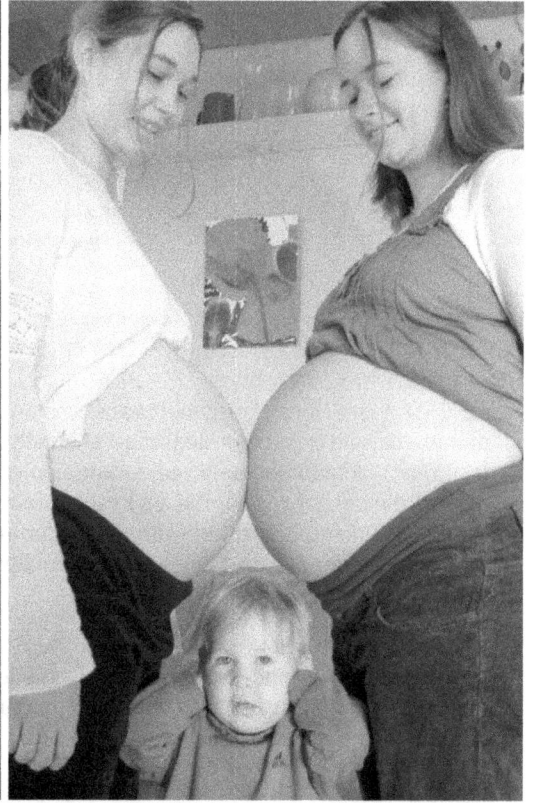
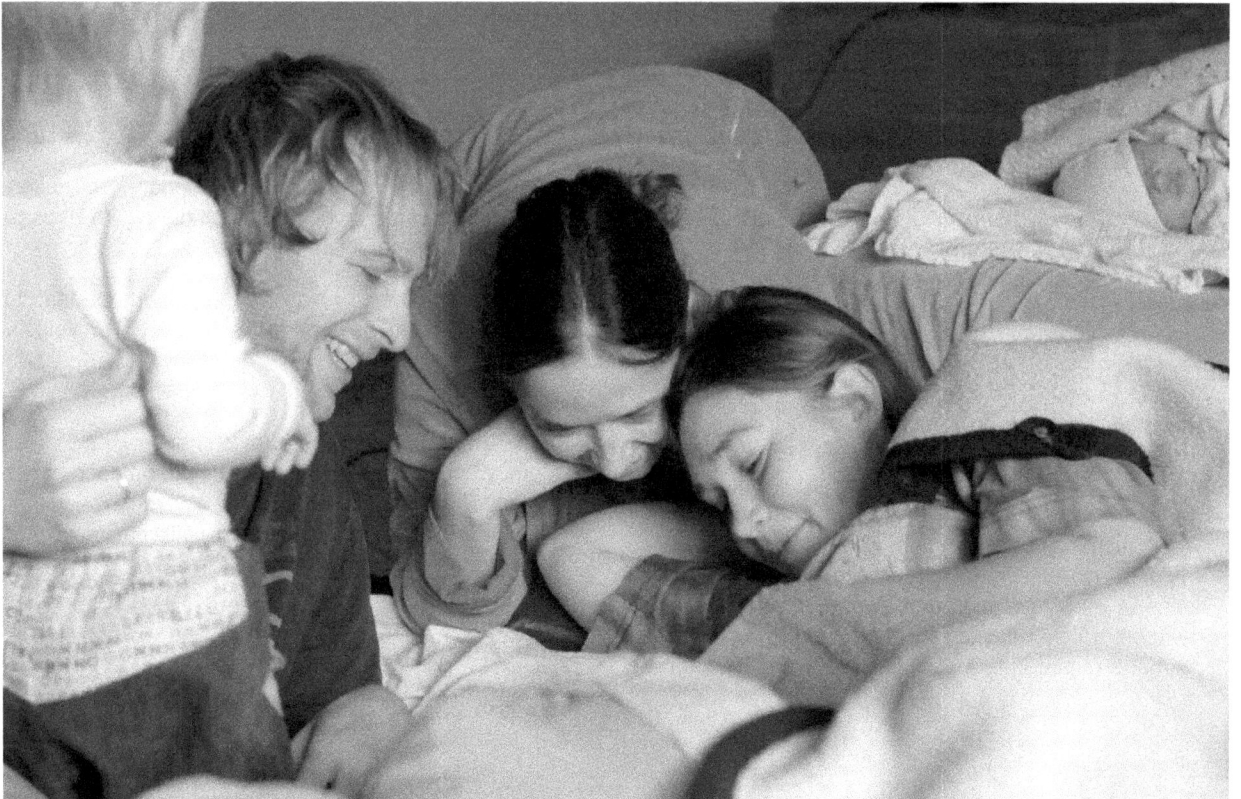

Iris, 25
Wohnort: Lohr (D)
Beruf: Pädagogik-Studentin in Elternzeit

„Eine Hausgeburt hat etwas an sich, das unmittelbar die Seele der Menschen anspricht."

1. Kind: Junge (9 Jahre), Klinikgeburt, Kaiserschnitt wegen Geburtsstillstand
2. Kind: Mädchen (1 Jahr), Hausgeburt
3. Kind: Mädchen (4 Wochen), Hausgeburt

Wenn ich das Wort „Hausgeburt" höre, kommen mir spontan folgende Gedanken in den Sinn: Eine Hausgeburt hat etwas an sich, das unmittelbar die Seele der Menschen anspricht. Sie verleiht den Wohnräumen eine wunderbar sinnliche Atmosphäre, die der ganzen Familie als besondere Kraft- und Ruhequelle dient. Sie ist ein würdevoller und reizarmer Eintritt in diese oft von Sinneseindrücken überladene Welt.

Ich hatte Angst vor der Geburt: Sobald ich mich bewusst für eine Hausgeburt entschieden hatte, verlor ich jegliche Angst, da ich Vertrauen in meinen Körper und meine Kinder hatte.

Deshalb wollte ich zu Hause gebären: Bei der ersten Geburt fühlte ich mich alles andere als sicher und keineswegs in guten Händen, wurde bevormundet, übrigens völlig erfolglos, da ich total verkrampft war. Letztendlich kam es zum Kaiserschnitt wegen Geburtsstillstand. Es war ein abschreckendes Erlebnis und ich wollte keine Wiederholung.

So hat mein Umfeld / mein Partner auf mein Vorhaben reagiert: Mein Mann war sogar noch früher als ich davon sehr angetan, da seine Stiefmutter Erfahrung mit Hausgeburten hat.

So hat mein Arzt auf meinen Wunsch, zu Hause zu gebären, reagiert: Er riet mir wegen des Kaiserschnittes in dieselbe Klinik von damals zu gehen. Er schien sich vor der Verantwortung drücken zu wollen, aber auch mir die Verantwortung aus der Hand nehmen zu wollen. Kein Risiko eingehen hieß für ihn wohl, nichts zu unternehmen, was ihm als Fehler angerechnet werden könnte. Ich hätte mir jedoch gewünscht, dass er mehr auf mich und meine Bedürfnisse eingegangen wäre und mich in meinem gut durchdachten Verhalten unterstützt hätte. Eine Schwangere kann der Geburt entspannter entgegen sehen, wenn sie nicht zu einer „sicheren" Klinikgeburt gedrängt wird. Wer, wenn nicht die Mutter, kann am besten einschätzen, was ihr und ihrem Kind gut tut? Ich war dann zur Vorsorge nur noch bei der Hebamme.

Auf meine Hausgeburt habe ich mich wie folgt vorbereitet: Um jegliche klassische Schwangerschaftsliteratur habe ich einen großen Bogen gemacht. Außerdem habe ich in meinen Körper hineingespürt, um seine Bedürfnisse und die meines Kindes wahrzunehmen.

So habe ich meine Hausgeburtshebamme gefunden: Auf Nachfrage bei der Vorsorgehebamme. Sie nahm uns so an, wie wir waren und gab uns nur die Informationen und Ratschläge, um die wir gebeten hatten.

Die Geburt zu Hause verlief wie folgt: Sie war traumhaft, ging stetig voran, ganz ohne Störungen und Verzögerungen. Ich konnte mich völlig entspannen. Es herrschte eine wunderbare Atmosphäre, um unsere Tochter willkommen zu heißen. Auch die zweite Hausgeburt war ein wundervolles Erlebnis.

Ich habe mein Baby gestillt: Ich habe fast 11 Monate gestillt, etwas mehr als 6 Monate davon voll. Aktuell stille ich wieder.

Das Wochenbett und die Zeit danach habe ich so in Erinnerung: Besuch haben wir erst nach einigen Wochen zugelassen und auch dann noch haben wir diesen als störend empfunden. Wir haben sehr viel Kraft und Energie aus dieser ersten, völlig harmonischen Zeit mitgenommen.

Ich würde wieder zu Hause gebären wollen: Ja, wenn möglich würde ich stets eine Hausgeburt wählen.

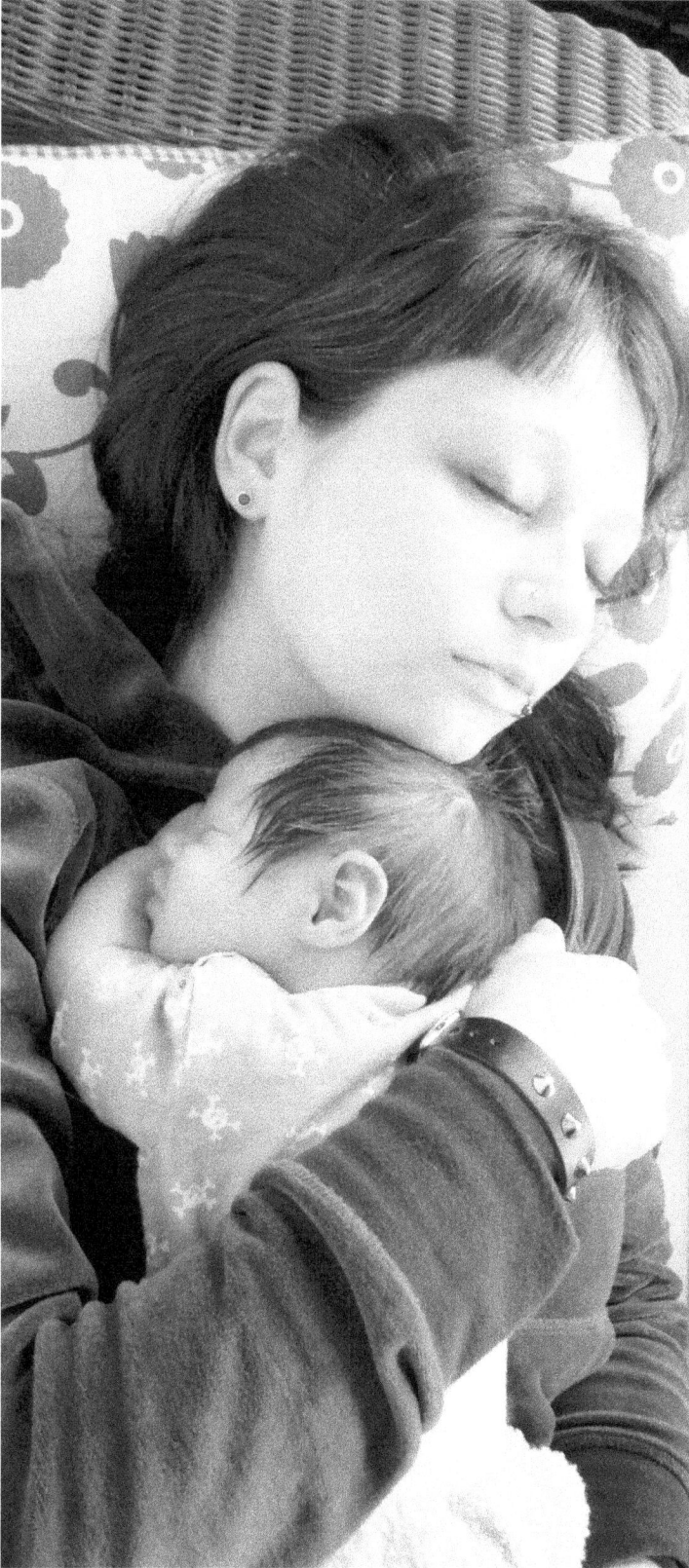

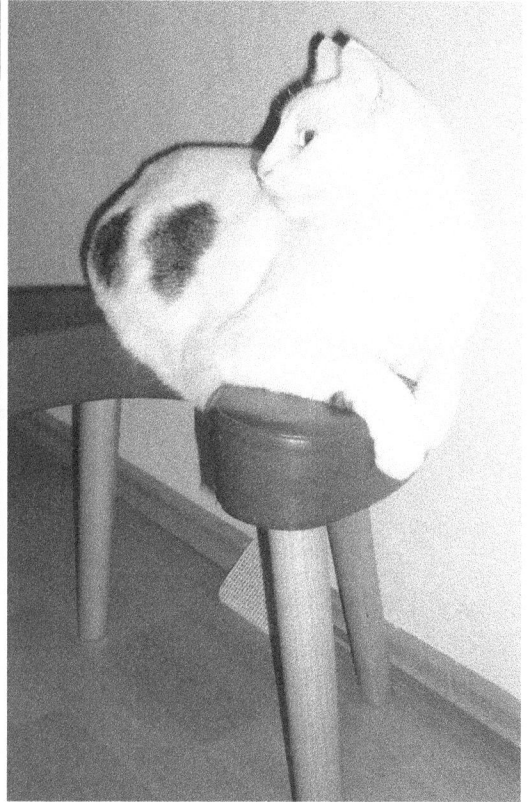

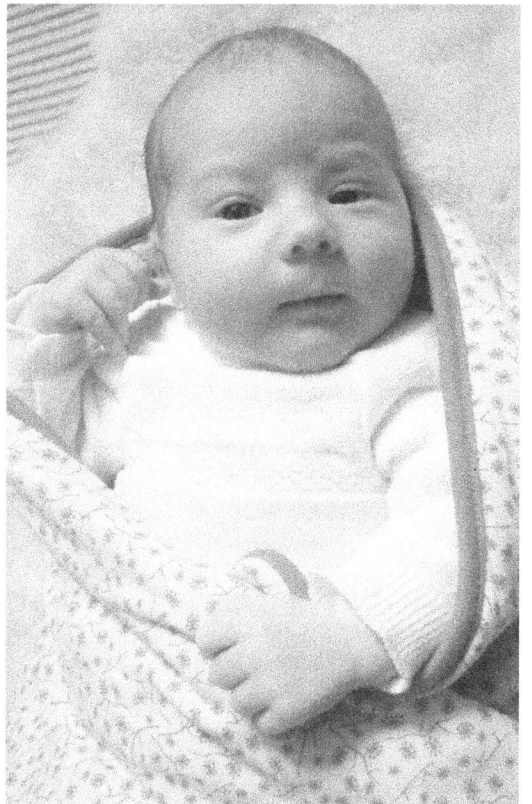

Melanie, 26
Wohnort: Wien (A)
Beruf: Studentin (Agrarwissenschaften)

„Mein Arzt hat sich sogar gefreut, dass ich die Sache mit der Geburt selbst in die Hand nehme."

1. Kind: Mädchen (4 Jahre), Hausgeburt
2. Kind: Junge (2 Jahre), Hausgeburt

Wenn ich das Wort „Hausgeburt" höre, kommen mir spontan folgende Gedanken in den Sinn: Natürlich, stressfrei, harmonisch, einfach schön.

Ich hatte Angst vor der Geburt: Nein, da es ja ein ganz natürlicher Prozess ist.

Deshalb wollte ich zu Hause gebären: Weil ich eine sichere, selbstbestimmte Geburt haben wollte. Mit den Leuten, die mir nahe stehen und die MIR vollkommen vertrauen.

So hat mein Umfeld / mein Partner auf mein Vorhaben reagiert: Mein Partner hat mich diesbezüglich immer unterstützt und es mich selbst bestimmen lassen, wie ich gebären möchte. Auch meine Familie stand hinter mir.

So hat mein Arzt auf meinen Wunsch, zu Hause zu gebären, reagiert: Mein Arzt: Sehr gut, er hat sich sogar gefreut, dass ich die Sache mit der Geburt selbst in die Hand nehme. Bei meiner zweiten Schwangerschaft hat er sogar gemeint, da ich ja jetzt sowieso schon ein Profi sei, sähen wir uns nach der Geburt, wenn ich der Meinung sei, ich bräuchte eine Untersuchung.

Auf meine Hausgeburt habe ich mich wie folgt vorbereitet: Bücher gelesen und mich gedanklich auch außerhalb der Geburtsvorbereitung mit der Geburtssituation auseinandergesetzt. Regelmäßiger Austausch mit meiner Hebamme half mir, meine Gefühle verarbeiten zu können. Die gemeinsamen Gespräche mit meinem Mann stärkten mich und halfen uns, uns auf die bevorstehende Geburt vorzubereiten. Bei der zweiten Geburt habe ich mich vor allem um die homöopathische Begleitung einer Geburt informiert und meinen Körper mit Yoga fit gehalten.

So habe ich meine Hausgeburtshebamme gefunden: Über das Hebammenzentrum in Wien.

Die Geburt zu Hause verlief wie folgt: Erste Geburt: Eine Woche nach dem errechneten Termin begannen die Wehen. Zwischendurch gingen mein Mann und ich spazieren, um die Wehentätigkeit weiter anzuregen, aber dann blieb es auch mal wieder ruhig. Abends ging ich in die Badewanne – hatte dort aber aufgrund der liegenden Position starken Pressdrang und stand zum Schluss mitten im Badezimmer vornüber an meinen Mann gehängt und konnte so nach 27 Stunden mein kleines Mädchen gebären. Es war ein sehr harmonisches Bild, meine Tochter im Arm haltend, ihre Augen vorsichtig erkundend bei Kerzenlicht. Zweite Geburt: 3 Tage vor dem errechneten Termin begannen wieder morgens die Wehen und hielten den gesamten Tag über an. Ich machte den Tag über Besorgungen. Abends beim Wäscheaufhängen dann Blasensprung. Kurz darauf war die Hebamme bei uns und wir versammelten uns im Wohnzimmer. Ich saß wehenveratmend am Gebärhocker, während mein Mann und die Hebamme aus den Namensbüchern Namen vorlasen (wir hatten bis zu diesem Zeitpunkt noch keinen)! Als mein Mann dann „Leonhard" sagte, brachte die Wehe ein großes Stück weiter und von da an stand für mich fest – der gefällt ihm! Der ist es! Und so war es. Danach kuschelten wir und verbrachten die Nacht sehr entspannt.

Ich habe mein Baby gestillt: Ja, meine Tochter bis zu ihrem zweiten Geburtstag, meinen Sohn 18 Monate.

Das Wochenbett und die Zeit danach habe ich so in Erinnerung: War anstrengend, wenig Schlaf und permanent gestillt. Unsere Nachtruhe hat sich erst merklich durch den Besuch bei der Osteopathin gebessert. Aber ich hatte Unterstützung von meiner gesamten Familie.

Ich würde wieder zu Hause gebären wollen: Ja, nur! Warum sollte ich so ein einmaliges Erlebnis nicht in meiner vertrauten Umgebung erleben wollen? Ich kann es nur jeder Frau empfehlen!

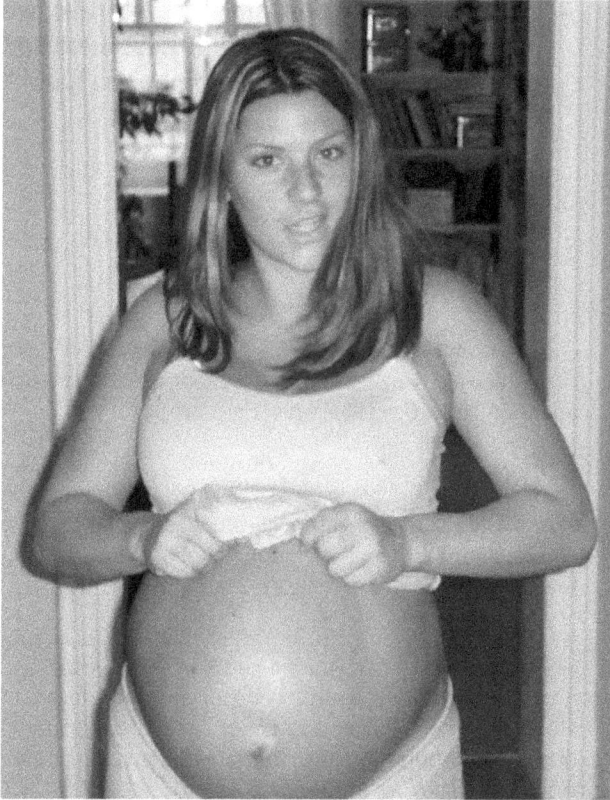
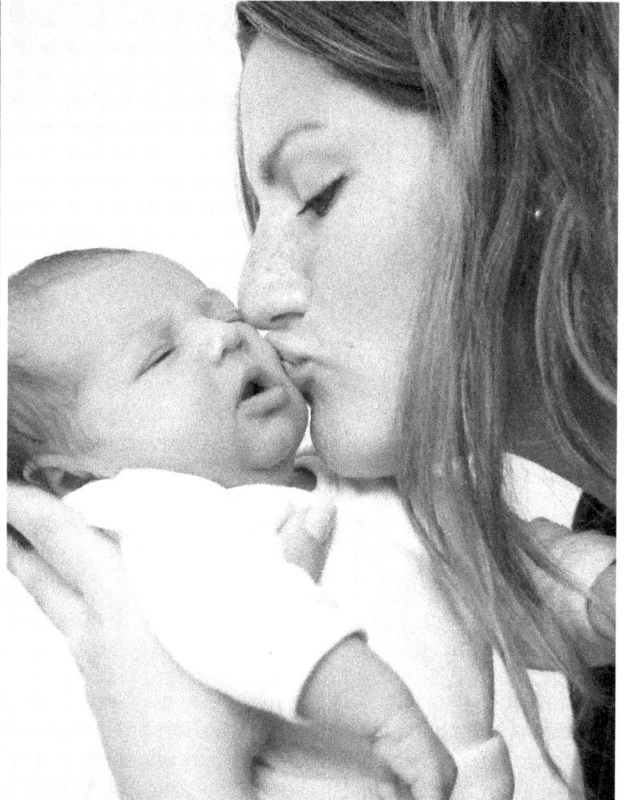
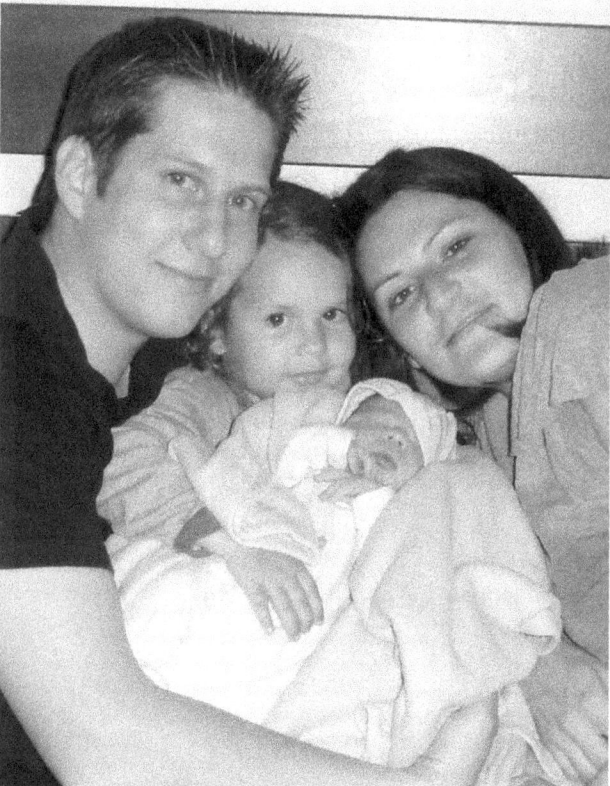
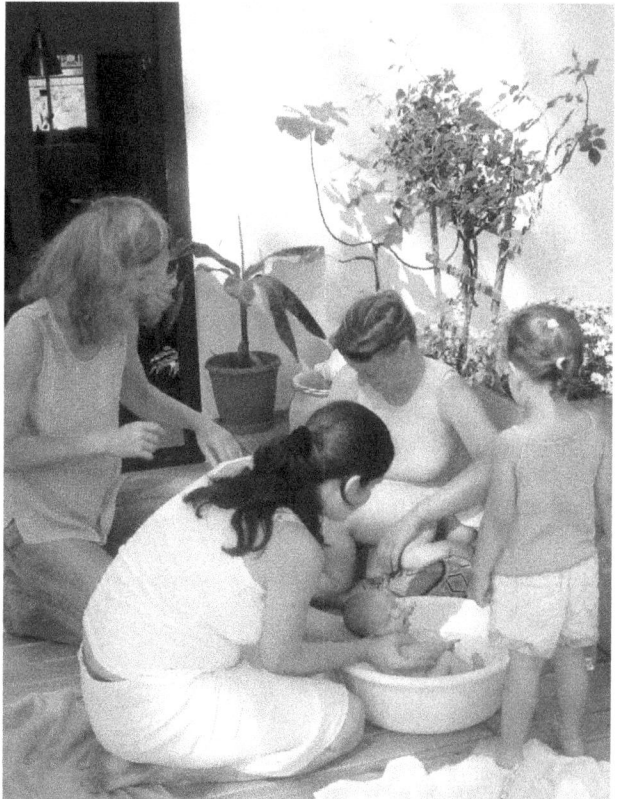

Sarah, 27
Wohnort: Vetlanda (S)
Beruf: Ärztin

„Weil es dort am sichersten ist, wo man sich instinktgesteuert und ungestört hingeben kann."

1. Kind: Mädchen (2 Jahre), Hausgeburt
2. Kind: Junge (4 Monate), Waldgeburt

Wenn ich das Wort „Hausgeburt" höre, kommen mir spontan folgende Gedanken in den Sinn: Ruhe und entspannen können, Geburt als etwas Normales, Natürliches. Selbstverantwortlich, respektiert und in Würde gebären.

Ich hatte Angst vor der Geburt: Nein, und auf die zweite hab ich mich gefreut wie Bolle. Ich hatte nur Angst, von anderen Leuten gestört zu werden, vor allem bei meiner zweiten Geburt, deshalb meine ungewöhnliche Ortswahl.

Deshalb wollte ich zu Hause gebären: Weil Geburt intim und natürlich ist. Weil es dort am sichersten ist, wo man sich instinktgesteuert und ungestört hingeben kann. Weil ich im Studium Klinikgeburten gesehen habe und beobachtete, dass Komplikationen fast immer durch Interventionen, die Anwesenheit angstgesteuerter Leute, das übermäßige Eindringen in die Intimsphäre der Frau oder Geburt in Rückenlage erst herbeigeführt wurden. Ich erlebte, dass alles davon abhing, an welche Hebamme eine Frau geriet. Als Gebärende im KH wäre ich eine schwierige Patientin, weil ich mich nicht glücklich und naiv den üblichen Routinen unterordnen könnte. Ich würde mit Argusaugen darüber wachen, dass sie mir dies und jenes nicht tun und wäre weit entfernt von der Entspannung, die es braucht, um komplikationsfrei gebären zu können. Ich kenne meinen Körper besser, als irgendjemand oder irgendeine Maschine messen kann. Ich will selbst 100% verantwortlich sein. Niemand soll mir irgendeine Verantwortung abnehmen, um dann aus Angst verklagt zu werden, vorschnell überflüssige „Sicherheitsmaßnahmen" zu ergreifen.

So hat mein Umfeld / mein Partner auf mein Vorhaben reagiert: Skeptisch, haben sich aber höflich zurückgehalten.

So hat mein Arzt auf meinen Wunsch, zu Hause zu gebären, reagiert: Bei der Großen: Die Ärztin wollte das nicht verantworten, deshalb hab ich mir eine Hebamme gesucht. Beim Kleinen: War ich dann meine eigene Ärztin

Auf meine Hausgeburt habe ich mich wie folgt vorbereitet: Auf meinen Körper hören gelernt, Ängste ausgeräumt, bevor sie meinen Geburtsverlauf stören konnten, durch das Lesen vieler Hausgeburts- und Alleingeburtsberichte auf englischen unassisted childbirth-Seiten im Internet.

So habe ich meine Hausgeburtshebamme gefunden: Durch Empfehlung.

Die Geburt zu Hause verlief wie folgt: Die Geburt der Großen empfand ich als recht schwer. Zur Geburt unseres Kleinen ging ich in den Wald hinter unserem Haus, wo ich mir schon eine schöne Stelle ausgesucht hatte. Seine Geburt war genau so, wie ich es mir gewünscht hatte.

Ich habe mein Baby gestillt: Ja, bzw. ich stille immer noch (derzeit Tandem).

Das Wochenbett und die Zeit danach habe ich so in Erinnerung: Bei der Großen: stressig, da wir kurz vor dem Umzug nach Schweden standen. Beim Kleinen: schön, irgendwie surreal, weil ich so glücklich war

Ich würde wieder zu Hause gebären wollen: Immer.

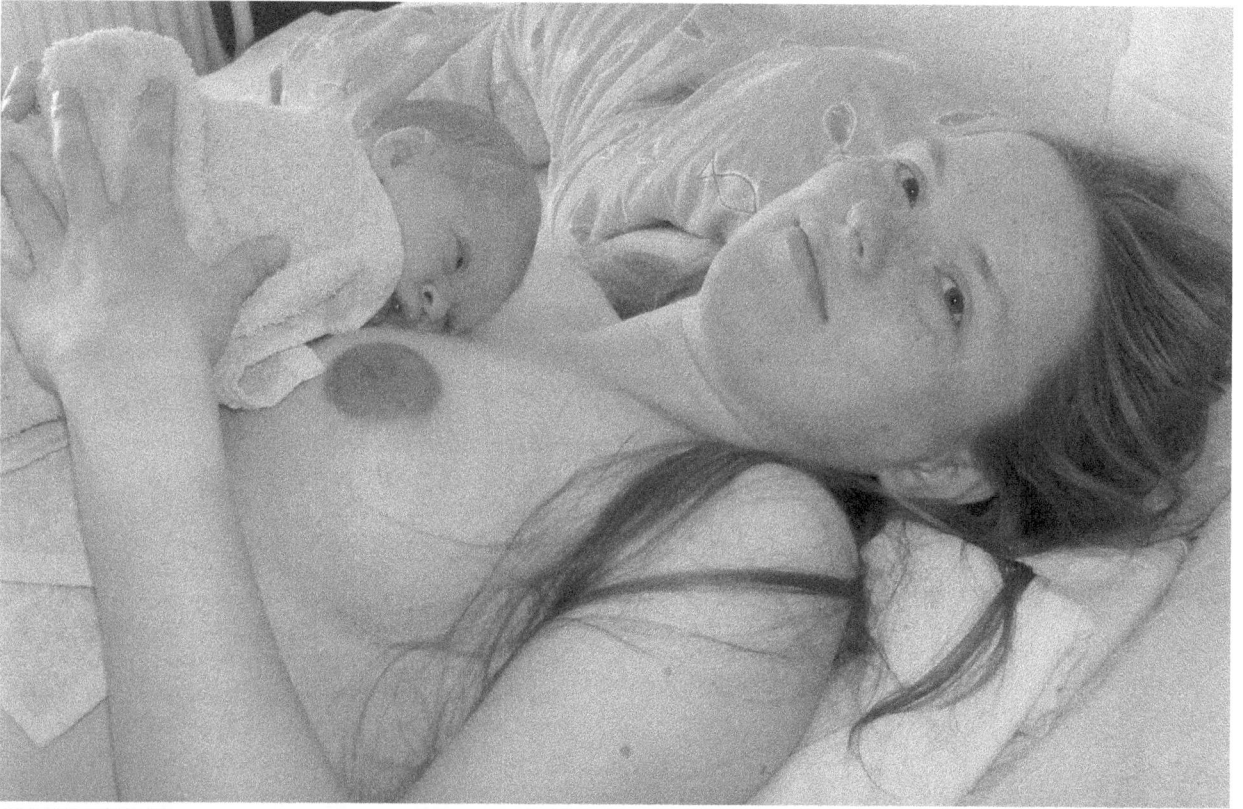

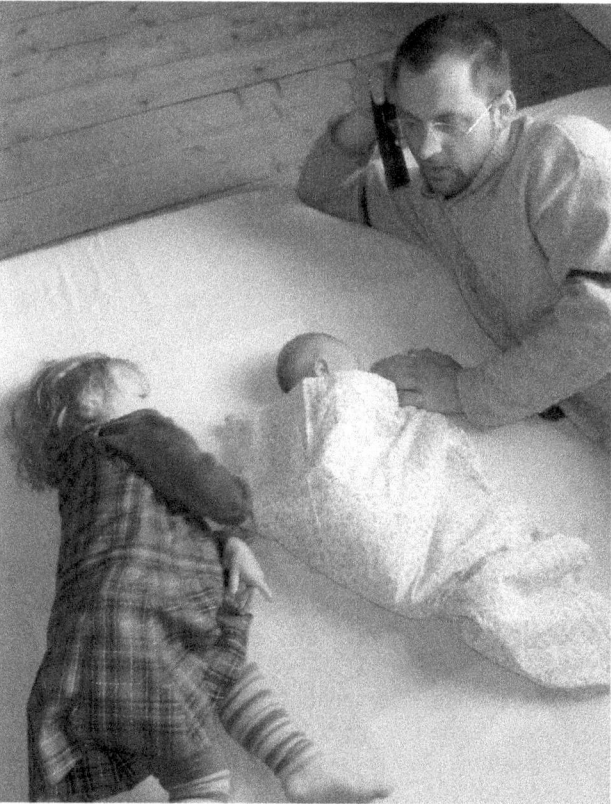

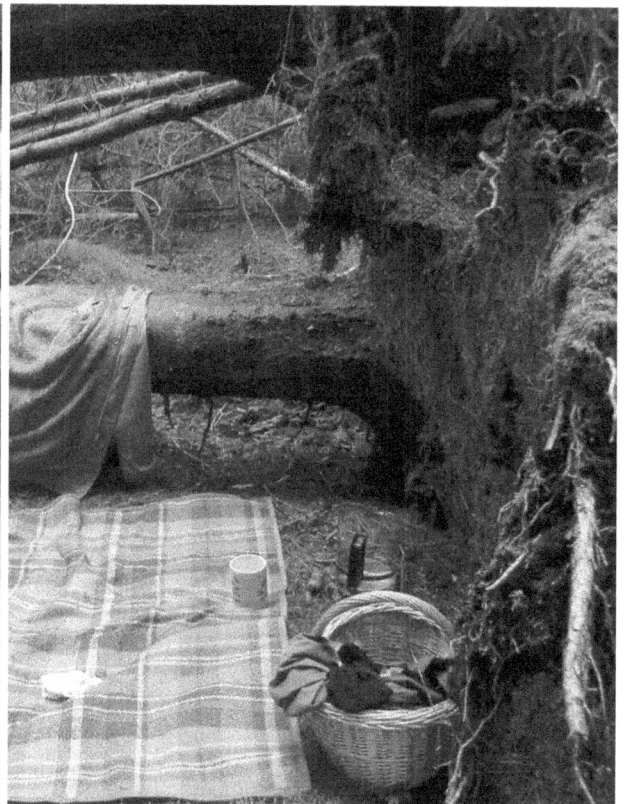

Belinda, 28
Wohnort: Horw bei Luzern (CH)
Beruf: Primarlehrerin

„Während dieser anstrengenden Stunden hörte ich die kritischen Stimmen aus meinem Umfeld."

1. Kind: Mädchen (17 Monate), Hausgeburt
2. Kind: Mädchen (5 Wochen), Hausgeburt

Wenn ich das Wort „Hausgeburt" höre, kommen mir spontan folgende Gedanken in den Sinn: Zeit, Ruhe, Intimsphäre, vertraute Umgebung, wenige, aber vertraute Helferinnen und Helfer.

Ich hatte Angst vor der Geburt: Als das erste Kind längere Zeit am Schambein anstand und sich die Geburt in die Länge zog, wurde es doch anstrengend und wir waren beängstigt, obwohl alles im grünen Bereich war und das Kind bald geboren wurde. Beim zweiten Kind wollten wir deshalb ins Geburtshaus und im entspannenden, warmen Wasser gebären. Dazu kam es dann aber nicht.

Deshalb wollte ich zu Hause gebären: Wunsch nach einer natürlichen Geburt in vertrauter Umgebung. Nach den Info-Veranstaltungen zweier Spitäler, welche als regelrechte Verkaufsveranstaltungen (mit PDA, Kaiserschnitt etc.) herüberkamen und keine Intimsphäre bieten konnten, waren wir erst recht überzeugt.

So hat mein Umfeld / mein Partner auf mein Vorhaben reagiert: Partner: Wir haben die Entscheidung gemeinsam getroffen und er war sich sogar noch sicherer als ich selbst. Umfeld: War erstaunt und eher skeptisch. Es gab aber auch positive Stimmen.

So hat meine Ärztin auf meinen Wunsch, zu Hause zu gebären, reagiert: Sie akzeptierte die Entscheidung. Sie hat uns aber ausdrücklich gefragt, ob wir uns sicher seien und wies uns deutlich darauf hin, dass sie eine Hausgeburt nicht empfehle.

Auf meine Hausgeburt habe ich mich wie folgt vorbereitet: Vorgespräche und private Vorbereitung mit der Hebamme.

So habe ich meine Hausgeburtshebamme gefunden: Sie war schon die Hebamme für die Geburtsvorbereitung.

Die Geburt zu Hause verlief wie folgt: Erste Geburt: Blasensprung um Mitternacht. Als „Gebärzimmer" wählten wir das Wohnzimmer: Decken und Kissen wurden bereitgelegt, das Sofa abgedeckt. Schließlich gönnten wir uns sogar noch eine warme Dusche. Vier Stunden später riefen wir die Hebamme. Es dauerte dann alles ein bisschen lange. Das Kind hatte Mühe, am Schambein vorbeizukommen, meine Kräfte ließen langsam nach. Die Herztöne der Kleinen waren stets in Ordnung und die ruhige Art unserer Hebamme gab uns Kraft. Während dieser anstrengenden Stunden hörte ich die kritischen Stimmen aus unserem Umfeld und überlegte mir, wie ich die fast 100 m Weg bis zum Parkplatz bewältigen könnte, falls wir verlagern müssten. Am Vormittag erblickte unsere Tochter zuhause das Licht der Welt, wie wir es uns gewünscht haben. Zweite Geburt: Wir zweifelten an einer Hausgeburt. Zu intensiv waren die schwierigen und anstrengenden Stunden vom letzten Mal. Wir entschlossen uns für eine Wassergeburt im Geburtshaus, da diese evtl. weniger anstrengend ist. Die Wehen waren jedoch eine Stunde nach Blasensprung schon so stark, dass wir unsere Hebamme nach Hause „umbestellten". Als sie gut zehn Minuten später an der Türe klingelte, war das Köpfchen bereits zu sehen. Das Baby kam auf dem Fußboden im Schlafzimmer zur Welt.

Ich habe mein Baby gestillt: Stillen nach Bedarf, 8 Monate lang.

Das Wochenbett und die Zeit danach habe ich so in Erinnerung: Der Anfang war streng. Vor allem, wenn die Kinder weinen und man ihnen nicht helfen kann. Wenn sich das Stillen richtig eingependelt hat, bessert sich alles etwas.

Ich würde wieder zu Hause gebären wollen: Ja, bei einer komplikationslosen Schwangerschaft. Und noch etwas möchte ich an dieser Stelle sagen: Ohne meinen Mann wär eine Hausgeburt gar nicht möglich gewesen. Man denke nur an die ganze Betreuung im Wochenbett. Er hatte uns bekocht, hat gewaschen, aufgeräumt, Besuch empfangen und diesen verpflegt, eingekauft etc. Für uns lief das alles im „wir" ab.

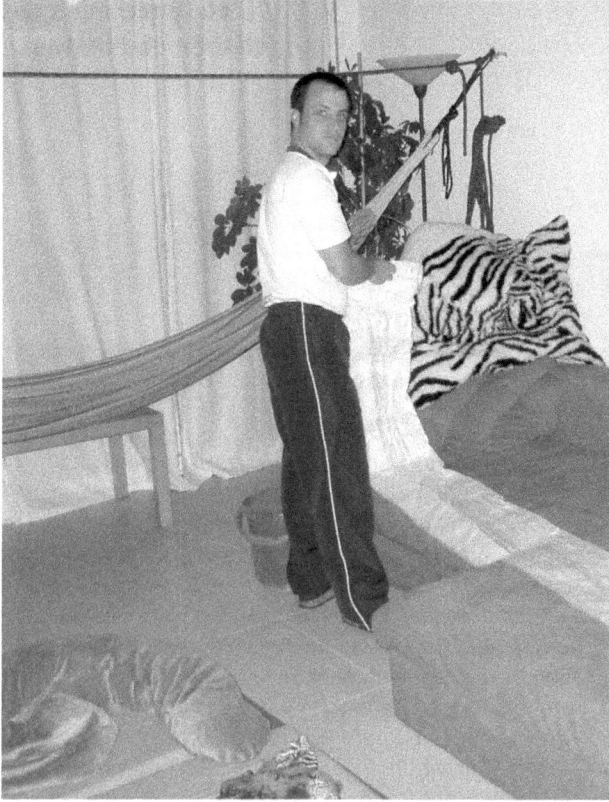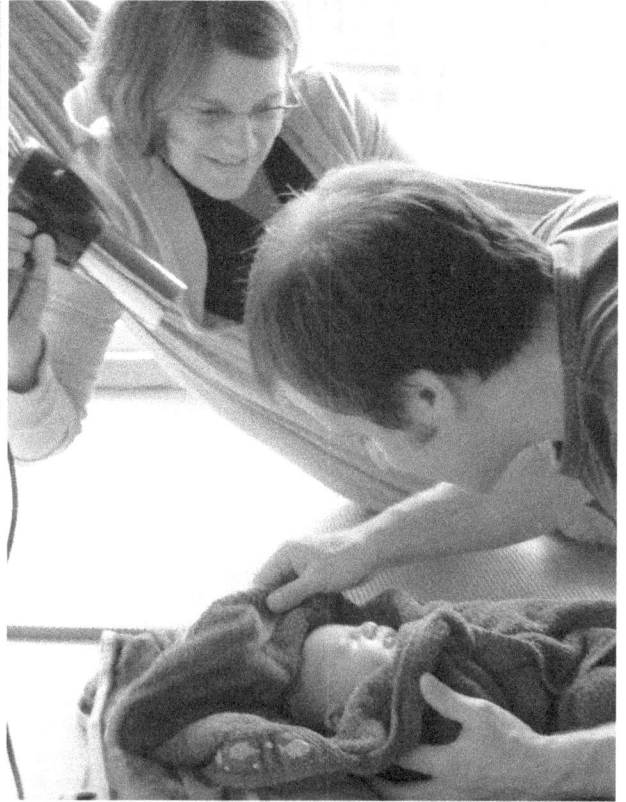
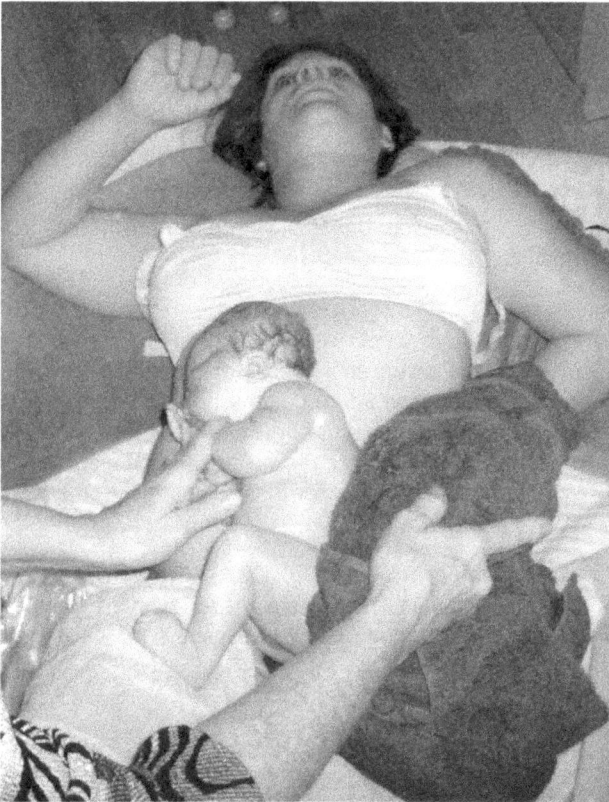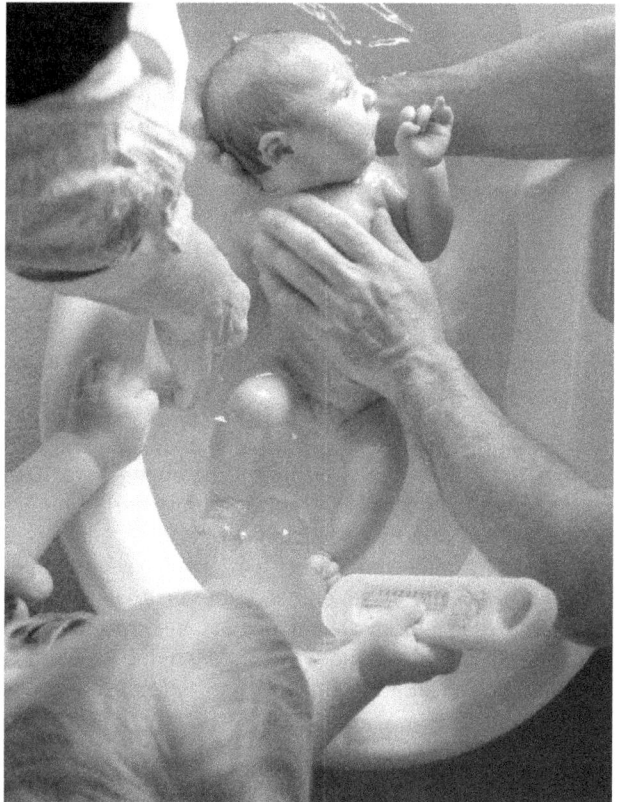

Ines, 28
Wohnort: Adenbüttel (D)
Beruf: Hebamme

„Ich fühlte mich gut aufgehoben und betreut."

1. Kind: Mädchen (2 Jahre), Hausgeburt
2. Kind: Mädchen (3 Monate), Hausgeburt

Wenn ich das Wort „Hausgeburt" höre, kommen mir spontan folgende Gedanken in den Sinn: Ruhe, Ungestörtheit, Vertrautheit.

Ich hatte Angst vor der Geburt: Nicht Angst, sondern die Sorge, während oder nach der Geburt noch in die Klinik zu müssen. Ich hatte aber auf jeden Fall das Gefühl, dass die Geburt gut verlaufen wird.

Deshalb wollte ich zu Hause gebären: ICH wollte mein Kind gebären. ICH wollte den größtmöglichen Einfluss auf unsere Geburt haben. Ungestörtheit und Ruhe war mir wichtig. Ich wusste, dass ich eine gute, ruhige und kompetente Hebamme habe.

So hat mein Umfeld / mein Partner auf mein Vorhaben reagiert: Einige Freundinnen haben mich bestärkt. Die hatten entweder selbst eine Hausgeburt oder sie haben es sich für sich selbst gewünscht, so ungestört ihre Kinder zu bekommen. Mein Mann hat meine Entscheidung gut mitgetragen. Er hat sich natürlich auch Sorgen gemacht, ob alles gut geht. Aber das hätte er auch gemacht, wenn wir in die Klinik gegangen wären.

So hat meine Ärztin auf meinen Wunsch, zu Hause zu gebären, reagiert: Sie hatte wenig Einflussmöglichkeiten, da ich kaum bei ihr war und mich von der Hebamme begleiten ließ. Hat meine Entscheidung aber akzeptiert.

Auf meine Hausgeburt habe ich mich wie folgt vorbereitet: Geburtsvorbereitungskurs. Das Bett mit Malerfolie und Extralaken präpariert. Eine Fitnessstange quer in den oberen Türrahmen geklemmt. Daran hing dann ein Tuch, an dem ich mich während der stärkeren Wehen festhielt. Ich habe auch viel gearbeitet und so keine Zeit gehabt, mir Gedanken zu machen. Wenn wir Zeit hatten, haben mein Mann und ich einfach etwas Schönes unternommen.

So habe ich meine Hausgeburtshebamme gefunden: Sie ist eine Kollegin.

Die Geburt zu Hause verlief wie folgt: Erste Tochter: Ich war froh, dass unsere Hebamme und mein Mann immer um mich waren. Meine Hebamme beschäftigte meinen Mann mit der Zubereitung der Wochenbettsuppe, damit er seine Nervosität verliert. Besonders gut hat mir gefallen, wie die beiden mich motiviert haben, den Kopf unseres Babys selbst in der Hocke in Empfang zu nehmen. So musste auch nichts genäht werden. Wir fühlten uns gut aufgehoben und betreut. Bei unserer zweiten Tochter bedauerte ich die zwei Stunden Fahrtweg meiner Hebamme. Sie reiste 250 km weit mit dem ICE an, weil wir umgezogen waren. So kam sie erst eine Stunde vor der Geburt an und fuhr am selben Tag wieder. Ich hätte gern viel mehr Zeit mit ihr verbracht. Alles ging wieder gut! Unsere große Tochter war bei der Geburt dabei und völlig unbeeindruckt, während meine ebenfalls anwesende Schwiegermutter seitdem überall erzählt, wie schön Hausgeburten doch sind!

Ich habe mein Baby gestillt: Die große Tochter 6 Monate voll. Unser Baby wird natürlich noch voll gestillt.

Das Wochenbett und die Zeit danach habe ich so in Erinnerung: Nach der ruhigen ersten Woche hatte ich ein schlimmes Stimmungstief, war sehr traurig, weil meine Eltern beide schon gestorben waren und meiner Tochter nun ein Großelternpaar fehlte. Bei unserer zweiten Tochter, die viel ausgeglichener ist, war meine Wochenbettzeit viel ruhiger und nicht so krisenhaft.

Ich würde wieder zu Hause gebären wollen: Ja, ich würde sehr gern wieder zuhause gebären wollen. Alles spricht für eine Hausgeburt.

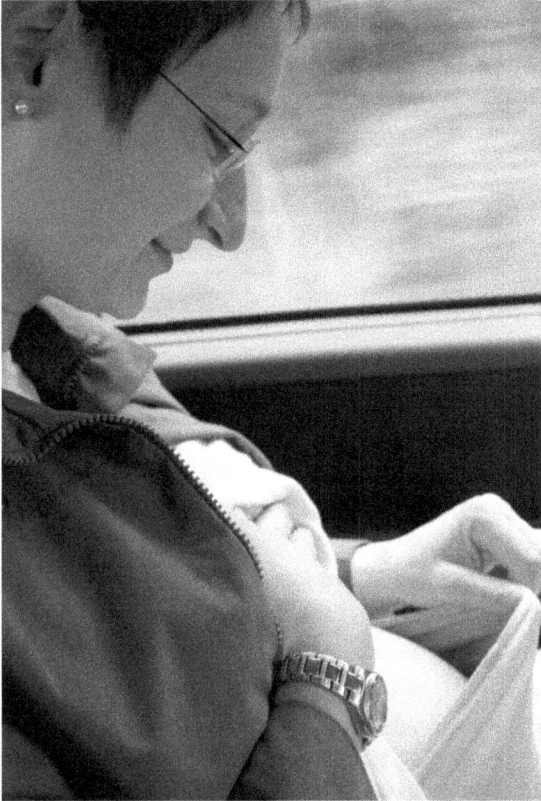
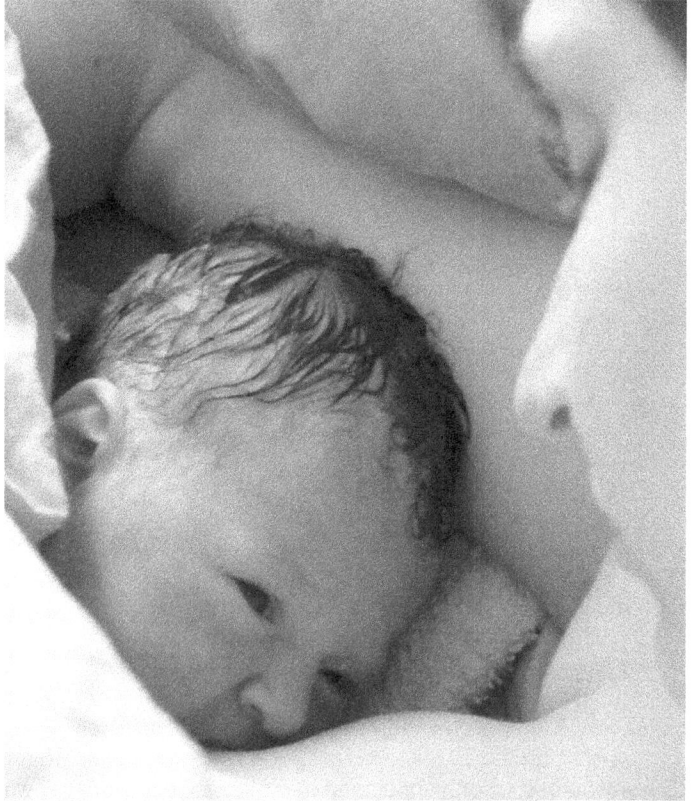
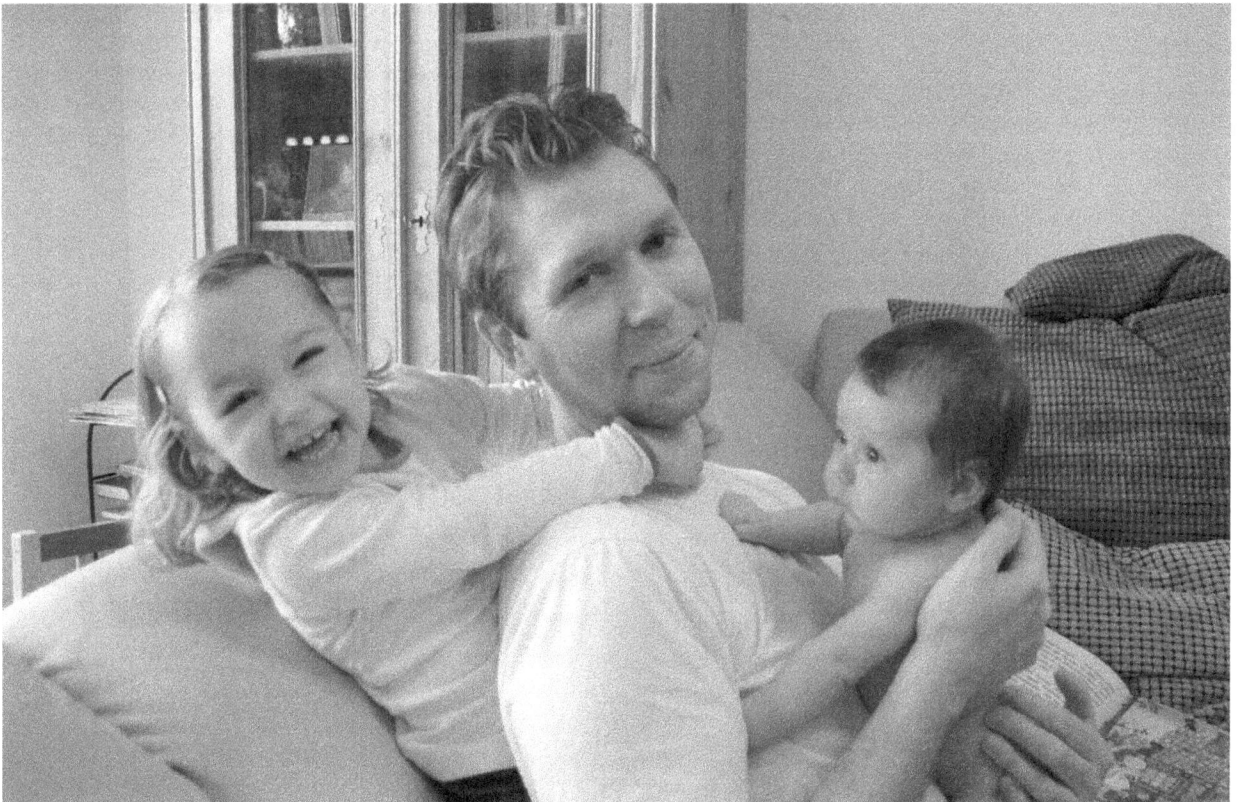

Nancy, 29
Wohnort: Westerkappeln (D)
Beruf: Hauswirtschafterin

1. Kind: Mädchen (4 Jahre), Hausgeburt
2. Kind: Junge (1 Jahr), Hausgeburt

„Ich wollte die Intimität der Geburt nicht mit so vielen fremden Menschen teilen."

Wenn ich das Wort „Hausgeburt" höre, kommen mir spontan folgende Gedanken in den Sinn: Geborgenheit, Nähe, Vertrauen, Freiheit, Intimität, Freude, Verantwortung.

Ich hatte Angst vor der Geburt: Vor der Geburt selbst hatte ich keine Angst.

Deshalb wollte ich zu Hause gebären: Ich hatte Angst davor, an der Krankenhaustür meine Persönlichkeit abgeben zu müssen, zu einer Nummer zu werden. Übergangen zu werden bei Dingen, die mir während der Geburt wichtig sind. Ich wollte die Intimität der Geburt, die Freude, eine Familie zu werden, nicht mit so vielen fremden Menschen teilen. Ich wollte für mich selbst entscheiden können, mit dem Wissen, eine kompetente Hebamme meines Vertrauens an der Seite zu haben.

So hat mein Umfeld / mein Partner auf mein Vorhaben reagiert: Mein Partner war anfangs total dagegen, aber das war mir erst mal egal, denn ich und das Kind mussten die Geburt meistern. Nach einem Gespräch mit der Hebamme hat er seine Meinung geändert. Er war zwar immer noch nicht begeistert, aber er hat es akzeptiert. Das Umfeld hat von „Du bist wahnsinnig!" bis „Das finde ich gut!" reagiert. Beim zweiten Kind waren die Reaktionen nicht mehr so extrem.

So hat mein Arzt auf meinen Wunsch, zu Hause zu gebären, reagiert: Er hat gesagt, dass er mir nicht zu einer Hausgeburt raten kann, er mir aber auch nicht abraten wolle.

Auf meine Hausgeburt habe ich mich wie folgt vorbereitet: Beim ersten Kind war der Ge-

danke an eine Hausgeburt die ganze Zeit da. Ich habe mich aber erst nach der Kreißsaalbesichtigung dazu entschlossen. Ich dachte zuvor: „Ach, guck dir das erst mal an, vielleicht ist es gar nicht so schlimm." Aber ich wollte dort nicht entbinden und hab mir gleich eine Hausgeburtshebamme gesucht. Zum Glück!

So habe ich meine Hausgeburtshebamme gefunden: Über die Hebamme vom Geburtsvorbereitungskurs.

Die Geburt zu Hause verlief wie folgt: Beim ersten Kind habe ich abends Wehen bekommen und sie dann gegen 3 Uhr in unserem Schlafzimmer geboren, nachdem ich ursprünglich gern im Wasser gebären wollte. Mein zweites Kind habe ich nach sechs Stunden Wehen im Geburtspool geboren. Obwohl beide Kinder über 4 kg wogen und 38 und 37 cm Kopfumfang hatten, hatte ich keine Verletzungen. Es wurde einfach nicht im Geburtsverlauf „herumgepfuscht". Im örtlichen Krankenhaus hätte man mir beim ersten Kind einen Kaiserschnitt nahegelegt. Das ist dort üblich, wenn die Kinder über 4 kg wiegen.

Ich habe mein Baby gestillt: Das erste Kind ca. 1 Jahr voll gestillt, dann noch etwa 2,5 Jahre. Das zweite Kind ca. 1 Jahr voll gestillt, wird noch gestillt.

Das Wochenbett und die Zeit danach habe ich so in Erinnerung: Bei beiden Kindern habe ich es genossen, dass ich keine fremden Menschen um mich haben musste und dass wir ganz für uns sein konnten.

Ich würde wieder zu Hause gebären wollen: Ja, jederzeit.

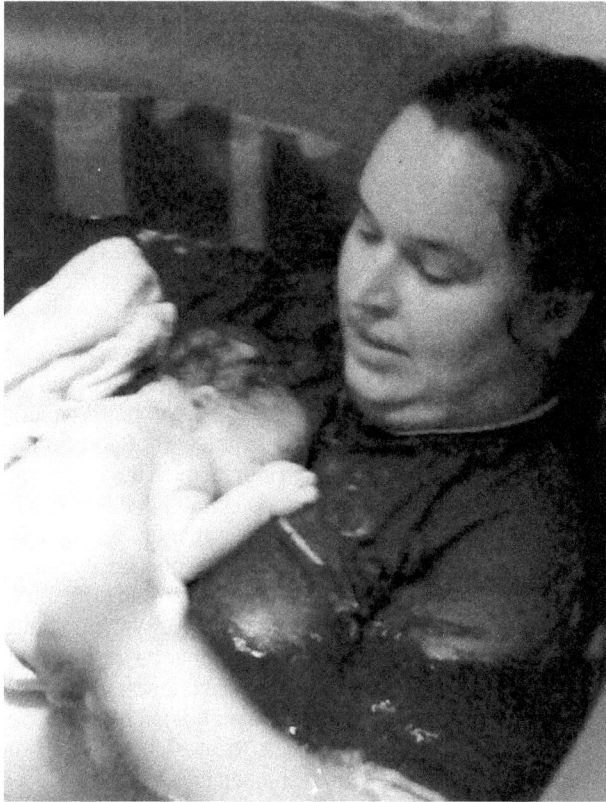
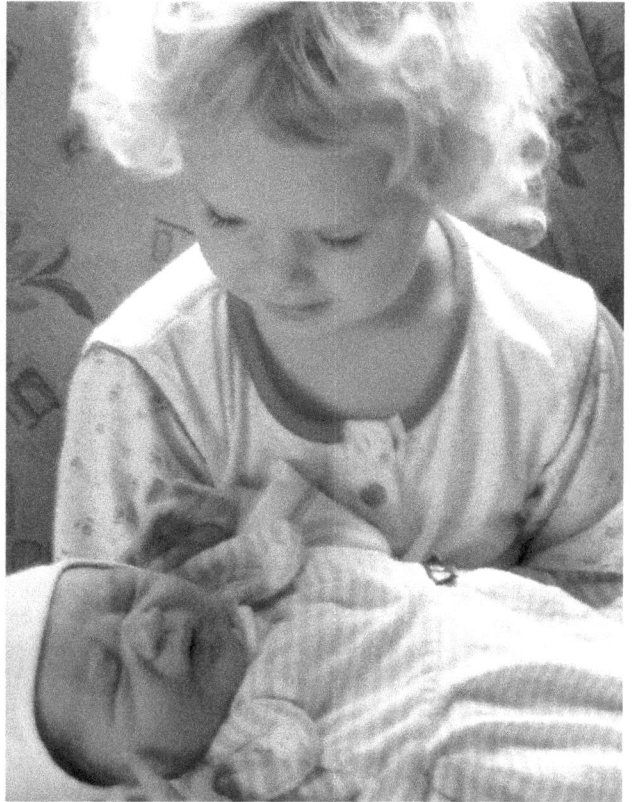
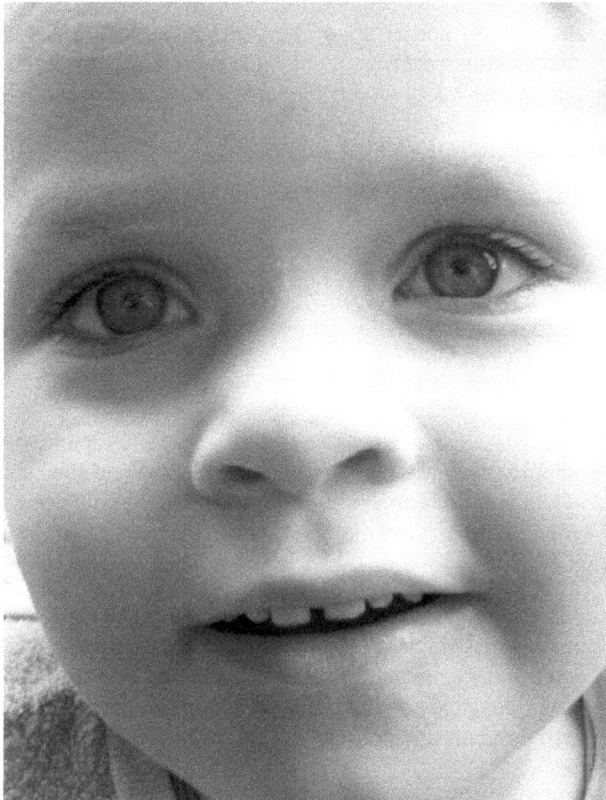
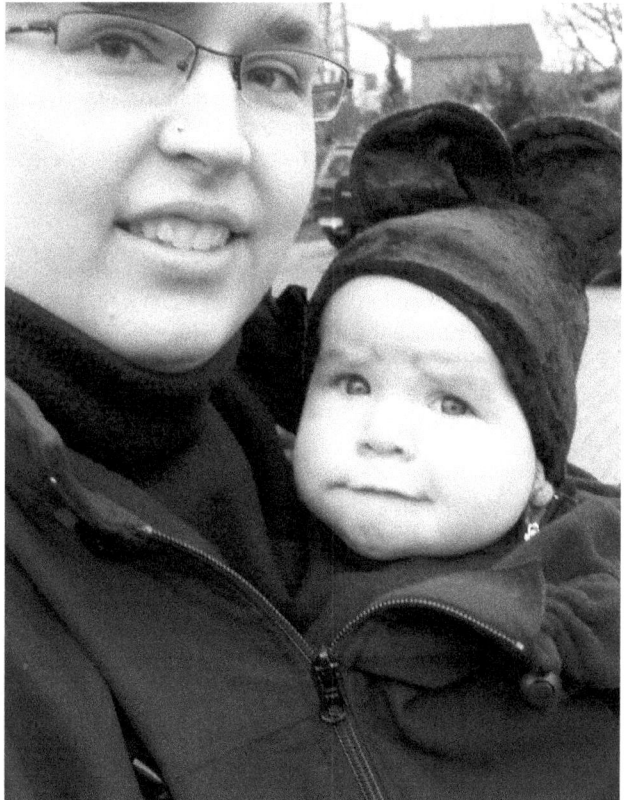

Manuela, 30
Wohnort: Altenmarkt bei Fürstenfeld (A)
Beruf: Kindergartenpädagogin

1. Kind: Mädchen (4 Jahre), Hausgeburt
2. Kind: Mädchen (1 Jahr), Hausgeburt

„Eine Geburt ist immer eine Grenzerfahrung, die mich jedes Mal stärker macht und mehr Frau sein lässt."

Wenn ich das Wort „Hausgeburt" höre, kommen mir spontan folgende Gedanken in den Sinn: In heimeliger, Willkommen-heißender, intimer Atmosphäre, mit vertrauten Personen, sich fallen lassen können und aufmachen für das Wunder Geburt.

Ich hatte Angst vor der Geburt: Beim ersten Mal eher, ob ich ja alles bereit habe („Erstgebärenden-Naivität"). Beim zweiten Mal, als ich merkte, dass ich schwanger bin, „Schaff ich das noch mal?", und je mehr ich schwanger wurde, desto gelassener und sicherer wurde ich wieder in Bezug auf die Hausgeburt.

Deshalb wollte ich zu Hause gebären: Um meine Kinder so natürlich wie möglich gebären zu können und sie in ruhiger und liebevoller Umgebung ankommen zu lassen.

So hat mein Umfeld / mein Partner auf mein Vorhaben reagiert: Mein Mann stand von Anfang an hinter mir. Beim ersten Mal hielten wir es geheim, da wir uns nicht mit negativen Meinungen belasten wollten.

So hat mein Arzt auf meinen Wunsch, zu Hause zu gebären, reagiert: Beim ersten Kind meinte er: „Das wollen viele und wenn es so weit ist, sind sie froh, im Krankenhaus zu sein." – Ha, wir nicht. Beim zweiten Kind war mein Arzt der Mann meiner Hebamme und das stärkte zusätzlich.

Auf meine Hausgeburt habe ich mich wie folgt vorbereitet: Privat organisierter Geburtsvorbereitungskurs, „Die selbstbestimmte Geburt" gelesen, Gespräche mit einer Doula und meiner Hebamme.

So habe ich meine Hausgeburtshebamme gefunden: Durch Mundpropaganda.

Die Geburt zu Hause verlief wie folgt: Den Tag verbrachte ich mit meiner Familie in der Natur, um Kraft zu sammeln, und so wechselhaft das Wetter war (Regen, Sonne, Schnee), so kamen auch die Wehen.

Abends zog ich mich ins Geburtszimmer zurück, wo wir schon zuvor das Wasserbecken gefüllt hatten und unsere Große es schon mal ausprobierte. In der Wohnung duftete es und viele Kerzen leuchteten der Geburt unseres Sternchens entgegen. Ich stützte mich aufs Sofa und meine Doula legte mir das Tragetuch um den Bauch und zog es sanft hoch. Dazu nahm sie mit ihren Beinen mein Becken in die Zange. Ich fühlte mich nun festgehalten, obwohl ich meinte zu zerspringen. Im sanften Licht eines neuen Morgens erblickte unser Baby die Welt. Sie hatte die Nabelschnur 3 Mal wie eine Perlenkette um den Hals gewickelt. Meine Hebamme, die mich durch ihre Natürlichkeit und ihr Nicht-Eingreifen am besten unterstützte, reichte mir meine wunderbare Tochter durch die Beine und ich konnte sie an mich drücken und willkommen heißen. Unsere damals 3-Jährige kam beim ersten Schrei ins Zimmer und strahlte übers ganze Gesicht. Sie und mein Mann haben gemeinsam die Nabelschnur durchschnitten. Wir druckten Plazentalebensbaumbilder auf Leinen und ich trank einen Plazentacocktail, im Wissen an seine Kraft. Gemeinsam feierten wir zusammen mit der Familie mit einem ausgiebigen Omafrühstück.

Ich habe mein Baby gestillt: Ja, natürlich. Und seit meine erste Tochter ihren Vorsatz, Kakao zu trinken, wenn das Baby da ist, nicht halten konnte, stille ich zwei Kinder mit der Liebe einer Mutter, die mit jedem Kind mehr wird.

Das Wochenbett und die Zeit danach habe ich so in Erinnerung: Herrlich, da ich mich von allen Seiten, wie Hebamme, Arzt, Kinderarzt, aber vor allem von der Familie gut betreut fühlte und die nötige Ruhe hatte, um mit meinen Kindern vertraut zu werden.

Ich würde wieder zu Hause gebären wollen: Eine Geburt ist immer eine Grenzerfahrung, die mich jedes Mal stärker macht und mehr Frau sein lässt. Ich wünsche mir schon heute, dass meine Mädels durch ihre Hausgeburten ein wenig von dieser Kraft mit ins Leben nehmen und spüren, wie schön es ist, eine Frau zu sein.

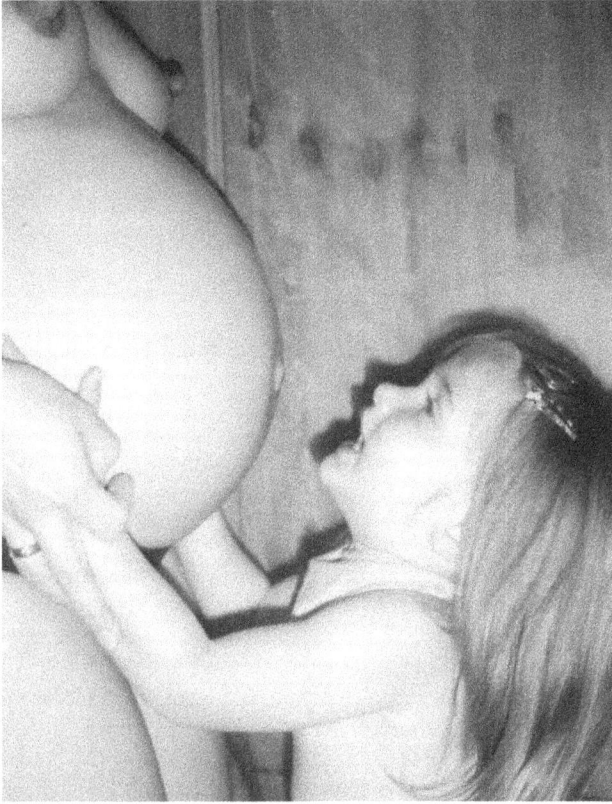
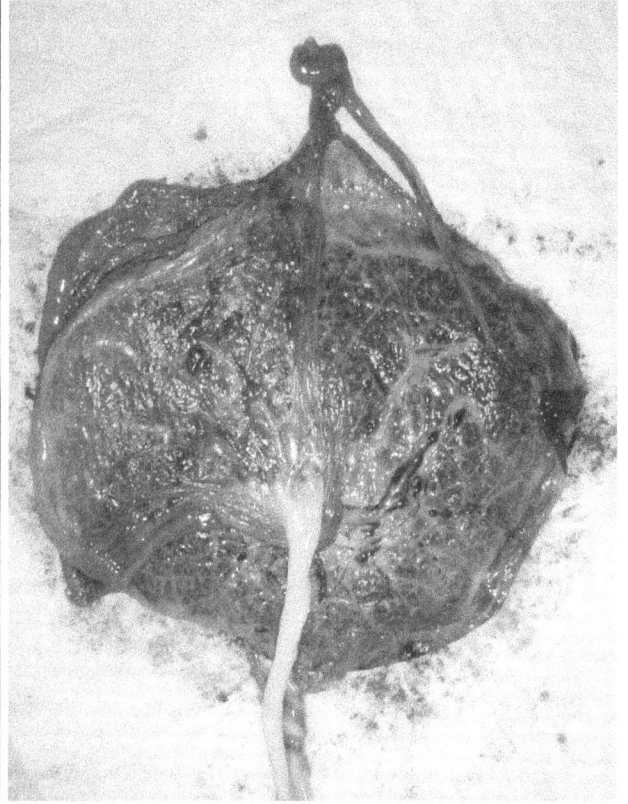
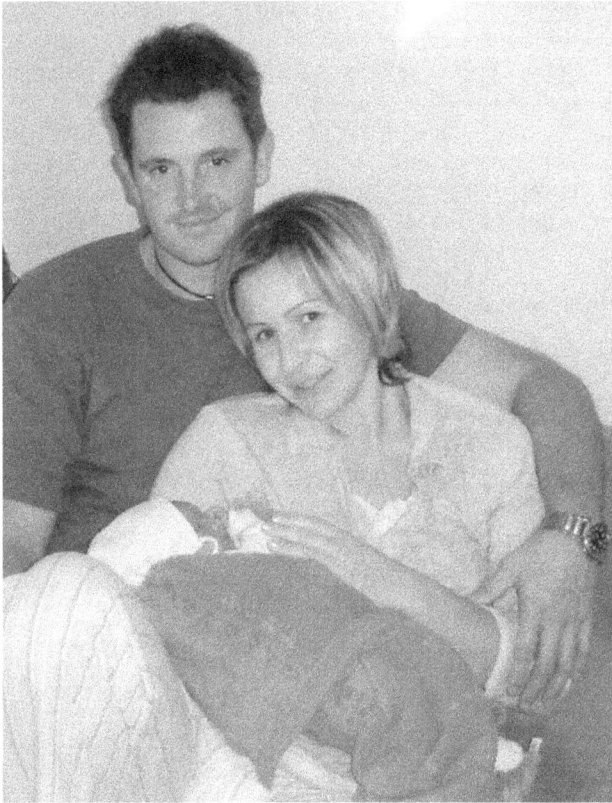
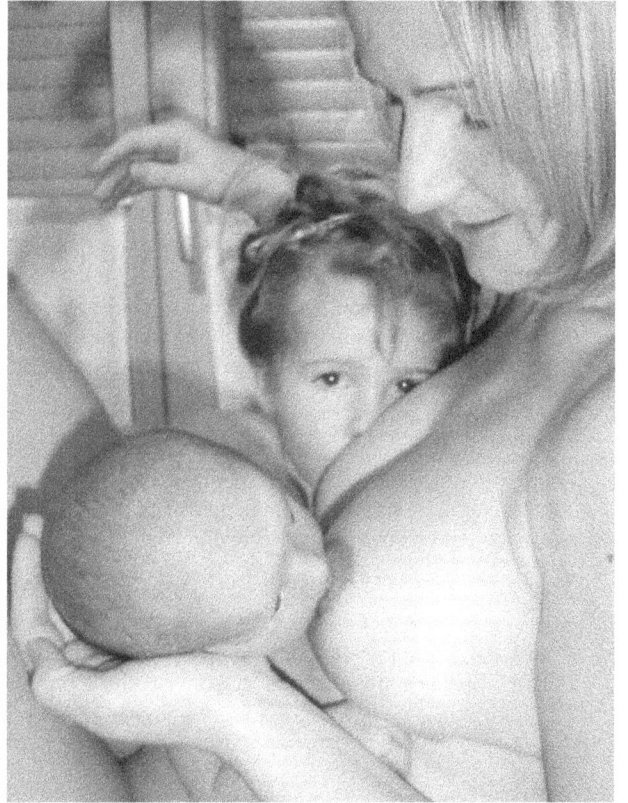

Astrid, 31
Wohnort: Bei Oldenburg (D)
Beruf: Hebamme und Stillberaterin IBCLC

1. Kind: Mädchen (4 Jahre), Hausgeburt
2. Kind: Junge (2 Jahre), Hausgeburt

„Wasser bot mir eine Art Schutzraum und Intimität."

Wenn ich das Wort „Hausgeburt" höre, kommen mir spontan folgende Gedanken in den Sinn: Ruhe, Vertrauen, Sicherheit, Verantwortung. Von der Geburt meiner Tochter ist mir immer noch das ganz klare Gefühl von „Es ist alles gut so!" im Kopf. Es war sogar während der Wehen präsent.

Ich hatte Angst vor der Geburt: Mein Fachwissen hat mich schon ein bisschen mehr sorgen lassen als „unwissendere" Schwangere, aber letztendlich hat die Freude auf unser Kind überwogen. Nach langem Kinderwunsch und einer Fehlgeburt war mir der Weg, auf dem unser Kind zu uns kommt, nicht so vorrangig wichtig. Bei der zweiten Geburt war es die Ehrfurcht vor den Schmerzen.

Deshalb wollte ich zu Hause gebären: Ich habe zu der Zeit im Geburtshaus gearbeitet und ein anderer Geburtsort als zu Hause wäre mir bei einer problemlosen Schwangerschaft nie in den Sinn gekommen. Wieso auch?

So hat mein Umfeld / mein Partner auf mein Vorhaben reagiert: Die kannten mich lange genug, um das ebenfalls als das Natürlichste der Welt hinzunehmen. Oft kam auch die Frage: „Und machst Du das dann alleine?" Also auf die Idee bin ich, ehrlich gesagt, nie gekommen. Meine Kolleginnen wollte ich schon gerne dabei haben. Bei unvorhersehbaren Komplikationen müssen sie einfach ihre Arbeit tun können.

So hat mein Arzt auf meinen Wunsch, zu Hause zu gebären, reagiert: Ich habe ihn mir entsprechend ausgesucht, dass er mich darin unterstützt, und habe ihn nur wenig gesehen.

Auf meine Hausgeburt habe ich mich wie folgt vorbereitet: Schwangerenschwimmen, Paargeburtsvorbereitungskurs, auch um mir klar zu machen, dass ich als Frau meine Kinder bekomme und nicht als Hebamme. Geburtspool besorgt, große Schwester mit Babysitter ausgestattet.

So habe ich meine Hausgeburtshebamme gefunden: Das sind meine Kolleginnen gewesen. Beste Bedingungen!

Die Geburt zu Hause verlief wie folgt: Im Geburtspool, der im Badezimmer stand. Wasser bot mir eine Art Schutzraum und Intimität. Beide Geburten waren mit 6 und 3 Stunden eher flott und ohne Komplikationen. Ich machte eigentlich alles alleine, ließ mein Kind in meine Hand rutschen. Die Hebamme saß vorm Becken und sah zu. Dieses Gefühl werde ich nie vergessen. Immer in den nächsten Wochen, wenn ich meine Hand um ihren Kopf legte, konnte ich wieder spüren, wie es war, als ich sie das erste Mal berührte. Der Druck bei der Geburt des Köpfchens (besonders bei meinem Sohn, der mit 4320 g und 59 cm nicht gerade zierlich war) war wirklich gewaltig. Vorher habe ich auch in meiner Arbeit immer das Wort GEWALT vermieden, da ich es zu negativ besetzt fand. Jetzt finde ich es sehr passend. Es ist einfach eine unglaubliche NaturGEWALT, die wir in uns haben!

Ich habe mein Baby gestillt: Ja, meine Tochter 18 Monate und meinen Sohn 23 Monate.

Das Wochenbett und die Zeit danach habe ich so in Erinnerung: Nicht so entspannt und schön. Es war einfach anstrengend, mit Schlafentzug und Hormonschwankungen zurechtzukommen. Die Schwangerschaft, Geburt und spätere Stillzeit waren eindeutig schöner als das Wochenbett! Das wäre aber in der Klinik mit Sicherheit noch schlimmer gewesen!

Ich würde wieder zu Hause gebären wollen: Auf jeden Fall!

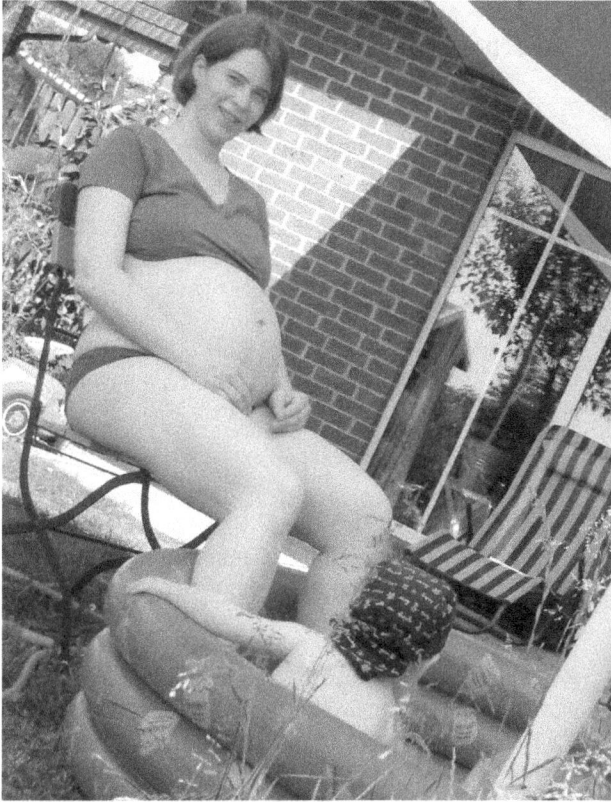
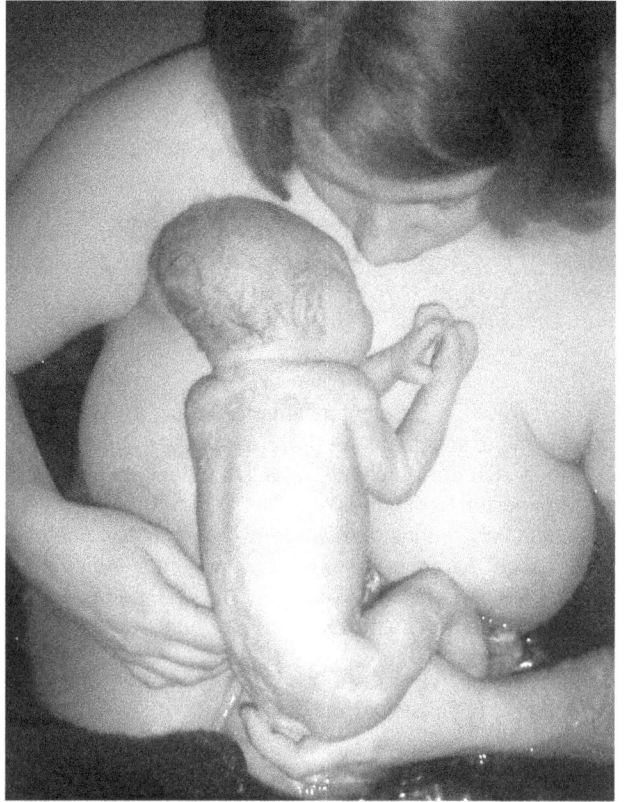
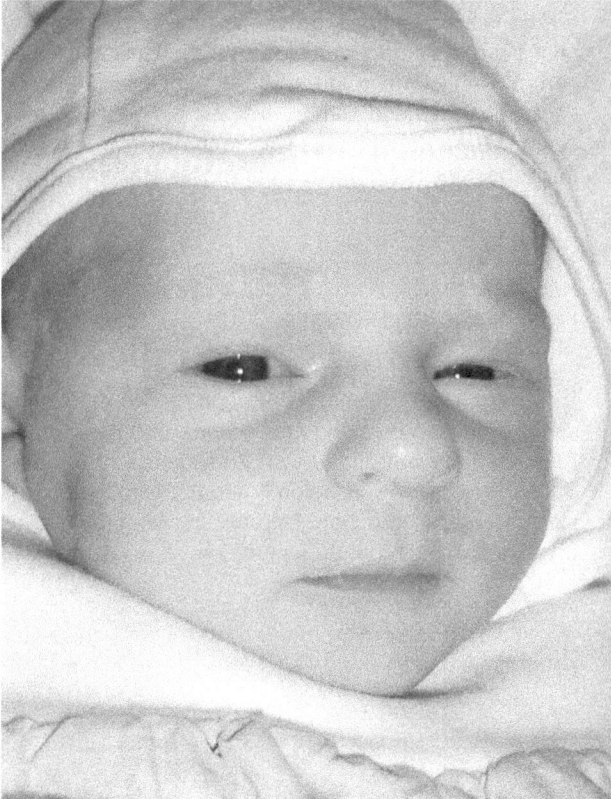
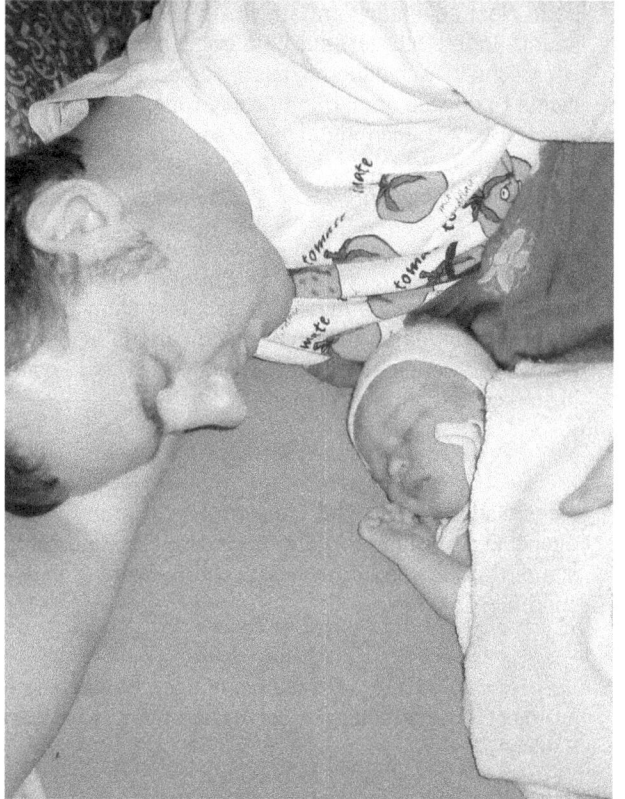

Christine, 31
Wohnort: München
Beruf: Hebamme

„Kommt mir beim Gedanken an eine kuschelige Umgebung, einem Nest, spontan der Gedanke an eine Klinik?"

1. Kind: Junge (2,5 Jahre), Hausgeburt
2. Kind: Mädchen (10 Tage), Hausgeburt

Wenn ich das Wort „Hausgeburt" höre, kommen mir spontan folgende Gedanken in den Sinn: Selbstbestimmte Geburt in Würde, die hier nicht angetastet wird. Ein liebevoller Start für die Kinder. Für uns durch Ausbildung und Kliniken angstkontaminierten Hebammen eine Heilungschance. Vertrauen in das Leben ohne den üblichen Anspruch auf eine (trügerische) Garantie, die es ohnehin nirgends und niemals gibt. Vertrauen in mich selbst und Beweis meiner selbst, noch Urmensch sein zu können.

Ich hatte Angst vor der Geburt: Nein, ich habe auch keine Angst vor der nächsten Geburt.

Deshalb wollte ich zu Hause gebären: Kommt mir beim Gedanken an eine kuschelige Umgebung, einem „Nest", spontan der Gedanke an eine Klinik? Wohl kaum. Könnte ich dort ein Kind entstehen lassen? Sicher nicht. Will ich dauernd darauf achten müssen, dass nichts Unnötiges an mir und nachher meinem Kind gemacht wird? Will ich mit einer Riesenliste in die Klinik, was ich alles nicht will? Nein. Dann bleibe ich gleich daheim, wo wir hingehören.

So hat mein Umfeld / mein Partner auf mein Vorhaben reagiert: Partner: Verunsichert, er wollte lieber in die Klinik. Ich hab' ihm dann gesagt, er muss nicht daran teilnehmen und kann ja in die Klinik fahren, wenn es losgeht. Umfeld: Gespalten. Positiv eigentlich fast nur Kolleginnen.

So hat meine Ärztin auf meinen Wunsch, zu Hause zu gebären, reagiert: Hat sich nicht eingemischt, sie ist eine Freundin von mir und kennt meine Einstellung. Ich habe beim zweiten Kind dann allerdings auch kaum noch ärztliche Betreuung in Anspruch genommen.

Auf meine Hausgeburt habe ich mich wie folgt vorbereitet: Bis auf die nötigen Besorgungen gar nicht. Ich hab' eben selber Frauen betreut bis zum Schluss.

So habe ich meine Hausgeburtshebamme gefunden: Das war ja nun als Hebamme nicht das große Problem.

Die Geburt zu Hause verlief wie folgt: Erstes Kind: Wehenbeginn nachmittags, dann noch mal kurze Pause, dann den ganzen Tag Wehen, bis unser Sohn abends geboren wurde. Damm intakt. Meine lange Geburtsdauer führe ich auf meine „Schädigung" durch die vielen Klinikgeburten zurück. Ich habe immer darunter gelitten, wenn ich unnötige Eingriffe bei Mutter und Kind nicht verhindern konnte, trotz aufreibender Diskussionen und Kämpfe. Zweites Kind: Wieder nicht schnell, aber sehr viel leichter. Die Wehenschmerzen waren bei beiden Geburten ausschließlich vorne am Schambein zu spüren. Mit der anstrengenden Technik „Ich lehne mich auf den Gymnastikball, drücke ihn mit den Armen mit aller Kraft zusammen, schiebe die Gebärmutter dagegen, plus tief tönend in ein Kissen vibrieren" habe ich es geschafft, diese Geburt bis auf die letzte Stunde schmerzfrei zu erleben. Es war dann nur noch ein ganz intensives, tolles Gefühl. Ich war dieses Mal einfach viel freier.

Ich habe mein Baby gestillt: Ich habe die ganze Schwangerschaft über gestillt und nun stille ich eben beide Kinder, oft gleichzeitig.

Das Wochenbett und die Zeit danach habe ich so in Erinnerung: Schön, gleich daheim zu sein im eigenen Bett und meine Ruhe zu haben. Erstes Kind: Da habe ich mir zu viel Stress gemacht mit dem Stillen, weil ich es von vielen Frauen gewohnt war, dass sie zu wenig Milch haben. Es prägt so, wenn man etwas oft hört. Zweites Kind: Super einfach.

Ich würde wieder zu Hause gebären wollen: Etwas anderes kommt für mich bis auf wenige Ausnahmefälle nicht infrage.

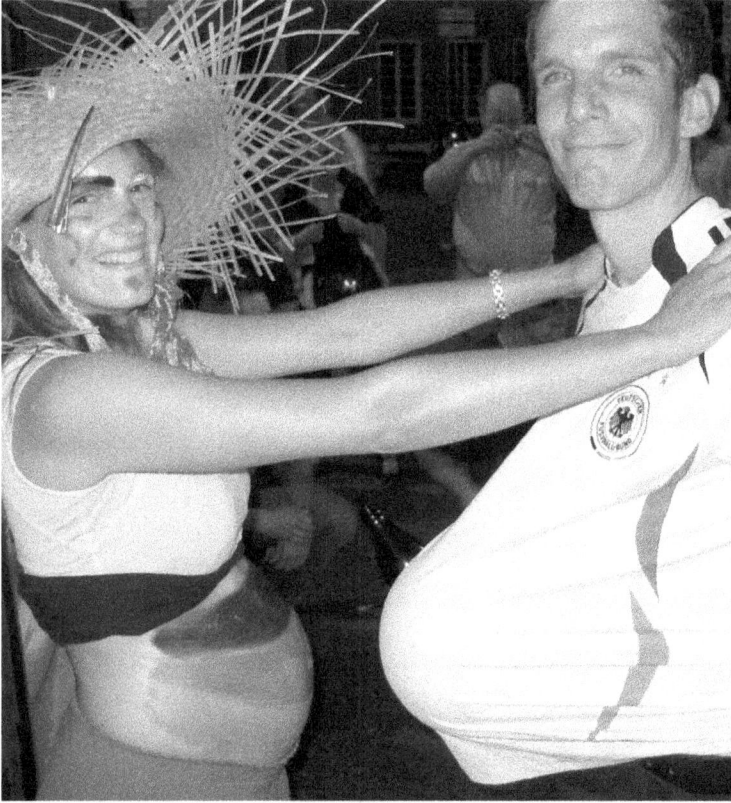
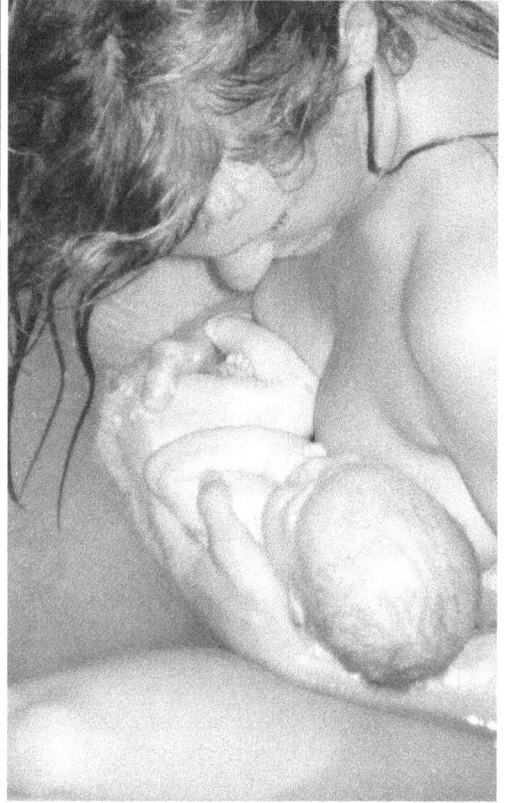
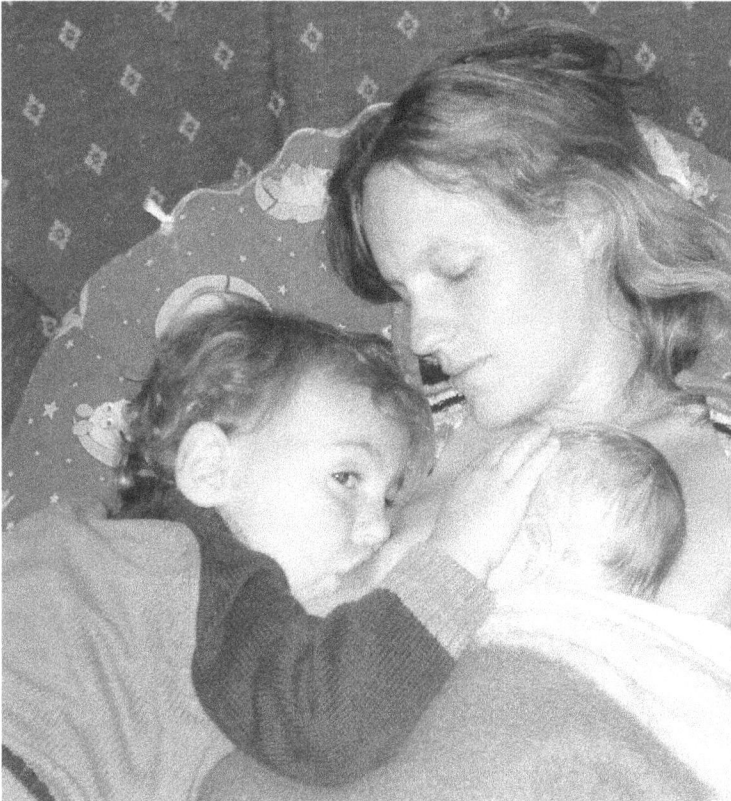
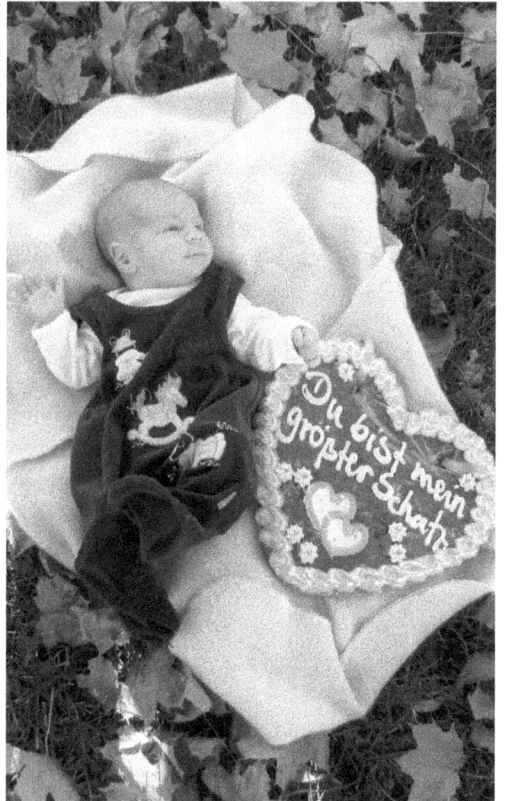

Christine, 31
Wohnort: Brühl (D)
Beruf: Sprachwissenschaftlerin; derzeit
tätig als Still- und Trageberaterin

1. Kind: Junge (3 Jahre), Hausgeburt
2. Kind: Mädchen (1 Jahr), Hausgeburt

„Diese Geburt empfand ich als äußerst intensiv und hatte dabei ein tolles Körpergefühl."

Wenn ich das Wort „Hausgeburt" höre, kommen mir spontan folgende Gedanken in den Sinn: Die wunderbarsten und kraftvollsten Erlebnisse meines Lebens. Selbstbestimmtheit, Nähe, Wärme.

Ich hatte Angst vor der Geburt: Vor einer Krankenhausgeburt hätte ich große Angst gehabt, aber den Hausgeburten sah ich gelassen bis freudig entgegen.

Deshalb wollte ich zu Hause gebären: Die Idee entstand ursprünglich aus meiner großen Angst vor Ärzten und Krankenhäusern. Erst nach und nach erschlossen sich für mich die weiteren Vorteile, insbesondere die für meine Kinder (sanftes Ankommen, Bonding, Stillerfolg, keine medizinischen Interventionen, keine Trennung) und natürlich für mich (Selbstbestimmung, keine medizinischen Interventionen, Komfort).

So hat mein Umfeld / mein Partner auf mein Vorhaben reagiert: Mein Partner hat mich von Anfang an unterstützt. Meine Familie hingegen machte sich große Sorgen, hielt sich jedoch freundlicherweise mit ihren Bedenken sehr zurück. Insgesamt wurde mir kaum reingeredet.

So hat mein Arzt auf meinen Wunsch, zu Hause zu gebären, reagiert: In der ersten Schwangerschaft galt ich als „Risikoschwangere" und der Arzt fand immer mehr Gründe, mich von einer Hausgeburt abhalten zu wollen. Die Ärztin, die in der zweiten Schwangerschaft die Ultraschalluntersuchungen durchführte, war einer Hausgeburt gegenüber recht aufgeschlossen.

Auf meine Hausgeburt habe ich mich wie folgt vorbereitet: Geburtsvorbereitungskurs, der zum großen Teil aus mentalen Übungen und eher „moralischer" Vorbereitung auf eine natürliche Geburt bestand. Viel über natürliche Geburten gelesen, mich über Mailinglisten und Internetforen ausgetauscht.

So habe ich meine Hausgeburtshebamme gefunden: Über eine Hebammen-Suchseite im Internet.

Die Geburt zu Hause verlief wie folgt: Erstes Kind: Ich brachte ihn vor unserem Bett, meinen Mann als Stütze im Rücken, auf dem Gebärhocker zur Welt. Es war ein sehr kraftvolles Erlebnis, das mich unglaublich stark gemacht hat. Zweites Kind: Sie war eine Wassergeburt in der heimischen Badewanne, die dann doch auf dem Gebärhocker endete. Hier hatte ich besseren Halt und innerhalb einer Presswehe war sie da. Diese Geburt empfand ich als äußerst intensiv und hatte dabei ein tolles Körpergefühl.

Ich habe mein Baby gestillt: Meinen Sohn wollte ich stillen, solange er das wollte, was ich auch tat: 14 Monate lang. Meine Tochter ist nun 17 Monate alt und wird noch viel gestillt, Ende offen.

Das Wochenbett und die Zeit danach habe ich so in Erinnerung: Bei meinem Sohn war sie durch eigene gesundheitliche Probleme, die nichts mit der Geburt zu tun hatten, recht getrübt. Trotzdem hatten wir die ersten Monate quasi ständigen Körperkontakt. Bei meiner Tochter hatte ich leider mit einem sehr eifersüchtigen Sohn und extremer Schlaflosigkeit zu kämpfen.

Ich würde wieder zu Hause gebären wollen: Ja, selbstverständlich!

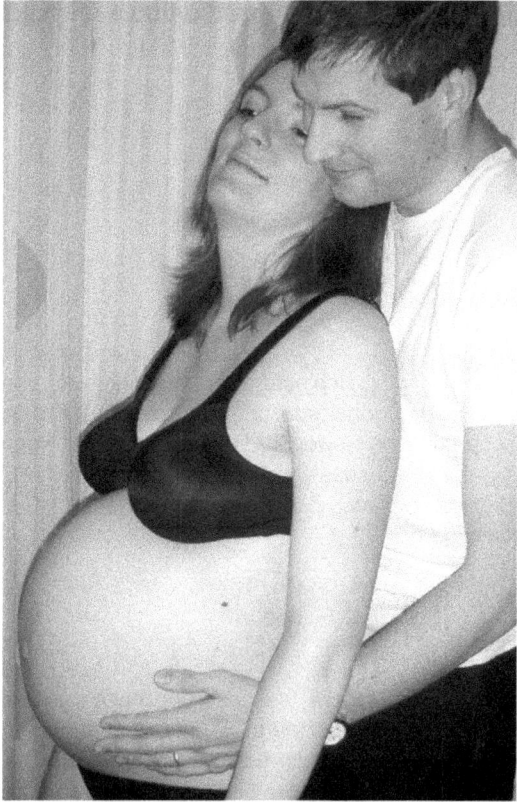 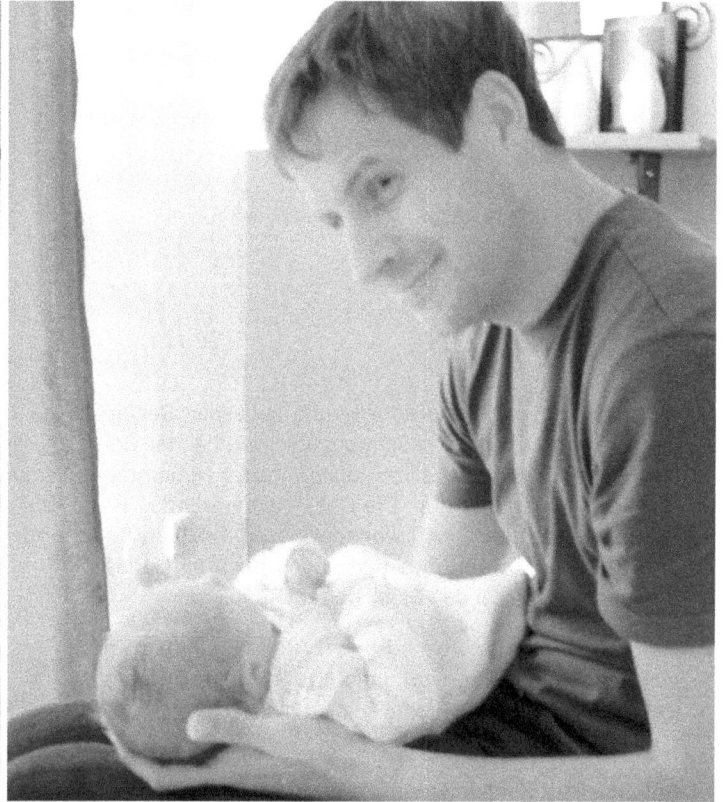

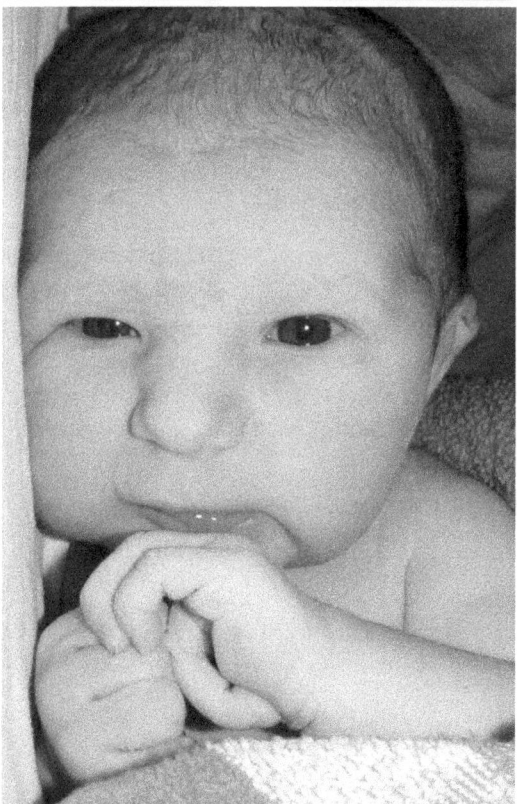 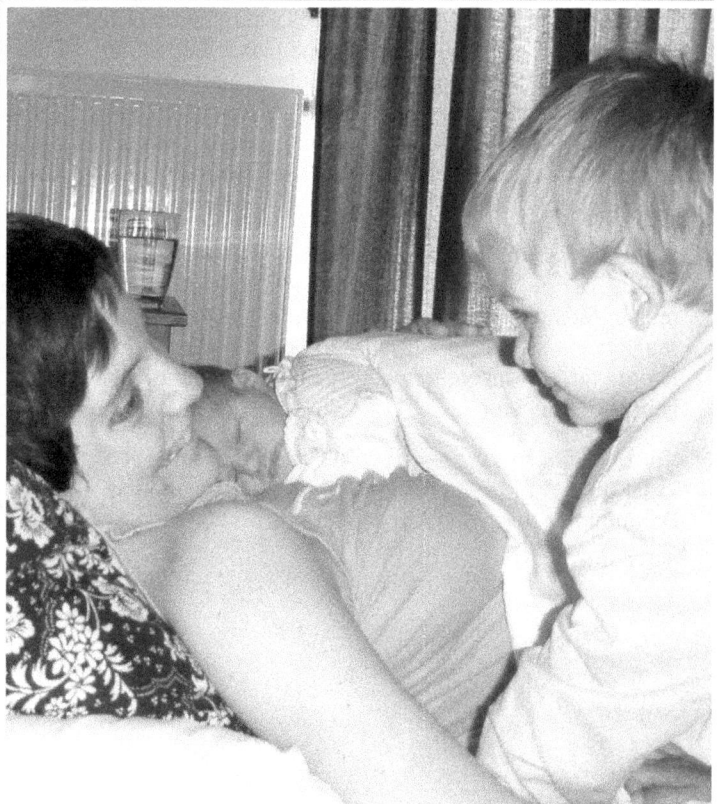

Daniela, 31
Wohnort: Schwäbisch Hall (D)
Beruf: Technische Zeichnerin

„Das kann mir kein Krankenhaus bieten."

1. Kind: Mädchen (11 Jahre), Klinikgeburt
2. Kind: Mädchen (3 Jahre), Hausgeburt
3. Kind: Mädchen (1 Jahr), Hausgeburt

Wenn ich das Wort „Hausgeburt" höre, kommen mir spontan folgende Gedanken in den Sinn: Die individuelle und liebevolle Begleitung während der ganzen Schwangerschaft, bei der Geburt und während der Stillzeit durch unsere Hebamme ließ keine Wünsche offen. Die Geburt eines Kindes ist ein so tiefgreifendes und wunderschönes Ereignis für die Familie und wenn dies dann auch noch zu Hause stattfinden kann, ist das Glück perfekt.

Ich hatte Angst vor der Geburt: Ich fühlte mich immer sehr gut vorbereitet und hatte Respekt vor jeder Geburt. Aber ich hatte niemals Angst davor.

Deshalb wollte ich zu Hause gebären: Die Geburt eines Kindes ist ein völlig normales und natürliches Ereignis und keine Krankheit. Deshalb muss ich auch nicht in ein Krankenhaus gehen. Die Begleitung während der Schwangerschaft, Geburt und Stillzeit durch EINE Hebamme habe ich sehr genossen, ich hatte zu ihr immer vollstes Vertrauen und wusste, dass sie immer für mich da ist. Das kann mir kein Krankenhaus bieten.

So hat mein Umfeld / mein Partner auf mein Vorhaben reagiert: Mein Partner war sofort meiner Meinung. Meine Oma hat ebenfalls sehr positiv reagiert, da sie selbst zu Hause geboren hatte. Meine Eltern und Schwiegereltern hingegen finden eine Klinikgeburt viel sicherer ...

So hat mein Arzt auf meinen Wunsch, zu Hause zu gebären, reagiert: Sehr ablehnend. Daraufhin habe ich den Arzt gewechselt.

Auf meine Hausgeburt habe ich mich wie folgt vorbereitet: Ich habe sehr bewusst gelebt und die Tipps meiner Hebamme befolgt. Gesundes Essen, viel frische Luft und Bewegung, aber auch Ruhe, wenn ich das Gefühl hatte, dass mein Körper danach verlangte. Ich konnte in dieser Zeit ein besseres Körpergefühl entwickeln.

So habe ich meine Hausgeburtshebamme gefunden: Über eine Freundin.

Die Geburt zu Hause verlief wie folgt: Erste Hausgeburt: Nach einem Blasensprung fingen nachts die Wehen zügig an. Mein Mann war noch bei der Arbeit und kam 17 Minuten vor der Geburt. Unsere Große bekam gar nichts mit. Als sie ihre Schwester sah, freute sie sich riesig. 2. Hausgeburt: Bei unserem Sonntagskind schickten wir unsere beiden Großen frühmorgens über die Straße zur Oma. Unsere Hebamme kam und meinte: „In einer halben Stunde ist es da." Und so war es dann auch. Zwanzig Minuten nach der Geburt kamen die Großen mit der Oma, bewunderten ihre süße Schwester und wir frühstückten gemeinsam.

Ich habe mein Baby gestillt: Ich habe alle drei Kinder 18 bis 21 Monate lang gestillt und davon mindestens 6 Monate voll.

Das Wochenbett und die Zeit danach habe ich so in Erinnerung: Es war eine sehr schöne, aber auch anstrengende Zeit, an die ich gerne denke.

Ich würde wieder zu Hause gebären wollen: Auf jeden Fall!!!

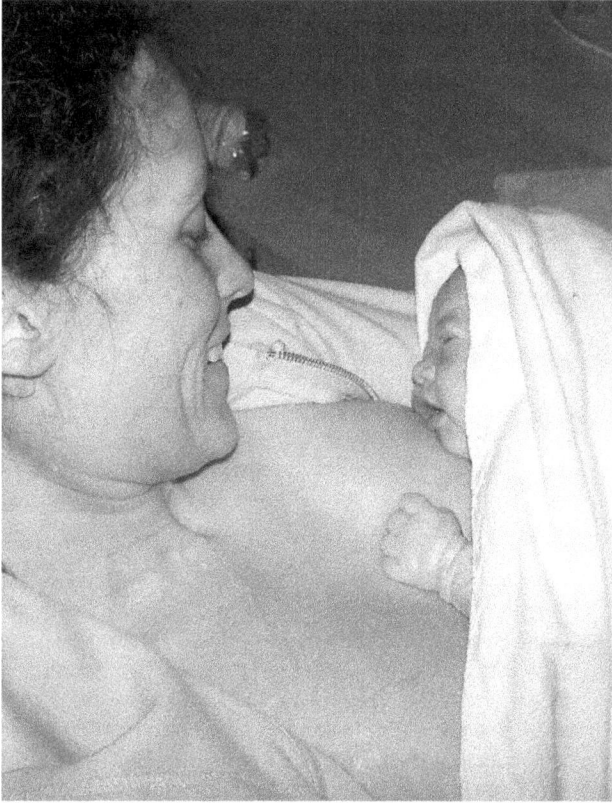
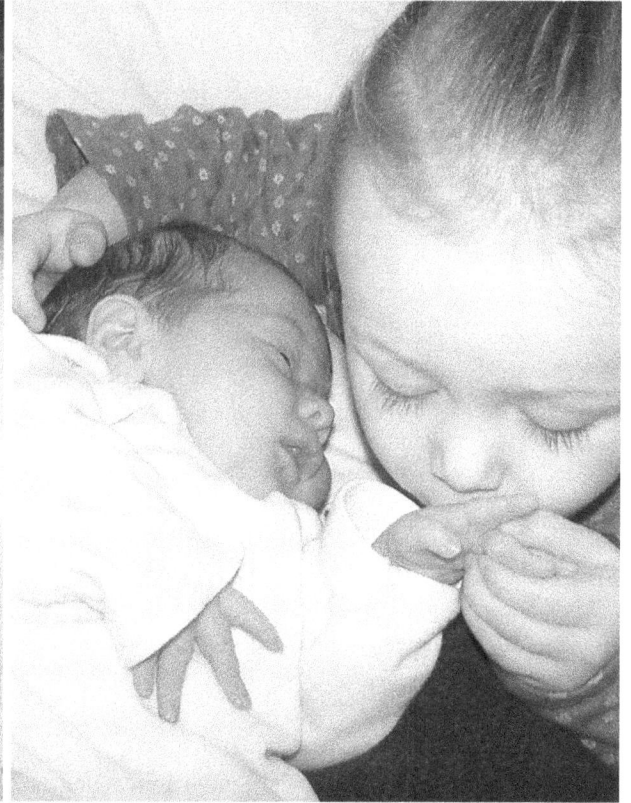
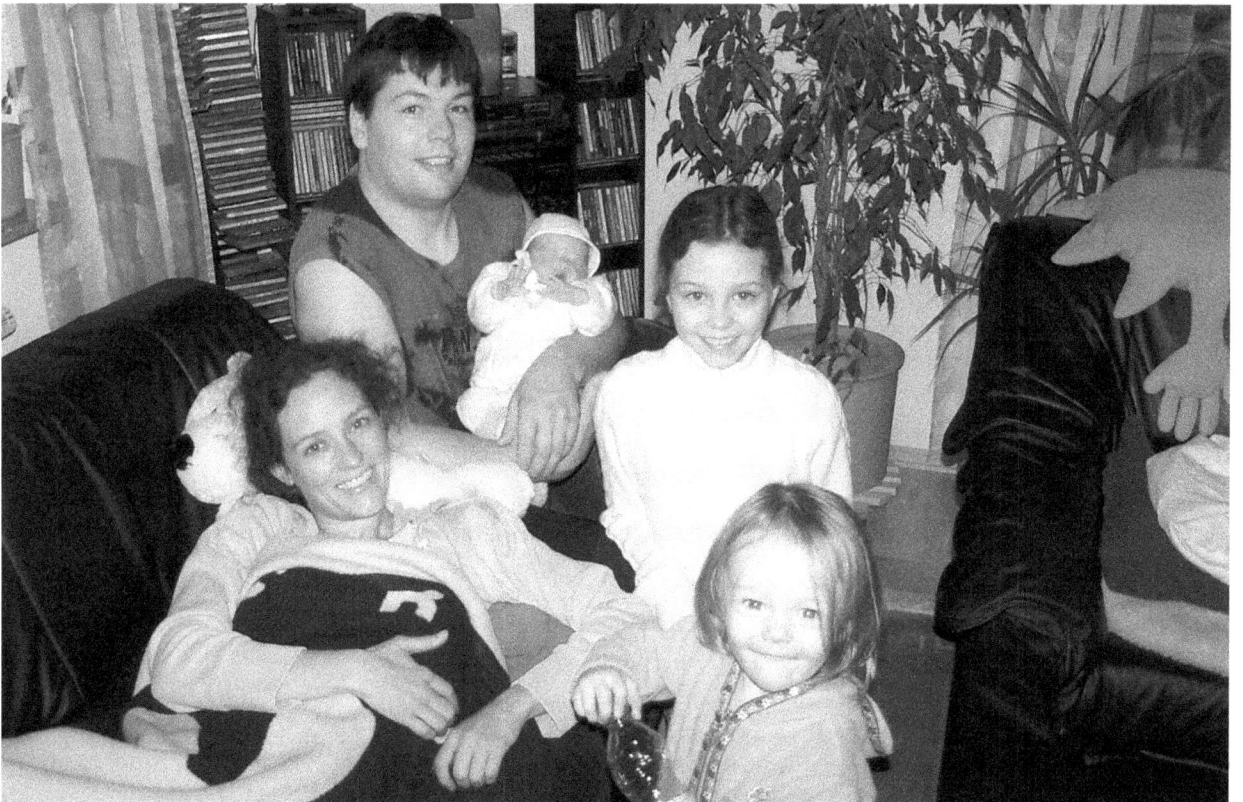

Sandra, 31
Wohnort: Bad Wildbad (D)
Beruf: Doula; Mutter und Hausfrau

„Punkt 12 Uhr schob ich den Sonntagsbraten in den Ofen, als ich plötzlich sehr starke Wehen spürte."

1. Kind: Mädchen (4 Jahre), ambulante Klinikgeburt
2. Kind: Mädchen (2 Jahre), Hausgeburt
3. Kind: Junge (14 Tage), Hausgeburt

Wenn ich das Wort „Hausgeburt" höre, kommen mir spontan folgende Gedanken in den Sinn: Ich denke dabei an eine entspannte, gemütliche Atmosphäre in vertrauter Umgebung, in der der kleine Mensch würdevoll und voller Liebe auf der Welt begrüßt wird. Und an eine werdende Mutter, die so sein darf, wie sie sein möchte und wie es nur in den eigenen vier Wänden möglich ist.

Ich hatte Angst vor der Geburt: Überhaupt nicht, es war meine zweite Geburt und ich wusste, dass ich diese Arbeit bewältigen kann. Vor der dritten Geburt hatte ich auch keine Angst.

Deshalb wollte ich zu Hause gebären: Ich wollte mein Baby in einer vertrauten Umgebung (mit meinem WC, meinem Bad, meinem Schlafzimmer mit meiner Bettwäsche) zur Welt bringen, weil ich mich dort besser entspannen kann, als in der Klinik, in der es immer eine Klinikroutine gibt, der ich mich unterordnen müsste.

So hat mein Umfeld / mein Partner auf mein Vorhaben reagiert: Mein Partner war anfangs skeptisch, aber schon nach dem ersten Gespräch mit der Hausgeburtshebamme überzeugt. Das Umfeld hat unterschiedlich reagiert, von „bist Du mutig!" über „wie kann man nur so verantwortungslos sein?" bis zu „Mensch, das hört sich ja toll an" hab ich alles gehört. Bei der dritten Geburt gab es keine Kritik mehr.

So hat meine Ärztin auf meinen Wunsch, zu Hause zu gebären, reagiert: Sie ist eine absolute Hausgeburtsgegnerin, also habe ich nichts davon erwähnt und ab der 34. Woche meine Vorsorgetermine ausschließlich von meiner Hebamme machen lassen. Nach meiner ersten Hausgeburt habe ich die Ärztin gewechselt und bin jetzt bei einem Frauenarzt, der mit meiner Hausgeburtshebamme zusammenarbeitet.

Auf meine Hausgeburt habe ich mich wie folgt vorbereitet: Für mich war das Wichtigste, dass die Hebamme und ich ein vertrautes Verhältnis haben und ich weiß, dass ich mich auf sie verlassen kann.

So habe ich meine Hausgeburtshebamme gefunden: Meine Hebamme wurde mir von der Nachsorgehebamme der ersten Geburt und auch von meiner besten Freundin empfohlen. Das dritte Kind habe ich dann mit der ehemaligen Nachsorgehebamme bekommen, weil meine andere Hebamme am Geburtstermin auf Urlaub war. Alles klappte wunderbar.

Die Geburt zu Hause verlief wie folgt: Erste Hausgeburt: Morgens wurde ich von leichten Wehen geweckt. Später kam meine Hebamme und stellte fest dass der Muttermund 1 bis 2 cm geöffnet war. Da dachte ich mir schon, dass es sicherlich noch dauern würde. Punkt 12 Uhr schob ich den Sonntagsbraten in den Ofen, als ich plötzlich sehr starke Wehen spürte. Bis 12:30 Uhr kam ich gut damit zurecht, dann riefen wir wieder die Hebamme. Mein Muttermund war schon 8 cm geöffnet. Unsere Tochter kam im Schlafzimmer zur Welt. Ich saß in der Hocke, zwischen den Beinen meines Mannes, der mich stützte. Zweite Hausgeburt: Pünktlich am Termin kam unser Sohn um 3:40 Uhr zuhause zur Welt. Die Geburt hätte schöner nicht sein können. Es war eine wundervolle Atmosphäre. Wenige Minuten nach seiner Geburt wurde es langsam hell und die Vögel begannen zu zwitschern.

Ich habe mein Baby gestillt: Ich habe meine Tochter 10 Monate voll gestillt und bis zum 21. Monat teilgestillt. Dann hat sie sich aufgrund meiner dritten Schwangerschaft abgestillt. Unser Baby stille ich voll.

Das Wochenbett und die Zeit danach habe ich so in Erinnerung: Mein Wochenbett habe ich ausschließlich im Bett verbracht. Vom Duschen und den Familienmahlzeiten einmal abgesehen. Auch unsere große Tochter und mein Mann waren viel mit uns im Familienbett, zum Kuscheln und Baby kennen lernen. Momentan genieße ich mein herrliches Wochenbett.

Ich würde wieder zu Hause gebären wollen: Auf jeden Fall.

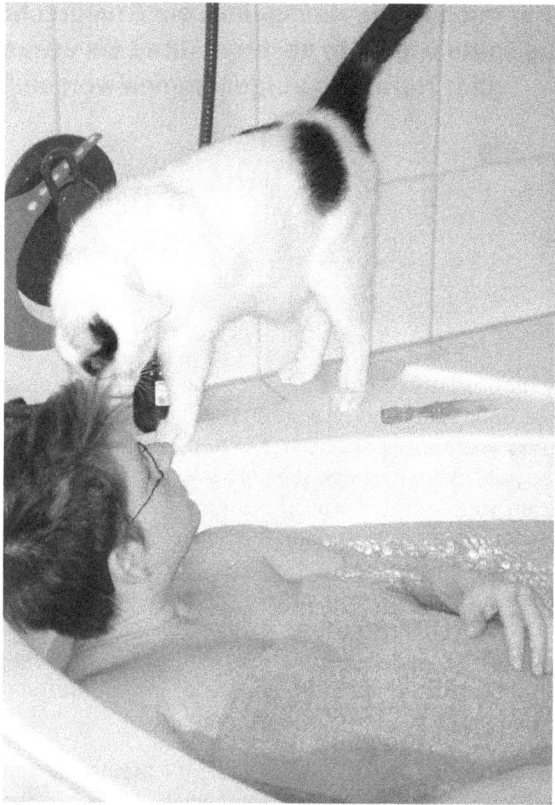
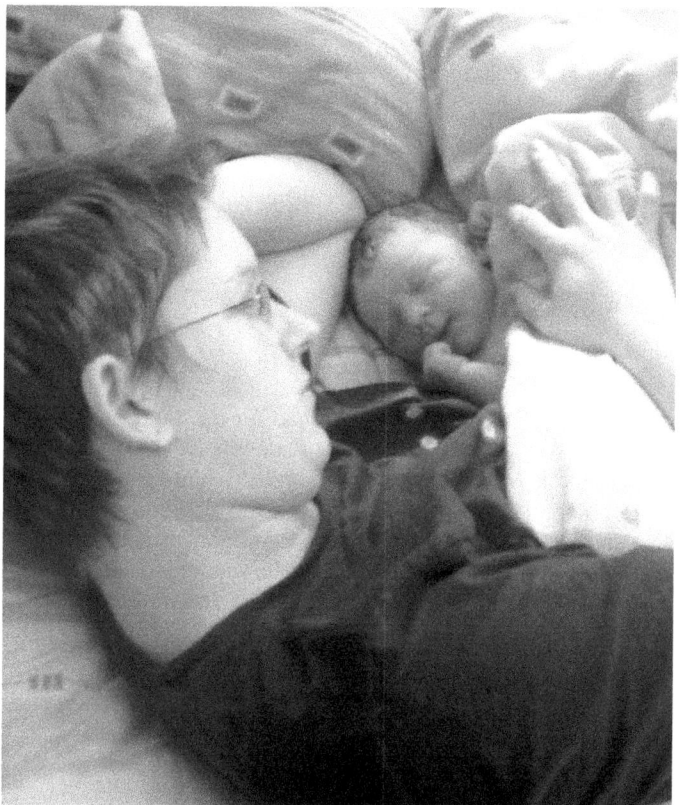
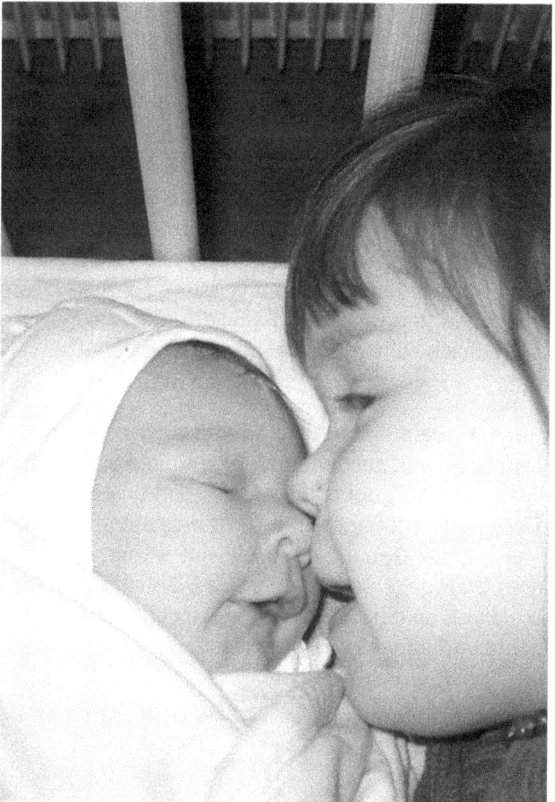
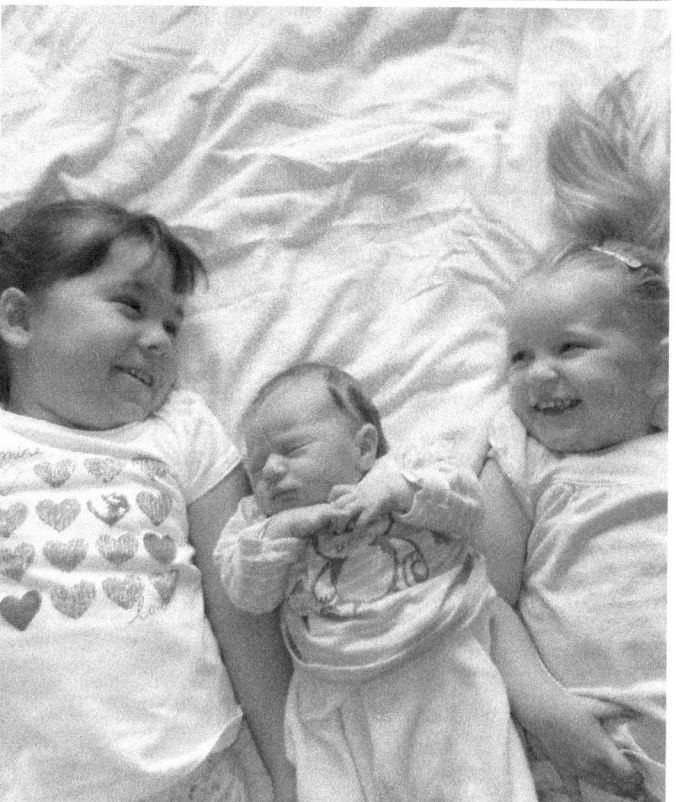

Annett, 32
Wohnort: St. Christophen (A)
Beruf: Grafikerin

1. Kind: Mädchen (3 Jahre), Hausgeburt
2. Kind: Junge (3 Monate), Hausgeburt

„Für mich ist die Hausgeburt ein Grundrecht und sollte wieder in unseren Alltag als etwas ganz Normales aufgenommen werden."

Wenn ich das Wort „Hausgeburt" höre, kommen mir spontan folgende Gedanken in den Sinn: Die Hausgeburt ist für mich der natürlichste Weg, ein Kind zur Welt zu bringen. Zu Hause bekommt die Mutter alles, was sie braucht, nämlich Ruhe, Geborgenheit, Intimsphäre, ihre private Hebamme und das Gleiche bekommt auch das Baby. Für mich ist die Hausgeburt ein Grundrecht und sollte wieder in unseren Alltag als etwas ganz Normales aufgenommen werden.

Ich hatte Angst vor der Geburt: Nein, nicht vor der Hausgeburt.

Deshalb wollte ich zu Hause gebären: Ich hatte Angst, im Krankenhaus zu gebären und dabei der Willkür der Ärzte ausgeliefert zu sein. Ich wollte mein Baby dort und unter den Umständen gebären, unter denen es auch gezeugt worden ist. Da die Geburt ein ganz normaler körperlicher Vorgang ist, bestand für mich keine Notwendigkeit, sie in ein Krankenhaus zu verlegen.

So hat mein Umfeld / mein Partner auf mein Vorhaben reagiert: Mein Partner und ich waren schon vor der ersten Schwangerschaft überzeugt, dass es für uns und auch unsere Kinder das Richtige ist, zu Hause auf die Welt zu kommen.

So hat mein Arzt auf meinen Wunsch, zu Hause zu gebären, reagiert: Der Arzt während der ersten Schwangerschaft hat sich nicht zu unserem Vorhaben geäußert. Die Ärztin während der zweiten Schwangerschaft steht der Hausgeburt generell sehr offen gegenüber.

Auf meine Hausgeburt habe ich mich wie folgt vorbereitet: Geburtsvorbereitungskurs für Frauen, Paarkurs über 3 Abende.

So habe ich meine Hausgeburtshebamme gefunden: Sie hat den Paarkurs geleitet und begleitet ausschließlich Hausgeburten.

Die Geburt zu Hause verlief wie folgt: Wir brachten unsere Tochter ins Bett und sagten ihr, dass unser Baby bald geboren werden würde und sie jederzeit zu uns kommen könne. Die Tür zum Schlafzimmer ist offen geblieben. Ich habe die sehr intensiven Wehen im Stehen veratmet und war in Bewegung. Später lag ich in Seitenlage und habe dann tatsächlich in den Pausen geschlafen, mich erholt, meinem Appetit auf Nektarinen gefrönt und mich dann übergeben. Ab diesem Zeitpunkt sagte ich mich innerlich von meiner geliebten Schwangerschaft los und habe meinen Sohn geboren. Meine Tochter kam dazu, nahm ihren Bruder in den Arm und die Hebamme sah uns zufrieden dabei zu.

Ich habe mein Baby gestillt: Meine Tochter habe ich insgesamt 16 Monate gestillt. Meinen Sohn stille ich noch.

Das Wochenbett und die Zeit danach habe ich so in Erinnerung: Die Wochenbettzeit war für mich bei beiden Kindern eine der schönsten Zeiten überhaupt. Bei unserem ersten Kind hatte mein Mann im Wochenbett sehr viel Zeit und wir haben diese zusammen im Bett sehr genossen. Am wertvollsten in dieser Zeit aber waren für meinen Mann und mich die Besuche unserer Hebamme. Sie stand uns immer zur Seite. Beim zweiten Kind hatte ich eine Familienhelferin engagiert, deren Hilfe ich sehr genossen und geschätzt habe.

Ich würde wieder zu Hause gebären wollen: Ich würde auf jeden Fall wieder zu Hause gebären und wünsche mir, auch meinen Kindern die positive Einstellung zur Hausgeburt mit auf den Lebensweg zu geben. Meine Tochter hat bereits jetzt eine sehr natürliche Einstellung zur Geburt, denn sie hat während meiner zweiten Schwangerschaft selbst den Gebärhocker ausprobiert und später ihre bis dahin eingefrorene, eigene Plazenta im Blumentopf vergraben.

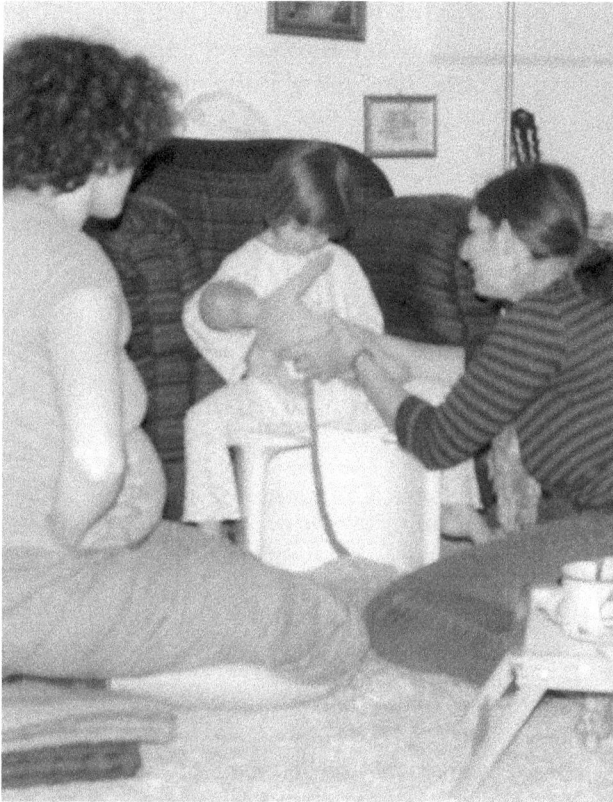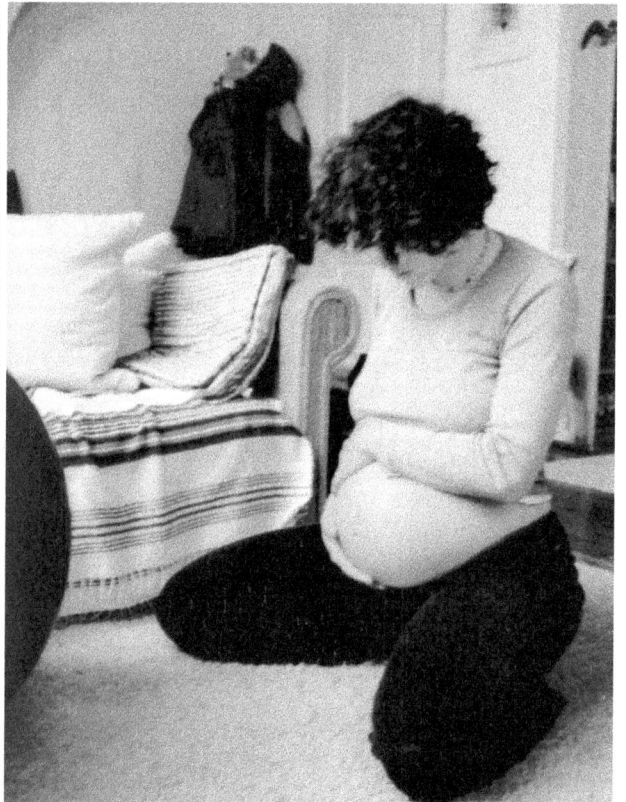
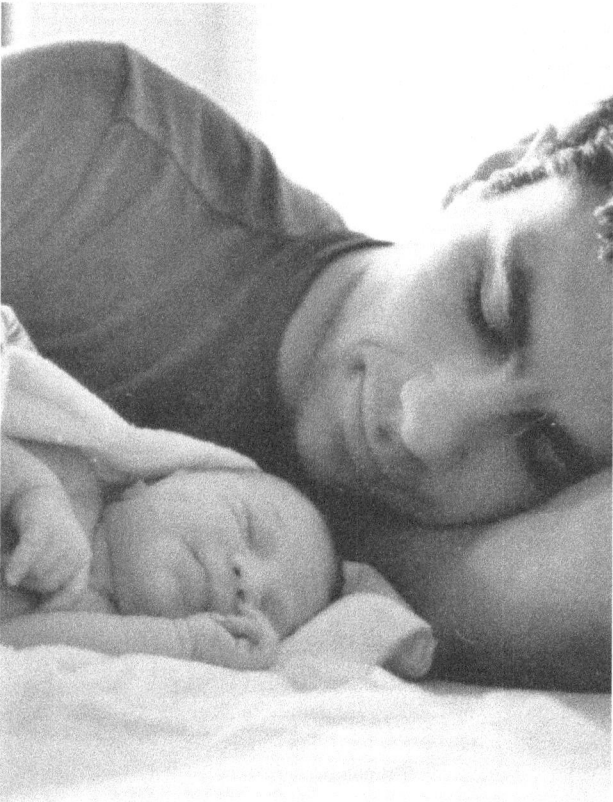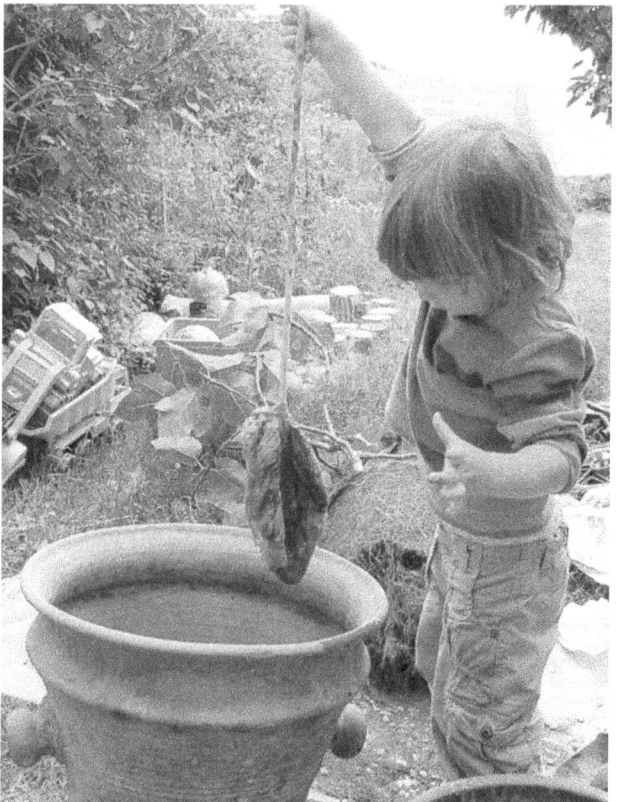

Christine, 32
Wohnort: Altaussee (A)
Beruf: Dipl.-Designerin

„Als ich dann über die Zeit ging und er mich zum Einleiten ins Spital schicken wollte, ging ich einfach nicht mehr hin."

1. Kind: Junge (5 Jahre), Klinikgeburt
2. Kind: Mädchen (3 Jahre), Hausgeburt
3. Kind: Mädchen (9 Monate), Hausgeburt

Wenn ich das Wort „Hausgeburt" höre, kommen mir spontan folgende Gedanken in den Sinn: Selbstbestimmung, Sicherheit, Verantwortung, Intimsphäre, Geborgenheit, Vertrautheit, Gemütlichkeit, Gelassenheit, Ruhe.

Ich hatte Angst vor der Geburt: Ja natürlich! Nach dem Fiasko bei der ersten Geburt im Spital (manuelle Öffnung des Muttermunds, Dammschnitt, Saugglocke) hatte ich während der zweiten Schwangerschaft Depressionen. Durch die unkomplizierte Hausgeburt konnte ich das Trauma aufarbeiten.

Deshalb wollte ich zu Hause gebären: Ich wollte das Kind auf natürlichem Wege kriegen – ohne überflüssige ärztliche Interventionen und Spitalsatmosphäre.

So hat mein Umfeld / mein Partner auf mein Vorhaben reagiert: Erst skeptisch, dann wurde meine Entscheidung als mutig empfunden.

So hat mein Arzt auf meinen Wunsch, zu Hause zu gebären, reagiert: Zuerst nicht so begeistert, dann gab er grünes Licht. Als ich dann über die Zeit ging und er mich ins Spital zum Einleiten schicken wollte, ging ich einfach nicht mehr hin. Das Kind hatte keinerlei Übertragungszeichen.

Auf meine Hausgeburt habe ich mich wie folgt vorbereitet: Zunächst suchte ich Freundinnen, die bei der Geburt helfen wollten. Meine Hebamme kam dann öfter, um die Geburt zu besprechen. Ich habe Leintücher und eine Wärmflasche hergerichtet, das ganze Haus wie wild geputzt, vorgekocht und einen Sekt kalt gestellt.

So habe ich meine Hausgeburtshebamme gefunden: Durch eine Freundin, die ebenfalls eine erfolgreiche Hausgeburt hinter sich hatte.

Die Geburt zu Hause verlief wie folgt: Die Geburt unserer ersten Tochter begann nachts, ich hatte plötzlich Wehen und musste andauernd brechen. Die Hebamme und eine Freundin kamen. Ich durfte in der mir gewünschten Position bleiben, bis die Presswehen anfingen, dann legten sie mich auf das Sofa im Wohnzimmer. Mein Mann blieb mit unserem Sohn und dem Hund im Schlafzimmer. Frühmorgens kam sie zur Welt. Die dritte Geburt verlief ähnlich, allerdings waren die großen Kinder zu dieser Zeit bei der Oma auf Besuch. Diesmal war mein Mann dabei, machte Kaffee und war freudig überrascht, dass eine Geburt zu Hause so schnell und komplikationslos über die Bühne gehen kann.

Ich habe mein Baby gestillt: Das erste Kind stillte ich 9 Monate, das zweite 8 Monate und das dritte stille ich seit 9 Monaten.

Das Wochenbett und die Zeit danach habe ich so in Erinnerung: Die erste Wochenbettzeit war herrlich, meine Schwiegermutter nahm mir den Erstgeborenen ab und brachte mir öfters eine warme Mahlzeit. Die Besuche der Freunde und Verwandten hielten sich anfangs auch in Grenzen. Die Zeit nach der zweiten Hausgeburt war nicht so ruhig. Ich kam oft in Stresssituationen, z. B. dann, wenn ich stillen oder mich ausruhen wollte und die anderen Kinder etwas von mir brauchten oder Besuch kam.

Ich würde wieder zu Hause gebären wollen: Ja, mit so lieben Helfern, wie ich sie hatte, auf jeden Fall!

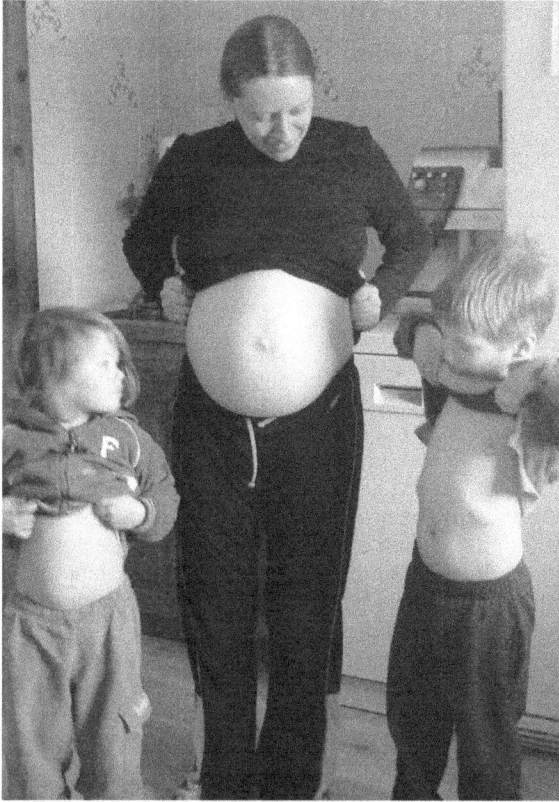 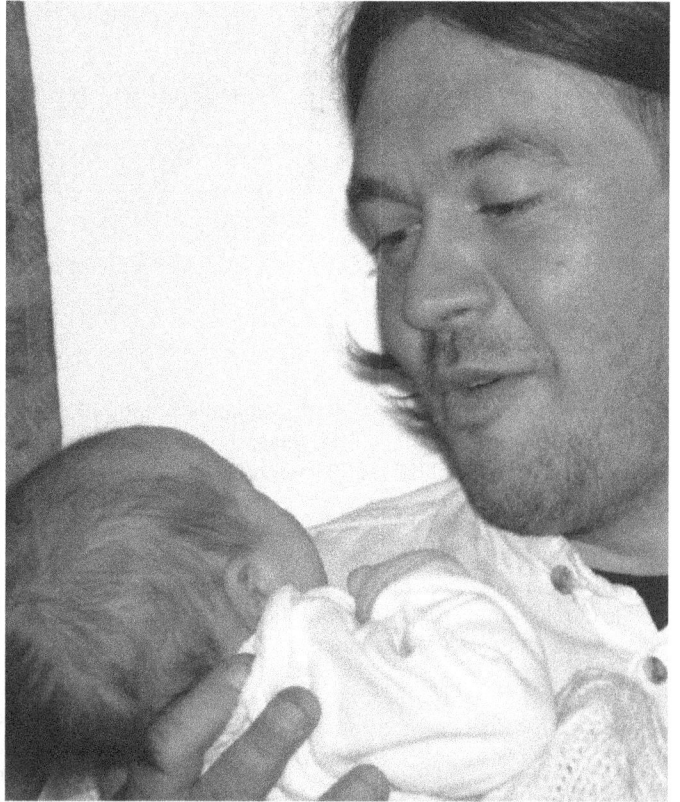

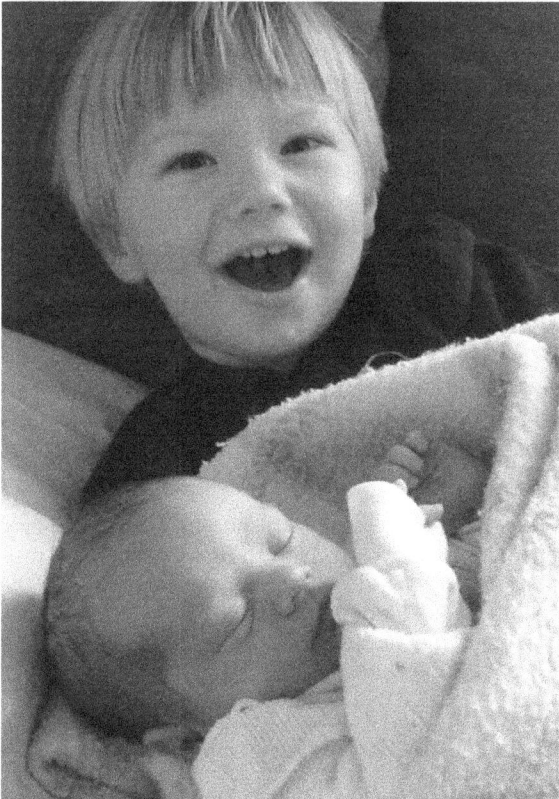 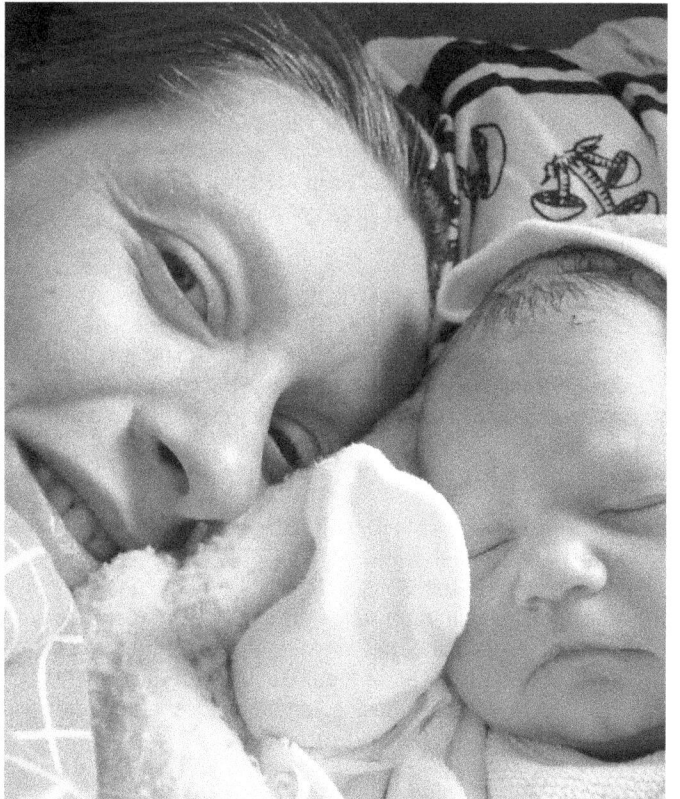

Katrin, 32
Wohnort: Bottrop (D)
Beruf: Still- und Trageberaterin

„Meinem Kind drohte unter den natürlichen Umständen zu keiner Zeit Gefahr!"

1. Kind: Junge (8 Jahre), Klinikgeburt nach begonnener Geburtshausgeburt
2. Kind: Junge (5 Jahre), Hausgeburt
3. Kind: Mädchen (3 Monate), Hausgeburt

Wenn ich das Wort „Hausgeburt" höre, kommen mir spontan folgende Gedanken in den Sinn: Selbstbestimmt sein können, Intimität, Freiheit, Ruhe und Zeit. Liebe, etwas Besonderes erleben zu dürfen, Dankbarkeit, Ehrfurcht!

Ich hatte Angst vor der Geburt: Nein, nicht Angst im Sinne von „mir oder meinem Kind droht Gefahr", aber Angst, die dritte Geburt nicht durchzustehen, als die Hebamme mir nach 11 Stunden kräftiger Wehentätigkeit sagte, der Muttermund sei noch geschlossen!

Deshalb wollte ich zu Hause gebären: Um ganz „ich selbst" sein zu dürfen und mir und meinem Kind körperliche und seelische Unversehrtheit zu ermöglichen.

So hat mein Umfeld / mein Partner auf mein Vorhaben reagiert: Mein Mann war sich zunächst unsicher, überließ mir aber die Entscheidung. Die erste Geburt hinterließ bei mir ein Trauma. Dieses wollte ich bei der zweiten Geburt aufarbeiten. Beim dritten Kind war auch für ihn klar, dass wir so ein wunderbares Ereignis wie die Geburt unseres Kindes nur zu Hause erleben wollen.

So hat mein Arzt auf meinen Wunsch, zu Hause zu gebären, reagiert: Ich habe mich nach der ersten Schwangerschaft/Geburt nicht mehr gynäkologisch/ärztlich betreuen lassen, die Hebamme führte die Vorsorge durch. Auf pränatale Diagnostik verzichtete ich.

Auf meine Hausgeburt habe ich mich wie folgt vorbereitet: Das Haus schön hergerichtet, bestimmte Zimmer renoviert. Viel über Hausgeburten gelesen. Deckenseil, Spiegel, Musik, Aromaöle und Kerzen bereitgestellt. Schwangerenyoga und Bauchtanz gemacht. Gespräche mit meiner Mutter geführt, die unser erstes Kind während der Geburt betreuen sollte und mich positiv beeinflusste. Mit meiner Hebamme die „Fehler" der ersten Geburt bearbeitet.

So habe ich meine Hausgeburtshebamme gefunden: Die ersten beiden über das Geburtshaus, die dritte Hebamme aus der Notsituation der Terminüberschreitung heraus.

Die Geburt zu Hause verlief wie folgt: Hätte die Hebamme beim zweiten Kind die Fruchtblase geöffnet, um die Wehen anzuregen, wäre ich mit einem Nabelschnurvorfall auf dem OP-Tisch gelandet. Mein Kind hatte nämlich seine Nabelschnur einmal um seinen Hals gewickelt und von je einem zum anderen Ohr umlegt. Sie wurde gleichzeitig mit dem Kopf geboren. Meinem Kind drohte damit unter den natürlichen Umständen zu keiner Zeit Gefahr! Die Geburt des dritten Kindes war Wunder und Herausforderung zugleich. 13 Tage über Termin und nach 11 Stunden kräftiger Wehentätigkeit war der Muttermund noch immer zu. Die versierte Hebamme dehnte den Muttermund manuell auf 7 cm und ließ durch das Abschieben des kindlichen Kopfes eine Vorblase entstehen. Diese eröffnete mich dann zusammen mit den kraftvollen Wehen innerhalb von 4 Stunden vollständig. Die dabei empfundenen Schmerzen schienen mir unerträglich und kosteten mich sehr viel geistige Kraft und körperlichen Mut. Ein positives, bereicherndes Familien-Erlebnis.

Ich habe mein Baby gestillt: Ja, mein erstes Kind 3,5 Jahre, davon 14 Monate voll. Dann beide Kinder 6 Monate lang Tandem gestillt und das zweite weiter gestillt, bis es 2,5 Jahre alt war. Jetzt stille ich wieder voll. Seit 2003 arbeite ich bei der Arbeitsgemeinschaft Freier Stillgruppen (AFS) ehrenamtlich als ausgebildete Stillberaterin und leite eine Stillgruppe.

Das Wochenbett und die Zeit danach habe ich so in Erinnerung: Diese wunderbare Zeit ging immer viel zu schnell vorbei! Ich fühlte mich durch meinen Mann und meine Mutter sehr gut unterstützt. Die Hebammenbetreuung verlief begleitend und stärkend. Ich konnte meine Kinder in Selbstbestimmtheit und friedlicher Ruhe kennenlernen.

Ich würde wieder zu Hause gebären wollen: Ja, für mich gibt es keine vorstellbare Alternative zur Hausgeburt.

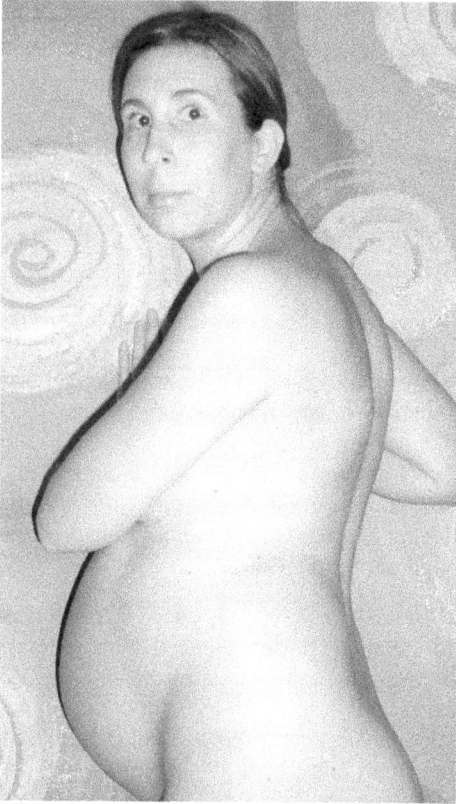
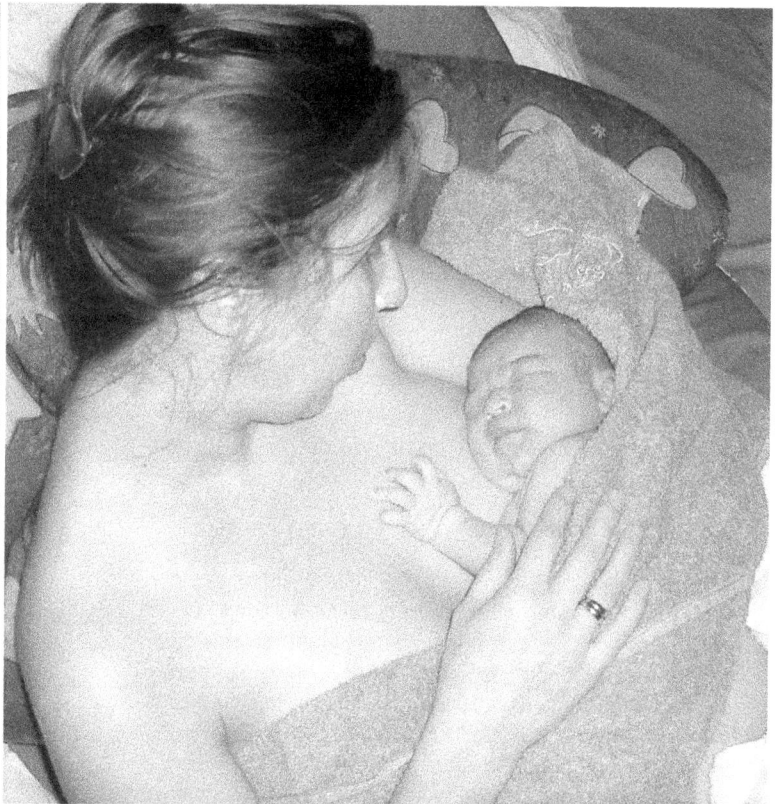
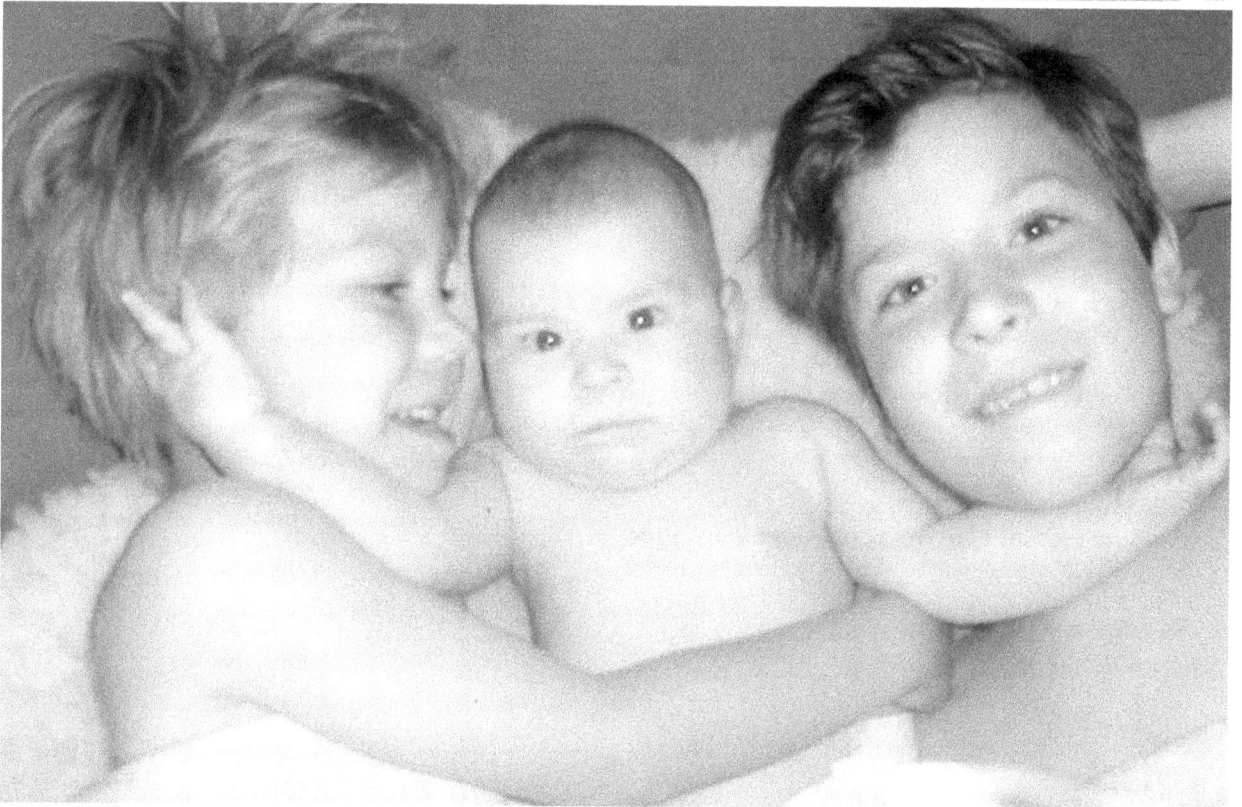

Nicole, 32
Wohnort: Nabburg (D)
Beruf: Stillberaterin, Trageberaterin

„Die meisten Hebammen waren ungläubig bis unverständig, wieso ich mir heutzutage noch eine Hausgeburt wünschen würde."

1. Kind: Mädchen (8 Jahre), Klinikgeburt
2. Kind: Junge (5 Jahre), Hausgeburt
3. Kind: Mädchen (2 Jahre), Hausgeburt

Wenn ich das Wort „Hausgeburt" höre, kommen mir spontan folgende Gedanken in den Sinn: Weiblichkeit, Geborgenheit, Selbstbestimmung, Spontaneität, Achtung, Würde, Kraft, Hingabe, Loslassen, Annehmen.

Ich hatte Angst vor der Geburt: Nein, nie.

Deshalb wollte ich zu Hause gebären: Ich wollte keine Wiederholung der ersten Geburt mit venösem Zugang, nachlassenden Wehen, unsympathischer Hebamme, Wehenmittel und Dammschnitt, sondern, dass mich die für mich passende Hebamme durch die Übergangsphase begleitet und meinen Wunsch nach einer aufrechten Gebärhaltung unterstützt. Ich wusste, dass ich mit meiner eigenen Stärke und Kraft durchaus in der Lage bin, ein Kind ohne medizinische Interventionen zur Welt zu bringen. Ich wusste, dass ich diese Art zu gebären nur in den eigenen vier Wänden verwirklichen könnte.

So hat mein Umfeld / mein Partner auf mein Vorhaben reagiert: Zuerst Unverständnis, danach Neugier, oft trotzdem Vorbehalte.

So hat mein Arzt auf meinen Wunsch, zu Hause zu gebären, reagiert: Bei meinem Sohn: Positiv und unterstützend. Bei meiner Tochter (wir waren inzwischen umgezogen und ich hatte einen anderen Arzt): Zurückhaltend, empfahl Feindiagnostik „falls mit dem Kind doch etwas nicht in Ordnung ist".

Auf meine Hausgeburt habe ich mich wie folgt vorbereitet: Entsprechende Literatur gelesen, Austausch mit Gleichgesinnten, Gespräche mit der Hausgeburtshebamme und meinem Partner, Internetrecherche.

So habe ich meine Hausgeburtshebamme gefunden: Herumtelefoniert. Die meisten Hebammen waren ungläubig bis unverständig, wieso ich mir heutzutage noch eine Hausgeburt wünschen würde. Der Dammschnitt bei der ersten Geburt war für die meisten ein Grund, die Hausgeburt überhaupt nicht durchführen zu wollen. Beim ersten Treffen mit meiner Hausgeburtshebamme machte es sofort „klick".

Die Geburt zu Hause verlief wie folgt: Sohn: Sehr rasch, fühlte mich überrannt, keine Zeit zum Nachdenken – dennoch sehr kraftvoll und wunderschön. Ich war eine Woche über Termin. Mein Sohn wurde in der intakten Fruchtblase geboren. Das war sehr ergreifend. Tochter: Langsamer und bewusster, ich konnte noch mehr selbst steuern. Ich fühlte mich eins mit meinem Kind und spürte, wie es selbstbewusst mithalf, geboren zu werden. Sie kam in unserer Badewanne zur Welt, das Badezimmer hatten wir nur durch Kerzenlicht erhellt.

Ich habe mein Baby gestillt: Ältere Tochter: 7 Monate voll gestillt, dann weitergestillt bis zum 18. Lebensmonat; Sohn: 8 Monate voll gestillt, danach weitergestillt und schlussendlich Tandem gestillt mit meiner kleinen Tochter; Kleine Tochter: ja, 5 Monate voll gestillt, danach hat sie selbst zum Essen gegriffen, wir stillen bis jetzt weiterhin.

Das Wochenbett und die Zeit danach habe ich so in Erinnerung: Sehr angenehm, im eigenen Bett/Wohnzimmer liegen zu können. Intensive Neusortierung der Familienkonstellation. Sehr harmonischer Erstkontakt der Geschwisterkinder. Es fühlte sich natürlich und richtig an.

Ich würde wieder zu Hause gebären wollen: ja, immer wieder! :-)

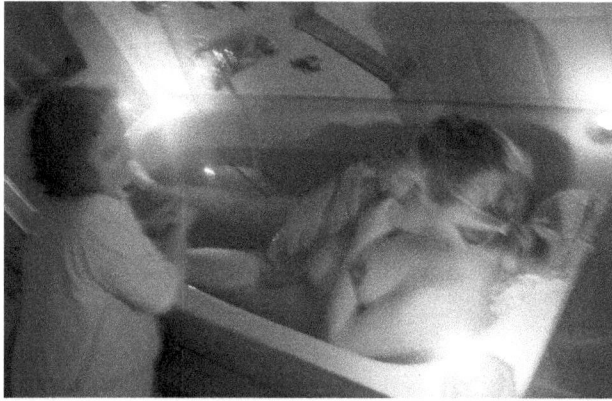

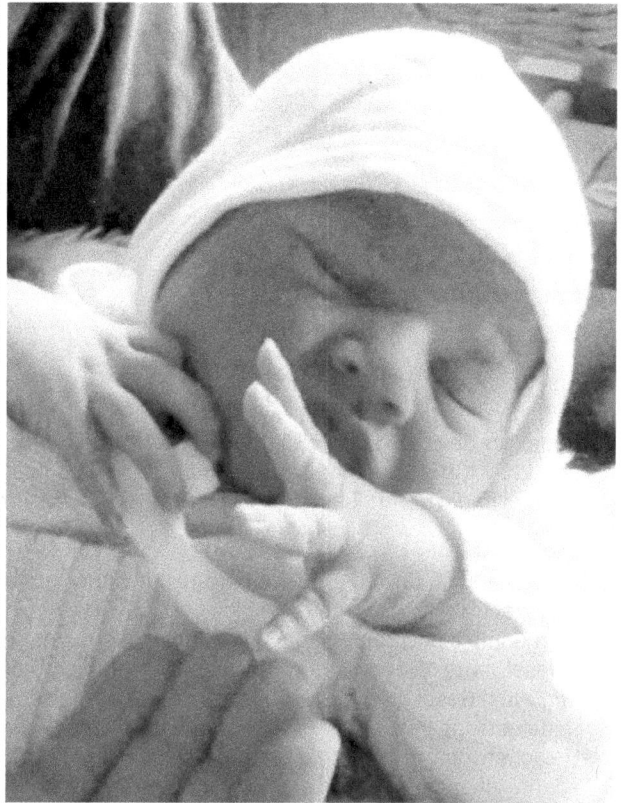

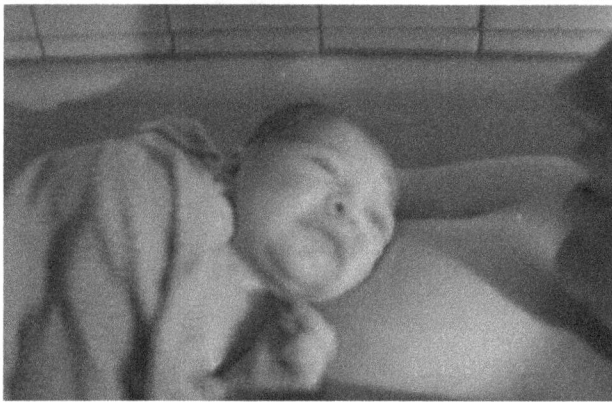

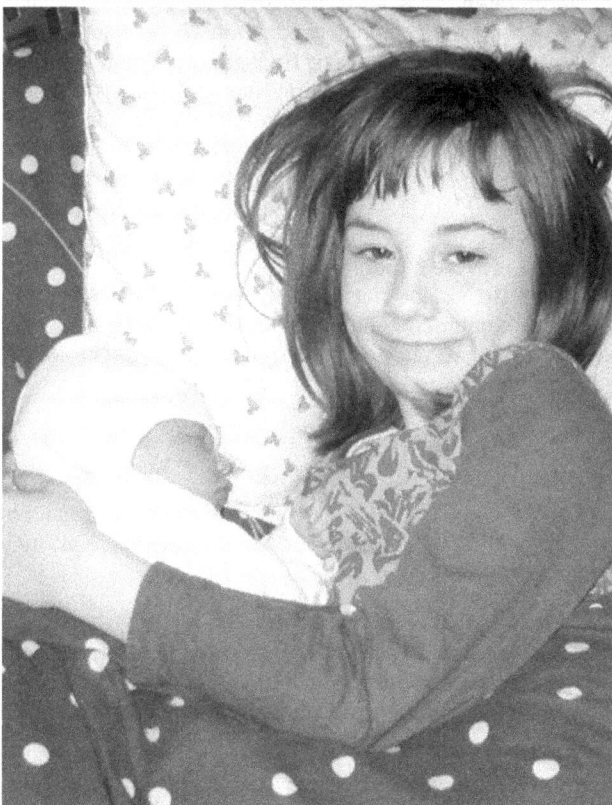

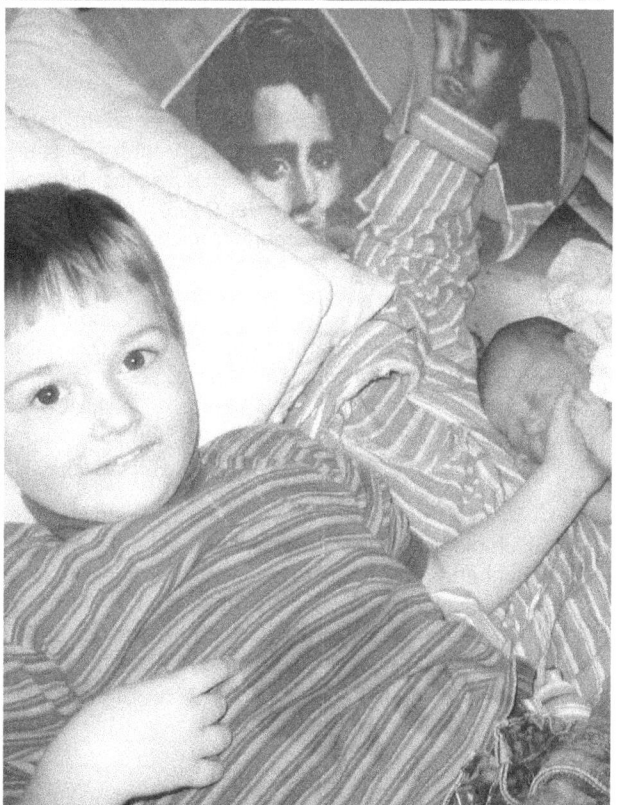

Alexandra, 33
Wohnort: Löwenstein (D)
Beruf: Sonderschullehrerin

1. Kind: Junge (2 Jahre), Hausgeburt
2. Kind: Junge (4 Wochen), Hausgeburt

„Eine Hausgeburt ist die gesündeste Art, sein Kind auf die Welt zu bringen."

Wenn ich das Wort „Hausgeburt" höre, kommen mir spontan folgende Gedanken in den Sinn: Vertraute Atmosphäre; geschützter Raum, in dem ich mich völlig der Geburt öffnen kann und ganz ICH sein kann; Geborgenheit; Ruhe und Zeit; die „gesündeste" Art, sein Kind auf die Welt zu bringen.

Ich hatte Angst vor der Geburt: Vor der zweiten Geburt kamen immer wieder Ängste auf. Meine erste Hausgeburt war nicht ganz einfach verlaufen, weshalb man damals auch eine Verlegung in die Klinik ins Auge gefasst hatte. Dies war zum Glück dann doch nicht nötig. Durch Gespräche mit der Hebamme und der Auseinandersetzung mit den Ängsten wurden mir mögliche Ursachen klar. Je näher die Geburt rückte, umso besser konnte ich mich davon lösen. Nicht zuletzt half mir sehr, dass ich unserer Hebamme bei der zweiten Hausgeburt völlig vertrauen konnte.

Deshalb wollte ich zu Hause gebären: Obwohl ich die erste Hausgeburt als schwer erlebt hatte, hatte ich die Vorteile einer Hausgeburt sehr genossen. Insbesondere das Zusammensein ausschließlich mit vertrauten Personen während der Geburt, die auch danach in zahlreichen Gesprächen für mich da waren.

So hat mein Umfeld / mein Partner auf mein Vorhaben reagiert: Mein Mann und ich haben uns bei unserer Hebamme gut informiert. Das nähere Umfeld informierten wir damals nicht. Vor der zweiten Hausgeburt fragte mich eine Bekannte: „Du willst doch nicht etwa wieder eine Hausgeburt machen?"

So hat meine Ärztin auf meinen Wunsch, zu Hause zu gebären, reagiert: Als ich erklärte, dass ich die Vorsorgeuntersuchungen bei einer Hebamme machen lassen möchte, reagierte sie folgendermaßen: „Sie möchten doch nicht etwa eine Hausgeburt machen? - Soll ich Ihnen von meinen Klinikerfahrungen berichten..." Ich wechselte. Die zweite Ärztin stand der Hausgeburt offen gegenüber.

Auf meine Hausgeburt habe ich mich wie folgt vorbereitet: Gespräche mit der Hebamme; Geburtsvorbereitungskurs; Einkauf der benötigten Materialien; In den letzten Wochen bin ich mit besonderen Gefühlen und Gedanken an die Geburt durch die Wohnung gelaufen. Ich spürte nach, ob die Atmosphäre in der Wohnung für die Geburt stimmig ist.

So habe ich meine Hausgeburtshebamme gefunden: Erste Hebamme: Empfehlung. Zweite Hebamme: Hebammenliste.

Die Geburt zu Hause verlief wie folgt: Erste Geburt: Es wurde dreimal eine Klinikverlegung ins Auge gefasst. Es war für mich sehr schön, dass unser Sohn dann doch zu Hause geboren wurde. Beide Hebammen vermuteten, dass es in der Klinik sehr wahrscheinlich zu einem Kaiserschnitt gekommen wäre. Wie dankbar war und bin ich für diese Hausgeburt! Zweite Hausgeburt: Sie verlief völlig anders. Nachts vorzeitiger Blasensprung. Die Hebamme kam und die Wehen setzten ein. Unser Zweijähriger wachte morgens auf, beobachtete mich und kommentierte das Ende der Wehe mit „aua (vor)bei". Eine Freundin holte ihn ab, damit ich mich ungestört auf die Geburt einlassen konnte. Irgendwann wusste ich nicht mehr, wie ich mit den Wehen umgehen sollte. Gespräche mit der Hebamme, und dass ich mir die Zeit nehmen konnte, die ich benötigt habe, um wieder zu mir zu finden, halfen mir da raus. Gegen Mittag wurde unser zweiter Sohn geboren.

Ich habe mein Baby gestillt: Ja.

Das Wochenbett und die Zeit danach habe ich so in Erinnerung: Ich genoss das warme Frühlingswetter in unserem Garten und freute mich, als meine Kräfte mehr und mehr zurückkamen.

Ich würde wieder zu Hause gebären wollen: Auf jeden Fall! Allein schon deshalb, weil ich mir sicher bin, dass beide Geburten in der Klinik anders und weniger schön verlaufen wären. Klinik nur, wenn wirklich nötig.

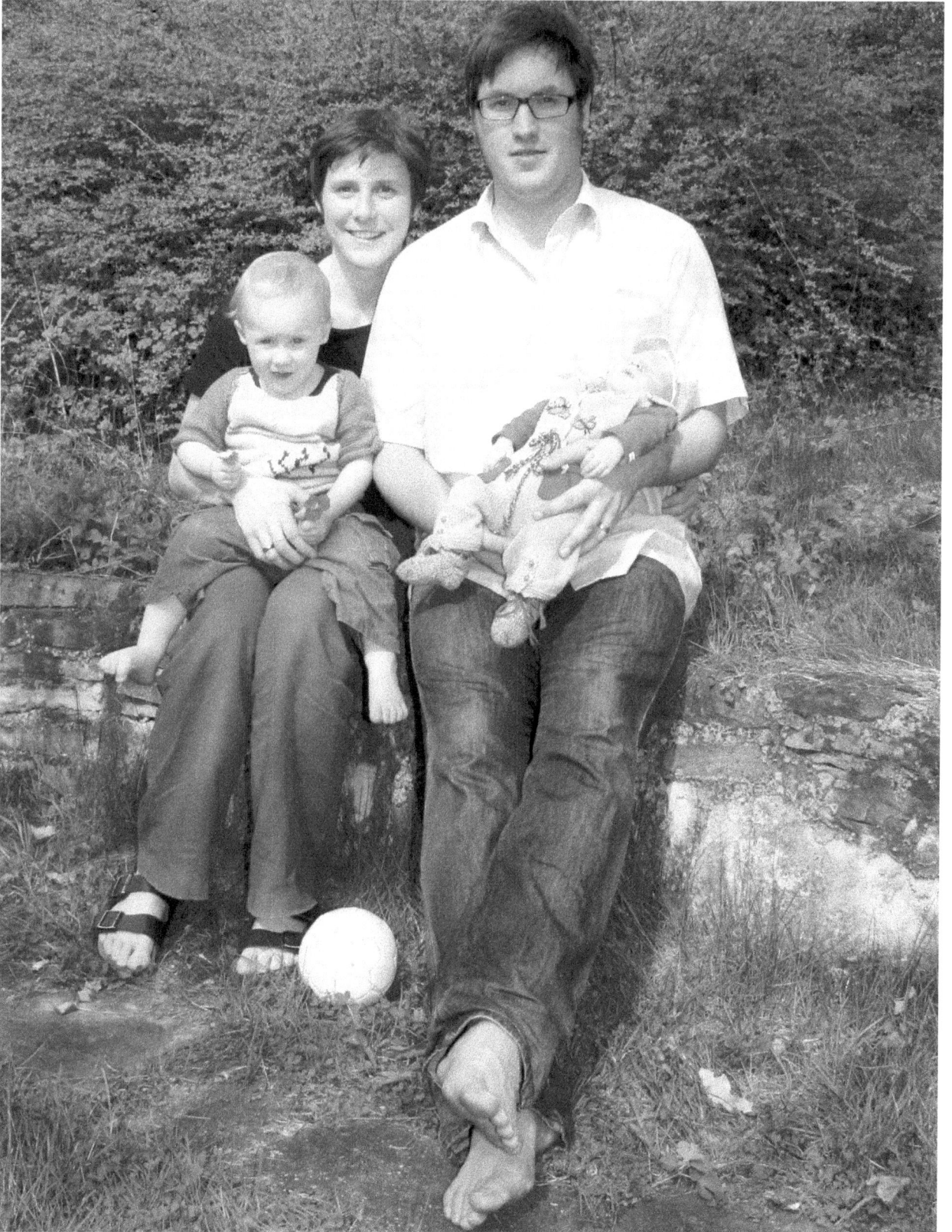

Luxus Privatgeburt

Claudia, 33
Wohnort: Shanghai (China)
Beruf: Personal-Recruiterin

„Ich will selbst Subjekt, nicht Objekt sein."

1. Kind: Mädchen (13 Jahre), Hausgeburt (Wales)
2. Kind: Junge (5 Jahre), Hausgeburt (Deutschland)

Wenn ich das Wort „Hausgeburt" höre, kommen mir spontan folgende Gedanken in den Sinn: Frau sein, Familie, Natürlichkeit, im Einklang mit der Natur. Instinktiv die weibliche Kraft ausleben. Ich vertraue meinem Instinkt – meinem Urgefühl, spüre in mich hinein und horche auf mein Herz: Bin ich bereit? Ich will selbst Subjekt, nicht Objekt sein.

Ich hatte Angst vor der Geburt: Kaum. Ich war voller Energie und Vorfreude, kannte viele positive Erlebnisse von anderen Frauen, hatte sehr erfahrene Hebammen, lebte im Einklang mit mir selbst und der Natur, war voller Zuversicht und Sicherheit.

Deshalb wollte ich zu Hause gebären: Ich wollte meine weibliche Kraft nicht durch Chemie oder ärztliches Zutun zurückstellen lassen.

So hat mein Umfeld / mein Partner auf mein Vorhaben reagiert: Meine katholisch geprägten Eltern waren schockiert, meinten, das sei viel zu anstrengend. Mein Partner stand voll hinter mir.

So hat mein Arzt auf meinen Wunsch, zu Hause zu gebären, reagiert: Bei der ersten Geburt in Wales war eine Hausgeburt nichts Spektakuläres. Es war voll anerkannt und extrem gut organisiert. Nur kritische Fälle gingen ins Hospital. Mein zweites Kind in Deutschland war da schon eine kleine Durchsetzungstortur. Mein Gynäkologe hatte so etwas seit 20 Jahren nicht gehört.

Auf meine Hausgeburt habe ich mich wie folgt vorbereitet: Ich stellte mich für den Notfall einmal in der Maternity Unit des Krankenhauses vor. Dort war es seltsam fremd, und obwohl es dort bereits Wassergeburtsbecken gab und ruhige Geburtszimmer, war mir klar, hier werde ich nicht wieder herkommen. Ich machte täglich Tai Chi, ging schwimmen, fuhr Fahrrad und spazierte am Meer. Mir ging es gut. Ich war innerlich sicher und äußerlich ruhig.

So habe ich meine Hausgeburtshebamme gefunden: In Wales war es nicht meine explizite Wahl, sondern vielmehr war der Kreis der Hebammen dem Ortsbereich zugeordnet. Alle fünf Hebammen lernte ich im Laufe der Schwangerschaft kennen – sie waren mir unterschiedlich sympathisch, es entstand aber zu allen eine enge Beziehung und ein solides Vertrauensverhältnis. Die deutsche Hebamme fand ich durch Herumhören und Herumtelefonieren.

Die Geburt zu Hause verlief wie folgt: Beide Kinder habe ich leicht übertragen. Bei meiner Tochter wurde mir plötzlich speiübel und es ging superschnell in drei Stunden. Als die Hebammen kamen, hatte ich die meiste Arbeit bereits alleine hockend hinter mir. Ich sah, wie die zweite Hebamme gähnte, weil sie nichts zu tun hatte. Das Baby wurde im Vierfüßlerstand geboren. Meinen Sohn übertrug ich noch länger, was alle, bis auf meinen Mann und mich, sehr nervös machte. Wir warteten. Er brauchte dann auch etwa 3 Stunden, bis er langsam und geschmeidig herausglitt und in meinen Armen lag. Es war wieder ein göttlicher Moment.

Ich habe mein Baby gestillt: Beide Kinder voll bis zum 4./5. Monat, dann zugefüttert und beide haben sich von selbst ab dem 8. bis 9. Monat abgestillt.

Das Wochenbett und die Zeit danach habe ich so in Erinnerung: Mit Quark auf der Brust und Kohl unterm Arm überstand ich auch die erste schwierige Stillphase, in der man Milchüberschuss hat und alles schmerzt.

Ich würde wieder zu Hause gebären wollen: Ich habe ja genug Vertrauen in mich selbst, in die Natur, in die Götter und in meine Beziehung, weshalb es für mich selbstverständlich wäre.

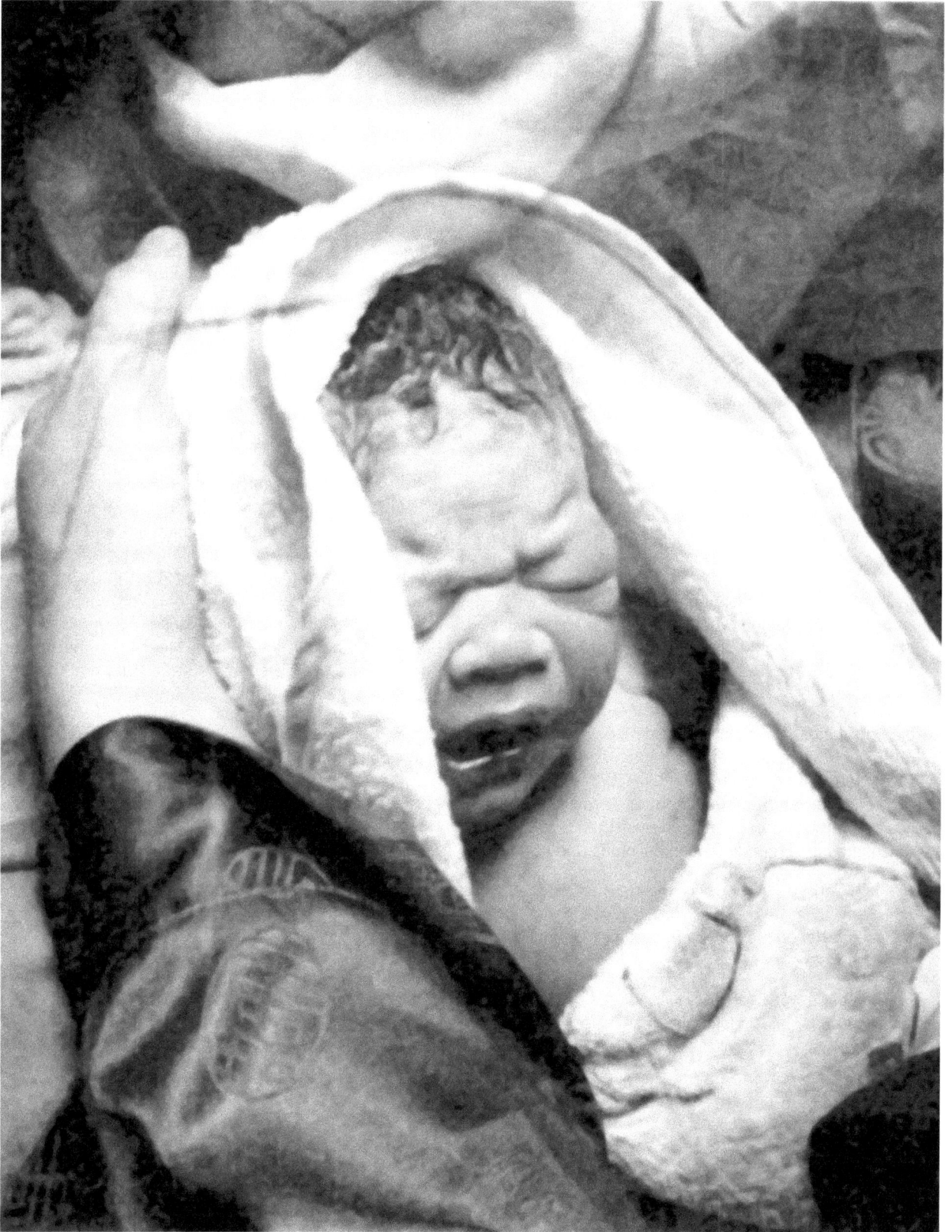

Luxus Privatgeburt

Gertrud, 33
Wohnort: Bichl (D)
Beruf: Textilmustergestalterin

„Es ist schön, dass es etwas gibt, was geschehen darf!"

1. Kind: Mädchen (14 Jahre), Klinikgeburt, Notkaiserschnitt
2. Kind: Junge (10 Jahre), Klinikgeburt, geplanter Kaiserschnitt
3. Kind: Mädchen (3 Jahre), Hebammenpraxisgeburt
4. Kind: Junge (1 Jahr), Hausgeburt

Wenn ich das Wort „Hausgeburt" höre, kommen mir spontan folgende Gedanken in den Sinn: Das Schönste, was einer Gebärenden passieren kann! Heimelig, behütet, Zeit haben für das, was kommt, unbefangen, einfach „daheim".

Ich hatte Angst vor der Geburt: Ja, vor der dritten Geburt! Habe ich mir zu viel zugemutet? Haben die Ärzte doch Recht, dass ich nicht normal entbinden kann? Beim letzten hatte ich keine Angst mehr! Da habe ich mich gefreut auf das, was ich erleben darf!

Deshalb wollte ich zu Hause gebären: Ich wollte die Chance bekommen, ein Kind selbst zur Welt zu bringen! Mit meiner Vorgeschichte war eine Hausgeburt – Gott sei Dank – die einzige Möglichkeit!

So hat mein Umfeld / mein Partner auf mein Vorhaben reagiert: Mein Partner überließ die Entscheidung mir. Beim dritten Kind wollte er die Klinik in der Nähe haben, deshalb Hebammenpraxisgeburt. Beim vierten Kind wussten wir: Es klappt auch daheim. Meine Mutter und Schwiegermutter waren sehr ängstlich und versuchten, uns mit den wüstesten Erzählungen umzustimmen. Freunde fanden es ‚mutig und gewagt'.

So hat mein Arzt auf meinen Wunsch, zu Hause zu gebären, reagiert: Als ich ihm sagte, wer meine Hebamme ist, war er beruhigt. Dennoch fand er es ‚gewagt'.

Auf meine Hausgeburt habe ich mich wie folgt vorbereitet: Ich habe mir ein Nest gebaut! Ich hatte – dank vieler helfenden Hände – die Möglichkeit, einfach nur schwanger zu sein und das in vollen Zügen zu genießen.

So habe ich meine Hausgeburtshebamme gefunden: Über Empfehlung. Und das war SIE!

Die Geburt zu Hause verlief wie folgt: Beim dritten Kind verließ mich meine Hebamme mit den Worten: „Das dauert noch ein bisschen, meine Liebe!'. Mit stärkeren Wehen holte sie mich in ihre Praxis. Zwischendurch war ich sehr verzweifelt, weil die Schmerzen so enorm waren. Mein Kind wog 4320g. Beim vierten Kind fuhr meine Hebamme mit den Worten: „Das dauert noch, meine Liebe!' nach Hause. Als die Kinder im Bett waren, bekam ich Wehen. Mein Mann heizte den Kachelofen an, die Hebamme kam. Kurz drauf war er auch schon geboren – mit 57cm und 4700g.

Ich habe mein Baby gestillt: JA! Alle, und ich stille noch immer.

Das Wochenbett und die Zeit danach habe ich so in Erinnerung: Verzaubert! Es ist etwas Wunderbares, ein solches Engelchen neben sich liegen zu haben und sein ‚Ankommen' zu beobachten. Es war eine sehr ruhige und besonnene Zeit. Wir haben sie alle genossen.

Ich würde wieder zu Hause gebären wollen: Ja! Sofort und immer wieder! Es ist schön zu erleben, dass es etwas gibt, was geschehen darf!

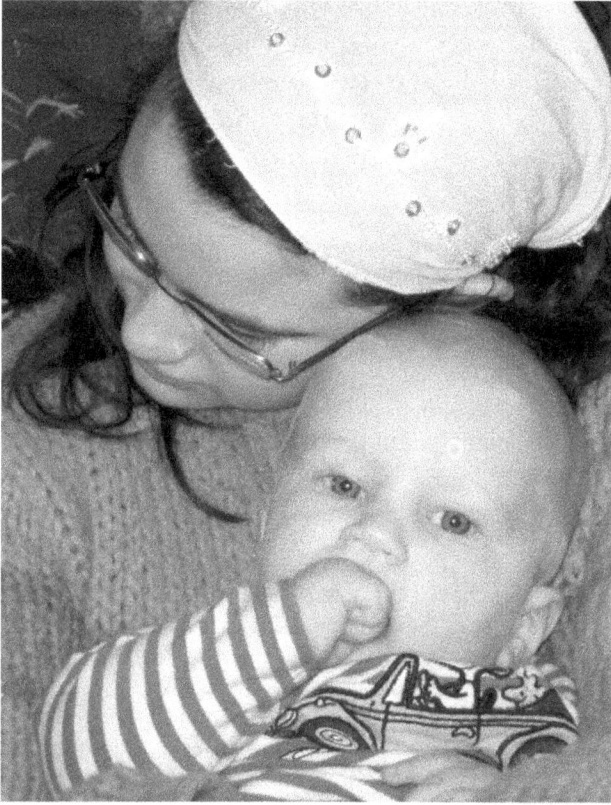 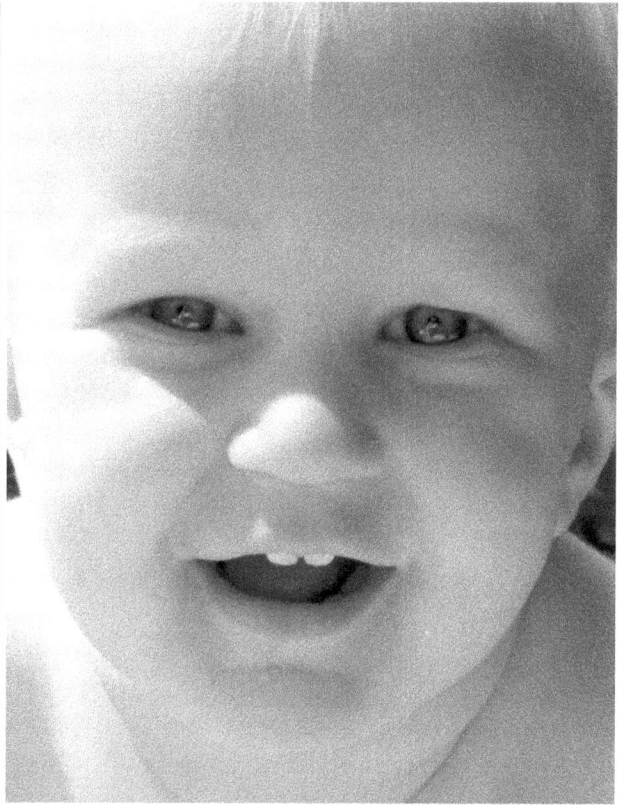

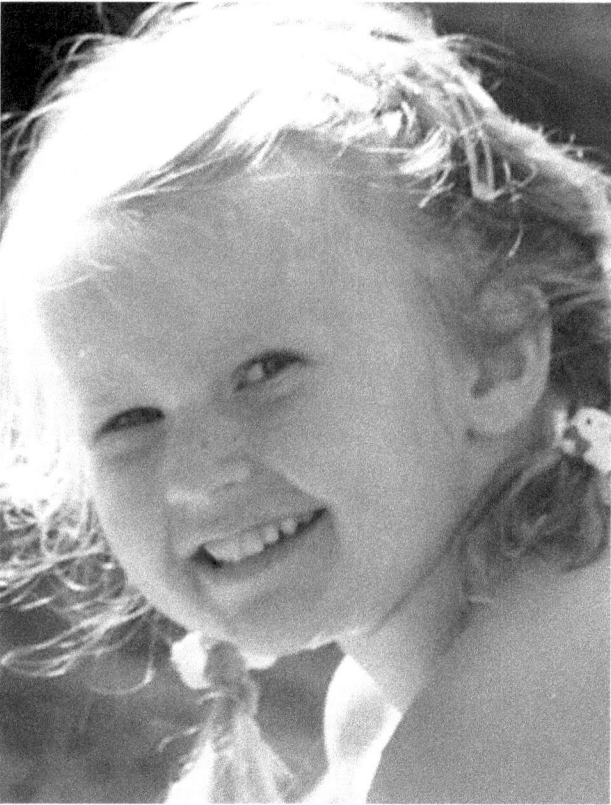 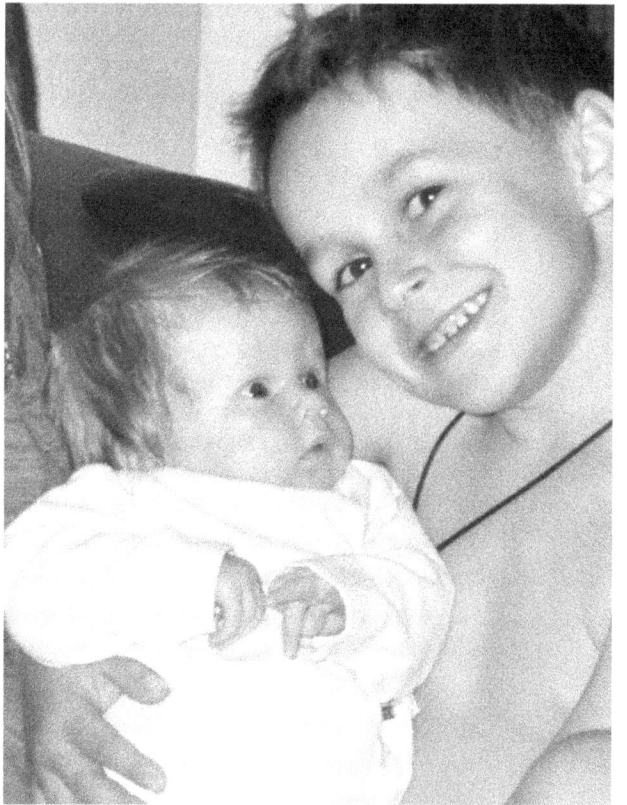

Liane, 33
Wohnort: Mainhardt (D)
Beruf: Restauratorin für Möbel
und Holzobjekte

1. Kind: Mädchen (2 Jahre), Hausgeburt
2. Kind: Junge (3 Monate), Hausgeburt

„Nach meiner Fehlgeburt und damit verbundener schlechter Arzt- und Krankenhausbehandlung suchte ich nach Alternativen."

Wenn ich das Wort „Hausgeburt" höre, kommen mir spontan folgende Gedanken in den Sinn: Geborgenheit und Wärme; „Fallen lassen können" ohne Tür auf und zu sowie Wechselpersonal; Vertrauen in sich und die eigenen vier Wände; Entspannung; keine Kindsverwechslung möglich; nur hauseigene Keime da.

Ich hatte Angst vor der Geburt: Nein.

Deshalb wollte ich zu Hause gebären: Nach meiner Fehlgeburt und damit verbundener schlechter Arzt- und Krankenhausbehandlung suchte ich nach Alternativen.

So hat mein Umfeld / mein Partner auf mein Vorhaben reagiert: Erstes Kind: Nach anfänglicher Skepsis und darauf folgender Aufklärung reagierte mein Partner mit voller Unterstützung; Familie: Sorge und Angst wegen Unaufgeklärtsein. Zweites Kind: Partner starker Befürworter; Familie und Umfeld Skepsis und Bewunderung.

So hat mein Arzt auf meinen Wunsch, zu Hause zu gebären, reagiert: Mit Ignoranz und Stillschweigen.

Auf meine Hausgeburt habe ich mich wie folgt vorbereitet: Erstes Kind: Für den Kopf viele Hausgeburtsbücher gelesen, Infoveranstaltungen auch von Kliniken wahrgenommen. Für den Körper viel Bewegung und frische Luft zusammen mit unserem Hund. Zweites Kind: Etwas lesen und wieder viel Bewegung. Jeweils gute Gesprächs- und Fragevorbereitung mit unserer Hausgeburtshebamme.

So habe ich meine Hausgeburtshebamme gefunden: Im Info-Flyer aller Hebammen der Region und über Mundpropaganda.

Die Geburt zu Hause verlief wie folgt: Erstes Kind: Ich wartete, bis meine Hebamme von einem einwöchigen Urlaub zurückkam und hatte so fast 14 Tage übertragen. In dieser Zeit führte ihre Vertretung die Vorsorgen durch. Zur Geburt rief ich sie, als ich schon fast vollständig eröffnet war. Die Pressphase dauerte dann aber doch noch fast zwei Stunden. Unsere Tochter kam in der tiefen Hocke zur Welt und war fast 4 kg schwer. Unser Hund lag die ganze Zeit ruhig in seiner Ecke und beobachtete alles ganz genau. Zweites Kind: Ich hatte gefühlt auch mindestens 11 Tage übertragen. Nachmittags begannen die Wehen. Ich ging spazieren, danach riefen wir die Hebamme. Bei ihrem Eintreffen hatte ich schon Presswehen, krabbelte noch aus dem Bett, um unseren Sohn auch wieder in der tiefen Hocke zur Welt zu bringen. Mein Partner war total überrascht von dieser rasanten Geburt.

Ich habe mein Baby gestillt: Ja, unser erstes Kind bis zu einem Jahr und unser zweites Kind stille ich noch.

Das Wochenbett und die Zeit danach habe ich so in Erinnerung: Beim ersten Kind: Ruhe und Zeit; schlechter Schlaf und das Gefühl ständiger Rufbereitschaft; durch den Dammriss und die Naht empfand ich das Sitzen in den ersten zwei Wochen unangenehm. Beim zweiten Kind: Körperlicher Zustand sehr gut; das Wochenbett war mir jedoch zu kurz, da mich die Alltagsaufgaben wieder schnell in Bann zogen. Die Spiel- und Stillphasen sind dagegen bewusster, mit mehr Intensität und Genuss.

Ich würde wieder zu Hause gebären wollen: Ja, solange das bei Mutter und Kind vertretbar ist.

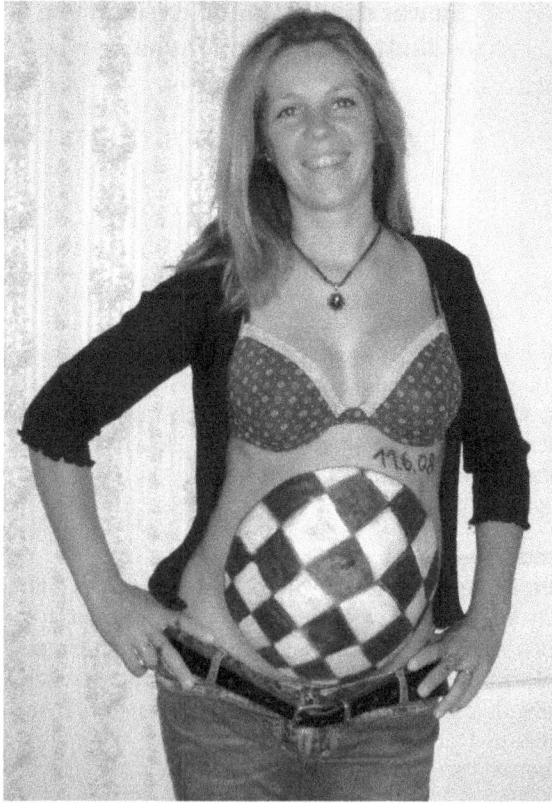

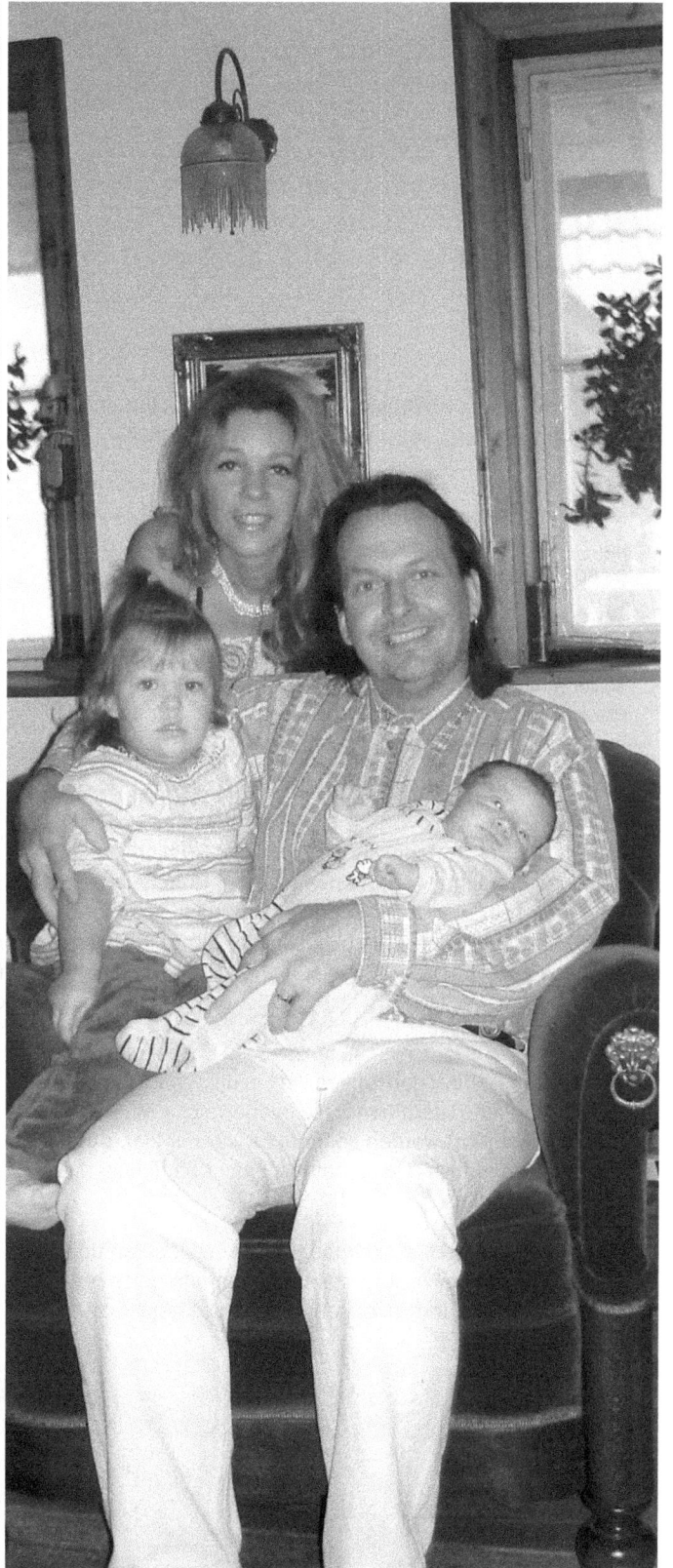

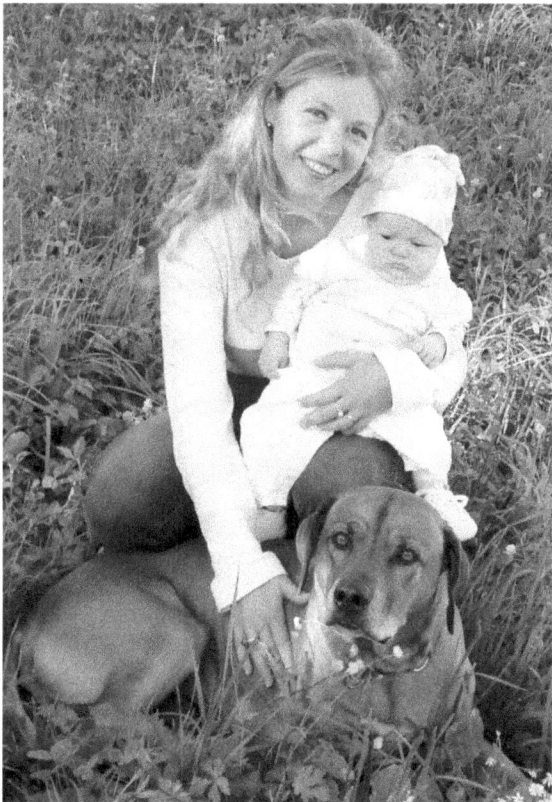

Isabel, 34
Wohnort: Hohenlohe (D)
Beruf: Kosmetikerin; Jugend- und Heimerzieherin

„Es war das Vertrauen da, egal wie es läuft, dass es so für uns sein soll."

1. Kind: Junge (6 Jahre), Hausgeburt
2. Kind: Junge (4 Jahre), Hausgeburt

Wenn ich das Wort „Hausgeburt" höre, kommen mir spontan folgende Gedanken in den Sinn: Wohlgefühl, Vertrautheit, Intimität, Selbstbestimmung, Ursprünglichkeit, Natürlichkeit.

Ich hatte Angst vor der Geburt: Nein, das war keine Angst, eher eine Aufregung vor einer großen Aufgabe. Es war das Vertrauen da, egal wie es läuft, dass es so für uns sein soll.

Deshalb wollte ich zu Hause gebären: Vertraute Umgebung und Räumlichkeiten so gestalten, wie es für mich und mein Kind wichtig ist. Geburt ist für mich etwas Ursprüngliches, etwas Natürliches, bei dem das Zuhause der passendste Ort ist.

So hat mein Umfeld / mein Partner auf mein Vorhaben reagiert: Mein Partner und ich waren uns von Anfang an einig. Er wollte mich dabei begleiten. Manche Menschen in meinem Umfeld hatten Bedenken, ob die medizinische Versorgung ausreichend gewährleistet ist. Sie denken, dass eine Geburt ins Krankenhaus gehört.

So hat meine Ärztin auf meinen Wunsch, zu Hause zu gebären, reagiert: Eher skeptisch, sie klärte mich über den langen Weg in die Klinik auf und dass es länger dauern kann, bis irgendwelche Maßnahmen durchgeführt werden können. Es war mir klar, dass sie das sagen muss und es hat mich nicht beeinflusst.

Auf meine Hausgeburt habe ich mich wie folgt vorbereitet: Ich habe um Schutz gebeten und habe zum Kind bewusst Kontakt aufgenommen. Ich hatte das Bedürfnis, ihm zu sagen, dass wir es gemeinsam schon schaffen.

So habe ich meine Hausgeburtshebamme gefunden: Wir liefen uns in der 24. SSW über den Weg und sie fragte mich intuitiv, warum ich keine Hausgeburt mache. Dadurch erweiterte sich unser Horizont, ein Freiheitsgefühl kam auf. Ich rief sie dann an und machte es klar.

Die Geburt zu Hause verlief wie folgt: Ich habe beide Geburten zu Hause als sehr schön erlebt, mich aufgehoben gefühlt und es genossen, gleich zuhause zu sein und nicht wohin zu müssen. Ich bin sehr dankbar, dass die ganzen Standardtests nicht routinemäßig durchgeführt wurden, sondern dass wir uns nach Aufklärung entscheiden konnten, was wir durchführen lassen wollen und was nicht.

Ich habe mein Baby gestillt: Ja, beide, 16 und 8 Monate lang.

Das Wochenbett und die Zeit danach habe ich so in Erinnerung: Es war schön, in der gewohnten Umgebung zu sein. Wir hatten tagsüber keine Hilfe und ich musste mich locker machen, dass der Haushalt nicht wie gewohnt lief, denn für meinen Mann war es viel und ich litt unter Schlafentzug, war gereizt. Ich würde mir heute auch tagsüber Hilfe organisieren.

Ich würde wieder zu Hause gebären wollen: Ja, auf jeden Fall, wenn es so sein soll. Von meiner Seite ja.

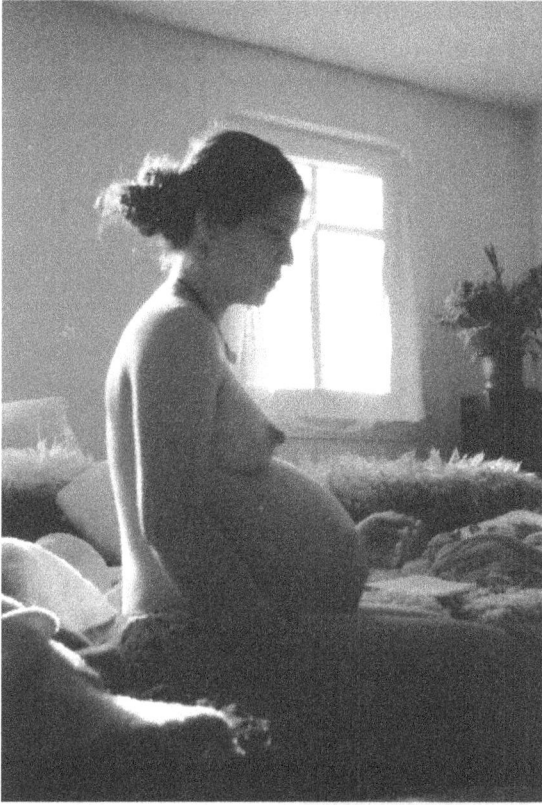
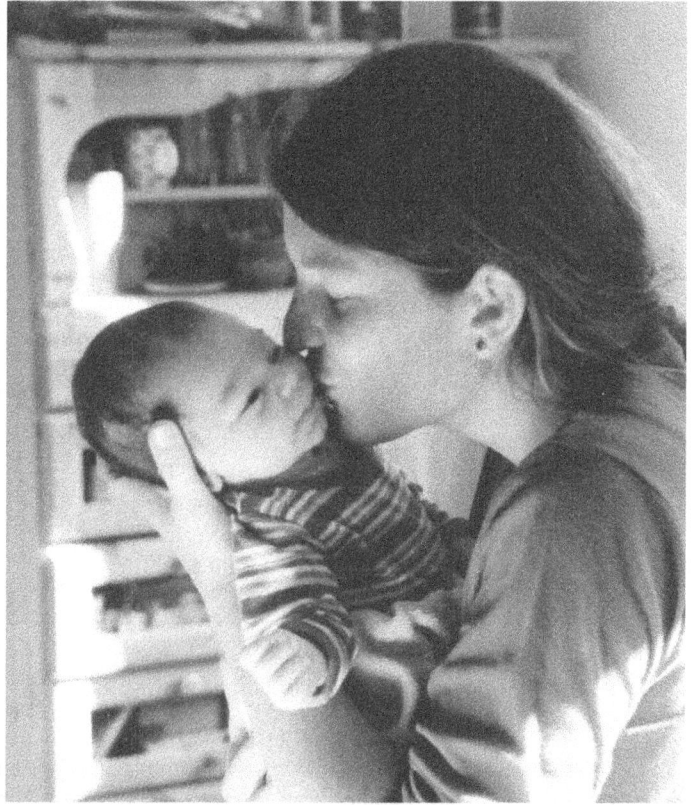
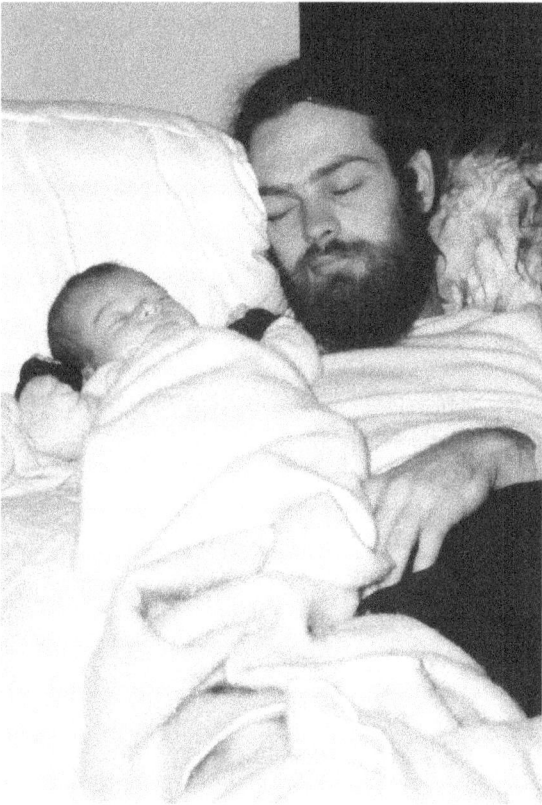
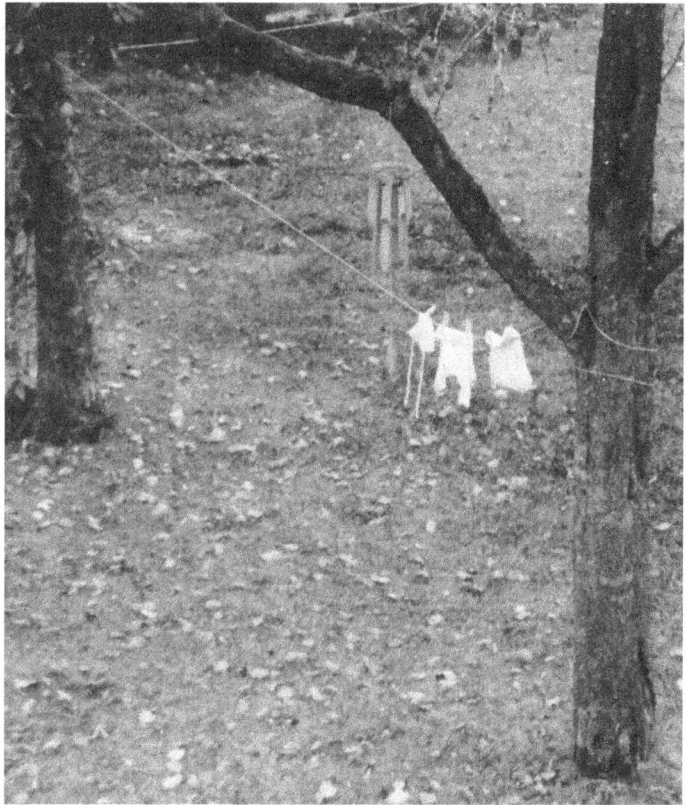

Luxus Privatgeburt

Mares, 34
Wohnort: Neulengbach (A)
Beruf: Apothekerin

„Sie durfte ihr neugeborenes Schwesterchen frisch abgenabelt und noch nicht einmal angezogen zum ersten Mal in ihren Armen halten."

1. Kind: Mädchen (6 Jahre), Hausgeburt
2. Kind: Mädchen (1 Jahr), Hausgeburt

Wenn ich das Wort „Hausgeburt" höre, kommen mir spontan folgende Gedanken in den Sinn: Die Frau darf ihr Baby im gewohnten, familiären Umfeld mit der Hilfe und Begleitung *einer* vertrauten Hebamme selbstbestimmt gebären. Das Baby wird in einer reizarmen Umgebung liebevoll empfangen, deren Geräusche schon vom Bauch her vertraut sind, und es herrscht geringere Infektionsgefahr als im Krankenhaus. Der Mann ist beim gesamten Geburtsverlauf eingebunden, Trennung von Mutter und Säugling im Wochenbett entfällt. Geschwisterkinder können von Anfang an dabei sein und fühlen sich dadurch nicht ausgegrenzt.

Ich hatte Angst vor der Geburt: Ja, aufgrund einer Unregelmäßigkeit/Komplikation doch noch ins Krankenhaus fahren zu müssen.

Deshalb wollte ich zu Hause gebären: Eine Geburt verläuft dort am sichersten, wo sich die Frau am besten entspannen kann. Dieser Ort ist für mich zu Hause.

So hat mein Umfeld / mein Partner auf mein Vorhaben reagiert: Umfeld: skeptisch, aber optimistisch. Partner: Interessiert und anfangs unsicher.

So hat mein Arzt auf meinen Wunsch, zu Hause zu gebären, reagiert: Wenn keine medizinischen Einwände dagegen sprechen, ist diese Form der Geburt anzuraten, „weil das Schönste für Mutter und Kind".

Auf meine Hausgeburt habe ich mich wie folgt vorbereitet: Da nur eine Dusche vorhanden war, kauften wir ein großes Planschbecken zum Entspannen mit der Option auf eine Wassergeburt.

So habe ich meine Hausgeburtshebamme gefunden: Geburtsvorbereitungskurs.

Die Geburt zu Hause verlief wie folgt: Beide Hausgeburten verliefen harmonisch und unkompliziert. Eine Woche vor der Geburt unserer ersten Tochter wurden wir durch die berührenden Laute eines neugeborenen Kätzchens geweckt. Unsere Katze brachte ihre Babys hinter der Wohnzimmercouch in Sicherheit. Als dann eine Woche später unsere Tochter vor der Couch das „Kerzenlicht der Welt" erblickte, kam unsere Katze sofort aus ihrem Nest gesprungen und begutachtete sie. In den folgenden Wochen ergaben sich viele Stunden zeitgleichen Stillens bzw. Säugens. Bei der zweiten Hausgeburt war der rührendste Moment der, als unsere Tochter ihr neugeborenes Schwesterchen frisch abgenabelt und noch nicht einmal angezogen zum ersten Mal in ihren Armen halten durfte.

Ich habe mein Baby gestillt: Ja, 18 Monate und 12 Monate.

Das Wochenbett und die Zeit danach habe ich so in Erinnerung: Friedliches Kennenlernen des neuen Familienmitglieds; orangefarbener Vorhang, meist geschlossen; entspannte, sehr spezielle Wochenbettatmosphäre im Rosenhydrolatduft; eigenen Geburtstag im Bett feiern; hervorragender Zimmerservice durch Partner und Familie mit Essen nach Wahl (am liebsten Kraftsuppe); liebevolle Nachbetreuung durch unsere wunderbare Hebamme und limitierter Besucherandrang.

Ich würde wieder zu Hause gebären wollen: Auf jeden Fall!!

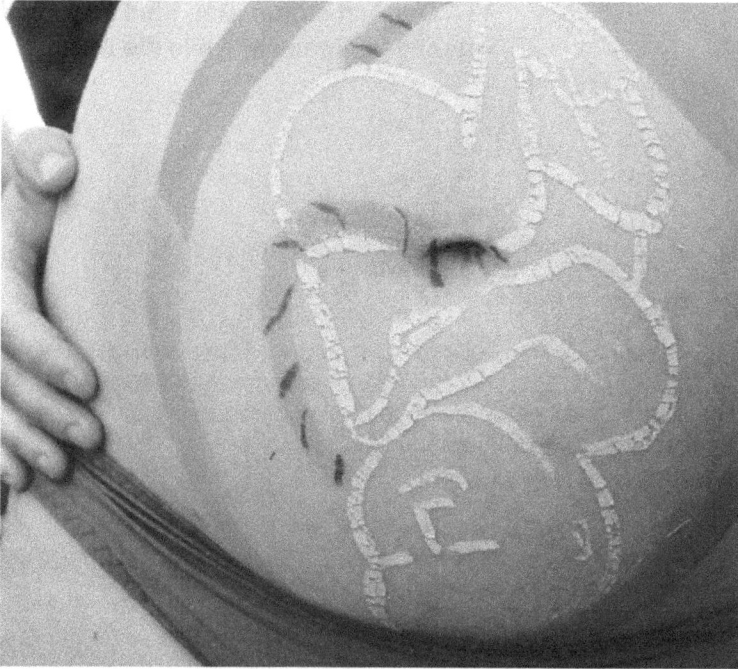
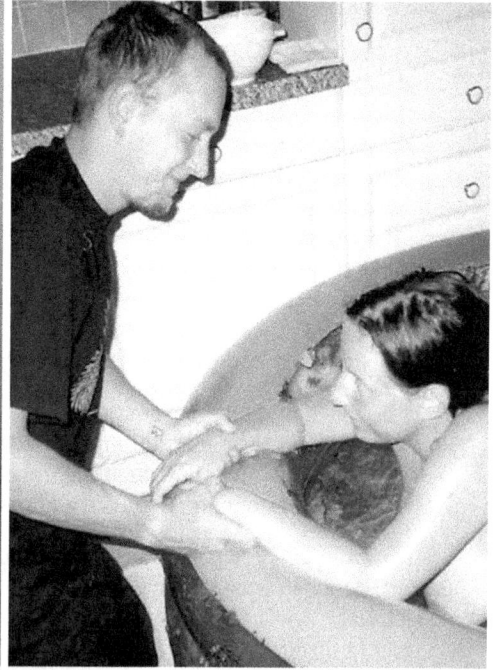
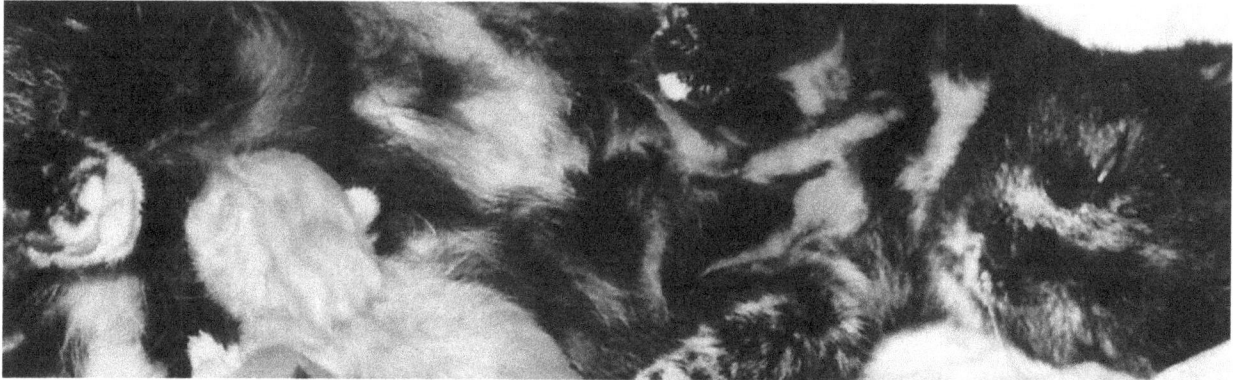
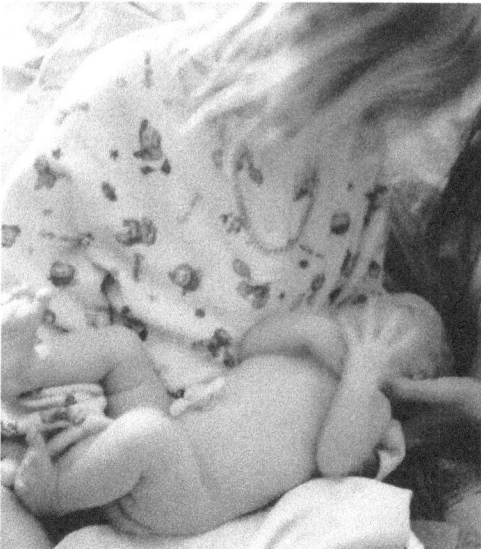
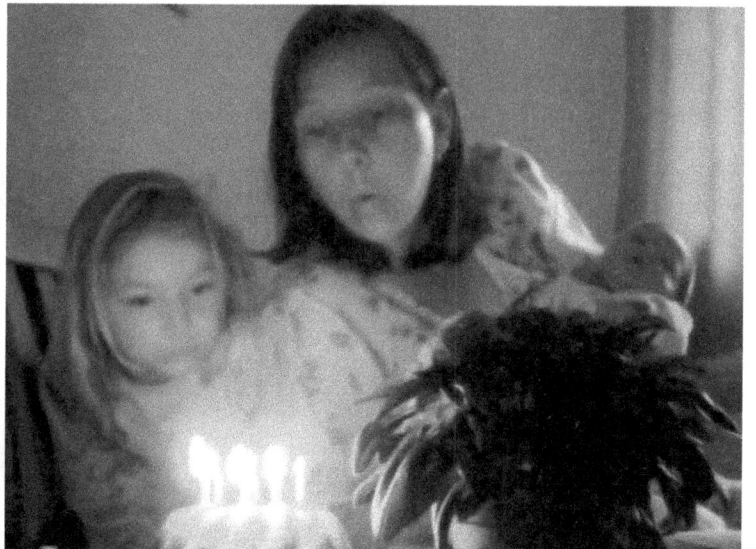

Sigrid, 34
Wohnort: Aldrans (A)
Beruf: Angestellte, Dipl.-Geographin

„Der Arzt sagte: ‚Das Kind ist schon genauso eigenwillig wie die Mutter!'"

1. Kind: Mädchen (7,5 Jahre), Hausgeburt
2. Kind: Junge (5 Jahre), Hausgeburt

Wenn ich das Wort „Hausgeburt" höre, kommen mir spontan folgende Gedanken in den Sinn: Selbstbestimmung, Vertrautheit, ich kenne bereits vorher die Hebamme plus deren Arbeitsweise und Anschauung, Entspannung, ruhig, ungestört, Wahrung der Privatsphäre, natürlich ≠ krank.

Ich hatte Angst vor der Geburt: Vor der ersten Geburt, denn ich wusste ja nicht, wie eine Geburt wirklich ist. Dann davor, ins Krankenhaus zu müssen.

Deshalb wollte ich zu Hause gebären: Ich wollte wissen, wer die Hebamme ist und dass sie die ganze Zeit bei mir ist. Ich wollte die Selbstbestimmung behalten und nicht eingeleitet werden, weil es nicht „schnell" genug geht.

So hat mein Umfeld / mein Partner auf mein Vorhaben reagiert: Mein Partner überließ mir die Entscheidung und erklärte sich bereit, mich entsprechend zu unterstützen. Kritik/Zweifel von Schwiegerfamilie und anderen Leuten.

So hat mein Arzt auf meinen Wunsch, zu Hause zu gebären, reagiert: Mein Arzt wollte kurz vor der Geburt noch ein Ultraschallbild machen, das im Mutter-Kind-Pass nicht vorgesehen ist. Ich fragte ihn, wozu das nötig sei. Er meinte, um zu sehen, ob genug Fruchtwasser da ist. Das Kind war bereits in der richtigen Lage und mir ging es bestens. Ich verweigerte den Ultraschall. Der Arzt meinte: „Aber die Herztöne hören wir schon ab." Ich: „Gut." – Als das Ungeborene dem Druck immer auswich, sagte der Arzt: „Das Kind ist schon genauso eigenwillig wie die Mutter!" Ich fand diese Aussage eine ziemliche Frechheit.

Auf meine Hausgeburt habe ich mich wie folgt vorbereitet: Literatur, Gespräche mit „frischen" Müttern, Geburtsvorbereitungskurs, Materialien für die Hausgeburt besorgt.

So habe ich meine Hausgeburtshebamme gefunden: Die Tochter der Vermieterin war Mutter von vier Kindern und bei einem Gespräch hat sie mir von der Hebamme erzählt.

Die Geburt zu Hause verlief wie folgt: Erstes Kind: Am Vortag und nachts Wehen, wachte immer wieder auf, machte Atemübungen und schlief dazwischen wieder ein. In der Früh, als die Hebamme kam, hatte ich bereits Presswehen. Es tat sehr weh und hätte ich nicht gewusst, dass die meisten so auf die Welt kommen, hätte ich gesagt: Das geht nicht. Aber: Dann war sie da! Zweites Kind: Am Vortag waren wir noch wandern (800 Höhenmeter). In der Früh wachte ich mit leichten Wehen auf, wir gingen noch eine große Runde spazieren. Abends kam die Hebamme. Ich kochte eine Suppe. So war ich mit Gemüseschneiden beschäftigt und abgelenkt. Während der Wehen ging ich immer eine Runde. Drei Stunden später war er da.

Ich habe mein Baby gestillt: Jeweils 1,5 Jahre.

Das Wochenbett und die Zeit danach habe ich so in Erinnerung: Nach einer Woche hatte ich einen „Weintag". Meine Hebamme schickte mich täglich alleine spazieren – ich hatte in der ersten Zeit gleich zu viel selber erledigt – ab dann ging es mir wieder sehr gut.

Ich würde wieder zu Hause gebären wollen: Unbedingt.

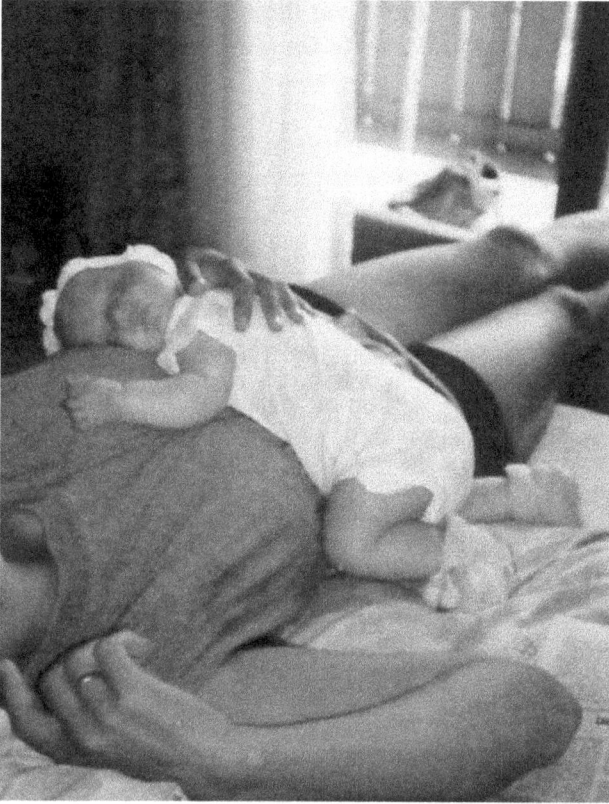
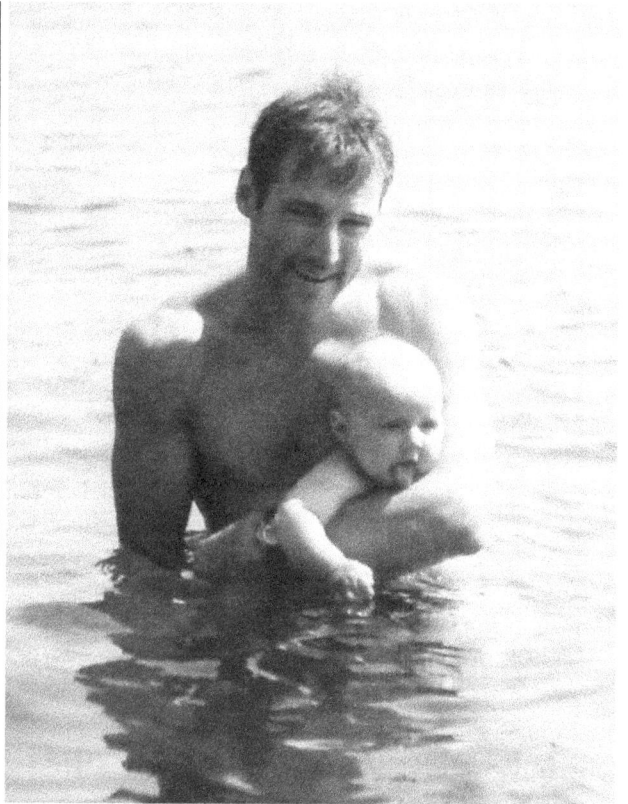
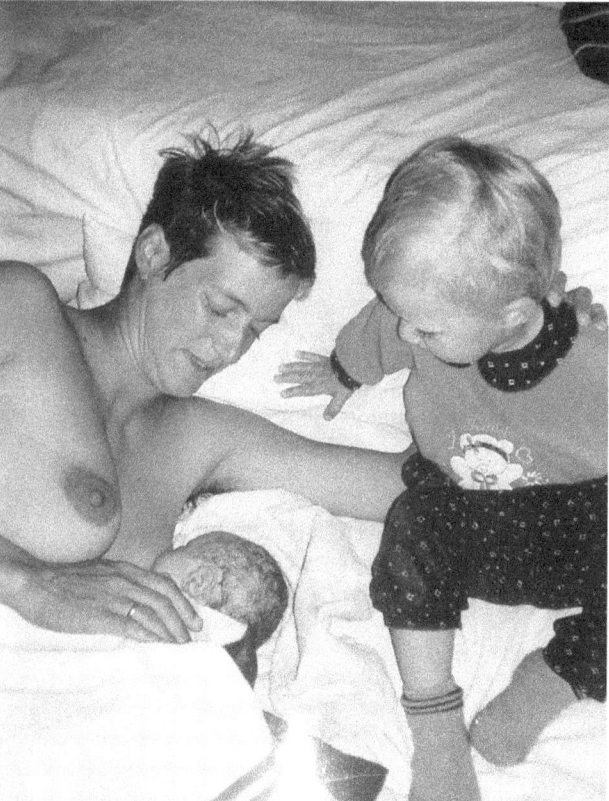
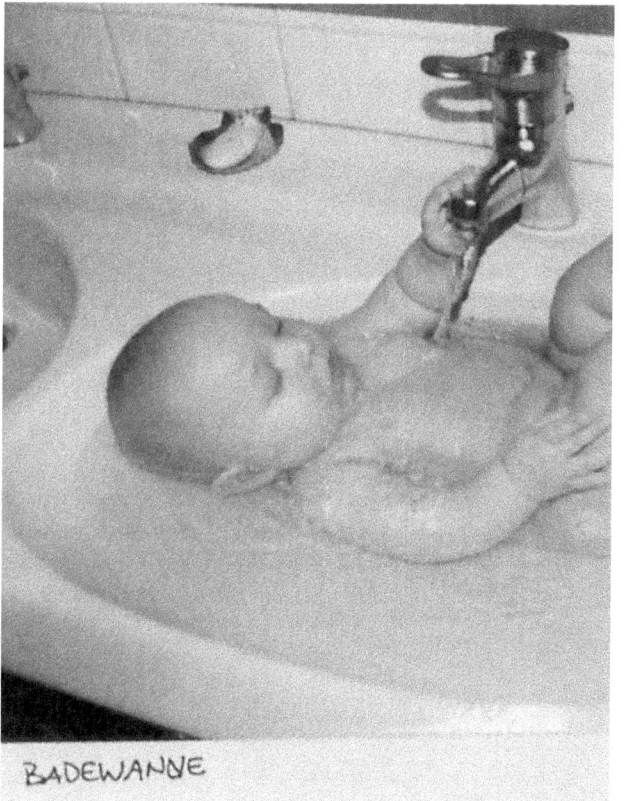

BADEWANNE

Stéphanie, 34
Wohnort: Madrid (E)
Beruf: Unternehmerin

„Im Nachhinein war die erste Geburt wie ein Marathon. Die zweite Geburt war wie ein Tanz."

1. Kind: Junge (4 Jahre), Hausgeburt
2. Kind: Mädchen (6 Monate), Hausgeburt

Wenn ich das Wort „Hausgeburt" höre, kommen mir spontan folgende Gedanken in den Sinn: Vertrautheit, Mut, Kraft, Blut, Natur, Tier, Zärtlichkeit, Liebe, Respekt, Rhythmus. Und ich zitiere Michel Odent: „Sperr dich in dein Badezimmer ein und alles wird gut."

Ich hatte Angst vor der Geburt: Ja, vor dem zweiten Mal. Ich nehme mal an, das ist wie beim Fallschirmspringen!!!

Deshalb wollte ich zu Hause gebären: Um meine eigenen Entscheidungen treffen zu können in Bezug auf meinen Rhythmus, meine Bewegungen und mögliche Eingriffe.

So hat mein Umfeld / mein Partner auf mein Vorhaben reagiert: Mein Partner war begeistert, meine Schwiegermutter hatte ziemliche Angst.

So hat mein Arzt auf meinen Wunsch, zu Hause zu gebären, reagiert: Alle Ärzte hatten eines gemeinsam: Ich wurde nicht nach meinen Wünschen oder Vorstellungen gefragt und es wurde mir nichts erklärt. Die Hebamme im Geburtsvorbereitungskurs war eine Ausnahme, weil sie den von allen anderen Frauen geäußerten Wunsch nach einer PDA als ernstzunehmenden Eingriff, der nicht unterschätzt werden sollte, bezeichnete. Das war wohl das einzige Mal, dass ich jemanden so besonnen reden hörte, der Teil dieses Systems war.

Auf meine Hausgeburt habe ich mich wie folgt vorbereitet: Beim zweiten Kind hatte ich Ängste und beschäftigte ich mich deshalb mit den Geburten in meiner Familie. Meine Urgroßmutter und ihr Kind starben während der Geburt. Meine Mutter hatte noch nie

darüber geredet. Ich muss sagen, dass meine Ängste dann noch vor der Geburt verschwanden. In dieser Hinsicht kann ich so eine „psychologische Stammbaumanalyse" nur empfehlen ;-))

So habe ich meine Hausgeburtshebamme gefunden: Auf Empfehlung.

Die Geburt zu Hause verlief wie folgt: Meinem Sohn und mir fiel es sehr schwer, uns zu trennen. Die Hebamme begann mich „anzutreiben". Das störte mich. Ich sah kein Ende. In diesem Moment beschloss ich zu pressen, 3 oder 4 Stunden lang ... und plötzlich kam er heraus: Frisch, ohne zu schreien, die Augen der Welt weit geöffnet. Im Nachhinein war diese Geburt wie ein Marathon. Die zweite Geburt war wie ein Tanz. Abends begannen die Wehen. Ich beschloss, ins Bett zu gehen und zu schlafen. Morgens kam die Hebamme. Ich sagte meinem Mann, dass ich keine Zuschauer möchte und er ging in die Küche. Unsere Tochter wurde dann ganz schnell geboren.

Ich habe mein Baby gestillt: Ja, beide. Es war kinderleicht.

Das Wochenbett und die Zeit danach habe ich so in Erinnerung: Die Zeit nach der ersten Geburt war für mich wie eine Blase voll mit Zärtlichkeit. Es war Winter, das Licht trüb und die Tage kurz. Unsere Tochter kam im Sommer und wir gingen sofort in den Alltag über. Im Nachhinein litten wir unter der Abwesenheit dieser „Zärtlichkeitsblasen-Woche".

Ich würde wieder zu Hause gebären wollen: Ja, selbstverständlich. Aber ich würde mich besser organisieren, um auch wirklich danach ausruhen zu können, mit einer Haushaltshilfe und einem Babysitter!!!

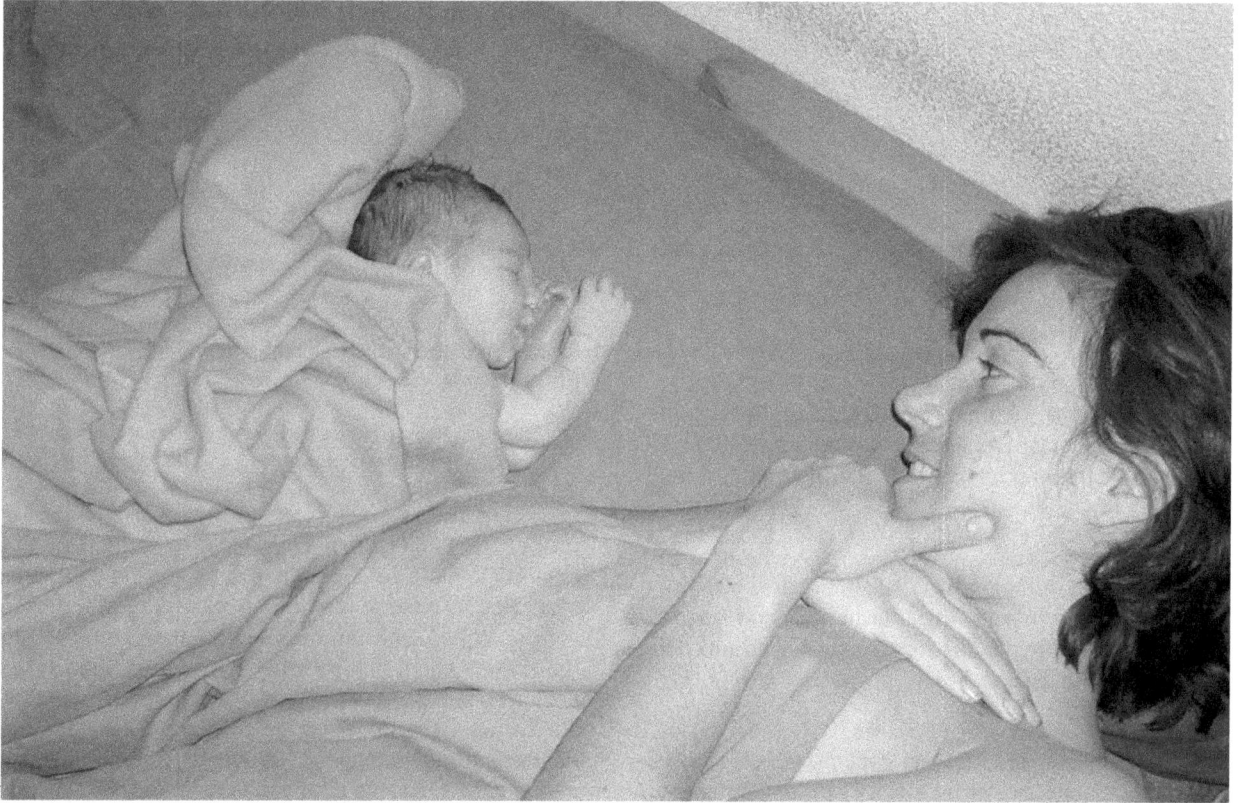

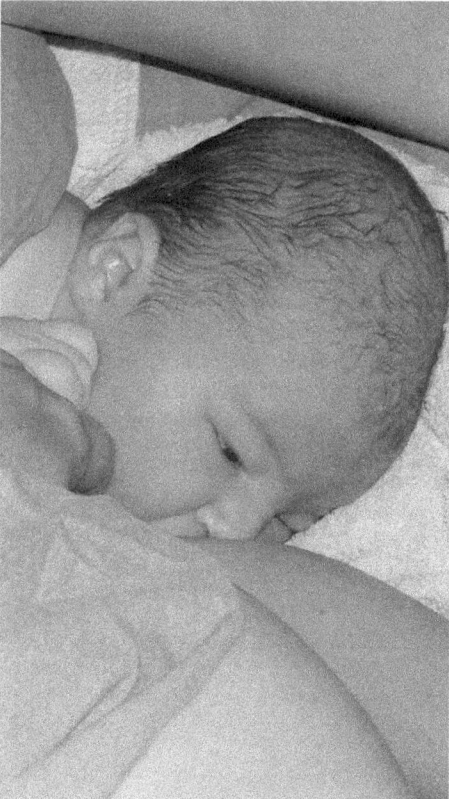

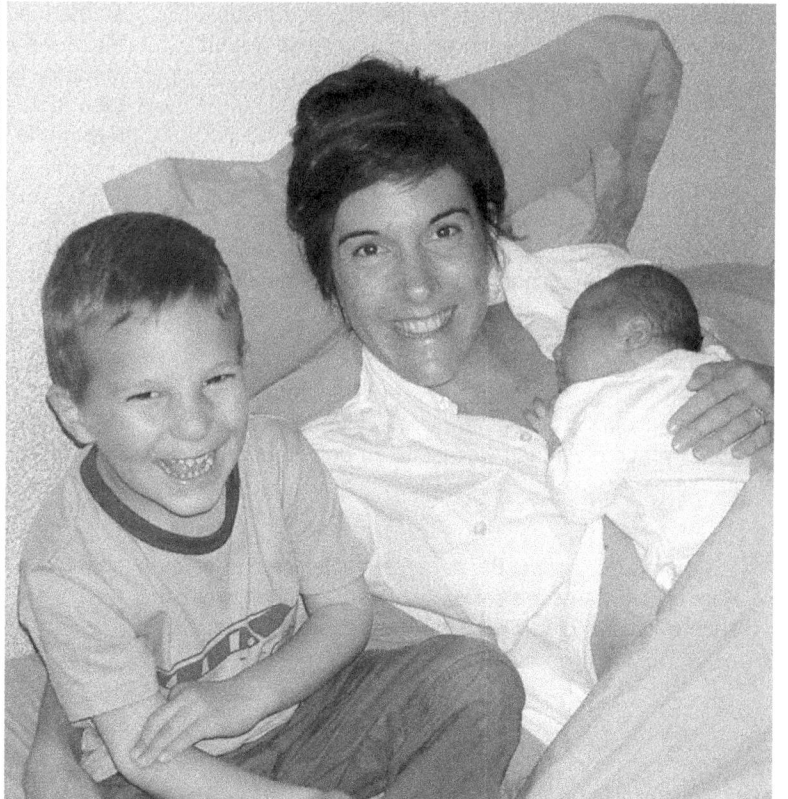

Jana, 35
Wohnort: Köln (D)
Beruf: Erzieherin

„Mit der nächsten Wehe gebar ich unseren Sohn in die Hände meines Mannes."

1. Kind: Junge (5 Jahre), Hausgeburt
2. Kind: Junge (2 Jahre), Hausgeburt

Wenn ich das Wort „Hausgeburt" höre, kommen mir spontan folgende Gedanken in den Sinn: Wärme, mein Zuhause, Geborgenheit, im Kreise meiner Familie, sicher und aufgehoben, Hebammenbetreuung, kein Klinikalltag, mein Tempo, Selbstbestimmtheit.

Ich hatte Angst vor der Geburt: Angst davor, gesagt zu bekommen, was ich tun sollte, nicht selbst Frau der Lage zu sein. Angst davor nicht zu wissen, was kommt, traue ich mir das zu, geht auch alles in Ordnung, ist mein Kind gesund?

Deshalb wollte ich zu Hause gebären: Ursprünglich war Geburtshaus geplant. Ich verschob den Anruf so lange, bis ich zu Hause gebären „musste". Ab dann war klar, das nächste kommt wieder zuhause. Es war einfach das Konzentrieren auf die eigene Geburt.

So hat mein Umfeld / mein Partner auf mein Vorhaben reagiert: Umfeld: Mit Unverständnis und Angst. Teilweise Überreden, teils auch: „Du schaffst das nicht, Du hast doch keine Ahnung." Frauen mit Hausgeburten sprachen mir Mut zu. Partner: Mein Mann stand voll hinter meiner Entscheidung, auch wenn er beim ersten Kind noch etwas unsicher war. Beim zweiten Kind wusste er, ich/wir packe(n) das.

So hat mein Arzt auf meinen Wunsch, zu Hause zu gebären, reagiert: Ärztinnen fanden es „unangebracht, zu gefährlich", wobei ich keine Risikoschwangere war. Ich wechselte zu den Hausgeburtshebammen.

Auf meine Hausgeburt habe ich mich wie folgt vorbereitet: Bei der ersten spielte sich viel im Kopf ab, ich traute mir selbst nicht ganz. Bei der zweiten suchte ich mir gleich eine Hausgeburtshebamme. Sie führte mich, ließ mich sicher im Umgang mit meinem Körper werden.

So habe ich meine Hausgeburtshebamme gefunden: 1. Hebammennetzwerk, 2. Empfehlung.

Die Geburt zu Hause verlief wie folgt: Geburt Nr. 1: Sämtliche Zeichen einer nahenden Geburt negierte ich. Wie ein Tier rannte ich durch die Wohnung: Mein Revier, meinen Mann im Rücken und Mel Gibson vor den Augen. Seit Jahrtausenden haben Frauen Kraft dafür – ich auch! Und so schob ich meinen Sohn in unsere Welt mit all der Wehenkraft und Lautstärke, die ich zur Verfügung hatte. Ein großes Staunen war dann da, das sich stundenlang hielt. Geburt Nr. 2: Beim Einstieg in die Wanne kam die erste Presswehe, ich rief der Hebamme ins Telefon, dass es jetzt kommt. Mit der nächsten Wehe gebar ich unseren Sohn in die Hände meines Mannes. Und die ganze Zeit wusste ich genau, was ich tat und dass es gut geht. Wir lagen in der Wanne, bis die Hebamme kam.

Ich habe mein Baby gestillt: Ich habe einmal 13 und einmal 20 Monate gestillt, davon fast je 9 Monate voll.

Das Wochenbett und die Zeit danach habe ich so in Erinnerung: 1. Geburt: Bedürfnis, allem gerecht zu werden, mit einer Hebamme, deren Augenmerk auf dem Kind lag. 2. Geburt: Gelassener. Mit einer Hebamme, die merkte, dass ich eine Depression bekam und mir sehr half.

Ich würde wieder zu Hause gebären wollen: Ja. Außerdem kämen wir bei dem Geburtstempo sowieso in kein Krankenhaus ;-)

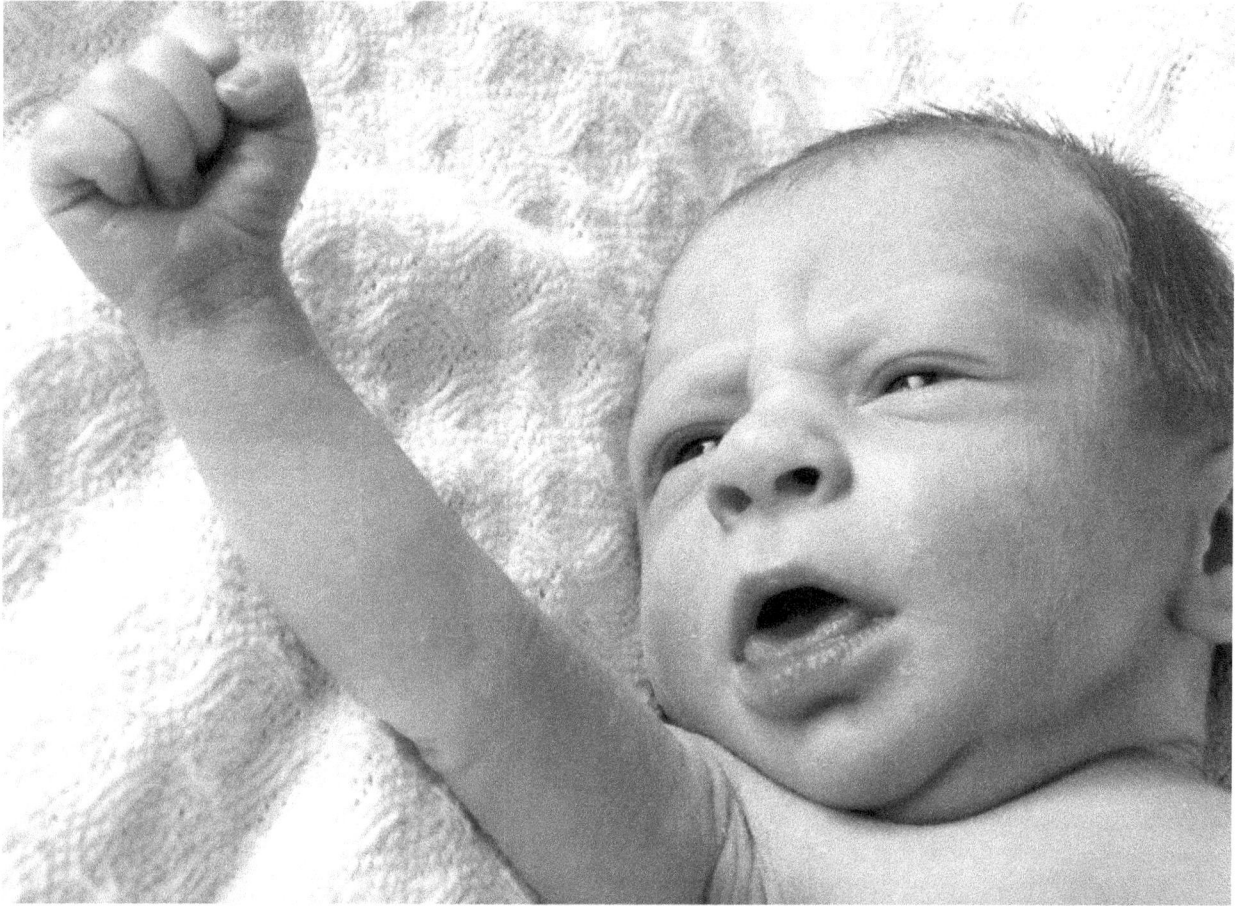
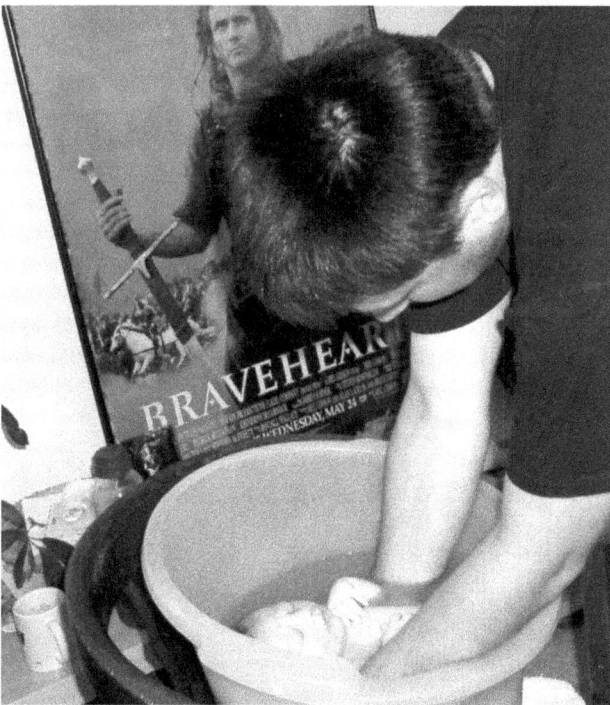
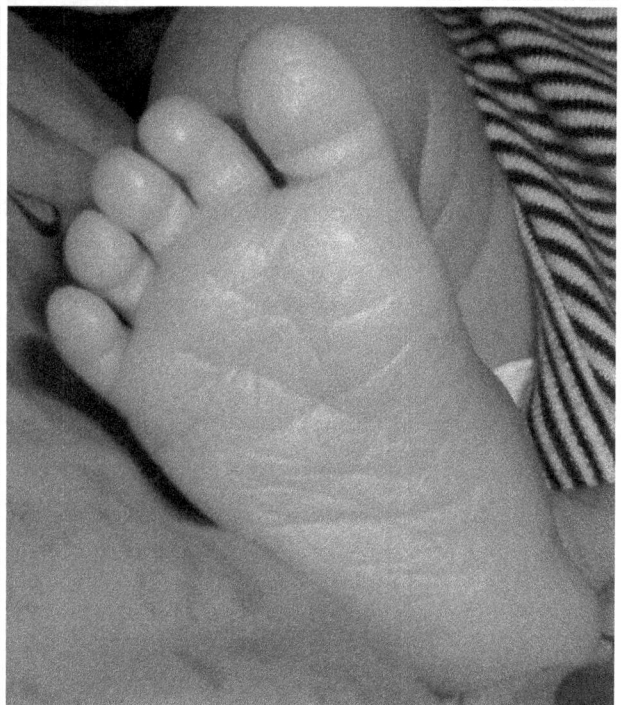

Sylvia, 35
Wohnort: Wien (A)
Beruf: Kaufm. Angestellte; Gründerin
der „Geburtsallianz Österreich"

„Gebären ist keine intellektuelle oder rationale Angelegenheit. Gefragt sind: Einlassen, Loslassen können, Mitschwingen."

1. Kind: Mädchen (5 Jahre), Hausgeburt
2. Kind: Junge (2 Jahre), Hausgeburt

Wenn ich das Wort „Hausgeburt" höre, kommen mir spontan folgende Gedanken in den Sinn: Ruhe, Privatsphäre, Ungestörtheit, Sicherheit, Geborgenheit, Schutz, Wohlbefinden.

Ich hatte Angst vor der Geburt: Das Gefühl der Zuversicht überwog, doch von Zeit zu Zeit kam die Sorge hoch, ob ich das wohl schaffen werde. Im Moment des Gebärens bin ich ganz auf mich gestellt. Es ist keine intellektuelle oder rationale Angelegenheit. Ganz andere Qualitäten sind gefragt: Einlassen und Loslassen können, Mitschwingen, sich der Natur und dem Rhythmus der Wehentätigkeit hingeben. Je eher ich das akzeptierte, desto leichter ging es weiter.

Deshalb wollte ich zu Hause gebären: Ich wollte selbst entscheiden, was passiert! Meine individuellen Bedürfnisse konnten zuhause respektiert und optimal erfüllt werden. Krankenhausatmosphäre macht mir Angst. Weiters wollte ich nicht, dass IRGENDjemand mein Baby anfasst oder einfach von mir wegträgt, und ich gar nicht weiß, was mit ihm geschieht.

So hat mein Umfeld / mein Partner auf mein Vorhaben reagiert: Dadurch, dass ich sehr sicher und fest bei meiner Entscheidung war, hat es niemand hinterfragt. Immer wieder sagten Familie und Freunde, dass es mutig sei. Mit starkem Vertrauen in meinen Körper und in die weibliche Urkraft sowie in die Mithilfe meines Babys, das ja geboren werden will, konnte mir nichts passieren.

So hat meine Ärztin auf meinen Wunsch, zu Hause zu gebären, reagiert: Sie hat meinen Wunsch akzeptiert, aber darauf hingewiesen, dass ich weit weg von einer Intensivstation bin. Das diente wohl eher ihrer Beruhigung und dem Protokoll, denn ich hatte die innere Sicherheit, dass alles gut läuft.

Auf meine Hausgeburt habe ich mich wie folgt vorbereitet: Gute, erfahrene Hebamme ausgewählt. Eine enge Freundin stand mir als Doula zur Seite. Eigenes Geburtserlebnis aufgearbeitet, Energiearbeit, Kommunikation mit meinem ungeborenen Baby. Keine negativen Informationen, Filme oder Bilder konsumiert. Viel Schlafen, Ausruhen und zur eigenen Mitte kommen.

So habe ich meine Hausgeburtshebamme gefunden: Über ein Seminar und das Hebammenzentrum Wien.

Die Geburt zu Hause verlief wie folgt: Erste Geburt: 8 Stunden, Tochter war 3,3 kg schwer. Zweite Geburt: 3 Stunden, Sohn war 4,3 kg schwer. Ab einem gewissen Zeitpunkt gibt es nur „auf das Ziel fokussieren". Deshalb entschied ich, mich so effektiv wie möglich durch den Geburtsprozess zu arbeiten, den Körper optimal mit Sauerstoff zu versorgen und das Öffnen der „Blüte" zu visualisieren. Die Schmerzen waren so gut auszuhalten.

Ich habe mein Baby gestillt: Natürlich!!! Beide Kinder habe ich 2 Jahre lang gestillt!

Das Wochenbett und die Zeit danach habe ich so in Erinnerung: Einfach nur schlafen, essen und mit meinem Baby kuscheln! Es war eine himmlische Zeit! Der Raum war erfüllt von göttlicher Energie und freudigem Mutter-Baby-Glück. Meine Mutter hat sich hervorragend gekümmert: Gekocht, eingekauft, mit dem größeren Geschwisterkind viele Sachen unternommen.

Ich würde wieder zu Hause gebären wollen: Mein Zuhause ist der beste Platz zum Gebären! Nirgends könnte ich mich so entspannen und so einlassen wie in meinem sicheren Zuhause. Das ist einer der wichtigsten Faktoren, dass meine zwei Geburten bestens gelungen sind.

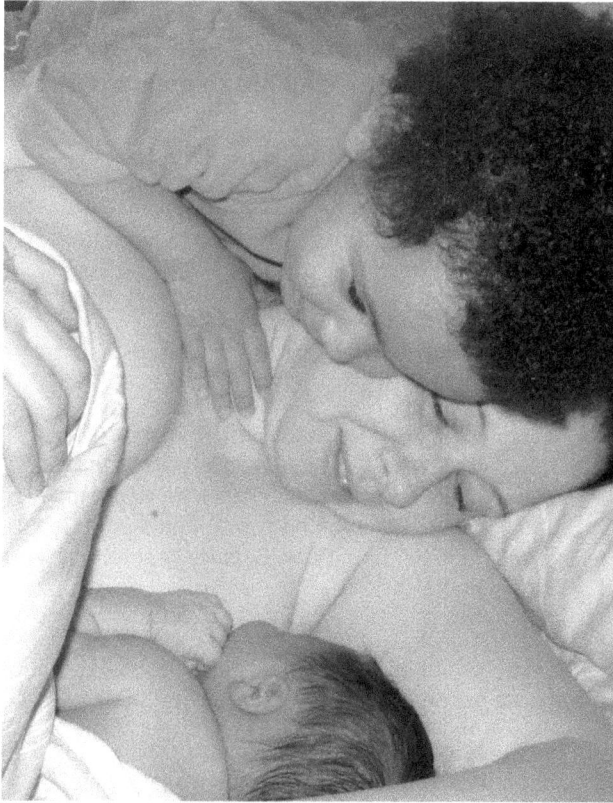
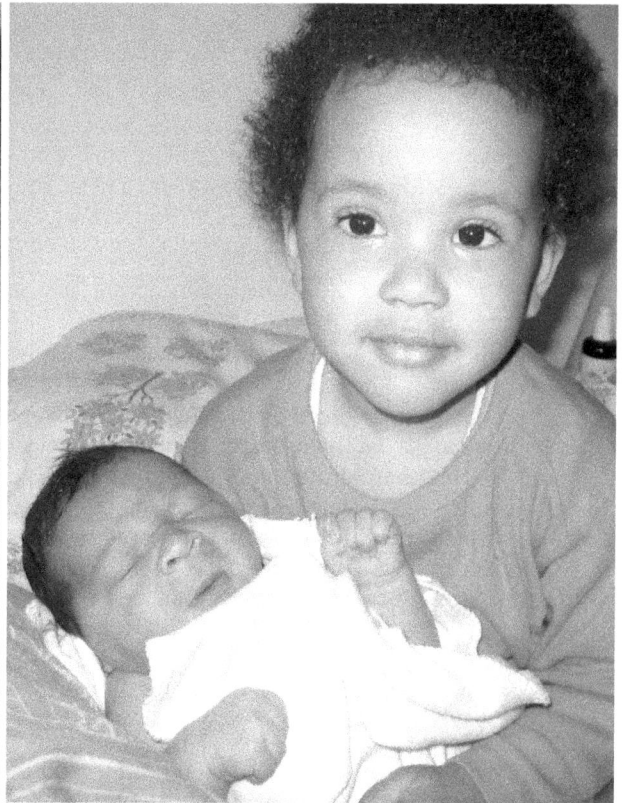
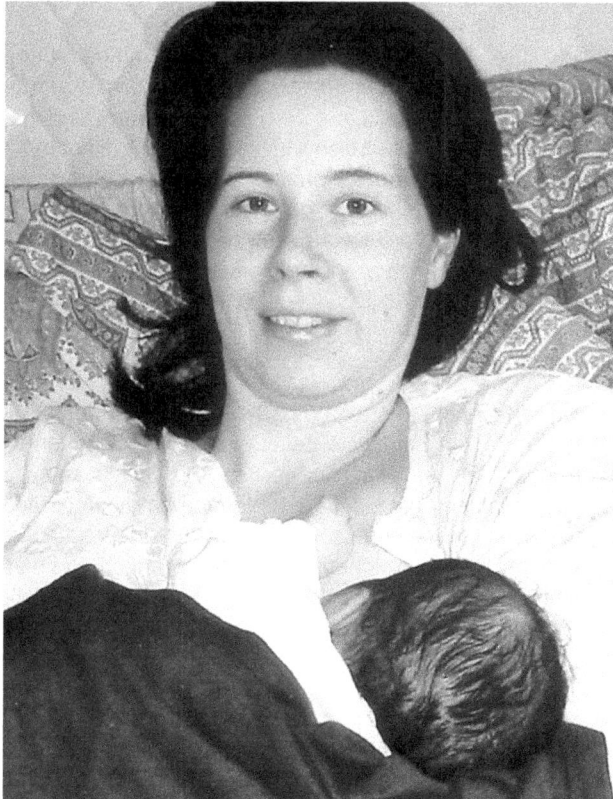
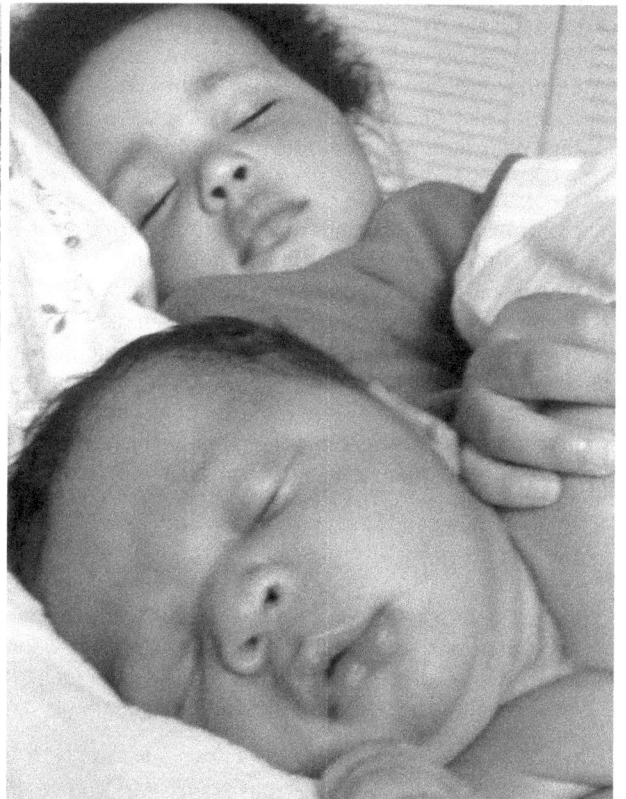

Gabriele, 36
Wohnort: Eichenau bei München (D)
Beruf: Kommunikationstrainerin

„Meine Hausgeburten waren stets eine Reise zu mir selbst und hin zu meinem Baby."

1. Kind: Junge (4 Jahre), Hausgeburt
2. Kind: Mädchen (6 Monate), Hausgeburt

Wenn ich das Wort „Hausgeburt" höre, kommen mir spontan folgende Gedanken in den Sinn: Sicheres und geborgenes Umfeld. Selbstbestimmtes Gebären. Enger Kontakt zu meiner Hebamme, meinem Partner und meinem Baby. Meine Hausgeburten waren stets eine Reise zu mir selbst und hin zu meinem Baby. Jede Hausgeburt hat ihr eigenes Thema: Bei meinem Sohn war es die Geburtsaufarbeitung meiner eigenen, traumatisch verlaufenen Geburt. Bei meiner Tochter habe ich mich als Frau, Mutter und Gebärende voll auf meine weibliche Intuition verlassen und war bewusst dabei und in mir gefestigt.

Ich hatte Angst vor der Geburt: Bei meinem ersten Kind war ich unbeschwert und zuversichtlich. Mein Sohn wurde als Frühgeburt (36. SSW) und Beckenendlage von mir geboren und das war kein Problem. Bei der Geburt meiner Tochter hatte ich Angst vor langen Eröffnungswehen und davor, dass sich nichts tut, was aber letztlich überhaupt nicht zutraf. Die Geburt war 11 Tage über Termin und dauerte nur ca. 4,5 Stunden.

Deshalb wollte ich zu Hause gebären: Aufgrund meiner Sehbehinderung wollte ich in einem geschützten und vertrauten Umfeld, wie es nur mein Zuhause sein kann, gebären. Und dann auch, weil es für mich zum spirituellen Weg gehört, auf dem die Bindung zwischen meinem Baby und mir Form annehmen kann. Gemeinsam durchleben wir die einzelnen Phasen der Schwangerschaft und Geburt. Beide Babys haben mich mitgenommen und geführt. Ich konnte mich entspannen, selbst bestimmen und dann auch frei von aller Scham gebären.

So hat mein Umfeld / mein Partner auf mein Vorhaben reagiert: Mein Partner ist der beste Geburtshelfer, den ich mir vorstellen kann. Bei beiden Geburten war er stets präsent, hat zugepackt, wenn ich es wollte, oder hat einfach meine Füße oder meinen Kopf gehalten, um mir Kraft und Ruhe zu geben.

So hat mein Arzt auf meinen Wunsch, zu Hause zu gebären, reagiert: „Wir sind doch nicht im Urwald!" (Hausarzt). Mein Frauenarzt zeigte sich neutral.

Auf meine Hausgeburt habe ich mich wie folgt vorbereitet: Lange und ausführliche Gespräche mit meiner Hebamme, intensives Kennenlernen. Ständige innere Reflexion bis zum Zeitpunkt der Geburt. Zwiegespräch mit dem Baby. Geburtsvorbereitungskurs mit meinem Partner.

So habe ich meine Hausgeburtshebamme gefunden: Über Freundinnen, die gleichfalls zu Hause geboren haben.

Die Geburt zu Hause verlief wie folgt: Entspannt, absolut sicher in dem, was wir (alle Beteiligten) machen.

Ich habe mein Baby gestillt: Bei meinem Sohn war es anfangs problematisch. Er kam 5 Wochen zu früh und konnte nicht saugen. Ich habe abgepumpt und ihm mit der Spritze die Milch eingeflößt. Meine Hebamme hat mich stets ermutigt. Ich denke, im Krankenhaus hätte er bestimmt Milch aus der Flasche bekommen, da er anfangs stark vom Geburtsgewicht her abgefallen ist. Durch meine Tochter erfuhr ich, wie einfach Stillen sein kann.

Das Wochenbett und die Zeit danach habe ich so in Erinnerung: Mein Wochenbett war eher ein Flitterwochenbett, da wir 3 Tage zuvor geheiratet hatten und mein Sohn, wie bereits erwähnt, 5 Wochen zu früh auf die Welt kam. Daher war das Stillen anfangs auch problematisch. Meine Hebamme hat mich gerade in dieser, wie ich finde, „Neulandzeit" unterstützt und ist mit mir durch alle Höhen und Tiefen gegangen. Bei meiner Tochter war das Wochenbett unkompliziert und sehr entspannt, wie auch das ganze Baby selbst ein echtes „Wonnebaby" ist.

Ich würde wieder zu Hause gebären wollen: Auf jeden Fall!!!

Luxus Privatgeburt

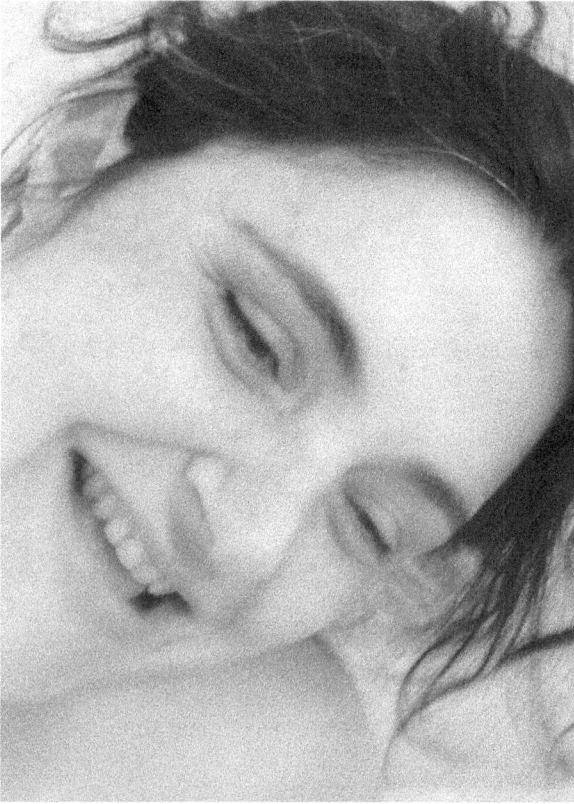
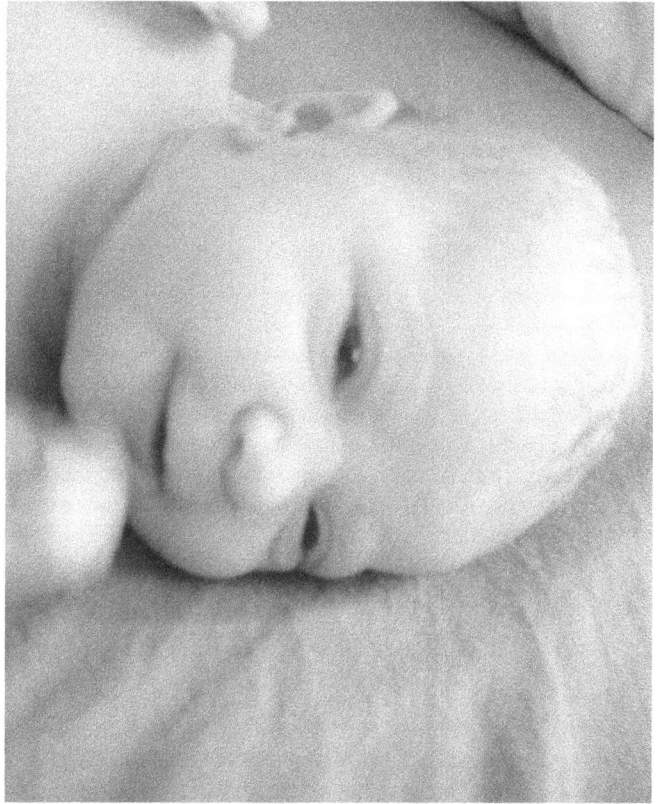
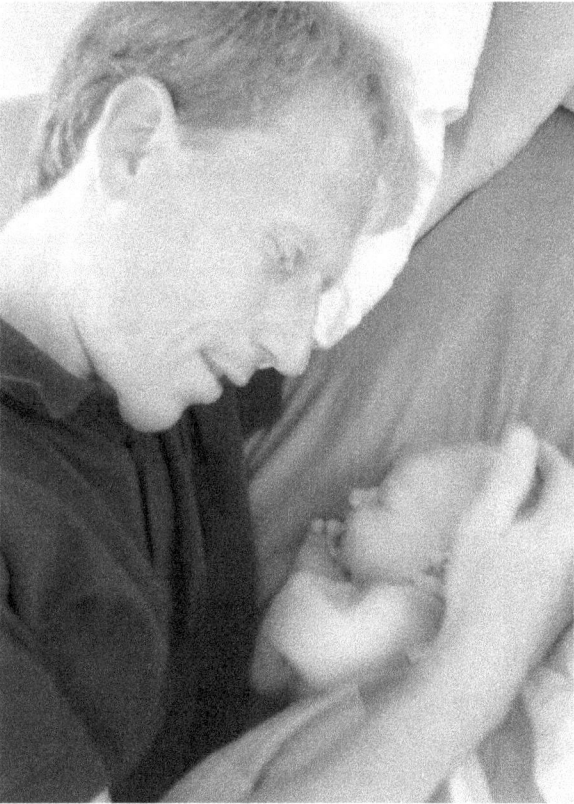
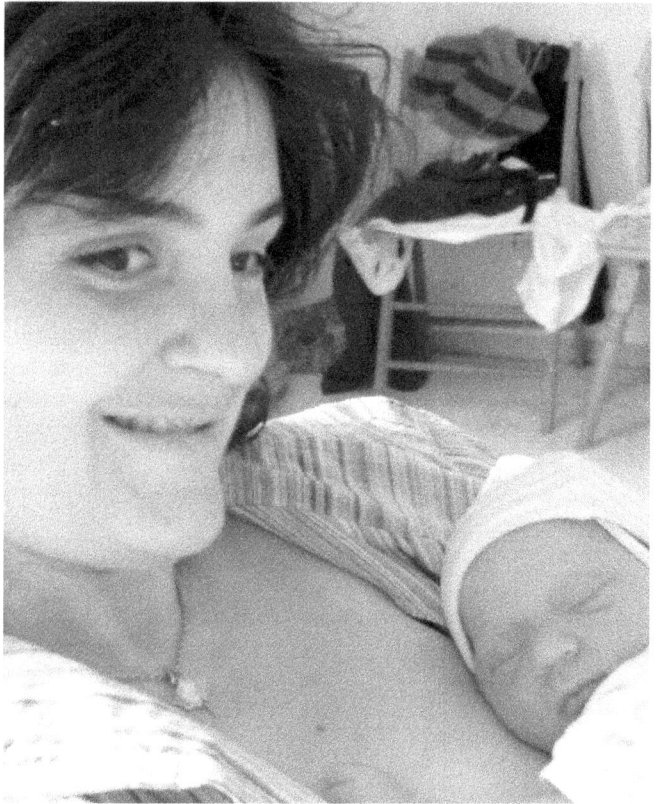

Christiane, 37
Wohnort: Bochum (D)
Beruf: Dipl.-Sozialarbeiterin

1. Kind: Junge (3 Jahre), Hausgeburt
2. Kind: Junge (5 Monate), Hausgeburt

„Es war schön, nicht in einem Krankenzimmer die Familienzusammenführung zu erleben."

Wenn ich das Wort „Hausgeburt" höre, kommen mir spontan folgende Gedanken in den Sinn: Geborgenheit, Ruhe, Privatsphäre, Zeit, Nest, eigener Rhythmus ist möglich, Hebamme als wichtigste Vertrauens- und Begleitperson, ohne die es nicht möglich wäre. Der Luxus, die natürlichste Sache der Welt natürlich zu erleben!

Ich hatte Angst vor der Geburt: Ja, weil ich nicht wusste, was auf mich zukommt und nicht wollte, dass fremde Ärzte über mich bestimmen.

Deshalb wollte ich zu Hause gebären: Die erste Geburt sollte eigentlich im Krankenhaus stattfinden. Als die Hebamme kam, war mein Muttermund aber schon so weit geöffnet, dass wir sofort hätten losfahren müssen. Ich konnte mir in diesem Moment nicht mehr vorstellen, in ein Auto zu steigen. Außerdem fühlte ich mich zuhause sicherer als in jedem Krankenhaus. Während der Schwangerschaft hätte ich mir diesen Schritt nicht zugetraut, ich wollte die Möglichkeit einer Schmerzlinderung im Krankenhaus. Nach dieser positiven Erfahrung einer Hausgeburt wollten wir die zweite Geburt auf jeden Fall wieder zu Hause erleben.

So hat mein Umfeld / mein Partner auf mein Vorhaben reagiert: Mein Partner hat mich gestärkt, mein Umfeld hat von Verständnis bis zu „dass du dir das noch mal antust" reagiert.

So hat mein Arzt auf meinen Wunsch, zu Hause zu gebären, reagiert: Sehr positiv, sofern ich eine kompetente Hebamme hätte.

Auf meine Hausgeburt habe ich mich wie folgt vorbereitet: Bei der Planung der zweiten Hausgeburt war es eine neue Erfahrung, diese Entscheidung ganz bewusst zu treffen. Außerdem musste ich dafür sorgen, dass mein dreijähriger Sohn bei Geburtsbeginn bei meiner Mutter versorgt wurde.

So habe ich meine Hausgeburtshebamme gefunden: Wir sind beide Hundebesitzer und trafen uns beim Spazierengehen im Wald.

Die Geburt zu Hause verlief wie folgt: Erste Geburt: Da der Muttermund schon weit geöffnet ist, entscheiden wir uns spontan für eine Hausgeburt und mein Sohn wird mit wenigen Presswehen geboren. Wir liegen im Wohnzimmer auf dem Teppich, Jannis auf meinem Bauch, er schaut mich an und der Weihnachtsbaum steht noch da – ein unglaublich schöner Moment. Zweite Geburt: Wehen alle 12 Minuten, die Hebamme schickt mich in die Badewanne. Kurz danach Blasensprung, Wehen werden stärker, bald setzen die Presswehen ein. Mein kleiner Sohn liegt nackt auf meiner Brust und wir sind glücklich.

Ich habe mein Baby gestillt: Erstes Kind: 6 Monate voll gestillt und mit 11 Monaten ganz abgestillt. Das zweite Kind stille ich noch.

Das Wochenbett und die Zeit danach habe ich so in Erinnerung: Der Kinderarzt kam zur U2 zu uns nach Hause. Einige unserer Besucher brachten uns lieber ein fertiges Mittagessen mit als teure Geschenke. Bei unserem zweiten Sohn kam mein Großer einen Tag nach der Geburt nach Hause, um seinen kleinen Bruder stürmisch zu begrüßen. Es war schön, nicht in einem Krankenzimmer die Familienzusammenführung zu erleben.

Ich würde wieder zu Hause gebären wollen: Ja, immer wieder!!

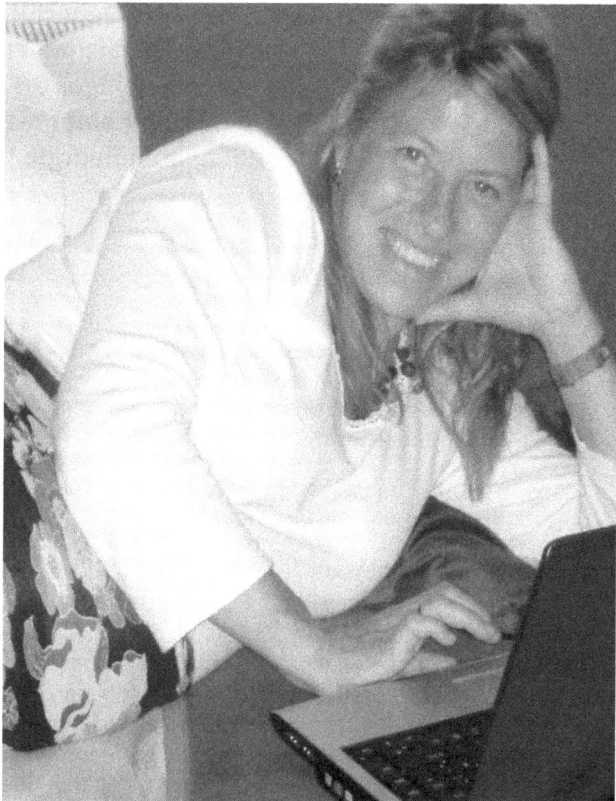
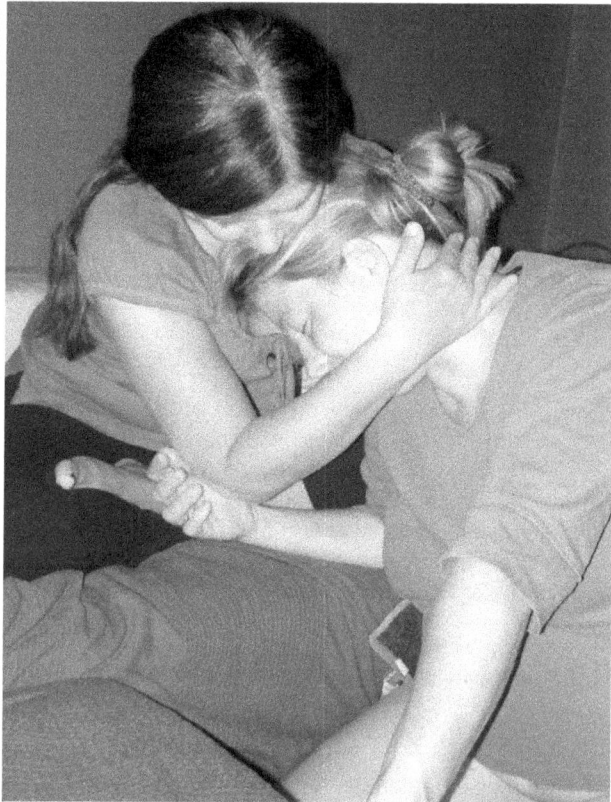
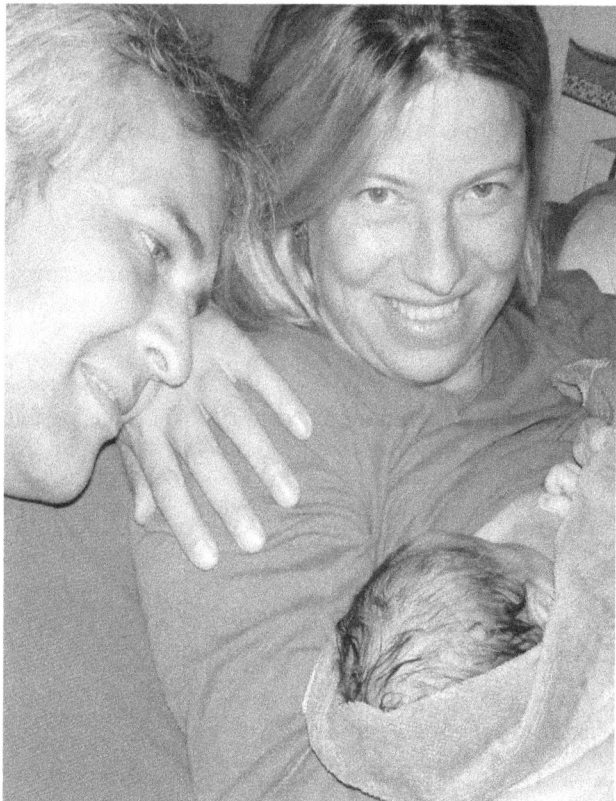
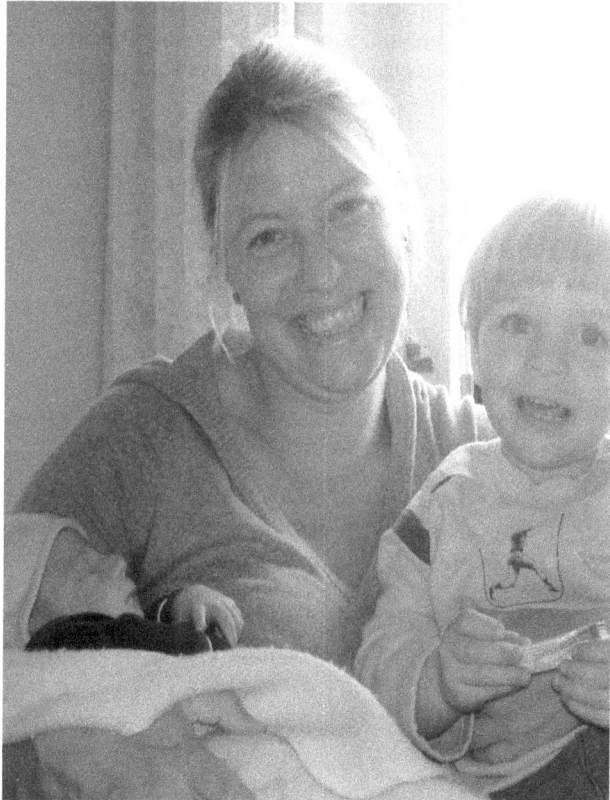

Hella, 39
Wohnort: Oberndorf bei Schwanenstadt (A)
Beruf: Hebamme, derzeit Hausfrau

„Das durch die Geburten geweihte Schlafzimmer war ein heiliger Ort, gefüllt mir einer nie gekannten Energie."

1. Kind: Mädchen, 11 Jahre, Klinikgeburt, primäre Sectio
   (38.SSW), wegen mütterlicher Erschöpfung
   nach schwerer Virusinfektion ab der 32. SSW
2. Kind: Mädchen (9 Jahre), Klinikgeburt
3. Kind: Junge (5 Jahre), Hausgeburt
4. Kind: Junge (4 Jahre), Hausgeburt

Wenn ich das Wort „Hausgeburt" höre, kommen mir spontan folgende Gedanken in den Sinn: Geburt in Geborgenheit, selbstbestimmt und frei. Das durch die Geburten „geweihte" Schlafzimmer war ein „heiliger" Ort, gefüllt mit einer nie gekannten Energie. Dankbarkeit, Wärme und Liebe durchfluten mich in der Erinnerung an die Geburten zu Hause.

Ich hatte Angst vor der Geburt: Nein. Ich war gespannt auf eine neue Erfahrung, zu der ich jetzt bereit war.

Deshalb wollte ich zu Hause gebären: Die Erfahrungen der ersten Geburten waren notwendig und schwer, der Wunsch es anders zu erleben sehr groß. Ich hatte eine erfahrene, sehr liebevolle Hebamme, meinen Mann und mein eigenes Vertrauen als Voraussetzung.

So hat mein Umfeld / mein Partner auf mein Vorhaben reagiert: Mein Mann hat mir die Entscheidung gänzlich überlassen, war erstaunt, aber bereit, mich voll und ganz zu unterstützen. Die Familie und Freunde waren eher verwundert, positiv überrascht bis begeistert.

So hat mein Arzt auf meinen Wunsch, zu Hause zu gebären, reagiert: Der Gynäkologe hat mich unterstützt, da er mich einschätzen konnte und meine klaren Vorstellungen und Grenzen kannte. Der Hausarzt sah die Verantwortung allein bei uns.

Auf meine Hausgeburt habe ich mich wie folgt vorbereitet: Frühzeitiger Kontakt zur Hebamme und mehrere Treffen mit ihr. Austausch mit meinem Mann über alles. Organisation der Kinderbetreuung während der Geburt und einer liebevollen Haushaltshilfe für 3 bis 4 Monate nach der Geburt. Vorbereitung des Geburtsraumes und Beschaffung aller notwendigen Utensilien. Auftanken von Sonne, Mut und Stärke!

So habe ich meine Hausgeburtshebamme gefunden: Empfehlung einer Kollegin.

Die Geburt zu Hause verlief wie folgt: Erste Geburt: Nach einem herrlichen Badeplatztag am Traunsee fingen kurz nach Mitternacht die Wehen an. Als meine Hebamme kam, war der Muttermund 6 cm offen, bald konnten wir unseren Sohn in die Arme schließen. Die Blutung nach der vollständigen Nachgeburt hörte nicht auf und ich verlor gut 1,5 Liter Blut. Mein Mann holte unseren Hausarzt, der mir eine Infusion angehängt hat. Damit kam die Blutung zum Stillstand und das hat mir eine Verlegung ins Krankenhaus erspart. Danach gab es dann nur noch uns und die Zeit schien stillzustehen. Zweite Geburt: Beginn morgens mit einem vorzeitigen Blasensprung und ineffektiven Wehen. Mittags halfen wir mit Einlauf und Bauchmassage nach. Nachmittags ließ sich unser Sohn dann endlich blicken. Der Blutverlust war diesmal minimal.

Ich habe mein Baby gestillt: Ja, aber leider nur kurz, da ich zu wenig Kraft hatte.

Das Wochenbett und die Zeit danach habe ich so in Erinnerung: Es war wunderschön. Nach der ersten Geburt hatte ich fast ein Jahr eine postpartale Depression, nach der zweiten Geburt starb mein Bruder. Und jetzt war einfach alles gut. Ich hatte liebevolle Hilfe und die Erfahrung und Energie einer selbstbestimmten und bewältigten Geburt.

Ich würde wieder zu Hause gebären wollen: Ja, auf jeden Fall. Allerdings haben wir entschieden, dass vier Kinder genug sind.

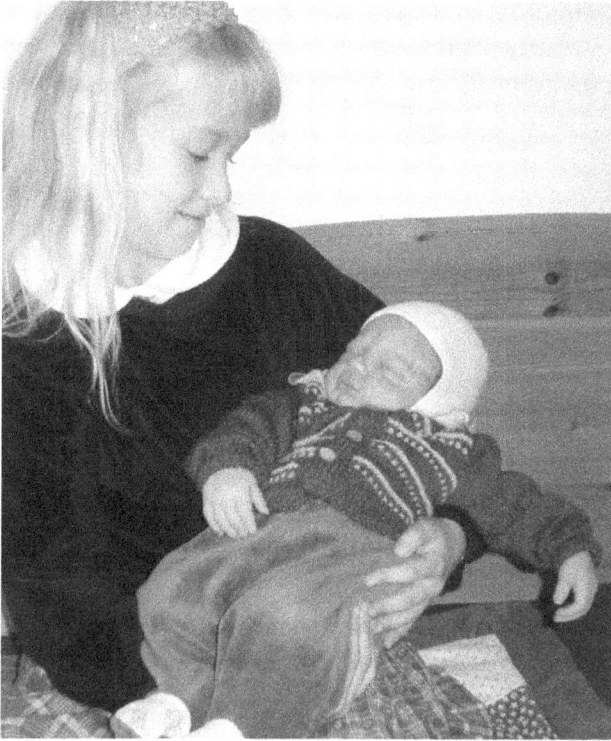

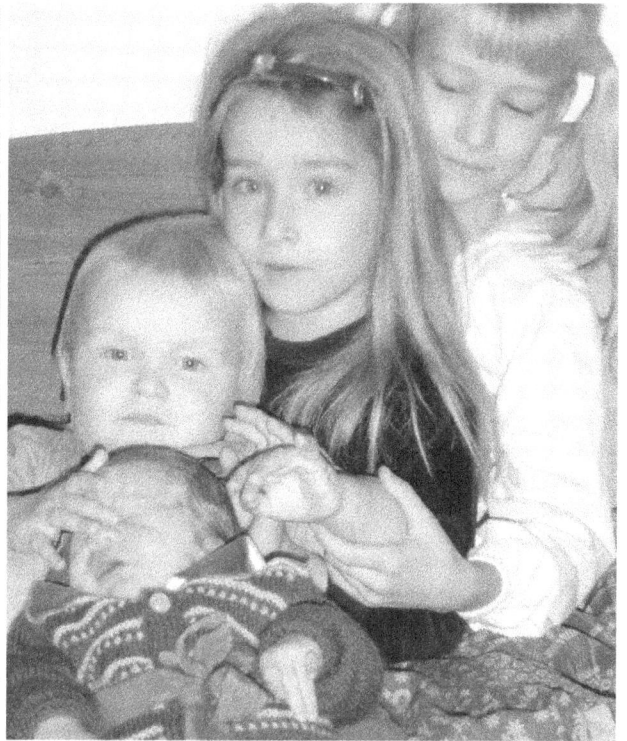

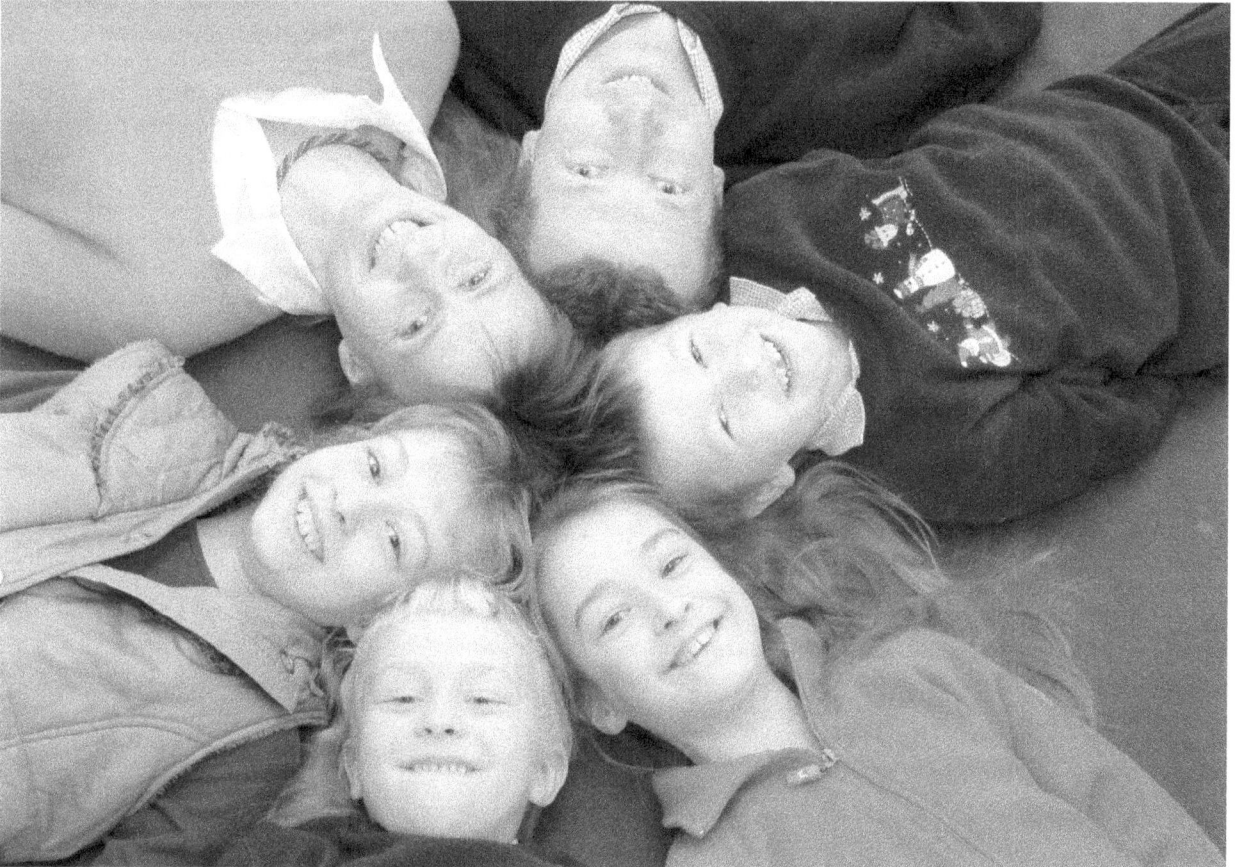

Judith, 39
Wohnort: Luzern (CH)
Beruf: Sozialarbeiterin

„Mir gefiel, dass wir vom Moment der Geburt voll verantwortlich waren und keinen Übergang wie nach einem Spitalaufenthalt bewältigen mussten."

1. Kind: Junge (3 Jahre), Hausgeburt
2. Kind: Mädchen (1,5 Jahre), Hausgeburt

Wenn ich das Wort „Hausgeburt" höre, kommen mir spontan folgende Gedanken in den Sinn: Ich darf dieses gewaltige Ereignis in meinem gewohnten Umfeld selbstbestimmt erleben, umgeben von meiner Familie, ohne mir fremde Menschen...

Ich hatte Angst vor der Geburt: Nein, ich glaubte an die Kraft meines Körpers. Was so viele Frauen vor mir schafften, traute ich auch mir zu.

Deshalb wollte ich zu Hause gebären: Schwangerschaft und Geburt sind keine Krankheit und gehören meiner Meinung nach nicht in ein ‚Krankenhaus'.

So hat mein Umfeld / mein Partner auf mein Vorhaben reagiert: Mein Mann hat mich unterstützt. Meine Verwandten und Bekannten sagten, sie bewunderten meinen Mut...

So hat mein Arzt auf meinen Wunsch, zu Hause zu gebären, reagiert: Ich habe während beider Schwangerschaften keinen Arzt konsultiert.

Auf meine Hausgeburt habe ich mich wie folgt vorbereitet: Ich habe lange Gespräche mit meiner Hebamme geführt, sie hat mir viel von ihren Erfahrungen erzählt und mich so herausgefordert, mir meine eigene Meinung zu machen und diese zu kommunizieren. So ist es ihr gelungen, sich ein umfassendes Bild von mir und meinem Partner zu machen. Natürlich kamen daneben auch viele Fragen von meiner Seite zur Sprache.

So habe ich meine Hausgeburtshebamme gefunden: Durch eine Studienkollegin, die mit ihr geboren hat.

Die Geburt zu Hause verlief wie folgt: Erste Geburt: Nach ca. 30 Stunden Arbeit kam mein Sohn in unserem Wohnzimmer zur Welt. Es war anstrengend, dreimal war die Hebamme da und ging wieder mit dem Satz, es werde wohl noch eine Weile dauern... Die Wehen waren zu schwach zum Gebären (alle fünf bis sechs Minuten), aber zu stark um zu schlafen oder zu essen (ich konnte in dieser Zeit nichts bei mir behalten). Immer wieder habe ich gedacht, dass ich bald nicht mehr weiter kann, aber ich vertraute meiner Hebamme voll und ganz. Mit Hilfe von Nachtspaziergang, Treppensteigen und Akupunktur kam die Sache dann doch richtig in Fahrt und am Ende überwog das Gefühl des Stolzes, dass ich so lange durchgehalten habe. Es war einfach überwältigend! Zweite Geburt: Ein regelrechter Sturm erfasste mich. Als die Kleine nach 2 1/4 Stunden bereits ankam, habe ich sie mit meinen Händen in Empfang genommen. Wir haben das ganz alleine geschafft, meine Tochter und ich!

Ich habe mein Baby gestillt: Meinen Sohn habe ich 9 Monate voll gestillt, danach noch teilweise bis zum ersten Geburtstag. Meine Tochter habe ich 6 Monate voll gestillt, im Gegensatz zum Bruder hat sie dann mit ersten Breimahlzeiten begonnen. Auch sie habe ich bis 13 Monate weitergestillt.

Das Wochenbett und die Zeit danach habe ich so in Erinnerung: Mein Mann hat in der ersten Zeit für uns gesorgt und die Hebamme kam täglich auf Besuch. Mir gefiel vor allem, dass wir vom Moment der Geburt an voll verantwortlich waren und keinen Übergang wie nach einem Spitalaufenthalt bewältigen mussten.

Ich würde wieder zu Hause gebären wollen: Unbedingt! Wenn es möglich wäre, immer!!

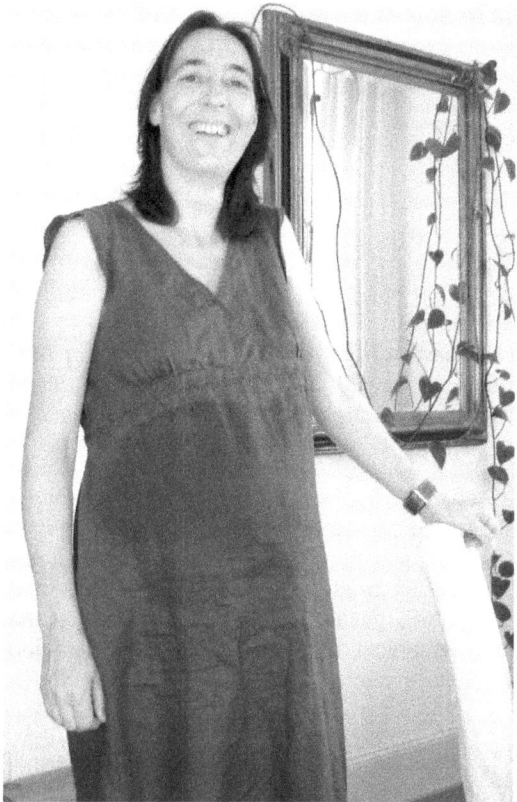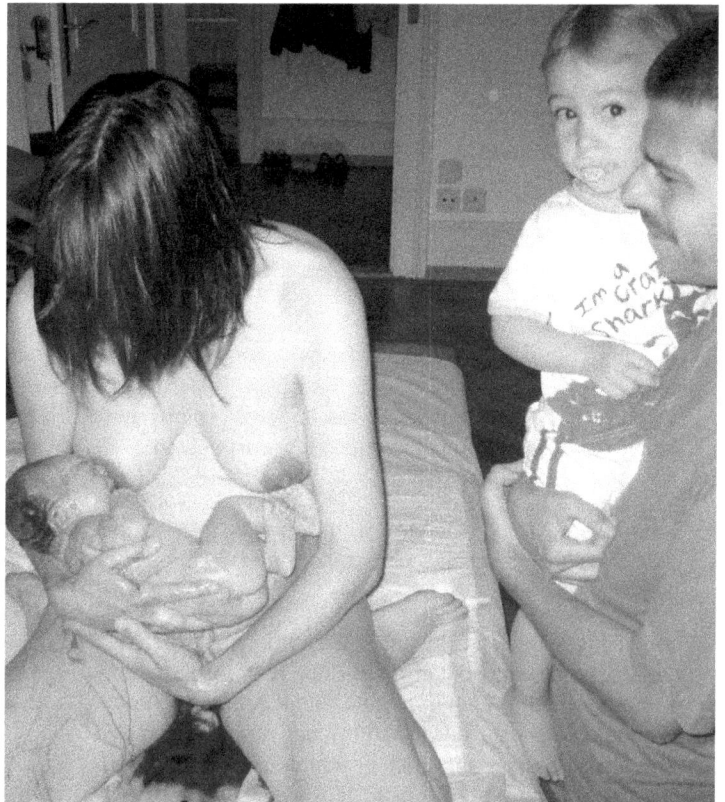
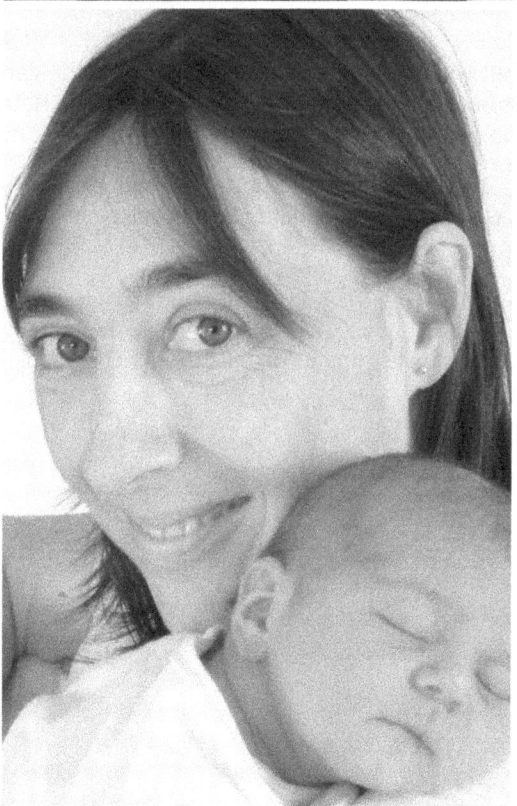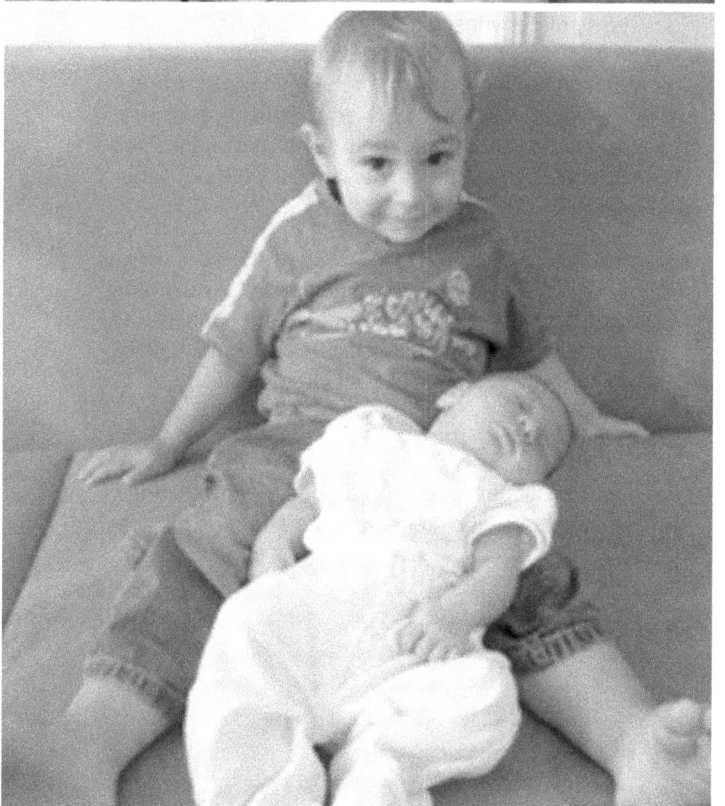

Nicole, 39
Wohnort: Eberdingen (D)
Beruf: Lacklaborantin

„Ein solches Erlebnis sollte in vertrauter Atmosphäre und mit vertrauten Menschen stattfinden können."

1. Kind: Junge (6 Jahre), Klinikgeburt
2. Kind: Mädchen (4 Jahre), Hausgeburt
3. Kind: Junge (1 Jahr), Hausgeburt

Wenn ich das Wort „Hausgeburt" höre, kommen mir spontan folgende Gedanken in den Sinn: Nie wieder etwas anderes, sofern alle gesund und keine Komplikationen zu erwarten sind.

Ich hatte Angst vor der Geburt: Ja, vor den Schmerzen. Nur beim ersten nicht, da wusste ich zum Glück noch nicht, was auf mich zukommt.

Deshalb wollte ich zu Hause gebären: Wegen dem lästigen Besuch „danach". Alle kamen ins Krankenhaus gerannt und wollten mein Baby begrapschen. Ich wollte nur meine Ruhe und mein Glück genießen, hatte mindestens 3 Tage und Nächte nicht mehr länger als eine viertel Stunde am Stück geschlafen. Zu Hause mache ich einfach die Türe nicht auf, wenn ich nicht will bzw. lasse nur erwünschte Besucher rein. Und natürlich wegen der Geburt. Ein solches Erlebnis sollte in vertrauter Atmosphäre und mit vertrauten Personen stattfinden können. Jeder Klinikarzt und jede Klinikhebamme erzählt einem etwas anderes und wenn man dann mehrere Schichtwechsel mitmachen muss, weil die Geburt ewig dauert – nein, danke.

So hat mein Umfeld / mein Partner auf mein Vorhaben reagiert: Das Umfeld wortkarg („Die hat doch einen Knall!") bis neugierig. Manche versuchten dann mit Schauergeschichten auch mich davon abzuhalten. Mein Partner ließ mir „freie Hand".

So hat mein Arzt auf meinen Wunsch, zu Hause zu gebären, reagiert: In der heutigen Zeit sei eine Hausgeburt unvernünftig und unverantwortlich und ich dürfte von ihm keinerlei Unterstützung hinsichtlich der Geburt erwarten. Habe ich auch nicht, bin nach diesem Besuch (ca. 20. SSW) nie wieder hingegangen. Habe alles in die Hände meiner Hebamme gegeben.

Auf meine Hausgeburt habe ich mich wie folgt vorbereitet: Beim ersten Mal habe ich mir ein aufblasbares Gebärbecken besorgt, leider reichte die Zeit nicht mehr aus zum Befüllen und es endete in der Badewanne. Beim zweiten Mal habe ich eine Regentonne im Baumarkt gekauft, Schlauchanschlussmaterial und Unterwasserlicht und -pumpe besorgt, Nähbändchen und Schere steril gemacht.

So habe ich meine Hausgeburtshebamme gefunden: Leider erst im Babyschwimmen mit meinem 7 Wochen alten Erstgeborenen.

Die Geburt zu Hause verlief wie folgt: Als es soweit war, waren die beiden Großen im Kindergarten, mir war es lieber, nur meinen Mann und meine Hebamme in der Nähe zu wissen.

Ich habe mein Baby gestillt: Meinen ersten bis zum 5. Geburtstag, die anderen beiden stille ich immer noch.

Das Wochenbett und die Zeit danach habe ich so in Erinnerung: Herrlich. Mein Mann nahm 2 Monate Elternzeit und ich konnte es so richtig genießen.

Ich würde wieder zu Hause gebären wollen: Sofort bzw. nie wieder anders.

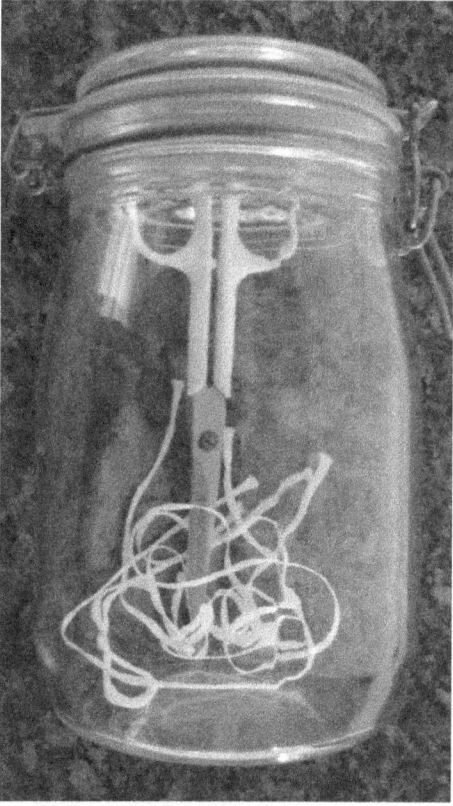
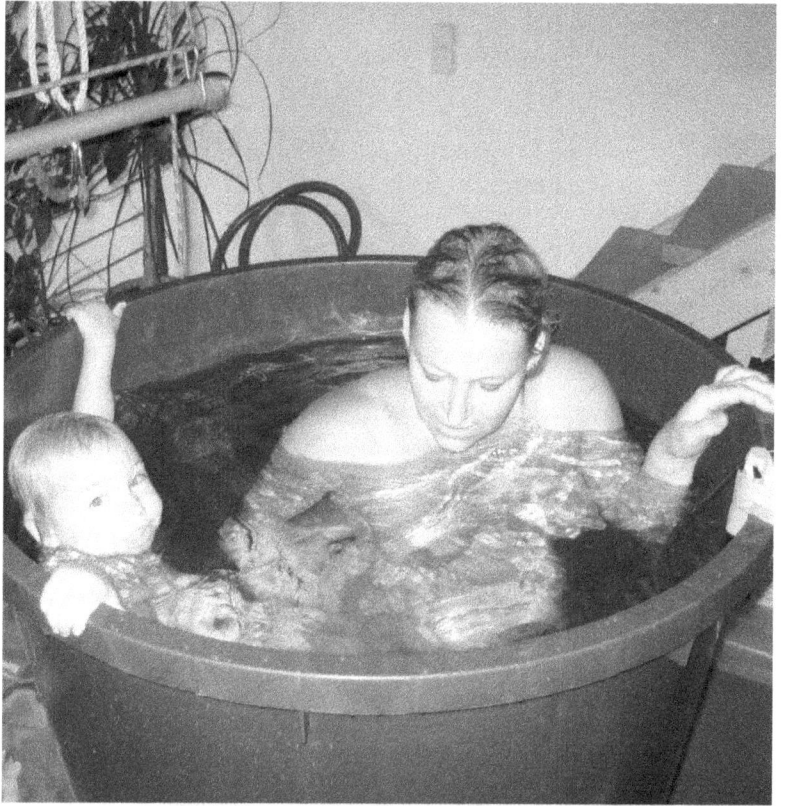
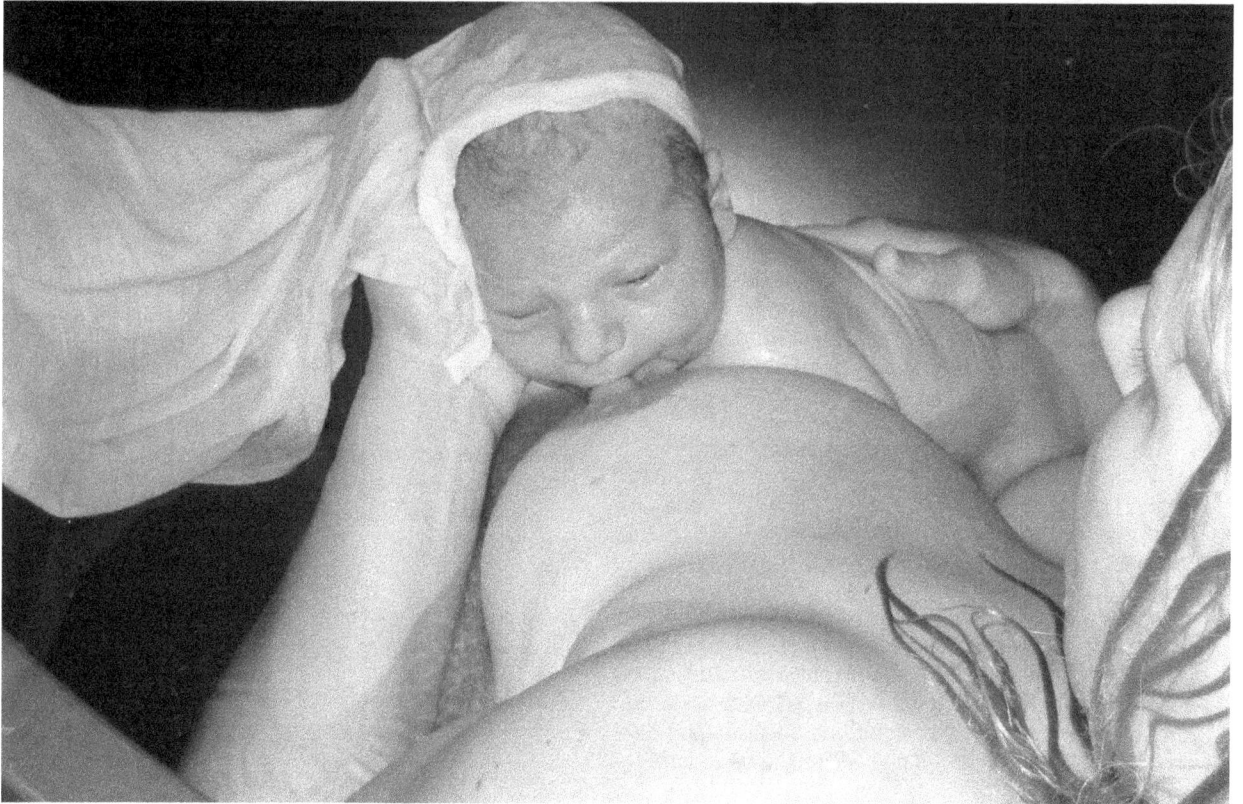

Sabine, 39
Wohnort: Obergriesbach (D)
Beruf: Astrophysikerin

1. Kind: Junge (6 Jahre), Hausgeburt (Planschbecken)
2. Kind: Junge (3 Jahre), Hausgeburt (Badewanne)

„Eine Geburt wollte ich nicht mit Fremden erleben, die zur Begrüßung meinen Muttermund abtasten – eine Beleggeburt wollte ich wegen der Klinikkeime und der Fahrerei nicht."

Wenn ich das Wort „Hausgeburt" höre, kommen mir spontan folgende Gedanken in den Sinn: Ruhe, Entspannung, kraftvolles, überwältigendes, ehrfurchtgebietendes Erlebnis. Eigener Rhythmus, Selbstbestimmung, Geburt im Kreis der Familie ohne fremde Personen, vertrauter Ort.

Ich hatte Angst vor der Geburt: Nein, nur davor, die Geburt schon im Krankenhaus beginnen zu müssen, denn der Große drehte sich in der 35. Schwangerschaftswoche erst quer und für 2 Tage in Steißlage. Danach zum Glück wieder „richtig rum". Und dann hatte ich ein wenig Angst, als er sich so viel Zeit ließ, dass er erst 14 Tage nach dem errechneten Geburtstermin zur Welt kam.

Deshalb wollte ich zu Hause gebären: Einen so intimen und einmaligen Moment wie eine Geburt wollte ich nicht mit Fremden erleben, die zur Begrüßung meinen Muttermund abtasten, darüber hinaus fragwürdigen Standardvorgehensweisen unterworfen. Eine Beleggeburt wollte ich wegen der Klinikkeime und der Fahrerei nicht.

So hat mein Umfeld / mein Partner auf mein Vorhaben reagiert: Die erste Antwort meines Partners war: „Und wenn da was passiert?!?". Alles, was ich an Statistiken, Erfahrungsberichten etc. zusammengetragen habe, hat ihn nicht überzeugt. Aber das Erstgespräch mit der Hebamme hat all seine Zweifel beiseite geräumt und er stand voll hinter dem Plan.

So hat mein Arzt auf meinen Wunsch, zu Hause zu gebären, reagiert: Ich hatte einen wirklich guten alten Frauenarzt, der nur sagte: „Toll, als ich in der Ausbildung war, gab es das ja noch öfter, heute leider fast gar nicht mehr."

Auf meine Hausgeburt habe ich mich wie folgt vorbereitet: 1. Planschbecken gekauft, mein Freund hat einen Gebärhocker gebaut, Besorgungsliste der Hebamme abgearbeitet. 2. Mit dem Großen Bilderbücher über die Geburt angeschaut und unser Au-pair darauf eingestimmt, bei Bedarf den Großen zu betreuen.

So habe ich meine Hausgeburtshebamme gefunden: Jeweils über das Internet. Beide waren Glückstreffer, mit denen wir uns sofort verstanden haben.

Die Geburt zu Hause verlief wie folgt: Erste Geburt: Eingeleitet durch Rizinuscocktail 13 Tage über dem errechneten Entbindungstermin. Die Hebamme war anfangs kurz da, dann waren wir allein. Ich bin im Planschbecken in den Wehenpausen immer eingenickt, erst mit der ersten Presswehe wieder wach geworden. Dann haben wir die Hebamme gerufen, die dank der langen Pressphase die Geburt unseres Brummers (Kopfumfang 37 cm, Gewicht 4.380 g) noch mitbekommen hat. Zweite Geburt: Kam überraschend 11 Tage vor dem errechneten Entbindungstermin. Sanfte Eröffnung des Muttermundes in knapp einer Stunde. Bei der ersten etwas unangenehmeren Wehe ließ ich die Hebamme anrufen. Das war bereits eine Übergangswehe, 3 Wehen später war er geboren, die Nabelschnur 3 Mal stramm um den Hals gewickelt – vermutlich hatte er es deshalb so eilig. Nach dem Abwickeln hat er schnell angefangen zu brüllen.

Ich habe mein Baby gestillt: Ja. Ich habe jeweils nach 3 bis 4 Monaten wieder angefangen zu arbeiten, so dass sie abgepumpte Milch bekamen. Insgesamt wurden sie 6,5 bzw. 8,5 Monate voll und 1,5 Jahre teilgestillt, den Kleinen stille ich mit 3 Jahren jetzt noch morgens.

Das Wochenbett und die Zeit danach habe ich so in Erinnerung: Unheimlich schön und entspannt. Ehrfürchtig. Eine Zeit „hinter Sonne und Mond", ganz in unserem eigenen Rhythmus. Wunderbar fand ich auch das Verhältnis zwischen den beiden Brüdern in den ersten Tagen.

Ich würde wieder zu Hause gebären wollen: Selbstverständlich! Das Krankenhaus käme nur bei Gefahr für Leib und Leben in Frage.

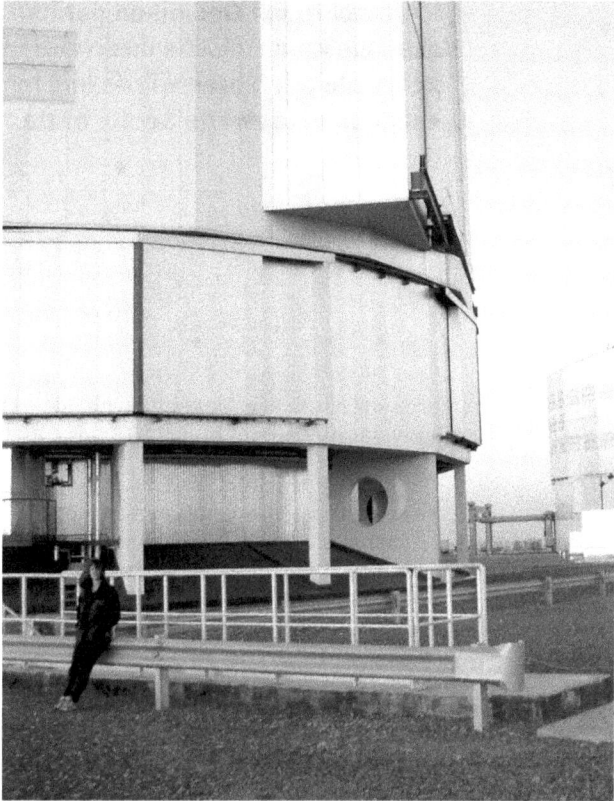
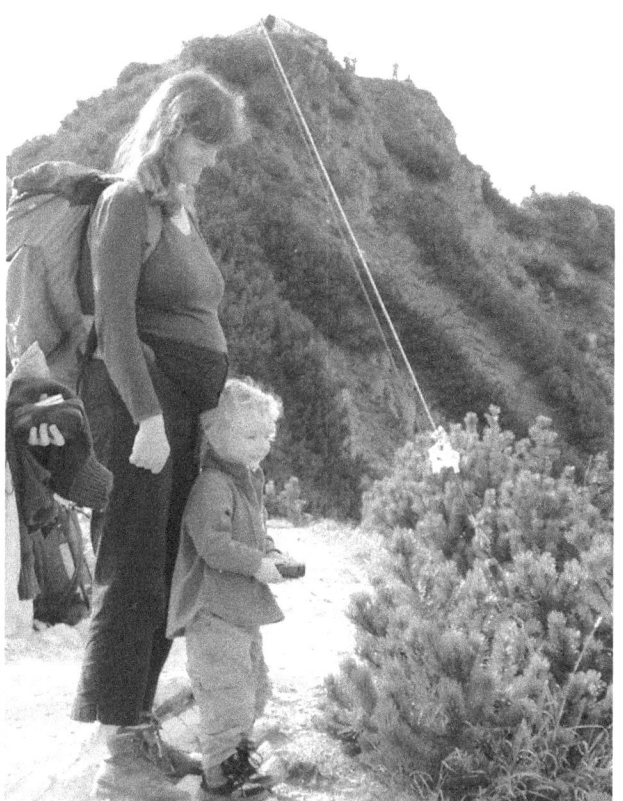
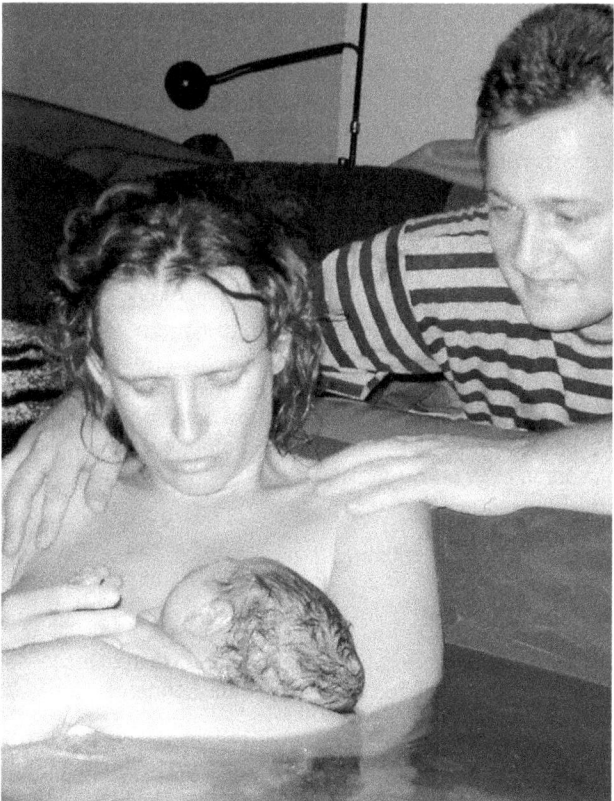
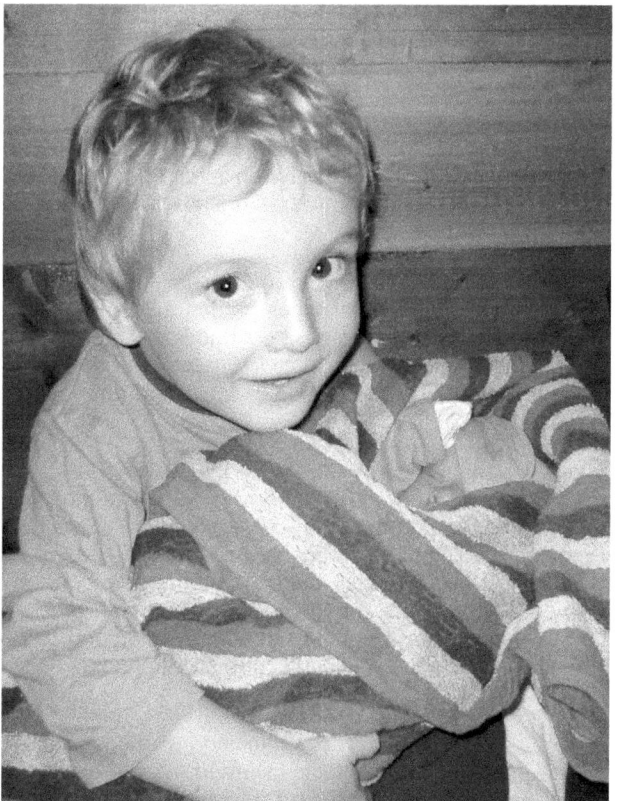

Margaret, 41
Wohnort: Burnley (UK)
Beruf: Biomedizinische Wissenschaftlerin

„Ich machte mir Gedanken darüber, dass eine medizinische Intervention zur nächsten führen würde und ich womöglich eine zweite Sectio hätte.“

1. Kind: Mädchen (10,5 Jahre), Kaiserschnitt
2. Kind: Junge (6,5 Jahre), natürliche Geburt im Krankenhaus, Baby aufgrund von Personalmangel im Untersuchungszimmer geboren, hatte eine schlimme Dammverletzung.
3. Kind: Mädchen (3,5 Jahre), Hausgeburt (Wassergeburt)
4. Kind: Mädchen (6 Monate), Hausgeburt (Wassergeburt)

Wenn ich das Wort „Hausgeburt" höre, kommen mir spontan folgende Gedanken in den Sinn: Ruhe, alles unter Kontrolle haben, Familienmitglieder waren anwesend und willkommen, gedämpftes Licht, Normalität, neues Baby leicht in die Familie integriert, Entspanntheit, Euphorie und Feiern.

Ich hatte Angst vor der Geburt: Als ich mit unserem dritten Baby schwanger war, verspürte ich immer noch einige Unruhe bei dem Gedanken, dass eine Krankenhausgeburt genauso verlaufen könnte wie die zweite Geburt im Krankenhaus. Ich machte mir Gedanken, dass ich abermals nicht zu meiner erhofften und geplanten Geburtserfahrung käme. Ich machte mir auch Gedanken darüber, dass eine medizinische Intervention zur nächsten führen würde und ich womöglich eine zweite Sectio hätte.

Deshalb wollte ich zu Hause gebären: Wir haben uns verlassen gefühlt im Krankenhaus, als ich mein zweites Kind geboren habe. Das hat unsere Entscheidung sehr beeinflusst. Wenigstens hatten wir auf diese Weise eine Hebamme bei uns.

So hat mein Umfeld / mein Partner auf mein Vorhaben reagiert: Mein Mann hatte anfangs ein paar Zweifel, aber unterstützte meine Entscheidung vollends. Meine Eltern und Schwestern waren ebenfalls besorgt, aber als wir unsere Gründe erklärt hatten, freuten sie sich genau wie wir auf diese Hausgeburt.

So hat mein Arzt auf meinen Wunsch, zu Hause zu gebären, reagiert: Erklärte mögliche Probleme und dass meine vorhergehende Sectio Dinge schnell verkomplizieren könnte. Wir erklärten ihm, dass wir im Krankenhaus so wenig Aufmerksamkeit bekommen hatten, dass wir in einem Problemfall genauso Schwierigkeiten bekommen hätten, da niemand dagewesen wäre, der etwas bemerken hätte können.

Auf meine Hausgeburt habe ich mich wie folgt vorbereitet: Las verschiedene Bücher, die von La Leche League empfohlen wurden. Kaufte einen Geburtspool, nachdem ich viel darüber im Internet gelesen hatte. Kümmerte mich um die Unterstützung meiner Nichte, die mir bei der Kinderbetreuung half.

So habe ich meine Hausgeburtshebamme gefunden: Unsere Hebamme organisierte einen Pränatal-Kurs des National Childbirth Trust (Nationale Gesellschaft zur Geburt). Eine weitere Hebamme, die wir seit Jahren von ihrem Engagement bei der Stillhilfe kannten, stand bereit, als es so weit war mit unserem vierten Kind.

Die Geburt zu Hause verlief wie folgt: Erste Hausgeburt: Zwei Tage über dem Termin. Begann mich weniger wohl zu fühlen gegen 10:30 Uhr. Kontaktierte die Hebamme. Ließ mir ein Bad ein, fühlte mich besser. Hebamme kam an, Muttermund 3 cm geöffnet. Meine Nichte kam um 0:05 Uhr von Arbeit. Um 0:10 Uhr hatte ich starke Kontraktionen und kam aus der Badewanne heraus. Kam gerade noch so in den Geburtspool zum Gebären. Kopf kam raus. Fühlte mich ab da sehr euphorisch. Nach wenigen Minuten war unsere Tochter geboren. Wir haben selber festgestellt, dass es ein Mädchen ist. Einfach perfekt! Zweite Hausgeburt: Blasensprung mit 38 Wochen. Ich traf meine Familie zu Hause und rief die Hebamme an. Sie fuhr aber wieder weg, da es noch keine Anzeichen für eine Geburt gab. 5 Minuten danach begannen die Wehen (vielleicht, weil ich meine Tochter stillte?). Ungefähr eine Stunde später kam die Hebamme wieder. Ich fühlte mich immer noch wohl mit Rückenmassage. Zwanzig Minuten, nachdem ich in den Pool gestiegen war und rund 2,5 Stunden nach Wehenbeginn wurde unsere Tochter geboren. Wieder eine wunderschöne Erfahrung!

Ich habe mein Baby gestillt: Nach beiden Geburten sofort gestillt.

Das Wochenbett und die Zeit danach habe ich so in Erinnerung: Arbeitsreich, fröhlich, viele Besucher, magisch. Sehr kostbare Zeit, da alle Geschwister und wir als Eltern das neue Baby kennenlernten.

Ich würde wieder zu Hause gebären wollen: Jederzeit, wenn ich nicht eine 41-jährige Mutter wäre mit vier Kindern in einem kleinen Haus!

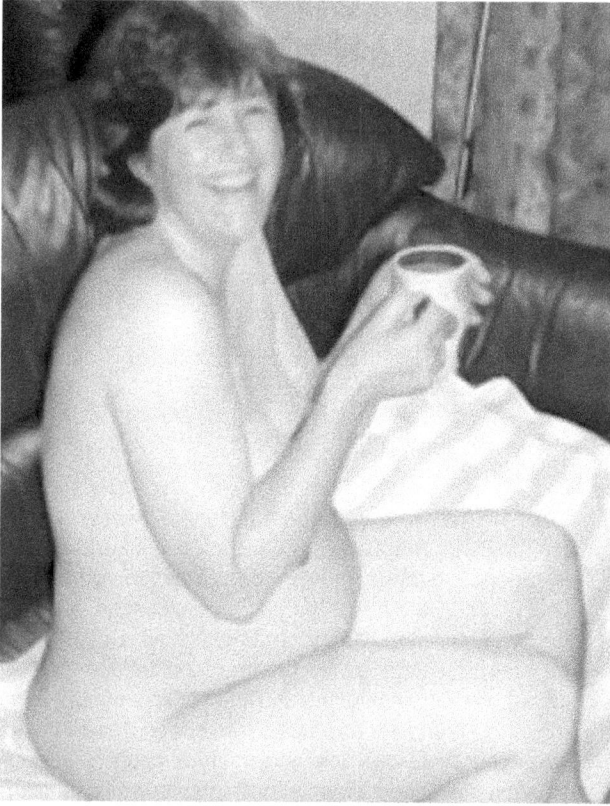
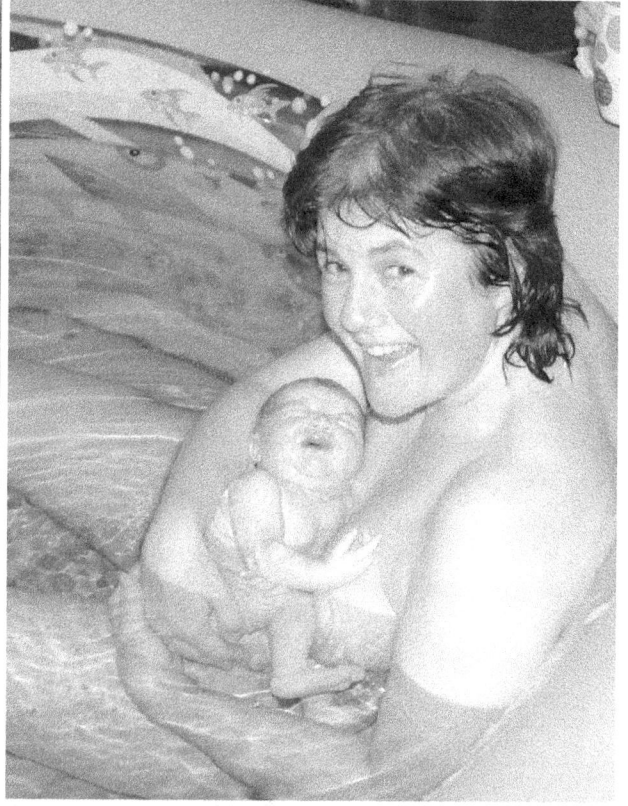
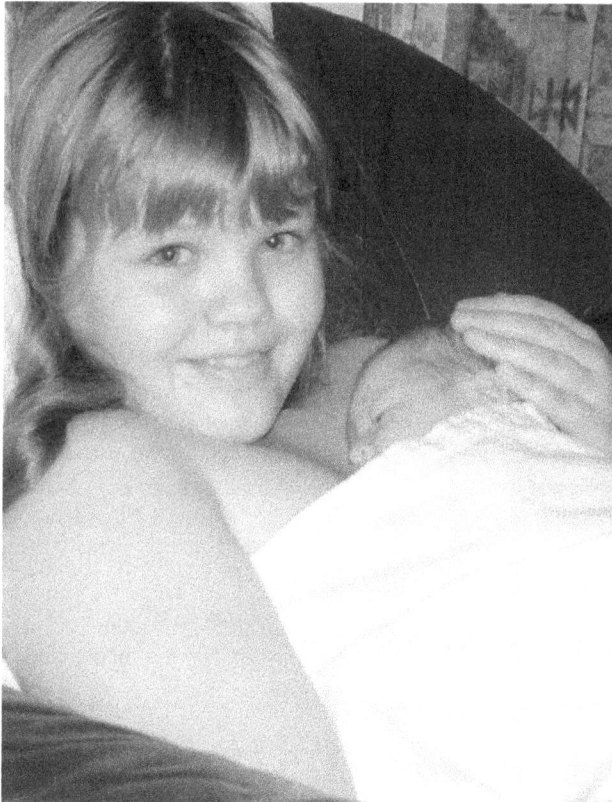
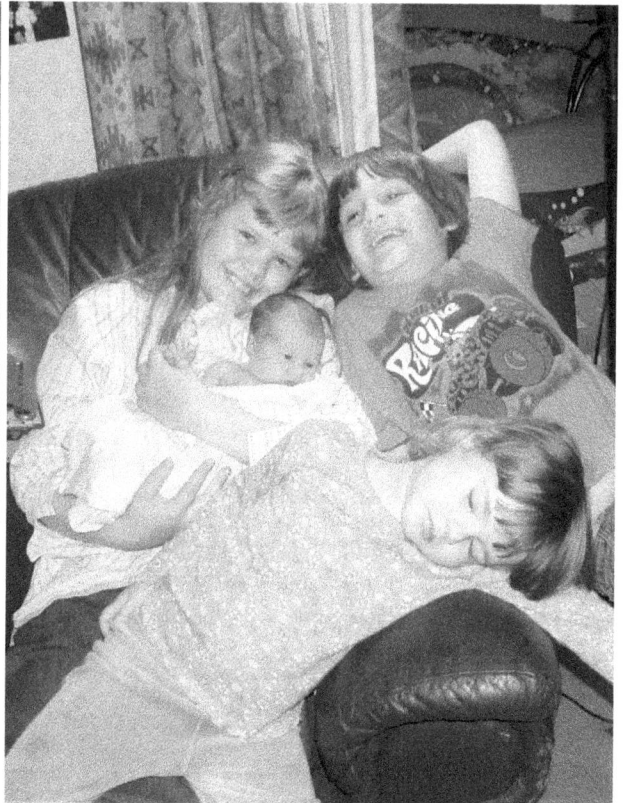

Martina, 41
Wohnort: Arnhem (NL)
Beruf: LLL-Beraterin, Still- und
Laktationsberaterin IBCLC,
Englischlehrerin

1. Kind: Junge (10 Jahre), Hausgeburt
2. Kind: Junge (7 Jahre), Hausgeburt

„Mein Urinstinkt rief mir zu: Immer schön in Bewegung bleiben."

Wenn ich das Wort „Hausgeburt" höre, kommen mir spontan folgende Gedanken in den Sinn: Schlicht und unspektakulär, aus eigener Kraft, im Urvertrauen, als Teil der Natur, fern von Klinikstress, selbstverantwortlich, jeden Moment selbst durchlebt, loslassen können, Dankbarkeit, die Geburt erlebt und überlebt zu haben, stolz auf mich selbst.

Ich hatte Angst vor der Geburt: Nein. So viele Frauen hatten es vor mir getan. Ich bin im Laufe der Monate auch der Geburt entgegen gewachsen.

Deshalb wollte ich zu Hause gebären: Während meiner ersten Schwangerschaft wohnten wir in Indonesien. Die dortigen Einrichtungen sagten mir nicht so zu. Außerdem erschien mir das Risiko groß, als Europäerin zügig einen Kaiserschnitt zu bekommen.

So hat mein Partner auf mein Vorhaben reagiert: Mein Partner und dessen Geschwister sind zu Hause geboren. Es war also nicht neu für ihn.

So hat meine Ärztin auf meinen Wunsch, zu Hause zu gebären, reagiert: Bei der ersten Schwangerschaft hat die indonesische Frauenärztin nicht positiv reagiert. Sie wollte mir einreden, dass das viel zu gefährlich sei. Bei der zweiten Schwangerschaft war ich nicht in ärztlicher Betreuung.

Auf meine Hausgeburt habe ich mich wie folgt vorbereitet: Ich hatte Bekanntschaft mit einer Frau gemacht, die ein paar Jahre zuvor auch zu Hause (in Indonesien) geboren hatte. Außerdem las ich die Bücher „Geburt ist Frauensache" und „Natürliche Geburt" von Sheila Kitzinger und „Geburt ohne Gewalt" von Frédèric Léboyer. Ich spürte, dass hier viele Weisheiten versammelt waren.

So habe ich meine Hausgeburtshebamme gefunden: Durch Herumfragen.

Die Geburt zu Hause verlief wie folgt: 1. Geburt: Die indonesische Hebamme leitete mich drei Stunden lang zum Pressen an. Es war eine Qual und extrem ermüdend, so lange immer wieder pressen zu müssen. Die stabilen Herztöne unseres Sohnes rangen der Hebamme jedoch regelmäßig ein Lächeln ab. Gegen Ende der Geburt setzte die Hebamme noch einen Dammschnitt, der ungenäht blieb. 2. Geburt: Wir wohnten in Sri Lanka. Aufgrund der traumatischen ersten Geburt flogen wir gegen Ende der Schwangerschaft nach Hause, so dass ich die Geburt diesmal hoffentlich untraumatisiert überstehen würde. Mein Urinstinkt rief mir zu: „Immer schön in Bewegung bleiben". Ich folgte einfach meiner Intuition und in der linken Seitenlage gebärend ging es für mich und meinen Sohn einfach am besten.

Ich habe mein Baby gestillt: Selbstverständlich: 3 und rund 4,5 Jahre.

Das Wochenbett und die Zeit danach habe ich so in Erinnerung: Erstes Mal: Fühlte mich sehr deprimiert; mein Leben hatte sich schlagartig verändert; unser Sohn brauchte uns nun rund um die Uhr. Auch körperlich dauerte es seine Zeit, bis ich wieder einigermaßen sitzen und nach der Dammverletzung schmerzfrei wasserlassen konnte. Ich fühlte mich leicht verstümmelt im Schambereich. Es sah nun auch anders aus als vorher. Zweites Mal: Sowohl seelisch als auch körperlich ging es mir viel besser.

Ich würde wieder zu Hause gebären wollen: Zum Glück stellt sich mir diese Frage nicht mehr, aber ich denke, dass ich es sicherlich wieder tun würde. Wir wohnen inzwischen in den Niederlanden, wo die Hausgeburt noch die Norm ist.

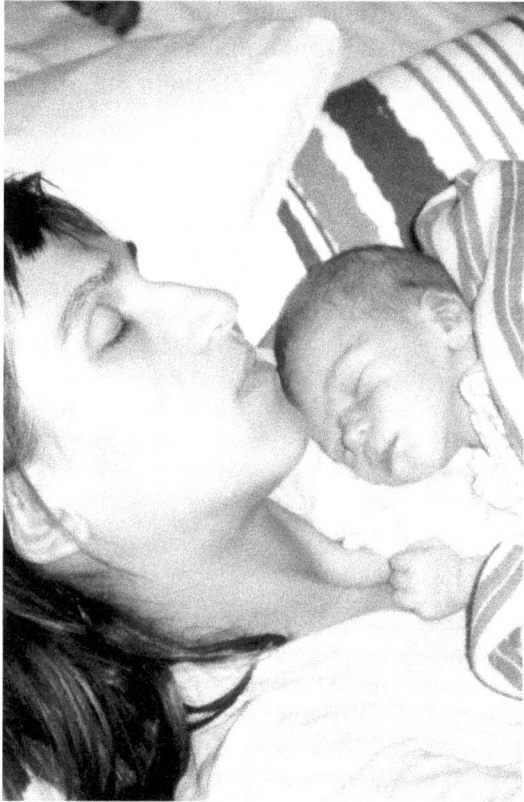
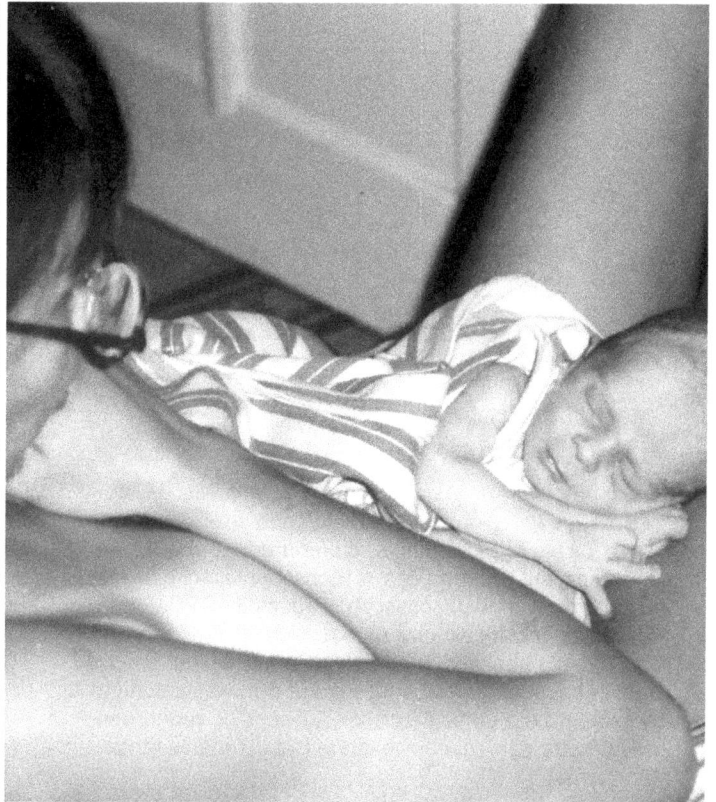
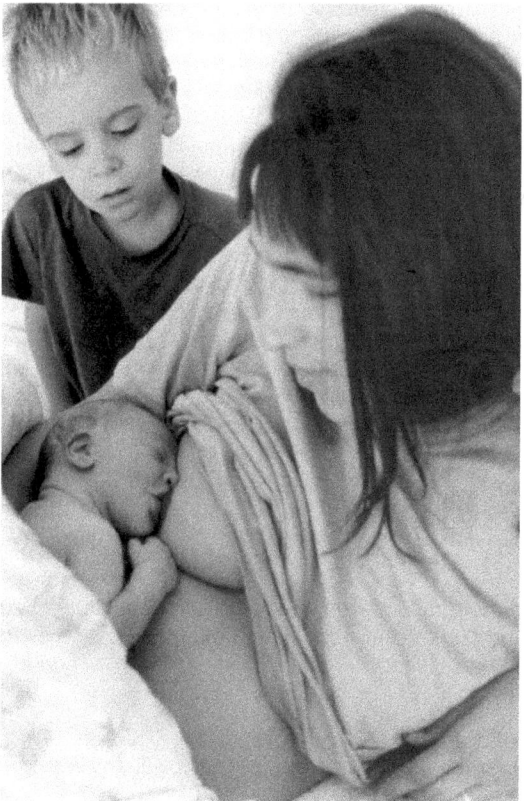
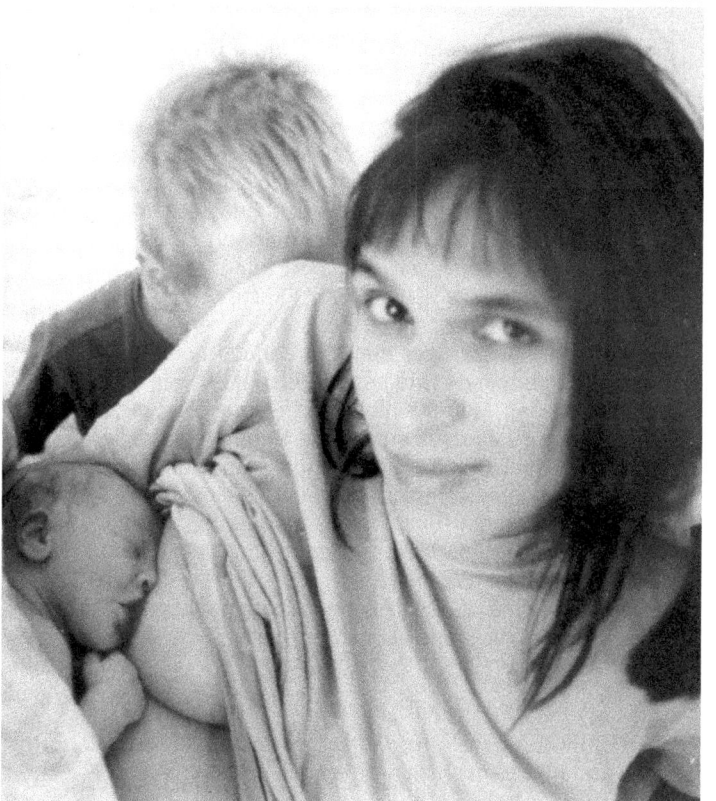

Claudia, 46
Wohnort: Südlich von Wien (A)
Beruf: Lehrerin

„Nach meinen Erfahrungen war
das Krankenhaus nicht sicherer
als mein Zuhause.“

1. Kind: Mädchen (vor 23 Jahren), Klinikgeburt, verstorben im
   Mutterleib in der 39. SSW nach bekanntem Wachstumsrückstand
   und kurz vor dem angesetzten Not-Kaiserschnitt
2. Kind: Junge (vor 21 Jahren), Klinikgeburt, Fehlgeburt, 17. SSW
3. Kind: Junge (vor 20 Jahren), Klinikgeburt, Fehlgeburt, 19. SSW
4. Kind: Junge (16 Jahre), Klinikgeburt
5. Kind: Junge (12 Jahre), Hausgeburt
6. Kind: Junge (11 Jahre), Hausgeburt

Wenn ich das Wort „Hausgeburt" höre, kommen mir spontan folgende Gedanken in den Sinn: Es gibt viele, die reinreden, obwohl sie sich kaum auskennen. Vielen Menschen erscheint sie im Zeitalter von Wunschsectio, Kreuzstich (PDA) und Pränataldiagnostik als unverantwortlich und rückschrittlich. Dabei habe ich erlebt, dass mein Mädchen im Krankenhaus in der Vorbereitung auf den Kaiserschnitt in meinem Leib unter ärztlicher Aufsicht (!) verstorben ist und hatte dann die eingeleitete Geburt meines toten Mädchens.

Ich hatte Angst vor der Geburt: Dass mir mein Baby wieder weggenommen wird, wenn etwas nicht in Ordnung ist...

Deshalb wollte ich zu Hause gebären: Nach meinen Erfahrungen war das Krankenhaus nicht sicherer als mein Zuhause. Ich suchte nach einem intimen Ort, an dem ich möglichst selbstbestimmt entbinden konnte, da ich durch meine Totgeburtserfahrung im Krankenhaus traumatisiert war. Dort erlebte ich keine Berührung, keine Verabschiedung, keine Erinnerung, kein Grab, keine Fotos. Als Beweis und Erinnerung habe ich nur einen Auszug aus dem Sterbebuch beim Standesamt, in dem der Vornamen mit einem „X" vermerkt ist und meinen Mutter-Kind-Pass, in dem die Geburt eingetragen ist. Die diensthabende Hebamme auf der geburtshilflichen Station riet mir und meinem Mann, ein Formular zu unterschreiben, dass ich unser totgeborenes Kind den in der Klinik anfallenden Amputaten von Operationen beilegen lassen möchte, „da dies in einer solchen Situation das Beste ist." – Bestärkt war ich zudem durch eine ausschließlich hebammenbegleitete Geburt im Krankenhaus bei meiner vierten Schwangerschaft.

So hat mein Umfeld / mein Partner auf mein Vorhaben reagiert: Er unterstützte mich – wir wussten, was auch im Krankenhaus passieren konnte.

So hat mein Arzt auf meinen Wunsch, zu Hause zu gebären, reagiert: Sofern ich im Krankenhaus angemeldet sei, unterstütze er mein Vorhaben – die Schwangerschaften verliefen komplikationslos.

Auf meine Hausgeburt habe ich mich wie folgt vorbereitet: Geburtsvorbereitung bei meiner Hausgeburtshebamme, Hausbesuch, richtete ein Zimmer her, erkundigte mich bei Frauen, die daheim geboren hatten. Literatur gelesen.

So habe ich meine Hausgeburtshebamme gefunden: In Geburtsvorbereitung beim ersten Kind (vierte Schwangerschaft), und durch Arbeitskreis zum Thema Fehl- und Totgeburt.

Die Geburt zu Hause verlief wie folgt: Die Kinder kamen innerhalb einer guten Stunde nach dem Einsetzen der Wehen. Mein Mann war bei der ersten Hausgeburt anwesend, kam zur zweiten Hausgeburt zu spät. Zur zweiten Hausgeburt musste ich vom Krankenhaus nach Hause eilen! Meine Freundin, die Hebamme ist, feierte dort ihren Geburtstag am internationalen Hebammentag. Ich hielt mich stehend am Türstock, als der eine Sohn zur Welt kam. Der andere kam ein Jahr davor, eben dort am Boden im Vierfüßlerstand, als ich auf dem Weg in das vorbereitete Zimmer war. Das sind noch heute sehr energetische Orte für mich.

Ich habe mein Baby gestillt: Ja, alle 3 Kinder zwischen 12 und 22 Monate.

Das Wochenbett und die Zeit danach habe ich so in Erinnerung: Nachwehen, die nach jedem Kind stärker waren, glücklich und stolz daheim zu sein und gut betreut – ich hatte beim dritten Kind auch eine Caritas-Helferin organisiert, die uns 4 Wochen begleitete.

Ich würde wieder zu Hause gebären wollen: Ja, mit einer verantwortungsbewussten und erfahrenen Hebamme.

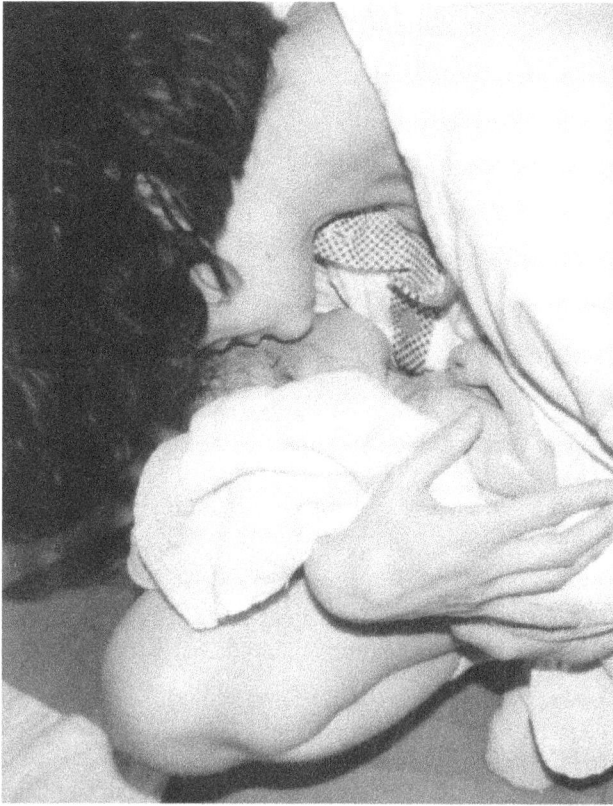
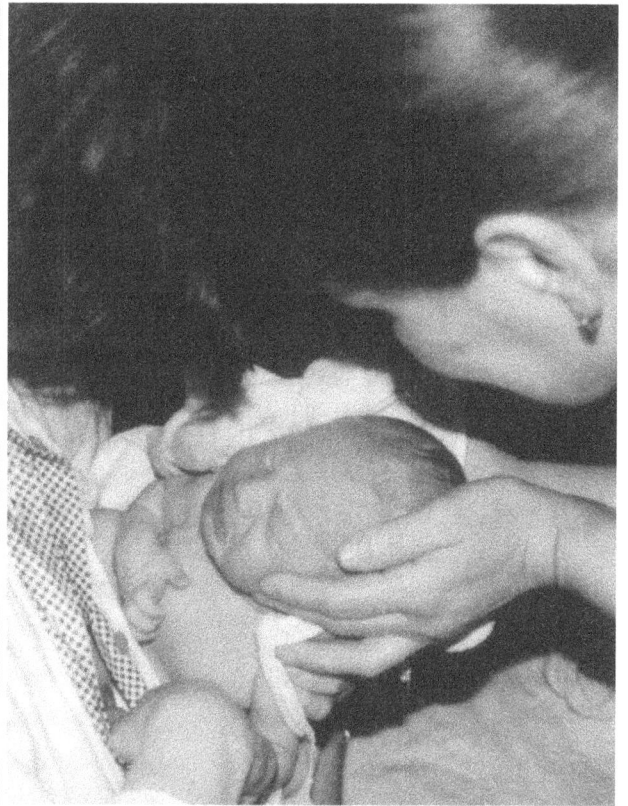
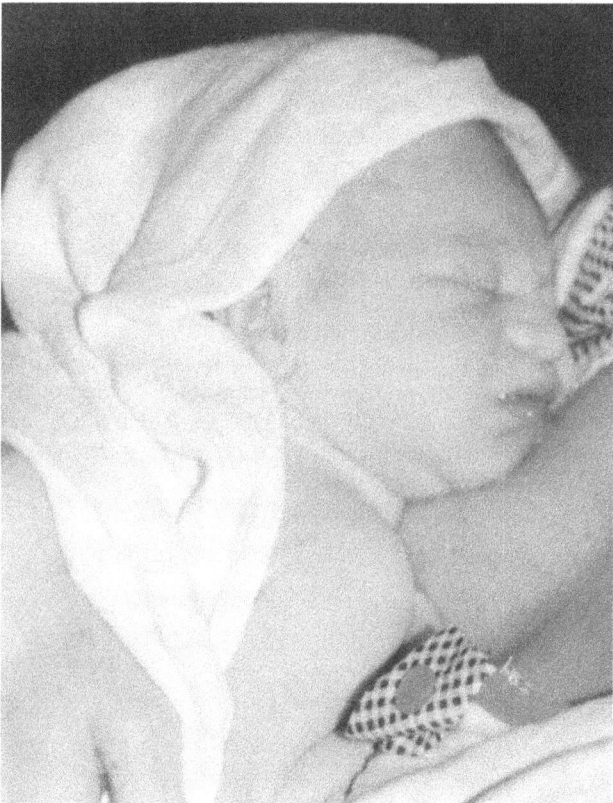
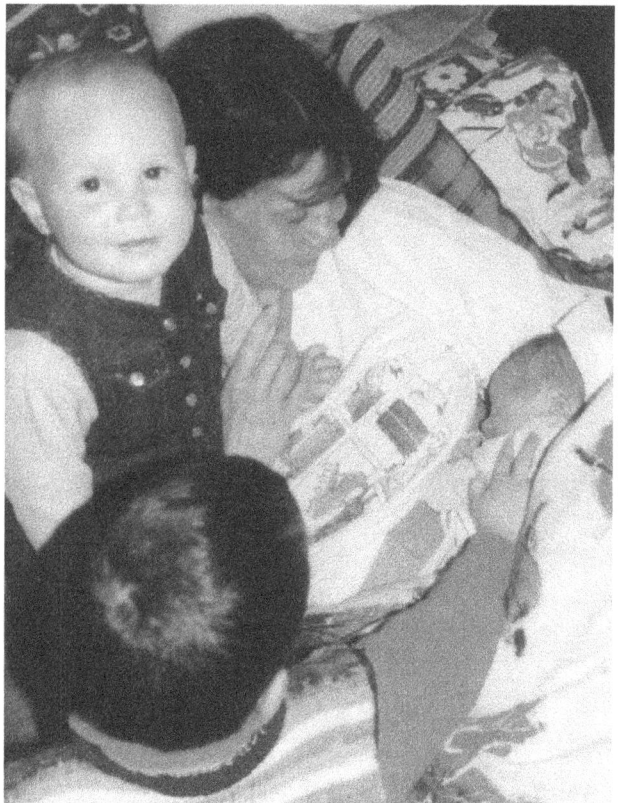

Karin Renata, 47
Wohnort: Zürich (CH)
Beruf: Praxisassistentin (früher); Hebamme

1. Kind: Mädchen (22 Jahre), Hausgeburt
2. Kind: Junge (15 Jahre), Hausgeburt

„Ich wollte meine Kraft zum Gebären haben, nicht zum Streiten."

Wenn ich das Wort „Hausgeburt" höre, kommen mir spontan folgende Gedanken in den Sinn: Keine Klinikschemata. Ruhe und Geborgenheit, Ungestörtheit. Eine Hebamme ist für mich alleine zuständig, und immer da, wenn ich ihre Hilfe benötige. Keine störenden Telefone, Notfälle etc. Keine Schülerinnen, Studentinnen, Zuschauerinnen.

Ich hatte Angst vor der Geburt: Ich hatte Angst vor dem Unbekannten. Freute mich aber auch auf das große unbekannte Ereignis, das mich erwartete. Fühlte mich gesund und kräftig. Wusste mich in guten Händen.

Deshalb wollte ich zu Hause gebären: Bei der Besichtigung verschiedener Geburtskliniken merkte ich, dass ich mich gegen vieles hätte wehren müssen, was in den Kliniken selbstverständlich ist. Ich wollte meine Kraft zum Gebären haben, nicht zum Streiten.

So hat mein Umfeld / mein Partner auf mein Vorhaben reagiert: Mein Partner war der Meinung, dass ich für mich den besten Geburtsort auswählen müsse. Er hat mich in meinem Vorhaben unterstützt.

So hat meine Ärztin auf meinen Wunsch, zu Hause zu gebären, reagiert: Das zweite Kind wurde am Geburtstermin per Ultraschall schon auf 4 Kilo geschätzt. Die Ärztin war nicht begeistert, dass das Kind zu Hause zur Welt kommen sollte und zählte mir alle möglichen Risiken auf. Es ist dann 9 Tage nach dem Geburtstermin zur Welt gekommen und wog 4.5 Kilo. Ich habe mit unversehrtem Damm geboren, alles ging gut.

Auf meine Hausgeburt habe ich mich wie folgt vorbereitet: In der Schwangerschaft habe ich mich eingehend mit dem Vorgang der Geburt beschäftigt. Ich wusste genau, was da alles passieren musste, damit ein Kind geboren werden kann. Ich las viele Bücher und unterhielt mich mit meiner Hebamme, um die vielen Fragen zu klären. Von meiner Hebamme erhielt ich eine Liste von Dingen, die ich zur Geburt brauchte.

So habe ich meine Hausgeburtshebamme gefunden: In Zürich gibt es eine Liste von Hausgeburtshebammen. Mit der ersten, die ich anrief, verstand ich mich sofort sehr gut.

Die Geburt zu Hause verlief wie folgt: Nach gutem Geburtsbeginn hatte ich bei 5 cm Muttermunderöffnung eine Wehenschwäche. Weil es dem Kind und mir gut ging, haben wir uns zum Schlafen hingelegt, und ich weckte die Hebamme und meinen Mann wieder, als die Wehen erneut einsetzten. So hatte ich mitten unter der Geburt eine Pause von ein paar Stunden. Danach war ich wieder fit. Im Spital ist ein solcher Geburtsstillstand undenkbar. Ich hätte da den gefürchteten Wehentropf erhalten. Die Geburt verlief dann problemlos.

Ich habe mein Baby gestillt: Für mich war es selbstverständlich. Es ist die beste, billigste, gesündeste Ernährungsform für die Kinder.

Das Wochenbett und die Zeit danach habe ich so in Erinnerung: In meinem schönen Bett mit den vielen farbigen Kissen saß ich wie eine Königin und wurde umsorgt und gepflegt. Es war eine wunderbar ruhige und friedliche Zeit. Ich konnte mich ganz und gar dem Kind widmen.

Ich würde wieder zu Hause gebären wollen: Ich bin aus dem gebärfähigen Alter heraus und kann dies nicht mehr ehrlich beantworten.

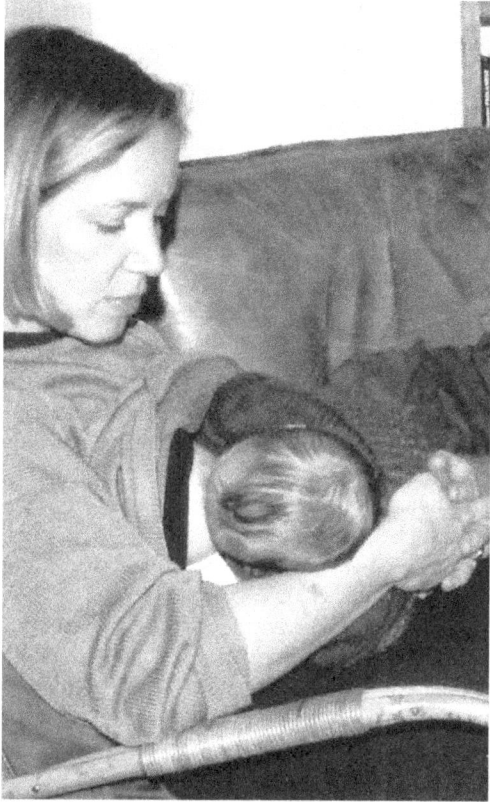

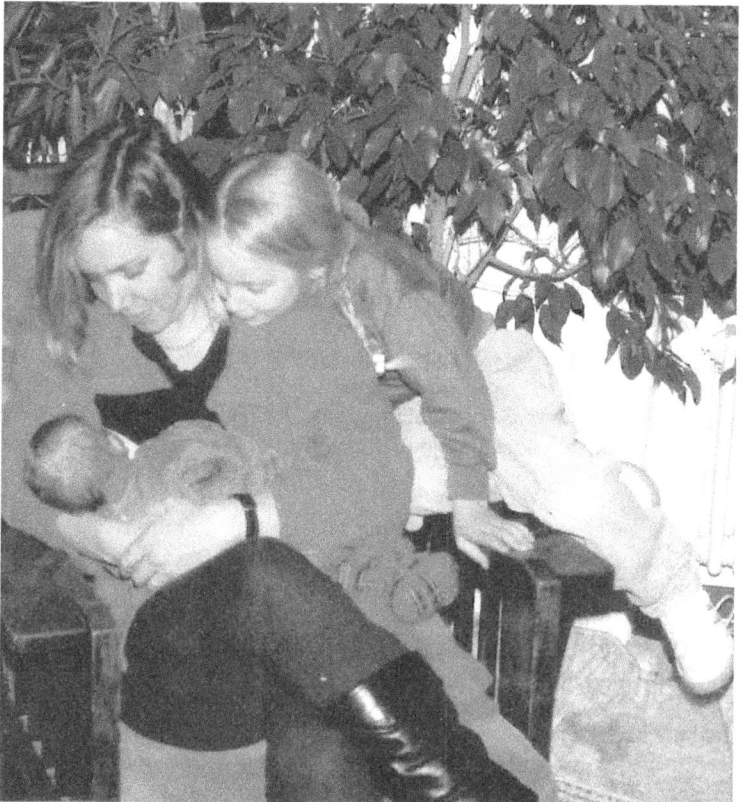

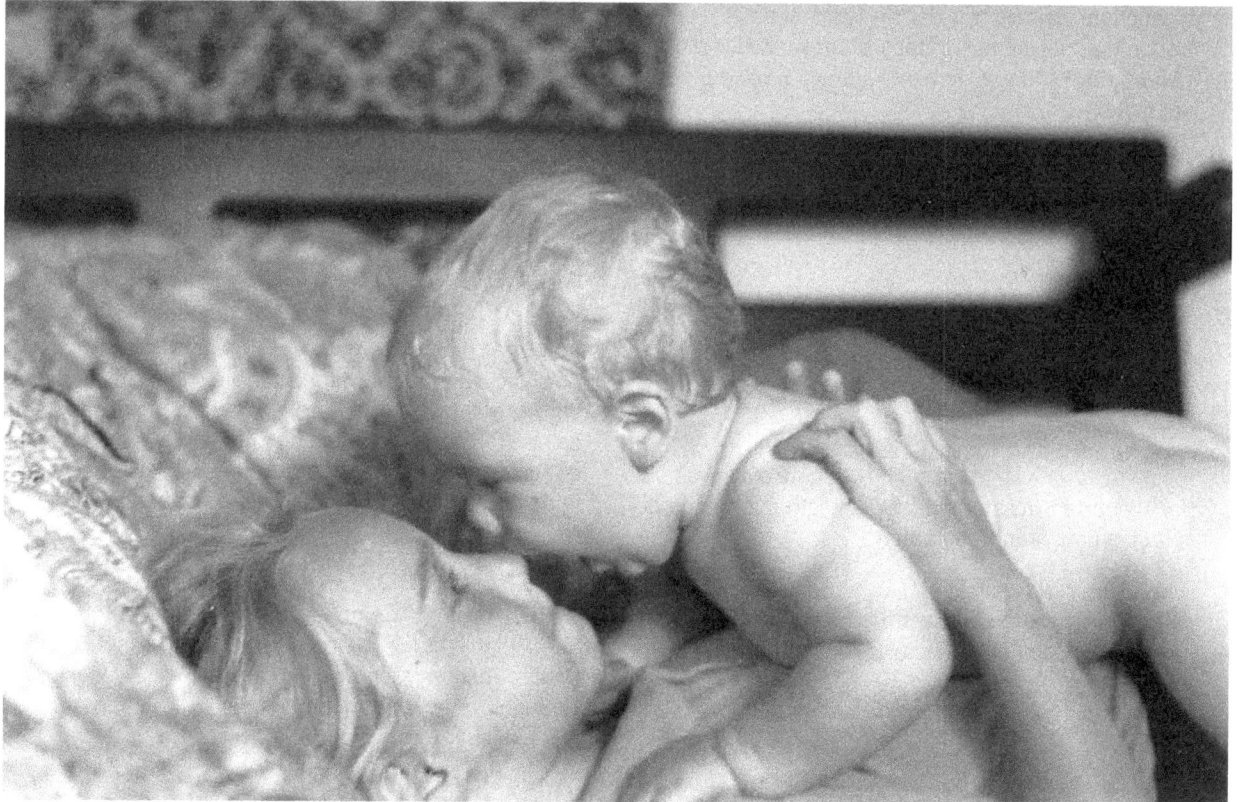

Rebekka, 49
Wohnort: Graz (A)
Beruf: Hausfrau

„Als ihre jüngste Schwester zum Teil geboren war, rief unsere Älteste begeistert: Mama, sie hat mich angeschaut!"

1. Kind: Mädchen (25 Jahre), Klinikgeburt
2. Kind: Mädchen (20 Jahre), Hausgeburt
3. Kind: Mädchen (15 Jahre), Hausgeburt

Wenn ich das Wort „Hausgeburt" höre, kommen mir spontan folgende Gedanken in den Sinn: Selbstbestimmtheit; Freiheit; ich bin dort, wo ich am liebsten bin und mich wohlfühle.

Ich hatte Angst vor der Geburt: Vor der ersten Geburt war ich neugierig, wie ich mit der unbekannten Situation und den Schmerzen umgehen würde. Die fand ich dann zwar phänomenal, hatte aber das Gefühl, mir das ruhig zu Hause zutrauen zu können, zumal wir, mein Mann und ich, bis kurz vor Geburt, alleine im Zimmer waren und gut zurecht kamen.

Deshalb wollte ich zu Hause gebären: Ich wollte, dass alles genau so abläuft, wie ich es mir wünschte. Außerdem wollte ich mir die Hebamme selbst aussuchen, weil ich mit der im Krankenhaus nicht zufrieden war. Bei meiner dritten Geburt wollte ich die zwei älteren Kinder dabei haben können, was wunderbar klappte.

So hat mein Umfeld / mein Partner auf mein Vorhaben reagiert: Mein Mann war begeistert. Das Umfeld reagierte besorgt bis entsetzt.

So hat mein Arzt auf meinen Wunsch, zu Hause zu gebären, reagiert: Mein Arzt meinte, ich hätte die besten Voraussetzungen dafür, ich sollte mich nur schön auf mein Gefühl verlassen: „Aber das darf ich so eigentlich gar nicht sagen!"

Auf meine Hausgeburt habe ich mich wie folgt vorbereitet: Ich suchte Frauen, die etwas über Hausgeburten wussten, und erkundigte mich nach den Abläufen und ihren Hebammen.

So habe ich meine Hausgeburtshebamme gefunden: Die erste durch Befragen von Frauen, die zweite „blind" auf einer Liste.

Die Geburt zu Hause verlief wie folgt: Erste Hausgeburt: Sie verlief in weiten Teilen genau so, wie ich sie mir vorgestellt hatte. Leider musste die Hebamme noch eine weitere Frau besuchen und machte mir deshalb gegen Ende der Geburt etwas Stress. Meine große Tochter ging nach dem Kindergarten zu ihrer Freundin zum Essen, zwei Stunden später gebar ich ihre Schwester, nach weiteren zwei Stunden holte mein Mann die plötzlich „Große" nach Hause. Zweite Hausgeburt: Ich suchte mir eine andere Hebamme, mit der ich sehr gut harmonierte und absolut zufrieden war. Sie untersuchte mich nur 2 Mal und war ansonsten da (als absolut beruhigender Faktor), bis ich sagte: „Ich glaub, es ist so weit." Dann kniete sie sich neben/hinter mich und ich gebar im Stehen unsere dritte Tochter. – Ich wollte die Kinder nicht „auslagern", stellte ihnen aber die direkte Anwesenheit frei. In der Endphase saßen sie bei uns im Wohnzimmer und schauten zu. Als ihre jüngste Schwester zum Teil geboren war und ich Kraft für die letzte Presswehe sammelte, rief unsere Älteste begeistert: „Mama, sie hat mich angeschaut!"

Ich habe mein Baby gestillt: Ich habe alle drei Kinder mit Begeisterung zweieinviertel, fast drei und dreieinviertel Jahre lang gestillt.

Das Wochenbett und die Zeit danach habe ich so in Erinnerung: Das war eine wundervolle Zeit, die auch mein Mann und die Kinder sehr genossen. Allerdings schmetterte die Chef*IN* meines Mannes seinen Pflegeurlaub mit den Worten ab: „Bei einer Hausgeburt ist Ihre Frau ohnehin zu Hause, da kann sie sich ja selbst um die Kinder kümmern." Er nahm dann normalen Urlaub.

Ich würde wieder zu Hause gebären wollen: Unbedingt. Meine Geburten gehören zu den absoluten Highlights in meinem Leben. Inzwischen brachte unsere Tochter ihren Sohn auf derselben Couch in unserem Wohnzimmer zur Welt, auf der sie geboren wurde.

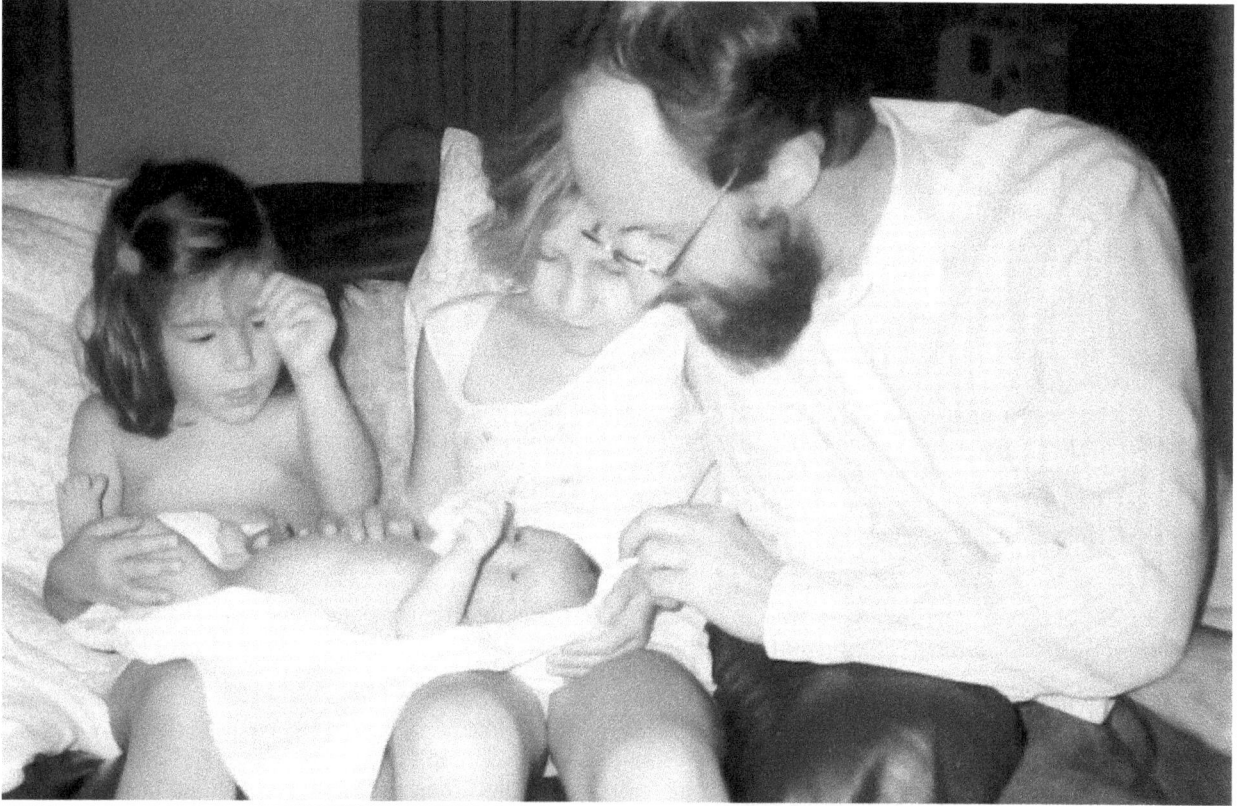

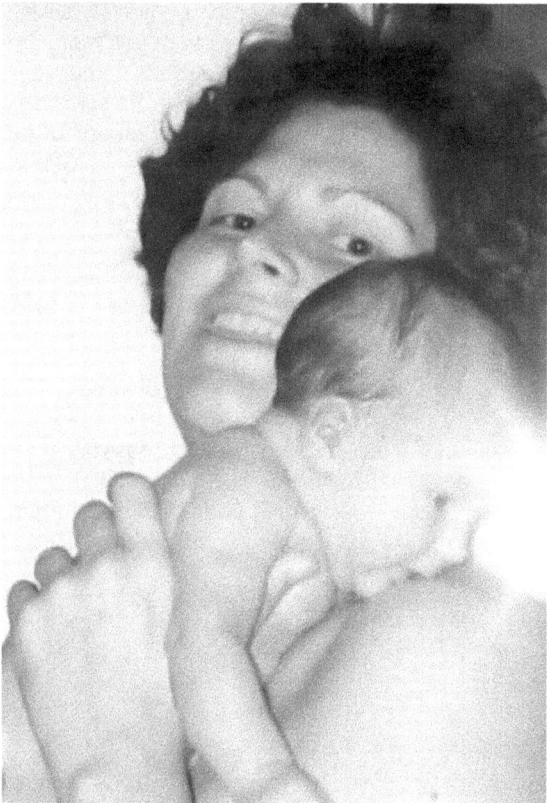
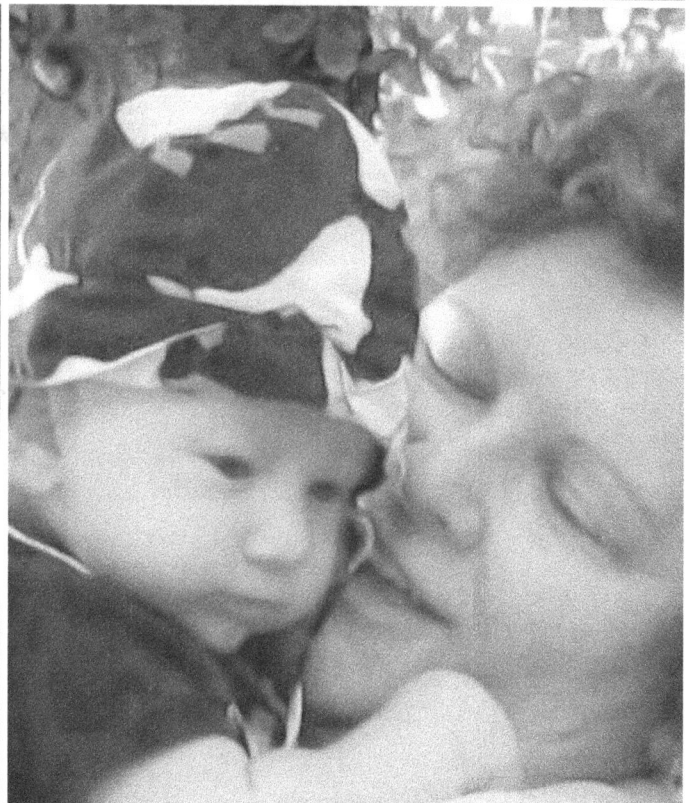

Elisabeth, 50
Wohnort: Wals (A)
Beruf: Lehrerin

1. Kind: Junge (14 Jahre), Hausgeburt
2. Kind: Junge (11 Jahre), Hausgeburt

„Es ging ein Prozess in meinem Herzen voraus, bis ich spürte: Das fühlt sich richtig an."

Wenn ich das Wort „Hausgeburt" höre, kommen mir spontan folgende Gedanken in den Sinn: „Genau so will ich gebären", es fühlt sich für mich einfach richtig an, selbstbestimmt, sicher und ruhig, geborgene und vertraute Umgebung, warm und der einzige Ort für meine Geburt – in Übereinstimmung mit meinem innersten Wesen.

Ich hatte Angst vor der Geburt: Eher aufgeregte Vorfreude beim ersten Kind. Beim zweiten schon ein bisschen Sorge, ob mir wohl nicht die Kraft ausgeht, weil das Kind so groß war.

Deshalb wollte ich zu Hause gebären: Es ging ein Prozess in meinem Herzen voraus, bis ich spürte: „Das fühlt sich richtig an, so will ich das, so mache ich das – und da mache ich auch keine Kompromisse." Ich knüpfte da auch an meine eigene Geburt an, denn meine Mutter brachte alle ihre 5 Kinder zu Hause auf die Welt und ich lauschte schon als Kind gerne den Erzählungen meiner Eltern von den Geburten. Die Geburt meiner kleinsten Schwester konnte ich ziemlich hautnah miterleben und kann mich noch gut an diese ganz besondere Atmosphäre erinnern.

So hat mein Umfeld / mein Partner auf mein Vorhaben reagiert: Partner: Nicht gleich begeistert – dann aber, als er merkte, ich will das so, stand er voll hinter mir.

So hat mein Arzt auf meinen Wunsch, zu Hause zu gebären, reagiert: Unterstützend und wohlwollend!

Auf meine Hausgeburt habe ich mich wie folgt vorbereitet: Viel gelesen und viele Gespräche mit anderen Frauen, die auch Hausgeburten hatten. Guter Kontakt zur Hebamme. Ganz wichtig war ein Gespräch mit meinem zweiten Kind, das sich kurz vor der Geburt noch in Steißlage befand. Ich besprach das mit ihm – und da drehte sich das Ungeborene vor meinen Augen in die richtige Lage!

So habe ich meine Hausgeburtshebamme gefunden: Auch wieder auf mein Herz gehört. Ich habe mit einigen telefoniert und entschied mich dann für eine Hebamme, die nur Hausgeburten macht. Bei ihr fühlte ich mich sicher, hatte viel Kontakt zu ihr und machte auch einen Geburtsvorbereitungskurs bei ihr.

Die Geburt zu Hause verlief wie folgt: Ruhig, unspektakulär und beim ersten Kind etwas langwierig, d.h. ich hatte schon die Nacht vorher unregelmäßige Wehen, was mich aber nicht beunruhigte, weil ich nirgendwohin musste. So schlief ich immer wieder ein. Erst am Abend des nächsten Tages kam das Kind. Zwischen den Wehen kochte ich, ging im Haus umher, legte mich hin, ging in die Badewanne, lange Presswehen... etwas langgestreckt, aber offensichtlich passte es so. Die Geburt war gut, ohne Dammschnitt. Zweite Geburt: Schmerzhaft, weil Kind so groß, aber gut und unkompliziert, ebenfalls ohne Schnitt.

Ich habe mein Baby gestillt: Erstes Kind 1 Jahr und zweites Kind ca. 6 Monate voll, insgesamt beide 2 ¼ Jahre.

Das Wochenbett und die Zeit danach habe ich so in Erinnerung: Ruhig und gut. Nach der ersten Geburt war ich stolz und glücklich, dass ich mir zu wenig Ruhe gönnte, zu viele Besuche herein ließ. Nach der zweiten Geburt war ich ein paar Tage brav im Bett und genoss die Zeit mit meinem Sohn.

Ich würde wieder zu Hause gebären wollen: Nur so!!!

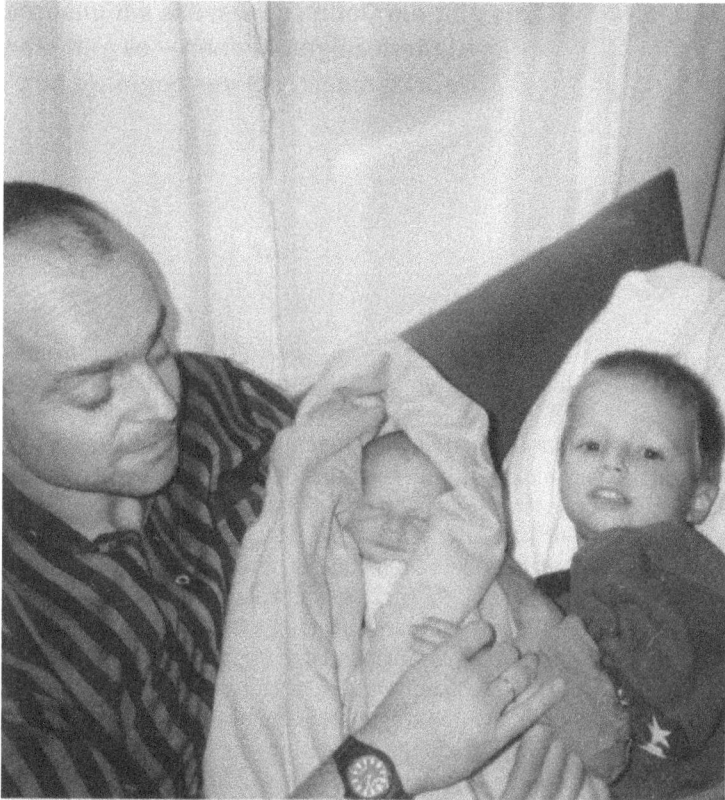
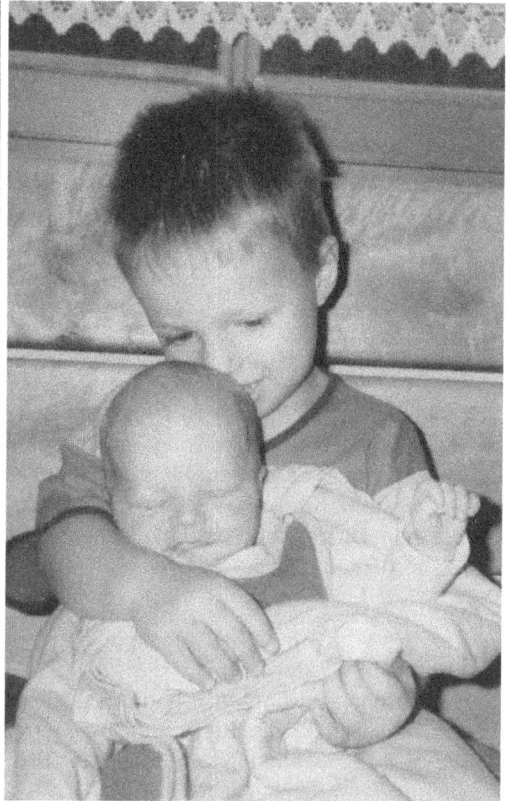
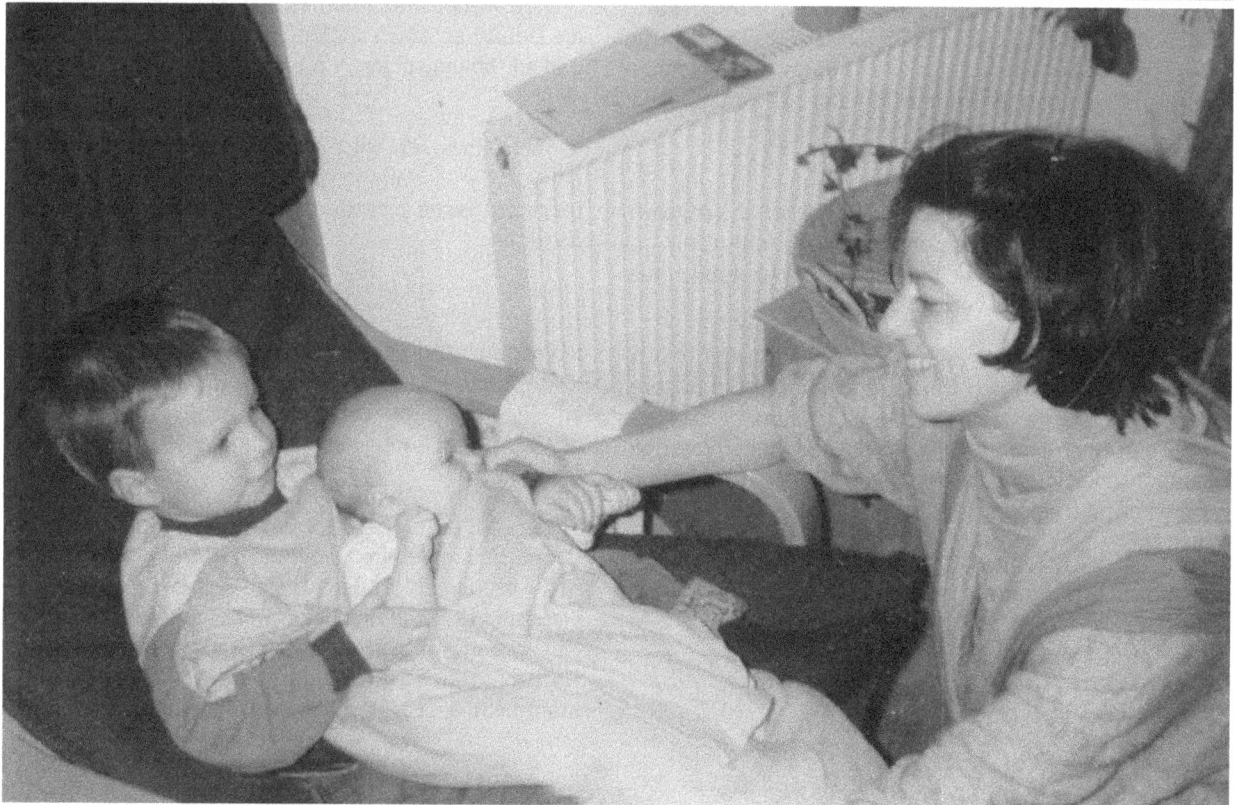

Elisabeth, 50
Wohnort: Schildorn (A)
Beruf: Volksschullehrerin

„Es gibt ein Geburtshaus, das wir unseren Kindern zeigen können – es gibt eine Geburtsmusik, die uns begleitet hat.“

1. Kind: Mädchen (27 Jahre), Hausgeburt
2. Kind: Junge (26 Jahre), Hausgeburt

Wenn ich das Wort „Hausgeburt" höre, kommen mir spontan folgende Gedanken in den Sinn: Wir waren lange Zeit stolz auf unser „Entbindungsbett" – eine Couch im Wohnzimmer, die wir viele Jahre hatten! Unsere Kinder sind auch sehr glücklich, nicht im Krankenhaus geboren worden zu sein. Es war eine wunderbare Erfahrung, die unser Leben so bereichert hat und an die ich mich mit Freude erinnere.

Ich hatte Angst vor der Geburt: Nein.

Deshalb wollte ich zu Hause gebären: Freunde von uns schwärmten von ihrer Hausgeburt und davon, dass ihnen die Hebamme in uneingeschränkter Weise ihre Zuwendung geben konnte. Deshalb ließen wir uns von ihnen begeistern.

So hat mein Umfeld / mein Partner auf mein Vorhaben reagiert: Umfeld: Ein bisschen skeptisch, auch Bewunderung konnte ich spüren. Partner: Wir waren uns einig.

So hat mein Arzt auf meinen Wunsch, zu Hause zu gebären, reagiert: Die Schwangerenvorsorge führte der Arzt durch, ich habe ihm nichts davon gesagt, sondern mich in der 25. SSW mit der Hausgeburtshebamme in Verbindung gesetzt.

Auf meine Hausgeburt habe ich mich wie folgt vorbereitet: Da es vor 28 Jahren in unserer Stadt noch keine Geburtsvorbereitungskurse gab, habe ich das Buch von Ingrid Mitchell, „Wir bekommen ein Baby", gelesen und die darin beschriebenen Atemübungen ganz gut gelernt.

So habe ich meine Hausgeburtshebamme gefunden: Durch ein befreundetes Paar.

Die Geburt zu Hause verlief wie folgt: Erstes Kind: Um Mitternacht begannen die Wehen, ich habe – wie im Buch beschrieben – gut geatmet. So ging das ein paar Stunden. Mein Mann hat den Ofen eingeheizt und gemeinsam haben wir uns durch die stärker werdenden Wehen „durchgeatmet". Frühmorgens ist der werdende Papa zu einer Telefonzelle gegangen, um der Hebamme Bescheid zu sagen. Die letzte Stunde der Entbindung war die anstrengendste und kurz vor 9 Uhr wurde unsere Tochter geboren. Zweites Kind: Abends hatte ich die erste Wehe, die mich auf den Gedanken brachte, wie ich diese – vielleicht wie bei der ersten Geburt – neun Stunden überleben würde. Meine Eltern holten unsere Tochter ab und als die Hebamme kam, musste sie schnell handeln, denn unser Sohn wurde bereits nach einer Stunde Wehen während des Abendläutens geboren. Da die Geburt so rasch vor sich gegangen war, gab es keinerlei Erholungsphasen zwischen den Wehen.

Ich habe mein Baby gestillt: Fast 3 Monate voll, danach wurde die Milch weniger. Leider bekam ich weder von der Hebamme noch vom Arzt die Empfehlung, möglichst lange zu stillen, sonst hätte ich etwas unternommen.

Das Wochenbett und die Zeit danach habe ich so in Erinnerung: Anstrengend, durch die vielen neuen Erfahrungen: Schmerzen beim Anlegen an die Brust, ich konnte mein Kind nicht einmal wickeln – so viel zu „Allgemeinbildenden Höheren Schulen" – ich musste so viel lernen! Fühlte mich manchmal überfordert.

Ich würde wieder zu Hause gebären wollen: Wenn alles dafür spricht, würde ich zu 100 Prozent wieder zu Hause gebären wollen. Es gibt ein Geburtshaus, das wir unseren Kindern zeigen können – es gibt eine Geburtsmusik, die uns begleitet hat und es ist schon etwas, worauf wir stolz sind, dass wir, gemeinsam mit der Hebamme, dieses Ereignis, das die Welt in neuem Glanz erstrahlen lässt, so gut geschafft haben.

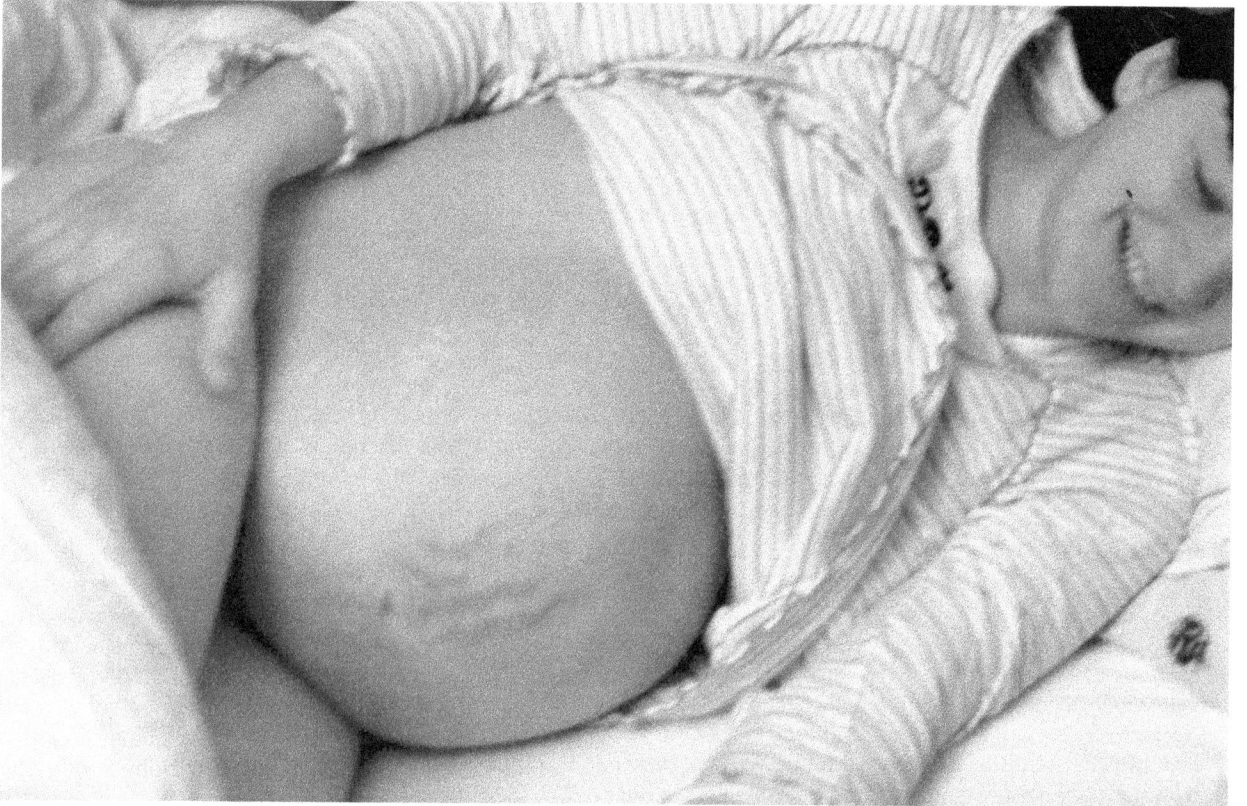
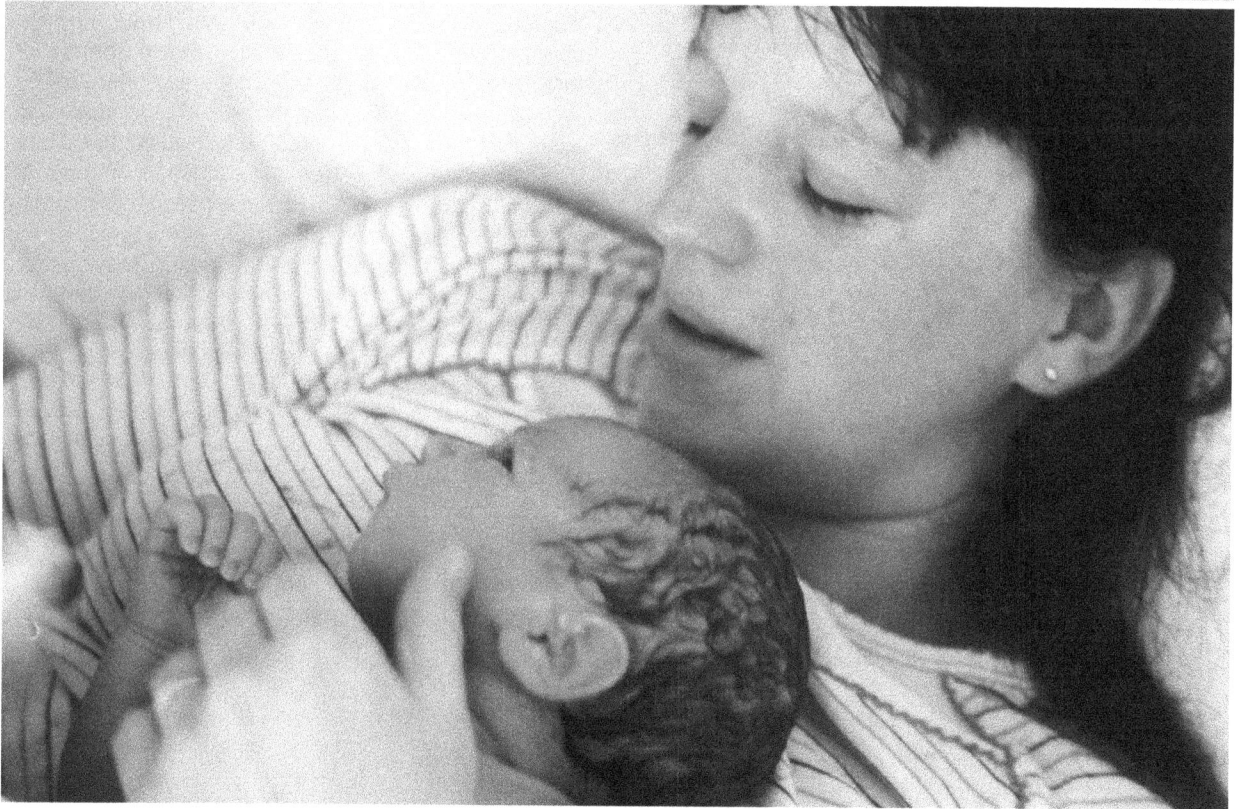

Renate, 52
Wohnort: Wasserburg am Inn (D)
Beruf: Haus- und Sozialwirtschafterin

1. Kind: Junge (26 Jahre), Klinikgeburt
2. Kind: Junge (24 Jahre), Hausgeburt
3. Kind: Junge (22 Jahre), Hausgeburt

„Ich war mir sicher, dass die Klinikumgebung den natürlichen Geburtsvorgang unterbrochen hatte und wünschte mir deshalb eine Hausgeburt."

Wenn ich das Wort „Hausgeburt" höre, kommen mir spontan folgende Gedanken in den Sinn: Der individuelle Geburtsverlauf ist möglich, keine Technisierung – nicht die ärztliche Versorgung steht im Vordergrund, sondern die Geburtshilfe durch eine Hebamme. Wir sind unter uns.

Ich hatte Angst vor der Geburt: Nein, aber großes Vertrauen in einen natürlichen Geburtsverlauf.

Deshalb wollte ich zu Hause gebären: 1982 waren nicht alle Kliniken auf eine natürliche Geburt eingestellt. Deshalb entschloss ich mich, eine längere Wegstrecke in Kauf zu nehmen. Auf der Fahrt waren die Wehen sehr heftig, aber nach Eintreffen wie weggeblasen. Es dauerte den ganzen Vormittag, bis sie wieder einsetzten. Ich war mir sicher, dass die Klinikumgebung den natürlichen Geburtsvorgang unterbrochen hatte und wünschte mir deshalb eine Hausgeburt.

So hat mein Umfeld / mein Partner auf mein Vorhaben reagiert: Unser Umfeld hat mit Zurückhaltung und Ungläubigkeit reagiert. Vorwürfe waren zu hören. (Schwieger)Eltern reagierten mit der Haltung: „Geburten finden im Krankenhaus statt!"

So hat mein Arzt auf meinen Wunsch, zu Hause zu gebären, reagiert: Erste Hausgeburt: Mein Arzt hatte Verständnis und erklärte sich bereit, zu kommen, wenn ärztliche Hilfe notwendig wäre. Zweite Hausgeburt: Zwei Allgemeinärzte waren sehr aufgeschlossen. Einer war bereit zu kommen, seine Frau hatte selbst eine Hausgeburt.

Auf meine Hausgeburt habe ich mich wie folgt vorbereitet: Bücher gelesen, z. B. „Natürliche Geburt" und „Unser Körper – unser Leben". Ein Geburtsvorbereitungskurs für Paare mit Übungen zur Atemtechnik war für mich hilfreich. Allgemein achtete ich darauf, in einer guten körperlichen Verfassung zu sein.

So habe ich meine Hausgeburtshebamme gefunden: Ich habe alle Hebammen der Umgebung angerufen, erhielt von einer eine Zusage und 3 Wochen vor Termin eine Absage. Wieder ging ich auf die Suche. Die neue war sehr liebevoll, hat uns sofort einen Besuch abgestattet.

Die Geburt zu Hause verlief wie folgt: Erste Hausgeburt: Wir wollten Freunde bei der Geburt dabei haben, die am Termin anreisten. Die Hebamme wird von unserem Freund abgeholt und mindestens eine Stunde unterwegs sein. Wir sind gut von ihr vorbereitet, falls sie zu spät kommen sollte. Als die Wehen heftiger werden, suche ich mir eine Haltung, die mir bequem ist. Meine Freundin sitzt hinter mir, gibt mir Halt. Ich habe kein Zeitgefühl, verlasse mich auf die Ansagen, wie weit der Kopf sichtbar ist. Die Fruchtblase wölbt sich heraus, bevor sie springt. Die Geburt ist ein starkes Gemeinschaftserlebnis. Als die Hebamme eintrifft, habe ich mein Kind zur Welt gebracht, es liegt auf meinem Bauch, die Nabelschnur verbindet uns noch. Zweite Hausgeburt: Leicht und problemlos. Wir hatten unser Schlafzimmer als Geburtszimmer hergerichtet. Es hatte hellblau gestrichene Wände mit einem altertümlichen Blumenmuster. Die Hebamme hatte lange keine Hausgeburt mehr betreut und wollte einen Arzt dabei haben. Ich wünschte mir die Vorhänge geöffnet und unser Sohn wurde mit dem Glockenläuten um 6 Uhr morgens geboren. Die Sonne schien zum Fenster herein.

Ich habe mein Baby gestillt: Ich habe alle Kinder gestillt.

Das Wochenbett und die Zeit danach habe ich so in Erinnerung: Das Wochenbett habe ich nicht als Auszeit in Erinnerung. Den Besuch meiner Mutti habe ich aber genossen und als große Hilfe empfunden.

Ich würde wieder zu Hause gebären wollen: Ja.

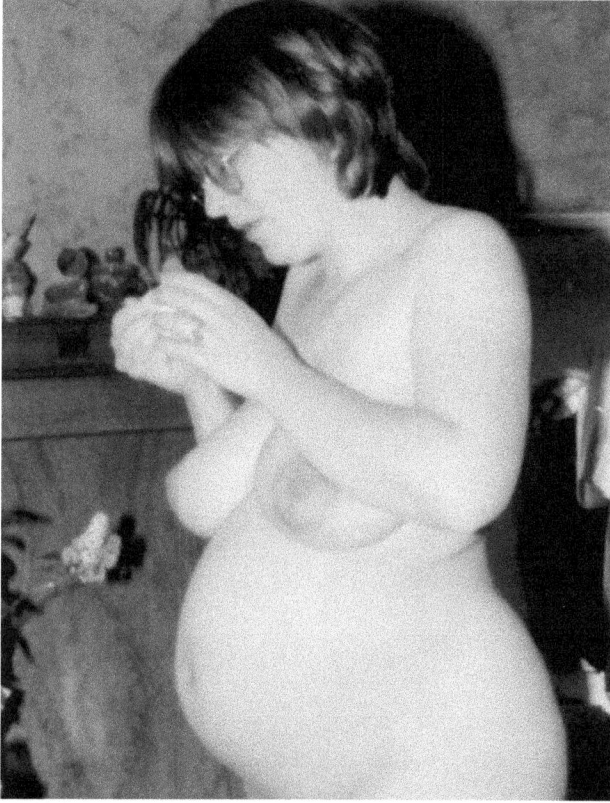
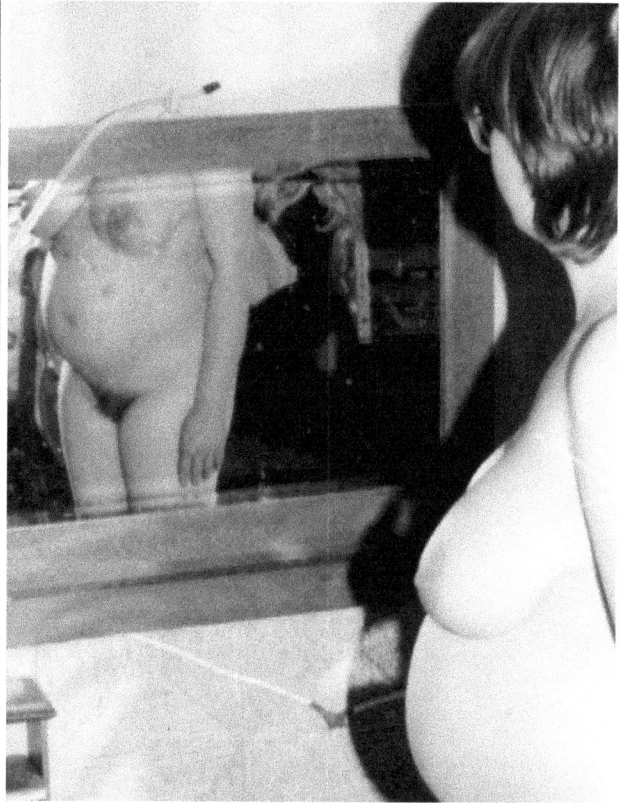
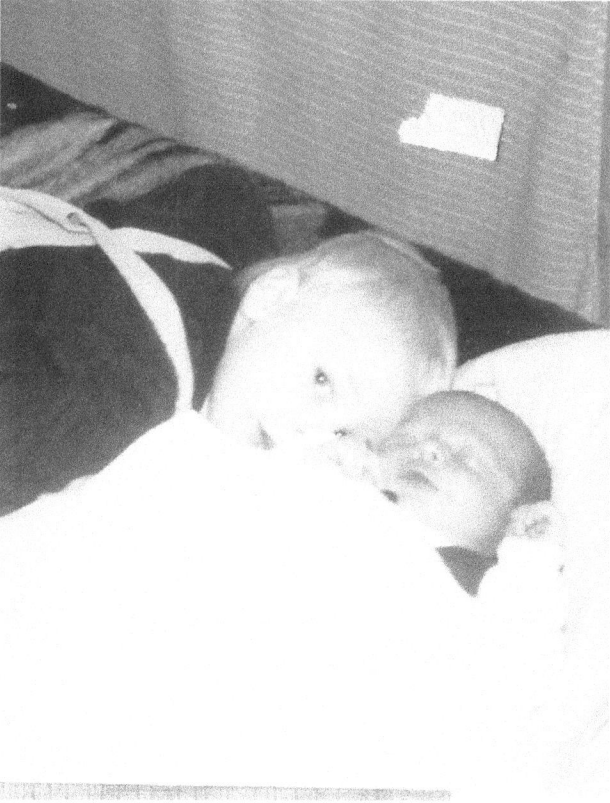
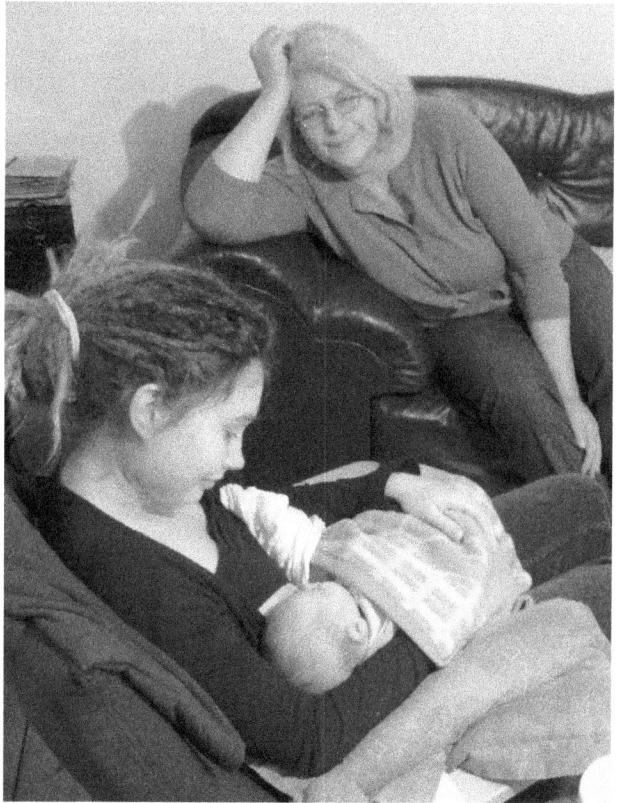

Mütter mit
drei Hausgeburten

Luxus
Privatgeburt

Sarah-Patrizia, 30
Wohnort: Oberg (D)
Beruf: Hebamme

„Es ist schön, dass es etwas gibt, was geschehen darf!"

1. Kind: Mädchen (9 Jahre), Klinikgeburt
2. Kind: Junge (5 Jahre), Hausgeburt
3. Kind: Junge (3 Jahre), Hausgeburt
4. Kind: Mädchen (3 Monate), Hausgeburt

Wenn ich das Wort „Hausgeburt" höre, kommen mir spontan folgende Gedanken in den Sinn: Freude, Freiheit, Autonomie.

Ich hatte Angst vor der Geburt: Ich hatte Respekt vor den bevorstehenden Schmerzen und Angst, während der Geburt nicht zuhause bleiben zu können.

Deshalb wollte ich zu Hause gebären: In unserem Haus fühle ich mich geborgen, wohl und sicher. Das ist für mich der „richtige" Ort zum Gebären.

So hat mein Umfeld / mein Partner auf mein Vorhaben reagiert: Mein Mann und ich waren einer Meinung. Vom Umfeld wurde unsere Entscheidung akzeptiert, da ich selbst Hebamme bin.

So hat meine Ärztin auf meinen Wunsch, zu Hause zu gebären, reagiert: Meine Frauenärztin in der zweiten Schwangerschaft wollte mich nicht weiterbetreuen. Danach habe ich eine andere Frauenärztin gefunden, die unseren Wunsch nach einer Hausgeburt akzeptierte. Ich nahm aber immer nur 1 bis 2 Ultraschalluntersuchungen bei meiner Frauenärztin in Anspruch, die restliche Vorsorge machte unsere Hebamme.

Auf meine Hausgeburt habe ich mich wie folgt vorbereitet: Gespräche mit meinem Mann und meiner Hebamme. Vor der ersten Hausgeburt habe ich die letzten 6 Monate Schwangerschaftsyoga gemacht. Das war eine große Bereicherung, auch für die folgenden Schwangerschaften und Geburten.

So habe ich meine Hausgeburtshebamme gefunden: Ich habe ihren Namen aus der Hebammenliste rausgesucht und angerufen. Schon nach dem ersten Telefonat wusste ich, dass wir gut zueinander passen. Wir fühlen uns mit ihr sehr verbunden.

Die Geburt zu Hause verlief wie folgt: Unsere ersten drei Kinder sind alle innerhalb von 2 bis 4 Stunden geboren. Bei unserem vierten Kind übertrug ich eine Woche. Am Vormittag kam unsere Hebamme zur Vorsorge. Mir ging es sehr gut, aber ich war sehr frustriert. Ich rief der Hebamme beim Abschied zu: „Ich wünsche mir einen Blasensprung, dann bekomme ich bestimmt Wehen!" Mittags bekam ich Wehen, die Blase sprang. Die Wehen steigerten sich sehr schnell und ich bekam das Gefühl, dass unsere Hebamme nicht rechtzeitig da sein wird. Ich legte mich aufs Sofa, weil ich dachte, so ein wenig Tempo herausnehmen zu können. Nach unglaublichen 27 Minuten lag Charlotte in unseren Armen – lange ersehnt und dann so schnell angekommen! Kurz nach ihrer Geburt kam auch unsere Hebamme. Es ging uns allen so gut und wir möchten dieses ganz besondere Erlebnis nicht missen. Nach anderthalb Stunden kamen unsere Kinder nach Hause. Wir haben Kuchen gegessen und Kaffee getrunken und Charlottes Geburtstag gefeiert!

Ich habe mein Baby gestillt: Alle meine Kinder habe ich 6 bis 8 Monate voll gestillt und dann noch eine ganze Weile teilweise gestillt. Unser Baby stille ich natürlich noch voll.

Das Wochenbett und die Zeit danach habe ich so in Erinnerung: Unser Wochenbett war eine schöne Zeit des Kennenlernens und wir haben es genossen.

Ich würde wieder zu Hause gebären wollen: Für mich ist unser Haus der passendste Ort, um ein Kind zu bekommen. Immer wieder würde ich zu Hause gebären.

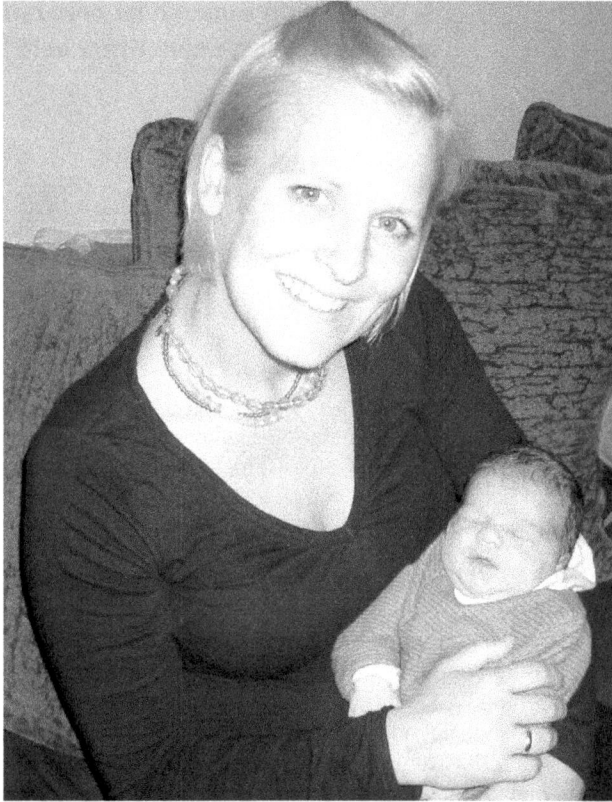
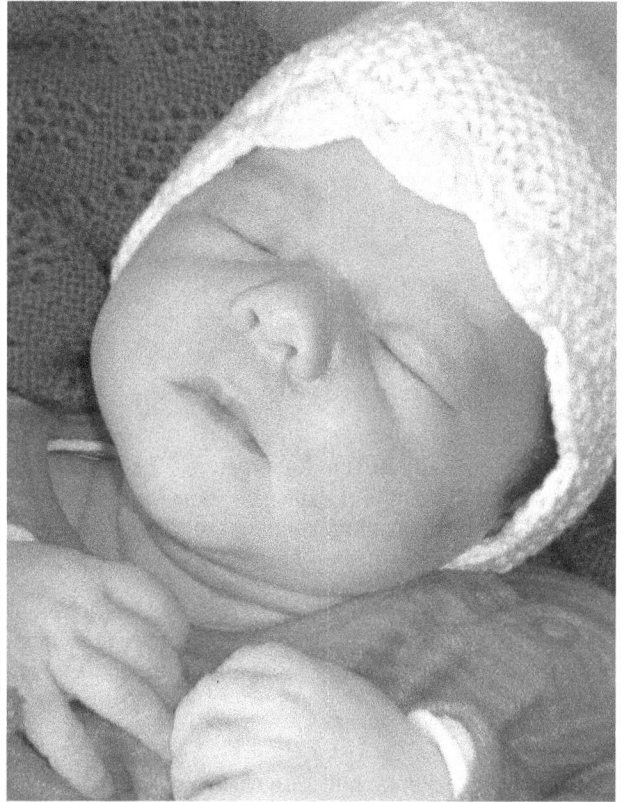
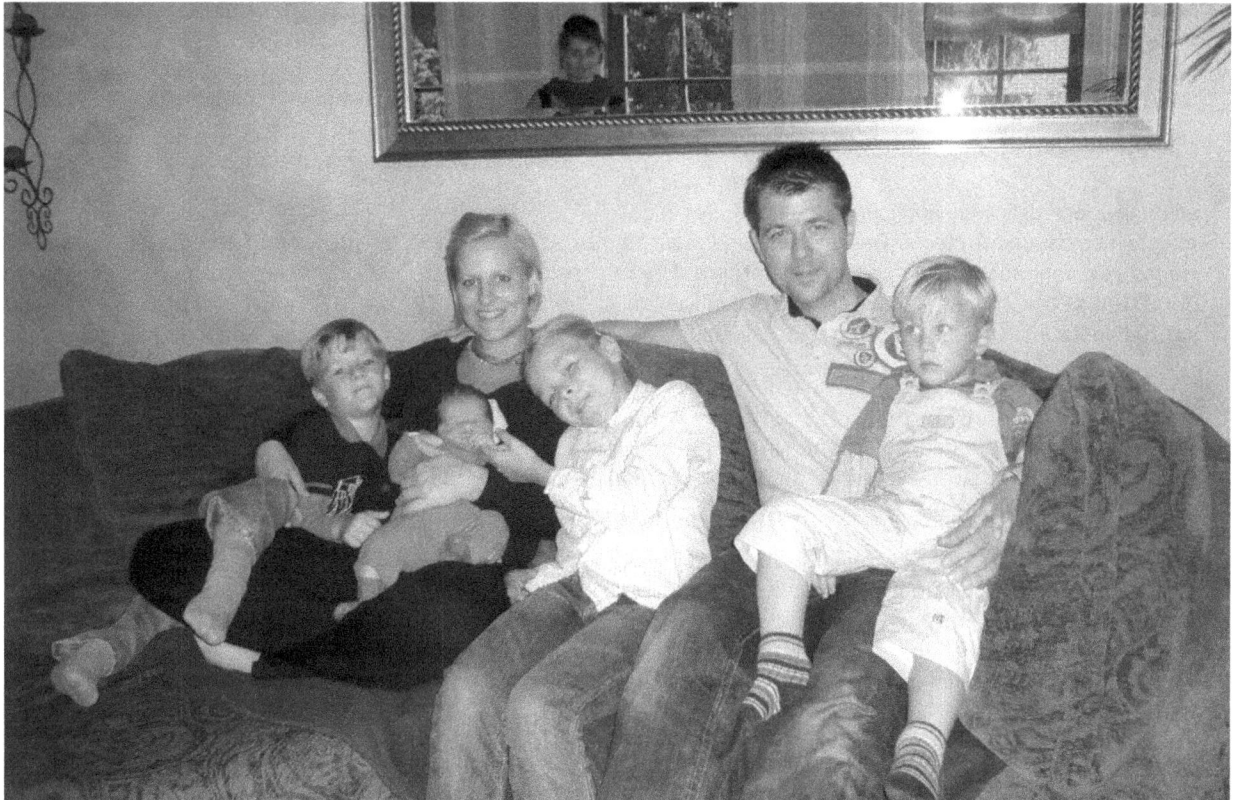

Mirjam, 32
Wohnort: Mondsee (A)
Beruf: Dipl.-Montessoripädagogin,
Leiterin Privatkindergarten

„Der Geruch zuhause ist bekannt und Geburt keine Krankheit."

1. Kind: Mädchen (12 Jahre), Klinikgeburt
2. Kind: Mädchen (10 Jahre), Hausgeburt
3. Kind: Mädchen (8 Jahre), Hausgeburt
4. Kind: Mädchen (6 Jahre), Hausgeburt

Wenn ich das Wort „Hausgeburt" höre, kommen mir spontan folgende Gedanken in den Sinn: Herrlich, Geborgenheit, Hebamme nur für mich da, Mann und Kinder im Haus, andere Kinder brauchen nicht ins Krankenhaus kommen, gewohnte Umgebung.

Ich hatte Angst vor der Geburt: Ich hatte nur Angst, dass die Wehen nach dem Blasensprung nicht innerhalb von 12 Stunden kommen und ich ins Krankenhaus muss.

Deshalb wollte ich zu Hause gebären: Der Geruch ist bekannt und Geburt keine Krankheit. Ich hasse Krankenhäuser, meine Hebamme kenn ich schon ewig, wunderbar. Mein Mann kann neben mir schlafen und mir von Anfang an helfen. Ich weiß genau, was mein Baby „isst".

So hat mein Umfeld / mein Partner auf mein Vorhaben reagiert: Meinen Mann habe ich schnell überzeugt, weil auch er Krankenhäuser nicht mag, ich selbst und 4 meiner Geschwister sind auch zu Hause geboren, auch meine Schwester hat ihre 4 Kinder zu Hause bekommen. Also... war nicht so schwer, die ganze Familie ist von Hausgeburten total überzeugt.

So hat mein Arzt auf meinen Wunsch, zu Hause zu gebären, reagiert: Erst hat er mir alle möglichen Komplikationen aufgezählt und mich auch verunsichert, aber ich war von Anfang an überzeugt und so auch nicht abzubringen.

Auf meine Hausgeburt habe ich mich wie folgt vorbereitet: Geburtsvorbereitungskurs bei „meiner" Hebamme, Fragen gestellt und auch, wie alle Schwangeren sonst, viel über die Geburt gelesen, gute Tipps angewendet (Damm massiert, Übungen gemacht, Bauch eingecremt...).

So habe ich meine Hausgeburtshebamme gefunden: Kenne „meine" Hebamme schon lange, gehen zusammen in dieselbe Gemeinde und treffen uns jeden Sonntag in der Kirche, viele Freunde haben schon bei ihr entbunden.

Die Geburt zu Hause verlief wie folgt: Die Geburten waren alle verschieden, gleich jedoch war die fürsorgliche Behandlung. Die Hebamme hat mich motiviert, homöopathisch behandelt, mich massiert; wenn wehenmäßig nichts weitergegangen ist, haben wir uns beide hingelegt oder ferngesehen. Besonders schön war es nach der Geburt. Das Baby hat dann sehr lang auf meinem Bauch liegen dürfen, bevor mein Mann die Nabelschnur abgeschnitten hat.

Ich habe mein Baby gestillt: Habe alle 4 Kinder länger oder kürzer gestillt und dabei war meine Hebamme immer eine große Unterstützung und Hilfe, besonders in der schweren Anfangszeit.

Das Wochenbett und die Zeit danach habe ich so in Erinnerung: Ich habe die Woche danach sehr genossen, besonders weil ich meine Familie und Verwandtschaft hatte, die mich umsorgt und mir sehr geholfen haben. Die 14-tägige Nachbetreuung war Gold wert. Besonders in der harten Wochenbett-Depressionsphase war es wunderbar, meine Hebamme an der Seite zu haben.

Ich würde wieder zu Hause gebären wollen: Für mich käme immer wieder nur eine Hausgeburt in Frage!!! Das schönste und wichtigste Erlebnis meines Lebens.

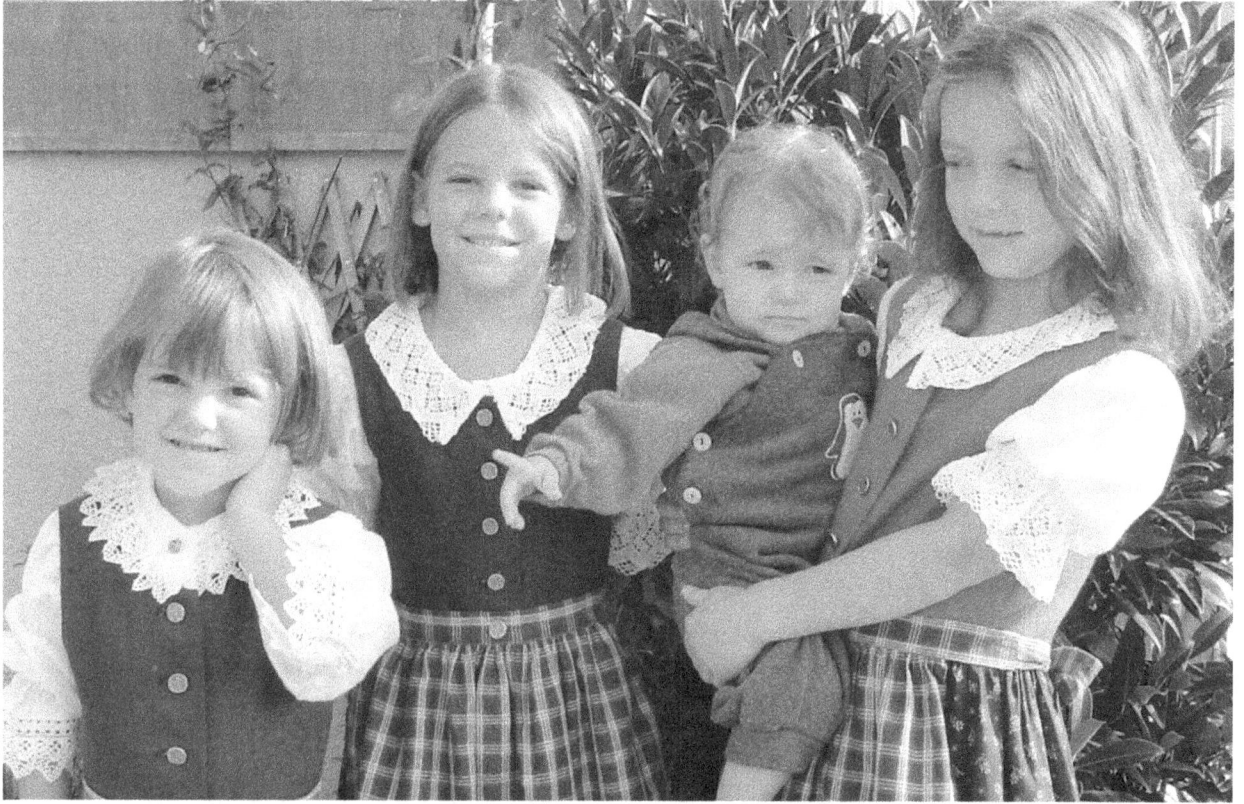
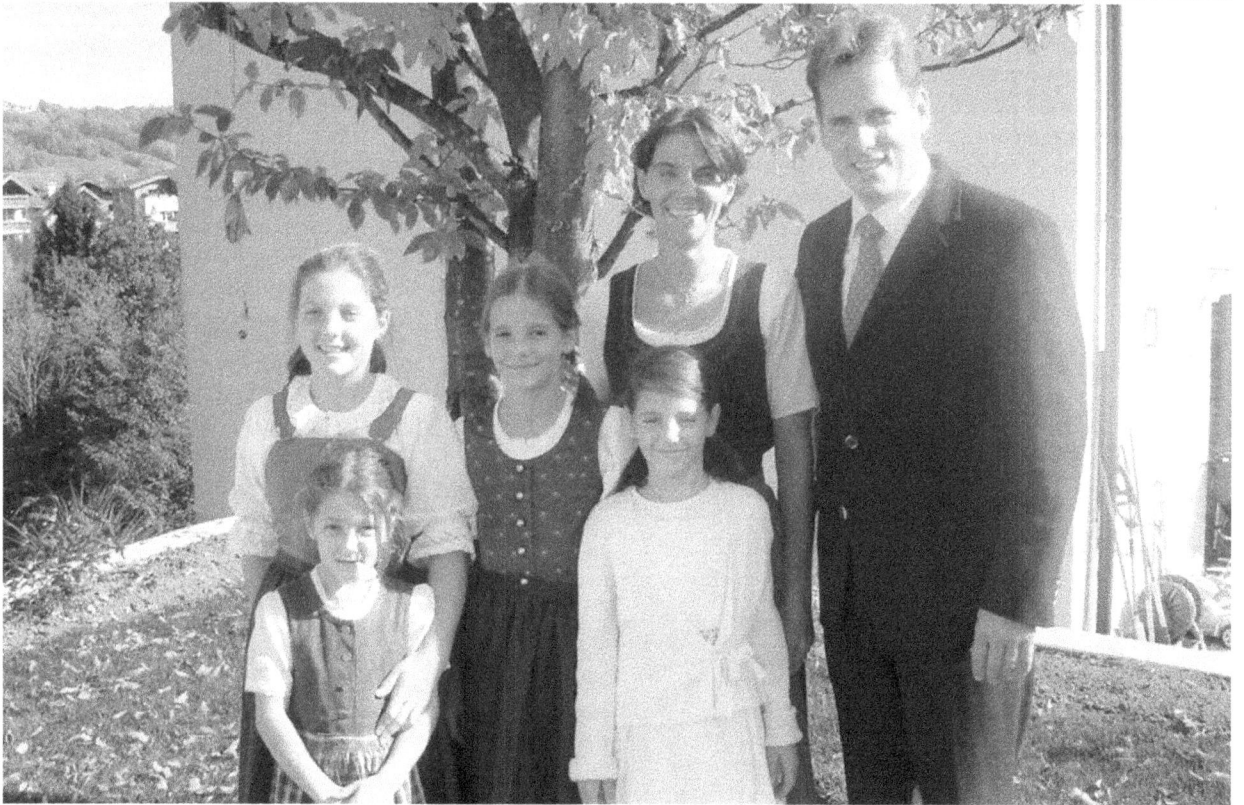

Luxus Privatgeburt

Niko, 32
Wohnort: Edmonton (Kanada)
Beruf: Lehrerin; Doula

„Mein Mann und meine Kinder waren bei der Geburt dabei und es war ein wirkliches Familienevent."

1. Kind: Mädchen (4 Jahre), Hausgeburt (Wien)
2. Kind: Mädchen (2 Jahre), Hausgeburt (Wien)
3. Kind: Mädchen (2 Wochen), Hausgeburt, (Edmonton)

Wenn ich das Wort „Hausgeburt" höre, kommen mir spontan folgende Gedanken in den Sinn: Harmonie, Geborgenheit, Freiheit, Familie, Ruhe, Selbstbestimmung.

Ich hatte Angst vor der Geburt: Bei der zweiten ein bisschen, weil ich eine klarere Vorstellung hatte, was kommt. Aber nachdem ich Spiritual Midwifery von Ina May Gaskin gelesen hatte, konnte ich es kaum mehr erwarten und war voller Vorfreude.

Deshalb wollte ich zu Hause gebären: Ich wollte meinen Geburtsablauf selbst bestimmen (sofern das möglich ist) und wollte keine medizinischen Eingriffe. Ich wollte dort mein Baby zur Welt bringen, wo ich mich am wohlsten und sichersten fühle – umgeben von Menschen, die ich kenne und denen ich vertraue. Im Bundesstaat Alberta arbeiten keine Hebammen in den Kliniken, Krankenschwestern betreuen die Gebärenden und ein Arzt entbindet. Für mich ist die Vorstellung, dass mein Baby von einem Arzt entbunden wird, dessen Ausbildung hauptsächlich auf die Behandlung von Notfällen ausgerichtet ist und nicht auf die Ermöglichung eines natürlichen Geburtsverlaufs, keine akzeptable Alternative zur Hausgeburt.

So hat mein Umfeld / mein Partner auf mein Vorhaben reagiert: Mein Mann war sofort auf meiner Seite. Für ihn war es keine Frage, dass wir zu Hause entbinden.

So hat mein Arzt auf meinen Wunsch, zu Hause zu gebären, reagiert: Mein Arzt war ehemaliger Arzt im Geburtshaus und für ihn sind Hausgeburten etwas ganz Normales. Er hat also sehr positiv reagiert.

Auf meine Hausgeburt habe ich mich wie folgt vorbereitet: Außer den logistischen Vorbereitungen (Besorgen der Ausstattung, die man für eine Hausgeburt braucht) habe ich „Geburt in Geborgenheit und Würde", „Spiritual Midwifery" und „Ina May´s Guide to Childbirth" gelesen.

So habe ich meine Hausgeburtshebamme gefunden: Durch Empfehlungen von Freundinnen.

Die Geburt zu Hause verlief wie folgt: Bei der ersten Geburt (22 Stunden) und dritten Geburt (18 Stunden) fingen die Wehen abends an, dauerten die ganze Nacht und den ganzen nächsten Tag. Meine Hebammen kamen jeweils morgens, gingen aber auch zwischendurch nochmal weg, weil meine Wehen nicht stark genug waren. Die Fruchtblase platzte jeweils erst ganz am Schluss, einmal kurz vor den Presswehen und einmal während der Presswehen. Die zweite Geburt (8 Stunden) verlief zügiger. Ich verlor meinen Schleimpropf, hatte regelmäßige Wehen, meine Hebamme kam und nach 4 Stunden war meine Tochter da. Mein Mann und meine Kinder waren bei den Geburten dabei und es war ein wirkliches „Familienevent". Bei der ersten und dritten Geburt hätte ich im KH sicher an den Wehentropf gemusst. Deshalb bin ich seeeeehr froh, zu Hause gewesen zu sein.

Ich habe mein Baby gestillt: Meine erste Tochter 17 Monate, meine zweite 22 Monate, die dritte bisher 2 Wochen (so alt ist sie).

Das Wochenbett und die Zeit danach habe ich so in Erinnerung: Sehr entspannt und angenehm.

Ich würde wieder zu Hause gebären wollen: Immer und immer wieder!

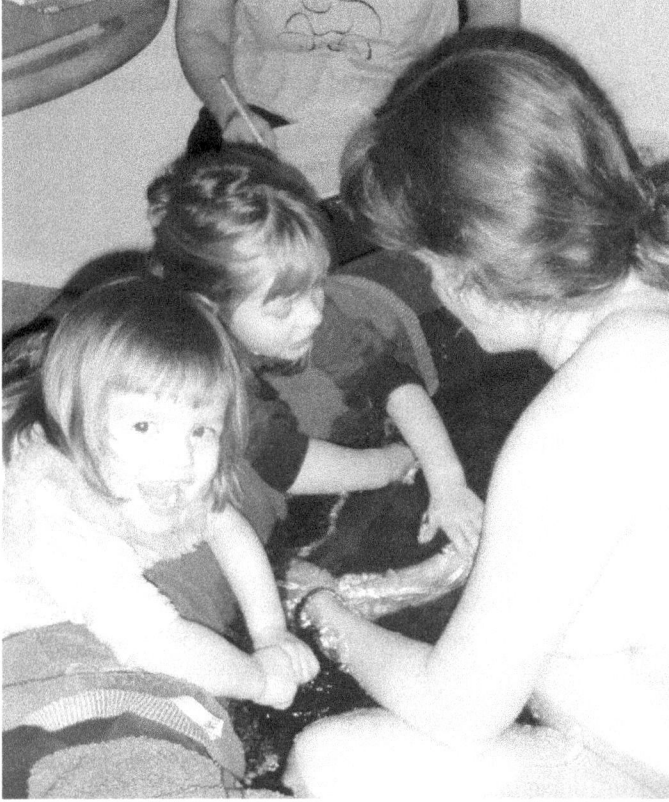 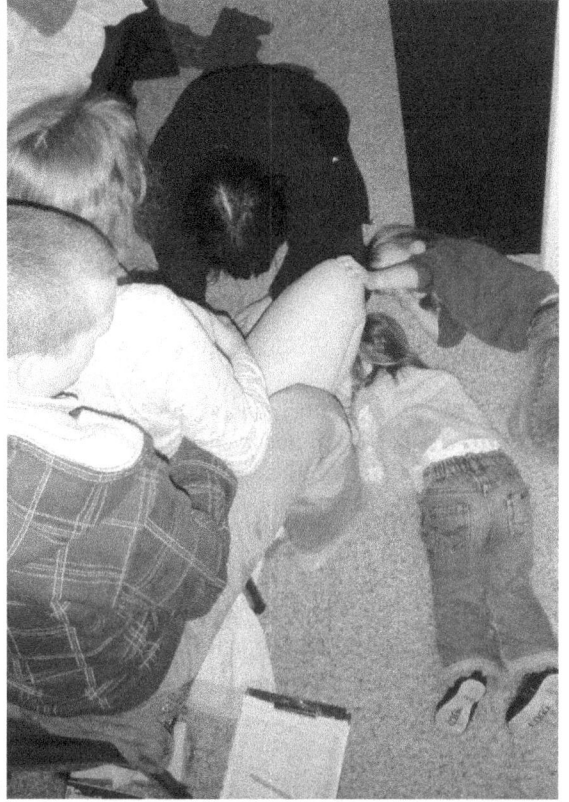

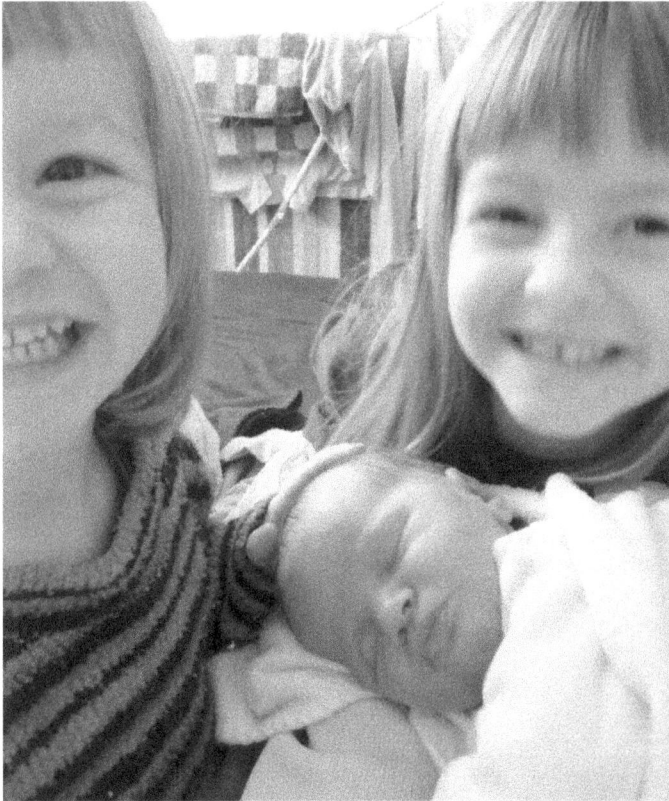 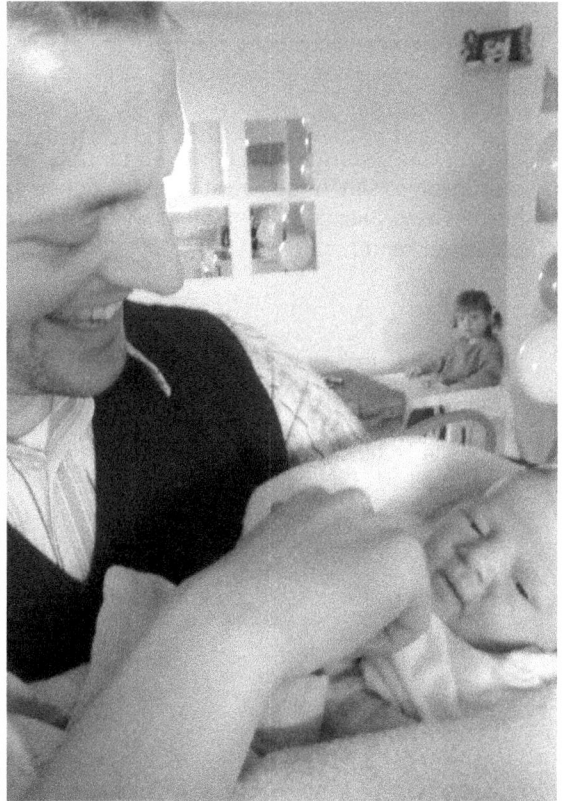

Daniela, 33
Wohnort: Minihof-Liebau (A)
Beruf: Kindergärtnerin

„Ich legte mich mit Wehen in die Badewanne, die in unserem Garten steht. Zur Geburt gingen wir dann später ins Wohnzimmer."

1. Kind: Mädchen (9 Jahre), Hausgeburt
2. Kind: Mädchen (6 Jahre), Hausgeburt
3. Kind: Mädchen (5 Monate), Hausgeburt

Wenn ich das Wort „Hausgeburt" höre, kommen mir spontan folgende Gedanken in den Sinn: Geborgenheit, tiefes, warmes Gefühl von Vertrautheit. Bei der zweiten Geburt bliesen wir in der Küche ein Planschbecken auf, weil wir keine Badewanne hatten, was unsere Tochter enorm freute. Pizza, Sonne, Hängematte.

Ich hatte Angst vor der Geburt: Nein. Ich fühlte mich durch die Erfahrung und Kompetenz meiner Hebamme sicher begleitet und hatte das absolute Vertrauen in sie, dass sie rechtzeitig erkennt, falls etwas nicht nach Plan läuft.

Deshalb wollte ich zu Hause gebären: Ich wollte mich geborgen fühlen, mich fallen lassen können in vertrauter Umgebung und mit vertrauten Personen, mich in fremder Umgebung niemandem „ausgeliefert" fühlen.

So hat mein Umfeld / mein Partner auf mein Vorhaben reagiert: Partner: Sehr offen und unkompliziert, weder Angst noch Bedenken. Danke! Meine Eltern: Skeptisch! „Um Gottes willen, was da alles passieren kann."

So hat mein Arzt auf meinen Wunsch, zu Hause zu gebären, reagiert: Der Arzt in der ersten Schwangerschaft war sehr unfreundlich, prophezeite mir einen Kaiserschnitt, weil mein Kind sechs Wochen vor Termin noch nicht mit dem Kopf nach unten lag. Ich wechselte zu einer Ärztin, die sehr aufgeschlossen und freundlich war.

Auf meine Hausgeburt habe ich mich wie folgt vorbereitet: In der ersten Schwangerschaft habe ich einen Geburtsvorbereitungskurs besucht, habe geturnt und wurde intensiv von meiner Hebamme begleitet. Gelesen habe ich die „Hebammensprechstunde" von Ingeborg Stadelmann und „Das Stillbuch" von Hannah Lothrop.

So habe ich meine Hausgeburtshebamme gefunden: Mundpropaganda, Hebammenbroschüre.

Die Geburt zu Hause verlief wie folgt: Bei der dritten Geburt hatte ich nachts einen Blasensprung und noch keine Wehen. Ich telefonierte mit der Hebamme, die dann morgens kam. Sie hörte die Herztöne, wir plauderten und warteten. Unsere älteren Töchter wurden von einer Freundin zum Spielen abgeholt. Die Hebamme legte sich in die Hängematte und las. Die Stimmung war ruhig und angenehm. Am späten Vormittag bekam ich ein homöopathisches Mittel und Akupunktur. Ich legte mich mit Wehen in die Badewanne, die in unserem Garten steht. Zur Geburt gingen wir dann später ins Wohnzimmer. Am frühen Nachmittag wurde unsere Tochter geboren.

Ich habe mein Baby gestillt: Ja, alle drei. Die Jüngste stille ich noch. Auch durch eine Zeit mit wunden Brustwarzen hat mich meine Hebamme bekommen.

Das Wochenbett und die Zeit danach habe ich so in Erinnerung: Ich freute mich immer auf die täglichen Besuche unserer Hebamme und dass wir in Ruhe über alles reden und den eigenen Rhythmus finden konnten. Angenehm war auch, dass wir nur angemeldete Besuche erhielten.

Ich würde wieder zu Hause gebären wollen: Wenn alles soweit o.k. ist – Ja, natürlich!!!

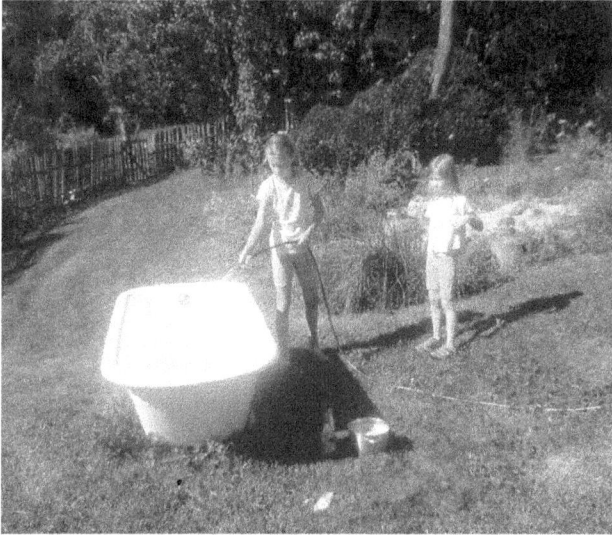 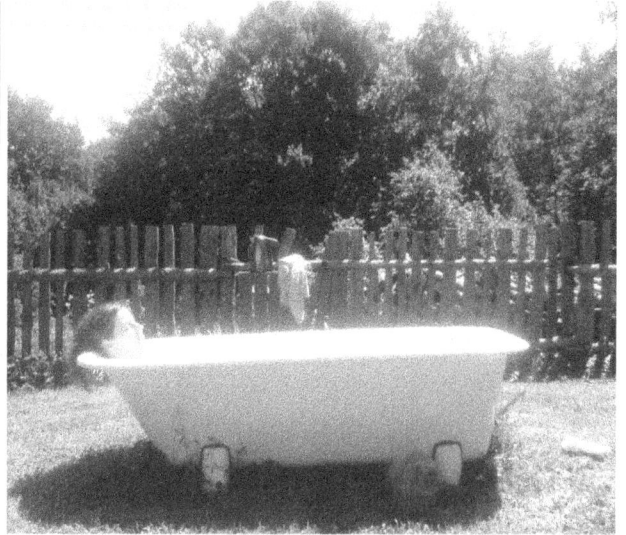

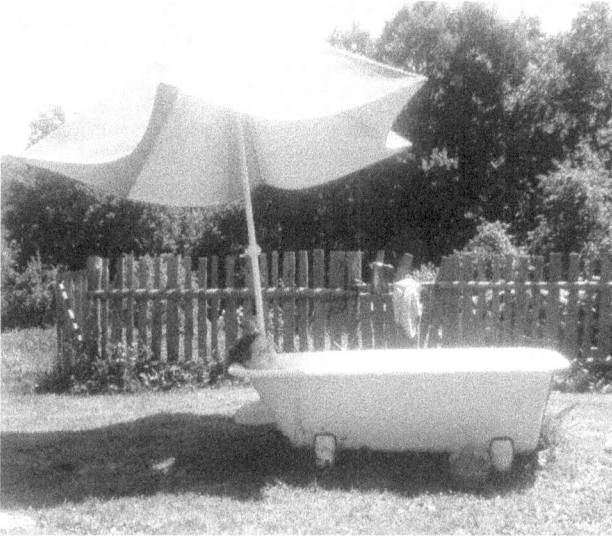 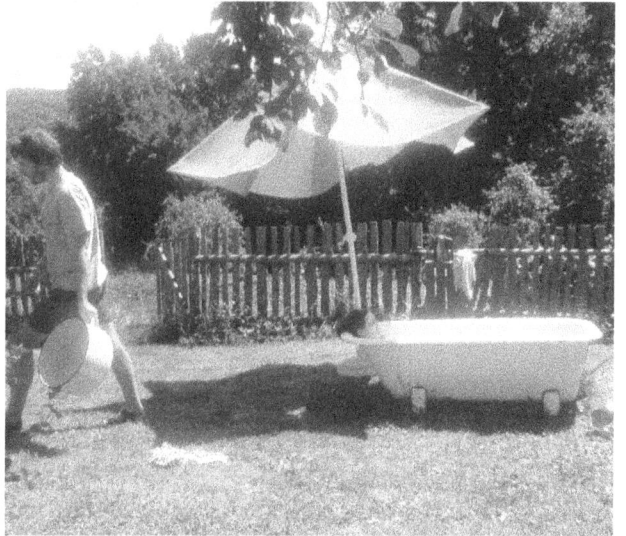

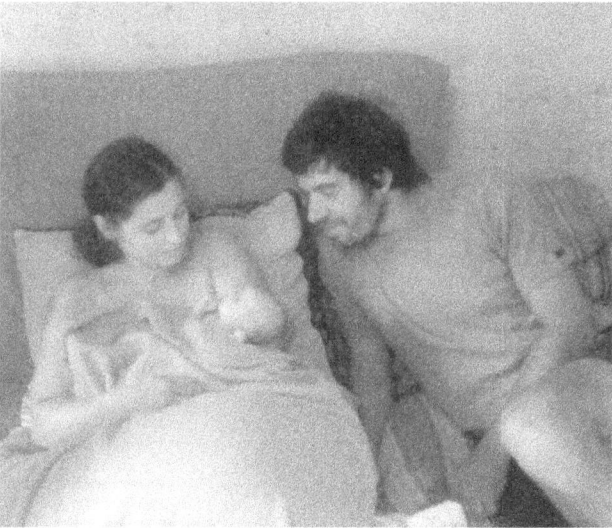 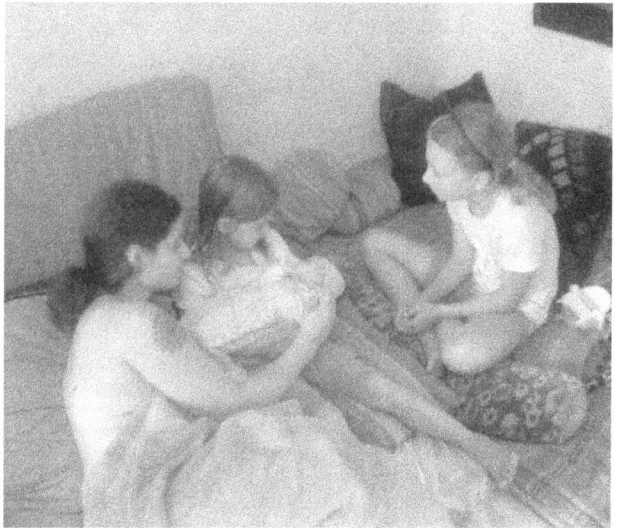

Julia, 34
Wohnort: Pressbaum (A)
Beruf: Shiatsupraktikerin, Kunstpädagogin,
Counsellorin, Dialogbegleiterin

1. Kind: Junge (5,5 Jahre), Hausgeburt
2. Kind: Junge (2 Jahre), Hausgeburt
3. Kind: Mädchen (3 Monate), Hausgeburt

„Ich hatte Angst, weil ich schon wusste, mit welcher Heftigkeit im Sinne von ‚ein Wildpferd durch ein Nadelöhr bringen' ich konfrontiert werden würde."

Wenn ich das Wort „Hausgeburt" höre, kommen mir spontan folgende Gedanken in den Sinn: Ich bleibe in meiner Kraft, umgeben von lieben Menschen, die ich wähle. Versorgt, in Sicherheit, geborgen, kann ich mich der Herausforderung eigenverantwortlich stellen. Meine Kinder können ihr Geschwisterchen gleich in die Arme schließen.

Ich hatte Angst vor der Geburt: Vor der zweiten und dritten Geburt hatte ich Angst, weil ich schon wusste, mit welcher Heftigkeit im Sinne von „ein Wildpferd durch ein Nadelöhr bringen" ich konfrontiert werden würde.

Deshalb wollte ich zu Hause gebären: Die Vorstellung, einen Fremden (Mann) dabei zu haben, löst in mir ein zu großes Unbehagen aus. Ich wollte Menschen um mich, die mir die Kraft und Kompetenz zutrauen, selbst gebären zu können.

So hat mein Umfeld / mein Partner auf mein Vorhaben reagiert: Mein Mann, Holländer und ein eigenverantwortlicher Mensch, war sowieso dafür, manche Freunde unterstützend, die Familie mit großer Sorge um unser Wohlergehen.

So hat mein Arzt auf meinen Wunsch, zu Hause zu gebären, reagiert: Gynäkologin sehr positiv, andere Ärzte: „Das ist doch in der heutigen Zeit wirklich nicht zu verstehen, überlegen Sie es sich besser noch." Oder: „Ich muss Sie darauf hinweisen, dass dieses Vorhaben verantwortungslos ist."

Auf meine Hausgeburt habe ich mich wie folgt vorbereitet: Gelesen, Gespräche mit Freundinnen, meiner ‚Doula' und der Hebamme.

So habe ich meine Hausgeburtshebamme gefunden: Empfehlung.

Die Geburt zu Hause verlief wie folgt: Die erste Geburt war sehr lang und heftig, der Muttermund öffnete sich nicht. Nach 11 Stunden kündigte die Hebamme an, in 2 Stunden abzubrechen. Nach einer Stress-Rausschrei-Session in der Badewanne ging es dann aber schnell voran. In nur drei Stunden war der Muttermund offen. Mir fällt auf, dass bis heute die Beziehung zu diesem Kind leidenschaftlich und explosiv ist. Die zweite Geburt dauerte auch lange und war sehr intensiv, verlief aber kontinuierlicher als die erste. Ich spürte das Kind deutlicher mitarbeiten. Die letzten Presswehen erlebte ich als traumatisierend, weil ich mir sicher war, dass es mich zerreißt und es innerhalb von wenigen Augenblicken vorbei ist mit mir. Später wurde mir in einem Gespräch mit meiner Doula klar, dass dieses Empfinden nicht auf mein, aber auf das Ende der Schwangerschaft ja auch tatsächlich zutraf. Die dritte Geburt erlebte ich irgendwie kräftiger, mit mehr innerem ‚Jaaaa'. Die tatsächliche Geburtsarbeit dauerte nur knappe drei Stunden. Ich war irgendwie mehr mit meinem Frausein in Verbindung, vielleicht auch, weil ja diesmal ein Mädchen unterwegs war, das ganz rosigsanft mitgeholfen hat.

Ich habe mein Baby gestillt: Ja. Erstes Kind 13 Monate, zweites Kind 12 Monate, alle drei voll. Das dritte Kind stille ich noch voll.

Das Wochenbett und die Zeit danach habe ich so in Erinnerung: Getragen, unterstützt, heimelig.

Ich würde wieder zu Hause gebären wollen: Ja, auf jeden Fall.

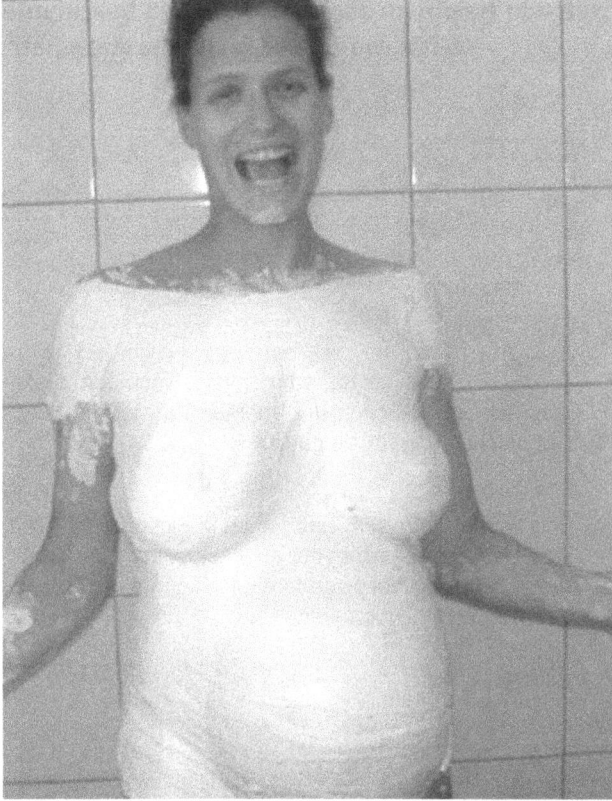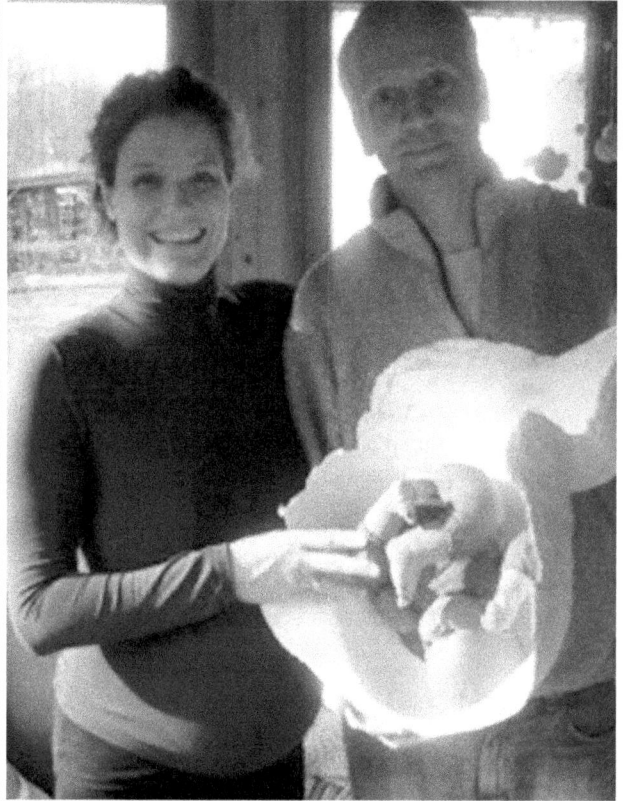
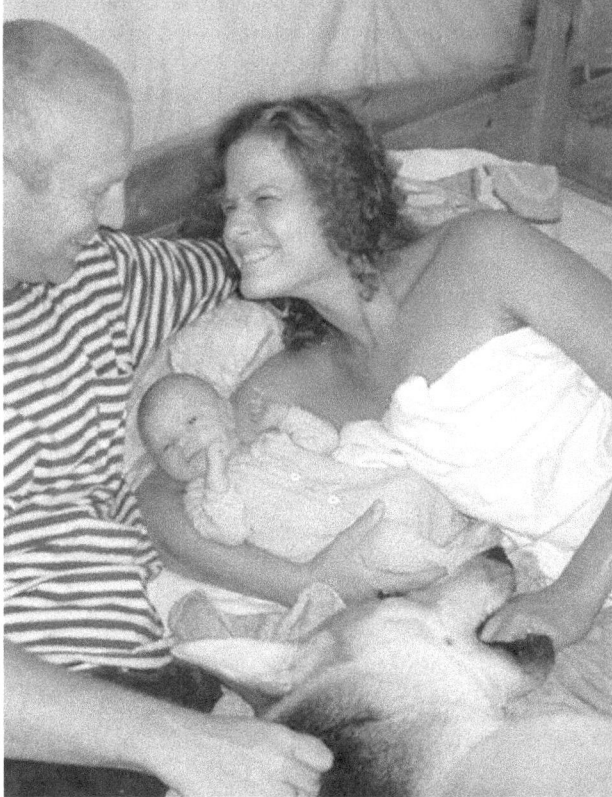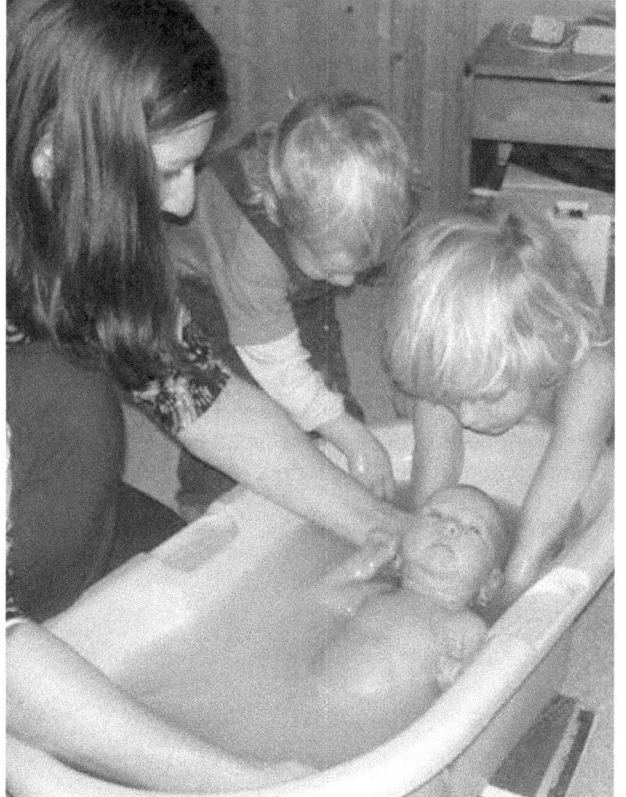

Cornelia, 35
Wohnort: Wolpertshausen (D)
Beruf: Technische Übersetzerin

„Ich war Herrin im eigenen Haus und bestimmte selbst, wann wer Besuchszeiten hat."

1. Kind: Mädchen (3 Jahre), Hausgeburt
2. Kind: Mädchen (2 Jahre), Hausgeburt
3. Kind: Junge (2 Monate), Hausgeburt

Wenn ich das Wort „Hausgeburt" höre, kommen mir spontan folgende Gedanken in den Sinn: Meine Kinder, Geborgenheit, individuelle Betreuung durch meine Hebamme, Freude und Überwältigung durch dieses Ereignis.

Ich hatte Angst vor der Geburt: Angst hatte ich vor der ersten Geburt. Da hörte ich die Erzählungen meiner Freundinnen, deren Geburten fast alle als geplante Klinikgeburten in Notkaiserschnitten endeten.

Deshalb wollte ich zu Hause gebären: Geburt ist für mich nichts Medizinisches oder Krankes, sondern ein natürlicher Vorgang. Sie ist für eine Klinik viel zu intim und geht nur meine Familie und mich etwas an.

So hat mein Umfeld / mein Partner auf mein Vorhaben reagiert: Umfeld: Meine Mutter war schockiert, meine Großmutter fand es dagegen vollkommen normal. Partner: Erst skeptisch, da zunächst uninformiert, nach dem Infogespräch stand er voll dahinter.

So hat mein Arzt auf meinen Wunsch, zu Hause zu gebären, reagiert: Hat es übergangen mit: „Mal sehen", danach war ich nur noch zum Ultraschall dort. Hatte das Gefühl, er möchte es nicht mit mir durchdiskutieren.

Auf meine Hausgeburt habe ich mich wie folgt vorbereitet: Ich habe viel gelesen und bin im Internet gesurft, daneben viel spazieren gegangen und bin bis zum letzten Tag geritten.

So habe ich meine Hausgeburtshebamme gefunden: Aus der Hebammenliste. Nach dem ersten Gespräch war für mich und meinen Partner klar, dass die Entscheidung für sie gut ist.

Die Geburt zu Hause verlief wie folgt: Sehr ruhig und harmonisch. Habe mich in Sicherheit gefühlt. Ohne Hebamme wäre es mir aber selbst nach der dritten Geburt unvorstellbar zu gebären. Ich könnte mir eine Geburt alleine nicht vorstellen.

Ich habe mein Baby gestillt: Ja, das ist für mich das einzig Normale.

Das Wochenbett und die Zeit danach habe ich so in Erinnerung: Friedlich. Man ist gleich dort, wo man hingehört, bei der Familie. Ist Herrin im eigenen Haus, bestimmt selbst, wer wann Besuchszeiten hat. Mein Mann war immer drei Wochen zuhause und hat sich um das Wohlergehen der gesamten Familie gekümmert.

Ich würde wieder zu Hause gebären wollen: Selbstverständlich. Es wäre für mich riskant, ja ein Fiasko gewesen, in die Klinik zu gehen. Ich hätte mich ausgeliefert gefühlt. Da ist mir mit Vernunft nicht beizukommen. Dort hätte man mich ruhigstellen müssen, da Gebären für mich wie ein Urinstinkt ist, wie eine Löwin mit Dorn in der Pfote, die eher stirbt, als dass sie sich helfen lässt.

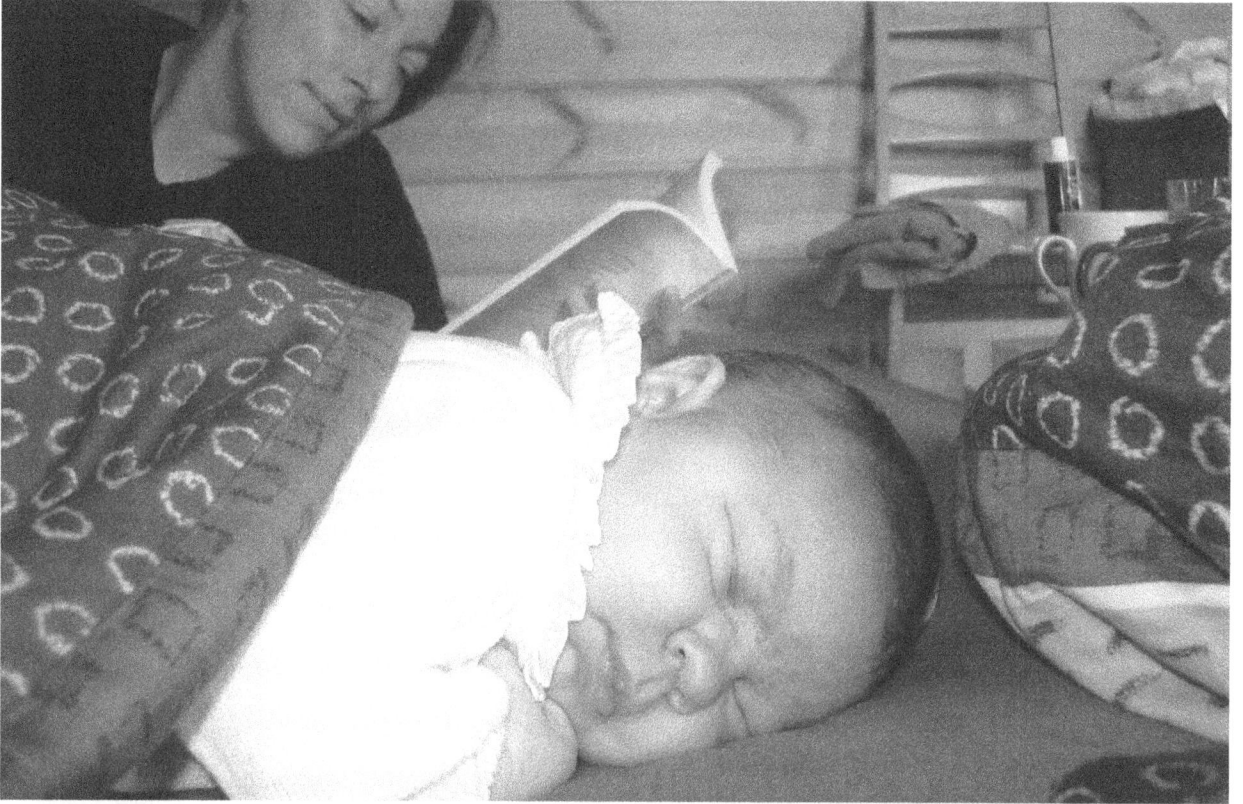
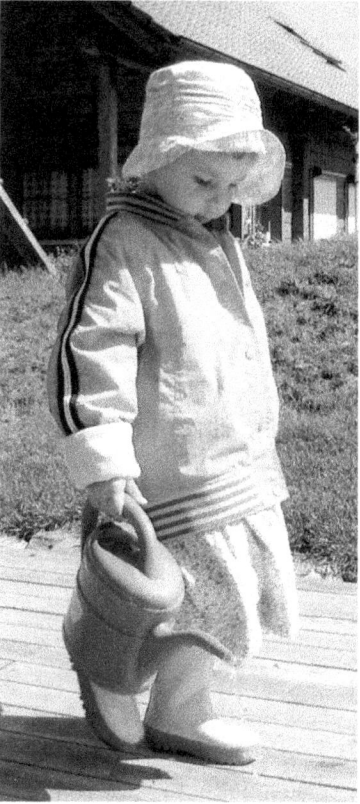
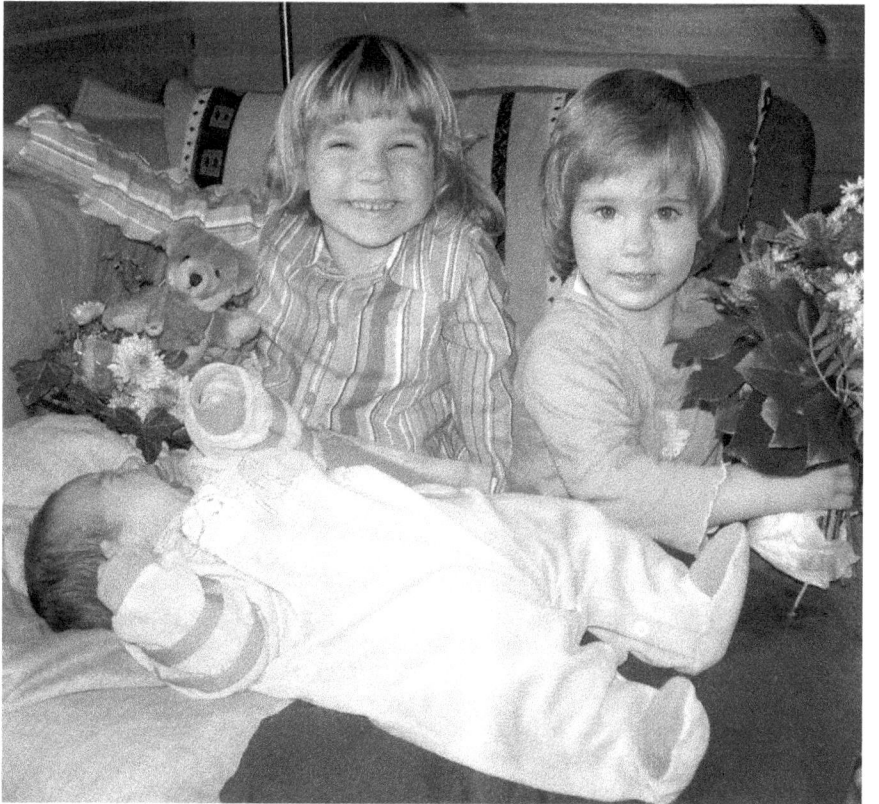

Josy, 35
Wohnort: Burgauberg (A)
Beruf: Hebamme

„Nur ich war noch wach mit klopfendem Herzen und ‚neuem' Baby im Arm."

1. Kind: Bub (11 Jahre), Klinikgeburt, weil Beckenendlage
2. Kind: Mädchen (10 Jahre), Hausgeburt
3. Kind: Bub (8 Jahre), Hausgeburt
4. Kind: Bub (4 Jahre), Hausgeburt

Wenn ich das Wort „Hausgeburt" höre, kommen mir spontan folgende Gedanken in den Sinn: Meine Kinder, mein Mann, Freundinnen, meine Hebammen, Ruhe, Musik, lachen, gutes Essen, mein Garten, Aufregung, Anstrengung, Glück.

Ich hatte Angst vor der Geburt: Oh ja, ich hatte vor jeder Geburt Angst. Nicht vor den Wehen oder dass etwas „passieren" könnte. Ich hab Angst vor diesem einen Moment, wenn ich weiß: Wenn dieses Kind auf die Welt kommen soll, dann muss ich mich trauen und loslassen und meinen Körper tun lassen, jetzt ... und dann werden die Wehen mich mitnehmen und es wird kein Zurück und kein Bremsen mehr geben. Es wird stark sein und gewaltig sein und ich werde das Gefühl haben, mich zu verlieren und trotzdem: Ich muss da durch, allein.

Deshalb wollte ich zu Hause gebären: Geburt ist für mich kein „medizinisches Ereignis". Es ist ein besonderer Tag für mich und im Leben unserer Familie. Daheim hab ich alles, was ich brauch.

So hat mein Umfeld / mein Partner auf mein Vorhaben reagiert: Mein Mann hat mich gut verstanden in meinem Wunsch zuhause zu bleiben und mir da sehr vertraut. Auch Familie und Freunde haben meistens positiv reagiert. Da ich Hebamme bin und mein Mann Frauenarzt ist, werden sie sich wahrscheinlich gedacht haben: „Na gut, die werden schon wissen, was sie tun."

So hat mein Arzt auf meinen Wunsch, zu Hause zu gebären, reagiert: Da mein Mann auch mein Arzt ist, musste ich mich auch hier nicht rechtfertigen oder Ähnliches. Er weiß, wie Hebammen arbeiten und dass Hausgeburtshilfe sicher ist.

Auf meine Hausgeburt habe ich mich wie folgt vorbereitet: Ich hab mich nicht besonders vorbereitet. Ich hab mich gern mit Freundinnen unterhalten über ihre Geburtserfahrungen. Manche Dinge, die

sie gesagt haben, wurden zu richtigen „Kraftsätzen" für mich. Eine Freundin, die fünf Kinder hat, erzählte, dass ihr jede Geburt mehr Spaß gemacht hätte. Eine andere wurde von ihrem erstgeborenen Sohn gefragt, ob das weh tut, wenn das Baby rauskommt, und sie sagte: „Es wird nicht weh tun, es wird stark sein." Und das hat mich auch stark gemacht.

So habe ich meine Hausgeburtshebamme gefunden: Ich hab Hebammen gefragt, die ich kannte und mochte.

Die Geburt zu Hause verlief wie folgt: Meistens war ich schon den ganzen Tag davor „unrund", ohne dass mir recht bewusst war, dass die Geburt bevorsteht. Die Eröffnungsphase dauert bei mir lang. In dieser Zeit hab ich gern Gesellschaft oder ich mach irgendwas zur Ablenkung, wie Wäsche aufhängen. Irgendwann ist der Muttermund fast offen und dann hören die Wehen ganz auf – im Krankenhaus hätte ich dann wohl regelmäßig Wehenmittel verabreicht bekommen. Jetzt brauch ich wirklich Zeit für mich, denn dann kommt der Moment, vor dem ich Angst hab, bis ich irgendwann so weit bin und die Wehen wieder anfangen. Dann geht alles sehr schnell und das Baby ist da.

Ich habe mein Baby gestillt: Ja, ich hab gestillt (jeweils zwischen 15 und 24 Monaten).

Das Wochenbett und die Zeit danach habe ich so in Erinnerung: Wochenbett ist eine verzauberte Zeit. Bei unserem dritten Kind sind die „Großen" aufgewacht und haben ihren Bruder mit neugierigen Augen begrüßt. Irgendwann sind alle wieder ins Bett gegangen – rund um mich die kleinen Schlafgeräusche von den Menschen, die ich am meisten liebe. Nur ich war noch wach, mit klopfendem Herz und „neuem" Baby im Arm.

Ich würde wieder zu Hause gebären wollen: Ich kann mir keinen besseren Ort vorstellen.

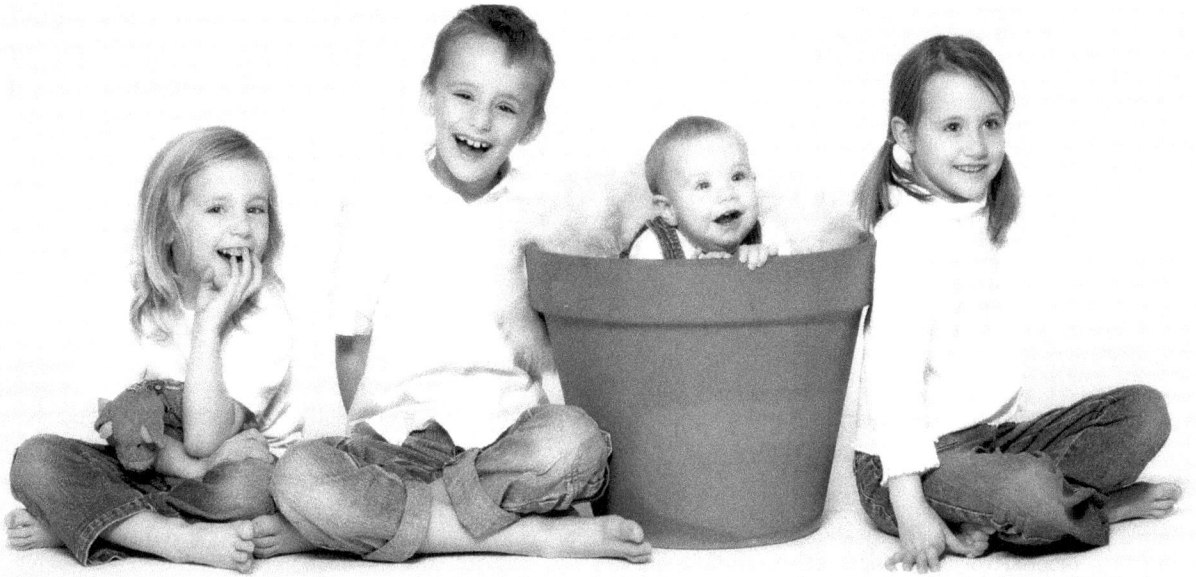

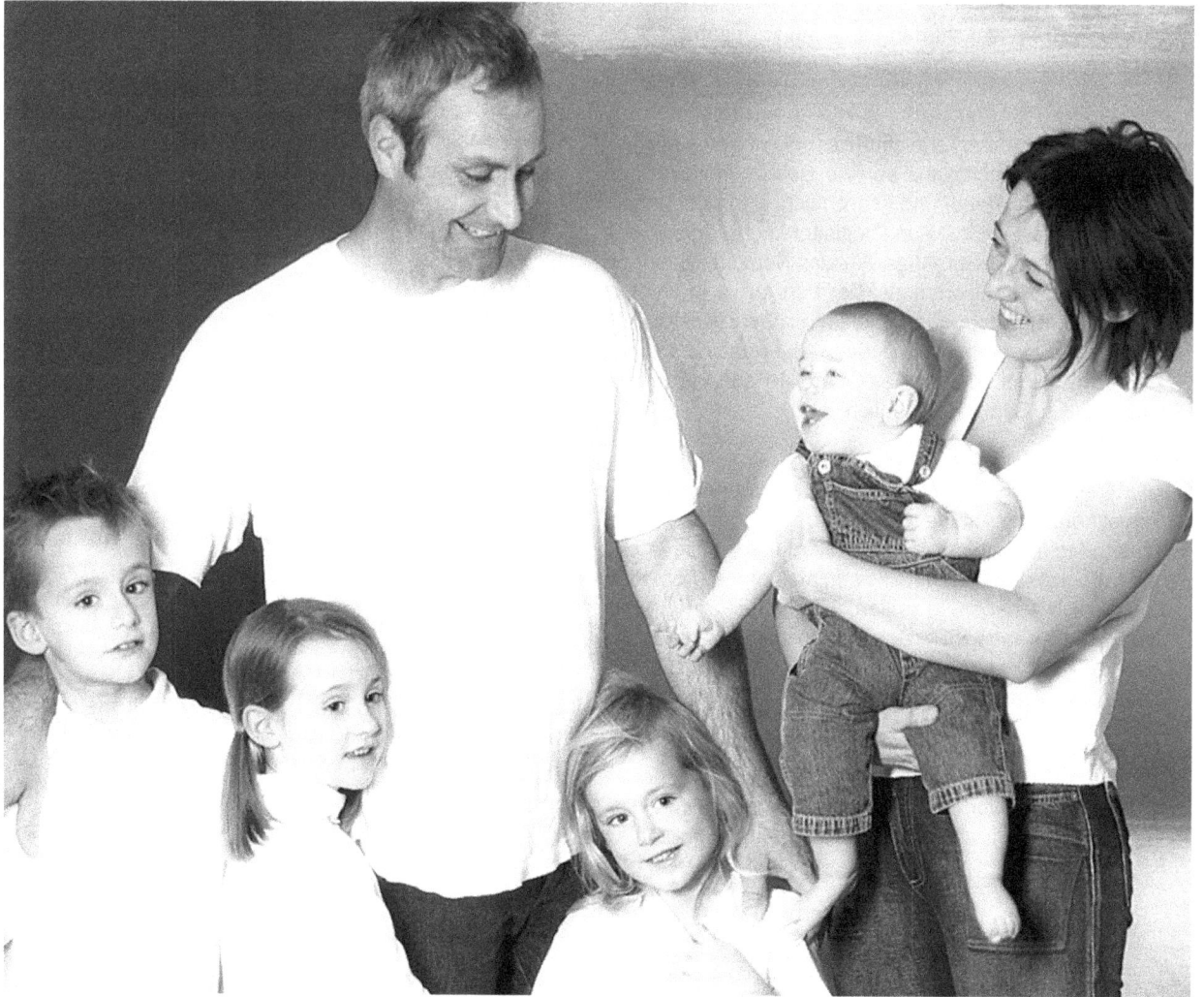

Sigrid, 36
Wohnort: Schwäbisch Hall (D)
Beruf: Reiseverkehrskauffrau

1. Kind: Junge (5 Jahre), Hausgeburt
2. Kind: Mädchen (3 Jahre), Hausgeburt
3. Kind: Mädchen (1 Jahr), Hausgeburt

„Die älteren Geschwister erleben die Geburt als eine natürliche und freudige Selbstverständlichkeit."

Wenn ich das Wort „Hausgeburt" höre, kommen mir spontan folgende Gedanken in den Sinn: Vertrauen, Stärke, Harmonie, Verbundenheit, sich fallen lassen können, Gott, Familie, Willkommen.

Ich hatte Angst vor der Geburt: Nicht Angst, sondern Respekt vor dem Ungewissen. Und: Je dicker der Bauch wurde, umso mehr Horrorgeburtserlebnisse aus dem Kreißsaal wurden mir – meist ungefragt – erzählt.

Deshalb wollte ich zu Hause gebären: Die vertraute Umgebung erleichtert es mir ungemein, mich fallen lassen, mich ganz auf die Geburt einlassen zu können. Meine Hebamme kennt mich, kann mich insofern besser einschätzen und begleitet mich während des gesamten Geburtsvorgangs. Für das Neugeborene eine sanfte Art des Willkommens. Der Partner ist in das Geschehen mit eingebunden. Die älteren Geschwister sind bereits bei der häuslichen Schwangerenvorsorge mit einbezogen und erleben die Geburt als eine natürliche und freudige Selbstverständlichkeit.

So hat mein Umfeld / mein Partner auf mein Vorhaben reagiert: Mein Mann hat eine Hausgeburt von Anfang an befürwortet und mich unterstützt. Mein Umfeld reagierte allerdings überwiegend mit Entsetzen und unterstellte mir, meinem (ersten) Kind wissentlich schaden zu wollen, weil es nicht im „sicheren" Krankenhaus zur Welt kommen sollte. Bei meinem zweiten Kind war die Reaktion jedoch wesentlich gelassener und beim dritten war es gar kein Thema mehr.

So hat mein Arzt auf meinen Wunsch, zu Hause zu gebären, reagiert: Die Schwangerenvorsorge wurde von meiner Hebamme durchgeführt, lediglich für den Ultraschall suchte ich meinen Arzt auf.

Auf meine Hausgeburt habe ich mich wie folgt vorbereitet: Ausdauernde Spaziergänge, Dammmassage und Himbeerblättertee ab 6 Wochen vor Termin, Bereitstellen aller notwendigen Gegenstände, vorsorgliches Packen eines Klinikkoffers und Erstellen einer Notfall-Telefonliste.

So habe ich meine Hausgeburtshebamme gefunden: Es ergab sich einfach so ;-))

Die Geburt zu Hause verlief wie folgt: Jede anders, aber alle zusammen in Einklang mit meiner jeweiligen Befindlichkeit und mit den Bedürfnissen des Kindes. Meine Hebamme stand mir je nach Situation agierend oder ruhig abwartend zur Seite.

Ich habe mein Baby gestillt: Jedes meiner Kinder mindestens sechs Monate voll, danach sukzessive Umstellung auf Breikost. Das Abstillen erfolgte bei den beiden Älteren mit etwa 1,5 Jahren.

Das Wochenbett und die Zeit danach habe ich so in Erinnerung: Mein erstes Wochenbett konnte ich noch nicht wirklich genießen, da die Erfahrung so neu und die Umstellung so total war. Das zweite Wochenbett war eher unruhig, weil es in unsere Hausbau-Zeit fiel. Ganz anders dann das dritte: Sehr harmonisch mit der ganzen Familie. Interessant ist hierbei auch, wie sehr nicht nur die Geburt, sondern auch das Wochenbett Einfluss auf das Wesen eines Neugeborenen nehmen kann.

Ich würde wieder zu Hause gebären wollen: Selbstverständlich. Allerdings nur mit meiner vertrauten Hebamme und nur, wenn diese angesichts der Werte ihr Okay dazu gibt.

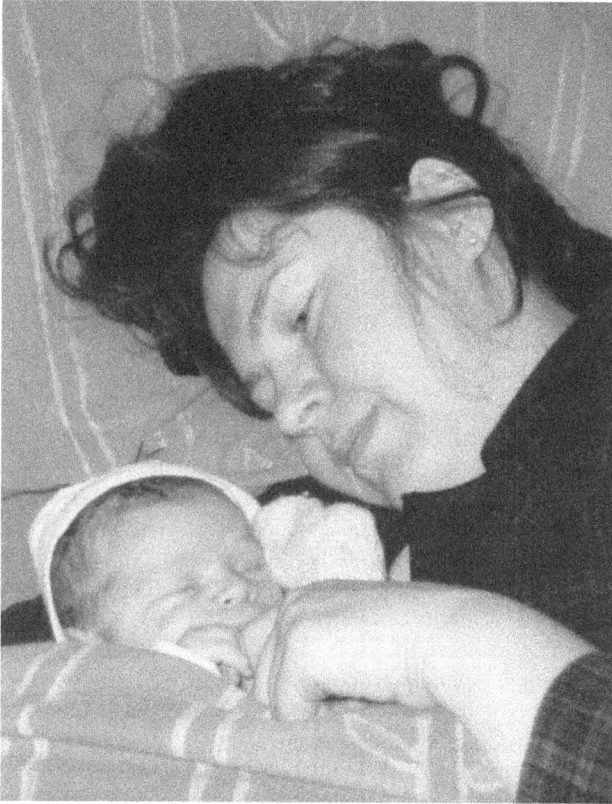
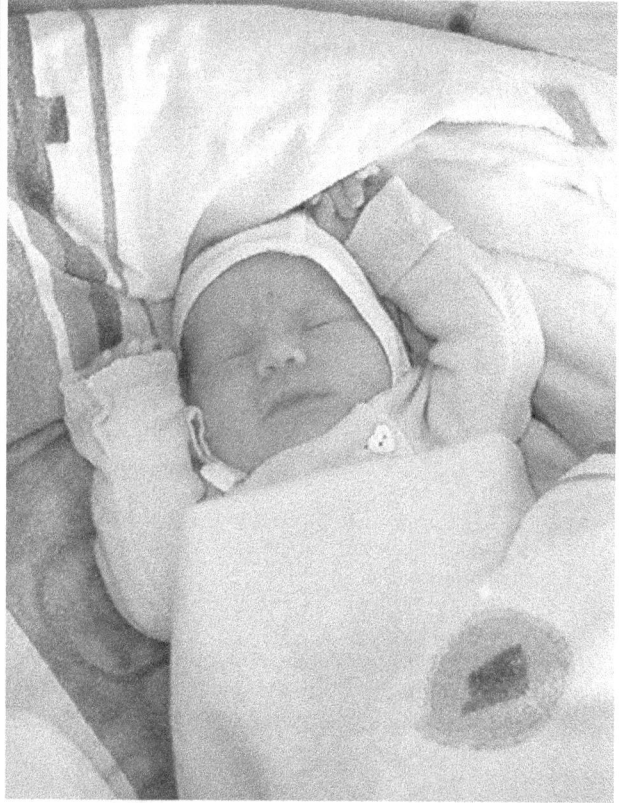
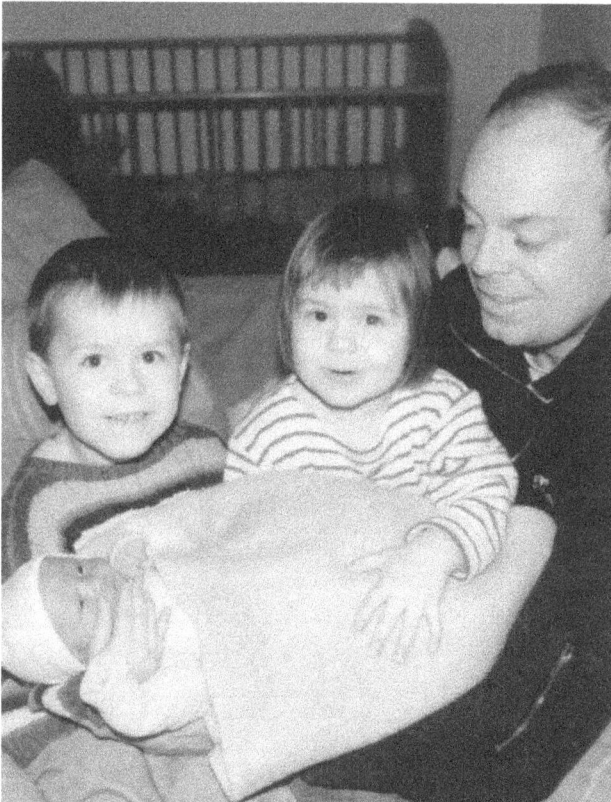
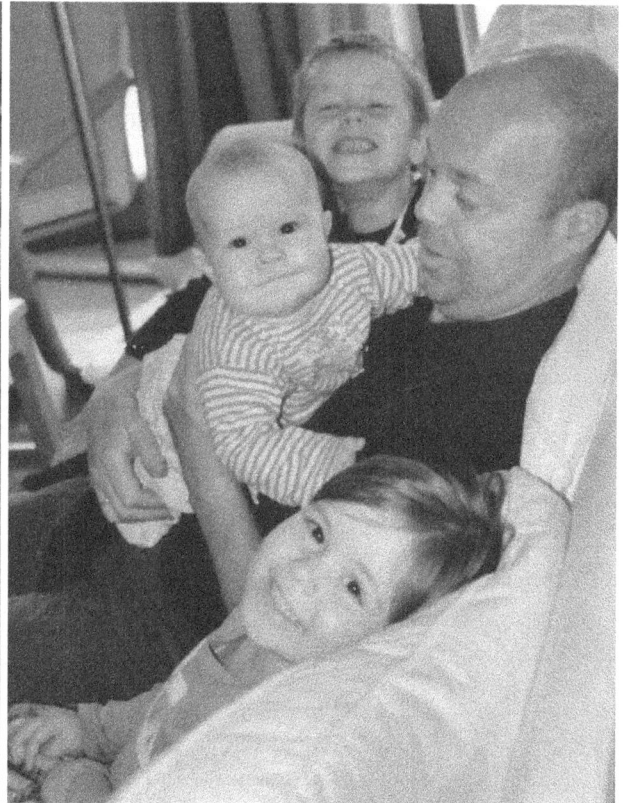

Irmela, 38
Wohnort: Feuerthalen (CH)
Beruf: Krankenschwester, Hebamme

„Die erste Hausgeburt verlief sehr langsam, ich hatte noch Angst von der ersten Geburt im Spital."

1. Kind: Mädchen (11 Jahre), Klinikgeburt, Kaiserschnitt
2. Kind: Junge (9 Jahre), Hausgeburt
3. Kind: Junge (6 Jahre), Hausgeburt
4. Kind: Junge (2 Jahre), Hausgeburt

Wenn ich das Wort „Hausgeburt" höre, kommen mir spontan folgende Gedanken in den Sinn: Zeit, Ruhe, Geborgenheit, Glück.

Ich hatte Angst vor der Geburt: Ja, davor, ob ich es wirklich schaffen werde und dass ich ins Spital verlegt werden muss.

Deshalb wollte ich zu Hause gebären: Ich wollte alle Kinder zu Hause gebären. In meinen vier Wänden, mit meiner Hebamme und meinem Mann. Keine Routineuntersuchungen und Personalwechsel. In meinem Tempo!

So hat mein Umfeld / mein Partner auf mein Vorhaben reagiert: Mein Partner war immer voll mit dabei und hat mich prima unterstützt. Beim zweiten Kind mit Zustand nach Kaiserschnitt wurde ich von einem Arzt wegen Fahrlässigkeit beschimpft.

So hat meine Ärztin auf meinen Wunsch, zu Hause zu gebären, reagiert: Ich war nur bei der ersten Schwangerschaft bei der Ärztin, bei den drei anderen Kindern war ich bei der Hebamme. Die Ärztin hat nichts Negatives gesagt.

Auf meine Hausgeburt habe ich mich wie folgt vorbereitet: Ich war bei der Hebamme in der Betreuung, habe mit Freude den Geburtspool aufgestellt und mich gemütlich eingerichtet. Beim vierten Kind wollte ich noch meine Freundin mit dabei haben.

So habe ich meine Hausgeburtshebamme gefunden: Ich bin selber Hebamme und fragte so eine Kollegin.

Die Geburt zu Hause verlief wie folgt: Die erste Hausgeburt verlief sehr langsam, ich hatte noch Angst von der ersten Geburt im Spital, die in einer Sectio in Vollnarkose endete (vorz. Blasensprung in der 36. SSW und BEL). Ich brauchte Tage Zeit, bis ich mich einlassen konnte, hatte lange Vorwehen. Als die Geburt dann richtig losging, brauchte ich viel Unterstützung von meiner Hebamme. Nach einer intensiven Nacht habe ich in unserer Stube in der tiefen Hocke neben dem warmen Kachelofen geboren und ich konnte anschließend mit Sohn und Mann im eigenen Bett liegen. Den zweiten Sohn habe ich im Wasser geboren. Hatte schon viel mehr Vertrauen in mich. Den dritten Sohn habe ich auf dem Hocker geboren. Zuvor war ich noch im Wald spazieren.

Ich habe mein Baby gestillt: Ich habe alle vier Kinder lange gestillt. Natürlich zwischendurch Tandem. Ich stille nun schon elf Jahre.

Das Wochenbett und die Zeit danach habe ich so in Erinnerung: Das erste Wochenbett im Spital war sehr stressig. Ich hatte viele Schmerzen, meine Tochter hatte Gelbsucht, ich konnte sie nicht immer bei mir haben. War schrecklich. Zuhause fühlte ich mich dagegen wie eine Königin. Es war so gemütlich und wir konnten uns alle gut erholen.

Ich würde wieder zu Hause gebären wollen: Ja, ganz klar! Das ist doch einfach das Beste, wenn ich eine Hebamme für mich habe.

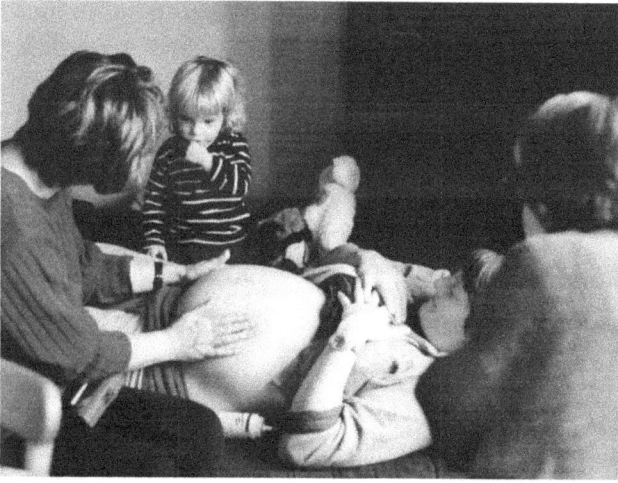
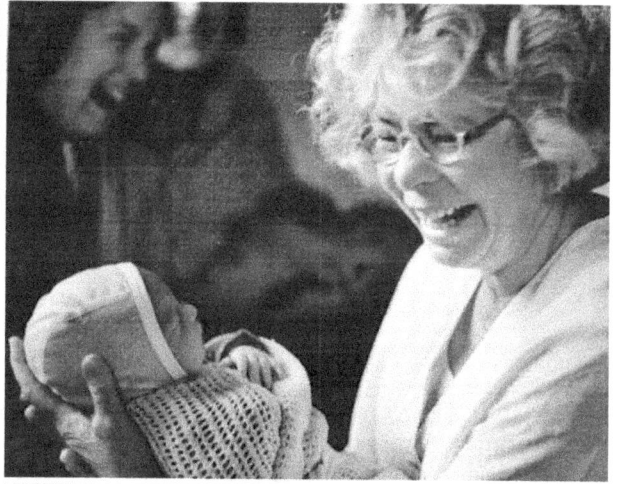
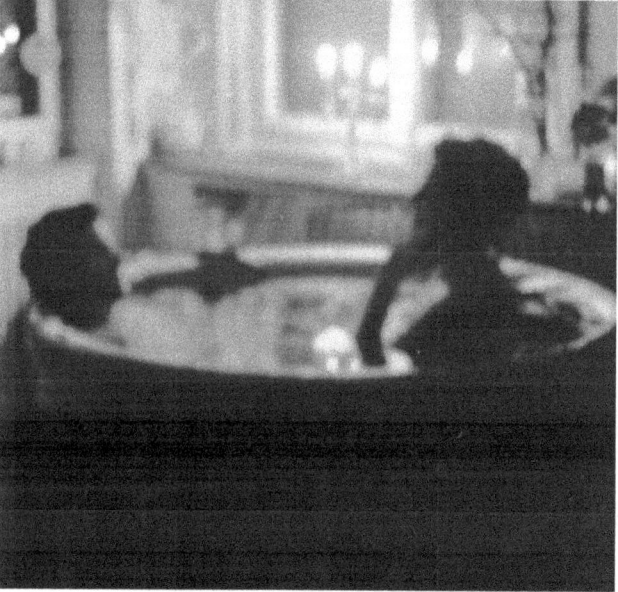
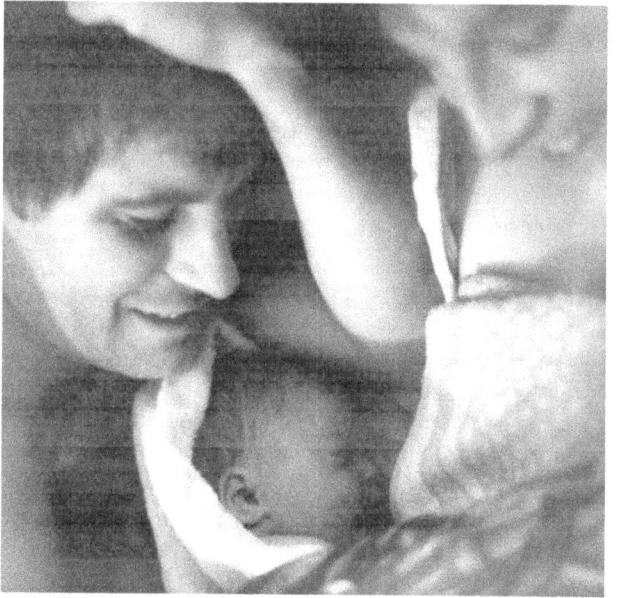
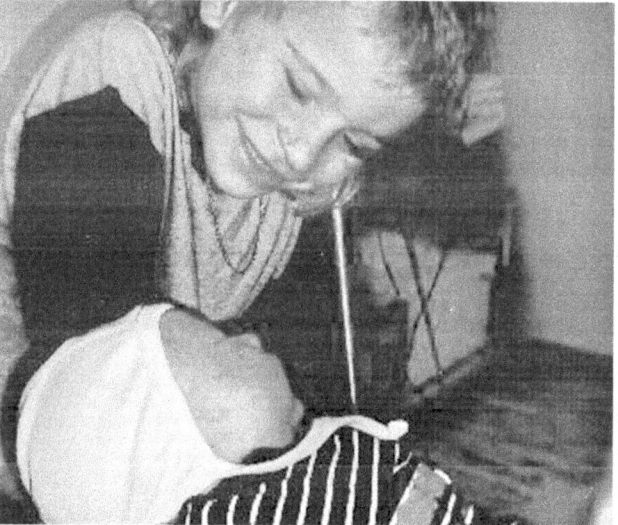
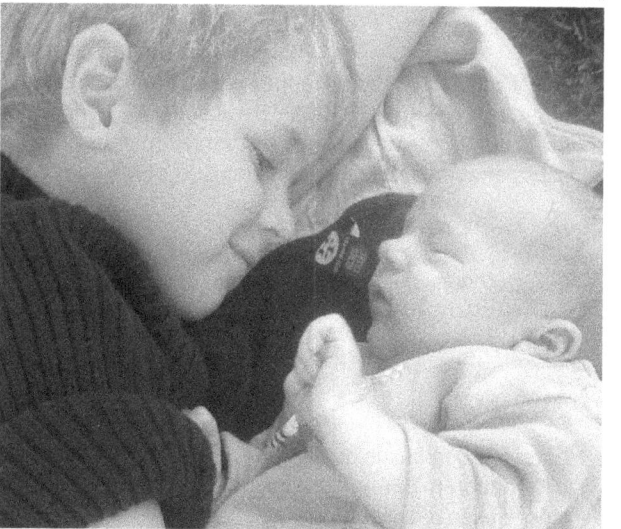

Konstanze, 40
Wohnort: Westerwald (D)
Beruf: Kinderkrankenschwester

1. Kind: Junge (11 Jahre), Hausgeburt
2. Kind: Junge (9 Jahre), Hausgeburt
3. Kind: Mädchen (6 Jahre), Hausgeburt

„Eine Geburt ist natürlich und sollte nicht mit all diesen Tests beendet werden."

Wenn ich das Wort „Hausgeburt" höre, kommen mir spontan folgende Gedanken in den Sinn: Ich fand jede Geburt sehr aufregend und würde jedes weitere Kind wieder zu Hause bekommen. Meine Kinder sind stolze Hausgeburten, weil sie etwas Besonderes sind. Diese Geburten verbinden unsere Partnerschaft sehr intensiv und werden nie vergessen.

Ich hatte Angst vor der Geburt: Nein. Ich war mir bei den beiden ersten Geburten so sicher, dass die Hebamme genau weiß, was sie tut, zudem bin ich Kinderkrankenschwester. Und bei der dritten ist man ganz ruhig ...

Deshalb wollte ich zu Hause gebären: Ich wollte gern in meinem Bett entbinden und nach der Geburt auch auf keinen Fall aufstehen und wieder nach Hause fahren, einfach liegen bleiben und staunen. Zum anderen war da die Vorstellung, dass meine Kinderkrankenschwestern-Kolleginnen mein Kind baden werden und absaugen und ich um all das kämpfen muss, was ich alles nicht möchte. Eine Geburt in meinen Augen ist natürlich und sollte nicht mit all diesen Tests beendet werden, sondern mit viel Ruhe und Zeit zum Schauen und Staunen.

So hat mein Umfeld / mein Partner auf mein Vorhaben reagiert: Mein Umfeld war zwiegespalten. Die engsten Freunde waren immer da und haben dann bei Kind Nr. 2 die Bereitschaft übernommen für Kind Nr. 1. Mein Mann war hinter mir und meiner sehr genauen Vorstellung unserer Geburten.

So hat mein Arzt auf meinen Wunsch, zu Hause zu gebären, reagiert: Die Ärzte wurden in keiner Schwangerschaft um Rat gefragt, ich habe nur bei der Hebamme die regelmäßigen Vorsorgeuntersuchungen gemacht.

Auf meine Hausgeburt habe ich mich wie folgt vorbereitet: Bei der ersten Schwangerschaft hatte ich den Luxus eines Paar-Hausgeburtskurses. Bei den anderen Schwangerschaften: Schwangeren-Yoga, viel gelesen, die Hebamme gelöchert.

So habe ich meine Hausgeburtshebamme gefunden: Bei den Großen, da gab es unsere ganz liebe Hebamme im Landkreis, die machte nur Hausgeburten, war meist auch mit mir schwanger und wir wurden ein eingespieltes Team. Hier in Rheinland-Pfalz war es auch leicht, eine Hebamme zu finden.

Die Geburt zu Hause verlief wie folgt: Nr. 1: Das war meine schwerste Geburt. 25 Stunden Wehen nach Blasensprung. Nr. 2: Wir hatten vier Wochen regelmäßige Vorwehen und erst nach einer Fußreflexzonenmassage kehrte für 24 Stunden Ruhe ein und dann ging alles ganz schnell. Nr. 3: Da war Zeitdruck, die Großen aus dem Haus und nun muss es aber passieren. Störend fand ich die Hebammenschülerin. Ich hatte nicht die Gelegenheit, sie vor der Geburt kennen zu lernen (sie bekommen ja nur wenige Tage als Praktikum) und das war nicht sehr schön. Sie kam dann mitten in der Nacht mit und die Hebamme blieb ja bei uns, sodass das junge Mädchen nicht nach Hause fahren konnte. Ich fühlte mich sehr unwohl mit einer Person mehr, das ist bei vertrauten Personen ganz anders.

Ich habe mein Baby gestillt: Gestillt habe ich alle Kinder mindestens 1 Jahr und am längsten die Kleine 1,8 Jahre.

Das Wochenbett und die Zeit danach habe ich so in Erinnerung: Wir hatten drei sehr verschiedene Wochenbettzeiten. Bei Kind Nr. 1 hatten wir meine Schwester die ganze Zeit bei uns, sie war mit dem Haushalt vertraut, hat uns sehr unterstützt. Bei Kind Nr. 2 war es schwierig, mein Mann fiel aus und da war niemand, der einspringen konnte. Bei Kind Nr. 3 war es eine ruhige Zeit, da die Großen die ganze Woche noch bei der Oma bleiben konnten. Ein Paar sollte vorher die Besuchssituation klären. Im Wochenbett zu Hause brauchen Besucher genaue Regeln!

Ich würde wieder zu Hause gebären wollen: Ja, sofort wieder!

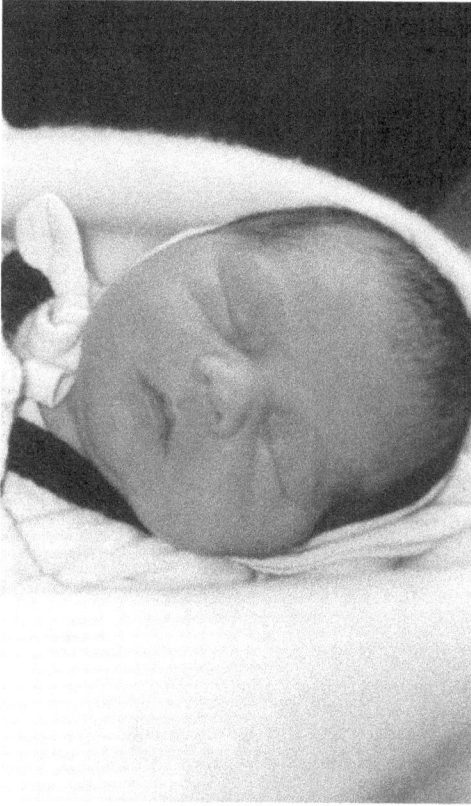
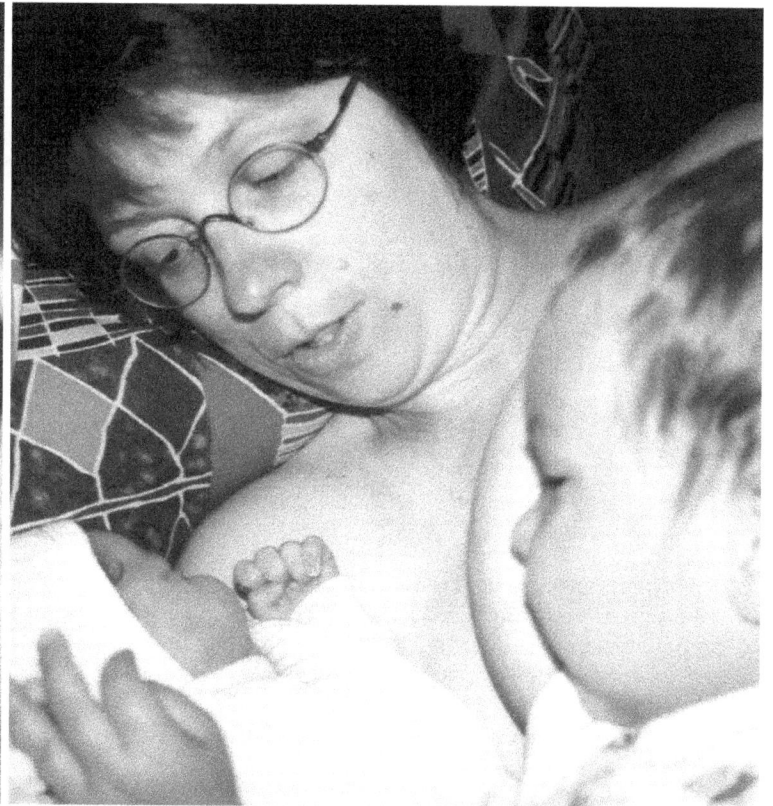
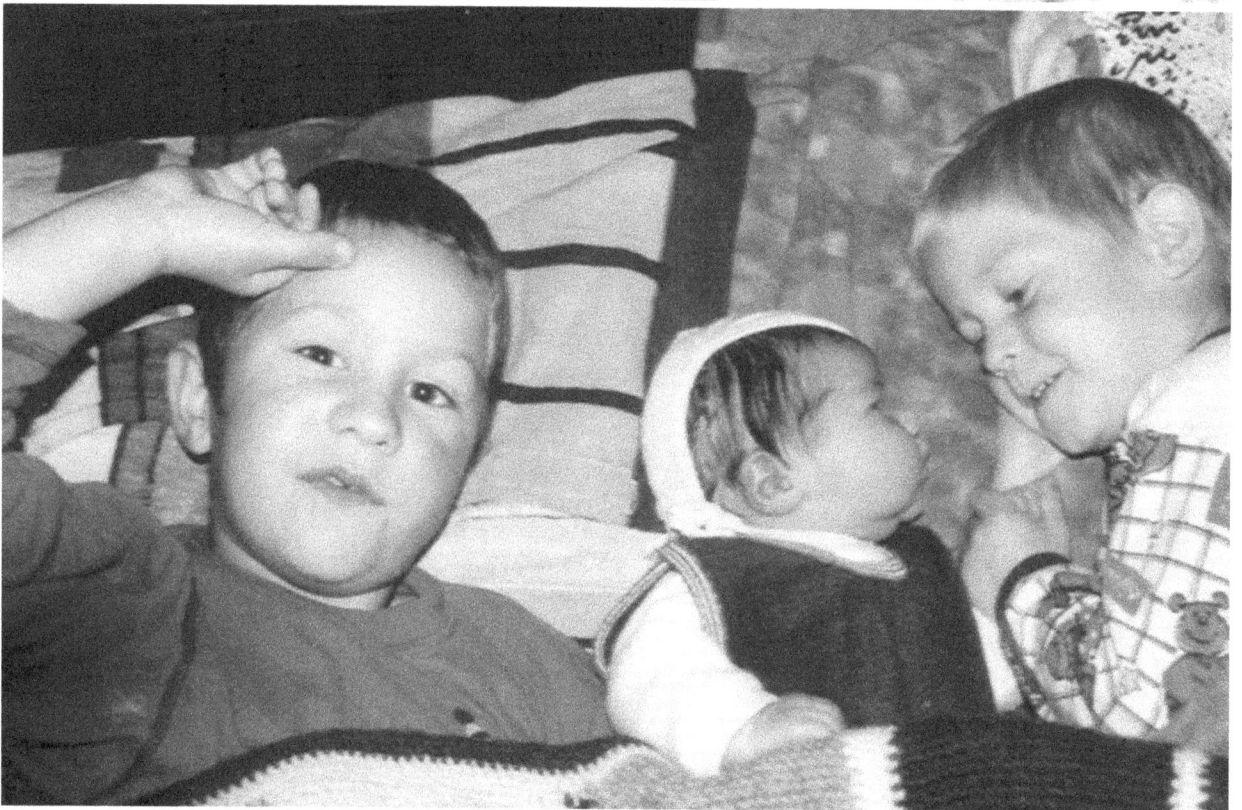

Kerstin, 41
Wohnort: Löhne (D)
Beruf: Med.-techn. Laborassistentin

„Super – ruhig – harmonisch. Ich durfte gebären und wurde nicht entbunden."

1. Kind: Junge (16 Jahre), Klinikgeburt
2. Kind: Mädchen (14 Jahre), Hausgeburt (Beckenendlage)
3. Kind: Mädchen (8 Jahre), Hausgeburt
4. Kind: Mädchen (4 Jahre), Hausgeburt

Wenn ich das Wort „Hausgeburt" höre, kommen mir spontan folgende Gedanken in den Sinn: Eine Hebamme nur für mich, meine Familie ist integriert, Harmonie.

Ich hatte Angst vor der Geburt: Nur vor einer Geburt im Krankenhaus. Die Klinikhebamme war mehr mit Formularen und Telefon beschäftigt als mit mir. Meine Hebamme hat bei der Hausgeburt so viel Ruhe und Kompetenz vermittelt, dass keine Angst aufkommen konnte.

Deshalb wollte ich zu Hause gebären: Meine Bedürfnisse werden zu Hause respektiert und umgesetzt. Bei der Klinikgeburt bin ich entbunden worden mit Episiotomie und Kristellern, damit es noch in die Schicht der Hebamme passt, und einem Wärmebettchen fürs Kind anstelle von Bonding bei mir als Mutter. Ich wollte keine Krankenhausroutine mehr und ein guter Stillstart war so optimal möglich. Die Geschwisterkinder konnten gleich den neuen Erdenbürger begrüßen.

So hat mein Umfeld / mein Partner auf mein Vorhaben reagiert: Das Umfeld war entsetzt – mein Mann damit einverstanden und ab dem zweiten Kind überzeugt. In der LLL-Stillgruppe gab es Zustimmung und Mut.

So hat mein Arzt auf meinen Wunsch, zu Hause zu gebären, reagiert: „... Sie sind verrückt!" Ab dem dritten Kind hat die Hebamme die gesamte Vorsorge übernommen und so musste ich mich mit keinem Arzt auseinandersetzen.

Auf meine Hausgeburt habe ich mich wie folgt vorbereitet: Ein paar Einmalunterlagen, Handtücher, Anziehsachen und Windeln fürs Baby – das war es, mehr braucht man nicht. Das Buch „Hausgeburt" von Sheila Kitzinger gelesen. Von der Ärztin Inge Kelm-Kahl das Buch „Hausgeburt besser für Mutter und Kind" gelesen. Dort wird gut erläutert, wie es mit Sicherheit in der Klinik und zuhause aussieht. Sie hat nach einer Klinikgeburt ihre weiteren Kinder zuhause geboren.

So habe ich meine Hausgeburtshebamme gefunden: Wir kannten uns schon von der Vorsorge. Sie war wie eine Freundin, die weiß, wovon sie redet.

Die Geburt zu Hause verlief wie folgt: Super – ruhig – harmonisch. Ich durfte gebären – und wurde nicht entbunden! Meine Hausgeburtshebamme war mit mir beschäftigt und es gab auch keine Schicht, die zu Ende war – eine Geburt ist beendet, wenn das Kind da ist und es Mutter und Kind gut geht – ob das nun 2 oder 20 Stunden dauert, es gibt keinen Wechsel der Hebamme. Zum anderen kannte ich sie ja auch schon und sie mich. So etwas ist einfach ein Vorteil.

Ich habe mein Baby gestillt: Ja, bis zu vier Jahre lang. Ich bin ja auch LLL-Beraterin.

Das Wochenbett und die Zeit danach habe ich so in Erinnerung: Wir hatten eine harmonische Familienzeit.

Ich würde wieder zu Hause gebären wollen: Auf jeden Fall.

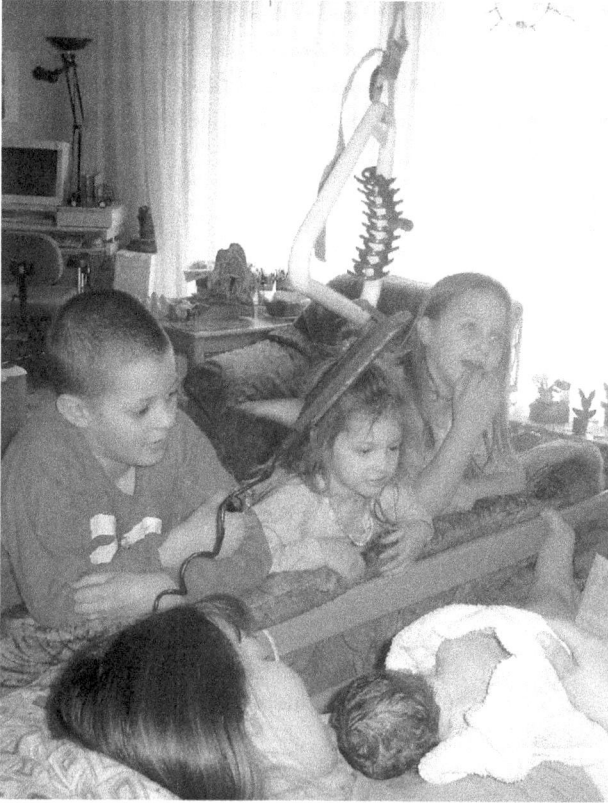
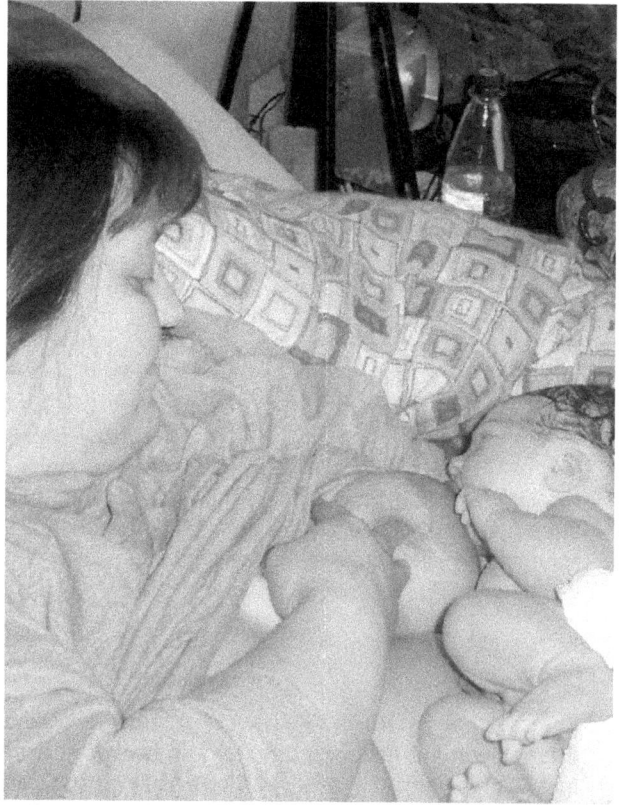
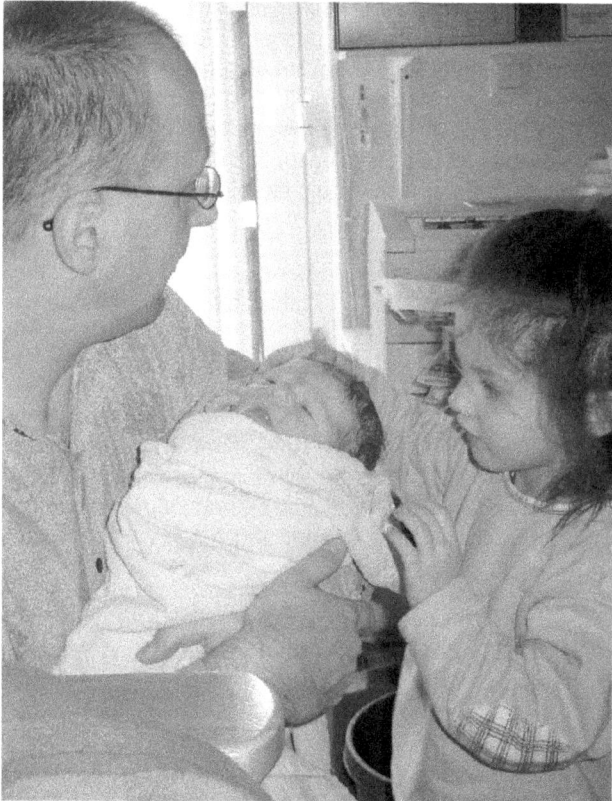
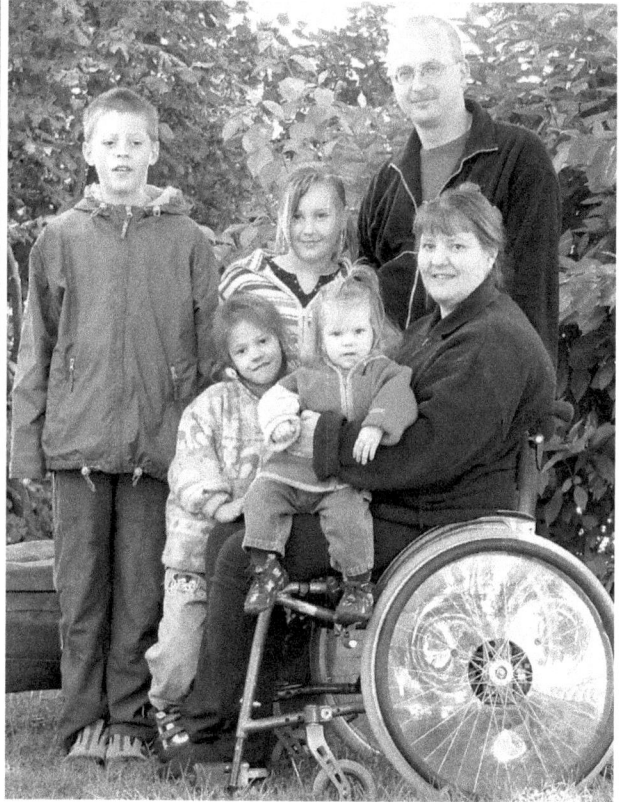

Elisabeth, 45
Wohnort: Starzing (A)
Beruf: Familiencoach; Trainerin

1. Kind: Junge (23 Jahre), Klinikgeburt
2. Kind: Junge (16 Jahre), Hausgeburt
3. Kind: Mädchen (11 Jahre), Hausgeburt
4. Kind: Mädchen (5 Jahre), Hausgeburt

„Mein Mann ist Wissenschaftsjournalist. Wir haben beide die Risiken des Medizinbetriebs höher eingeschätzt als die einer Geburt zuhause."

Wenn ich das Wort „Hausgeburt" höre, kommen mir spontan folgende Gedanken in den Sinn: Wunderschöne Erlebnisse mit meiner Familie, feierliche Stimmung, gemütliche Vorbereitung auf die Geburt, meine sehr teilnehmenden Kinder, absolut keine negativen, Angst auslösenden, stressenden Leute um mich.

Ich hatte Angst vor der Geburt: Nein, gar nicht.

Deshalb wollte ich zu Hause gebären: Meine Erfahrungen mit Ärzten und Spital waren eher negativ (mit Ausnahmen). Aber auch, weil ich in meinem Inneren zutiefst überzeugt war und bin, dass Geburt ein völlig normales Ereignis ist, das nicht in einem Krankenhaus stattfinden sollte.

So hat mein Umfeld / mein Partner auf mein Vorhaben reagiert: Mein Mann ist Wissenschaftsjournalist Wir haben beide die Risiken des Medizinbetriebs höher eingeschätzt als jene bei einer Geburt zuhause. Meine Schwiegermutter hatte ein so traumatisches Geburtserlebnis mit ihrem ersten Sohn im Spital, dass sie die beiden jüngeren zu Hause bekam (in den 1960er Jahren!).

So hat mein Arzt auf meinen Wunsch, zu Hause zu gebären, reagiert: Bei meinem ersten Sohn – der dann im Spital zur Welt kam – reagierte mein damaliger Gynäkologe sehr schroff: Er machte mir den Vorwurf, meine und die Sicherheit meines Kindes aufs Spiel zu setzen. Ich glaubte ihm schon damals nicht, obwohl ich erst 21 Jahre alt war. Ausschlaggebend war dann, dass mein Sohn zu Weihnachten Geburtstermin hatte und da keine Hebamme kommen wollte.

Auf meine Hausgeburt habe ich mich wie folgt vorbereitet: Drei Kursabende Atmen – Tönen – Singen. Diese haben mir ein einmaliges Werkzeug gegeben: Durch Töne bzw. Singen – laut oder leise – und bewusstes Lockerlassen des Unterkiefers die Öffnung des Geburtskanals effektiv zu unterstützen.

So habe ich meine Hausgeburtshebamme gefunden: Bei der ersten Hausgeburt durch Empfehlung, bei der zweiten Hausgeburt durch persönliche Bekanntschaft, bei der dritten Hausgeburt durch ihren guten Ruf.

Die Geburt zu Hause verlief wie folgt: Sehr stressfrei und harmonisch, wir haben mit Pizza und Tokayer (nicht für mich) gefeiert. Die dritte Geburt war anstrengender als die beiden anderen. Aber als wir das Ergebnis, ein Mädchen mit 5050 g und 56 cm (Hebamme: „Verflixt, meine Federwaage geht nur bis 5 kg, da geb ich noch fünf Deka dazu, das müsste passen."), vor uns sahen, war klar, warum es „ein bisschen" länger gedauert hat.

Ich habe mein Baby gestillt: Ja, alle vier. Meinen ersten Sohn ca. 2 ¾ Jahre, die anderen Kinder ca. 10 bis 12 Monate.

Das Wochenbett und die Zeit danach habe ich so in Erinnerung: Es war angenehm, gleich an Ort und Stelle bleiben zu können. Kein Ortswechsel, keine lästigen Leute, die sich einmischen, keine Unterordnung unter einen „Spitalsbetrieb". Eine Hebamme, die täglich ins Haus kommt und für alle Wehwehchen einen guten Rat hat.

Ich würde wieder zu Hause gebären wollen: Ja, unbedingt, wenn ich noch einen Kinderwunsch hätte.

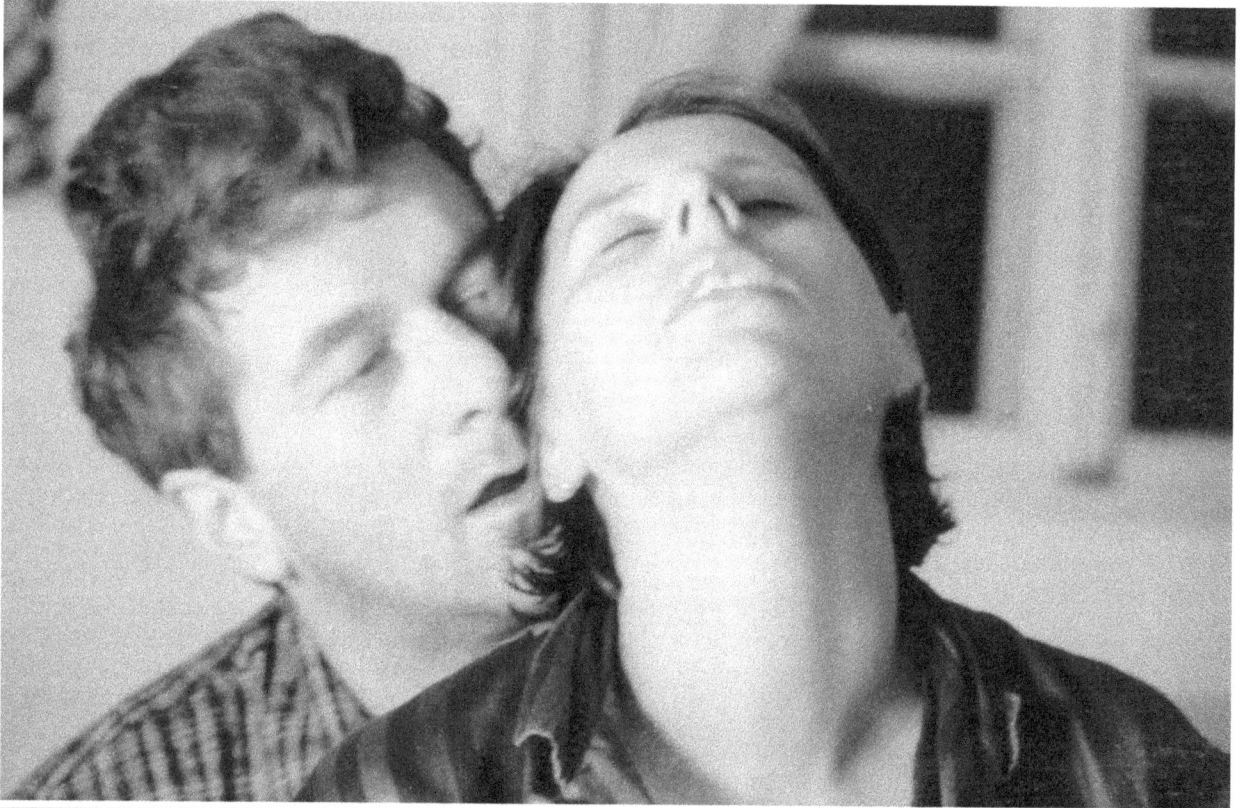

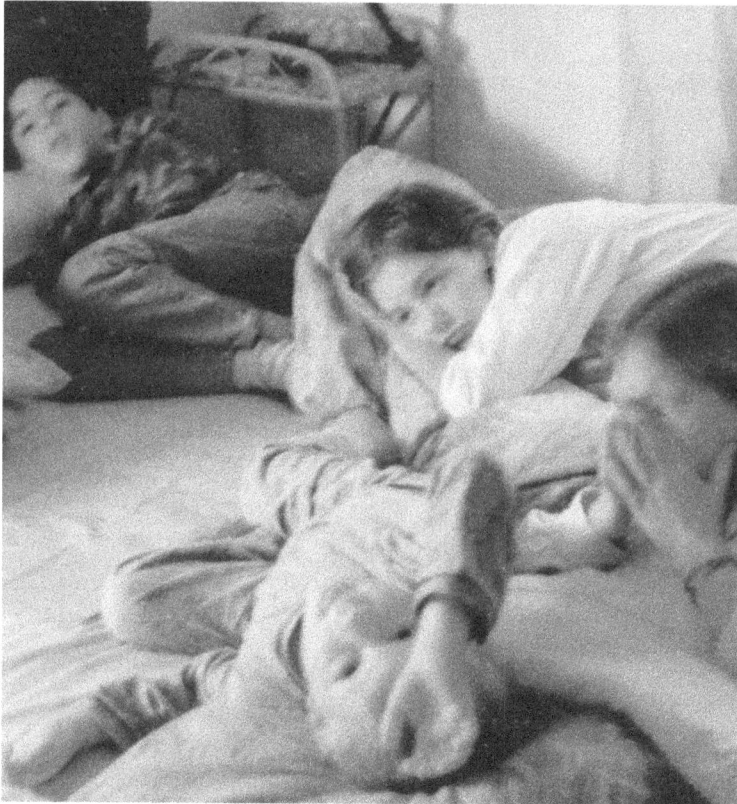

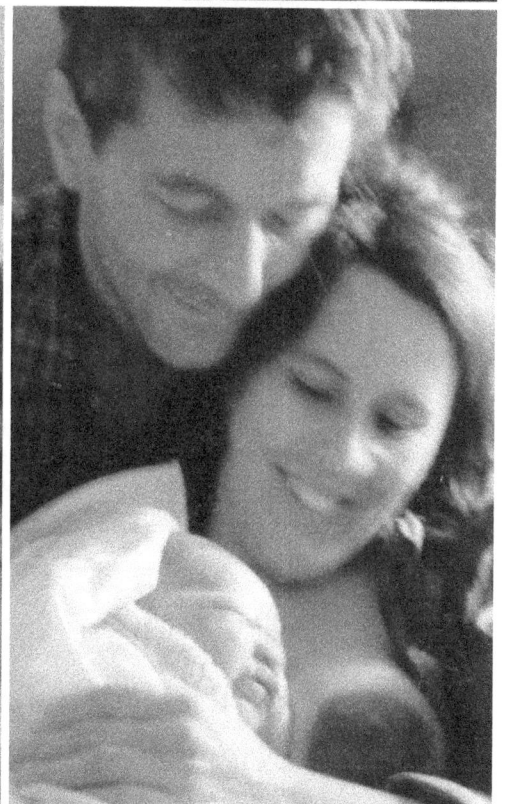

Maria-Anna, 49
Wohnort: Erbendorf (D)
Beruf: Hausfrau

„Meine Töchter haben die Geburten ihrer Brüder zuhause miterlebt und aus dieser positiven Erfahrung heraus ihre Töchter auch zuhause geboren."

1. Kind: Mädchen (26 Jahre), Klinikgeburt
2. Kind: Mädchen (25 Jahre), Hausgeburt
3. Kind: Junge (19 Jahre), Hausgeburt
4. Kind: Junge (17 Jahre), Hausgeburt

Wenn ich das Wort „Hausgeburt" höre, kommen mir spontan folgende Gedanken in den Sinn: Sicherheit, Geborgenheit, keine Krankenhausroutine, kann Geburt gestalten, wie es mir am angenehmsten ist, Geburt meines Kindes ist meine eigene, persönliche „Angelegenheit".

Ich hatte Angst vor der Geburt: Nein, nur Angst vor Klinikaufenthalt, fremden Ärzten, Personal, Krankenhausroutine.

Deshalb wollte ich zu Hause gebären: Auseinandersetzungen beim ersten Kind mit dem Krankenhauspersonal: Wollte mein Kind immer bei mir haben, auch nachts; wollte keine Zufütterung.

So hat mein Umfeld / mein Partner auf mein Vorhaben reagiert: Meist Unverständnis. Im Krankenhaus sei man doch gut versorgt; mein Mann hatte beim ersten Kind noch zu viel Angst.

So hat mein Arzt auf meinen Wunsch, zu Hause zu gebären, reagiert: Meine Frauenärzte waren nicht dagegen. Kann mich nicht erinnern, dass mir einer abgeraten hätte. Vielleicht lag es an meiner Entschlossenheit.

Auf meine Hausgeburt habe ich mich wie folgt vorbereitet: Habe schon vor der Geburt meines ersten Kindes alles über Schwangerschaft, natürliche Geburt, Stillen usw. gelesen, was ich finden konnte. Da es das zweite Kind war, habe ich der Hausgeburt gelassen und freudig entgegengesehen.

So habe ich meine Hausgeburtshebamme gefunden: Die erste Hebamme bei einem Informationsabend für Hausgeburten in München. Die beiden anderen über die Krankenkasse bzw. das Gesundheitsamt.

Die Geburt zu Hause verlief wie folgt: Erste Hausgeburt: Ab Mittag Wehen und abends war unsere zweite Tochter schon geboren. Zweite Hausgeburt: Sturzgeburt ohne Hebamme. Dritte Hausgeburt: Ab Mittag Wehen und abends Geburt unseres jüngsten Sohnes.

Ich habe mein Baby gestillt: Ich habe alle vier Kinder je ca. 1,5 Jahre gestillt.

Das Wochenbett und die Zeit danach habe ich so in Erinnerung: Sehr gemütlich, geborgen. Sehr schön auch mit den Geschwistern des Neugeborenen. Die Familie immer um sich zu haben ist in dieser sensiblen Zeit sehr wichtig für alle Familienmitglieder!

Ich würde wieder zu Hause gebären wollen: Ich würde jederzeit wieder zuhause gebären. Meine Töchter haben die Geburt ihrer Brüder miterlebt und aus dieser positiven Erfahrung heraus ihre eigenen Töchter auch zuhause geboren. Darüber bin ich sehr froh. Die Freundinnen meiner Söhne bekommen jetzt schon die angenehmen Seiten einer Hausgeburt „in Wort und Bild" mit. Wir reden viel darüber und wenn es dann vielleicht mal so weit ist, werden sie sich auch für eine Hausgeburt entscheiden. Ich hoffe es sehr.

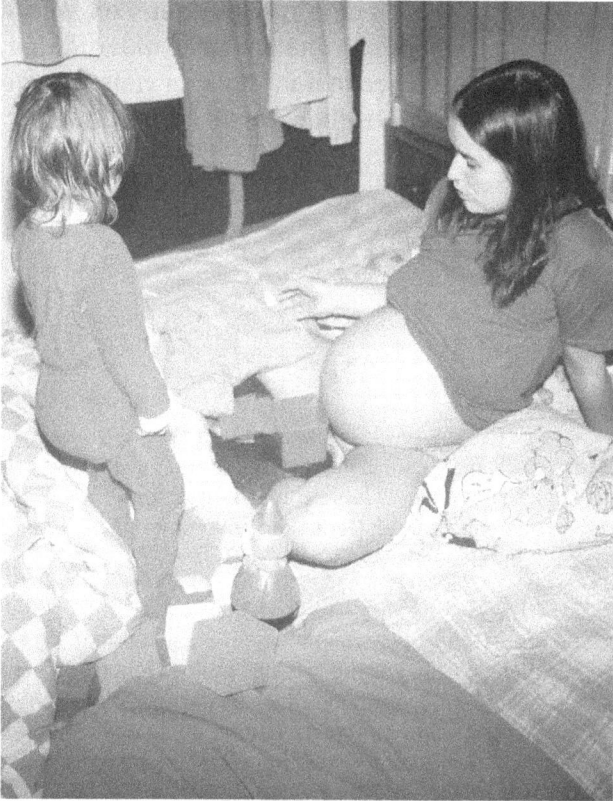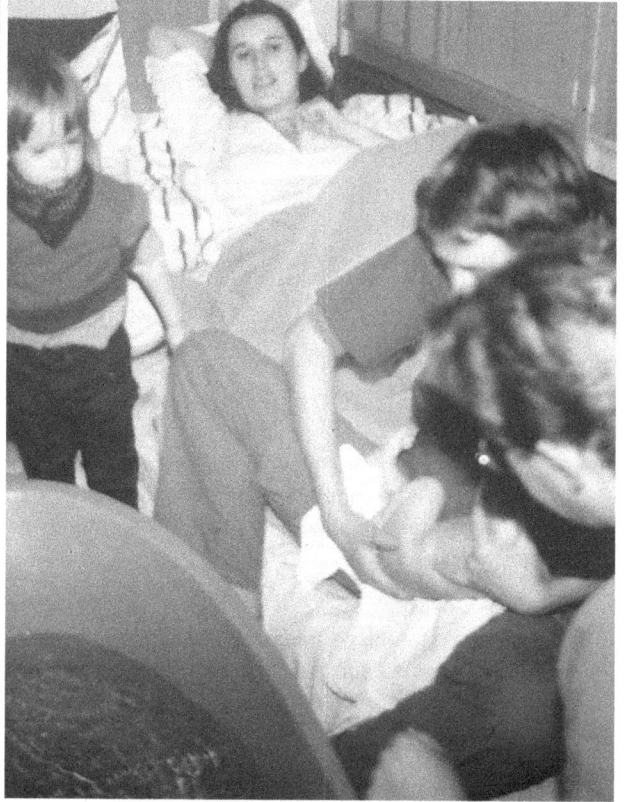
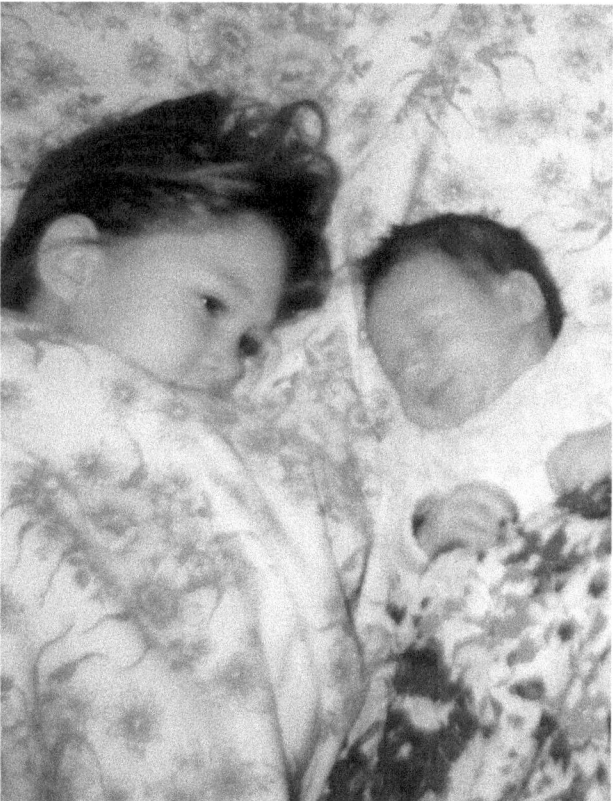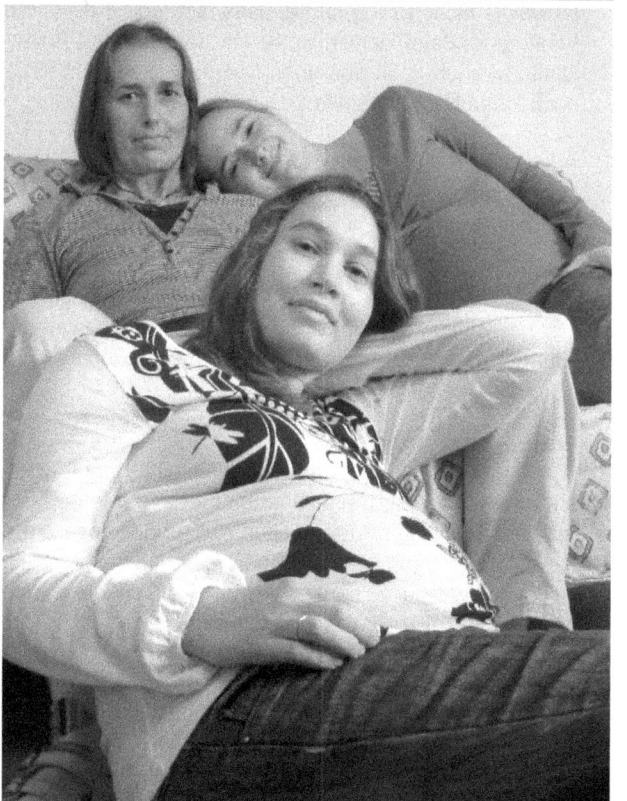

Anna, 75
Wohnort: Uettingen (D)
Beruf: Fotolaborantin/Buchhalterin,
jetzt Pensionistin

„Gerade zur heutigen Zeit würde ich mich zuhause viel wohler fühlen, weil es in der Klinik zu viele fremde Menschen um einen herum gibt."

1. Kind: Junge (*1953), Hausgeburt, Herzfehler, verstorben
2. Kind: Junge (*1956), Hausgeburt, vor 11 Jahren verstorben
3. Kind: Mädchen (51 Jahre), Hausgeburt
3. Kind: Mädchen (49 Jahre), Klinikgeburt

Wenn ich das Wort „Hausgeburt" höre, kommen mir spontan folgende Gedanken in den Sinn: Es war nicht „in", in die Klinik zu gehen, wir hatten eine sehr gute Hebamme, da war es kein Thema, dass man zuhause blieb, man blieb einfach zuhause.

Ich hatte Angst vor der Geburt: Nein, vielleicht ein mulmiges Gefühl, gerade nach dem Tod meines ersten Kindes, wie es beim zweiten sein wird, aber das war dann alles ganz unproblematisch.

Deshalb wollte ich zu Hause gebären: Weil ich in meiner Familie bleiben und nicht weggehen wollte. Es war ja nicht so wie heute, dass fast jede Frau in die Klinik ging. Beim vierten wollte ich dann in eine Privatklinik, weil ich mich ausruhen wollte. Es gab damals ja noch keine Haushaltshilfen.

So hat mein Umfeld / mein Partner auf mein Vorhaben reagiert: Normal, da gab es keine Diskussion.

So hat mein Arzt auf meinen Wunsch, zu Hause zu gebären, reagiert: Eine Hausgeburt war ja vollkommen normal. Ab dem 7. Schwangerschaftsmonat kam dann die Hebamme ab und zu zum Gespräch vorbei.

Auf meine Hausgeburt habe ich mich wie folgt vorbereitet: Fürs Kind alles besorgt, die Hebamme legte ins Bett eine Gummiunterlage. Meine Mutter oder Schwiegermutter wegen der Kinder angerufen. Sie bekamen dann von der Hebamme noch den Auftrag, für heißes Wasser zu sorgen. Warum, weiß ich aber auch nicht, vielleicht zum Waschen hinterher?

So habe ich meine Hausgeburtshebamme gefunden: Sie war ja bekannt und für uns zuständig. Da sie zudem sehr beliebt und äußerst zuverlässig war – sie hat um die 40 Jahre Hausgeburten betreut –, wäre ich auch nie auf den Gedanken gekommen, eine andere zu nehmen.

Die Geburt zu Hause verlief wie folgt: Meine erste Geburt begann mit einem Blasensprung etwa 4 Wochen zu früh. Es ging, wie alle meine Geburten, recht schnell. Mein erstgeborener Sohn war nach der Geburt blau angelaufen. Zwei Ärzte kamen hinzu. Vier Stunden nach der Geburt starb er. Er hatte fast 3 kg und die Ärzte sagten: Herzfehler. Die beiden nächsten Geburten haben auch nur etwa zwei Stunden gedauert.

Ich habe mein Baby gestillt: Beim ersten Kind hatte ich durch den Schock gar nicht so viel Milch. Meine Hebamme sagte: Kalte Umschläge. Das reichte, um den Milcheinschuss zu unterbinden. Die anderen Kinder habe ich 4 bis 6 Monate voll gestillt.

Das Wochenbett und die Zeit danach habe ich so in Erinnerung: Ich bin ein, zwei Tage liegen geblieben und habe dann wieder das Nötigste gemacht, mich dazwischen immer noch ausgeruht. Es blieb mir ja nichts Anderes übrig. Beim vierten Kind habe ich mich 8 Tage in einer Klinik ausgeruht.

Ich würde wieder zu Hause gebären wollen: Ja. Gerade zur heutigen Zeit würde ich mich zuhause viel wohler fühlen, weil es in der Klinik zu viele fremde Menschen um einen herum gibt.

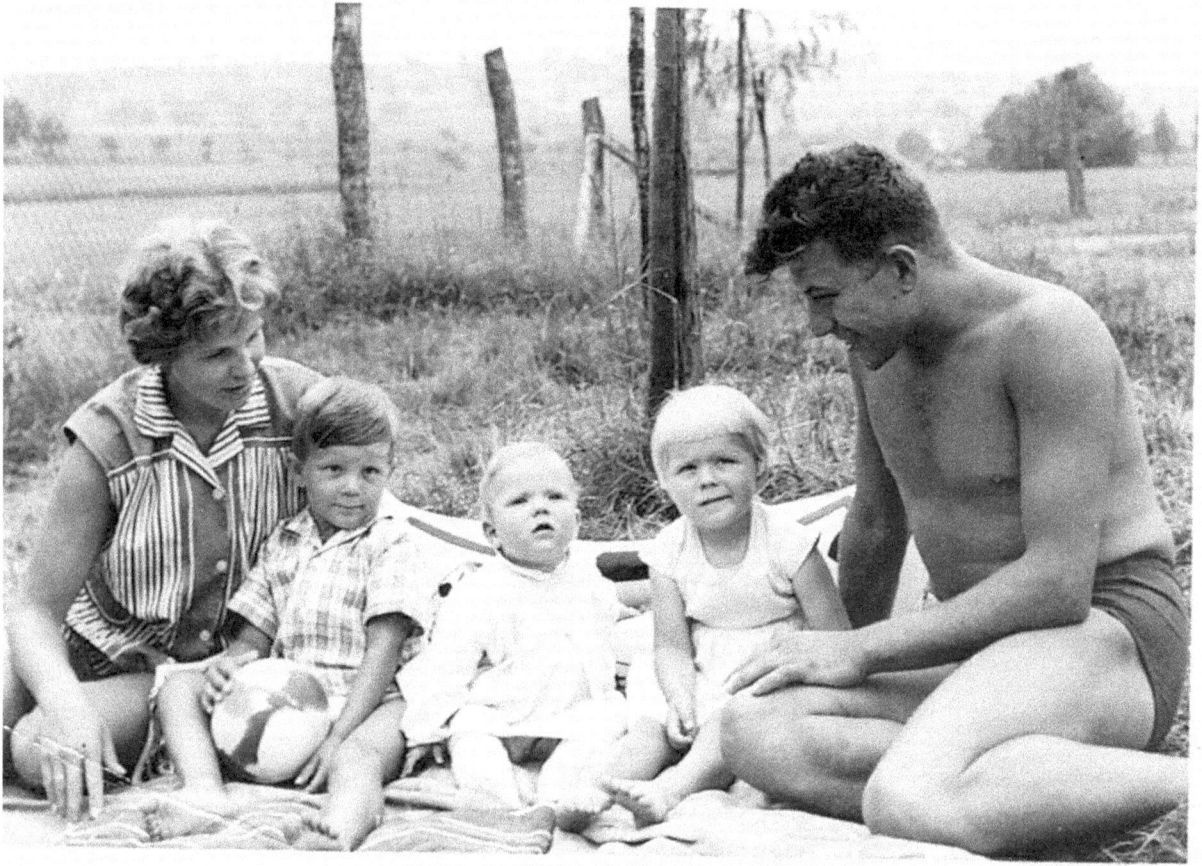

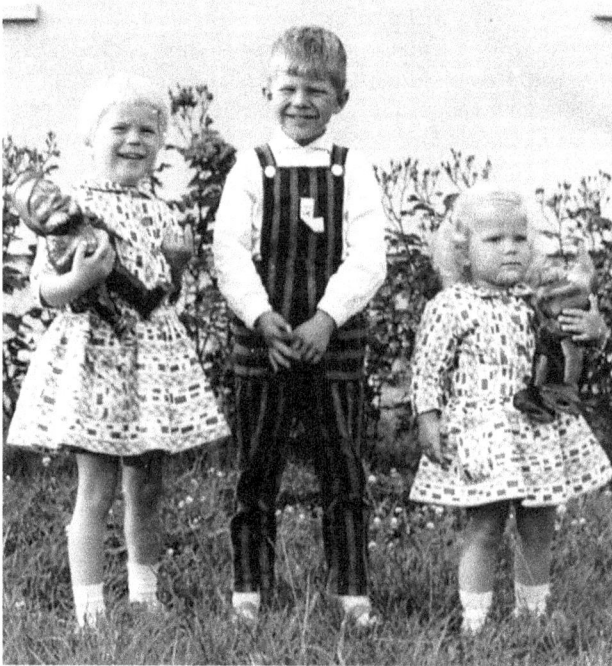

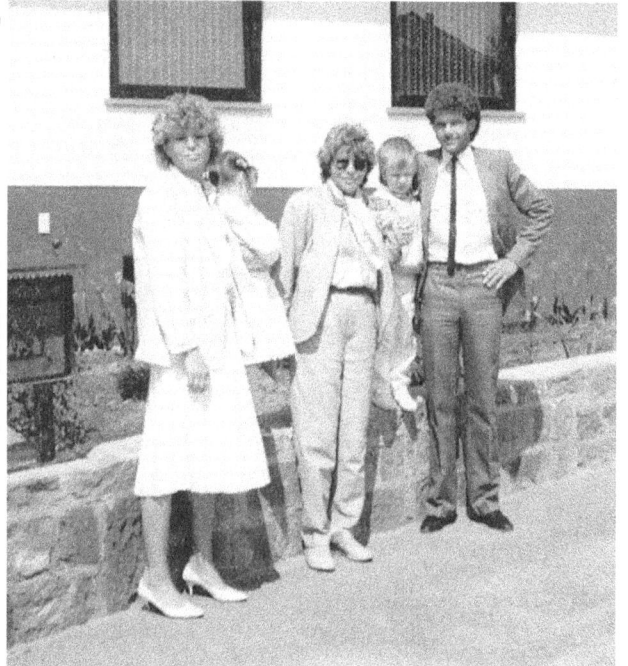

Anna, 89
Wohnort: Herbolzheim an der Jagst (D)
Beruf: Verkäuferin in Pension

1. Kind: Mädchen (64 Jahre), Hausgeburt
2. Kind: Junge (56 Jahre), Hausgeburt
3. Kind: Mädchen (52 Jahre), Hausgeburt

„Es war einfach nicht modern, ins Krankenhaus zu gehen."

Wenn ich das Wort „Hausgeburt" höre, kommen mir spontan folgende Gedanken in den Sinn: Dass es eine Selbstverständlichkeit war. Man hat sich deshalb darauf einstellen können. Es war gut und man ist von der Hebamme versorgt worden.

Ich hatte Angst vor der Geburt: Nein, nie.

Deshalb wollte ich zu Hause gebären: Es hat nichts Anderes gegeben. Ins Krankenhaus hätte man sicher auch gehen können, ich habe aber nichts davon gehalten. Es war einfach nicht modern, ins Krankenhaus zu gehen.

So hat mein Umfeld / mein Partner auf mein Vorhaben reagiert: Gar nicht, es war ja selbstverständlich.

So hat mein Arzt auf meinen Wunsch, zu Hause zu gebären, reagiert: Ich bin in den Schwangerschaften nie zum Arzt gegangen. Es hat auch keiner die Schwangerschaft festgestellt. Die habe ich selbst festgestellt.

Auf meine Hausgeburt habe ich mich wie folgt vorbereitet: Es war ja alles da. Man hat ein Moltontuch ins Bett gelegt, es war ja alles so selbstverständlich. Plastik gab es damals noch nicht und die Hebamme hat alles mitgebracht, was sie brauchte.

So habe ich meine Hausgeburtshebamme gefunden: Man hat sich gegenseitig gekannt, hat im gleichen Ort gewohnt. Sie hat dort alle Geburten begleitet.

Die Geburt zu Hause verlief wie folgt: Die erste Geburt ist lange her, aber sie hat schon ein paar Stunden gedauert. Nach der Geburt kam der Hausarzt, weil genäht werden musste. Ansonsten hat die Hebamme alles gemacht. Mein Mann war nicht dabei, weil er im Krieg in Russland war. Beim zweiten und dritten Kind musste ich nicht genäht werden, es ging viel schneller und mein Mann war dabei. Es war ganz normal für ihn, dabei zu sein.

Ich habe mein Baby gestillt: Das erste Kind habe ich nicht gestillt, weil ich keine Milch hatte. Wir hatten ja zu Kriegszeiten nichts zu essen. Bei den anderen beiden habe ich gestillt. Da hatten wir wieder genug zu essen.

Das Wochenbett und die Zeit danach habe ich so in Erinnerung: Es war immer alles in Ordnung. Meine Mutter kam und half. Nach acht Tagen bin ich dann wieder aufgestanden und habe wieder weiter gemacht wie vorher. Die Hebamme kam immer wieder und guckte nach dem Rechten.

Ich würde wieder zu Hause gebären wollen: Natürlich, das ist das Normalste der Welt.

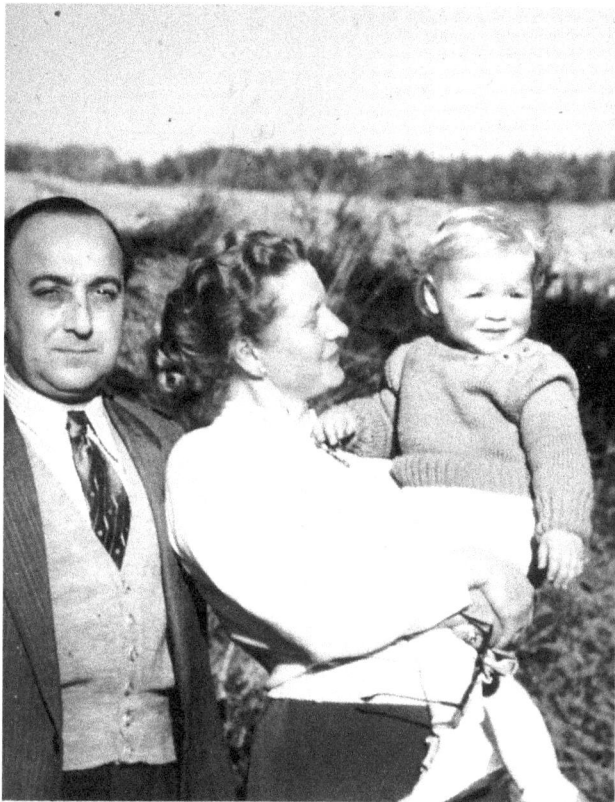 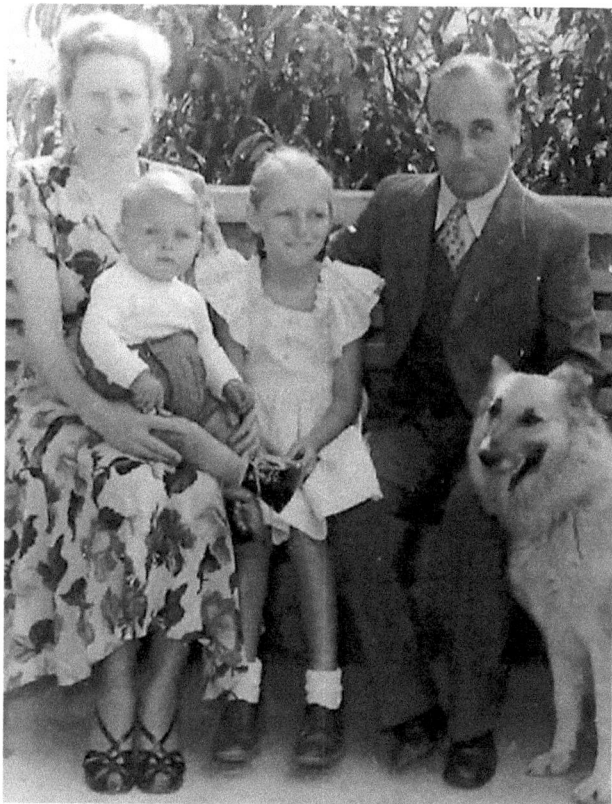

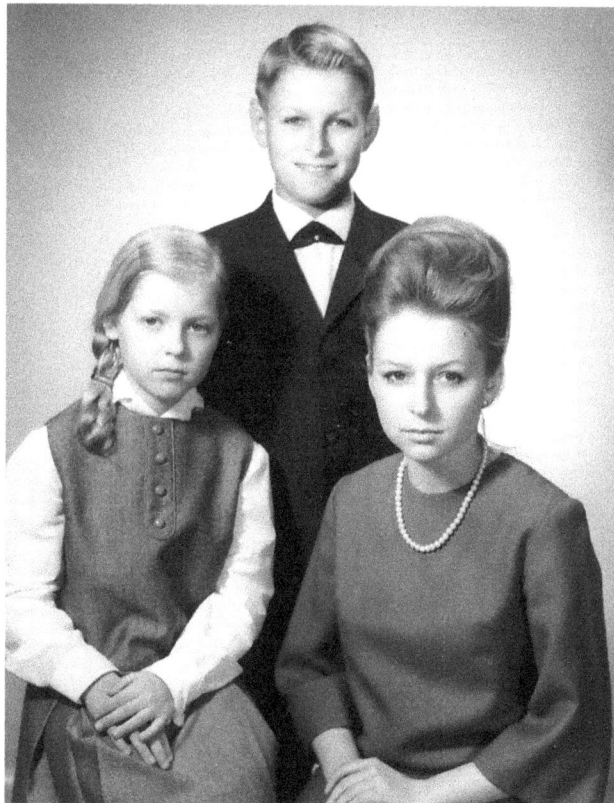 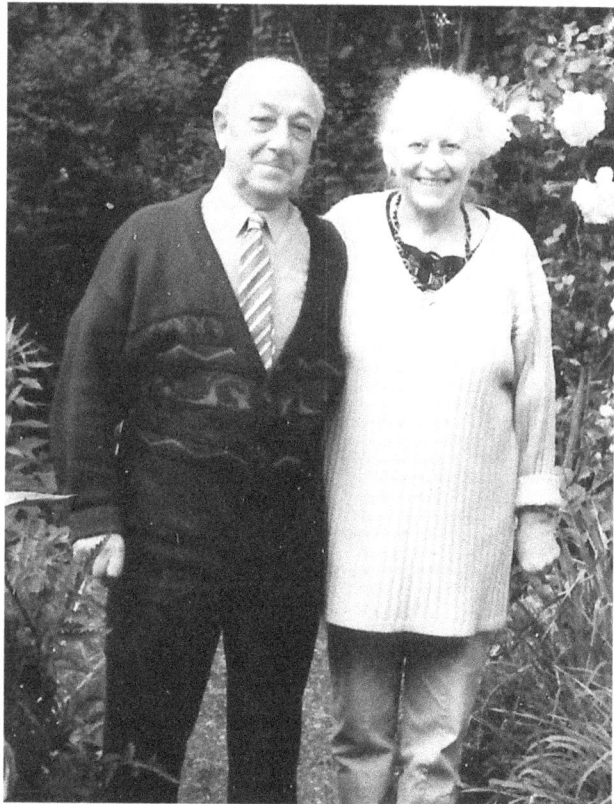

Mütter mit
vier und mehr Hausgeburten

Luxus
Privatgeburt

Petra, 32
„Für mich ist jede Geburt ein Fest – Happy birthing."
Wohnort: Feldkirchen (A)
Beruf: Doula, Künstlerin, Leiterin des Ekiz Lebensraum

1. Kind: Mädchen (15 Jahre), Klinikgeburt
2. Kind: Mädchen (13 Jahre), ambulante Klinikgeburt
3. Kind: Junge (10 Jahre), Hausgeburt
4. Kind: Junge (6 Jahre), Hausgeburt
5. Kind: Mädchen (3 Jahre), Hausgeburt
6. Kind: Mädchen (1 Jahr), Hausgeburt
7. Kind: Ist unterwegs, Hausgeburt geplant

Wenn ich das Wort „Hausgeburt" höre, kommen mir spontan folgende Gedanken in den Sinn: Zu Hause sein - sicher, geborgen, vertraut - nicht nur in den eigenen 4 Wänden, sondern auch in mir zu Hause sein, aus eigener Kraft mein Kind willkommen heißen. Auch das Neugeborene kommt nach Hause - Es wird hineingeboren in die Familie, das Umfeld, Gerüche, Geräusche. Es ist zu Hause angekommen.

Ich hatte Angst vor der Geburt: Nein, nie. Vielleicht war ich naiv - aber diese Naivität war heilsam und hat mich vor der Angst bewahrt. Ich wusste auch, dass ich es schaffe.

Deshalb wollte ich zu Hause gebären: Meine erste Geburt hat mir gezeigt, was es heißt, ausgeliefert zu sein. Ich fühlte mich wie ein Stück krankes Vieh. Bei meiner zweiten Geburt sagte ich in der Klinik: „Ich will keinen Dammschnitt, Nabelschnur auspulsieren... sonst geh ich wieder." Ab der 3. Geburt war ich so mit mir und meinem Körper im Einklang, dass eine Hausgeburt für mich die schönste und sicherste Möglichkeit der Geburt war.

So hat mein Umfeld / mein Partner auf mein Vorhaben reagiert: Ich werde nie das Gesicht von Tante und Onkel meines Mannes vergessen, die zufällig nach der Geburt zu Besuch kamen - wir saßen alle glücklich und lachend im Familienbett - rund um das Neugeborene. Für sie war es kaum zu fassen, das ich gerade geboren hatte und so drauf war.

So hat meine Ärztin auf meinen Wunsch, zu Hause zu gebären, reagiert: Sie unterstützte mich.

Auf meine Hausgeburt habe ich mich wie folgt vorbereitet: Für mich ist jede Geburt ein Fest - ich besorge nicht nur die nötigen Dinge für die Geburt, sondern schmücke den Raum wie einen heiligen Ort.

So habe ich meine Hausgeburtshebamme gefunden: Ich kenne sie schon lange.

Die Geburt zu Hause verlief wie folgt: Ich liebe es zu tanzen und zu tönen, kann mich ganz auf meinen Körper konzentrieren. Wenn die Wehen intensiv werden, liebe ich das warme Wasser, wo unsere Kinder auch zur Welt kommen. Es ist ein Wahnsinns-Gefühl nach der Anspannung mit Baby im Kreis der Familie im Bett zu liegen. Für mich ist es jedes Mal „Happy birthing".

Ich habe mein Baby gestillt: Ich stille jetzt seit ca. 15 Jahren mit wenigen Unterbrechungen. Ich habe jedes Baby bis zu 2,5 Jahre gestillt - 6 Monate davon voll.

Das Wochenbett und die Zeit danach habe ich so in Erinnerung: Bei uns war eine andächtige, feierliche Stimmung nach den Geburten. Wie in einer Kirche - der Geburtsraum war heilig. Das Baby der Mittelpunkt.

Ich würde wieder zu Hause gebären wollen: Ja - immer wieder.

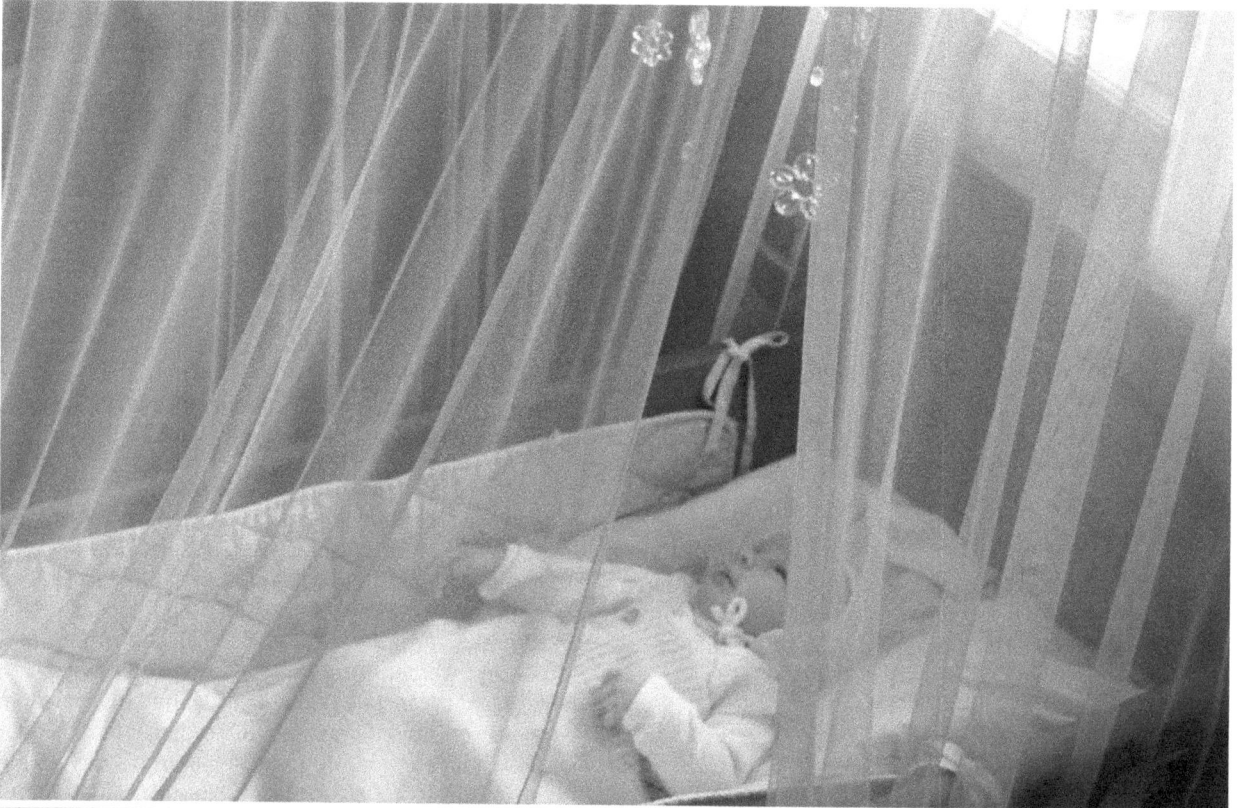

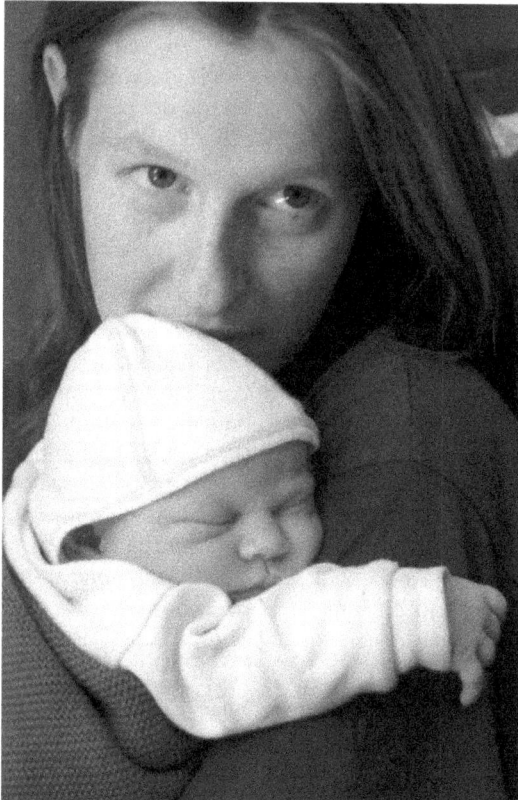

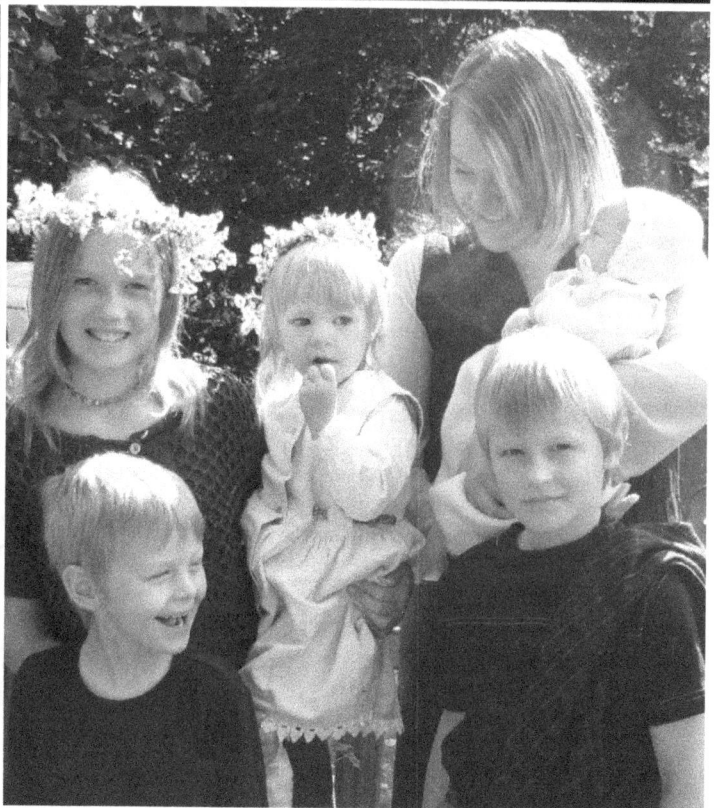

Franziska, 34
Wohnort: Wittinsburg (CH)
Beruf: Hebamme

„Hausgeburt ist das Schönste, was es gibt."

1. Kind: Mädchen (10 Jahre), Hausgeburt
2. Kind: Junge (7 Jahre), Hausgeburt
3. Kind: Junge (2 Jahre), Hausgeburt
4. Kind: Junge (7 Monate), Hausgeburt

Wenn ich das Wort „Hausgeburt" höre, kommen mir spontan folgende Gedanken in den Sinn: Ruhe, Geborgenheit, Wärme, Familie werden, das Schönste, was es gibt, Freude, Gelassenheit, Liebe.

Ich hatte Angst vor der Geburt: Nicht einen Moment hatte ich Angst, denn ich wusste, der Körper kann das und die Hebamme und mein Mann sind da.

Deshalb wollte ich zu Hause gebären: Damit ich in Ruhe und Geborgenheit unsere Kinder willkommen heißen durfte. Ohne Stress und Hektik und fremde Personen.

So hat mein Umfeld / mein Partner auf mein Vorhaben reagiert: Mein Partner war vom ersten Moment an darauf eingestellt. Meine Mutter reagierte etwas kritischer wegen der Sicherheit.

So hat mein Arzt auf meinen Wunsch, zu Hause zu gebären, reagiert: Der erste Arzt konnte nicht damit umgehen und nannte mich verantwortungslos. Daher habe ich den Arzt gewechselt. Mein neuer Arzt stellt sich voll hinter die Hausgeburtshilfe und betreut schon lange Frauen bei Hausgeburten.

Auf meine Hausgeburt habe ich mich wie folgt vorbereitet: Alles, was mir wichtig war, habe ich in eine Ecke der Stube gestellt (Kerzen, Fotoapparat, Tücher, Pool und Schlauch). Ja, und das Fruchtwassernuschi – das ist ein weiches Flanelltuch – bereit gelegt. Es fängt das Fruchtwasser auf, wird dann getrocknet und dem Baby ins Bett gelegt. Es riecht fein nach Bauch und gibt dem Kind Geborgenheit. Außerdem habe ich Freunde instruiert und mit den älteren Kindern viele Gespräche geführt.

So habe ich meine Hausgeburtshebamme gefunden: Erste Hebamme vom Geburtshaus her gekannt, zweite Hebamme Kollegin von mir, da meine „Lieblingshebamme" im Ausland war. Drittes und viertes Kind mit meiner Freundin geboren.

Die Geburt zu Hause verlief wie folgt: Erstes Kind 6 Stunden, lange im Pool, Geburt auf Hocker. 3 Wochen zu früh zwischen vielen Umzugkartons (wir wollten noch umziehen vor der Geburt). Zweites Kind innerhalb von 2 Stunden, erste Tochter mit dabei im Pool. Er kam als Sterngucker zur Welt. Heißes Wasser musste gekocht werden für den Pool, da der Vermieter den Boiler nicht umgestellt hatte. Mein Mann hat sich dabei den Fuß verbrannt. Freundin hat Fotos gemacht, Feuer im Ofen hat gebrannt. Drittes Kind innerhalb von 35 Minuten. War mir viel zu schnell, fühlte mich überfahren. Geburt im Pool, habe mich auf den Knien meines Partners abgestützt. Freundin hat Fotos gemacht. Draußen stürmte es wie verrückt. Viertes Kind innerhalb von 25 Minuten. Alle Kinder und Freundin mit dabei. Mein Großer sagte, ich töne wie ein Dinosaurier. Woher er wohl wusste, wie die tönen??!

Ich habe mein Baby gestillt: Alle Kinder wurden mehr als ein Jahr gestillt, den Jüngsten stille ich immer noch.

Das Wochenbett und die Zeit danach habe ich so in Erinnerung: Erstes Wochenbett etwas stressig. Ich war im Umzugsstress. Sie war klein und hat viel und lange getrunken und viel geschrien. Zweites Wochenbett schön und ruhig. Drittes Wochenbett: Er musste wegen eines Infektes auf die Intensivstation. Das war der größte Schock des Lebens. Alle Träume vom Wochenbett platzten. Wir brauchten viel Zeit um nachzuholen. Viertes Wochenbett: Zu Hause. Schön und zufrieden mit der ganzen Familie.

Ich würde wieder zu Hause gebären wollen: Jaaaaa, auf jeden Fall. Es gibt nichts Schöneres.

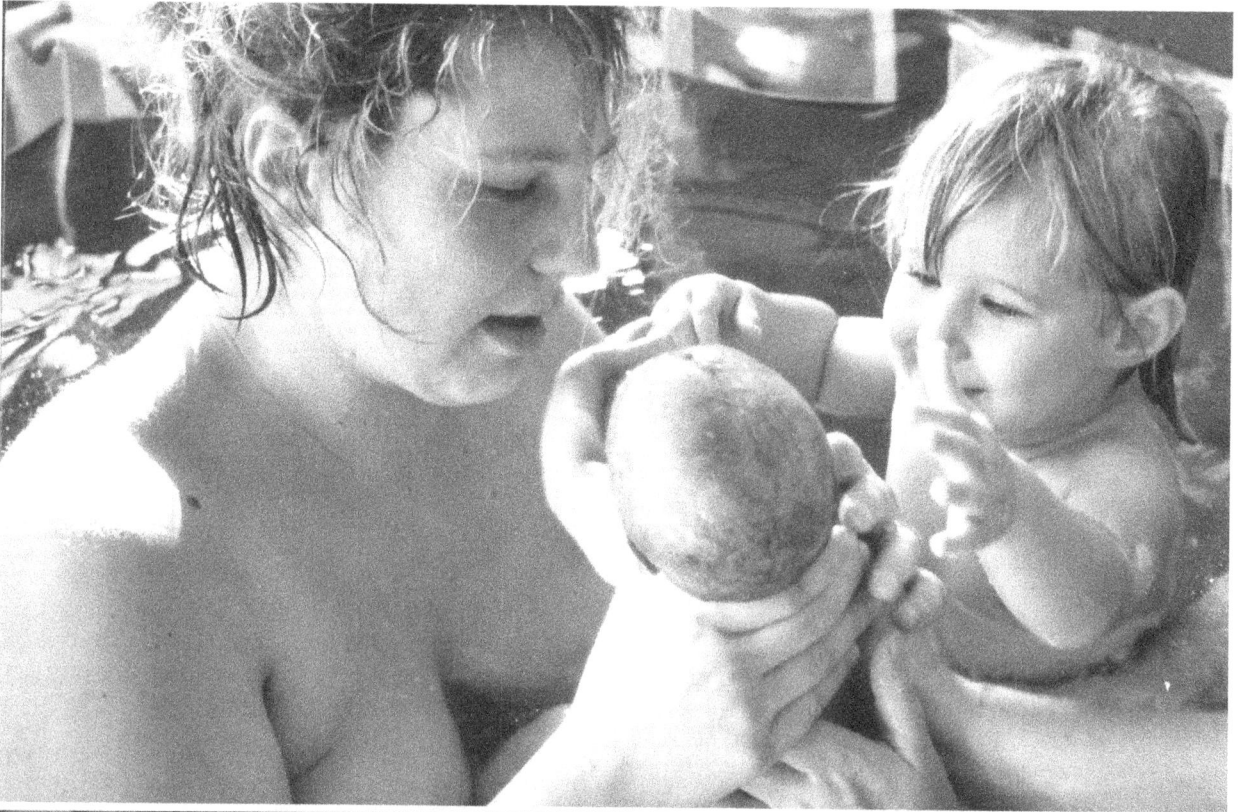

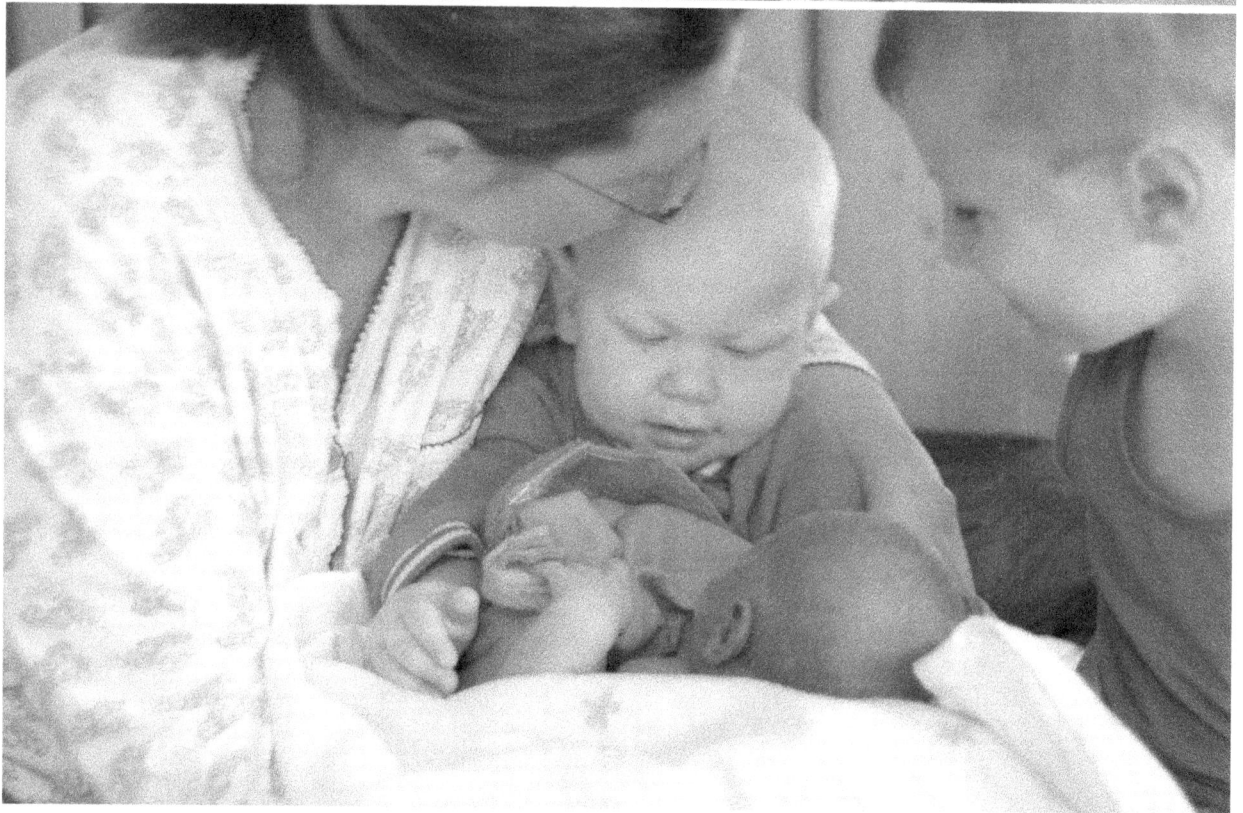

Angela, 36
Wohnort: Siegburg (D)
Beruf: Verkehrsfachwirt; Mutter

„Es war ein super Abschluss der Schwangerschaft und der Beginn von etwas Neuem, Wunderbarem."

1. Kind: Junge (8 Jahre), Hausgeburt
2. Kind: Mädchen (5 Jahre), Hausgeburt
3. Kind: Mädchen (4 Jahre), Hausgeburt
4. Kind: Mädchen (2 Jahre), Hausgeburt
5. Kind: Mädchen (5 Monate), Hausgeburt

Wenn ich das Wort „Hausgeburt" höre, kommen mir spontan folgende Gedanken in den Sinn: Schön, entspannt, Geborgenheit, unkompliziert, ich kann es gar nicht in Worte fassen. Wenn man/frau es einmal erlebt hat, kann und will man es sich nicht mehr anders vorstellen. Ich bin unendlich dankbar, dass ich diese Erfahrung machen durfte. Es war ein super Abschluss der Schwangerschaft und der Beginn von etwas Neuem, Wunderbarem.

Ich hatte Angst vor der Geburt: Ja, ganz große! Ich hoffte beim nicht geplanten, ersten Kind auf einen Kaiserschnitt, hatte für die PDA schon in der Schwangerschaft alles unterschrieben. Ich hatte bei meiner Cousine vor der Kreißsaal-Tür gewartet, als sie ihr Kind bekam und dachte: „Ne, wir holen uns einen Hund." Dann gab es bei mir aber, Gott sei Dank, eine spontane Hausgeburt. Danach ersehnte ich in jeder Schwangerschaft einen normalen Verlauf, damit einer Hausgeburt nichts im Wege stehen würde.

Deshalb wollte ich zu Hause gebären: Ungezwungen, meine Kinder müssen nicht auf mich verzichten oder bekommen Ängste wegen der Krankenhausatmosphäre oder Eifersucht. Meine gewohnte Umgebung, somit Sicherheit.

So hat mein Umfeld / mein Partner auf mein Vorhaben reagiert: Umfeld erst ängstlich, bei jedem weiteren Mal wurde eine Hausgeburt quasi vorausgesetzt. Ohne meinen Mann wäre es für mich nicht gegangen. Ich vermute, er war in einem vorherigen Leben Hebamme!!!

So hat mein Arzt auf meinen Wunsch, zu Hause zu gebären, reagiert: Positiv. Die Vorsorgen wurden von meiner Hebamme übernommen, der Ultraschall vom Arzt. Das war für ihn ok.

Auf meine Hausgeburt habe ich mich wie folgt vorbereitet: Eigentlich nichts Besonderes, meine Hebamme hat mir eine kleine Liste gegeben, auf der Dinge wie Handtücher, kleine Schüssel, indirektes Licht, Kühlakku standen. Aber das hat man ja eh im Haus.

So habe ich meine Hausgeburtshebamme gefunden: Ich habe mich in dem gewünschten Krankenhaus nach Beleghebammen informiert und dort eine Telefonnummer erhalten.

Die Geburt zu Hause verlief wie folgt: Erste Geburt: Blasensprung, einige Stunden später setzten Wehen ein, Untersuchung zu Hause, Muttermund vollständig, somit die Entscheidung wir bleiben zu Hause. Die anderen Geburten ohne vorherigen Blasensprung.

Ich habe mein Baby gestillt: Ja, alle Kinder wurden / werden gestillt bis zum ersten Lebensjahr.

Das Wochenbett und die Zeit danach habe ich so in Erinnerung: Entspannend, aufregend aber gleichzeitig normal, auch für die Geschwister. Es war eigentlich alles wie immer, auch das „neue" Baby war irgendwie schon immer da, nur jetzt fing es an zu wachsen.

Ich würde wieder zu Hause gebären wollen: Ja, immer wieder. Voraussetzung für mich war aber auch ein normaler, komplikationsloser Schwangerschaftsverlauf. Und ich weiß auch, dass ich keinen Einfluss darauf habe, mir wurde „es" gegeben und ich habe es gelebt und weiß es zu schätzen.

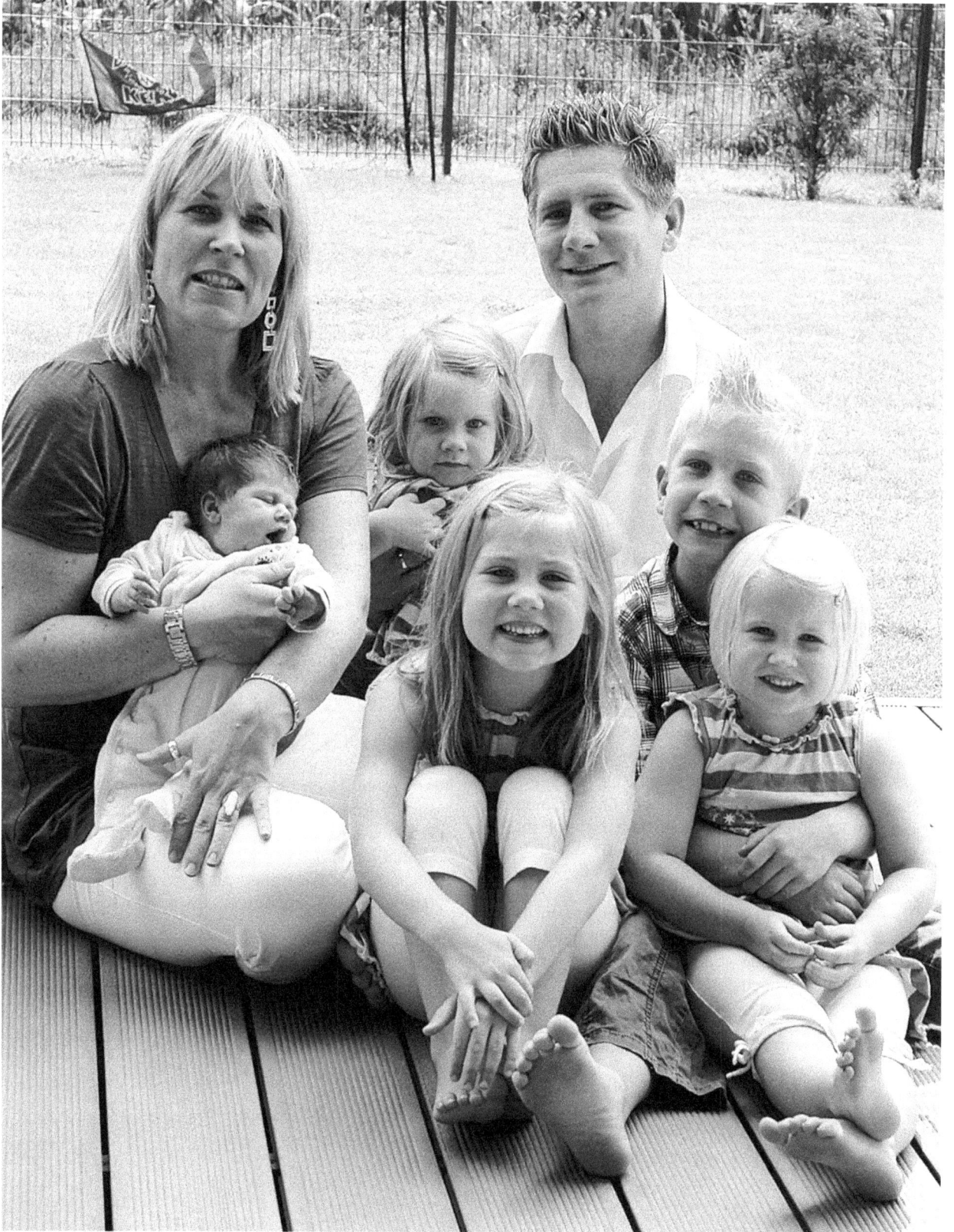

Luxus Privatgeburt

Beate, 37
Wohnort: Smithfield, Utah (USA)
Beruf: Mutter, Lehrerin, Geschäftsfrau

„Mein Mann entschied sich, auch zuhause zu bleiben und hat gelernt, wie stark seine Frau ist.“

1. Kind: Mädchen (9 Jahre), Hausgeburt
2. Kind: Mädchen (7 Jahre), Hausgeburt
3. Kind: Junge (6 Jahre), Hausgeburt
4. Kind: Junge (4 Jahre), Hausgeburt
5. Kind: Junge (1 Jahr), Hausgeburt
6. Kind: Ist unterwegs, Hausgeburt geplant

Wenn ich das Wort „Hausgeburt“ höre, kommen mir spontan folgende Gedanken in den Sinn: Geborgenheit, Liebe, Einheit mit dem Universum, Kraft und Stärke, Familieneinheit, heilig, unvergleichlich, geballte positive kraftvolle Energie.

Ich hatte Angst vor der Geburt: Nein, weil ich eine sehr gute Hebamme habe, der ich vertraue, und meinem Körper sowieso.

Deshalb wollte ich zu Hause gebären: Weil meine Zwillingsschwester von ihren 6 Kindern 5 zuhause gebar und mir erklärte, warum ich gleich zuhause bleiben soll. Es war mir einfach klar, dass eine Hausgeburt sicherer ist als eine Klinikgeburt.

So hat mein Umfeld / mein Partner auf mein Vorhaben reagiert: Mein Mann wurde von seinen Freunden so verunsichert, dass er meinte, wir müssen ins Krankenhaus, weil man bei einer Geburt sowieso fast stirbt. Ich versicherte ihm, dass er ins Krankenhaus gehen kann, wenn er möchte, ich würde mit meiner Hebamme zuhause bleiben. Er entschied sich dann, auch zuhause zu bleiben und hat gelernt, wie stark seine Frau ist.

So hat mein Arzt auf meinen Wunsch, zu Hause zu gebären, reagiert: Er war nur Hintergrund, da ich zur Hebamme ging. Er hält nicht viel von Hausgeburten, meinte aber, die Hebamme sei sehr gut, denn er sehe sie höchstens ein Mal pro Jahr.

Auf meine Hausgeburt habe ich mich wie folgt vorbereitet: Ina May Gaskins Buch „Spiritual Midwifery“ gelesen.

So habe ich meine Hausgeburtshebamme gefunden: Hier in Utah/USA ist das eine „Undercoveroperation“ und eine belgische Hebamme begleitete uns.

Die Geburt zu Hause verlief wie folgt: Alle 5 Geburten verliefen sehr ruhig, sehr gesammelt und sehr intensiv. Jede fand in der Nacht statt und bis zum Morgen hatten wir ein neues Familienmitglied. Ich konnte mich frei bewegen und das tun, was die Geburt unterstützte und näherbrachte. Die positive Unterstützung meiner Hebamme und meines Mannes sind unbezahlbar. Meine Hebamme ist sehr darauf bedacht, sich im Hintergrund zu halten, damit die Geburt ein stärkendes Ereignis zwischen den Eltern und deren Familie sein kann. Jedes Kind hat schon vor der Geburt seine eigene Persönlichkeit und die Geburt gibt uns die Möglichkeit, uns mit dieser neuen Persönlichkeit noch intensiver zu befassen.

Ich habe mein Baby gestillt: Alle 5 Kinder wurden Minuten nach der Geburt gestillt. Mein 1-Jähriger stillt jetzt noch.

Das Wochenbett und die Zeit danach habe ich so in Erinnerung: Bei den ersten beiden Kindern ruhig. Nach der dritten Geburt schwer, da mein Mann gleich wieder arbeiten musste. Bei den letzten beiden war es einfacher, da meine großen Töchter viel mithalfen und das gerne, da es um ein neues Familienmitglied ging. Wir haben für zwei Wochen Mahlzeiten vorgekocht und eingefroren. Wird also von Geburt zu Geburt einfacher.

Ich würde wieder zu Hause gebären wollen: Wir hoffen, noch weitere Geburten zuhause genießen zu können. Das Universum scheint in diesem Moment still zu stehen, um das neue Familienmitglied zu begrüßen.

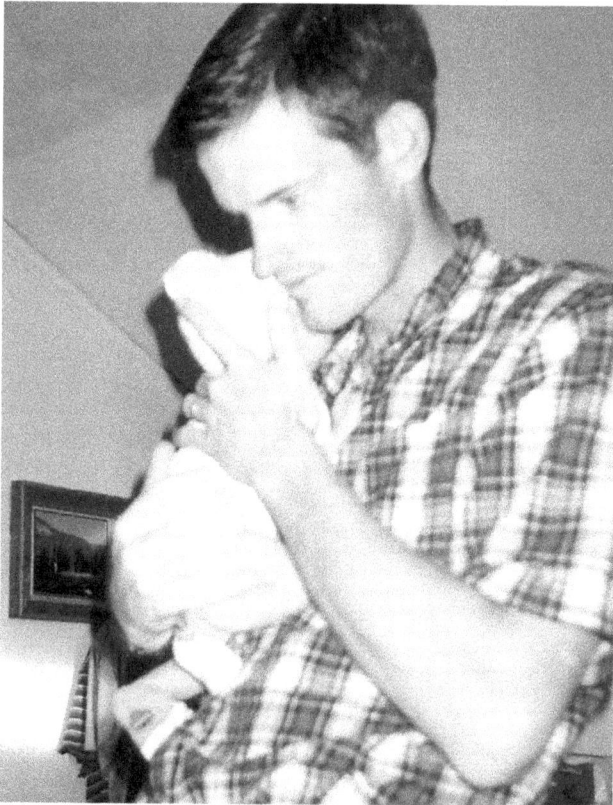
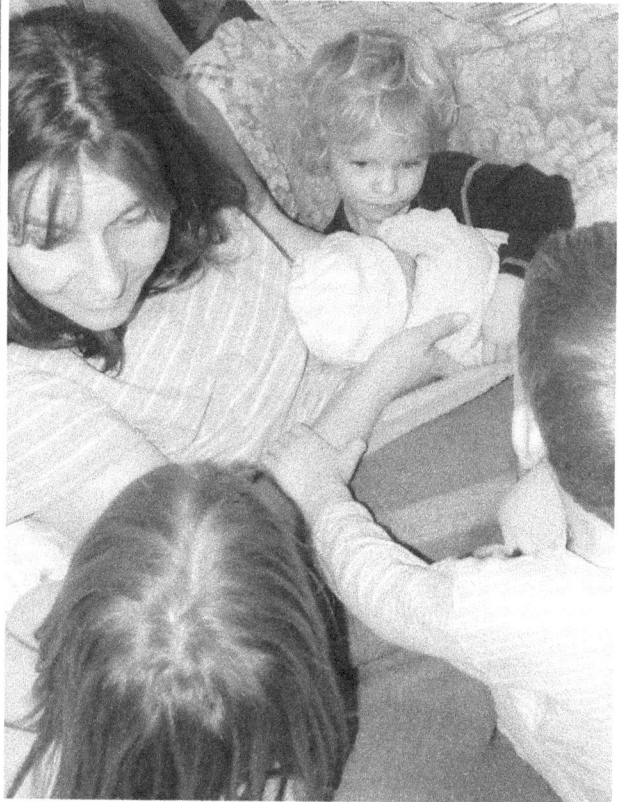
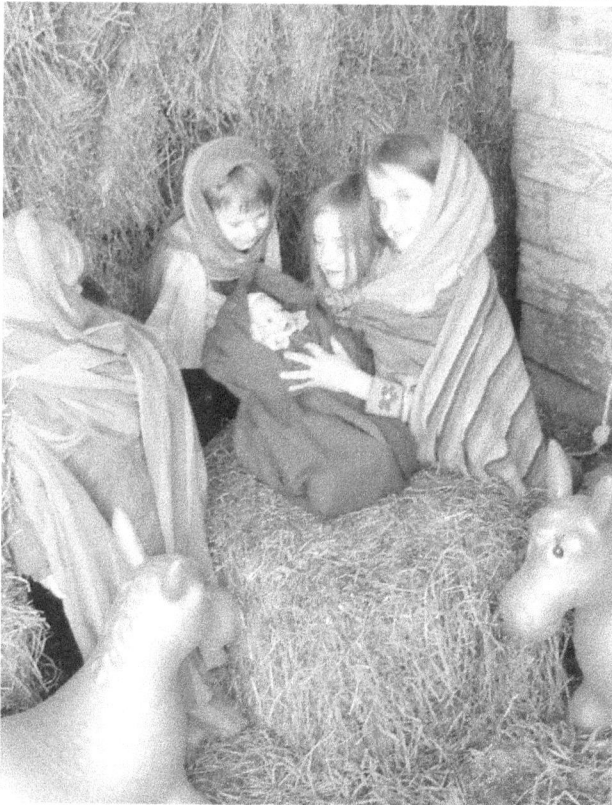
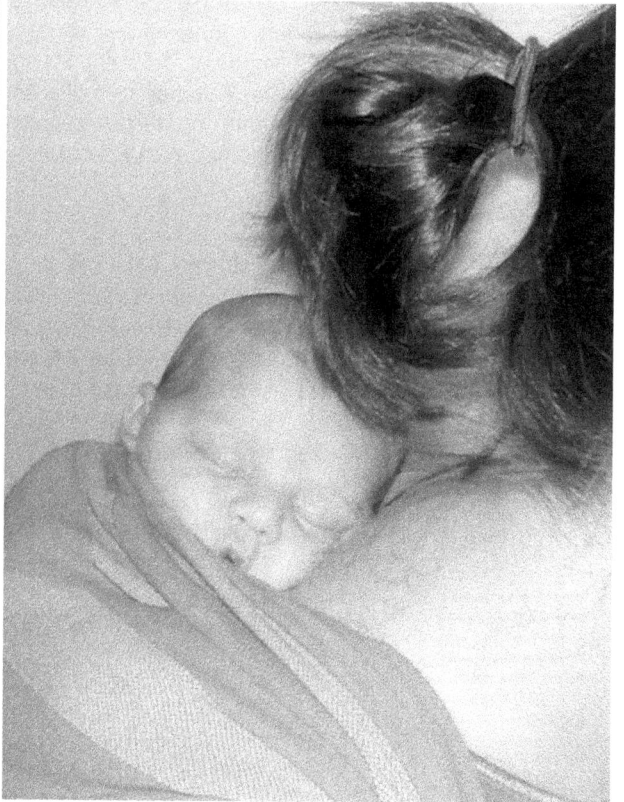

$\mathcal{L}uxus$ Privatgeburt

Kati, 38
Wohnort: Marburg (D)
Beruf: Dipl.-Pädagogin; Hausfrau

„Bei mir dauern Geburten sehr lange. Das einzige, was mich beruhigt, ist, dass es in meinen eigenen vier Wänden stattfindet."

1. Kind: Mädchen (17 Jahre), Hausgeburt, 3 Wochen über Termin
2. Kind: Junge (12 Jahre), Hausgeburt, 6 Wochen zu früh
3. Kind: Mädchen (9 Jahre), Hausgeburt bei meinen Eltern, 5 kg schwer
4. Kind: Mädchen (4 Jahre), Hausgeburt
5. Kind: Junge (1 Jahr), Hausgeburt
6. Kind: Junge (2 Monate), Hausgeburt

Wenn ich das Wort „Hausgeburt" höre, kommen mir spontan folgende Gedanken in den Sinn: Wo sonst? Woanders hätte ich Angst, wäre mir zu gefährlich! Ich will selbst bestimmen, was ich während der Geburt mache und welche Menschen um mich herum sind.

Ich hatte Angst vor der Geburt: Weil Geburten Grenzerfahrungen sind, weil ich schwere Kinder bekomme (4,5 bis 5 kg). Ich hatte bei jeder Geburt mehr Angst, die Schmerzen nicht ertragen zu können. Geburten dauern bei mir sehr lange und ich dachte, ich könne es nicht durchhalten.

Deshalb wollte ich zu Hause gebären: Immer wieder: Wo sonst??? Woanders könnte ich mir niemals (!!!) vorstellen, Kinder zu bekommen. Je mehr Risiko, desto eher zu Hause. Zu Hause kommen auch Risikokinder normal zur Welt, ohne Panik und Hetze und Angst und schlechte Erfahrungen. Was hätte ich erlebt, wäre ich in die Klinik gegangen?

So hat mein Umfeld / mein Partner auf mein Vorhaben reagiert: Ich bewege mich in einem Umfeld, in dem Hausgeburten normal sind. Zum Glück. Ich war in meinem Leben nur einmal bei der Frauenärztin, mit 18 – nie mehr wieder. Für meine Partner war es klar, dass ich Kinder nur zu Hause bekommen würde.

So hat meine Ärztin auf meinen Wunsch, zu Hause zu gebären, reagiert: Meine Hausärztin findet Hausgeburten normal und bietet an, bei Problemen dazu zu kommen.

Auf meine Hausgeburt habe ich mich wie folgt vorbereitet: Ich muss ja nichts vorbereiten, weil die Hebamme nach Hause kommt! Was für ein Luxus, sie bringt alles mit! Ansonsten hatte ich viele Gespräche mit meinen Hebammen und eine geniale Vorsorge zu Hause.

So habe ich meine Hausgeburtshebamme gefunden: Alle aus dem Telefonbuch durchtelefoniert. Die Hebamme, die mir am meisten zusagte, habe ich dann genommen und behalten!!!

Die Geburt zu Hause verlief wie folgt: Bei mir sind Geburten sehr lange, 24 h aufwärts, beängstigend, anstrengend, grenzwertig. Das Einzige, was mich beruhigt, ist, dass es in meinen eigenen vier Wänden stattfindet. Und dass ich selbst bestimme, was geschieht, Vorschläge annehmen oder ablehnen kann.

Ich habe mein Baby gestillt: Bislang zwischen einem und drei Jahren.

Das Wochenbett und die Zeit danach habe ich so in Erinnerung: Stressig, musste schnell wieder funktionieren. Es ist nicht einfach, eine Haushaltshilfe zu finden, die so einen großen Haushalt führen kann. Aber immerhin war ich zu Hause und bei den Kindern, die diese Veränderung auch erst mal verdauen müssen.

Ich würde wieder zu Hause gebären wollen: Wo sonst???? Natürlich! Aber ich will nun wirklich keine Kinder mehr! Denn mein Partner hat auch zwei Kinder und gemeinsam sind wir zehn Personen im Haushalt.

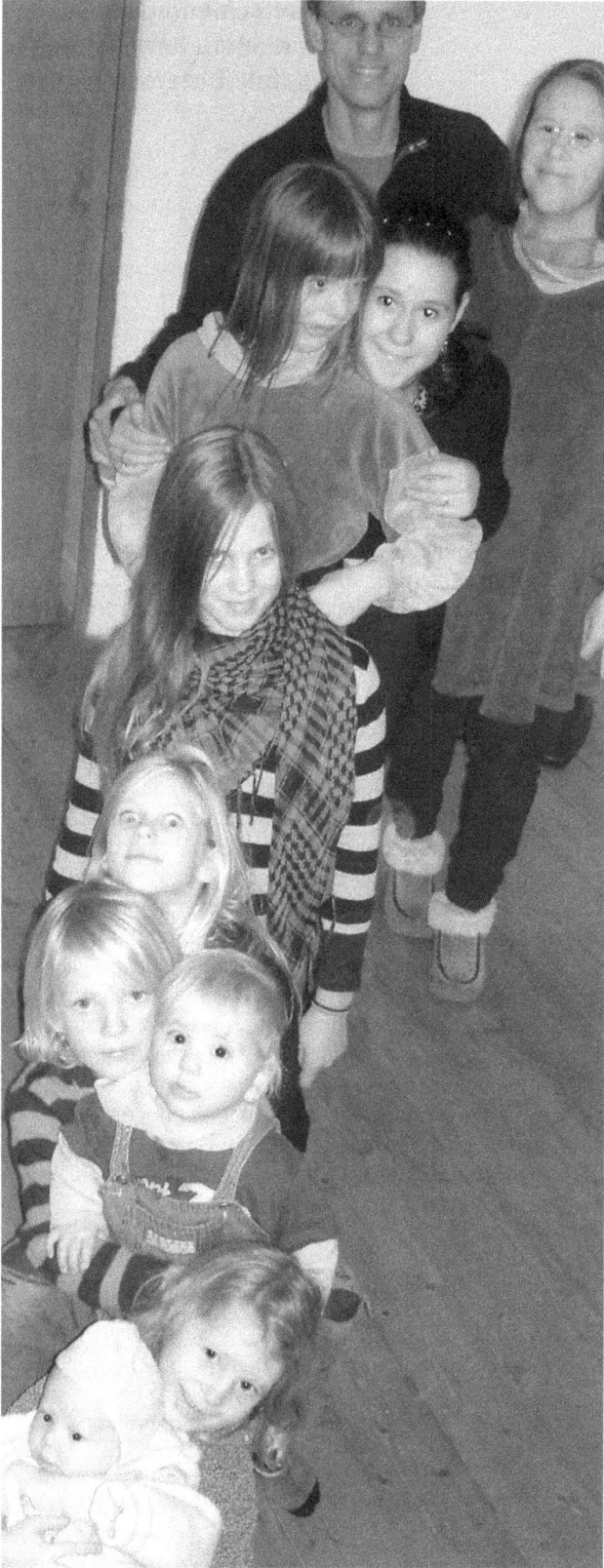

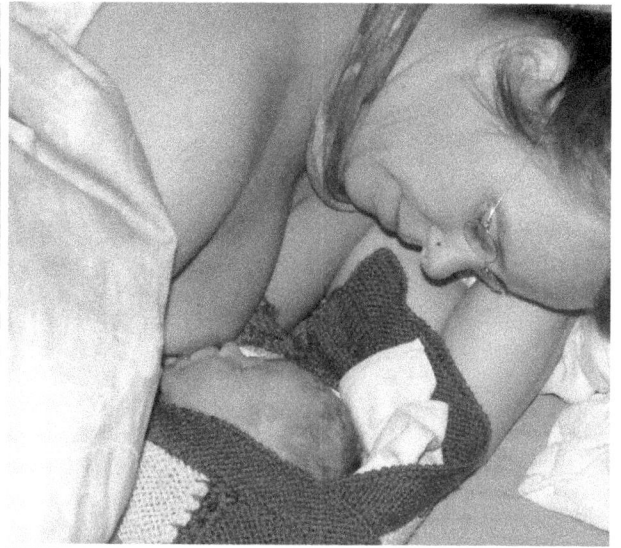

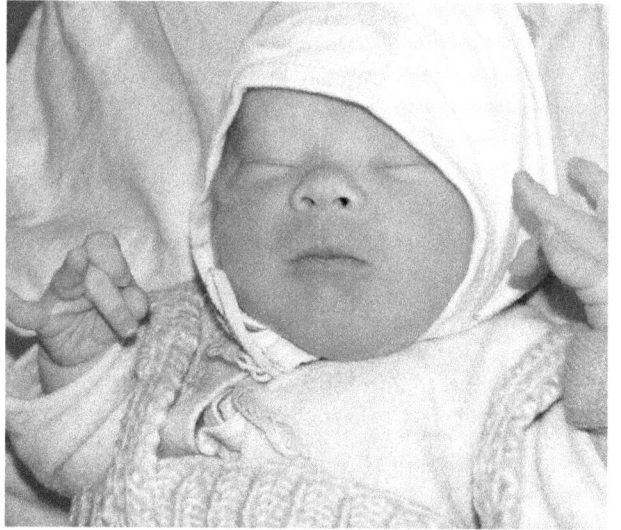

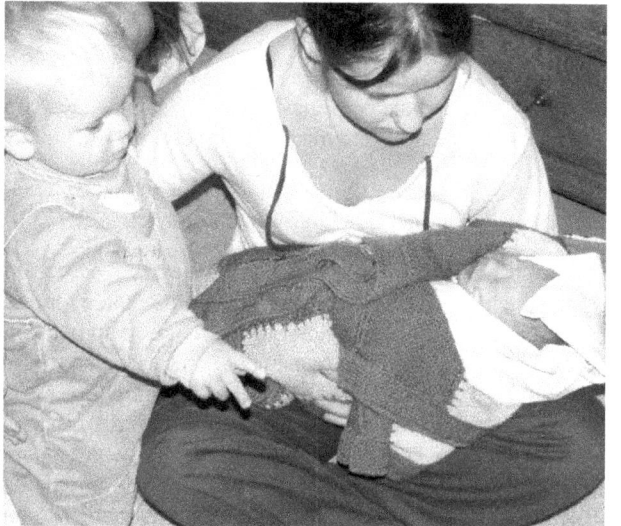

Andrea, 40
Wohnort: Groß Sankt Florian (A)
Beruf: Doula, LLL-Stillberaterin,
Babymassagekursleiterin, Elternbildnerin
(Geburtsvorbereitung) i.A.

1. Kind: Mädchen (22 Jahre), Klinikgeburt
2. Kind: Mädchen (19 Jahre), Hausgeburt (Badewanne), Down-Syndrom
3. Kind: Junge (16 Jahre), Hausgeburt
4. Kind: Mädchen (12 Jahre), Hausgeburt
5. Kind: Mädchen (9 Jahre), ambulante Klinikgeburt wegen Übertragung
   (20 Tage), Einleitung, manuelle Plazentalösung
6. Kind: Mädchen (6 Jahre), Hausgeburt, anschließend manuelle
   Plazentalösung im Krankenhaus, ambulant
7. Kind: Mädchen (3 Jahre), Klinikgeburt, Kaiserschnitt (Beckenendlage)

Wenn ich das Wort „Hausgeburt" höre, kommen mir spontan folgende Gedanken in den Sinn: Vertrauen, Ruhe, Geborgenheit, Friede, fallen lassen, gemütlich, schön.

Ich hatte Angst vor der Geburt: Nein.

Deshalb wollte ich zu Hause gebären: Ich fühle mich sicher und geborgen, keine unnötigen Interventionen, natürlich.

So hat mein Umfeld / mein Partner auf mein Vorhaben reagiert: Mein Partner positiv, hat mich unterstützt, es war meine Entscheidung. Umfeld sowohl positiv als auch negativ.

So hat mein Arzt auf meinen Wunsch, zu Hause zu gebären, reagiert: Ich hab es nicht groß erzählt; für mich war es immer klar, somit entfiel auch jede Diskussion.

Auf meine Hausgeburt habe ich mich wie folgt vorbereitet: Bücher gelesen, „meine" Hebamme kennengelernt und mich mit ihr besprochen.

So habe ich meine Hausgeburtshebamme gefunden: Über das Eltern-Kind-Zentrum.

Die Geburt zu Hause verlief wie folgt: Erste Hausgeburt: Sehr schöne Geburt. Das Stillen klappte problemlos. Abends kam der Kinderarzt und sprach vom Down-Syndrom, das keinem in der Schwangerschaft aufgefallen war. Wir sind sehr froh über den durch die Hausgeburt ermöglichten unproblematischen Start und entschieden uns bei den anderen Kindern bewusst gegen pränatale Untersuchungen. Sie war für uns immer ein ganz normales, liebenswertes Kind, besuchte Kindergarten, Schule, spielte im No-Problem-Orchestra mit und arbeitet heute in einem Caféhaus im Service. Zweite und dritte Hausgeburt: Schön, selbstbestimmt, problemlos. Vierte Hausgeburt: Ich übertrug 20 Tage, bemerkte den Abgang von missfärbigem Fruchtwasser und ging sofort in die Klinik, um mich einleiten zu lassen. Die Geburt verlief normal, danach war jedoch eine manuelle Plazentalösung notwendig. Fünfte Hausgeburt: Wunderschön und schmerzfrei, danach jedoch Verlegung wegen nicht gelöster Plazenta. Ein paar Stunden nach der Plazentalösung ging ich wieder nach Hause. Aufgrund der zweimaligen Plazentalösung und der Steißlage beim nächsten Kind entschied ich gemeinsam mit meiner Hebamme, zur Geburt in die Klinik zu gehen, zumal mir im Vorfeld versichert wurde, dass eine Vaginalgeburt möglich sei. Dort konfrontierte mich der Arzt damit, dass Ärmchen, Beinchen brechen könnten etc. und seine letzte Steißgeburt schon zwei Jahre her sei. Ich willigte in einen Kaiserschnitt ein, da ich wusste, dass ich mit diesem Arzt in dieser Atmosphäre kein Kind zur Welt bringen konnte. Es ist einfach blöd gelaufen. Die Geburt begann mit Blasensprung, daher fuhren wir recht früh (früh genug für einen Kaiserschnitt) in die Klinik.

Ich habe mein Baby gestillt: Ja alle; ich stille insgesamt schon 12 Jahre lang.

Das Wochenbett und die Zeit danach habe ich so in Erinnerung: Ich habe eine Woche mit dem Baby im Bett gelegen und ließ mich bekochen und verwöhnen. Danach begann langsam der Alltag.

Ich würde wieder zu Hause gebären wollen: Ja, auf jeden Fall!

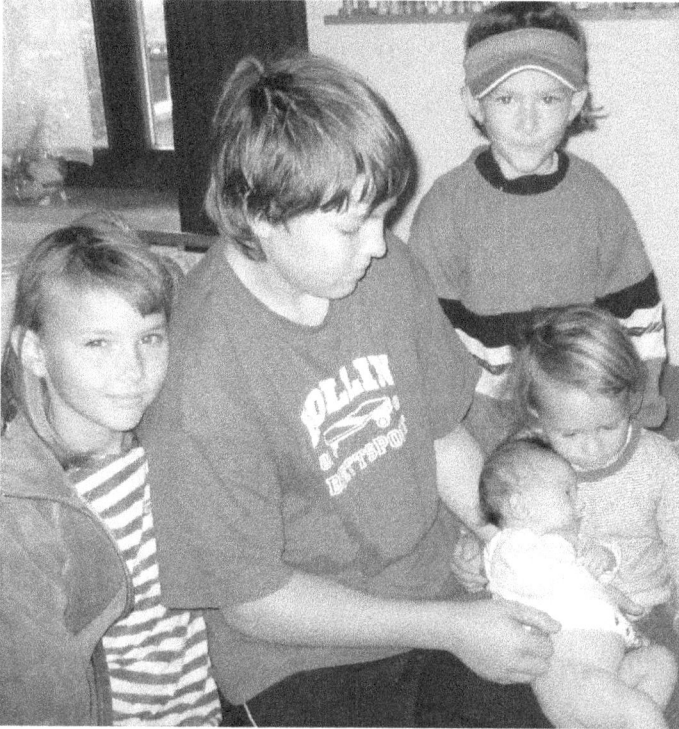
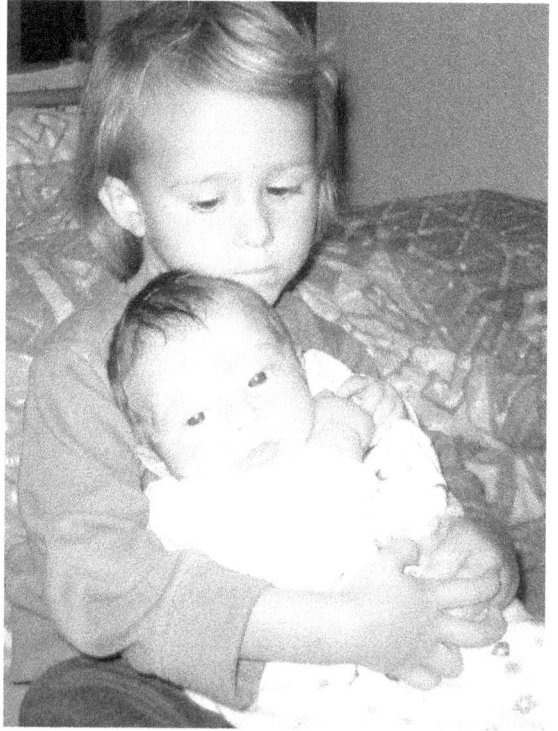
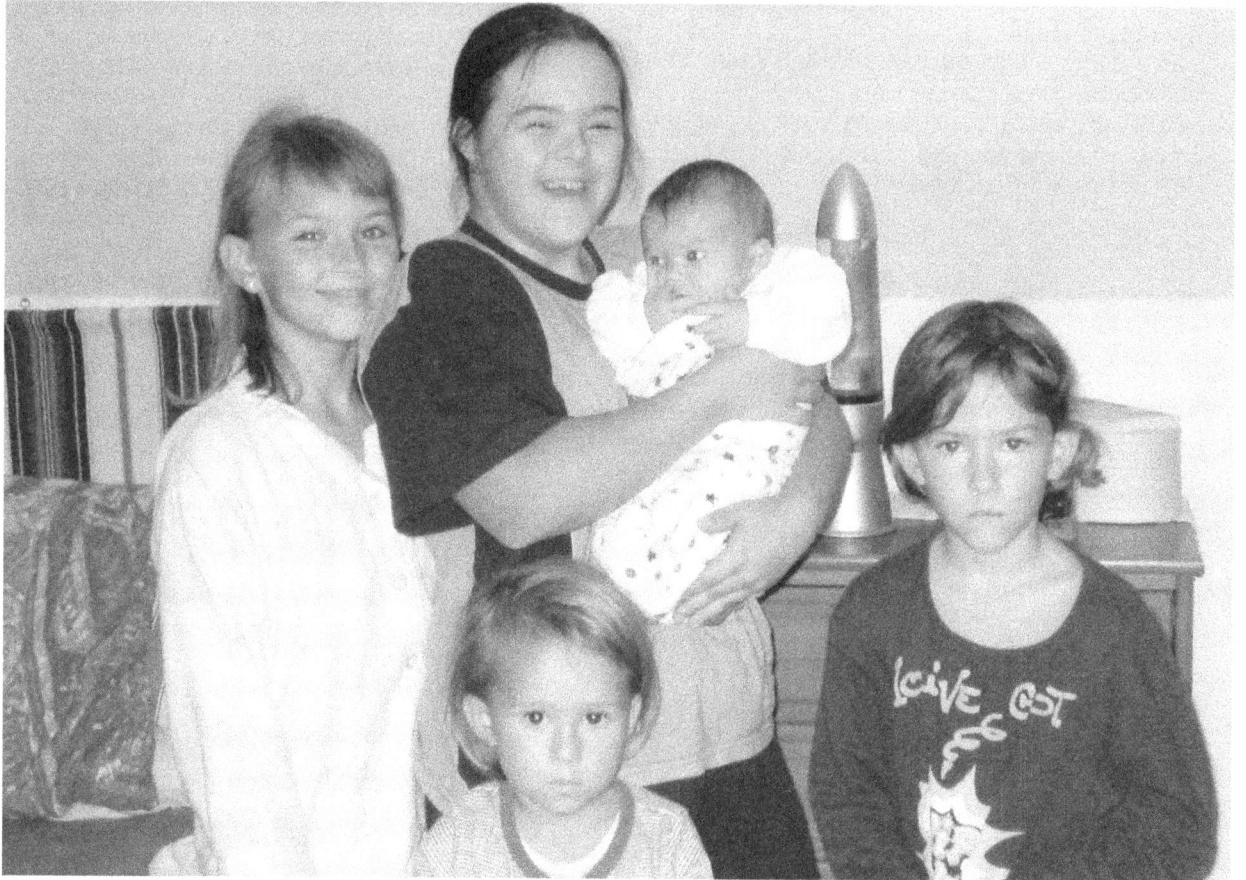

Sonja, 43
Wohnort: Zwingenberg (D)
Beruf: Familienmanagerin

„Die Freiheit, eigenverantwortlich zu entscheiden und zu handeln, war mir wichtig geworden."

1. Kind: Mädchen (21 Jahre), ambulante Klinikgeburt
2. Kind: Mädchen (19 Jahre), ambulante Klinikgeburt
3. Kind: Junge (17 Jahre), Hausgeburt
4. Kind: Junge (15 Jahre), Hausgeburt
5. Kind: Mädchen (12 Jahre), Hausgeburt
6. Kind: Junge (2 Jahre, eineiiger Zwilling), Hausgeburt
7. Kind: Junge (2 Jahre, eineiiger Zwilling), Hausgeburt

Wenn ich das Wort „Hausgeburt" höre, kommen mir spontan folgende Gedanken in den Sinn: Geborgenheit und Sicherheit in vertrauter Atmosphäre; sich der Geburt hingeben, ohne Angst vor unnötigen medizinischen Eingriffen; Geburt des Kindes in Frieden, Liebe und Freiheit; ungestörte Bindung zwischen Mutter und Kind von Beginn des Werdens des Kindes an.

Ich hatte Angst vor der Geburt: Nein.

Deshalb wollte ich zu Hause gebären: Erst während meiner dritten Schwangerschaft erfuhr ich von der Möglichkeit einer Hausgeburt und ich erkannte keinen Grund mehr, zur Geburt in die Klinik zu gehen. Die Freiheit eigenverantwortlich zu entscheiden und zu handeln war mir wichtig geworden.

So hat mein Umfeld / mein Partner auf mein Vorhaben reagiert: Mein Partner überließ mir die Entscheidung.

So hat mein Arzt auf meinen Wunsch, zu Hause zu gebären, reagiert: Als die Ärztin einige Tage über Termin auf dem Ultraschall Verkalkungen erkannte, wies sie mich direkt in die Klinik ein. Meine Hebamme verhandelte mit dem Professor der Klinik und erreichte meine Entlassung. Durch die Entscheidung der Gynäkologin war mein Vertrauen in sie zerstört. Mein Sohn kam einen Tag später gesund und ohne Komplikationen zu Hause zur Welt.

Auf meine Hausgeburt habe ich mich wie folgt vorbereitet: Gespräche mit der Hebamme.

So habe ich meine Hausgeburtshebamme gefunden: Beim Geburtsvorbereitungskurs und auf Empfehlung.

Die Geburt zu Hause verlief wie folgt: Im 7. Schwangerschaftsmonat erfuhr ich, dass ich Zwillinge erwarte. Meine Hebamme lehnte die Hausgeburt ab. Es folgte ein Gespräch mit einem Chefarzt. Er bestand auf der Entnahme von Nabelschnurblut für die Statistik seiner Klinik. Was interessiert mich eine Statistik? Hier ging es um das Ins-Leben-Treten meiner Kinder, die sich weiterhin gut entwickelten! Eine Hebamme wurde mir empfohlen und ich teilte ihr mit, dass ich im Notfall meine Kinder auch alleine zu Hause zur Welt bringen würde. Sie sagte, bevor ich das tue, solle ich sie anrufen. Vier Wochen vor dem errechneten Entbindungstermin dann Blasensprung ohne Wehen. Rund 28 Stunden später folgte die Geburt. Nur Kerzen erhellten den Raum. Ich fühlte mich gewärmt und geborgen. Der erste Zwilling wurde mit 2500 g geboren, seine Schwester durchtrennte die Nabelschnur und wärmte ihn. Der zweite Zwilling drehte sich dann und kam eine Viertelstunde später in Beckenendlage mit 1900 g zur Welt. Beide Zwillinge sind bis heute gesund.

Ich habe mein Baby gestillt: Alle Kinder habe ich ein halbes Jahr voll und bis zu eineinhalb Jahren weiter gestillt.

Das Wochenbett und die Zeit danach habe ich so in Erinnerung: Ich habe es genossen, musste um nichts „kämpfen", hatte alle Energie für meine Aufgabe als Mama der Babys.

Ich würde wieder zu Hause gebären wollen: Ja. So, wie ich das Nest für meine Kinder baue, so gehen sie durchs Leben.

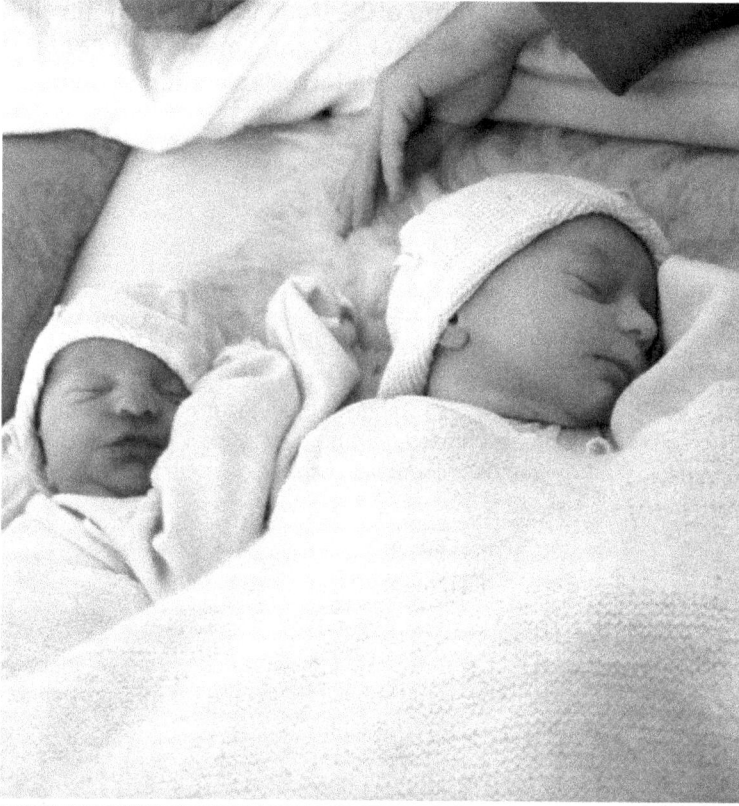
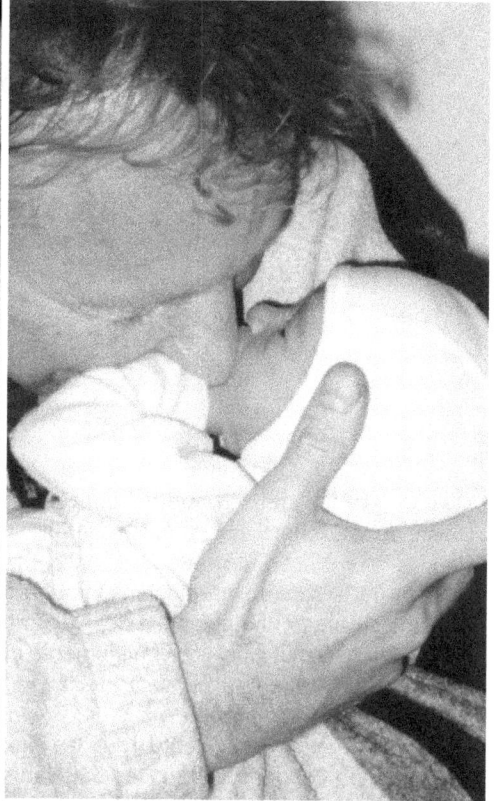
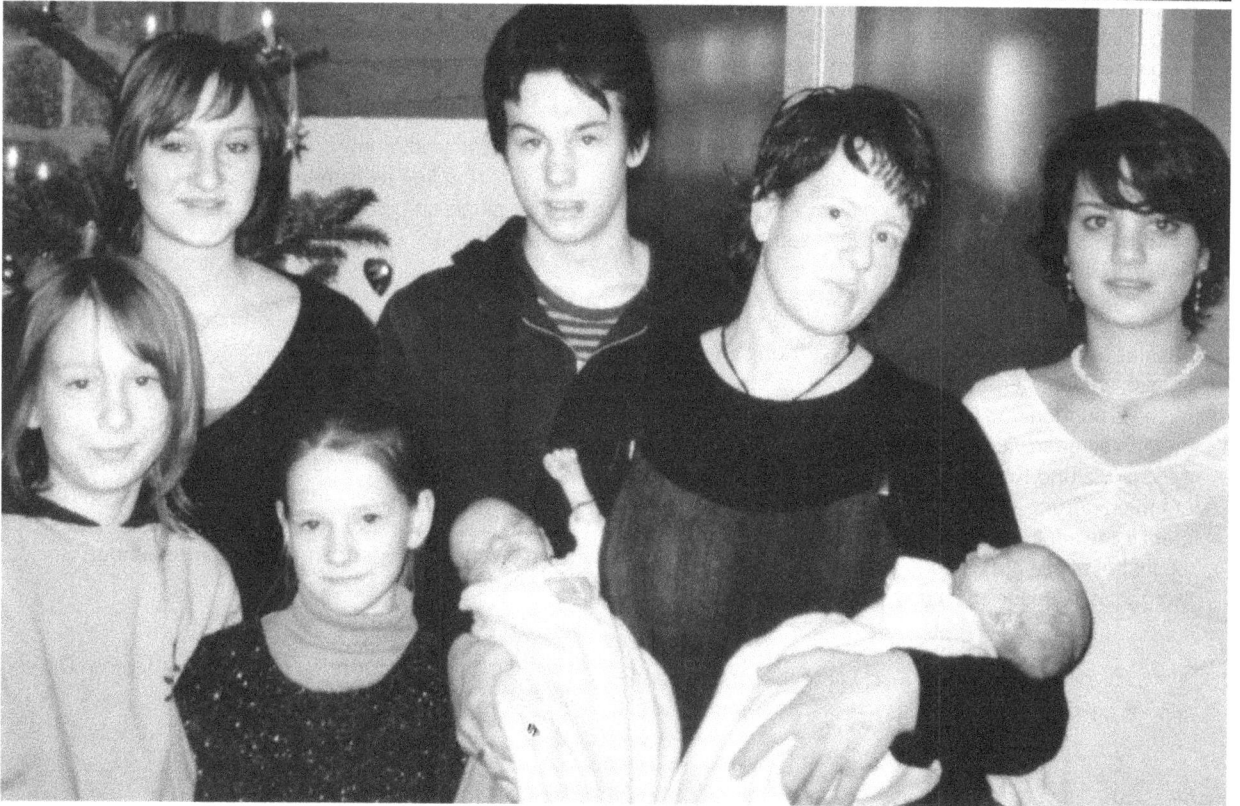

Katja, 49
Wohnort: Hannover (D)
Beruf: Hausgeburtshebamme,
Filmemacherin, Journalistin

„Unser 150 Jahre altes Haus ist dadurch geweiht, dass es das Geburtshaus meiner Kinder ist – und das vieler anderer Menschen vor ihnen."

1. Kind: Junge (23 Jahre), Hausgeburt
2. Kind: Mädchen (21 Jahre), Hausgeburt
3. Kind: Junge (14 Jahre), Hausgeburt
4. Kind: Junge (*† vor 11 Jahren) Hausgeburt – nach wenigen Stunden
   gestorben (Fehlbildungssyndrom, vor der Geburt bekannt)

Wenn ich das Wort „Hausgeburt" höre, kommen mir spontan folgende Gedanken in den Sinn: Gemütlich, feierlich, hemmungslos, wild und zart, erotisch, Kräfte schonend, Freiraum haben; auch der Partner ist bei sich zu Haus vertraut - und muss mich nicht nach außen hin „beschützen", was unnötig Kräfte bindet und ohnehin eine Überforderung ist; meine größeren Kinder sind in der Nähe und geben mir Ruhe; die absolut glücklichsten Momente in meinem Leben: Wir begrüßen gemeinsam ihr neues Geschwister; meine Kinder kommen da zur Welt, wo wir zusammen leben; sie kennen auch heute noch das Zimmer und den Ort, wo sie geboren sind; unser 150 Jahre altes Haus ist dadurch geweiht, dass es das Geburtshaus meiner Kinder ist – und das vieler anderer Menschen vor ihnen. – ebenso wie durch unsere Familienangehörigen, die wir nach ihrem Tod hier verabschiedet haben.

Ich hatte Angst vor der Geburt: Respekt vor dem Unbekannten, Lust an der Herausforderung, aber Angst hatte ich vor den Geburten nicht – wohl aber kurze Momente von Angst / „an der Grenze sein" während der Geburtsarbeit.

Deshalb wollte ich zu Hause gebären: Um absolut ungestört für meine innere Öffnung zu sein; um ausschließlich Menschen um mich zu haben, denen ich mich verbunden und vertraut fühle; um das Hausrecht in meinen eigenen vier Wänden zu haben; weil mein „Nest" mir Schutz und Kraft gibt; weil die (wenigen) Menschen um mich herum „an mich geglaubt" und nicht einen Moment gezweifelt haben, dass alles gut gehen wird; weil ich instinktiv nie auf die Idee gekommen wäre, in diesem Moment aus unserem Haus weggehen zu wollen ...

So hat mein Umfeld / mein Partner auf mein Vorhaben reagiert: Schon bevor ich eigene Kinder bekommen hatte, war ich als Hebamme für die freie Wahl des Geburtsortes eingetreten. Ich hatte viele Hausgeburten betreut, deshalb war mein Wunsch für niemanden eine Überraschung oder ein Problem.

So haben meine ÄrztInnen auf meinen Wunsch, zu Hause zu gebären, reagiert: Entgegenkommend und unterstützend.

Auf meine Hausgeburt habe ich mich wie folgt vorbereitet: Ich war durch die vielen Erlebnisse von Hausgeburten als Hebamme vor meinen eigenen Geburten gut vorbereitet.

So habe ich meine Hausgeburtshebammen gefunden: Sie waren Freundinnen. Bei drei von ihnen war ich selbst als Hebamme bei den Geburten ihrer Kinder dabei.

Die Geburt zu Hause verlief wie folgt: Jede Geburt war vollkommen anders – fast jede hatte ihre eigenen zum Teil extremen Herausforderungen. Ich bin immer glücklich, gestärkt und unverletzt daraus hervorgegangen.

Ich habe alle vier Kinder gestillt: 2 Jahre 3 Monate, 1 Jahr, fast 3 Jahre, einmal.

Das Wochenbett und die Zeit danach habe ich so in Erinnerung: Die absolute Ungestörtheit unserer Familie war für mich das Wichtigste. Ich habe den Zauber meiner Kinder genossen und aufgesogen und die Zeit nach der Geburt wie eine unwiederbringliche „heilige" Zeit gehütet. Erst nach zwei Wochen bin ich vor die Haustür gegangen - hinten raus, in den Garten, schon bald.

Ich würde wieder zu Hause gebären wollen: Ich kann mir für mich keinen geeigneteren Ort vorstellen!

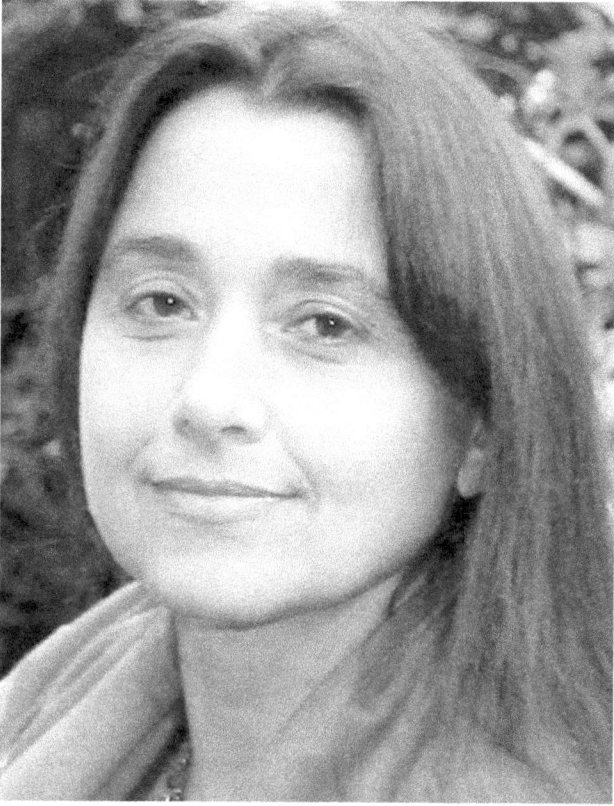
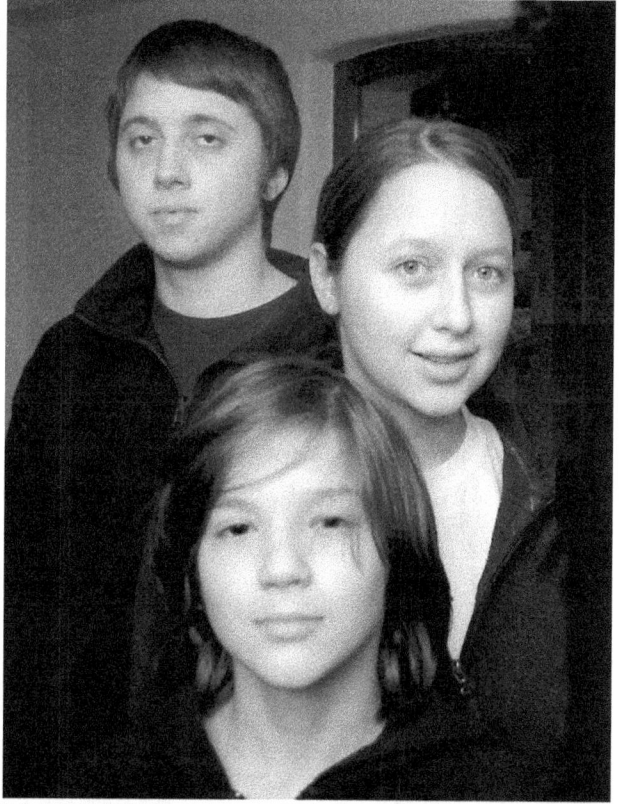
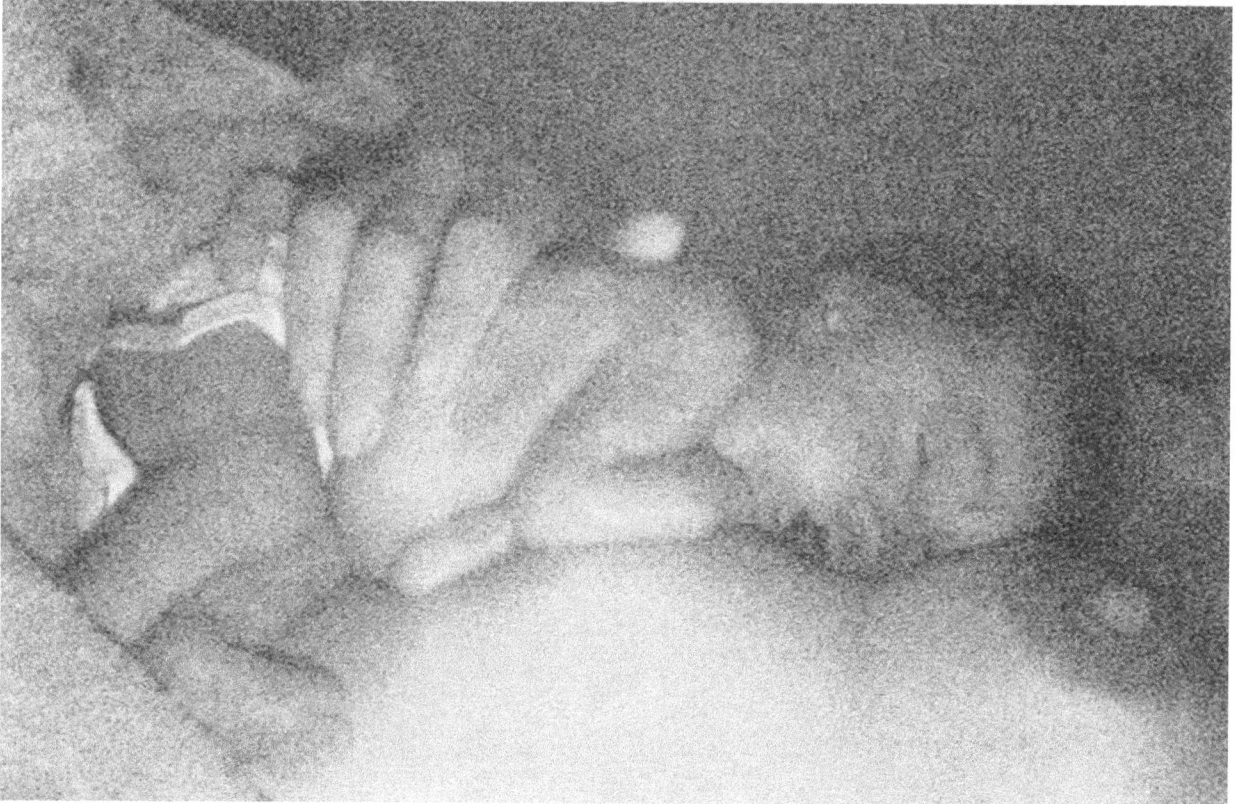

Luxus Privatgeburt

Helga, 54
Wohnort: Salzburg (A)
Beruf: Fotoassistentin

1. Kind: Mädchen (27 Jahre), Hausgeburt
2. Kind: Mädchen (25 Jahre), Hausgeburt
3. Kind: Mädchen (20 Jahre), Hausgeburt
4. Kind: Mädchen (11 Jahre), Hausgeburt

Wenn ich das Wort „Hausgeburt" höre, kommen mir spontan folgende Gedanken in den Sinn: Die schönsten Erlebnisse im Leben. Ruhe, Zufriedenheit, Glück, intensive Zweisamkeit ab der ersten Minute.

Ich hatte Angst vor der Geburt: Gegen Ende der Schwangerschaft: Ja. Ab der ersten Wehe bis zur Geburt: Nein.

Deshalb wollte ich zu Hause gebären: Stressfrei! Ich habe die Hebammen vorher kennen gelernt. Sie haben die Untersuchungen bis zur Geburt durchgeführt. Keine meiner Hebammen hätte eine Hausgeburt übernommen, wenn sie sich nicht 100 % sicher gewesen wären, dass es gut verlaufen kann.

So hat mein Umfeld / mein Partner auf mein Vorhaben reagiert: Mein Partner: Mit großer Unterstützung. Freunde und Bekannte: Eher zurückhaltend („Das musst du selber wissen"). Bei der vierten Geburt: Freude bei den Geschwistern. Alle drei Großen plus Ehemann waren anwesend.

So hat mein Arzt auf meinen Wunsch, zu Hause zu gebären, reagiert: Mit Verständnis.

Auf meine Hausgeburt habe ich mich wie folgt vorbereitet: Mein Heim so gemütlich wie möglich gestaltet (Nestbau). Angenehmes Licht und Kerzen. Haben bei den ersten beiden Geburten nach Anweisung der Hebamme unser Bett höher gelegt und alle Hygieneartikel besorgt. Schöne ruhige Musik bereit gelegt. Kamera platziert (Fotos wurden dann aber nicht gemacht, einfach vergessen).

So habe ich meine Hausgeburtshebamme gefunden: Über eine Freundin in München, Empfehlungen über Hebammenverzeichnis in Salzburg

Die Geburt zu Hause verlief wie folgt: Die ersten beiden Schwangerschaften verliefen ohne Komplikationen. Geburtsdauer jeweils ca. 8 Stunden mit Schmerzen, Gesprächen, Anweisungen von der Hebamme. Entspannungsbad, Essen und Trinken. Dritte Schwangerschaft und Geburt den Umständen entsprechend (Hausbau). Ich habe zu der Zeit sehr viel gearbeitet und mir wenig Ruhe gegönnt. Öfter mussten auch schwere Lasten beigebracht werden. Mein Mann war viel beruflich unterwegs und der Bau musste ja weitergehen. Deshalb, glaube ich, gab es auch 2 Mal falschen Alarm und die Hebamme musste bei Wind und Wetter kommen. Vierte Geburt: Viel zu schnell, ca. 3 Stunden.

Ich habe mein Baby gestillt: Ja, alle vier Kinder zwischen 9 und 24 Monaten.

Das Wochenbett und die Zeit danach habe ich so in Erinnerung: Schön! In die Familie eingebunden. Versorgt. Aber auch unruhig, weil Telefon oder Haustürglocke läutet. Alltagsgespräche unter den Familienmitgliedern, die ich zwangsläufig wahrnehme und dazu Stellung nehme. Nach den ersten drei Geburten hatte ich erträgliche Nachwehen. Nach der vierten Geburt waren sie aber unerträglich, oft genau so heftig wie die Wehen.

Ich würde wieder zu Hause gebären wollen: Ja, wenn die Schwangerschaft gut verläuft.

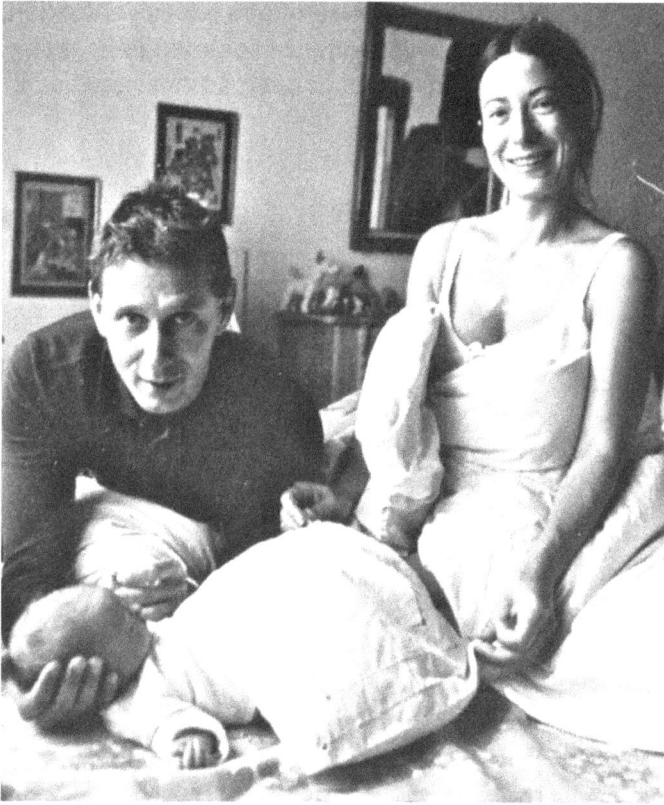

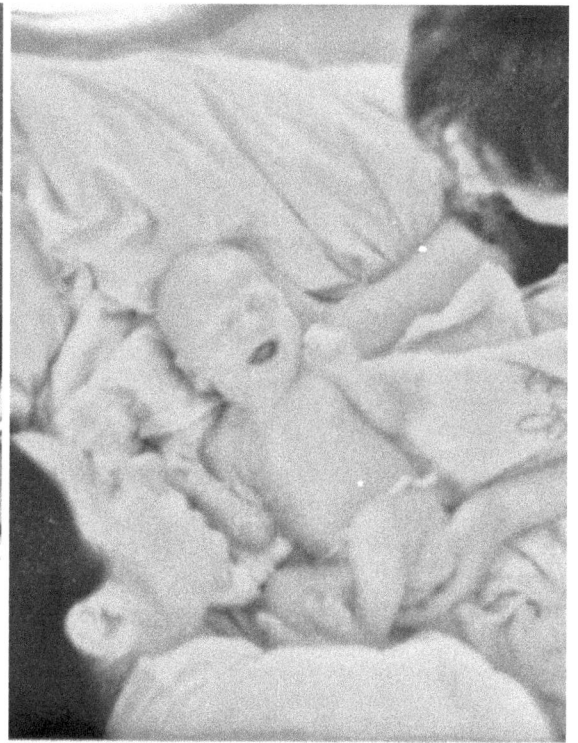

1.4.83

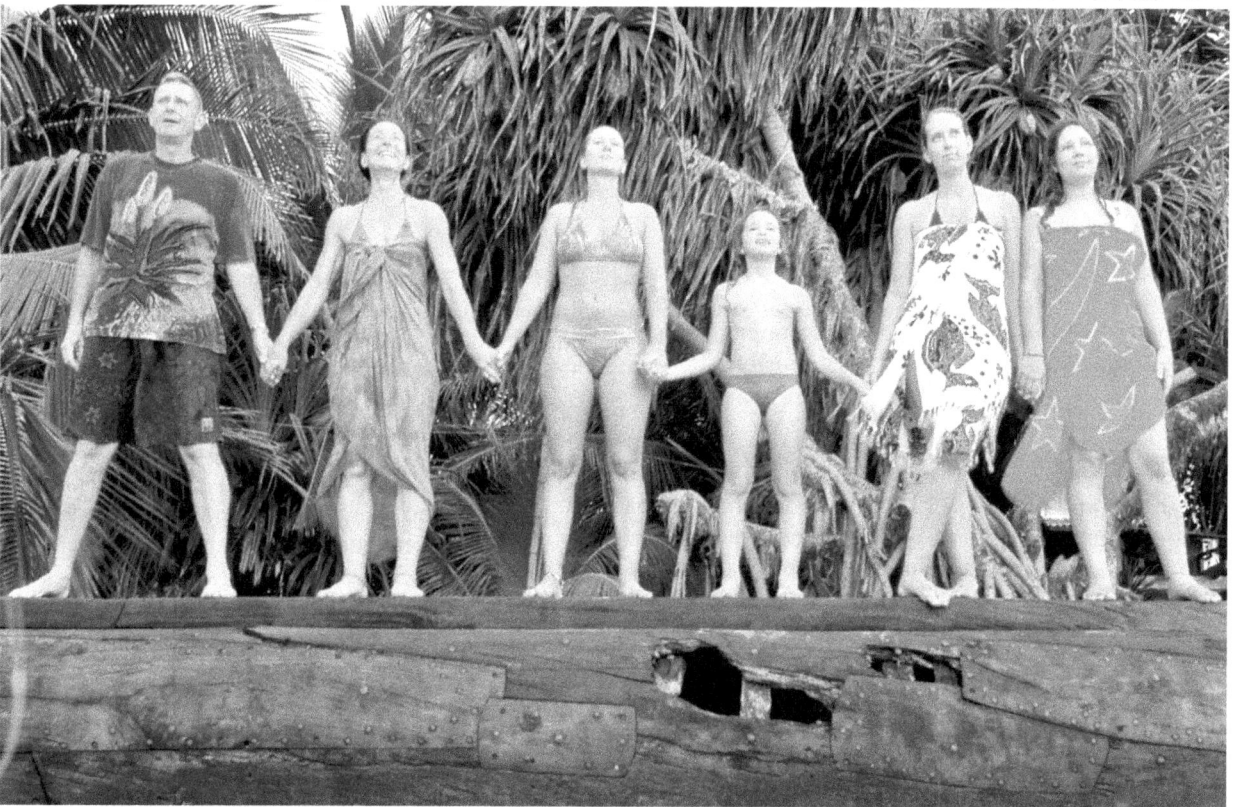

Theresia, 76 (†)
Wohnort: Schwäbisch Hall (D)
Beruf: Kantinenhilfe in Pension

1. Kind: Junge (55 Jahre), Hausgeburt
2. Kind: Junge (54 Jahre), Hausgeburt
3. Kind: Junge (53 Jahre), Hausgeburt
4. Kind: Junge (51 Jahre), Hausgeburt
5. Kind: Junge (45 Jahre), Klinikgeburt

„Den Hausgeburten habe ich zu verdanken, dass ich fünf Kinder bekommen habe, sonst wären es höchstens zwei gewesen."

Wenn ich das Wort „Hausgeburt" höre, kommen mir spontan folgende Gedanken in den Sinn: Dass eine Hausgeburt nicht so steril wie eine Krankenhausgeburt ist.

Ich hatte Angst vor der Geburt: Nein. Die Hausärztin hat die Schwangerschaften immer festgestellt und dann war ich bei der Hebamme in Betreuung, die immer mal wieder vorbei geschaut hat. Es ging mir immer bestens.

Deshalb wollte ich zu Hause gebären: Weil Geburt etwas Normales ist und ich keine Beschwerden hatte, warum sollte ich da in ein Krankenhaus? Habe immer wieder erzählt bekommen, wie steril Krankenhausgeburten ablaufen. Ich hätte dort Angst bekommen.

So hat mein Umfeld / mein Partner auf mein Vorhaben reagiert: Normal. Mein Mann war beim ersten Kind dabei, weil er Schlechtwetter hatte. Beim zweiten Kind war Sonntag. Er ging während der Geburt mit unserem großen Sohn spazieren.

So hat meine Ärztin auf meinen Wunsch, zu Hause zu gebären, reagiert: Was sollte sie sagen? Es war gang und gäbe, dass man nur bei einer schweren Geburt ins Krankenhaus gegangen ist.

Auf meine Hausgeburt habe ich mich wie folgt vorbereitet: Wir wohnten in einer 2-Zimmer-Wohnung und meine Mutter hat die Größeren während der Geburt zu sich geholt. Wir mussten einen Plastikstreifen und ein Tuch ins Bett legen, das war alles. Ich war ja durch Handwäsche und Hausarbeit viel in Bewegung und habe erst beim 5. Kind eine halbautomatische Waschmaschine bekommen.

So habe ich meine Hausgeburtshebamme gefunden: Die Hausärztin hat sie mir empfohlen. Es war bei allen vier Hausgeburten die gleiche.

Die Geburt zu Hause verlief wie folgt: 1. Kind: 18 Stunden, 2. Kind: gut 2 Stunden, 3. und 4. Kind: noch schneller. Beim 5. Kind war ich eine Woche über Termin. Die Hausärztin sagte, dass ich zur Einleitung in die Klinik müsse. Dort bekam ich alle zwei Stunden eine Wehenspritze. Nach der dritten dachte ich: Jetzt verliere ich alles. Es ging so schnell, ist alles rausgeplatscht. So hätte ich keine 5 Kinder bekommen, wenn die erste Geburt schon so gewesen wäre, aber so war es die letzte und die anderen vier waren dagegen sehr leicht.

Ich habe mein Baby gestillt: Beim ersten Kind hatte ich eine Brustentzündung mit hohem Fieber, die schlimmer war als die Geburt. Die Hebamme sagte, dass ich, wenn ich noch ein Kind bekomme, es sofort unterbinden und die Brust hochbinden soll. Ich hätte schon gerne gestillt.

Das Wochenbett und die Zeit danach habe ich so in Erinnerung: Ich habe mich 2 bis 3 Tage hingelegt und dann langsam wieder mitgeholfen. Da meine Mutter gegenüber gewohnt hat, war sie eine große Hilfe. Die Hebamme kam zwei Mal pro Tag die erste Zeit und insgesamt eine gute Woche.

Ich würde wieder zu Hause gebären wollen: Ja. Ich würde es wieder so machen, schließlich habe ich es den Hausgeburten zu verdanken, dass ich fünf Kinder bekommen habe, sonst wären es höchstens zwei gewesen.

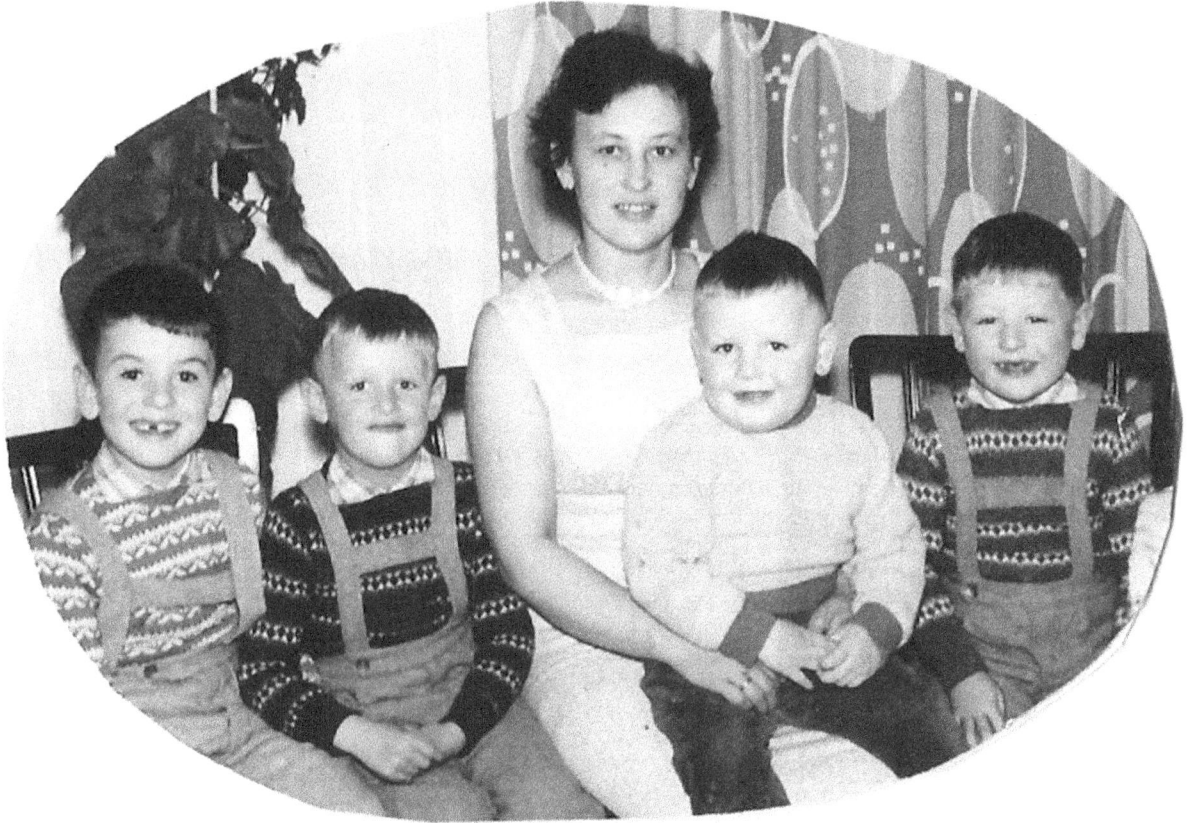

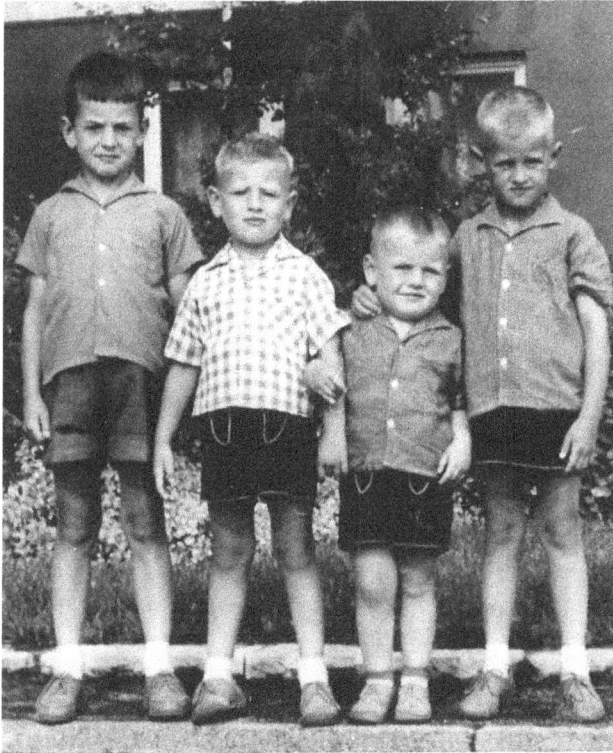

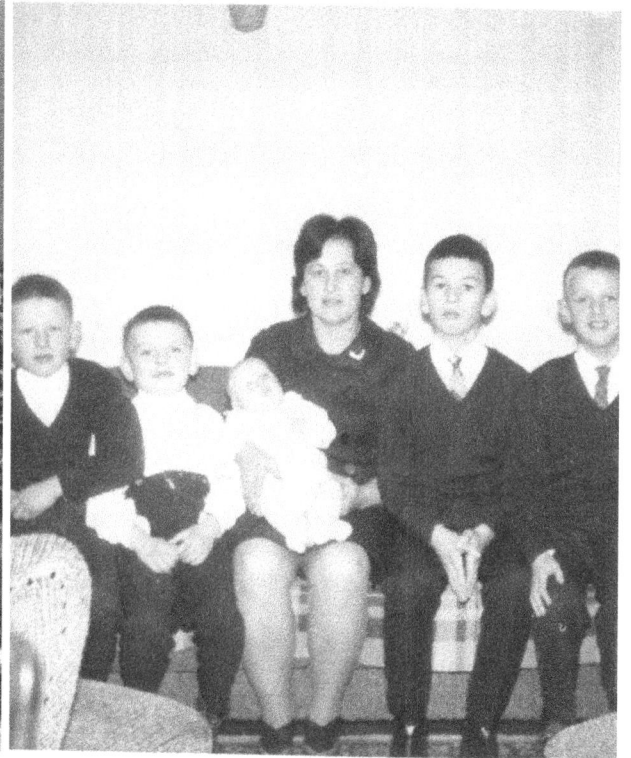

Hedwig, 85
Wohnort: Lohnsburg (A)
Beruf: Postangestellte i.R.

„Es gab für mich keinen Grund, ins Krankenhaus zu gehen."

1. Kind: Mädchen (57 Jahre), Hausgeburt
2. Kind: Junge, im 7. SSM verstorben, Totgeburt zuhause
3. Kind: Junge (55 Jahre), Hausgeburt
4. Kind: Junge (51 Jahre), Hausgeburt
5. Kind: Mädchen (50 Jahre), Hausgeburt
6. Kind: Mädchen (46 Jahre), Hausgeburt

Wenn ich das Wort „Hausgeburt" höre, kommen mir spontan folgende Gedanken in den Sinn: Die erste Hausgeburt war ein schöner Beginn für unsere „große" Familie, die ich mir immer gewünscht habe, weil ich selbst ein Einzelkind war – dem Himmel sei Dank, dass jede Geburt ohne Komplikationen vor sich ging! Unser sechstes Kind kam im neuen Haus zur Welt, die anderen wurden in der Lehrerwohnung der Volksschule, in der mein Mann unterrichtete, geboren.

Ich hatte Angst vor der Geburt: Nein, ich hatte große Vorfreude auf unser erstes Kind!

Deshalb wollte ich zu Hause gebären: Mein Mann hätte im Krankenhaus nicht dabei sein dürfen. Es gab für mich keinen Grund, ins Krankenhaus zu gehen.

So hat mein Umfeld / mein Partner auf mein Vorhaben reagiert: Mein Mann war einverstanden. Es war damals nichts Ungewöhnliches, zuhause zu entbinden.

So hat mein Arzt auf meinen Wunsch, zu Hause zu gebären, reagiert: -

Auf meine Hausgeburt habe ich mich wie folgt vorbereitet: Es gab keine „Geburtsvorbereitung", ich wusste auch nicht wirklich, was auf mich zukommt – aber die Vorfreude war groß!

So habe ich meine Hausgeburtshebamme gefunden: Sie hat im ganzen Ort praktiziert.

Die Geburt zu Hause verlief wie folgt: 1. Kind: Es war ein sonniger Wintertag Ende Jänner, die Geburt unserer kleinen Tochter dauerte gut 6 Stunden. Sie wog nur 2.750 g. 2. Kind: Es war bereits nicht mehr am Leben, als ich es zur Welt brachte – ich hatte bemerkt, dass es sich nicht mehr bewegt und der Arzt stellte fest, dass es tot ist und er meinte, ich solle warten, bis die Wehen in ein paar Tagen beginnen würden – so war es

auch. Es stellte sich heraus, dass die Nabelschnur zu einer engen Spirale verwickelt und die Versorgung zum Baby unterbrochen worden war. Mit einem Tulpenstrauß und einem blühenden Pfirsichzweig aus unserem Garten haben wir uns von unserem kleinen Sohn verabschiedet. 3. Kind: Unser zweiter Sohn kam im Frühling um acht Uhr morgens zur Welt. 4. Kind: Es kam am Samstagabend zur Welt und ich habe eine gute Erinnerung an eine junge, engagierte und sehr nette Hebamme! Unser 3. Bub war ein sehr zartes Kind und er musste immer ganz nahe bei Mama sein. Es gab noch keinen Kindergarten und meine kleine Schar forderte viel von mir! 5. Kind: Unser zweites Mädchen (Elisabeth) ist ein Winterkind und kam innerhalb einer Stunde zur Welt. Wie ich von meiner Mutter weiß, war ich selbst auch so schnell und Elisabeths zweites Kind ebenfalls! 6. Kind: Auch ein Mädchen – es kam frühmorgens im Herbst und hatte ganz starke Gelbsucht. Meine Hebamme erzählte mir, dass sie nur noch wenige Hausgeburten haben würde, denn die meisten Mütter gingen inzwischen zum Entbinden ins Krankenhaus. Zurückblickend kann ich sagen: Dass alle unsere Kinder zuhause zur Welt gekommen sind, war ein großes Geschenk! Die Geschwister freuten sich schon vorher auf das Baby, und wenn es dann da war, halfen sie mit Begeisterung bei der Betreuung mit.

Ich habe mein Baby gestillt: Ja, ca. ein halbes Jahr.

Das Wochenbett und die Zeit danach habe ich so in Erinnerung: Eine Woche lang stand Rahmsuppe auf meinem Speisezettel, es tat mir gut – meine Freundin hat mich betreut.

Ich würde wieder zu Hause gebären wollen: Auf jeden Fall! Mein Mann war jedes Mal dabei, nur das 5. Kind war zu schnell – es gab damals (1958) keine Hebamme im Ort, mein Mann fuhr mit dem Rad zum Arzt und als die beiden zurückgekommen sind, war die kleine Elisabeth schon da!

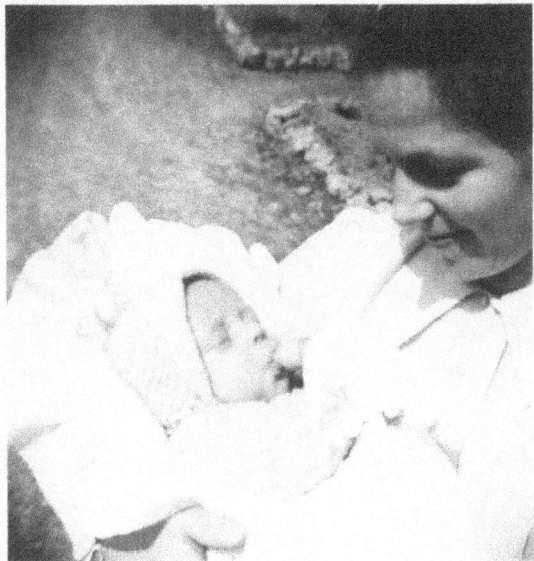
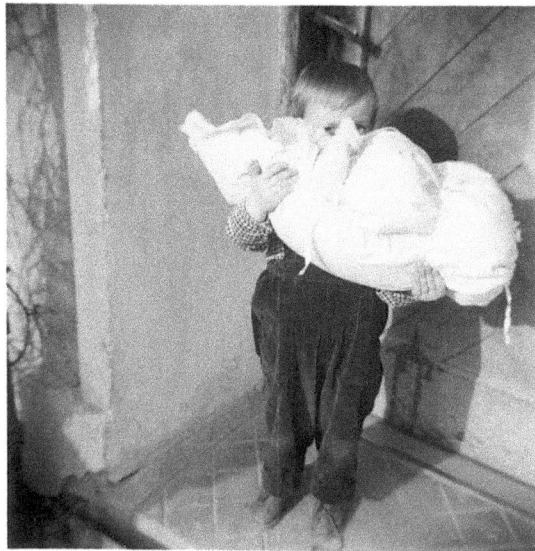
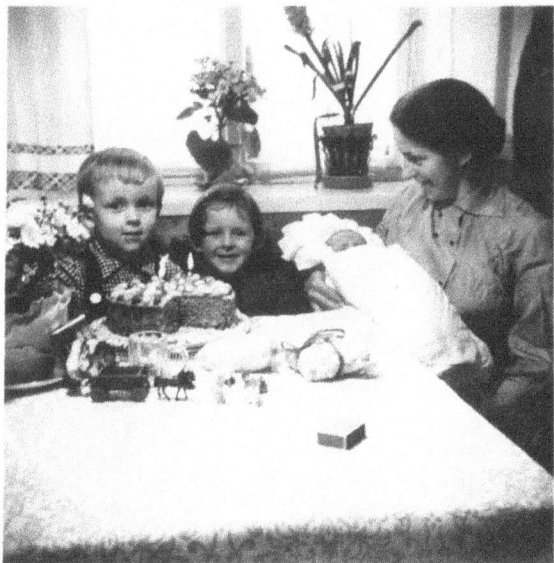
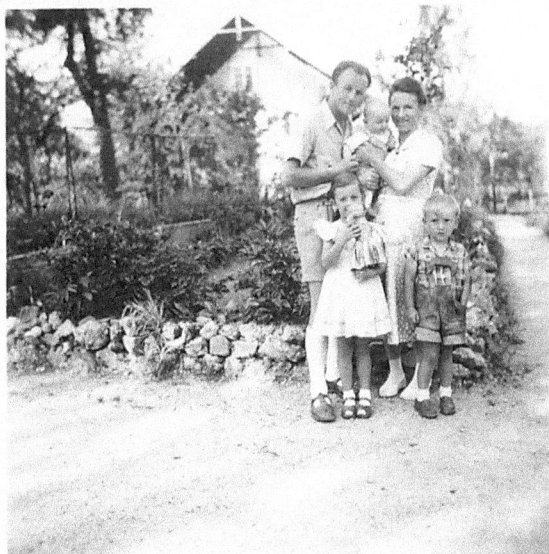

Luxus Privatgeburt

Beiträge unserer Gastautoren

Luxus Privatgeburt

Anna Rockel-Loenhoff:

Hausgeburt – eine andere Lebensphilosophie

Die schlechte Nachricht zuerst:

Biologische Phasen wie Geburt, Menstruieren, Wachsen, Stillen, Orgasmus, Menopause, Sterben, ... lassen sich aufgrund ihrer hohen Komplexität nicht wirklich mit einer oder mehreren Maschinen kontrollieren und steuern. Sie lassen sich auch kaum über objektive Zahlenwerte und Zeitabläufe definieren. Allenfalls sind Phasen zu durchlaufen und ist immer wieder neu Gleichgewicht herzustellen. Selbst Anfänge und Endigungen sind schwer zu bestimmen.

In unserem technisch orientierten Zeitalter kann diese Einsicht zu echter Verunsicherung führen.

Die gute Nachricht:

Biologische Vorgänge sind prinzipiell selbstinduzierend, selbstregulierend, selbsterhaltend. Sie laufen von selbst, korrigieren sich selbst. Man muss nichts tun, um hier etwas zu verbessern.

Schauen wir uns eine Wiese an: Ob ich an den einzelnen Grashalmen täglich ziehe oder sie stündlich messe, hilft dem Gras beim Wachsen nicht. Als Fachfrau für biologische Wechselphasen ist es vergleichbar: ich versuche nur, präsent zu sein, ohne zu stören. Ich bin Prozessbegleiterin. Das ist genug. Man lässt zu, hält aus, dass der Prozess sich entwickeln kann. Man gibt der Betroffenen mitfühlende Unterstützung.

So gut wie möglich werden Ressourcen geschützt. Unter diesen Umständen ist nur ganz selten ein Eingreifen nötig. Wenn der Boden trocken ist, hilft es dem Gras beim Wachsen, wenn ich die Erde mit Wasser gieße. Abseits von jedem Aktionismus ist das reine Begleiten eine Kultur, die fast in Vergessenheit geraten ist. „Die Hebamme hat die ganze Zeit nichts gemacht", sagt vielleicht der gewordene Vater und klingt irritiert. „Ich habe es ganz allein geschafft", sagt vielleicht die frischgebackene Mutter.

Das Kind als kompetentes Wesen

Die menschliche Geburt hat sich seit Millionen von Jahren in ein geniales Informationssystem entwickelt. Der Körper einer Frau bekommt von ihrem Kind den Start zum Geburtsbeginn (Selbstinduktion). Dieser ist allerdings meist erst im Nachhinein eindeutiger zu bestimmen. Ein guter Geburtsanfang weist auf ein ebensolches Ende hin.

Prinzipiell durchläuft jede Geburt mehrere Phasen (frühe und späte Eröffnungsphase, Übergangs- und Latenzphase, Austreibungs- und Nachgeburtsphase). Sie sind ungefähr, sie müssen nicht alle sein. Es kann jederzeit Verzögerungen im Ablauf geben.

Im Unterschied zur klinischen Vorgehensweise ist es bei der Hausgeburtshilfe wichtig zu beurteilen, ob die einzelnen Geburtsphasen adäquat durchschritten werden. Mit objektiver Zeit hat dies nichts zu tun, auch nicht mit Zentimetern Muttermundsweite oder entsprechender Höhenstände des kindlichen Kopfes oder Steißes. Hausgeburtshilfe ist faktisch Geburtshilfe ohne Zahlen. Und anders als in der Klinik gilt das Kind nicht in erster Linie als gefährdetes Subjekt, sondern als kompetentes Wesen, welches aufgrund seiner eigenen Hormonantwort auf den Wehenstress mitbestimmen kann, wie lange seine Erholungsphasen sein müssen.

Die klassische Hebammenfaustregel dazu lautet: „Sind die Wehen gut und kräftig, ist die kindliche Herztonfrequenz sekundär."

Unbeschadet durch die Geburt

Ist das Kind gesund, wird es seine unmedizierte, unmanipulierte Geburt gut überstehen, egal wie lange sie dauert und gleichgültig, welche (vegetativen) Reaktionen sein Herz dabei zeigt. Die Mutter ist dabei Signalgeberin, denn sie übernimmt die hormonellen Botschaften vom Kind und projiziert sie nach außen.

Daher gilt der alte Hebammen-Erfahrungsspruch: „Wenn es Mutter und Kind gut geht, spielt Zeit keine

Rolle." Folgerichtig darf zuhause die Geburt solange dauern, wie sie eben dauert.

Ähnlich wie beim weiblichen Orgasmus gibt es keine vorgegebene Zeit, in der er erreicht sein muss, in der das Kind geboren sein sollte. Wir können nur die Umgebung und die Beziehung so gestalten, dass sich die Frau möglichst nicht bewertet fühlt und sich dem Geschehen hingeben kann.

Jede vaginale Untersuchung, jedes indiskrete Hinstarren ist eine Intervention, die Schaden anrichten kann. Und möglichst nicht zu schaden, ist das erste Handlungsgebot einer Hebamme. Frau und Kind unverletzt, ja gestärkt aus der Geburt hervorgehen zu sehen, ist ein wichtiger Faktor zur eigenen Arbeitszufriedenheit.

Bedingungen für Geburtshilfe unter meisterlicher Zurückhaltung

Angelehnt an die WHO-Richtlinien „Betreuung während einer normalen Geburt"

Vor Wehenbeginn:

- Frau gesund (unabhängig von evtl. festgestellten Risikofaktoren)
- Schwangerschaft ausgetragen laut biologischen Zeichen (oder Entbindungstermin plus/minus 3 Wochen)
- (bei Mehrlingen vorangehendes) Kind in Längslage
- KBW, HA und FW/Fet-Relation normal erscheinend (lt. Auskultation und Palpation)
- Gesicherte 1:1-Betreuung
- Entbindungsraum abgeschlossen (Schlüsselgewalt bei Frau und Hebamme)

Während der Eröffnungsphase:

- Eindeutiger und spontaner Geburtsanfang
- (echter) Blasensprung nicht erfolgt oder vor < 48 h
- Keine künstliche Fruchtblaseneröffnung
- Respektierung grundlegender Bedürfnisse wie Bewegungsmöglichkeit, Nahrungs- und Flüssigkeitsaufnahme, Temperaturausgleich
- Achtung kultureller und psychologischer Bedürfnisse: angemessene Aufklärung über den individuell zu erwartenden Ablauf und über Manipulationen, Vermeidung von Psychostress (Angstappelle, „Nocebos"), Wahrung der Intimsphäre
- Schmerzlinderung nur durch unschädliche Methoden (Massagen, physikalische Anwendungen), keine Medikamentengabe
- Intermittierende Vitalkontrolle des Ungeborenen (CTG nicht obligat)
- Vermeidung innerer Untersuchungen
- Akzeptanz von Latenzphasen

Während der Austreibungsphase zusätzlich:

- Berührung der Dammgegend nur bei Akzeptanz durch die Frau
- Freie Positionswahl, auch im Wasser
- Abwarten des Mitschiebereflexes, kein forciertes Pressen oder Kristellern
- Vermeidung eines Dammschnitts, ggf. Anlegen einer „Risshilfe"
- Keine routinemäßige aktive Schulterentwicklung, Akzeptanz der zweizeitigen Geburt bei reagiblem Kind
- Absaugen ggf. bei grünem Fruchtwasser
- Familiäre Eigeninitiative bei der Annahme des Kindes fördern

Während der Nachgeburtsphase:

- Keine Routine-Medikamente zur Lösung der Plazenta
- Kein Credé
- Nabelschnurzug bei gelöster Plazenta möglichst durch die Frau (Eigenkontrolle)
- Ungestörte Bindungsphase mit erstem Anlegen (Eigeninitiative) gewährleisten
- Versorgung einer nahtpflichtigen mütterlichen Geburtsverletzung

Ausblick: Kinder, die eine derartig zurückhaltende Geburtshilfe nicht unbeschadet überleben, sind nach wissenschaftlichen Erkenntnissen zu etwa 90 Prozent durch Infekte, Thrombosen, Blutungen oder chemische Noxen vorbelastet. Diese Vorschädigungen sind in der Regel weder vermeid- noch erkennbar.

Eine Garantie für einen glücklichen Ausgang kann es also nicht geben. Trotzdem ist die Hausgeburtshilfe unter den oben genannten Bedingungen die zurzeit sicherste Betreuungsform.

Anna Rockel-Loenhoff ist Ärztin, Gutachterin und Hausgeburtshebamme mit über 30-jähriger Berufserfahrung. Sie betreibt in Unna die „Eltern-Kind-Praxis" und ist selbst Mutter von drei Kindern, die sie zu Hause geboren hat. Das erste Kind kam als Steißlage zur Welt.

Internet: www.elternkindpraxis.de

Harald:

Die Geburt in der 500-Liter-Baumarkt-Regentonne

Nach der problematischen, vierzehnstündigen Klinik-geburt unserer Tochter und durch den mittels Baby-schwimmen entstandenen, fast familiären Kontakt zu einer erfahrenen Wasserhausgeburtshebamme, beschloss meine Frau, unser nächstes Kind zu Hause in einer mit Wasser befüllten Regentonne zur Welt zu bringen. Auch wesentliche Gegenargumente von mir, wie die mangelnde Tragkraft des Badezimmerbodens und fehlende ärztliche Unterstützung, zählten nicht. Selbst emotional vorgetragene Gegengründe wie: „Ich möchte meinem Kind später nicht erklären müssen, dass es in einer Regentonne in unserer Waschküche im Keller zur Welt gekommen ist" wurden schlichtweg ignoriert.

Die Suche nach geeigneter Ausrüstung ließ mich zu einem Experten auf dem Gebiet der Regentonnen, Schmutzwasserpumpen und Unterwasserteichlampen werden. Es stellte sich heraus, dass nur eine ganz spezielle 500-Liter-Baumarkt-Regentonne (die von mir innerlich in „Gebärbecken" umgetauft wurde) soweit deformierbar war, dass sie durch Türen gequetscht werden konnte. Auch die Heizung war nur mit Tricks dazu fähig, 400 Liter warmes Wasser zu liefern. Die Dekoration der Waschküche, Aufbau aller notwendigen Leitern und Tritte, der Probelauf und die Reservetelefonstation standen dann acht Tage vor dem Geburtstermin bereit.

Meine Frau kam von einem abendlichen Schwimmen mit unserer Tochter zurück und meinte, dass sie ein „Ziehen im Bauch" verspüre. Dabei handle es sich aber gewiss um keine Wehen und es würde nach einem Bad auch sicher wieder weggehen. Nach kur-zer Zeit stellte sich heraus, dass diese Einschätzung fehlerhaft war und wir alarmierten unsere Hebamme, füllten das Gebärbecken und begaben uns in die Waschküche. Durch diese Unruhe erwachte unsere damals dreijährige Tochter und ließ sich danach auch nicht mehr dazu bewegen, in ihr Bett zu gehen, denn

das, was in der Waschküche passierte, war sicher in-teressanter als weiter zu schlafen. Wir entschieden spontan, dass unsere Tochter bei der Geburt durch-aus anwesend sein dürfe. Während ich die Geburt durch Massagen der Mutter unterstützte, übernahm unsere Tochter die emotionale Betreuung meiner Frau mit Fragen wie: „Was machst du denn in der Re-gentonne?", „Darf ich auch zu dir in die Tonne?" und „Musst du noch lange da drin sein?"

Nicht ganz vier Stunden später war es dann so weit: Nach einer letzten Presswehe schwamm unser Sohn geradezu aus der Gebärmutter heraus, tauchte auf und tat seinen ersten Atemzug. Schon beim Abbinden der Nabelschnur und deren Durchtrennung konnte unsere Tochter behilflich sein und natürlich wollte auch sie unseren Sohn streicheln und liebkosen.

Nach dem mehrfach vierstimmig gesungenen Kanon „Viel Glück und viel Segen auf all deinen Wegen" ver-brachten wir die anschließende (Rest-)Nacht in den eigenen Betten und der gewohnten Umgebung. Es war für uns alle das Beste, was wir je erlebt haben!

Die Anmeldung der Geburt unseres Sohnes auf dem örtlichen Standesamt stellte sich als der schwierigs-te Teil der gesamten Geburt heraus, denn durch die Nähe der Universitätskinderklinik fanden bisher alle Geburten dort statt und so wurde unsere Hausgeburt zu der ersten (!) Hausgeburt überhaupt für den Stan-desbeamten, der sich die dafür notwendigen Formu-lare erst schicken lassen musste.

Trotz – oder gerade wegen – meiner eigenen Vorbe-halte und der erlebten, völlig unproblematischen Ge-burt können wir allen Eltern nur empfehlen, ihr Kind auch zu Hause zur Welt zu bringen.

Unsere Geburtsausrüstung hat übrigens inzwischen vier weitere Geburten unterstützt.

Tipps und technische Vorbereitungen für die Tonnen-Hauswassergeburt

Auch wenn es seltsam erscheint, alles was man für eine Tonnen-Hauswassergeburt benötigt, bekommt man bei den großen Baumärkten. Wenn keine benötigten Geräte vorhanden sind, belaufen sich die Kosten auf maximal 200 Euro – und das sollte einem die Geburt schon wert sein, zumal alle Geräte weiter benutzt oder an andere Schwangere verliehen werden können.

Das „Gebärbecken" oder – für nicht Eingeweihte – die Regentonne

Die geburtsfähige Regentonne muss mindestens 500 Liter Wasser fassen können und etwa einen Meter hoch sein. Gefüllt wird sie mit ca. 400 Liter ungefähr 30 °C warmem Wasser. Am leichtesten ist das dadurch zu realisieren, dass man das Becken schon Tage vorher vorfüllt und zur Geburt das inzwischen zimmertemperaturwarme Wasser mit möglichst heißem Wasser aus der Heizung auffüllt.

Das Gebärbecken muss stabil sein, aber auch durch die Türen passen. Am besten hat sich hierfür die Regentonne des Baumarktes mit den drei Buchstaben und 500 Liter Fassungsvermögen inklusive Deckel bewährt.

Ein echter Probelauf ist unbedingt durchzuführen, denn oft steckt der Fehler im Detail, wie nicht passende Adapter, zu kurze Schläuche oder das Überlisten der automatischen Nachtabsenkung der Heizungssteuerung.

Nutzung

Für den Einstieg der Schwangeren in die Tonne empfiehlt es sich, eine dreistufige Trittleiter mit verlängertem Haltebügel (aus dem Baumarkt, der das Praktische schon im Namen trägt) zu verwenden. In der Tonne sollte ein nicht schwimmender Badezimmerhocker stehen. So kann das Gebärbecken gefahrlos und bequem auch unter Wehen bestiegen bzw. verlassen werden.

Warnhinweis

Die Deckentragkraft einer üblichen Wohnungsdecke beträgt maximal 250kg/m² und wird mit der gefüllten Regentonne und den beteiligten Personen deutlich überschritten. Entweder man stellt das Gebärbecken auf die Bodenplatte des Hauses, oder man muss mithilfe von Euro-Paletten (in Baumärkten gegen Pfand ausleihbar) das Gewicht über eine größere Fläche verteilen.

Entsorgung

Ohne leistungsfähige Schmutzwasserpumpe (der praktische Baumarkt) mit genügend langem Schlauch bis zur Toilette oder einem Gully geht es nicht. Denn immerhin sind nach der Geburt 400 Liter (40 Eimer!) blutrotes Dreckwasser zu entsorgen. Die obige Regentonne besitzt einen Deckel, der nach dem freudigen Ereignis auf die Tonne gelegt werden kann, da man nach der Geburt sicher Anderes zu tun hat, als Dreckwasser abzupumpen.

Zubehör

Die Tonne sollte von innen beleuchtet sein. Hierfür eignet sich am besten eine Niedervolt-Halogenteichlampe (aus dem praktischen Baumarkt). Um einen Stromschlag zu vermeiden ist es wichtig, dass es eine Niedervoltlampe (12 Volt) ist. Der Raum selbst sollte so groß sein, dass man rings um die Tonne Platz hat und er sollte hell beleuchtet werden können. Wobei die Geburt am besten bei schummrigem Licht stattfindet. Und natürlich sollten jede Menge Handtücher bereitliegen. Zur Sicherheit für Unvorhergesehenes kann man neben dem griffbereiten Telefon auch noch ein Handy bereithalten.

Gutes Gelingen bei der heimischen Tonnen-Hauswassergeburt!

Harald, der Autor dieses Artikels, ist Professor an einer deutschen Hochschule und wohnt mit seiner Familie in der Nähe von Heilbronn. Er hat ein Studium der Nachrichtentechnik absolviert und ist promovierter Systemingenieur.

Der Chefarztvater

Chefarztvater? Dieser seltsame Titel wurde mir vor kurzem zuteil. Weil wir ohne Chefarztbeteiligung und überhaupt ohne ärztliche Begleitung geboren haben.

Vor 14 Wochen kommt unsere Tochter bei uns zu Hause im Wohnzimmer zur Welt. Quicklebendige 3.300 g verteilen sich auf schnuckelige 53 cm und grinsen mich freudig aus schwarzen Augen an. Ein wahrhaft herrlicher Moment!

Bereits morgens zieht es im Bauchraum meiner Frau, ab dem frühen Nachmittag ziehen wir uns vom Alltagsgeschehen zurück, unsere Hebamme kommt am frühen Abend zur Unterstützung. Badewanne, Positionswechsel und Veratmen gehen einher mit steigender Intensität der Wehen. Meine Frau arbeitet.

Die angelesene, vermeintliche Durchschnittszeit für Geburten ist überschritten, es kann nicht mehr lange dauern. Die Hebamme ist gelassen, beobachtet und zieht sich gar eine Zeit zurück. Ich bekomme Brotzeit und Kaffee vom Schwager serviert. Weitere Wehen folgen, konstante Arbeit, die Intensität steigt erneut. Das eingesetzte mobile Gerät zeigt die Herztöne und ich bin sehr zufrieden und beruhigt. Nach einer Wehe jedoch wird aus der dreistelligen eine zweistellige Zahl. Genau genommen eine Zahl, die sich um die 50 statt zuvor 150 bewegt.

Mann beobachtet, Mann denkt, Mann sucht Ausdruck in Gestik und Mimik der Hebamme. Intensive Beobachtung ihrerseits, dann die Reaktion „bitte in die Seitenlage und die Wehen veratmen – nicht mitpressen!". Meine Frau lässt sich, halb aktiv, halb passiv, umlegen. Ich stütze sie und versuche beruhigend zu wirken. Nach ein paar Sekunden gefühlter Unendlichkeit ist die Zahl erneut dreistellig und klettert in den optimalen Bereich zurück. Meine Frau hat der Hebamme und mir vertraut, auch ohne die Zahlen zu sehen – das Bewusstsein für die Situation reift erst später. Noch etliche Wehen vergehen, bis meine Tochter putzmunter mit einem Arm voraus geboren wird. Ich bin froh und glücklich – alles richtig gemacht.

Alles richtig gemacht? Die Entscheidung pro Hausgeburt meine ich. Und die Entscheidung für diese Hebamme. Die Entscheidung gegen eine Klinikgeburt ebenso. Und zwar gerade während und nach diesem tiefen Herztonabfall! Denn die Hebamme hält die Situation nicht einfach aus, um uns zur gewünschten Hausgeburt zu führen, egal, was es koste. Nein, sie beobachtet noch intensiver, noch gezielter, fügt alles zum Mosaik zusammen und weiß aufgrund ihrer Erfahrung, dass eine Klinikverlegung zu diesem Zeitpunkt überflüssig ist, weil die Auffälligkeit in keines ihrer Erfahrungsmuster passt, die eine verlegungsbedürftige Situation kennzeichnen. Sie weiß gerade deshalb aber auch, dass sie jederzeit wachsam sein muss, da wir Menschen oft genug das nicht sehen, was wir nicht kennen. Aufgrund dessen trägt sie wirklich Verantwortung. Sie macht es sich nicht einfach und gibt bei einer Auffälligkeit ab, indem sie in die Klinik verlegt, sondern hält ihrer Verantwortung stand, erst dann zu verlegen, wenn es aufgrund ihres reichen Erfahrungsschatzes notwendig ist.

Im Nachhinein ist natürlich leicht zu bestätigen, was – a priori – ein dreiviertel Gefühl war, ein sehr gutes dreiviertel Gefühl und, wie wir meinen, ein Viertel sehr guter Argumente. Und trotzdem, die Fragen der Ingenieurskollegen, Nachbarn und dem Rest der Welt sollen und müssen ein weiteres Mal beantwortet werden. Mein Kopf braucht das.

Geburt zu Hause – ist das nicht gefährlich? Erstgeburt zu Hause – ist das nicht zu mutig? Muss man das Haus vorher desinfizieren? Zugegeben, nicht alle Fragen sind schwer zu beantworten, was für uns vor allem ein Indiz für die Unwissenheit und die daraus resultierende Angst vieler ist.

Ich behaupte, eine Hausgeburt ist sicher. Für uns sogar sicherer als eine Klinikgeburt. Hören Sie sich doch einmal in Ihrem Bekanntenkreis um. Fragen Sie nach Klinikgeburten und nach wirklich erlebten Hausgeburten – nicht nur nach angeblich Gehörtem – und bilden Sie sich eine eigene Meinung.

Das stärkste Argument für eine Hausgeburt ist für mich zweifelsohne das Wohlbefinden meiner Frau. Daheim zu gebären mit bekannten Geräuschen und Gerüchen, ohne Störungen, von langer Hand vorbereitet, ohne Aufbruchstress – all das fördert Ruhe und Ausgeglichenheit und gibt innere Kraft sowie Vertrauen in sich selbst und somit in die Natur.

Schwächere Argumente liefern alle Kliniken, welche wir vorsorglich und zur Fortbildung besucht haben: Die dortigen Dammschnitt- und Kaiserschnittraten, unbekannte, zwingend zugeteilte Hebammen, Schichtwechsel des betreuenden Personals während der Geburt, das Vorhandensein der Möglichkeit, dass meine Frau eventuell in die einzige vorhandene Geburtswanne darf, die zwei von Architekten schön hergerichteten Kreißsäle – von insgesamt fünfen –, nette Halbgötter in Weiß, die sich selbst am Informationsabend von schlecht vorbereiteten Jungärzten vertreten lassen, und noch vieles mehr. Ach ja, und nicht zu vergessen sind die Sicherheitsargumente, welche nicht nur für Oma und Opa wichtig sind. Die nächstgelegene Kinderklinik ist 10 bis 15 Minuten Fahrtzeit entfernt, die Telefonnummer zur Durchwahl in den Kreißsaal im Handy gespeichert, der Weg samt Hebamme abgefahren. Aber ja, ein Arzt wäre vermutlich zwei Minuten schneller im OP gewesen. Das Übermitteln des bisherigen Geburtsverlaufs und der zugehörigen Daten und Fakten hätte diese Zeit aber ohnehin sowohl von einer Klinikeinlieferung als auch von einer externen Einlieferung wieder ausgefüllt.

Mein Gefühl und mein rationales Denkvermögen als Wissenschaftler sagen mir erstens, mehr als ein halbes Jahr Vorbereitung bei einer, persönlich wie fachlich, sehr geschätzten Hebamme ist nicht bezahlbar, von keiner Krankenkasse der Welt. Dennoch zahlen diese lieber den vielfachen Betrag an die Krankenhäuser und treten Diskussionen wegen lächerlicher Hundert-Euro-Beträge Wegegeld für unsere Wunschhebamme los, zahlen aber auf der anderen Seite horrende Tausend-Euro-Beträge für eigentlich unnötige Kaiserschnitte, ohne mit der Wimper zu zucken. Hat das noch nie jemand den Vorständen der

zahlreichen Krankenkassen in Deutschland gesagt: Unsere Hebamme – und nur sie – kennt meine Frau und mich und den damit verbundenen vermutlichen Geburtshergang sowie die Risiken und Grenzen der physischen und psychischen Belastbarkeit. Zweitens gibt dieses gute halbe Jahr mir und meiner Frau, der Entscheiderin, die Zeit, das Equipment, das Wissen und die persönliche Einstellung des wichtigsten Sicherheitsfaktors, der Hebamme, auf Herz und Nieren zu prüfen und abzulehnen, falls nötig.

Keiner fremden Klinikhebamme und erst recht keinem Arzt könnte ich das daraus resultierende Vertrauen ohne weiteres entgegenbringen. Warum dem Arzt erst recht nicht? Die Hebammen haben hunderte Geburten doch mehr oder weniger vollständig begleitet und häufig selbst mehrmals geboren, ihr Gefühl für die Situation würde ich als wichtiger einschätzen als das eines Arztes, der Geburten lediglich als Notfallsituationen wahrnehmen kann, in denen er schnell und medizinisch sowie rechtlich korrekt handeln muss. Dies machen Hebammen oft aus ihrem Erfahrungsschatz heraus und natürlich der darauf abgestimmten Ausbildung – es scheint mir aber trotzdem ein etwas anderes Verständnis zu sein, und zwar nicht ausschließlich ein Unterschied zwischen Theorie und Praxis.

Und drittens geht es für mich bei einer Geburt nicht um den Mann, auch nicht um den Arzt oder die Hebamme – es geht mir im Übrigen auch nicht um das Kind. Einzig und allein waren und sind alle angeführten Argumente schön und gut – mehr aber auch nicht. Eine gute, gesunde, natürliche und schöne Geburt folgt für mich aus dem Wohlbefinden der Frau. Ist sie mit sich, ihrem Körper und ihrem Geist im Gleichgewicht und kann sie sich fallen lassen in den Prozess der Geburt und die Urkräfte der Natur, dann ist – gleich ob Klinik, Geburtshaus oder Wohnzimmer – die Voraussetzung einer komplikationsarmen Geburt gegeben. Den Rest erledigt die Natur, und nicht der (Chef)Arzt.

Markus, der Autor dieses Artikels, arbeitet als Forscher in der Grundlagenabteilung eines schwäbischen Automobilunternehmens. Das „Warum" beschäftigt ihn tagtäglich in seiner Doktorarbeit und ist für ihn ein entscheidendes Wort – pro Hausgeburt!

Gabriele Stern:

Die Privatgeburt als Heilungsprozess verloren gegangener Seelenanteile

Gewidmet meiner lieben Mami

Jeder Mensch trägt seine Vergangenheit in sich. Diese besteht aus positiven seelischen Anteilen, die uns als Kraft- und Heilquellen in unserem Leben zur Verfügung stehen.

Zugleich gibt es aber auch negative Anteile, die als tief wurzelnde seelische Verletzungen in uns schlummern und zu gegebener Zeit an die Oberfläche unseres menschlichen Bewusstseins geschwemmt werden. Offenbar aus dem Selbstverständnis einer inneren Notwendigkeit heraus. Dazu bedarf es einer gewissen Anstrengung in der Auseinandersetzung mit uns selbst als verletzbares und auch sensibles Individuum. Eine Anstrengung, die, wie ich meine, sich lohnt und uns in unsere Mitte zurückführt.

Genau diese innere Notwendigkeit, mein persönliches Geburtstrauma aufzulösen, habe ich während meiner ersten Schwangerschaft mit meinem in mir wachsenden kleinen Sohn Joshua verspürt. Als Frühgeburt bin ich 1972 in einer Münchner Klinik auf die Welt gekommen. Die Schwangerschaft meiner Mutter verlief bis zur 26. Woche ohne Komplikationen, bis plötzlich starke Wehen einzusetzen begannen und die Geburt ihren Verlauf nahm. Meine Mutter durchlitt 9 Stunden Ungewissheit: Das Verabreichen starker Medikamente, um die Wehen zum Stillstand zu bringen, und vor allem wenig Aufklärung über ihre Situation und die des Babys.

„Ich wusste, dass du lebst, denn du hast sehr laut geschrien", erzählt mir noch heute meine Mutter. „Doch dann wurdest du sofort in die Kinderklinik gebracht, ohne dass ich dich überhaupt einmal gesehen habe."

Noch heute empfinde ich die Trennung von meiner Mutter als gewaltsam und schmerzlich. Um so mehr, als ich nun selbst erfahren durfte, wie schön und friedvoll es ist, sein Baby nach der getanen Geburtsarbeit in den Armen halten zu können. Seinen Atem, seine Stimme zu hören, seine Haut zu riechen und behutsam, ganz behutsam über diesen kleinen Körper zu streichen. All die Mühe voll Dankbarkeit als Geschenk zu begreifen und anzunehmen.

Drei Monate nach unserem gemeinsamen Geburtstrauma wurde ich meiner Mutter ausgehändigt. 92 Tage ohne eine liebevolle Berührung, ohne den Geruch der eigenen Mutter, des Trost spendenden Busens, der für ein Baby mehr als nur einfache Nahrungsquelle ist. 92 Tage in einem gläsernen Kasten und umgeben von Schläuchen.

Und meine Mutter? Sie stand hilflos Tag für Tag mit meinem damals 2-jährigen Bruder an der Hand vor einer Glasscheibe, um mich wenigstens betrachten und mir auf diesem Wege nahe sein zu können. Auch wenn meine Mutter aus meiner Sicht keine Schuld trifft, so empfindet sie es trotzdem als ihr persönliches Versagen: „Was hätte ich denn nur tun sollen? Wenn ich nur gewusst hätte,... vielleicht wäre dann alles anders gekommen." Nach ungefähr drei Monaten haben meine Eltern beim täglichen Spielen mit mir bemerkt, dass ich nicht über die Augen reagiere. Kurz danach waren sie mit mir noch einmal im Krankenhaus. Die Diagnose lautete: Blind bzw. stark sehbehindert. Das allein war schon schockierend genug, überreicht wurde ich ihnen jedoch mit den Worten: „San's froh, dass ned deppert worden is!"

Ein Satz, der heute noch in den Ohren meiner Eltern nachklingt.

Als ich mich gemeinsam mit meinem Mann während meiner ersten Schwangerschaft mit dem Entbindungsort bzw. der Art der Entbindung auseinandergesetzt habe, wussten wir sehr rasch, dass nur eine Privatgeburt für uns in Frage kommen kann. Mehrere Gründe sprachen aus unserer Sicht dafür:

1) Die Aufarbeitung meines eigenen Geburtstraumas

Aufgrund der von mir geschilderten Erfahrung war es für mich naheliegend, mich für eine Privatgeburt zu entscheiden. Um, wie ich es vereinfacht nenne, „den ganzen Krankenhauszirkus" zu vermeiden. Ich verurteile keine Frau, die sich für eine Geburt im Krankenhaus entscheidet, für mich stand diese Variante jedoch bald außer Diskussion. Jede Frau hat das Recht, die Hilfen und Möglichkeiten in Anspruch zu nehmen, die sie für sich benötigt, um ihr Kind auf die Welt zu bringen. Manche vertrauen den Angeboten der Schulmedizin, andere gehen den Weg einer Hausgeburt. Es gibt da kein Besser oder Schlechter.

Meiner Meinung nach bringt jedes Baby eine bestimmte Aufgabe in den Austragungszeitraum mit, in dem gewisse Dinge sich lösen sollen, um für Neues Platz zu schaffen. In meinem Fall war es die Auseinandersetzung mit meiner eigenen Geburt und der meines in mir wachsenden Kindes. Nicht eine rundum medizinische Betreuung war für mich ausschlaggebend, um Sicherheit zu haben und entspannt gebären zu können. Wichtig für mich war der gesamte Weg einer Privatgeburt, in dem Schritt für Schritt meine seelischen Wunden geheilt wurden.

Auch wenn es unglaubwürdig erscheinen mag, so hat sich meine Versöhnung mit meinem Start ins Leben auch auf meine Mutter übertragen. Als sie mich mit meinem neugeborenen Baby zuhause besucht hat, war sie so gerührt von meinem entspannten und strahlenden Gesicht. Zum ersten Mal durfte sie ein neugeborenes Baby in ihren Armen halten, seine frische Haut riechen, es liebkosen und es sich auf ihren Bauch legen. All diese positiven Erfahrungen haben in uns die alten Wunden geheilt. Wir waren einfach nur glücklich – über uns, über das Baby, über die ganze Welt.

Mein Sohn hatte zwar Neugeborenengelbsucht und konnte anfangs nicht richtig saugen, so dass mein Mann und ich ihm die von mir abgepumpte Muttermilch mit einer Spritze in den Mund zuführten. Aber das war alles nicht schlimm im Vergleich zu dem, was meine Mutter erlebt hatte. Wichtig für mich war, dass unser kleines Baby bei mir war, dass ich jede seiner Regungen in mir aufnehmen konnte, es zu jeder Zeit berühren durfte. Dieses für mich und meinen Mann außergewöhnliche Geburtserlebnis hat uns als Ehepaar und auch als Familie eng zusammengeschweißt.

2) Das gegenseitige Vertrauen in den Partner und die Hausgeburtshebamme als (unter-)stützende Ressourcen

Eine Privatgeburt sollte immer ein gemeinsam beschrittener Weg sein. Damit meine ich, dass es keinen Sinn macht, wenn die Partnerin gerne zuhause entbinden würde, ihr Partner jedoch Zweifel über das bevorstehende Ereignis daheim hegt.

Meine beiden Hausgeburten waren für mich zu Beginn der jeweiligen Schwangerschaften wie ein Berg, den ich Schritt für Schritt zusammen mit meinem Mann und auch mit meiner Hebamme besteigen musste. Besonders wichtig war mir, dass ich mit meiner Hebamme über alles reden konnte. Über meine Ängste, wenn z. B. die Geburt nicht vorangeht, wie auch über meine Gefühle als werdende Mutter und das damit verbundene Geburtserlebnis zwischen meiner Mutter und mir. Hausgeburtshebammen sind für mich nicht nur „Geburtsengel", sie sind mehr: Wegbegleiterinnen, Freundinnen, professionelle Akteurinnen auf ihrem Gebiet, erfahrene Weise und zuletzt auch nur Menschen.

Die besondere Aufgabe einer Hausgeburtshebamme besteht darin, nicht nur auf die Bedürfnisse der werdenden Mutter einzugehen, sondern den werdenden Vater dort abzuholen, wo er gerade steht. Seine Fähigkeiten (anzu-)erkennen und ihn dann aktiv als Geburtshelfer mit einzubinden. Gleichberechtigung ist hier das passende Wort, gepaart mit dem Vertrauensvorschuss in die werdenden Eltern und ihr Baby, ihren Weg gemeinsam und selbstbestimmt zu gehen.

3) Die vertraute Umgebung als Kraftquelle vollkommener Entspannung

Einige meiner Freundinnen haben mir von ihren Geburten berichtet. Aufgefallen dabei ist mir, dass sich mehrfach das Phänomen des Wehenstillstands beim Erreichen des Krankenhauses wiederholt hat: „Zuhause hatte ich noch Wehen, aber als wir dann in der Klinik waren, hat sich nichts mehr getan."

Ein wesentlicher Faktor für eine entspannte Geburt ist meines Erachtens nach die vertraute Umgebung ohne fremde Gerüche, Geräusche oder Stimmen. All diese Einflüsse von außen können den Geburtsverlauf zwischen der Gebärenden und dem Baby stören. Das Baby spürt genau, ob seine Mutter gerade entspannt oder angespannt ist.

Dauert die Geburt länger als 8 Stunden, so ist im Krankenhaus Hebammenschichtwechsel, während zuhause immer dieselbe vertraute Hebamme durch die Geburt führt.

Mehr noch: Ab dem Zeitpunkt, zu dem ich mich für den Weg einer Privatgeburt entscheide, werde ich von meiner privaten Hebamme begleitet, die ich mir am Anfang meines Weges selbst ausgesucht habe und die ich in vielen Hausbesuchen sehr gut kennenlerne.

Den letztendlichen Ausschlag für eine Hausgeburt hat in meiner speziellen Situation mein Handicap ergeben. Da es für mich aufgrund meiner starken Sehbehinderung sowieso viel schwieriger ist, mich in fremden Räumen zu orientieren, war für mich rein organisatorisch eine Hausgeburt die einfachere Variante. Meist empfinden es sehende Gebärende als Stress, in dieser Ausnahmesituation das Krankenhaus zu erreichen. Für mich ist es aber mehr als das, ich gebe damit meine Selbstbestimmtheit, Eigenständigkeit und die daraus resultierende Entscheidungsfreiheit auf. In meinem Zuhause kenne ich jedes Zimmer mit all seinen mir vertrauten Möbeln, Ecken und Kanten und sonstigen Accessoires. Ich bin in der Lage, mir z.B. ein Glas Wasser zu holen, wenn ich es möchte. In einem Krankenhaus muss ich mir erst alles neu erschließen, mich auf Personen, die ich nicht kenne, verlassen, und das in einer existentiellen Situation wie der Geburt meines Kindes.

4) Die Privatgeburt als Luxus der Einfachheit

Wenn sich überhaupt von einer Hausgeburt als Luxus sprechen lässt, dann ist für mich hier der richtige Zeitpunkt. Der Luxus für mich besteht darin, dass ich mir in unserer technisierten und vor allem kontrollierten Welt die Freiheit nehme, selbst Entscheidungen zu treffen, meinen weiblichen Instinkten zu folgen und vor allem auf die Signale meines in mir wachsenden Babys zu hören und diese auf unserem Austragungs- und Geburtsweg zu beachten.

Mein kleiner Sohn Joshua kam 5 Wochen zu früh auf die Welt und war obendrein noch eine Beckenendlage.

Trotzdem war für mich die Entscheidung, ihn zuhause auf die Welt zu bringen, stimmig mit dem gesamten Geburtsverlauf. Von der ersten bis zur letzten Wehe hatte ich das Gefühl, dass mich mein Sohn durch die ganze Geburt geleitet hat. Er hat nicht nur den Zeitpunkt seiner Ankunft bestimmt, sondern auch den Weg, wie er ins Leben treten will.

Begleitet haben uns dabei mein Mann, der mir ruhig wie ein Fels zur Seite stand, auf mein Kreuzbein drückte, wenn ich ihn darum bat, oder einfach nur meine Füße gehalten hat, um mich zu erden und mir neue Kraft zu geben.

Unsere damalige Hebamme gewährte uns die Freiräume, die wir für unseren Weg als Paar und jeder für sich allein brauchten. Da sie sich „nur" um uns gekümmert hat, war sie stets präsent. Zur beidseitigen Absicherung zog sie eine zweite Kollegin und einen Kinderarzt, der auch Hausgeburten betreute, hinzu. Als unser Sohn um Mitternacht auf die Welt kam, hatten wir das Gefühl, die Zeit steht still. Er schaute mit offenen Augen in die Welt, voll Erstaunen, was jetzt mit ihm passiert ist. Ich erinnere mich, dass wir alle ganz leise waren.

Wir waren berührt von dem Frieden, den er von seiner Welt in die unsere mitgebracht hat.

Der Luxus einer Privatgeburt besteht für mich demnach in der Schlichtheit einer normalen Geburt, mich als Frau auf meine weiblichen Wurzeln zurückzubesinnen und ganz aus mir heraus meinen Instinkten zu vertrauen. Nur das zu machen, was viele meiner weiblichen Vorfahren auch schon getan haben: In Schmerzen und voll Freude zu gebären.

Gabriele Stern kommt aus der Nähe von München, ist 36 Jahre alt und Mutter zweier wunderbarer Kinder. Ansonsten ist sie Sozial- und Erwachsenenpädagogin, zurzeit auch Kommunikationstrainerin. Sie ist eine überzeugte Anwenderin der Schmetterlingsmassage nach Eva Reich zur Stärkung der Bindung zwischen Mutter und Baby.

Kontakt: Stern.Gabriele@web.de

Literatur-Empfehlung: Mechthild Deyringer, „Bindung durch Berührung" (Leutner Verlag)

Sabine Mengel:

Physikerin und Hausgeburt – ein Widerspruch?

Dass diese Konstellation als Widerspruch empfunden wird, habe ich nicht nur bei Freunden und Bekannten, sondern sogar bei (nicht-niederländischen) Kollegen schon oft erlebt. Für viele steht bei der Physik die Technologie so sehr im Vordergrund, dass man automatisch davon ausgeht, dass Physiker(innen) auch im Privatleben die Möglichkeiten, die diese bereithält, gerne nutzen. Hinsichtlich der Geburt würde das für die scheinbar sicherere Krankenhausgeburt mit größtmöglicher Überwachung sprechen. Viele Physiker bedienen auch tatsächlich dieses Klischee.

Allerdings gab es auch mehrere Aspekte, in denen mich meine Ausbildung bestärkt hat, einen außerklinischen Geburtsort zu wählen:

Die perfekte Balance

Zum einen hat die Physik – oder auch generell die Beschäftigung mit wissenschaftlichen Themen – mir gezeigt, wie perfekt und fein ausbalanciert so vieles in unserem Universum beschaffen ist. Ohne diese Balance wäre ein Leben auf unserem Planeten gar nicht möglich. Auch wenn ich nicht an einen Schöpfer glaube, so lässt es mich doch staunen (anthropisches Prinzip hin oder her), dass die physikalischen Konstanten gerade extrem genau die Werte angenommen haben, die das Entstehen von Materie und Himmelskörpern, von kohlenstoffbasiertem Leben und so weiter ermöglicht haben.

In vergleichbarer Weise sehe ich die Evolution am Werk, die perfekt in der Lage ist, lebensfeindliche Prozesse zu benachteiligen – und positive, gesunde Prozesse zu stärken. Die Geburt als einer der Hauptaspekte bei der Vermehrung ist in meinen Augen auch stark durch die Evolution optimiert worden. Wäre die Geburt ein so gefährlicher, lebensfeindlicher Prozess, wie Kaiserschnittraten von ca. 30 Prozent und viel

mehr uns vorgaukeln wollen, wäre „Mensch" nicht zu einem Erfolgskonzept geworden.

Natürlich denke ich nicht, dass „von Natur aus" alles toll und schön sein muss. Allein die – biologisch sicherlich sinnvolle – recht hohe Zahl an frühen Fehlgeburten bei Problemen im Erbgut stellt für die Betroffenen einen persönlichen Schicksalsschlag dar. Aber in der Ansicht, dass eine Geburt zu einem sehr hohen Prozentsatz einen Vorgang darstellen sollte, der gut ohne medizinische Intervention zu bewältigen ist, bestärkt mich mein wissenschaftlicher Hintergrund.

Unentdecktes und Unerklärbares

Des Weiteren hat mich die Wissenschaft gelehrt, wie unheimlich viel wir nicht wissen. Dass jeder Erkenntnisgewinn immer neue Fragen aufwirft. Populärwissenschaftliche Veröffentlichungen erwecken oft den Eindruck, man wisse ja schon alles: Vom Urknall über die Wiege der Menschheit und die Entschlüsselung des menschlichen Genoms bis hin zum Leben in der Tiefsee und der Modellierung des Klimawandels.

Als Astrophysikerin hingegen weiß ich beispielsweise, dass wir noch nicht einmal wissen, woraus 90 % des Weltalls überhaupt bestehen. Warum man ständig mit riesigem technologischem Aufwand nach unentdeckten Teilchen sucht. Wie lange die Menschheit gebraucht hat, um elektromagnetische Wellen zu entdecken.

All das ist – zumindest für mich – ein Grund zu sagen: Es gibt noch einiges, das bislang unentdeckt oder unerklärt ist. Telepathie ist eines der Phänomene, die ich selbst schon erlebt habe, und auch wenn es bislang noch nicht viele Ansätze zur Erklärung geben mag, denke ich, dass es möglicherweise nur eine Frage der Zeit ist, bis seine Existenz auch in der Wissenschaft akzeptiert ist. Für mich geht Telepathie (oder auch Hellsichtigkeit) Hand in Hand mit „Intuition" oder „Bauchgefühl". Und das ist ein weiterer Grund, warum ich denke, dass die Hausgeburten in meinem Fall eine gute Entscheidung waren. Denn ich denke, dass die meisten Schwangeren, denen das Bauchgefühl nicht durch ständige Verunsicherung beim Frauenarzt mit Babyfernsehen im 2-Wochen-Takt konsequent aberzogen wird, gut darauf zurückgreifen könnten. Ich jedenfalls hatte ein gutes Gefühl für meinen Bauch und ich denke, dass mich meine Intuition gewarnt hätte, wenn die Umstände einer Hausgeburt nicht zuträglich gewesen wären.

Statistik pro Hausgeburt

Der dritte Aspekt schließlich ist ziemlich profan: Ich liebe Statistiken – gewiss ein Nebeneffekt meines Berufes – und bei vielen Entscheidungen prüfe ich zuerst, ob ich nicht eine Statistik zu dem besagten Thema finde. Wobei ich auch Wert darauf lege, die Randbedingungen der Studie zu kennen, denn es ist ja tatsächlich so, dass man bei vielen Themen die Fragestellung, Durchführung oder Interpretation dem gewünschten Ergebnis anpassen kann. Ich denke, das ist etwas, wovon sich Nichtwissenschaftler häufig abschrecken lassen, denn den Spruch „Ich glaube nur einer Statistik, die ich selbst gefälscht habe" hat wohl jeder schon einmal gehört, und glaubt dann, nicht selbst entscheiden zu können, welche Studie sinnvoll ist und welche nicht.

Hinsichtlich Hausgeburt habe ich jedenfalls einige Statistiken zu Rate gezogen. Und egal, wohin man schaut: Bei gut durchgeführten Studien, die Schwangere mit gleichen Voraussetzungen betrachten, kommt immer heraus, dass für gesunde Schwangere die außerklinische Geburt mindestens genauso sicher ist wie die Geburt im Krankenhaus. Meistens schneidet die Klinik sogar etwas schlechter ab.

Auch die „nackten Daten" bezüglich außerklinischer Geburt, die man im Internet für Deutschland abrufen kann, waren für mich sehr ermutigend: Dass beispielsweise weniger als 1 Prozent der außerklinischen Geburten notfallmäßig verlegt wird (und davon immer noch bei knapp der Hälfte das Kind spontan geboren wird).

Einem gelegentlich geäußerten Argument, wie: „Hausgeburt? Niemals! Mein Mann ist Rettungsassistent und sieht immer die ganzen schiefgegangenen Hausgeburten" kann man mit Hilfe der Statistik leicht Pa-

roli bieten, wenn man bedenkt, dass diese 1 Prozent Notfallverlegungen lediglich rund 90 Fälle in ganz Deutschland pro Jahr ausmachen. Ein einzelner Rettungsassistent wird dann vermutlich im Durchschnitt in seiner gesamten Laufbahn höchstens mit einem einzigen Fall konfrontiert.

Fazit

Obgleich für die Entscheidung für einen Geburtsort nicht die objektive Sicherheit wichtig ist, sondern das persönliche Sicherheitsempfinden: Meinem persönlichen Empfinden haben diese Statistiken sehr geholfen.

Auch wenn meine Argumente bisher noch nie eine(n) Kollegen/in dazu gebracht haben, von Krankenhaus- auf Hausgeburt umzuschwenken: Ich hoffe, den augenscheinlichen Widerspruch zwischen Physik und Hausgeburt konnte ich auflösen.

Dr. rer. nat. Sabine Mengel studierte an der Technischen Universität Berlin, der Universität Aarhus (Dänemark) und dem Astrophysikalischen Institut Potsdam. Sie war Doktorandin am Max-Planck-Institut für extraterrestrische Physik, Garching, nach ihrer Promotion an der Ludwig-Maximilians-Universität München hatte sie eine Postdoc-Stelle an der Universität Leiden (Niederlande) inne. Von 2002 bis 2008 war sie Astronomin bei der Europäischen Südsternwarte (ESO, Garching). Sie ist heute selbstständig und betreibt ein Junior-Forschungslabor, wo junge Menschen von der Mikroskopie bis zum Kristallezüchten je nach Interessenslage unabhängig von irgendeinem Notendruck die Gesetze der Naturwissenschaft erlernen können.

Kontakt: s.mengel@gmx.net

Internet-Empfehlung: www.quag.de
Gesellschaft für Qualität in der außerklinischen Geburtshilfe e.V.

Literatur-Empfehlung: Michel Odent, „Geburt und Stillen. Über die Natur elementarer Erfahrungen" (Verlag C.H.Beck)

Cornelia Borth:

Ideal und Wirklichkeit: Das Stillen

Erst mal vorab: Ich bin eine glückliche und zutiefst überzeugte Stillmutter. Ich liebe es. Für mich ist das Stillen die natürlichste Fortsetzung nach der Geburt und neben Schwangerschaft und Geburt eine weitere fundamentale Erfahrung von Weiblichkeit und Mütterlichkeit.

In der Schwangerschaft spürt man das Heranwachsen des Kindes und beim Stillen nährt man sein Kind mit dem eigenen Körper. Ich fand es schön, die herrliche Speckpracht von meinen Kindern anzustaunen, und dachte dann immer: Das Kind lebt und gedeiht, alles von meiner Milch!

Stillen ist ein unsichtbares Band zwischen Mutter und Baby, das Kind lebt von der Mutter und erfährt sozusagen alle Befriedigung und Beglückung durch sie. Die regelmäßige Wiederkehr der Mutter und die intensive Bindung, die das Stillen mit sich bringt, lässt in dem kleinen Wesen die ersten Ansätze von auf einen Menschen gerichteter Hoffnung, von Dankbarkeit und Liebe entstehen.

Stillbeziehung von Mutter und Kind

Gerade dieses Urvertrauen durch frühe Bindungen geht in unserer Gesellschaft, die immer mehr schizoide Züge aufweist (z.B. das Halbstarkenproblem, die Abneigung gegen familiäre Bindungen, die Unverbindlichkeit in der Beziehung der Geschlechter etc.), verloren.

Idealerweise ist die Stillbeziehung wohl wie eine gute Mutter-Kind-Beziehung, es besteht ein Verhältnis wechselseitigen Gebens und Nehmens, das von beiden als großes Glück erlebt wird. Das Kind spiegelt wie ein Echo das, was ihm entgegengebracht wird. Es beantwortet das Lächeln mit Lächeln, sein Lachen ruft das Lächeln der Mutter hervor.

Mittlerweile grunzt mein Sohn oft vor freudiger Erwartung, wenn er die Brust sieht, und zappelt dabei ganz aufgeregt, er nimmt mit Zeigefinger und Daumen die Brustwarze und tatscht dann lachend mit der ganzen Hand auf ihr herum, bevor er sie genüsslich in den Mund steckt. Wenn er gestillt wird, blickt er mir rein und tief in die Augen, reicht mir seine Finger Richtung Mund, so als wolle er mir etwas zurückgeben, mich symbolisch auch füttern, und wenn ich dann danach schnappe und sie küsse, fängt er glucksend an zu lachen. Dankbarkeit.

Es ist eine so innige Verbundenheit, ein erratendes Verstehen, das zum Erfüllendsten gehört, was das Leben gewähren kann – für mich.

Die manchmal schmerzhafte Realität

Ich spreche vom Ideal, die Realität ist oft eine ganz andere. Stillen ist so ein überaus sensibles Geschehen und eine geglückte Stillbeziehung hängt von vielen körperlichen, psychischen, emotionalen und auch sozialen Faktoren ab.

Stillen ist ein Lernprozess auf beiden Seiten. Es dauert, bis Mutter und Kind ein aufeinander abgestimmtes Team geworden sind, und für mich war das Stillen anfangs nach dem Kaiserschnitt alles andere als schön, sondern in erster Linie nur schmerzhaft.

Bei meiner Tochter litt ich sehr unter unvorstellbaren Milchmassen. Noch im Krankenhaus – vor dem eigentlichen Milcheinschuss – hatte ich Brüste wie dicke Honigmelonen, prall, steinhart, mit roten, entzündlichen Streifen. Ich erhielt einen kühlen Quarkwickel nach dem anderen, trank tassenweise Salbeitee.

Die Hebamme im Krankenhaus meinte, so ein Ausmaß von Milchüberschuss wie bei mir sei ihr noch nie untergekommen, ich könne ja die ganze Station versorgen.

Überfluss und Mangel

Einmal saß ich neben einer Frau im Stillraum, die sich – angeschlossen an eine elektrische Milchpumpe – mühselig und gequält Milliliter um Milliliter abrang.

Es war so grotesk, wir beide, wie wir da saßen, die eine litt am Überfluss, die andere am Mangel. Ich hielt damals diese Situation schweigend gar nicht aus und meinte zu ihr, die Rohstoffe seien manchmal im Leben ungerecht verteilt. Wir schmunzelten uns an und fühlten uns irgendwie solidarisch, obwohl wir gewiss nicht im selben Boot saßen.

Daraufhin überlegte ich mir, den Vorschlag der Hebamme in die Tat umzusetzen und unterbreitete ihr meinen Wunsch, meine Milch sozusagen anderen Müttern bzw. ihren Kindern zu geben. Meine Mutter hat das damals, als ich geboren wurde, tatsächlich gemacht. Heute ist dies in fast allen Krankenhäusern jedoch aus hygienetechnischen Gründen nicht mehr möglich – ich finde, das spricht mal wieder ohne Worte für die Krankenhausphilosophie.

Bereits nach drei Tagen machten meine Brustwarzen schlapp. Sie waren rissig, blutig und beim Anlegen flossen Tränen. Ich hatte schon Schweißausbrüche vorher und musste Atmen wie bei einer Wehe. Die Hebamme brachte mir Stillhütchen, zunächst war ich nicht sehr begeistert von dieser Idee, doch sie haben mir gut getan (und nach zirka 8 Wochen ging es dann auch gut ohne weiter).

Von der Anfängerin zum Still-Profi

Ich entließ mich vorzeitig aus dem Krankenhaus (es ist einfach kein Ort zum Regenerieren) und dachte, das Schlimmste hätte ich hinter mir. Doch ich wurde bald eines Besseren belehrt, denn erst jetzt kam der Milcheinschuss und es ist kaum zu glauben, dass noch eine Steigerung möglich war.

In meiner Erinnerung drehte sich in den folgenden Wochen mein Leben fast ausschließlich um die Brust: Alle zwei Stunden Stillen, dann noch eine ordentliche Portion ausstreichen, da meine Tochter nur die Spitze vom Eisberg (und immer nur von einer Brust) abtrank, abschließend beidseitig kalte Retterspitzwickel und Kühlakkus. Trotzdem kam es zu einem Milchstau, und nach 5 und 7 Wochen hatte ich üble Brustentzündungen mit hohem Fieber.

Nach ca. 2,5 Monaten war die Eingewöhnungsphase überstanden und von da an ging es bergauf. Ich war oft wirklich stolz auf mich, dass ich durchgehalten habe, denn die Belohnung folgt. Hätte ich abgebrochen, so hätte ich so viel Schönes und Erfüllendes nicht erlebt und meine Stillbeziehung wäre mit Scheitern verbunden gewesen. Ich hätte mich um die Erfahrung gebracht, was „danach" kommen kann.

Beim nächsten Kind war alles anders …

Bei meinem zweiten Kind war alles lange nicht so dramatisch. Es hatte zwar leider wieder einen Kaiserschnitt und wunde Brustwarzen, viel (!) Milch, und das Anlegen schmerzte die ersten Wochen, aber es war locker aushaltbar, kein Vergleich zum ersten Kind. Ich führe das auf die kompetente, homöopathische Allround-Begleitung meiner jetzigen Hebamme zurück.

Sicherlich spielt auch mit hinein, dass ich selbst viel gelassener und ruhiger war und nicht mehr den Anspruch an mich hatte, eine überaus gute und perfekte Mutter für mein Kind zu sein. Gut ist eben gut genug, das weiß ich heute, und das entspannt ungemein!

Meine Tochter stillte ich sieben Monate voll, dann gab es so langsam andere Leckereien. Insgesamt stillte ich sie 21 Monate, die letzten Monate nur noch einmal am Tag, ein schönes Morgenritual. Danach war für uns beide die Zeit gekommen aufzuhören, sozusagen in gegenseitigem Einverständnis.

Mein Sohn ist nun 8 Monate, und bis auf eine Mahlzeit täglich stille ich ihn noch voll. Mal sehen, wie unsere (Still-)Geschichte weitergehen und zu Ende gehen wird.

Cornelia Borth, Dipl.-Pädagogin, Leiterin einer Beratungsstelle, wohnt mit ihrem Mann und ihren zwei Kindern in Würzburg. Sie hatte einen Kaiserschnitt nach angestrebter Klinikgeburt und einen nach begonnener Hausgeburt und wünscht sich beim nächsten Kind eine Hausgeburt.

Kontakt: corneliaborth@gmx.de

Michael Krause:

Gebärposition bei Beckenendlage

Einleitung

Der Trend zur primär operativen Geburtshilfe (Kaiserschnitt) bei einer Schwangeren mit einem Kind in Steißlage (Beckenendlage, BEL) wird von ärztlicher Seite seit vielen Jahren empfohlen und unterstützt. Dieses gilt aber nicht nur für Schwangere mit einer Steißlage, sondern zunehmend auch für eine Schwangere mit einem reifen Kind in Schädellage am Termin. Über die vielfältigen Ursachen dieser Entwicklung wurde an anderer Stelle ausführlich berichtet (3 – 5).

Obwohl der angenommene Vorteil der operativen Entbindung hinsichtlich der kindlichen Entwicklung gegenüber einer vaginalen Entbindung bei reifen Kindern am Termin in Steißlage durch eine weltweite wissenschaftliche Studie widerlegt wurde (12), wird dennoch hauptsächlich diese Art der Entbindung ärztlicherseits empfohlen. Die benötigte Erfahrung für die Leitung einer vaginalen Geburt aus BEL nimmt daher beim geburtshilflichen Personal (Hebammen und Ärzte) ständig weiter ab und droht gänzlich zu verschwinden.

Es zeigt sich aber auch, dass sich nicht alle Geburtshelfer diesem Kaiserschnitt-Trend anschließen. Es gibt eine Reihe von Kliniken in Deutschland, die nach wie vor – nach entsprechender Risikoselektion und Aufklärung der Schwangeren – eine vaginale Geburt bei BEL zulassen (6, 8).

Überraschend klar wird in den neuen Empfehlungen der amerikanischen frauenärztlichen Fachgesellschaft (ACOG) vom Juli 2006 festgestellt, dass die Entscheidung zum Geburtsmodus bei BEL viel mehr von der Expertise des Geburtshelfers abhängt als vom vermeintlichen Risiko der Geburt. Die ärztliche Empfehlung zum Kaiserschnitt rührt von der fehlenden Erfahrung der meisten Geburtshelfer her (1). Inhaltlich ähnliche evidenzbasierte Empfehlungen gab

auch die britische frauenärztliche Fachgesellschaft (ROCG) im Dezember 2006 aus (7).

In der Vergangenheit galt es, dem traditionellen Lehrbuchwissen Genüge zu tun und sowohl die Ausbildung der manuellen Techniken am geburtshilflichen Phantom in simulierter Rückenlage durchzuführen als auch eine vaginale BEL-Geburt in Rückenlage zu absolvieren. Diese manuellen Fertigkeiten sollten auf jeden Fall weiter trainiert werden, da der Geburtshelfer im Notfall dazu in der Lage sein muss, diese Handgriffe auch anzuwenden.

„Neue" – aber eigentlich alte – Erfahrungen zeigen, dass eine vaginale BEL-Geburt aus dem Vierfüßlerstand einige Vorteile für das Kind, die Gebärende und das geburtshilfliche Team mit sich bringt (6). Dieses muss insofern aber nicht trainiert werden, da bei dieser Gebärposition geburtshilfliches Eingreifen nur sehr selten notwendig sein wird.

Geschichtlicher Aspekt

Die Geschichte der vertikalen Gebärhaltung (Hock- oder Sitzstellung, Vierfüßlerstand) reicht bis in prähistorische Zeiten zurück. Bereits vor mehr als 30.000 Jahren gebaren Frauen in vertikaler Position, was sich durch bildliche und plastische Darstellungen nachweisen lässt.

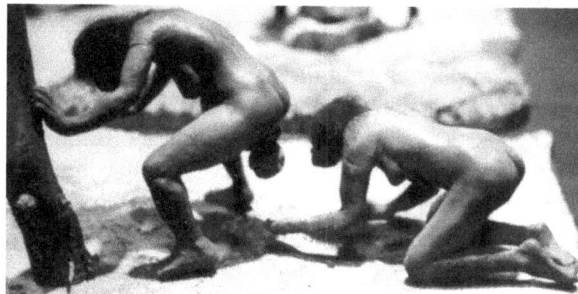

Abb. 1: Vom Autor fotografiert im Anthroposophischen Museum in Mexico City

Diese archaische Gebärform in aufrechter Position zieht sich wie ein roter Faden bis in die unmittelbare heutige Zeit. Aus Überlieferungen, aus Erfahrungen traditioneller Kulturen der heutigen Zeit als auch aus aktuellen wissenschaftlichen Erkenntnissen der modernen Perinatal- und Geburtsmedizin wissen wir, dass die vertikale Gebärposition gegenüber der Rückenlage eine optimale Gebärhaltung darstellt. Diese Aussage gilt generell, nicht ausschließlich für eine Schädellagengeburt, sondern auch für eine Geburt aus Beckenendlage.

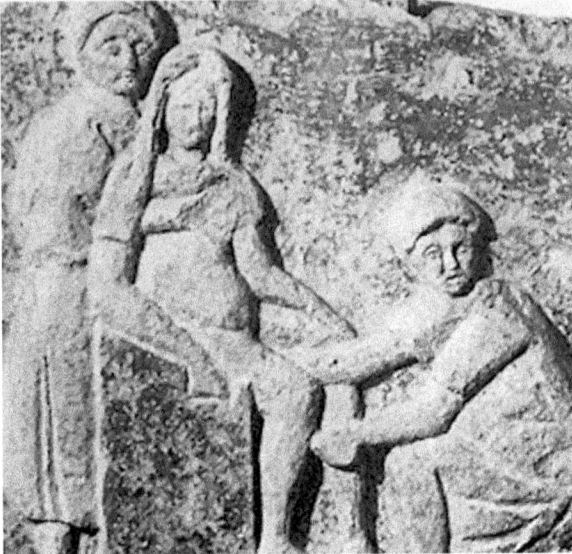

Abb. 2: Dorothea Rüb, Margot Schindler: Aller Anfang. Österreichisches Museum für Völkerkunde Wien, 2002.

Eine Variante der vertikalen Gebärhaltung stellt die Geburt auf dem Gebärstuhl dar. Geburten auf dem Gebärstuhl sind seit ca. 3000 Jahren überliefert. Aus der Antike ist bekannt, dass die Gebärende auf einem Gebärhocker oder einem dem Gebärhocker ähnlichen Stein saß. Sie wurde durch mehrere weibliche Personen bei der Geburt gestützt bzw. unterstützt. Diese Gebärposition wurde erst dann eingenommen, wenn die vollständige Eröffnung des Muttermundes erfolgt war.

Im Zusammenhang mit dem sich entwickelnden Einfluss der ärztlichen (männlichen) Geburtshilfe vor ca. 200 bis 300 Jahren wurde die vertikale Gebärhaltung zunehmend durch die horizontale verdrängt. Die Geburt im Liegen bzw. in Rückenlage ist demnach eine ärztliche Erfindung! Sie ermöglicht eine bessere Übersicht des Geburtshelfers bei der Geburt bzw. bei operativen Eingriffen, ohne dabei die Belange der Gebärenden in adäquatem Maße zu berücksichtigen.

Die Einnahme der Rückenlage als Gebärhaltung führt bei der Gebärenden unweigerlich zu einer Immobilisation und zu einer Veränderung der Gebärdynamik. Damit im Zusammenhang scheint ein zunehmender Anteil an Lage- und Einstellungsanomalien zu entstehen. Das wiederum lässt die Rate an vaginal- und abdominal-operativen Entbindungen wegen einem sog. Geburtsstillstand ansteigen.

Meiner Erfahrung nach führt gerade die Immobilisation der Gebärenden im Gebärbett, insbesondere am Übergang von der Eröffnungs- in die frühe Austreibungsperiode, zu Fehl- und Einstellungsanomalien des kindlichen Kopfes mit dem mütterlichen Becken. Nicht nur aus diesem Grund sollte die Rückenlage als Gebärposition vermieden werden.

Gebärposition bei Beckenendlage

Ich gehe davon aus, dass in Zeiten vor der „ärztlichen Ära der Geburtshilfe" eine Geburt unabhängig von der kindlichen Lage nicht in Rückenlage bzw. im Liegen vonstatten ging. Der dynamische Prozess des Geburtsvorganges legt es nahe, dass das Zusammenspiel zwischen vertikaler Gebärposition, Schwerkraftwirkung, Wehentätigkeit, mütterlichem Becken und kindlichen Rotations- und Flexionsbewegungen während der Beckenpassage – im Sinne des physikalischen Gesetzes des geringsten Widerstandes – als ein optimierter Prozess aufgefasst werden kann.

Daher stellte ich mir vor einigen Jahren die folgende Frage:

Wenn eine Geburt aus Schädellage im Vierfüßlerstand so häufig ohne Komplikationen möglich ist: Warum sollte der Geburtshelfer bei der vaginalen BEL-Geburt in Rückenlage das Kind gegen die Schwerkraft heben und um die Symphyse herum entwickeln, wenn sich das Kind bei der Geburt aus dem Vierfüßlerstand oder aus vertikaler Position „wie von selbst" entwickelt?

Ein Blick in das Archiv deutschsprachiger Publikationen zu diesem Thema ließ mich erkennen, dass sich „berühmte" deutsche Geburtshelfer des vergangenen Jahrhunderts bereits mit dieser Frage beschäftigten und sich dazu in einem wissenschaftlichen Disput äußerten. Es existiert zum Beispiel ein sehr interessanter Wissenschafts- und Meinungsstreit zur Entwicklung des Kindes aus BEL zwischen den Herren Thiessen und Bracht (2, 9 – 11).

Ich möchte an dieser Stelle mehrere interessante Textpassagen aus diesen Publikationen zitieren.

„In der Entwicklung vom Vierfüßler aus, der im Stehen gebiert, den Leib erdenwärts gerichtet, haben wir über manche Zehntausende von Jahren – über den Affen, der in der Hocke niederkommt, und dem Gebärstuhl im Mittelalter – die Rückenlage aufgesucht. Die Schwerkraft, die dem Austritt der Frucht beim Vierfüßler zugute kommt, indem sie die Rotation der Frucht um die Symphyse unterstützt, stört in der Rückenlage einschneidend von dem Moment an, in dem etwa die Hälfte des kindlichen Rumpfes geboren ist, und hat dadurch der Beckenendlage ihren ungünstigen Ruf eingetragen und so viele differente Hilfeleistungen heraufbeschworen. ... Die so sinnvolle Anordnung der einzelnen Teile der Frucht wird durch dieses Moment zerstört und beschwört die Komplikationen herauf.

Es grenzt ans Wunderbare, wie die Natur es verstanden hat, die für den Austritt in Beckenendlage so ungünstig vom Rumpf abgehenden – gewissermaßen wider den Strom gerichteten – Extremitätenpaare so zweckmäßig unterzubringen. Auf dem Wege der Steißlagenfrucht durch das kleine Becken ordnen sich Ober- und Unterextremitäten auf der Vorderseite des kindlichen Rumpfes dicht aneinander geführt zu einem Mosaik mit planer, glatter Oberfläche an: beide Unterarme liegen gekreuzt quer unter dem Kinn. Den Unterarmen folgen, ihnen stufenlos anliegend, die quer gestellten Fußsohlen. Füße und Unterarme, dicht aneinandergefügt die Nische zwischen Kinn und Brust ausfüllend, decken beim Tiefertreten der Frucht das eckige Kinn ab wie gegenüber der Scheidenwand und dem Damm. Sie schaffen dem Kinn Platz und leiten es, einem Schuhlöffel vergleichbar, über den Damm. Der Rumpf ist also mit den Extremitäten zu einer Rolle mit glatter Oberfläche geformt, die beim Tiefertreten mit ihrer Achse genau die Beckenführungslinie verfolgt, natürlich auch mit dem bereits ausgetretenen geborenen Teil der Verlängerung der Führungslinie verfolgend, die um die Symphyse kreisend sich bauchwärts wendet.

Jetzt aber ergibt sich durch die Rückenlage fraglos ein Dilemma. Der geborene Teil des Rumpfes gehorcht dem Gesetz der Schwere, verlässt die Kurve der Führungslinie und sinkt gegen das Lager herab. Hiermit wird sofort die geradezu wunderbare Harmonie der Anordnung der einzelnen Körperteile zerstört: die auf das Kinn herabsinkende Brust presst die Arme seitlich aus der Unterkinnfurche heraus. Da beim Herabsinken des Rumpfes die starke Lordose des um die Symphyse gekrümmten Rückens verloren

geht, so geht auch die Hyperextension der Beine im Knie in Streckstellung oder leichte Beuge über, so dass die Füße das Herausdrängen der Arme aus der Unterkinnnische noch fördern.

Ist aber erst ein Stein aus dem wunderbaren Mosaik, zu dem die Extremitäten zusammengefügt sind, herausgebrochen, so bricht das ganze Gefüge auseinander."

Diese wunderbare physiologische Beschreibung der vaginalen Steißlagengeburt aus dem Vierfüßlerstand zeigt uns den optimalen Gebärprozess, wie er schöner und vollkommener durch die Natur nicht kreiert werden und nicht hätte sein können.

Bleibt für mich die unerklärte Frage, warum sich unsere altvorderen ärztlichen Geburtshelfer von dieser phantastischen Eigendynamik entfernten und die wesentlich komplizierteren manuellen Techniken und Manöver einführten. Diese Manipulationen können in der Tat für das Kind gefährlich werden.

Seit einigen Jahren lasse ich eine BEL-Geburt im Vierfüßlerstand zu, unabhängig von der Parität. Vorausgesetzt, es besteht ein ungestörter und dynamischer Geburtsfortschritt. Ich versuche, die Gebärende zu motivieren, spätestens zur Geburt (Austreibungsperiode) den Vierfüßlerstand einzunehmen. Dabei beobachtete ich folgende Tatsachen:

1. die GeburtshelferInnen sind in der Regel ausschließlich nur Zuschauer
2. die Geburt des Neugeborenen erfolgte in den allermeisten Fällen ohne jegliche Manipulationen am Kind oder am Damm
3. Armlösungen waren bisher in keinem Fall notwendig, ebenso keine manuelle Kopfentwicklung (Veit-Smellie), allenfalls wendete ich einen leichten Druck auf beide kindlichen Claviculae aus, wenn sich der Kopf nur zögerlich über den engen Damm bewegte
4. sehr selten traten sog. pathologische fetale Herzfrequenzmuster in der Austreibungs- bzw. Pressperiode auf. Beim Vierfüßlerstand befindet sich die Nabelschnur auf dem Rumpf des Kindes, also oberhalb dessen, und wird daher nicht komprimiert. Im Gegensatz dazu befindet sich die Nabelschnur bei Rückenlage „unter" dem Kind, also hinten, sie kann durch das kindliche Gewicht häufiger komprimiert werden.
5. lebensfrischere Neugeborene (bessere Apgar-Noten)
6. kein Vena cava-Syndrom
7. selten Dammverletzungen (eine Episiotomie ist nur in Ausnahmefällen erforderlich)

Resümee:

Die evolutionäre Entwicklung der menschlichen Geburt hat eine vertikale Gebärposition bzw. -haltung hervorgebracht. Dieses entspricht einem optimierten dynamischen Prozess. Alle Abweichungen von diesem idealen Geburtsablauf beschwören vermehrt Komplikationen herauf, die dann wiederum zu ärztlichen Eingriffen führen. Dieses sollten jedoch besser vermieden werden.

Unser Ziel sollte es sein, die evolutionären Elemente des Gebärprozesses zu reaktivieren und sie in unser tägliches Handeln zu integrieren. Das bedeutet das Aufgeben der Geburt in Rückenlage und die vermehrte Hinwendung zur aufrechten Gebärhaltung bzw. -position. Das gilt gleichermaßen für Schädellagen- als auch Beckenendlagengeburten.

Dieses setzt aber in Bezug auf die BEL-Entbindung voraus, dass wir uns von den schulmedizinischen Auffassungen der BEL als PoleinstellungsANOMALIE trennen und akzeptieren, dass es sich bei der BEL um eine physiologische Normvariante der Längslage handelt, die ja grundsätzlich eine gebärfähige Haltung darstellt. Mit dieser Auffassung kann der „Angst" und dem „Schrecken" vor einer vaginalen BEL-Entbindung bei den Schwangeren, Gebärenden Hebammen und Ärzten begegnet werden.

Aus meiner bisherigen Erfahrung kann ich alle GeburtshelferInnen ermuntern, die Gebärende unabhängig von der Poleinstellung des Kindes zu einer Geburt aus dem Vierfüßlerstand bzw. aus einer vertikalen Position zu motivieren.

Die hohe Kunst des (ärztlichen) Geburtshelfers liegt – unabhängig vom Ort der Hilfeleistung – vor allem darin begründet, die Gebärende in ihrem physiologischen Prozess zu unterstützen und sie bei physiologischem Verlauf gewähren zu lassen. Ganz im übertragenen Sinne vom altehrwürdigen Geburtshelfer Ernst Bumm, der da bemerkte: Ein guter Geburtshelfer ist dadurch charakterisiert, dass er wenig tut.

Dazu braucht es aber viel Erfahrung, und diese sollte nicht verloren gehen. Eine vaginale Geburt aus Steißlage sollte nicht zum Relikt des 20. Jahrhunderts werden!

Dr. med. Michael Krause ist seit 1990 Facharzt für Gynäkologie und Geburtshilfe. Ab 1994 war er Oberarzt in der Geburtshilfe im Perinatalzentrum Nürnberg und von 2004 bis 2008 Leitender Oberarzt der Frauenklinik Nürnberg sowie Leiter des Schwerpunktes Geburtshilfe. Seit 2008 ist er im Stab des Vorstandes des Klinikum Nürnberg, ein Arbeitsschwerpunkt ist das Qualitätsmanagement.

Kontakt: Dr. med. Michael Krause
Klinikum Nürnberg, Stab des Vorstandes
Prof. E.-Nathan-Str. 1
90419 Nürnberg, Deutschland

Literatur:

1. ACOG Committee Opinion No. 340: Mode of Term Singleton Breech Delivery. Obstetrics & Gynecology 2006; 108: 235-7

2. Bracht, E: Zur Beckenendlagen-Behandlung. Geburtsh Frauenheilk 1964, 24, 635-37

3. Krause, M: Der Term Breech Trial: Aufstieg und Fall einer internationalen, multizentrisch randomisierten, kontrollierten Studie – eine kritische Bilanz. Z Geburtsh Neonatol 2006; 210: 121-5

4. Krause, M: Der Term breech trial: eine kritische Bilanz. Hebamme 2006; 19: 236-40

5. Krause, M; Feige, A: Vier Jahre nach dem Term Breech Trial – geplante Sectio hatte keinen Vorteil. Geburtsh Frauenheilk 2005; 65: 534-6

6. Louwen, F; Reitter, A: Einfluss der Gebärhaltung auf die vaginale Steißlagengeburtshilfe bei Einlingen, Z Geburtshilfe Neonatol 2005; 209, DOI: 10.1055/s-2005-923086

7. RCOG Guideline No. 20b: The Management of Breech Presentation.

8. Scheele, M: Mut zur Veränderung. Deutsche Hebammen Zeitschrift, 12/2006, S. 28-30

9. Thiessen, P: „Die kombinierte Palpation von Kind und Becken" in ihrer diagnostischen, geburtsmechanischen und prognostischen Bedeutung am Beispiel der IIb-Einstellung des Kopfes, der I. Gesichtseinstellung Kinn hinten und der Steißlage. Geburtsh Frauenheilk 1961; 21: 429-444

10. Thiessen, P: Die eigene Geburtsleitung bei Beckenendlage und ihr Gegensatz zur Schul- und Lehrauffassung. Geburtsh Frauenheilk 1964, 24, 661-82

11. Thiessen, P: Spontangeburt, Herausleiten und Manualhilfe bei der Geburt in Beckenendlage. Zbl. Gynäkol. 1952; 74: 1969-75

12. Whyte, H at al. for the 2-year infant follow-up Term Breech Trial Collaborative Group: Outcomes of children at 2 years after planned cesarean birth versus planned vaginal birth for breech presentation at term: The International Randomized Term Breech Trial. Am Obstet Gynecol 2004; 191: 864-71

Cornelia Enning:

Heilmittel aus Plazenta

Der Schlüssel zur Wellness im Wochenbett ist die Plazenta. Frauen, die nach der Geburt Plazenta einnehmen, haben weniger Stimmungsschwankungen, mehr Energie und sind schneller wieder fit. Stillen und Rückbildung sind leichter und das Krankheitsbild der Wochenbettdepressionen kann vermieden werden.

In allen Kulturen der Welt wurde die Plazenta nie als Müll betrachtet, sondern mit Ehrfurcht an Mutter Erde zurückgegeben oder für Heilmittel verwendet. In Europa glaubten die Menschen des Mittelalters – wie in vielen Kulturen heute noch –, dass die Plazenta ein Teil des Kindes ist, der an seinem Seelenleben mitwirken würde. Mittelalterliche Hebammen, die die Plazenta nicht angemessen behandelten, wurden als Kindsmörderinnen verurteilt. Bis ins 19. Jahrhundert hinein wurde die Plazenta noch immer bestattet, früher in Hausnähe, später in Tontöpfen unter dem Haus (Gélis 1992). Noch heute kann man in Baden-Württemberg beim Hausbau einen Berater beauftragen, die Plazentatöpfe unter dem Keller auszumachen.

Die Plazenta (oft auch die Nabelschnur) soll als verlorener Teil eines Neugeborenen für das Seelenleben des Heranwachsenden sorgen und wird dazu dort begraben, wo der Seelenbruder Erfolg im Leben haben soll (The Body Shop 1991). Auch Talismane werden aus Plazenta gewonnen, Amnionschmuck und Windharfen, oder Traumfänger aus den Eihäuten hergestellt.

Bewährt für die Hausapotheke sind *Plazenta-Autonosoden*, auch als *Plazenta-Globuli* bekannt. Nach den Vorgaben des Homöopathischen Arzneibuchs werden in einem Labor oder einer hierfür spezialisierten Apotheke aus Plazenta in reiner Handarbeit homöopathische Globuli hergestellt. Prinzipiell ist eine Herstellung, die sog. Potenzierung, auch zuhause möglich.

Die Anwendungsempfehlungen für Plazenta-Globuli sind sehr weit gefasst. Prinzipiell ist die Behandlung aller Beschwerden, bei denen regulierend auf den Organismus eingewirkt werden soll, ein potentielles Einsatzgebiet für Plazenta-Globuli. Dies umfasst unter anderem Stillprobleme, unsere Körperabwehr (aufbauend bei Infekten, regulierend bei überschießenden Reaktionen wie Allergien), das Hormonsystem (Regelbeschwerden, Menopause, Klimakterium, …) oder auch Beschwerden wie Migräne oder Neurodermitis.

Ausgeschlossen sind Erkrankungen, bei denen andere Behandlungen zwingend notwendig oder von Therapeuten empfohlen werden. In jedem Erkrankungsfall ist prinzipiell ärztlicher Rat empfehlenswert.

Eine längere Tradition in der Hausapotheke hat die Verwendung von getrockneter Plazenta. Für selbstgemachte Salben und Kompressen stellt man zunächst Plazenta-Pulver her, das dann weiter verarbeitet wird. Hierzu wird die Plazenta getrocknet, bevor sie gemahlen und gemörsert wird. Um sie pulverisieren zu können, müssen Eihäute und Nabelschnur abgeschnitten werden. Hygienemaßnahmen wie 70°-Erhitzung vor dem Darren, Ungezieferschutz und sauberer Rost sind einzuhalten. Danach wird die Plazenta bis zur vollkommenen Trockenheit ca. 30 Stunden brauchen, wenn sie rundherum Luft und Wärme bekommt. Im trockenen, dunklen Schraubverschlussglas wird sie bis zur Verarbeitung aufbewahrt. Das Pulver soll sauber und angenehm riechen, was Hebammen durch ihre Berufserfahrung am besten beurteilen können.

In der Industrie werden Plazentastoffe zu Heilmitteln, Kosmetika, Stammzellen und Polypeptid-Produkten verarbeitet. Auch biomolekulare Therapien verwenden Plazenta-Extrakte bei Autoimmunerkrankungen und Tumortherapien. Extrakte, Salben und homöopathische Plazentamittel, die von der Pharmaindustrie in den Handel gebracht werden, sind allerdings meistens aus tierischen Plazenten hergestellt. Sie werden als Plazenta totalis, maternalis oder fetalis für Extrakte verwendet (Porcher 1980), je nachdem welche Gewebeschichten verarbeitet wurden. Ein Therapeut (Hebamme, Arzt, Heilpraktiker) muss entscheiden, wann er mit homöopathischen oder isopathischen Plazentamitteln arbeiten will, denn die Wirkung verändert sich mit zunehmender Potenzierung (Cornelius 1990). In China helfen Plazentaheilmittel, das Chi bei Lungen-, Nierenerkrankungen und in der Rekonvaleszenz zu unterstützen. Besonders in der Geriatrie wird die Plazenta eingesetzt (Enning 2000).

Die Plazenta ist auch ein Hormon produzierendes Organ, das besonders Progesteron und Endorphine bildet. Schwangerschaftserkrankungen oder Schilddrüsen-Fehlfunktionen verändern das Plazentagewebe (Jowitt 1993). Deshalb müssen Therapeuten die Anamnese, die ja die Entstehungsgeschichte der Plazenta ist, vor der Anwendung von Plazentaheilmitteln kennen.

Nach Kaiserschnitt, Schwangerschaftserkrankung oder Geburtskomplikationen kann die Plazenta als Nosode, als frisches Plazentagewebe oder als Plazenta-Extrakt eingesetzt werden. Die Applikationsform und Dosierung sollte möglichst vom Arzt oder Heilpraktiker bestimmt werden. Eine initiale Therapie wird dagegen oft von der Hebamme, die Mutter und Kind schon lange und gut kennt, begonnen werden.

Cornelia Enning, geboren 1950, ist seit 1975 freie Hebamme und betreibt eine eigene Hebammenpraxis für Haus- und Hauswassergeburten in Baden-Württemberg. Sie studierte Psychologie und Pädagogik an der FU Berlin, ist Waldorflehrerin und Autorin mehrerer Bücher zur Wassergeburtshilfe und dem Frühen Babyschwimmen. Sie hält Fortbildungen für Hebammen und Ärzte und ist u.a. Vorsitzende der Eltern-Initiative Wasserbabies e.V. sowie Redakteurin der „Wasserbaby-Post". Sie fungiert als Herausgeberin diverser Wassergeburtsfilme und verfolgt seit Jahren zu den Themen „Wassergeburt – Sanfte Geburt", „Geburtsreflexe" und „Frühes Babyschwimmen" eine rege Kongresstätigkeit in Deutschland, Österreich, den Niederlanden, den USA und der VR China.

Kontakt: info@hebinfo.de

Literatur:

Cornelius P (1990): „Nosoden und Begleittherapie", PflaumVlg München 1990

Enning C (2000): „Heilmittel aus Plazenta", BoD Hamburg

Gélis J (1992): „Das Geheimnis der Geburt", Herder Freiburg

Jowitt M (1993): „Childbirth Unmasked", Ed. Wooller, Lodge & Arms, USA

Porcher, Theurer (1980): „Biomimetik als Chance: Ein neues therapeutisches Prinzip", EnkeVlg Stuttgart

The Body Shop (1991): „Mamatoto – Geheimnis Geburt", vgs Köln

Internet-Empfehlung:

www.hebinfo.de

www.placentaremedies.com

www.PlacentaBenefits.info

www.plazentanosoden.com (Herstellung von Plazentaglobuli + Set zur Selbstherstellung von Plazentaglobuli)

www.engel-apotheke-freiburg.de

www.das-leben-kennt-den-weg.de

Marion Klein:

Die leere Wiege

Heute wäre mein Sohn schon acht Wochen und zwei Tage alt. Doch er ist bereits seit acht Wochen tot. Ich sitze vor einer leeren Wiege und betrachte das Foto meines wunderschönen Kindes, das ich nie wieder in meinen Armen halten werde.

Vor 22 Jahren habe ich zuhause das Licht der Welt erblickt. Als ich letztes Jahr schwanger wurde, entschied ich mich auch für eine Hausgeburt und hatte das Glück, dass „meine" Hebamme auch meinen Sohn auf die Welt begleiten wollte.

An einem Januarabend begannen die Wehen. Mein Sohn hatte beschlossen, zwei Tage nach dem errechneten Geburtstermin auf die Welt zu kommen. Von Anfang an musste ich die Wehen veratmen, die ich nicht, wie erwartet, in Bauch und Rücken spürte, sondern schmerzhaft an der Oberschenkelaußenseite. Immerhin blieben die Wehenabstände konstant bei fünf Minuten. Ich empfand die Geburt als größere Herausforderung als erwartet, als sehr intensiv und besonders die ersten Stunden als erschöpfend. Gleichzeitig fühlte ich mich aber sehr gestärkt durch mein Ungeborenes, meinen Mann und meine Hebamme. Nach über zehn Stunden durfte ich frühmorgens meinen Sohn das erste Mal außerhalb meines Körpers spüren. Es war wahrlich mit das schönste Gefühl auf Erden, unseren kräftigen und perfekten Sohn zum ersten Mal zu sehen. Jeder Schmerz war vergessen, und wir freuten uns auf unser Leben als junge Familie.

Mein Mann hatte das Glück, den zweiten Tag auch noch zuhause bleiben zu können, und wir genossen die Zeit zu dritt. Bei ihrem Besuch sagte uns die Kinderärztin, ebenso wie unsere Hebamme, wie stark und gesund unser Kind aussähe.

Am zweiten Abend stillte ich meinen Sohn gegen 22:30 Uhr ein letztes Mal und wir schliefen glücklich ein, er in unserer Mitte. Immer wieder blinzelte ich

schlaftrunken, sah mein Kind ruhig in meinem Arm liegen und döste weiter. Gegen ein Uhr nachts wachte ich wieder einmal auf, erstaunt, dass der Kleine so lange so ruhig blieb. Ich blickte ihn an, und diesen Anblick werde ich niemals vergessen: Er war blau – reglos – leblos. Sofort rief ich die Rettung, und mein Mann und ich versuchten, unser Kind wiederzubeleben. Die Notärztin, die kurz darauf eintraf, konnte nur noch seinen Tod feststellen. Die Polizei wurde durch sie gerufen, der Staatsanwalt verständigt und wir wurden zum Geschehen befragt. Wir gaben unseren Eltern Bescheid, damit sie wenigstens einmal ihren Enkelsohn halten und sich von ihm verabschieden konnten. Gegen 2:30 Uhr wurde er zur Obduktion abgeholt – genau 48 Stunden zuvor hatten meine Presswehen begonnen.

Unser Sohn bekam seinen Namen erst nach seinem Ableben: Constantin-Noah. In der Schwangerschaft gefiel uns der Name sehr gut, da er unter anderem der „standhafte Ruhige" bedeutet. Nach seinem Tod passte eine andere Bedeutung besser: der „beständige Tröster". Gott hat uns Constantin-Noah gegeben, er wird uns auch beständigen Trost geben.

Niemals hätte ich damit gerechnet, dass sich mein Erstgeborener nach nur 45 Stunden wieder aus dieser Welt verabschiedet. Schon gar nicht ohne vorherige Anzeichen. Nach der Obduktion stand fest, dass er an „Plötzlichem Kindstod" (SIDS) gestorben ist. Er hatte einfach aufgehört zu atmen.

Mein Sohn ist vielleicht ohne erkennbaren Grund, aber nicht sinnlos gestorben. Er hat während der Schwangerschaft und in seinem kurzen Leben schon so viel bewegt und noch vieles mehr nach seinem Tod. Niemals werde ich für den Tod Constantin-Noahs dankbar sein, aber ich hoffe, eines Tages dankbar zu sein, wie ich und mein Leben sich entwickelt haben durch sein Leben und seinen Tod.

Bereits jetzt bin ich dankbar für die Art und Weise, wie es passiert ist: Durch die Hausgeburt habe ich meinem Sohn eine intime, natürliche Geburt ermöglicht. Mein Mann und ich waren bis zu seinem letzten Atemzug immer bei ihm. Wir konnten die gemeinsame Zeit zu dritt genießen. Wir haben während der Schwangerschaft und während Constantin-Noahs zwei Tagen bei uns unser Bestes gegeben, das mindert die Schuldgefühle etwas, die ich in mir wahrnehme, obwohl ich weiß, dass ich den Tod des Kleinen nicht hätte verhindern können.

Unser Sohn war in der gesamten Familie willkommen, alle hatten sich über ihn gefreut und alle sind traurig, dass er so schnell wieder gegangen ist. Er hatte keine Schmerzen, musste nicht an technische Geräte angeschlossen werden, weit weg auf einer Intensivstation. Er war nicht allein im Kinderzimmer eines Krankenhauses, sondern hauchte unerwartet und unbemerkt in meinen Armen direkt neben seinem Vater sein Leben aus.

Sowohl die Notärztin als auch die Polizisten gingen respektvoll mit Constantin-Noah und uns um. Wir durften unseren Sohn ankleiden und uns gebührend von ihm verabschieden. Auch von unserer Familie, unseren Freunden und von Außenstehenden fühlten wir uns gehalten und getragen.

Dadurch, dass die Geburt erst wenige Stunden vorbei war, dämpften Hormone meinen Schmerz und mein Körper merkte schnell, wie schmerzlich eine Erinnerung ans Muttersein für mich war. Wenige Stunden nach dem Milcheinschuss versiegte meine Milch, nur noch die Streifen auf meinem Bauch erinnern an diese Schwangerschaft.

Es fehlt ein Teil von mir, aber andererseits ist er so präsent und hat so viele neue Teilchen entstehen lassen. Dadurch und auch wie er geboren und gestorben ist, können mein Mann und ich Constantin-Noahs Tod besser annehmen.

Ich habe gelernt, dass jedes Leben seinen eigenen Weg geht. Gegen unsere Erwartungen und gegen jede Wahrscheinlichkeit. Und doch müssen wir – wenn wir in Zuversicht und Hoffnung möglichst angstfrei leben wollen – uns selbst, dem Leben und Gott vertrauen.

Manche Frauen haben Angst, immer daran erinnert zu werden und nicht mehr schlafen zu können, wenn ihr Kind in ihrem Bett gestorben ist. Ich finde es tröstlich, dass mein Sohn am selben Ort geboren werden und sterben durfte, wo er auch die vergangenen neun Monate viel Zeit verbrachte.

Die Woche, als mein Sohn vom Gerichtsmediziner „beschlagnahmt" war, war sehr schwer für mich. Beschlagnahmt ist nicht das Wort, das sich eine Mutter in Bezug auf ihr Kind wünscht. Es „mutterseelenallein" in einer kalten Leichenhalle liegen zu wissen, auch nicht. Am liebsten wäre ich mehrmals täglich zu ihm gekommen, um ihn wieder so nahe bei mir zu spüren wie die letzten Monate.

Jetzt kann ich ihn wenigstens auf dem Friedhof besuchen, auch wenn es mir schwer fällt, dass ich ihm nur Blumen bringen, ihn aber nicht in die Arme nehmen kann. Dass ich mir Gedanken mache über biologisch abbaubare Grabkerzen anstatt biologisch abbaubarer Windeln. Dass ich nie ein „Mama" von ihm hören werde und dass er nie selber Vater wird.

Ich bekomme immer wieder den Satz zu hören: „Ich hätte das nicht geschafft." Ich hätte es auch nicht geglaubt. Man schafft viel mehr, als man sich zutraut. Denn entweder begrabe ich mit meinem Kind auch meine Lebensfreude, oder ich lerne, meine Lebensfreude mit diesem Schmerz aufrecht zu halten – mit und nicht nur trotz!

Constantin-Noah hat zwar einen Riss in all unseren Herzen hinterlassen, aber gleichzeitig lässt er unser Herz größer werden. Der Riss wird immer gleich groß bleiben, aber das Herz wird weiter durch unsere Liebe zu Constantin-Noah.

Ich wünsche mir weitere Kinder. Und ich wünsche mir wieder eine Hausgeburt. Wieder mit meiner Hebamme.

Kontakt: MarionKlein@gmx.at

Sarah Schmid:

Die Geburtsverstopfung – Gedanken über das Ausscheiden

Es war in meinem Praktischen Jahr (letztes Jahr des Medizinstudiums): Ich arbeitete auf der Notaufnahme eines großen Krankenhauses, war in den ersten Wochen schwanger, also dauernd müde und gestresst... und mal wieder verstopft. Eine Woche, zehn Tage nicht gehen zu können, kann recht unangenehm werden. Zum Glück habe ich ein Mittelchen, das immer hilft. Nein, nicht Leinsamen und auch nicht Trockenpflaumen, bei mir reicht ein simpler Spaziergang allein durch den Wald. Das klappt immer.

Reiseträgheit

Szenenwechsel. Endlich großer Sommerurlaub. Wärme, Sonne, Strand, Meer und... verstopft. Weißbrot, verdreckte Autobahnklos und eine ungewohnte Umgebung (wo war noch gleich der Hoteleingang?) lassen den Stuhlgang schon mal ins Stocken geraten. Zum Glück gibt sich das Problem meist nach einigen Tagen von selbst, lästig ist es trotzdem und zeigt, wie empfindlich der Körper auf einen schlichten Ortswechsel reagiert.

Ob verstopft oder nicht, das Kacken ist eine intime Sache. Mancher kann nur daheim auf dem eigenen Klo, hinter verschlossener Tür im Halbdunkeln. Schon die Anwesenheit des Partners irritiert.

Was das alles mit Gebären zu tun hat?

Die Defäktionsspezialisten

Ich schlage folgendes Experiment vor: Eine Studie, Versuchsgruppe und Kontrollgruppe. Die Teilnehmer der Kontrollgruppe gehen nach wie vor aufs heimische Klo und halten ihre Beobachtungen (wann, wie oft, Probleme?) protokollarisch fest. Die Teilnehmer der Versuchsgruppe werden gebeten, sich beim ersten eindeutigen Darmgrummeln in die Obhut eines Defäkationsspezialisten (Defäkation = Vorgang der Kotausscheidung = Kacken) ins Krankenhaus ihrer Wahl zu begeben. Dort werden sie untersucht, füllen einen Fragebogen zu Ess- und Ausscheidungsgewohnheiten aus und dann geht es in den Defäkationsraum: Unten frei machen, bitte, und rauf auf die Pritsche. Ein freundlicher Defäkationsassistent schließt den Ausscheidungsprogressometer an und richtet die großen Lampen auf den Ort des Geschehens. Ärzte und Studenten versammeln sich um den sich vor Bauchkneifen windenden Probanden.

„Ich denke, wir sollten mit einem Einlauf nachhelfen", sagt der Oberarzt nach einer Weile, „und ein bisschen was zur Beruhigung wäre auch nicht verkehrt."

Endlich darf er pressen. Endlich ist es geschafft. Noch mal gut gegangen – dank professioneller Hilfe?

Wie sich jeder leicht vorstellen kann, muss der Vergleich beider Gruppen eindeutig zum Nachteil der Versuchsgruppe ausfallen. Wer kann schon in Rückenlage, von Fremden beobachtet und mit ausgeleuchtetem Enddarm kacken?

Warum die Geburt verstopfen kann

Kacken und Gebären sind sehr ähnliche Vorgänge. Die dafür hauptverantwortliche Muskulatur lässt sich nicht durch das Großhirn oder den Oberarzt steuern. Sie folgt ihren eigenen Gesetzen und am Ende steht der Ausscheidungsreflex.

Eine Frau kann im Großhirn noch so überzeugt davon sein, dass Ärzte und Krankenhaus Sicherheit für die Geburt ihres Kindes bedeuten. Aber wenn der (die Geburt unter ungestörten Bedingungen leitende) Instinkt dauernd das Gegenteil signalisiert bekommt, oder anders gesagt, wenn die empfindliche Hormonkaskade, die die Geburt steuert, von außen gestört wird, dann ist die Gefahr groß, dass es kompliziert wird oder gar nicht erst vorangeht.

Wehentropf und Co. ersetzen nur stümperhaft das, was jede Frau bei guten äußeren Bedingungen problemlos selbst leisten kann. Logischerweise ist der häufigste Anlass für einen Kaiserschnitt derzeit der „Geburtsstillstand". Geburtsverstopfung, sozusagen.

Die professionelle Zivilisation

Helles Licht, fremde Umgebung, fremde Menschen, routinierte Eingriffe in die Intimsphäre – nur eines davon würde jedes Tier davonlaufen lassen, um woanders zu kacken oder zu gebären. Das mit dem privaten Kacken kriegen wir im Normalfall ja noch hin, aber hinsichtlich Geburt sind wir Menschen so zivilisiert, dass wir nicht auf die Idee kommen, auf unsere angeborenen Instinkte zu hören. Wir lassen uns lieber von einem „Profi" sagen, wann es Zeit ist zu pressen und welche Haltung wir dabei einnehmen sollen.

Wir verlassen uns lieber auf ein OP-Team in Rufbereitschaft und einen Apparat, der uns ans Bett fesselt, damit wir permanent wissen, „ob es dem Kind gut geht".

Dabei ist Gebären zu Hause ohne all das wie Kacken auf dem eigenen Klo: privat, entspannt, untraumatisch und sicher.

Sarah Schmid ist Ärztin und Mutter von zwei Kindern, die sie zuhause geboren hat. Ihr zweites Kind kam ohne Anwesenheit einer Hebamme in ihrem Lieblingswald zur Welt. Sie unterstützt langes Stillen, Familienbett, Tragen, Windelfrei und eine kritische Einstellung zum Impfen und setzt sich dafür ein, dass Frauen eigenverantwortlich und selbstbestimmt gebären können. Ihre Hobbys sind Romane schreiben, schneidern, malen und ihre Kaninchen. Mit ihrer Familie (auch ihr Mann ist Arzt) lebt sie seit mehreren Jahren in Südschweden.

Kontakt: Sarah.Schmid81@googlemail.com

Internet-Empfehlung: www.stillen-und-tragen.de

Literatur-Empfehlung: Alfred Rockenschaub, „Gebären ohne Aberglaube: Fibel und Plädoyer für die Hebammenkunst" (Facultas Universitätsverlag)

Hebammen und Hausgeburt

Bücher (nicht nur) zur Privatgeburt
- www.privatgeburt.de

Bund freiberuflicher Hebammen Deutschlands e.V. (BFHD)
- www.bfhd.de

Deutscher Hebammenverband e.V. (DHV)
- www.hebammenverband.de

Österreichisches Hebammen-Gremium (ÖHG)
- www.hebammen.at

Schweizerischer Hebammenverband
- www.sage-femme.ch

Stillen und Tragen

La Leche League International
- www.llli.org

La Leche Liga Deutschland e.V.
- www.lalecheliga.de

La Leche Liga Österreich
- www.lalecheliga.at

La Leche League Schweiz
- www.stillberatung.ch

Arbeitsgemeinschaft Freier Stillgruppen (AFS)
- www.afs-stillen.de

Ausbildungszentrum für Laktation und Stillen
- www.stillen.de

Verband Europäischer Laktationsberaterinnen IBCLC e.V.
- www.stillen.org

Berufsverband Deutscher Laktationsberaterinnen IBCLC e.V.
- www.bdl-stillen.de

Verband der Still- und Laktationsberaterinnen Österreichs
- www.stillen.at

Berufsverband Schweizerischer Stillberaterinnen IBCLC
- www.stillen.ch

Stillen bei Lippen-, Kiefer-, Gaumenspalte
- www.stillenbeispalte.org

Stillen und Tragen
- www.stillen-und-tragen.de

Eltern werden, Eltern sein

Verlag für Kindersachbücher und Gesundheitswissen
- www.editionriedenburg.at

Deutsche Liga für das Kind in Familie und Gesellschaft e.V.
- www.liga-kind.de

Wirbelwind – Die andere Elternzeitschrift
- www.elternzeitschrift.org

Elternnetzwerk „Rabeneltern"
- www.rabeneltern.org

Beratungsstellen

Geburtsallianz Österreich
- www.geburtsallianz.at

Gesellschaft für Geburtsvorbereitung (GfG)
- www.gfg-bv.de

Donum Vitae e.V.
- www.donumvitae.org

Lichtzeichen e.V. – Hilfe für schwangere Frauen
- www.lichtzeichen.org

Probleme nach der Geburt

Nach Kaiserschnitt
- www.kaiserschnittbuch.de
- www.kaiserschnitt-netzwerk.de

Selbsthilfe für Schreibabys
- www.trostreich.de

Schatten & Licht - Krise nach der Geburt e.V.
- www.schatten-und-licht.de

Verein Postnatale Depression Schweiz
- www.postnatale-depression.ch

Trauer und Hoffnung

Bundesverband Verwaiste Eltern in Deutschland e.V.
- www.veid.de

Fachstelle Fehlgeburt und perinataler Kindstod
- www.fpk.ch

Gemeinsame Elterninitiative Plötzlicher Säuglingstod e.V.
- www.geps.de

Initiative Regenbogen ‚Glücklose Schwangerschaft' e.V.
- www.initiative-regenbogen.de

Verein verwaiste Eltern
- www.verwaisteeltern.at

Verein Regenbogen Schweiz
- www.verein-regenbogen.ch

Wenn Geburt und Tod zusammen kommen
- www.kindergrab.de

Buchprojekt ‚Sternenkindmütter'
- www.sternenkindmuetter.de

Meine Folgeschwangerschaft – Ein Buch von Heike Wolter
- www.folgeschwangerschaft.de